I. Richter

Prüfungstraining für Heilpraktikerinnen und Heilpraktiker

Isolde Richter

Prüfungstraining für Heilpraktikerinnen und Heilpraktiker

2500 Prüfungsfragen

11. Auflage

ELSEVIER

Elsevier GmbH, Bernhard-Wicki-Str. 5, 80636 München, Deutschland
Wir freuen uns über Ihr Feedback und Ihre Anregungen an kundendienst@elsevier.com

ISBN 978-3-437-55054-6
eISBN 978-3-437-05651-2

11. Auflage 2025

Wichtiger Hinweis
Die medizinischen Wissenschaften unterliegen einem sehr schnellen Wissenszuwachs. Der stetige Wandel von Methoden, Wirkstoffen und Erkenntnissen ist allen an diesem Werk Beteiligten bewusst. Sowohl der Verlag als auch die Autorinnen und Autoren und alle, die an der Entstehung dieses Werkes beteiligt waren, haben große Sorgfalt darauf verwandt, dass die Angaben zu Methoden, Anweisungen, Produkten, Anwendungen oder Konzepten dem aktuellen Wissensstand zum Zeitpunkt der Fertigstellung des Werkes entsprechen.
Der Verlag kann jedoch keine Gewähr für Angaben zu Dosierung und Applikationsformen übernehmen. Es sollte stets eine unabhängige und sorgfältige Überprüfung von Diagnosen und Arzneimitteldosierungen sowie möglicher Kontraindikationen erfolgen. Jede Dosierung oder Applikation liegt in der Verantwortung der Anwenderin oder des Anwenders. Die Elsevier GmbH, die Autorinnen und Autoren und alle, die an der Entstehung des Werkes mitgewirkt haben, können keinerlei Haftung in Bezug auf jegliche Verletzung und/oder Schäden an Personen oder Eigentum, im Rahmen von Produkthaftung, Fahrlässigkeit oder anderweitig übernehmen.

Für die Vollständigkeit und Auswahl der aufgeführten Medikamente übernimmt der Verlag keine Gewähr.
Geschützte Warennamen (Warenzeichen) werden in der Regel besonders kenntlich gemacht (®). Aus dem Fehlen eines solchen Hinweises kann jedoch nicht automatisch geschlossen werden, dass es sich um einen freien Warennamen handelt.

Bibliografische Information der Deutschen Nationalbibliothek
Die Deutsche Nationalbibliothek verzeichnet diese Publikation in der Deutschen Nationalbibliografie; detaillierte bibliografische Daten sind im Internet über https://www.dnb.de abrufbar.

25 26 27 28 29 5 4 3 2 1

In ihren Veröffentlichungen verfolgt die Elsevier GmbH das Ziel, genderneutrale Formulierungen für Personengruppen zu verwenden. Um jedoch den Textfluss nicht zu stören sowie die gestalterische Freiheit nicht einzuschränken, wurden bisweilen Kompromisse eingegangen. Selbstverständlich sind **immer alle Geschlechter** gemeint.

Planung: Stefanie Schröder, München
Projektmanagement: Nicole Kopp, München
Redaktion: Dr. Nikola Schmidt, Berlin
Rechteklärung: Lisa Neulinger, München
Herstellung: Dietmar Radünz, Leipzig
Satz: Thomson Digital, Noida/Indien
Druck und Bindung: Drukarnia Dimograf Sp. z o. o., Bielsko-Biała/Polen
Umschlaggestaltung: SpieszDesign, Neu-Ulm
Titelfotografie: © Oksana – stock.adobe.com / Icons: © colourbox.de

Aktuelle Informationen finden Sie im Internet unter **www.elsevier.de**

Vorwort zur 11. Auflage

Es freut mich sehr, dass das „Prüfungstraining für Heilpraktiker“ bereits seit 20 Jahren auf dem Markt ist und nun in der 11. Auflage erscheint. Man sieht also: ein Konzept, das sich bestens bewährt hat. Dieses Buch macht Sie sowohl für den schriftlichen als auch für den mündlichen Teil der amtsärztlichen Überprüfung fit. Für die schriftliche Überprüfung dienen vor allem die Multiple-Choice-Fragen. Für die mündliche und für das allgemeine medizinische Verständnis wurden freie Fragen erstellt. Bei den einzelnen Organsystemen sind die Fragen so aufgebaut, dass zuerst die Anatomie abgefragt wird, dann die Physiologie und die Untersuchungstechniken und zum Schluss die Erkrankungen. Hat man also die Fragen eines Themenbereiches erfolgreich durchgearbeitet, kann man sicher sein, dass man fit für die amtsärztliche Überprüfung ist.

Sie können das Buch in zweierlei Hinsicht nutzen:

a. Sie können nach der Durcharbeitung eines Kapitels im „Lehrbuch für Heilpraktiker“ mit diesem Prüfungstraining testen, ob Sie die Lerninhalte ausreichend beherrschen. Durch die freien Fragen erfahren Sie dabei, ob Sie in der Lage sind, den Stoff auch selbst aktiv wiedergeben zu können.
b. Sie können das Buch gezielt zur Prüfungsvorbereitung verwenden und damit Wissenslücken aufdecken, die Sie dann mit dem „Lehrbuch für Heilpraktiker“ und dem „Atlas für Heilpraktiker“ schließen können.

Alle Fragen dieses Buches wurden den aktuell gültigen Richtlinien für die Heilpraktikerüberprüfung angepasst, sodass Sie sich nach der erfolgreichen Durcharbeitung sicher sein können, die amtsärztliche Prüfung souverän zu bestehen.

Bitte arbeiten Sie für die Prüfungsvorbereitung die Fragen zur Differenzialdiagnose und das Fotoquiz ganz besonders sorgfältig durch. Gerade differenzialdiagnostische Fragen erfreuen sich bei der Prüfung großer Beliebtheit, da man an deren Beantwortung den tatsächlichen Wissensstand des Prüflings gut ersehen kann. Sie benötigen dieses differenzialdiagnostische Können aber auch für Ihre spätere Praxistätigkeit.

Ich wünsche Ihnen auf diesem Weg Freude, Erfolg und viele Aha-Erlebnisse!

Kenzingen, im Dezember 2024
Isolde Richter

Benutzungshinweise

Hinweise zum Lösen von Multiple-Choice-Fragen in der Prüfung

Wenn Sie in einer Prüfungssituation sind, so ist es am besten, wenn Sie sich in einem mittleren Aktivierungsniveau befingen, denn dann erbringen Sie Ihre beste Leistung (Yerkes-Dodson-Beziehung).

- Bei einer zu geringen Aktivierung erreichen Sie nicht Ihre Leistungsspitze. Nehmen Sie deshalb vor der Prüfung keine Beruhigungsmittel und schlafen Sie die Nacht davor gut aus.
- Bei einer zu großen Aktivierung erreichen Sie auch nicht Ihre Leistungsspitze und machen unnötige Fehler. Geraten Sie deshalb nicht in Panik, wenn Sie an schwierige oder unverständliche Fragen geraten, sondern lassen Sie diese erst einmal „links liegen".

Gehen Sie davon aus, dass **Grundkenntnisse** geprüft werden. Lassen Sie sich deshalb von Spezialkenntnissen, die Sie sich vielleicht auf manchen Gebieten erworben haben, nicht verunsichern. Bleiben Sie in Ihren Gedankengängen „einfach".

Benutzen Sie in der Prüfung **keine verbotenen Hilfsmittel.** Sie begeben sich damit in unnötige Aufregung und Gefahr. Nutzen Sie die Zeit zum ruhigen Überlegen.

Vertun Sie keine Zeit damit, dass Sie sich vorab sämtliche Fragen als Überblick durchlesen. Dabei könnte es auch sein, dass Sie sich gleich in schwierige Aufgaben „verbeißen" und in Panik geraten. Gehen Sie lieber folgendermaßen vor:

- Lesen Sie sich eine Frage ruhig durch und **decken Sie dabei den Antwortteil mit einem Stück Papier ab.** Überlegen Sie kurz, was Sie zu der Frage wissen. Dieser Vorgang dauert nur ein paar Sekunden, hat aber den großen Vorteil, dass Sie nicht durch die angegebenen Falschantworten verunsichert werden können.
- Beim Durchlesen der Frage können Sie sich auch jeweils gleich das Wörtchen „nicht" unterstreichen, damit Sie keine unnötigen Fehler machen.
- Decken Sie nun jeweils eine Antwortmöglichkeit nach der anderen auf und kreuzen Sie an, wenn Sie sich mit der Beantwortung sicher sind. Konnten Sie so einen Fragenkomplex ganz lösen, markieren Sie ihn am Rand mit einem kleinen Haken. Diese Fragen sollten Sie aus Zeitgründen kein zweites Mal angehen.
- **Kennzeichnen** Sie **Fragen,** bei deren Antwort Sie sich **nicht ganz sicher** sind, am Rand mit einem „?". Gehen Sie zur nächsten Frage weiter.
- Lassen Sie **schwierige** oder Ihnen **unverständlich erscheinende Fragen** beim ersten Durchgang aus. Markieren Sie sich diese mit zwei „??" am Rand.
- Sammeln Sie lieber Punkte bei den **leichten Fragen.** Nehmen Sie sich auch hier ausreichend Zeit, damit Sie keine Leichtsinnsfehler einbauen. Eine leichte beantwortete Frage bringt Ihnen genauso viele Punkte wie eine schwierige!
- Lassen Sie bei Fragen, die Sie nicht beantworten können, den gesunden Menschenverstand walten. Hilft dieser auch nicht weiter, so müssen Sie raten.

Hinweise zum Lösen der Multiple-choice-Fragen in diesem Buch

Gehen Sie beim Lösen im Wesentlichen so vor, wie oben besprochen. Beachten Sie dabei aber bitte Folgendes:

1. Prüfen Sie bei der Beantwortung der Fragen jede Aussage für sich, ob diese inhaltlich richtig ist.

Beispiel:

1 Infolge eines Bandscheibenvorfalls kann es zu Empfindungsstörungen kommen.

2 Infolge eines Bandscheibenvorfalls kann es zu motorischen Störungen kommen.

Beide Aussagen sind richtig und müssen angekreuzt werden, da es beim Bandscheibenvorfall sowohl zu

motorischen als auch zu sensiblen Störungen kommen kann.
2. Beinhaltet eine Antwort sowohl richtige als auch falsche Aussagen, so ist diese Behauptung insgesamt als nicht richtig zu werten und darf nicht angekreuzt werden.

Beispiel:

1 Die Iris ist der vordere, sichtbare, farbige Teil des Auges. Sie wird von der Lederhaut gebildet.

Da die Iris von der Aderhaut und nicht von der Lederhaut gebildet wird, ist die Antwort insgesamt falsch und darf nicht angekreuzt werden.

Hinweise zum Lösen der Fragen ohne Antwortauswahl

Die Fragen des ersten Teils zu jedem Kapitel sind so gehalten, dass sie sich zur **Wiederholung** eines **bestimmten Organsystems** eignen. Sie können folgendermaßen vorgehen:
1. Sie bearbeiten die Fragen direkt, nachdem Sie das entsprechende Kapitel, z. B. im *Lehrbuch für Heilpraktiker*, durchgearbeitet haben.
2. Sie nutzen die Fragen zur gezielten Prüfungsvorbereitung als Selbstkontrolle, um zu überprüfen, ob Ihre Kenntnisse in diesem Bereich ausreichend sind.

Bitte achten Sie darauf, dass Ihre Antworten möglichst die **fett** gedruckten Stichworte wörtlich oder sinngemäß enthalten.

An manchen Stellen wurden die Antworten sehr ausführlich gestaltet, bzw. mit Anmerkungen versehen. Dies dient dazu, das Interesse am Weiterlernen wachzuhalten und die Motivation zu steigern. Diese Erläuterungen, die nicht fett gedruckt sind, brauchen Sie in ihrer Antwort nicht anzugeben.

Hinweise zum Bearbeiten der Bildfragen

Die Bilder sind aus lernpädagogischen Gründen einfach gestaltet.

Es wurden der Vollständigkeit halber die deutschen und die Fachbezeichnungen angegeben, da wichtige Fachbezeichnungen in der Prüfung verlangt werden.

➤ Hier finden Sie das Online-Kapitel 25 nach ICD-11.

https://else4.de/kif

Fehler gefunden?

An unsere Inhalte haben wir sehr hohe Ansprüche. Trotz aller Sorgfalt kann es jedoch passieren, dass sich ein Fehler einschleicht oder fachlich-inhaltliche Aktualisierungen notwendig geworden sind.
Sobald ein relevanter Fehler entdeckt wird, stellen wir eine Korrektur zur Verfügung. Mit diesem QR-Code gelingt der schnelle Zugriff.

https://else4.de/9783437550546

Wir sind dankbar für jeden Hinweis, der uns hilft, dieses Werk zu verbessern. Bitte richten Sie Ihre Anregungen, Lob und Kritik an folgende E-Mail-Adresse: kundendienst@elsevier.com

Abbildungsnachweis

Der Verweis auf die jeweilige Abbildungsquelle befindet sich bei allen Abbildungen im Werk am Ende des Legendentextes in eckigen Klammern.

E273	Afzal M. Mir: Atlas of Clinical Diagnosis. Saunders, 2nd edition 2003
E384	Donna D. Ignatavicius, M. Linda Workman: Medical-Surgical Nursing: Critical Thinking for Collaborative Care, 2006
E936	Melmed, Polonsky, Larsen, Kronenberg: Williams Textbook of Endocrinology, 12th ed. Saunders 2011
E1271	Salmon, F. John: Kanski's Synopsis of Clinical Ophthalmology, 4. A. Elsevier, 2022
G160-005	Fred F. Ferri: Ferri's Clinical Advisor 2025. Elsevier, 2025
H069-002	Polk C, Sampson MM, Roshdy D, Davidson LE. Skin and Soft Tissue Infections in Patients with Diabetes Mellitus. Infect Dis Clin North Am. 2021; 35(1): 183–197
L106	H. Rintelen, Velbert
L107	M. Budowick, München
L143	H. Hübner, Berlin
L190	G. Raichle
M537	Prof. Dr. med. Gunter Gruber
M553	Isolde Richter, Kenzingen
M668	Dr. med. Micha Löbermann, Universitätsmedizin Rostock
M1420	Oliver Gerlach, Erlangen
O530	Prof. Dr. med. Dr. sci. nat. Christoph Klein
S700	Sobotta-Archiv aus Paulsen/Waschke Sobotta Atlas der Anatomie. 25. A. 2022 © Elsevier GmbH
T1091	Hanse-Klinik, Lübeck

Inhaltsverzeichnis

KAPITEL

1 Gesetzeskunde

1.1 Fragen ohne Antwortauswahl

■ Welches Gesetz bildet die rechtliche Grundlage zur Ausübung der Heilkunde durch Nichtärzte? Wann wurde es erlassen?

Die rechtliche Grundlage zur Ausübung der Heilkunde durch Nichtärzte ist in dem **„Gesetz über die berufsmäßige Ausübung der Heilkunde ohne Bestallung“ (Heilpraktikergesetz)** vom **17.2.1939** geregelt.

■ Was versteht das Heilpraktikergesetz (HeilprG) unter „Ausübung der Heilkunde“?

Nach dem Heilpraktikergesetz ist Ausübung der Heilkunde **jede berufs- oder gewerbsmäßig vorgenommene Tätigkeit zur Feststellung, Heilung oder Linderung von Krankheiten, Leiden oder Körperschäden bei Menschen, auch wenn sie im Dienste von anderen ausgeübt wird.**

■ Was untersagt der § 3 des Heilpraktikergesetzes?

Im § 3 des Heilpraktikergesetzes wird festgelegt, dass der Erlaubnisschein **nicht** zum Ausüben der Heilkunde **im Umherziehen** berechtigt.

■ Wie wird es geahndet, wenn ein Heilpraktiker die Heilkunde im Umherziehen ausübt? Wo ist das geregelt?

Der **§ 5a** des **Heilpraktikergesetzes** sagt, dass es sich um eine **Ordnungswidrigkeit** handelt, wenn ein Heilpraktiker die Heilkunde im Umherziehen ausübt. Diese Ordnungswidrigkeit kann mit einer **Geldbuße** bis zu **2.500 Euro** geahndet werden.

■ Wie kann es geahndet werden, wenn ein Heilpraktiker-Anwärter die Heilkunde ausübt, ohne einen Erlaubnisschein gemäß dem Heilpraktikergesetz zu besitzen? Welcher Paragraf regelt dies?

Der **§ 5** des **Heilpraktikergesetzes** sagt aus, dass in diesem Fall eine **Freiheitsstrafe bis** zu **einem Jahr** oder eine **Geldstrafe** verhängt werden kann.

■ Wo ist geregelt, dass der Heilpraktiker keine Zahnheilkunde ausüben darf?

Heilpraktikergesetz § 6
Das Heilpraktikergesetz sagt aus, dass die Ausübung der Zahnheilkunde nicht unter die Bestimmungen dieses Gesetzes fällt. Die Heilpraktikererlaubnis umfasst daher **nicht** die Ausübung der Zahnheilkunde. Die Zahnheilkunde ist im Gesetz über die Ausübung der Zahnheilkunde geregelt und ist den Zahnärzten vorbehalten.

Gesetz über die Ausübung der Zahnheilkunde
Wer ... die Zahnheilkunde dauernd ausüben will, bedarf einer Approbation als Zahnarzt ...

Berufsordnung Art. 2 Berufspflichten Abs. 3:
... Soweit ihm (*dem Heilpraktiker*) gesetzlich die Untersuchung oder Behandlung einzelner Leiden und Krankheiten sowie andere Tätigkeiten untersagt sind, sind die Beschränkungen zu beachten.

■ Was sagt das Heilpraktikergesetz über die Therapien, die der Heilpraktiker ausführen darf?

Nichts.

■ Welche Beschränkungen hinsichtlich der Therapiewahl gibt es für den Heilpraktiker?

Erste Durchführungsverordnung zum Heilpraktikergesetz (HeilprGDV 1)
Die Ausübung der Heilkunde durch den Heilpraktiker darf keine Gefahr für die Gesundheit der Bevölkerung oder für die ihn aufsuchenden Patienten darstellen.

Berufsordnung Art. 2 Berufspflichten Abs. 1 und 2
... Die BOHP fasst diese Anforderung zusammen: Bei seinen Patienten wendet er stets diejenigen Heilmethoden an, die nach seiner Überzeugung einfach und kostengünstig zum Heilerfolg oder zur Linderung der Krankheit führen können.

Der Heilpraktiker hat sich der Grenzen seines Wissens und Könnens bewusst zu sein.

Sorgfaltspflicht (§ 276 BGB)
... Fahrlässig handelt, wer die im Verkehr erforderliche Sorgfalt außer Acht lässt ... Das heißt, dass ein Heilpraktiker nur die Therapieform wählen darf, die er beherrscht.

■ An welche Stelle müssen Sie Ihren Antrag richten, wenn Sie eine Erlaubnis zur Ausübung der Heilkunde beantragen möchten? Wo ist das geregelt?

Ein Antrag zur Ausübung der Heilkunde muss an **die untere Verwaltungsbehörde** bzw. das Gesundheitsamt gerichtet werden. Die untere Verwaltungsbehörde ist zumeist in Stadtkreisen das **Bürgermeisteramt,** für kreisangehörige Gemeinden das **Landratsamt.** Die Zuständigkeit ergibt sich grundsätzlich aus **§ 3** der **Ersten Durchführungsverordnung** zum HPG, ist jedoch in den einzelnen Bundesländern unterschiedlich geregelt.

■ Zählen Sie die Voraussetzungen auf, die nach der Ersten Durchführungsverordnung (DVO) zum Heilpraktikergesetz erfüllt sein müssen, damit die Erlaubnis zum Ausüben der Heilkunde erteilt werden kann!

Die Erlaubnis wird nur erteilt, wenn der Antragsteller die folgenden Voraussetzungen erfüllt:

Vollendung des 25. Lebensjahrs
Mindestens abgeschlossene Volksschulbildung
Sittliche Zuverlässigkeit
Die sittliche Zuverlässigkeit ist insbesondere nicht gegeben, wenn schwere strafrechtliche oder sittliche Verfehlungen vorliegen. Es reicht also nicht jedes Fehlverhalten aus, um eine sittliche Zuverlässigkeit anzuzweifeln. Entscheidend ist, ob eine ausreichende Gewähr für eine zukünftige ordnungsgemäße Berufsausübung besteht.

Gesundheitliche Eignung
Ein Antragsteller muss in gesundheitlicher Hinsicht für die Berufsausübung geeignet sein.

Keine Gefahr für die Gesundheit der Bevölkerung /der Patienten
Der Antragsteller muss in einer Überprüfung vor dem Gesundheitsamt darlegen, dass die Ausübung der Heilkunde durch ihn, aufgrund seiner Kenntnisse und Fähigkeiten keine Gefahr für die Gesundheit der Bevölkerung und/oder seine Patienten darstellt.

■ Geben Sie für die eben genannten fünf Anforderungen jeweils an, wie der Nachweis zu erbringen ist!

Geburtsurkunde oder Personalausweis
Durch die Geburtsurkunde bzw. den Personalausweis erfolgt der Nachweis über die Vollendung des 25. Lebensjahrs.

Zeugnis
Durch Vorlage des letzten Zeugnisses wird die abgeschlossene Volksschulbildung nachgewiesen.

Polizeiliches Führungszeugnis
Im Allgemeinen gilt das polizeiliche Führungszeugnis als ausreichender Nachweis über die sittliche Zuverlässigkeit. Es können aber im Einzelfall darüber hinausgehende Darlegungen gefordert werden.

Ärztliches Attest
Der Arzt muss in einem Attest bestätigen, dass der Antragsteller in gesundheitlicher Hinsicht für die Berufsausübung geeignet ist.

Kenntnisüberprüfung durch das Gesundheitsamt
Das Gesundheitsamt ist verpflichtet, in einer Überprüfung auf der Grundlage von Leitlinien des Bundes zur Überprüfung von Heilpraktikeranwärtern festzustellen, ob die Ausübung der Heilkunde durch den Antragsteller eine Gefahr für die Gesundheit der Bevölkerung darstellt oder nicht. Diese Leitlinien beschreiben den Katalog der erforderlichen Kenntnisse und Fähigkeiten.

■ Angenommen, das zuständige Amt hat Ihren Antrag auf Ausübung der Heilkunde abgelehnt. Welche Möglichkeit haben Sie, wenn Sie die Entscheidung als unrichtig empfinden und wo ist das gesetzlich geregelt?

Gegen einen ablehnenden Bescheid kann man binnen **eines Monats** nach Bekanntgabe des ablehnenden Bescheids **Widerspruch** einlegen. Das ist in der **Ersten DVO** zum HPG in **§ 3 Abs. 3** in Verbindung mit den §§ 77, 68 ff. Verwaltungsgerichtsordnung geregelt.

■ Welches Amt entscheidet über den Widerspruch? Wo ist das geregelt?

Über den Widerspruch entscheidet nach Anhörung eines Gutachterausschusses die **höhere Verwaltungsbehörde,** je nach Landesrecht z. B. das Regierungspräsidium, die Bezirksregierung, in Berlin der Polizeipräsident und im Übrigen die Oberste Landesbehörde.

Das ist in der **Ersten DVO** zum HPG in **§ 3 Abs. 3** in Verbindung mit den §§ 68 ff. Verwaltungsgerichtsordnung geregelt.

■ Wie setzt sich der Gutachterausschuss zusammen?

Der Gutachterausschuss setzt sich aus **zwei Heilpraktikern, zwei Ärzten** und einem **Vorsitzenden,** der weder Arzt noch Heilpraktiker sein darf, zusammen.

■ Angenommen, Sie haben eine Erlaubnis zur Ausübung der Heilkunde erhalten. Sind Gründe denkbar, dass Ihnen diese Erlaubnis auch wieder entzogen werden kann?

Die Erste DVO zum HPG regelt in § 7 Abs. 1, dass die Erlaubnis immer dann entzogen werden kann, wenn **nachträglich Tatsachen eintreten oder bekannt werden, die eine Versagung der Erlaubnis nach § 2 Abs. 1 Erste DVO rechtfertigen würden,** das heißt, wenn eine der Voraussetzungen nach der Ersten DVO (25. Lebensjahr vollendet, mindestens abgeschlossene Volksschulbildung, sittliche Zuverlässigkeit, gesundheitliche Eignung, keine Gesundheitsgefahren) nicht oder nicht mehr gegeben ist.

■ Können Sie Beispiele nennen, wann einem praktizierenden Heilpraktiker die Zulassung wieder entzogen werden könnte?

Es könnte sich während der Berufsausübung herausstellen, dass die Tätigkeit des Heilpraktikers doch eine Gefahr für die Gesundheit der Bevölkerung oder seiner Patienten darstellt, wenn er z. B. gefährliche Therapien ausübt, ohne diese wirklich zu beherrschen.

Ein Heilpraktiker könnte sich Patienten gegenüber so verhalten haben, dass seine sittliche Zuverlässigkeit nicht mehr als gegeben betrachtet wird.

Es stellt sich heraus, dass der Heilpraktiker ein schwerer Alkoholiker ist. Damit fehlt ihm die für die Berufsausübung notwendige Eignung.

■ Ein Nicht-Heilpraktiker bzw. Nicht-Arzt bietet Sitzungen mit autogenem Training an und verspricht, dass dadurch Kopfschmerzen und Migräneanfälle gelindert oder sogar geheilt werden können. Er verlangt dafür keinerlei Bezahlung. Ist das statthaft?

Nein. Es handelt sich um ein „berufsmäßiges Ausüben der Heilkunde", das erlaubnispflichtig ist. Aber auch Heilpraktikern wären derartige **Heilungsversprechen** nicht erlaubt.

■ Ein Heilpraktiker bietet Kurse über „Gesunde Ernährung" an. In der Kursbeschreibung gibt er als Berufsbezeichnung aber nicht „Heilpraktiker" an, sondern „Ernährungsberater". Ist das statthaft?

Ja, denn in diesem Fall tritt er nicht als Heilpraktiker in Erscheinung, der Krankheiten behandelt, sondern als Ernährungsberater, der allgemeine Richtlinien für eine gesunde Ernährung aufstellt.

■ Ein Heilpraktiker hat keine Praxisräume zur Verfügung, möchte aber gerne praktizieren. Er setzt eine Anzeige in die Zeitung, in der er die Telefonnummer und Anschrift seiner Wohnung angibt und mitteilt, dass er ausschließlich Hausbesuche macht. Ist das statthaft?

Ja. Der Begriff des Umherziehens hat seine Wurzeln im Gewerberecht (Wandergewerbe). Dem entspricht heute das Recht des Reisegewerbes (§ 55 ff. GewO). Danach bedeutet „Umherziehen", dass der Betroffene außerhalb seiner Niederlassung, d. h. seiner

Wohnung oder Praxis, in der er kontaktierbar ist, oder ohne eine solche zu haben, gewerbliche oder freiberufliche Leistungen anbietet oder erbringt, **ohne** vorher vom Patienten **bestellt** worden zu sein.

Übrigens sind auch nach der Berufsordnung Art. 6 angeforderte Hausbesuche ausdrücklich erlaubt.

Anmerkung
Da jedoch einige Gesundheitsämter von der Notwendigkeit eines bereitgehaltenen eingerichteten Praxisraums ausgehen, ist es empfehlenswert, sich vor der Heilpraktikerüberprüfung bei dem für die Prüfung zuständigen Gesundheitsamt nach dessen Vorstellungen zu erkundigen. Oder bei der mündlichen Überprüfung können Sie diese beiden Sichtweisen schildern.

■ Ein Heilpraktiker macht regelmäßige Hausbesuche auf dem Land. Um Kosten zu sparen, bestellt er Frau X und deren beide Freundinnen jeweils in die Wohnung der Frau X. Den beiden Frauen ist das sehr recht, weil der Heilpraktiker deshalb nur einmal Fahrtkosten berechnet. Ist das statthaft?

Nein, denn es handelt sich in diesem Fall um eine unzulässige Bestellung in eine „Sammelunterkunft" (s. auch Art. 6 und 14 der Berufsordnung).

■ Ein heilpraktisch tätiger Heilpraktiker, der auch staatlich geprüfter Masseur ist, behandelt seine Patienten ausschließlich durch Massagen. Ist es in diesem Fall zulässig, wenn er sich auf seinem Praxisschild als „Masseur" bezeichnet?

Nein. Wenn er als Heilpraktiker arbeitet, muss er unbedingt die Berufsbezeichnung Heilpraktiker führen. Er kann als Therapieverfahren „Massagen" auf seinem Praxisschild angeben.

Wenn er allerdings ausschließlich in seinem Beruf als Masseur arbeitet, also Patienten vom Arzt zugewiesen bekommt, kann er natürlich auf sein Praxisschild Masseur schreiben. Er darf dann aber keinesfalls als Heilpraktiker tätig werden, also z. B. darf er keine Diagnosen stellen.

In jedem Fall muss für den Patienten ganz klar sein, ob er nun zu einem Heilpraktiker oder zu einem Masseur geht.

■ Wie bzw. wodurch ist das Überprüfungsverfahren geregelt?

Um die Zulassung zum Heilpraktikerberuf möglichst bundeseinheitlich zu gestalten, hat das Bundesministerium für Gesundheit Heilpraktikerüberprüfungsleitlinien erlassen, die als für alle Bundesländer verbindliche Grundlage der Heilpraktikerüberprüfung und Heilpraktikererlaubnis seit Herbst 2018 zu beachten sind. Diese Leitlinien geben die **Grundanforderungen** an Kenntnisse und Fähigkeiten bundeseinheitlich vor, können aber von den einzelnen Bundesländern durch ergänzende Landesleitlinien noch erweitert werden.

■ Darf ein ausschließlich psychotherapeutisch arbeitender Heilpraktiker mit eingeschränkter Kenntnisüberprüfung die Berufsbezeichnung „Psychotherapeut" führen?

Nein, die Berufsbezeichnung „Psychotherapeut" ist gesetzlich geschützt. Er darf sich z. B. „Heilpraktiker – eingeschränkt auf den Bereich Psychotherapie" nennen.

■ Was ist das IfSG?

Das IfSG ist das **Infektionsschutzgesetz,** das Gesetz zur Verhütung und Bekämpfung von Infektionskrankheiten beim Menschen.

■ Wer ist im Sinne des Infektionsschutzgesetzes ein Kranker?

Im Sinne des Infektionsschutzgesetzes ist ein Kranker, wer an einer **übertragbaren** Krankheit erkrankt ist (s. §2 IfSG Definitionen).

■ Was ist im Sinne des Infektionsschutzgesetzes eine übertragbare Krankheit?

Eine übertragbare Krankheit im Sinne des Infektionsschutzgesetzes ist eine durch **Krankheitserreger** oder deren **toxische Produkte,** die **unmittelbar** oder **mittelbar** auf den **Menschen übertragen** werden, verursachte Krankheit (s. §2 IfSG Definitionen).

Wann ist eine Person im Sinne des Infektionsschutzgesetzes krankheitsverdächtig?

Eine Person ist im Sinne des Infektionsschutzgesetzes krankheitsverdächtig, wenn **Symptome bestehen,** welche das Vorliegen einer bestimmten **übertragbaren Krankheit vermuten** lassen (s. §2 IfSG Definitionen).

Wann ist eine Person im Sinne des Infektionsschutzgesetzes ansteckungsverdächtig?

Eine Person ist im Sinne des Infektionsschutzgesetzes ansteckungsverdächtig, wenn anzunehmen ist, dass sie **Krankheitserreger aufgenommen** hat, **ohne** krank, krankheitsverdächtig oder Ausscheider zu sein (s. §2 IfSG Definitionen).

Wann ist eine Person im Sinne des Infektionsschutzgesetzes ein Ausscheider?

Ausscheider ist im Sinne des Infektionsschutzgesetzes eine Person, die **Krankheitserreger ausscheidet** und dadurch eine **Ansteckungsquelle** für die Allgemeinheit sein kann, **ohne** krank oder krankheitsverdächtig zu sein (s. §2 IfSG Definitionen).

Warum darf ein Heilpraktiker keine Impfungen durchführen?

- Das **IfSG berechtigt nur Ärzte** zur Durchführung von Impfungen.
- Impfstoffe sind **verschreibungspflichtig.**
- Die **Eintragung** in den **Impfausweis** darf nur durch den „impfenden Arzt" erfolgen.

Was versteht das Infektionsschutzgesetz unter Impfschaden?

Impfschaden ist im Sinne des Infektionsschutzgesetzes die **gesundheitliche** und **wirtschaftliche Folge** einer **über** das übliche Ausmaß einer **Impfreaktion hinausgehenden** gesundheitlichen Schädigung durch die Schutzimpfung. Ein Impfschaden liegt auch vor, wenn mit **vermehrungsfähigen Erregern** geimpft wurde und eine andere als die geimpfte Person geschädigt wurde.

Sie werden zu einem Patienten mit reiswasserähnlichen Durchfällen gerufen und vermuten, dass es sich um Cholera handeln könnte. Wie handeln Sie?

Es handelt sich um eine nach IfSG § 6 schon im **Verdachtsfall** namentlich vom Heilpraktiker (§ 8 Abs. 1 Nr. 8) zu **meldende** Erkrankung. Die Meldung wird unverzüglich, spätestens innerhalb von 24 Stunden nach erlangter Kenntnis, an das für den Aufenthaltsort des Betroffenen zuständige Gesundheitsamt gerichtet. Der Heilpraktiker darf hier nicht behandeln, da schon im Verdachtsfall **Behandlungsverbot** besteht (§ 24).

Angenommen die Durchfälle des vorstehend geschilderten Patienten sind so massiv, dass Sie deutliche Exsikkosezeichen feststellen. Der Kreislauf droht zusammenzubrechen. Was machen Sie?

Da es sich um einen **Notfall** handelt, muss der Heilpraktiker **lebensrettende Maßnahmen einleiten.** Dazu wird er eine Verweilkanüle legen, ein kreislaufstützendes Medikament verabreichen, Flüssigkeit und Elektrolyte ersetzen und ständig Atmung und Herzschlag überwachen. Sollten Atmung oder Herzschlag aussetzen, muss mit Wiederbelebungsmaßnahmen begonnen werden. Wichtig: Das Eintreffen des Notarztes entbindet den Heilpraktiker nicht von seiner Meldepflicht!

Besteht für Masern eine Meldepflicht?

Eine Masernerkrankung ist bereits im Verdachtsfall meldepflichtig (IfSG § 6 Abs. 1 Nr. 1h).

Sie werden zu einem Patienten mit Halsschmerzen gerufen. Bei der Untersuchung stellen Sie fest, dass es sich um Scharlach handeln könnte, da zusätzlich zu den Halsbeschwerden der typische Hautausschlag vorhanden ist. Dürfen Sie in diesem Fall behandeln, da noch nicht feststeht, ob es sich tatsächlich um Scharlach handelt (Erregernachweis wurde noch nicht geführt)? Begründen Sie Ihren Standpunkt!

Der § 24 des Infektionsschutzgesetzes verbietet dem Heilpraktiker die Behandlung von Personen, die an einer der in § 6 Abs. 1 Satz 1 Nr. 1, 2 und 5 oder § 34 Abs. 1 genannten übertragbaren Krankheit erkrankt oder dessen **verdächtig** sind oder die mit einem Krankheitserreger nach § 7 infiziert sind. Scharlach (oder sonstige Streptococcus-pyogenes-Infektionen) sind in § 34 mit aufgelistet, womit **schon im Verdachtsfall Behandlungsverbot** für den Heilpraktiker besteht.

■ Ein Patient, der an Enteritis infectiosa erkrankt war, sucht Ihre Praxis auf. Er hat keine Beschwerden mehr, ist aber noch beim Arzt in Behandlung, da dieser festgestellt hat, dass noch Salmonellen in seinem Stuhl sind. Er möchte nun von Ihnen behandelt werden, damit er seine Abwehrkräfte stärkt, um die Salmonellen in seinem Stuhl zum Verschwinden zu bringen. Dürfen Sie in diesem Fall behandeln?

Grundsätzlich ja, da nach dem Infektionsschutzgesetz in diesem Fall kein Behandlungsverbot besteht. Ausscheider sind zwar im IfSG § 34 Abs. 2 mit aufgelistet, Behandlungsverbot nach § 24 besteht aber nur für **Krankheiten** des § 34 Abs. 1. Der Heilpraktiker muss den Patienten darauf hinweisen, dass er das vom Arzt verordnete Medikament (Antibiotika) einnehmen muss, kann aber allgemein naturheilkundliche Maßnahmen zur Abwehrsteigerung verordnen (z. B. hydrotherapeutische Maßnahmen, Ernährungsumstellung, Symbioselenkung, Entgiftung, Einnahmen pflanzlicher oder homöopathischer Medikamente).

■ Ein Kind ist an ansteckender Borkenflechte erkrankt und wird deshalb vom Arzt behandelt. Nun sucht es Ihre Praxis auf und möchte wegen Darmbeschwerden, die sich vermutlich aufgrund von Schulängsten entwickelt haben, von Ihnen behandelt werden. Dürfen Sie in diesem Fall die Verdauungsbeschwerden behandeln?

Ja, obwohl die Borkenflechte in § 34 Abs. 1 aufgeführt ist, denn das IfSG spricht ein **krankheitsbezogenes** Behandlungsverbot aus. Der § 24 sagt: ... ist **insoweit** im Rahmen der berufsmäßigen Ausübung der Heilkunde nur Ärzten gestattet.

Das Wörtchen „insoweit“ weist auf ein krankheitsbezogenes und nicht auf ein personenbezogenes Behandlungsverbot hin.

■ Dürfen Sie in dem vorstehend geschilderten Fall eine Therapie mit Bach-Blüten durchführen, um die Borkenflechte unterstützend zum Arzt zu behandeln?

Nein. Es ist dem Heilpraktiker aufgrund IfSG §§ 24, 34 verboten, Borkenflechte zu behandeln (krankheitsbezogenes Behandlungsverbot).

■ Angenommen, Ihre Praxis befindet sich in Berlin und ein Patient aus München sucht Ihre Sprechstunde auf. Sie haben bei diesem Patienten Verdacht auf akute Virushepatitis. An welches Gesundheitsamt (Berlin oder München) melden Sie Ihren Verdacht? Begründen Sie Ihre Meinung!

Nach dem IfSG § 9 Abs. 4 ist die Meldung an das für den **Aufenthalt** des Betroffenen zuständige Gesundheitsamt – in diesem Fall also Berlin – zu richten.

■ Dürfen Sie eine AIDS-Erkrankung behandeln? Begründen Sie Ihre Meinung.

Bei dem **HI-Virus** handelt es sich um einen nach § 7 Abs. 3 **meldepflichtigen Erreger,** darüber hinaus handelt es sich um eine **sexuell übertragbare Krankheit.** Damit besteht aufgrund des § 24 IfSG gleich aus zwei Gründen **Behandlungsverbot.**

■ Eine Patientin kommt wegen krampfartiger Menstruationsbeschwerden zu Ihnen, nachdem sie vom Gynäkologen untersucht wurde und dieser keine organischen Ursachen feststellen konnte. Dürfen Sie behandeln?

Ja. Das Infektionsschutzgesetz spricht kein Verbot für den Heilpraktiker aus, die Geschlechtsorgane zu untersuchen und zu behandeln. Es besteht lediglich ein Behandlungsverbot für sexuell übertragbare Krankheiten.

■ Eine Patientin kommt wegen eines schleimig-eitrigen Ausflusses zu Ihnen in die Praxis. Dürfen Sie behandeln?

Nein. Es handelt sich um eine sexuell übertragbare Krankheit, für die aufgrund des Infektionsschutzgesetzes § 24 Behandlungsverbot besteht.

■ Zählen Sie auf, was aufgrund des § 24 des Infektionsschutzgesetzes im Einzelnen mit Behandlungsverbot belegt ist!

Nach § 24 IfSG sind mit Behandlungsverbot belegt: alle Krankheiten des **§ 6 Abs. 1** Satz 1 Nr. 1, 2 und 5, alle Krankheiten mit **Erregern des § 7,** alle Krankheiten des **§ 34 Abs. 1** und alle Krankheiten, die **sexuell übertragbar** sind.

■ Nennen Sie nur die Erkrankungen, die im § 34 aufgelistet sind und die mit Behandlungsverbot belegt sind, soweit sie noch nicht von den §§ 6 oder 7 erfasst sind.

Im § 34 IfSG werden zusätzlich zu den Krankheiten bzw. den Krankheitserregern, die bereits in den §§ 6 und 7 aufgeführt sind, zusätzlich noch genannt: **Impetigo contagiosa** (Borkenflechte), **Skabies** (Krätze), **Scharlach** oder sonstige **Streptococcus-pyogenes-Infektionen.**

■ Dürfen Sie einen Läusebefall (Pedikulose) behandeln?

Ja. Ein Läusebefall gilt im Sinne des IfSG nicht als Erkrankung und darf deshalb vom Heilpraktiker behandelt werden. Eine Verlausung ist nach § 34 IfSG lediglich ein Ausschlussgrund, das heißt, dass bei Läusebefall bestimmte Gemeinschaftseinrichtungen (§ 33, z. B. Schulen, Kindergärten) nicht betreten werden dürfen.

■ Dürfen Sie einem Patienten, bei dem Sie Verdacht auf eine AIDS-Erkrankung haben, Blut abnehmen, um es untersuchen zu lassen?

Nein. Das HI-Virus ist in § 7 IfSG mit aufgelistet. Der § 44 stellt den Umgang mit diesen Erregern unter eine Erlaubnispflicht. Des Weiteren besteht gem. § 24 Behandlungsverbot, wobei als „Behandlung" in diesem Sinne schon die Nachweisführung des Krankheitserregers gilt.

■ Wird es aufgrund des Infektionsschutzgesetzes als Straftat oder als Ordnungswidrigkeit geahndet, wenn man seiner Meldepflicht vorsätzlich oder fahrlässig nicht nachkommt?

Nach § 73 des Infektionsschutzgesetzes wird es als **Ordnungswidrigkeit** geahndet, wenn man seiner Meldepflicht nicht nachkommt. Wenn aus diesem Grund eine Ausbreitung der Krankheit oder des Krankheitserregers verursacht wurde, wird aus der Ordnungswidrigkeit allerdings eine Straftat (§ 74).

■ Welche Arzneimittel darf der Heilpraktiker verordnen?

Der Heilpraktiker darf **freiverkäufliche** und **apothekenpflichtige Arzneimittel** verordnen.

■ Warum darf der Heilpraktiker keine verschreibungspflichtigen Medikamente verordnen?

Der Heilpraktiker darf keine verschreibungspflichtigen Medikamente verordnen, weil sowohl im **Arzneimittelgesetz § 48** als auch in der **Verordnung** über **verschreibungspflichtige Arzneimittel § 1** geregelt ist, dass ausschließlich Ärzte, Tierärzte und Zahnärzte verschreibungspflichtige Medikamente verordnen dürfen.

■ Sie wollen einem Patienten ein bestimmtes Medikament verordnen, wissen aber nicht, ob Verschreibungspflicht besteht. Wie gehen Sie in diesem Fall vor?

Man kann sich mittels der **„Roten Liste"** über https://online.rote-liste.de/ informieren. Verschreibungspflichtige Medikamente sind hier mit der Abkürzung Rp gekennzeichnet. Es gibt allerdings noch weitere Nachschlagewerke, z. B. die Präparateliste Naturheilkunde.

Kann man das gesuchte Medikament nicht finden, kann man sich auch an eine Apotheke des Niederlassungsorts wenden und den **Apotheker** um **Rat** fragen.

■ Digitalis (Fingerhut) ist verschreibungspflichtig. Sie möchten diese Wirksubstanz nun in der homöopathischen Form verordnen. Welche homöopathische Potenzierung hebt die Verschreibungspflicht auf? Wo ist das geregelt?

Die **D_4** hebt die Verschreibungspflicht eines Medikaments auf. Dies ist im § 5 der **Verordnung über verschreibungspflichtige Arzneimittel** geregelt.

■ Müssen homöopathische Arzneimittel zugelassen werden? Wo ist das geregelt?

Nein, homöopathische Mittel müssen lediglich registriert werden. Das ist im **Arzneimittelgesetz** § 38 geregelt.

■ Ein Heilpraktiker möchte ein Medikament verordnen, das in der Roten Liste mit BtM (Betäubungsmittel) gekennzeichnet ist. Ab welcher homöopathischen Potenz ist das möglich?

Ein mit BtM gekennzeichnetes Mittel kann der Heilpraktiker **grundsätzlich nicht verordnen.**

Bei Medikamenten, die unter das Betäubungsmittelgesetz fallen, hebt auch die homöopathische Aufbereitung die Verschreibungspflicht nicht auf. Eine Ausnahme hiervon bilden allerdings die Zubereitung von Papaver somniferum (Schlafmohn) und Opium. Bei Papaver somniferum hebt die D_4 und bei Opium die D_6 die Verschreibungspflicht auf.

■ Angenommen, ein Heilpraktiker möchte bei einem Patienten mit Abwehrschwäche nach einem Störfeld fahnden und klopft dazu die Zähne ab, um aufzudecken, ob sich unter einem Zahn eine Eiteransammlung verbergen könnte. Darf er diese Untersuchung vornehmen?

Nein, der Heilpraktiker darf aufgrund des Gesetzes über die Ausübung der Zahnheilkunde diese Untersuchung nicht vornehmen, da es sich hierbei um „auf zahnärztlich wissenschaftliche Erkenntnis gegründete Feststellung von Zahnkrankheiten" handelt.

■ Ein Heilpraktiker möchte Reflexzonentherapie durchführen und dazu den zum Knie zugeordneten Zahn des Patienten mit Blaulicht bestrahlen, um die Arthritis des Kniegelenks auf diese Weise zu behandeln.
Darf er dies?

Ja. Bei dieser Behandlung handelt es sich *nicht* um eine auf zahnärztlich wissenschaftliche Erkenntnis gegründete Behandlung von Zahn-, Mund- und Kieferkrankheiten.

■ Angenommen, der Heilpraktiker möchte nun den gleichen Zahn mit Blaulicht bestrahlen, da der Patient mit Zahnschmerzen zu ihm gekommen ist und der Heilpraktiker eine Entzündung im Kieferknochen als Ursache vermutet.
Darf er dies?

Nein, da es sich hierbei um eine Behandlung von Zahn- bzw. Kieferkrankheiten handelt, die dem Zahnarzt vorbehalten ist.

■ Darf ein Heilpraktiker Geburtshilfe leisten?

Nein. Nur im Notfall (wie jedermann).

■ Darf ein Heilpraktiker eine Schwangere behandeln, die wegen Beinödemen seine Praxis aufsucht?

Ja. Das Hebammengesetz untersagt es dem Heilpraktiker lediglich, Geburtshilfe zu leisten.

■ Darf ein Heilpraktiker eine im 3. Monat schwangere Frau behandeln, die wegen ziehender Bauchschmerzen seine Praxis aufsucht?

Nein. Da es sich um *ziehende* Schmerzen handelt, könnten es frühzeitige Wehen sein.

■ Eine Patientin bittet einen Heilpraktiker, bestimmte Untersuchungen bei ihrem Kind vorzunehmen, deren Ergebnisse dem Gericht als Beweisangebot für eine Vaterschaftsklage vorgelegt werden sollen. Was haben Sie in diesem Fall zu berücksichtigen?

Der Heilpraktiker muss dies **ablehnen.** Eine solche Untersuchung hat vor Gericht nur eine Beweiskraft, wenn sie von einem Arzt vorgenommen wurde.

■ Dürfen Sie röntgen, wenn Sie die Erlaubnis zum Ausüben der Heilkunde haben und die erforderliche Sachkunde besitzen?

Nein.

■ Wo ist geregelt, dass weder Arzt noch Heilpraktiker Heilungsversprechen geben dürfen?

Im **Heilmittelwerbegesetz** § 3, Satz 2, Nr. 2a.

■ Wo ist geregelt, dass man zu Werbezwecken nicht gegen die guten Sitten verstoßen darf?

Im **Gesetz** gegen den **unlauteren Wettbewerb** § 1 (Generalklausel).

■ Sie möchten mittels Ihres Schröpfschnäppers beim Patienten eine Skarifizierung (künstliche Hautritzung) durchführen, um eine blutige Schröpfung vornehmen zu können. Wie haben Sie Ihren Schröpfschnäpper bis zu diesem Zeitpunkt aufzubewahren?

Der vorschriftsmäßig **sterilisierte** Schröpfschnäpper muss bis zu seinem Einsatz in einer **keimdichten Verpackung** aufbewahrt werden.

■ Dürfen Sie nach den Bestimmungen des Baugesetzbuchs und der Baunutzungsverordnung Ihre Heilpraxis in einem reinen Wohngebiet eröffnen?

Nein. Eine Praxis kann nur in einem allgemeinen Wohngebiet oder in einem Kern- oder Gewerbegebiet eröffnet werden.

■ In welchen Fällen muss der Betrieb durch einen Betriebsarzt und eine Sicherheitsfachkraft betreut werden?

Jeder Betrieb, der **wenigstens einen Mitarbeiter,** z. B. eine Putzhilfe beschäftigt.

■ Wie entsorgen Sie ein blutiges Pflaster?

Das blutige Pflaster wird in ein fest verschließbares **Sammelgefäß** gegeben und über den **Hausmüll** entsorgt, sofern man davon ausgehen kann, dass sich keine Erreger nach § 7 IfSG daran befinden.

■ Unterliegt der Heilpraktiker der Schweigepflicht?

Ja, nicht aber vor Gericht, z. B. als Zeuge.

■ Ist es ausreichend, wenn ein Heilpraktiker seine Diagnosen ausschließlich mittels Iris-Diagnose stellt?

Nein. Ein Heilpraktiker muss zu einer Diagnosestellung alle **notwendigen** Befunde erheben. Die Iris-Diagnose kann hierbei nur ergänzend zu anderen anerkannten Diagnosemethoden herangezogen werden. Soweit der Heilpraktiker zu den erforderlichen Diagnosen nicht selbst in der Lage ist, muss er den Patienten insoweit an einen Kollegen, einen Arzt oder an die Klinik verweisen. Dies richtet sich im Einzelnen nach der zugrunde liegenden Störung.

■ Erstattet die AOK die Leistungen eines Heilpraktikers?

Nein.

■ Erstatten die privaten Krankenkassen Leistungen eines Heilpraktikers?

Dies hängt von den **Versicherungsbedingungen** der privaten Krankenversicherung ab; die meisten übernehmen allerdings die Kosten für allgemein anerkannte Therapien und medizinische Hilfsmittel.

■ Dürfen Sie ein medizintechnisches Gerät, das lediglich ein GS-Zeichen trägt in Ihrer Praxis einsetzen?

Nein. Es benötigt eine CE-Kennzeichnung.

■ In welchem Zeitabstand müssen Sie Ihre beruflich genutzten Blutdruckmessgeräte mindestens sicherheitstechnisch prüfen (früher: eichen, heute: Messtechnische Kontrolle [MTK]) lassen?

Mindestens alle **2 Jahre,** d. h. 2 Jahre nach Ablauf des Kalenderjahrs, in dem das Blutdruckmessgerät zuletzt messtechnisch kontrolliert wurde.

■ Worum geht es bei Qualitätsmanagement einer Praxis?

Beim Qualitätsmanagement (QM) einer Praxis geht es darum, **alle Abläufe** in einer Praxis und **alle Arbeitsschritte,** die durchgeführt werden müssen, genau zu **planen** und zu **systematisieren,** aufeinander **abzustimmen und dieses zu dokumentieren.** Man könnte auch sagen, dass alles „rund läuft". Jeder weiß genau, was er zu tun hat.

Und jeder erledigt die einzelnen Arbeitsschritte gleich, z. B. bei der Führung der Patientenakte oder der Anmeldung eines Patienten. Somit dient QM dem harmonischen, reibungslosen und in sich stimmigen Ineinandergreifen aller für den Betrieb einer Heilpraxis wichtigen Qualitätssicherungsmaßnahmen. Die einzelnen Arbeitsschritte fördern und unterstützen sich. Das Ziel ist, einen gesunden Praxisbetrieb einzurichten, zu unterhalten und **weiterzuentwickeln,** bei dem sich die Patienten wohlfühlen und zufrieden sind.

Sind Qualitätsmanagement (QM) und Qualitätssicherung (QS) Synonyme?

Nein.

- Eine **Qualitätssicherung** betrifft eine bestimmte **Teilaufgabe** im Praxisablauf, z. B. „Wie gehe ich bei einer Erstuntersuchung eines Patienten vor? Wie gestalte ich mein Rechnungswesen, wie und wann sterilisiere ich meine medizinischen Instrumente?" Somit dient QS der Sicherung eines bestimmten Qualitätsniveaus bei Prozessabläufen und die Einhaltung der für diese Teilaufgaben vorgegebenen rechtlichen Anforderungen. Diese einzelnen Abläufe werden in **Verfahrensbeschreibungen** festgelegt.
- Das **Qualitätsmanagement** dagegen sorgt dafür, dass nicht nur die einzelnen Teilbereiche systematisch ablaufen, sondern dass **alle** Arbeitsschritte harmonisch und **fördernd** ineinandergreifen. Dazu setzt man sich einerseits ein klares **Leitziel,** das man erreichen möchte und nun stimmt man den gesamten Praxisablauf darauf ab, damit dieses auch **erreicht** werden kann und **optimiert** die Abläufe **beständig.** Das QM sorgt auch dafür, dass alle **gesetzlich-normativen** Anforderungen **erfüllt** werden, z. B. Patientenakten, Dokumentationspflichten und Datenschutz.

Können Sie ein konkretes Beispiel geben, in welchen Bereichen Qualitätssicherung (QS) besonders wichtig ist?

Hier sind **zahlreiche Beispiele** möglich, die Sie geben können. Aber bekanntermaßen legen Amtsärzte großen Wert auf Kenntnisse in der **Hygiene.** Deshalb könnten Sie z. B. sagen:

Ein wichtiger Bereich der QS ist die Praxishygiene und das genaue Festlegen von wichtigen Fragen, wie z. B.

- Wie sind die Böden zu reinigen und zu desinfizieren?
- Wie gehe ich bei der Desinfektion vor einer Blutentnahme vor?
- Wie sterilisiere ich meine Geräte, die am Patienten eingesetzt werden?

Weitere Beispiele für QS, die Sie aufzählen können: Ich arbeite mir schon vor Praxisbeginn einen genauen Plan aus, wie ich die erste Kontaktaufnahme beim Anruf des Patienten gestalte. Ich lege genau fest, wie der Ablauf ist, wenn der Patient zu ersten Mal in die Praxis kommt und was ich genau bei einer Erstuntersuchung mache.

Was sind Verfahrensbeschreibungen (VB) im Rahmen einer Qualitätssicherung bzw. eines Qualitätsmanagements einer Heilpraxis?

In einer VB wird genau dokumentiert, wie eine bestimmte Leistung, z. B. eine Blutabnahme zu erfolgen hat. Es wird jeder Einzelschritt genau festgelegt, angefangen von dem Erfragen des Einverständnisses des Patienten über die Desinfektion, Verwendung von Schutzhandschuhen bis hin zur Entsorgung der Gebrauchsmaterialien wie Kanülen, Handschuhe, Medikamentenreste.

Was halten Sie persönlich von Verfahrensbeschreibungen (VB) im Rahmen einer Qualitätssicherung bzw. eines Qualitätsmanagements einer Heilpraxis? Ist das nicht einfach nur Schikane?

VB sind für den Heilpraktiker eine **unschätzbare Hilfe,** weil er sich schon vor Praxiseröffnung genau überlegt, wie er bei den einzelnen Schritten vorgeht. Es könnte sonst sein, dass er z. B. bei einer Erstuntersuchung nicht die nötige Sicherheit ausstrahlt, weil er gar nicht so genau weiß, wie er nun vorgehen soll. Auch im späteren Praxisbetrieb sind sie eine große Hilfe, weil sie dazu dienen die einzelnen Arbeitsschritte zu optimieren. Gibt es Mitarbeiter in der Praxis, so garantieren VB, dass jeder Mitarbeiter bei den einzelnen Arbeitsschritten gleich vorgeht und so jeder Mitarbeiter den anderen problemlos vertreten kann.

■ Wie würden Sie Ihre Verfahrensbeschreibungen (VB) im Rahmen einer Qualitätssicherung bzw. eines Qualitätsmanagements einer Heilpraxis aufbewahren?

Zur Aufbewahrung von VBs stehen zwei Möglichkeiten zur Verfügung:
1. Man legt sich einen Aktenordner an. Vorne hängt man ein Inhaltsverzeichnis mit einer Übersicht über alle enthaltenen Themen ein. So kann man schnell auf die einzelnen Themen zugreifen.
2. Man speichert die Themen übersichtlich elektronisch in einem Ordner ab.

■ Wie ist der größte Anteil der in einer Heilpraktikerpraxis anfallenden Abfälle zu entsorgen?

Als **Hausmüll** und hausmüllähnlicher Abfall, von dem keine Infektionsgefahr ausgeht.

■ Zählen Sie auf, welche Angaben das Bestandsverzeichnis über das aufgeführte Gerät enthalten muss!

- Bezeichnung, Art, Typ und Anschaffungsjahr
- Hersteller
- CE-Kennzeichnung (falls vorhanden)
- Festgelegte Fristen für sicherheitstechnische Kontrollen

1.2 Multiple-Choice-Fragen

■ Wählen Sie von den angebotenen Alternativen immer nur diejenige aus, die aufgrund des Heilpraktikergesetzes und der zugehörigen Durchführungsverordnung am genauesten zutrifft!

1 Ausübung der Heilkunde ist jede vorgenommene Tätigkeit zur Feststellung, Heilung oder Linderung von Krankheiten, Leiden oder Körperschäden bei Menschen und Tieren.
2 Ausübung der Heilkunde ist jede berufs- oder gewerbsmäßig vorgenommene Tätigkeit zur Feststellung, Heilung oder Linderung von Krankheiten, Leiden oder Körperschäden bei Menschen.
3 Ausübung der Heilkunde ist jede berufs- oder gewerbsmäßig vorgenommene Tätigkeit zur Feststellung, Heilung oder Linderung von Krankheiten, Leiden oder Körperschäden bei Menschen und Tieren.

Antwort 2 ist richtig.

Anmerkung
- Punkt 1: Es fehlt berufs- oder gewerbsmäßig. Im Gesetzestext steht nicht „Tiere“.

■ Wählen Sie von den angebotenen Alternativen immer nur diejenige aus, die aufgrund des Heilpraktikergesetzes und der zugehörigen Durchführungsverordnung am genauesten zutrifft!

1 Wer, ohne zur Ausübung des ärztlichen Berufs berechtigt zu sein und ohne eine Erlaubnis nach § 1 HPG zu besitzen, die Heilkunde ausübt, handelt ordnungswidrig. Die Ordnungswidrigkeit kann mit einer Geldbuße bis zu 2.500 Euro geahndet werden.
2 Wer, ohne zur Ausübung des ärztlichen Berufs berechtigt zu sein und ohne eine Erlaubnis nach § 1 HPG zu besitzen, die Heilkunde ausübt, wird mit Freiheitsstrafe bis zu einem Jahr oder mit Geldbuße bestraft.

Antwort 2 ist richtig.

Anmerkung
- Punkt 1: Es handelt sich nicht um eine Ordnungswidrigkeit, sondern eine Straftat.

■ Wählen Sie von den angebotenen Alternativen immer nur diejenige aus, die aufgrund des Heilpraktikergesetzes und der zugehörigen Durchführungsverordnung am genauesten zutrifft!

1 Das Heilpraktikergesetz verbietet ausdrücklich die Ausübung der Zahnheilkunde durch den Heilpraktiker.
2 Das Heilpraktikergesetz lässt die Ausübung der Zahnheilkunde ausdrücklich ungeregelt. Für die Ausübung der Zahnheilkunde gilt nur das Gesetz über die Ausübung der Zahnheilkunde.

Antwort 2 ist richtig.

Anmerkung

- Punkt 1: Das Heilpraktikergesetz verbietet nicht die Ausübung der Zahnheilkunde, sondern lässt sie ungeregelt.

■ Wählen Sie von den angebotenen Alternativen immer nur diejenige aus, die aufgrund des Heilpraktikergesetzes und der zugehörigen Durchführungsverordnung am genauesten zutrifft!

1 Der Antragsteller muss mindestens 25 Jahre alt sein, muss abgeschlossene Volksschulbildung haben, muss Deutscher sein, muss sittlich zuverlässig sein, frei von Sucht und darf keine Gefahr für die Gesundheit der Bevölkerung sein (Überprüfung erfolgt durch das Gesundheitsamt).

2 Der Antragsteller muss mindestens 25 Jahre alt sein, muss abgeschlossene Volksschulbildung haben, muss sittlich zuverlässig sein, muss geeignet sein und darf keine Gefahr für die Gesundheit der Bevölkerung sein (Überprüfung erfolgt durch das Gesundheitsamt).

Antwort 2 ist richtig.

Anmerkung

- Punkt 1: Die Forderung im Gesetzestext, dass der Antragsteller Deutscher sein muss, ist verfassungswidrig und daher ungültig. Es heißt nicht frei von Sucht, sondern, dass er für den Beruf **geeignet** sein muss.

■ Wählen Sie von den angebotenen Alternativen immer nur diejenige aus, die aufgrund des Heilpraktikergesetzes und der zugehörigen Durchführungsverordnung am genauesten zutrifft!

1 Über den Antrag entscheidet die höhere Verwaltungsbehörde.

2 Über den Antrag entscheidet die untere Verwaltungsbehörde.

3 Über den Antrag entscheidet die untere Verwaltungsbehörde im Benehmen mit dem Gesundheitsamt.

Antwort 3 ist richtig.

■ Wählen Sie von den angebotenen Alternativen immer nur diejenige aus, die aufgrund des Heilpraktikergesetzes und der zugehörigen Durchführungsverordnung am genauesten zutrifft!

1 Legt ein Antragsteller gegen einen ablehnenden Bescheid Widerspruch ein, so entscheidet darüber der Gutachterausschuss.

2 Legt ein Antragsteller gegen einen ablehnenden Bescheid Widerspruch ein, so entscheidet darüber die höhere Verwaltungsbehörde.

Antwort 2 ist richtig.

Anmerkung

- Punkt 1: Der Gutachterausschuss entscheidet nicht, sondern wird „gehört".

■ Wählen Sie von den angebotenen Alternativen immer nur diejenige aus, die aufgrund des Heilpraktikergesetzes und der zugehörigen Durchführungsverordnung am genauesten zutrifft!

1 Ist von der zuständigen Behörde einmal die Erlaubnis zur Ausübung der Heilkunde erteilt worden, so kann diese später durch die zuständige Verwaltungsbehörde entzogen werden, wenn nachträglich Tatsachen eintreten oder bekannt werden, die eine Versagung der Erlaubnis nach § 2 Abs. 1 DVO rechtfertigen würden.

2 Ist von der zuständigen Behörde einmal die Erlaubnis zur Ausübung der Heilkunde erteilt worden, so kann diese später nicht mehr entzogen werden, auch wenn nachträglich Tatsachen eintreten oder bekannt werden, die eine Versagung der Erlaubnis nach § 2 Abs. 1 DVO rechtfertigen würden.

Antwort 1 ist richtig.

■ Welche Aussage zur Heilpraktikerüberprüfung nach den aktuell gültigen Heilpraktikerüberprüfungsrichtlinien ist richtig?

1 Zweck der Überprüfung ist es nachzuweisen, dass von der Tätigkeit des zukünftigen Heilpraktikers keine Gefahr für die Gesundheit der Bevölkerung oder für Patientinnen und Patienten ausgeht.

2 Den Ländern ist es freigestellt, ob sie bei der Überprüfung nur mündliche, nur schriftliche oder schriftliche und mündliche Fragen stellen.
3 Es werden insgesamt 75 Multiple-Choice-Fragen gestellt.
4 Verlangt ein Amtsarzt, dass im mündlichen Teil der Überprüfung z. B. gezeigt werden soll, wie eine i. m.-Injektion verabreicht wird, so kann der Prüfling dies mit der Begründung ablehnen, dass er in seiner Praxis keine Injektionen durchführen wird.
5 Es erfolgt bei der schriftlichen Überprüfung eine Benotung von 1 bis 6, wie in der Schule.

Antwort 1 ist richtig.

Anmerkung

- Zu 2: Die Prüfung besteht aus einem schriftlichen und einem mündlichen Teil.
- Zu 3: Es werden 60 Multiple-Choice-Fragen gestellt.
- Zu 4: Der Prüfling kann sich dieser Frage nicht entziehen, denn wenn er die Überprüfung besteht, dann erwirbt er damit die Erlaubnis, diese Techniken anzuwenden (deshalb muss er sie auch beherrschen).
- Zu 5: Es gibt keine Benotung, sondern es wird lediglich in „bestanden“ und „nicht-bestanden“ unterteilt.

■ Welche Aussagen zur gesetzlichen Krankenversicherung (GKV) sind richtig?

1 Die Beitragshöhe richtet sich nach dem Solidaritätsprinzip, d. h., Besserverdienende zahlen mehr als Geringverdiener.
2 Es sind in der GKV Arbeiter, Angestellte, Beamte und Richter pflichtversichert.
3 Die Versicherungspflichtigen haben eine Wahlfreiheit, ob sie in die AOK, eine Ersatzkasse, Knappschaft oder in eine Betriebs- oder Innungskasse eintreten.
4 Ob eine Versicherungspflicht besteht oder nicht, hängt von der Höhe des Bruttoeinkommens ab.

Die Antworten 1 und 3 sind richtig.

Anmerkung

- Punkt 2: Beamte und Richter sind über die Beihilfe versichert. Allerdings können sie sich freiwillig (das ist **keine** Pflichtversicherung) in der GKV für den Teil der Aufwendungen versichern, der nicht über die Beihilfe abgedeckt wird.
- Punkt 4: In Deutschland sind alle Personen versicherungspflichtig.

■ Welche Aussagen zur privaten Krankenversicherung(PKV) und zur Beihilfe sind richtig?

1 Ab einem gewissen Bruttoeinkommen kann auch ein Angestellter in eine private Krankenversicherung (PKV) eintreten.
2 Ist jemand in der PKV, bekommt er grundsätzlich auch alle Heilpraktikerkosten und die von ihm verordneten Medikamente erstattet.
3 Sowohl die Mitglieder der PKV als auch der Beihilfe schließen mit dem Heilpraktiker einen Behandlungsvertrag ab und bezahlen anschließend seine Rechnung.
4 Man kann nur entweder über die Beihilfe versichert sein oder über die PKV.

Die Antworten 1 und 3 sind richtig.

Anmerkung

- Punkt 2: Ob die Kosten für eine Behandlung durch den Heilpraktiker übernommen werden, hängt von den Vertragsbedingungen ab.
- Punkt 3: Danach können sie dann die Rechnung bei der Beihilfe und evtl. bei der PKV einreichen.
- Punkt 4: Jemand, der Beilhilfe bezieht, bekommt nur ca. 50–80 % der Aufwendungen erstattet. Den Rest kann er über eine PKV abdecken.

■ Welche Aussagen zum Beruf des Heilpraktikers sind richtig?

1 Der Heilpraktiker muss, wie jeder andere Gewerbetreibende auch, Gewerbesteuer zahlen.
2 Die Vertragspartner eines Freiberuflers werden nicht als Kunde, sondern als Mandant, Klient oder Patient bezeichnet.
3 Ein Freiberufler erbringt persönliche und eigenverantwortliche Dienstleistungen für die Allgemeinheit und seine Patienten / Mandanten / Klienten.
4 Ein Heilpraktiker besitzt einen Befähigungsnachweis, der ihm nachweist, dass er der Gesundheit der Bevölkerung nützt.

5 Ein Heilpraktiker kann von einem Gericht als Gutachter in einem Gerichtsverfahren bestellt werden.
6 Ein Heilpraktiker kann von einem Gericht als Sachverständiger in einem Gerichtsverfahren befragt werden.

Die Antworten 2, 3 und 6 sind richtig.

Anmerkung

- Punkt 1: Der Heilpraktiker über einen freien Beruf (Freiberuf) aus und unterliegt nicht der Gewerbesteuer.
- Punkt 4: Der Heilpraktiker besitzt keinen „Befähigungsnachweis", sondern eine „Unbedenklichkeitsbescheinigung", die ihm bestätigt, dass er „keine Gefahr für die Gesundheit der Bevölkerung und seine Patienten" darstellt.
- Punkt 5: Da ein Heilpraktiker keine Befähigungsnachweis, sondern nur eine Unbedenklichkeitsbescheinigung besitzt, kann er nicht als Gutachter tätig werden.
- Punkt 6: Ein Heilpraktiker kann in einem Gerichtsverfahren bei speziellen Fragen, die Heilpraktiker bzw. Verfahren von Heilpraktikern betreffen, als Sachverständiger auftreten.

■ Welche Aussage zur Unterbringung psychisch Kranker ist richtig?

1 Wenn ein Patient akut suizidgefährdet ist, kann der Heilpraktiker diesen Patienten sofort in die Klinik einweisen. Kliniken dürfen solche Patienten nicht ablehnen.
2 Damit ein psychisch kranker Mensch gegen seinen Willen in eine psychiatrische Klinik eingewiesen werden kann, braucht es ein entsprechendes Attest von einem Facharzt und eine gerichtliche Entscheidung durch einen Richter.
3 Wenn jemand suizidgefährdet ist, kann es sein, dass man ihn lebenslang gegen seinen Willen in einer psychiatrischen Klinik unterbringt.

Antwort 2 ist richtig.

Anmerkung

- Punkt 1: Ein Heilpraktiker kann einen solchen Patienten nicht einfach einweisen, sondern bei einer Einweisung handelt sich um einen staatlich angeordneten Freiheitsentzug (ohne Strafcharakter).
- Punkt 3: Die Unterbringungsdauer wird vom Gericht festgelegt. Sie richtet sich nach der Behandlungszeit, die von der attestierenden Stelle (Gesundheitsamt oder ärztlicher Psychiater) als erforderlich festgestellt wurde. Diese Unterbringungszeit kann vom Gericht nach neuem ärztlichem Attest verlängert werden. Danach muss er aus der Klinik entlassen werden. In der Regel dauert die Unterbringung nur Tage oder maximal einige Wochen.

■ Jemand nimmt aufgrund schlechter hygienischer Verhältnisse durch fäkal-orale Schmierinfektion Shigellen auf, die sich auf dem Toilettensitz befanden. Auffolgend erkrankt diese Person an Shigellenruhr. Welche Aussage ist richtig?

1 Es handelt sich um eine unmittelbare Krankheitsübertragung.
2 Es handelt sich um eine mittelbare Krankheitsübertragung.

Antwort 1 ist richtig.

Anmerkung

Obwohl die Ansteckung über den Toilettensitz erfolgte, handelt es sich um eine unmittelbare Übertragung. Sie erfolgt von Mensch zu Mensch. Bei einer mittelbaren Übertragung braucht es dazu ein bestimmtes Tier, wie z. B. die Anophelesmücke oder die Aedes-aegyptii-Mücke, die Malaria bzw. Gelbfieber übertragen.

■ Bitte kreuzen Sie die zutreffenden Aussagen zu den Übertragungsarten an!

1 Ansteckende Krankheiten können durch Tröpfcheninfektion übertragen werden.
2 Ansteckende Krankheiten können durch Schmierinfektion übertragen werden.
3 Unmittelbar übertragbare Krankheiten können durch Tröpfcheninfektion übertragen werden.
4 Unmittelbar übertragbare Krankheiten können durch Schmierinfektion übertragen werden.
5 Zur mittelbaren Übertragung braucht es ein bestimmtes Mittel, wie z. B. eine Mücke.

Alle Antworten (1–5) sind richtig.

Wählen Sie die zutreffenden Aussagen aus!

1 Ausscheider im Sinne des IfSG ist eine Person, die Krankheitserreger ausscheidet und dadurch eine Ansteckungsquelle für die Allgemeinheit sein kann, ohne krank oder krankheitsverdächtig zu sein.
2 Im Sinne des IfSG ist eine Person ansteckungsverdächtig, wenn sie an einer übertragbaren Krankheit leidet.
3 Bei Lepra besteht Meldepflicht im Verdachts-, Erkrankungs- und Todesfall.
4 Bei Windpocken besteht nur im Todesfall Meldepflicht.
5 Ausscheider von Choleravibrionen, Salmonellen und Shigellen dürfen nicht in Küchen von Gaststätten beschäftigt werden (§ 42 Abs. 1 IfSG).

Die Antworten 1 und 5 sind richtig.

Anmerkung

- Punkt 2: Eine Person ist ansteckungsverdächtig, wenn anzunehmen ist, dass sie Erreger einer übertragbaren Krankheit aufgenommen hat, **ohne** selbst krank oder krankheitsverdächtig zu sein.
- Punkt 3: Bei Lepra besteht lediglich Meldepflicht aufgrund IfSG § 7 bei Erregernachweis.
- Punkt 4: Bei Windpocken besteht Meldepflicht bei Verdacht, Erkrankung und Tod. Außerdem besteht eine Meldepflicht für Labore bei Nachweis des Varicella-zoster-Virus.

Wählen Sie aus, welche Aussagen für die Meldepflicht nach dem IfSG zutreffen!

1 Der Heilpraktiker muss aufgrund des § 8 IfSG alle Erkrankungen des § 6 Abs. 1 melden.
2 Die Meldung erfolgt an das Gesundheitsamt, das für den Wohnort des Patienten zuständig ist, unabhängig vom Aufenthaltsort des Patienten.
3 Die Meldung muss unverzüglich, spätestens innerhalb 24 Stunden nach erlangter Kenntnis erfolgen.

Die Antworten 1 und 3 sind richtig.

Anmerkung

- Punkt 2: Die Meldung muss an das Gesundheitsamt des **Aufenthaltsorts** des Betroffenen gehen.
- Punkt 3: Die Meldung muss unverzüglich erfolgen.

Wählen Sie die Alternative aus, die am genauesten angibt, wo das IfSG das Behandlungsverbot für bestimmte Personen ausspricht!

1 § 6 Abs. 1 IfSG
2 § 6 IfSG
3 § 24 IfSG
4 § 34 IfSG

Antwort 3 ist richtig.

Sie möchten ein bestimmtes Präparat verordnen. Wo können Sie sich informieren, ob Verschreibungspflicht besteht?

1 Rote Liste
2 Präparateliste Naturheilkunde
3 Anruf beim Apotheker
4 Anruf beim Gesundheitsamt

Die Antworten 1, 2 und 3 sind richtig.

Welche Aussagen über Arzneimittel sind zutreffend?

1 Der Heilpraktiker darf apothekenpflichtige Mittel verordnen.
2 Der Heilpraktiker darf ein Rezept ausstellen.
3 Der Heilpraktiker darf dem Patienten unentgeltlich Kräuter aus seinem Garten mitgeben, damit sich der Patient davon zu Hause einen Heiltee bereiten kann.
4 Unter bestimmten Bedingungen kann ein Heilpraktiker auch nicht-homöopathische Betäubungsmittel verordnen.
5 Betäubungsmittel darf der Heilpraktiker grundsätzlich ab der D6 verordnen.
6 Die Verschreibungspflicht für Medikamente, die nicht unter das BtMG fallen, ist ab der D4 aufgehoben.
7 Homöopathische Mittel müssen zugelassen werden.
8 Homöopathische Mittel müssen nur registriert werden. Deshalb tragen die Präparate einen Aufdruck mit einer Registriernummer.

Die Antworten 1, 2, 6 und 8 sind richtig.

Anmerkung

- Punkt 3: Es handelt sich um die Herstellung eines Arzneimittels, was dem Heilpraktiker nicht erlaubt ist.

- Punkt 4: Betäubungsmittel kann der Heilpraktiker in keinem Fall verordnen.
- Punkt 6: Grundsätzlich kann der Heilpraktiker auch homöopathische Betäubungsmittel nicht verordnen. Es gibt nur die Ausnahme: Papaver somniferum ab D_4 und Opium ab D_6.
- Punkt 7: Homöopathische Mittel müssen nur registriert werden.

■ Welche der beiden Aussagen über die Fernbehandlung ist richtig?

1 Ein Heilpraktiker hat einen Patienten in seiner Praxis gründlich untersucht. Er darf ihn nun nach Hause schicken und als Therapie eine Fernbehandlung durchführen, indem er sich konzentriert und dem Patienten positive Energien sendet.
2 Es ist grundsätzlich jede Art von Fernbehandlung verboten. In dem vorstehend geschilderten Fall ist es dem Heilpraktiker verboten, diese Art von Therapie durchzuführen.

Antwort 1 ist richtig.

■ Welche Aussagen sind aufgrund des Gesetzes über die Ausübung der Zahnheilkunde zutreffend?

1 Der Heilpraktiker darf keine Zähne behandeln.
2 Der Heilpraktiker darf Munderkrankungen nicht behandeln.
3 Der Heilpraktiker darf die Gaumenmandeln nicht behandeln.
4 Der Heilpraktiker darf eine Regulierung von Zahnfehlstellungen vornehmen.
5 Ein Heilpraktiker, der Farbtherapie durchführt, darf einen Zahn, z. B. mit der Farbe Gelb, bestrahlen, wenn er damit nicht den Zahn behandelt, sondern über diesen Zahn auf ein bestimmtes inneres Organ einwirken möchte.

Die Antworten 1, 2 und 5 sind richtig.

Anmerkung
- Punkt 3: Die Gaumenmandeln liegen im Gaumen und deshalb nicht mehr in der Mundhöhle. Sie dürfen vom Heilpraktiker behandelt werden.
- Punkt 4: Regulierung von Zahnfehlstellungen dürfen vom Heilpraktiker nicht vorgenommen werden.

■ Kreuzen Sie die zutreffenden Aussagen über die Rechte eines Heilpraktikers an!

1 Ein Heilpraktiker darf einen Notfallpatienten als tot erklären, wenn er keinen Puls und keine Atmung mehr feststellen kann.
2 Ein Heilpraktiker darf einen Notfallpatienten nicht für tot erklären, wenn er keinen Puls und keine Atmung mehr feststellen kann.
3 Ein Heilpraktiker darf eine Todesbescheinigung ausstellen.
4 Ein Heilpraktiker darf keine Todesbescheinigung ausstellen.
5 Ein Heilpraktiker kann grundsätzlich keine Erlaubnis zum Röntgen erlangen.
6 Ein Heilpraktiker, der alle Voraussetzungen der Röntgenverordnung erfüllt, kann eine Erlaubnis zum Röntgen erhalten.

Die Antworten 2, 4 und 5 sind richtig.

■ Wählen Sie aus, was für sexuell übertragbare Krankheiten zutrifft!

1 Sexuell übertragbare Krankheiten sind Lues, Gonorrhö, Ulcus molle, AIDS und Lymphogranulomatosis inguinalis.
2 Sexuell übertragbare Krankheiten sind Endometriose und Prostatahyperplasie.
3 Der Heilpraktiker darf Lues, die sich z. B. als Hautausschlag am Rücken zeigt, mit Umschlägen behandeln.
4 Sexuell übertragbare Krankheiten dürfen vom Heilpraktiker auch dann nicht behandelt werden, wenn sie an anderen Körperteilen als den Geschlechtsorganen auftreten.

Die Antworten 1 und 4 sind richtig.

Anmerkung
- Punkt 2: Endometriose und Prostatahyperplasie können beide **nicht** sexuell übertragen werden.
- Punkt 3: Bei sexuell übertragbaren Krankheiten, besteht für den Heilpraktiker Behandlungsverbot, egal an welchen Körperstellen sich die Erkrankung zeigt (s. auch Punkt 4).

■ Welche Aussagen über die Behandlung einer Schwangeren treffen zu?

1 Der Heilpraktiker darf keine Geburtshilfe leisten (ausgenommen Notfälle).
2 Der Heilpraktiker darf grundsätzlich keine Schwangere behandeln.
3 Der Heilpraktiker darf eine Schwangere wegen einer bestehenden Obstipation behandeln.
4 Der Heilpraktiker darf den Bauch einer Schwangeren, die sich von ihm wegen einer Obstipation behandeln lassen möchte, abtasten.
5 Der Heilpraktiker darf eine Frau, die im 3. Monat schwanger ist, behandeln, wenn diese als Beschwerde ziehende Bauchschmerzen angibt, die in die Leistengegend ausstrahlen.

Die Antworten 1, 3 und 4 sind richtig.

Anmerkung

- Punkt 5: In dem geschilderten Fall könnte es sich um Geburtswehen handeln.

■ Kreuzen Sie die zutreffenden Aussagen über die Leitung von Privatkrankenanstalten an!

1 Ein Heilpraktiker darf grundsätzlich keine Privatkrankenanstalt leiten. Dies dürfen nur Ärzte.
2 Ein Heilpraktiker darf grundsätzlich eine Privatkrankenanstalt leiten, wenn er die dafür notwendige Konzession der zuständigen Behörde erhalten hat.
3 Ein medizinisch nicht Vorgebildeter darf eine Privatkrankenanstalt leiten, wenn er die dafür notwendige Konzession der zuständigen Behörde erhalten hat.

Die Antworten 2 und 3 sind richtig.

■ Welche Aussagen zur Bescheinigung der zeitweisen Arbeitsunfähigkeitsbescheinigung sind richtig?

1 Erst wenn ein Arbeitnehmer länger als drei Tage seiner Arbeitsstelle fernbleibt, muss er das dem Arbeitgeber melden.
2 Dem Heilpraktiker ist es grundsätzlich verboten, Arbeitsunfähigkeitsbescheinigungen auszustellen.
3 Ein Heilpraktiker darf einem Patienten eine Bestätigung ausstellen, dass es aus medizinischer Sicht sinnvoll ist, die Krankheit zu Hause auszukurieren.
4 Grundsätzlich kann ein Heilpraktiker auch einen Patienten eine Arbeitsunfähigkeitsbescheinigung ausstellen, der länger als drei Tage krank ist. Der Arbeitgeber muss aber diese Bescheinigung nicht anerkennen und kann ein ärztliches Attest verlangen.

Die Antworten 3 und 4 sind richtig.

Anmerkung

- Punkt 1: Der Arbeitnehmer muss den Arbeitgeber unverzüglich informieren.

■ Kreuzen Sie die beiden zutreffenden Aussagen über Desinfektion an!

1 In der Heilpraktikerpraxis ist normalerweise eine hygienische Händedesinfektion ausreichend.
2 In der Heilpraktikerpraxis muss normalerweise eine chirurgische Händedesinfektion durchgeführt werden.
3 Bei einer hygienischen Händedesinfektion muss das Desinfektionsmittel 2,5 Minuten einwirken.
4 Bei einer hygienischen Händedesinfektion muss das Desinfektionsmittel mindestens 1 Minute einwirken.
5 Bei einer hygienischen Händedesinfektion muss das Desinfektionsmittel entsprechend der Einwirkzeit der Produktinformation einwirken.

Die Antworten 1 und 5 sind richtig.

■ Kreuzen Sie die zutreffenden Aussagen über die chirurgische Händedesinfektion an.

1 Sie muss vor jeder Blutentnahme durchgeführt werden.
2 Sie muss vor einer Gelenkpunktion durchgeführt werden.
3 Die Einwirkzeit der Punktionsstelle beträgt mindestens 1 Minute.
4 Die Einwirkzeit der Punktionsstelle beträgt mindestens 2,5 Minuten.
5 Die Einwirkzeit der Punktionsstelle beträgt mindestens 2 × 2,5 Minuten.

Die Antworten 2 und 5 sind richtig.

■ Kreuzen Sie an, wie Sie bei der Desinfektion und Reinigung von Gerätschaften vorgehen!

1 Gerät zuerst desinfizieren und danach reinigen.
2 Gerät zuerst reinigen und danach desinfizieren.

Antwort 1 ist richtig.

■ Sie stellen fest, dass bei Ihrem Kanister mit Desinfektionsmittel das Haltbarkeitsdatum überschritten ist, wie entsorgen Sie diesen?

1 Der Kanister Desinfektionsmittel wird über den Sondermüll beseitigt.
2 Der Kanister Desinfektionsmittel kann dem Hausmüll entsorgt werden.

Antwort 1 ist richtig.

■ Kreuzen Sie die zutreffenden Aussagen über die baulichen Anforderungen an Ihre Praxisräume an.

1 Eine Praxis kann in einem allgemeinen Wohngebiet eröffnet werden.
2 Eine Praxis kann in einem Gewerbegebiet eröffnet werden.
3 Eine Praxis kann in einem reinen Wohngebiet eröffnet werden.

Die Antworten 1 und 2 sind richtig.

■ Sie haben Räume bisher privat genutzt und möchten sie nun als Praxisräume benutzen. Was müssen Sie bei der Baurechtsbehörde beantragen?

1 Eine Nutzungsgenehmigung
2 Eine Nutzungsänderungsgenehmigung

Antwort 2 ist richtig.

■ Kreuzen Sie an, welche Aussage über die Praxisräume zutriffen, wenn nicht invasiv gearbeitet wird!

1 Die Wand im Behandlungsbereich muss leicht zu desinfizieren sein.
2 Im Behandlungsraum muss ein Waschbecken zur Verfügung stehen.
3 Im Behandlungsraum dürfen sich keine Teppiche befinden.

Antwort 2 ist richtig.

■ Kreuzen Sie an, welche Pflichten der Heilpraktiker hat!

1 Behandlungszwang
2 Behandlungspflicht
3 Dokumentationspflicht
4 Aufklärungspflicht
5 Rezeptpflicht
6 Sorgfaltspflicht
7 Schweigepflicht

Die Antworten 3, 4, 6 und 7 sind richtig.

■ Sie lassen Ihre Praxisgebühren über eine Firma einziehen. Dabei geben Sie Patientendaten an die Firma weiter. Welche Aussage stimmt?

1 Zur Weitergabe der Patientendaten benötigen Sie die schriftliche Zustimmung des Patienten.
2 Zur Weitergabe der Patientendaten reicht die mündliche Zustimmung des Patienten aus.
3 Man kann grundsätzlich davon ausgehen, dass der Patient damit einverstanden ist. Es ist keine ausdrückliche Zustimmung des Patienten dazu erforderlich.

Antwort 1 ist richtig.

■ Kreuzen Sie die zutreffenden Aussagen über die CE-Kennzeichnung an!

1 Verbandkästen, die Sie in der Praxis bereithalten, benötigen eine CE-Kennzeichnung.
2 Verbandkästen, die Sie in der Praxis bereithalten, benötigen keine CE-Kennzeichnung.
3 Blutdruckmessgeräte, die Sie bevorraten, benötigen eine CE-Kennzeichnung.
4 Blutdruckmessgeräte, die Sie bevorraten, benötigen keine CE-Kennzeichnung.

Die Antworten 1 und 3 sind richtig.

■ Kreuzen Sie die zutreffende Aussage über Blutdruckmessgeräte an!

1 Bei einem oszillografisch arbeitenden Blutdruckmessgerät reicht es, dies im Bestandsverzeichnis aufzuführen.
2 Oszillografisch arbeitende Blutdruckmessgeräte müssen in das Medizinproduktebuch aufgenommen werden.

Antwort 2 ist richtig.

■ Kreuzen Sie an, was für Blutdruckmessgeräte zutrifft!

1 Blutdruckmessgeräte müssen in regelmäßigen Zeitabständen sicherheitstechnisch kontrolliert werden.
2 Blutdruckmessgeräte müssen in regelmäßigen Zeitabständen geeicht werden.

Antwort 1 ist richtig.

■ Welche Aussagen zum rechtlichen Verhältnis zwischen Heilpraktiker und Patient sind richtig?

1 Der Heilpraktiker und der Patient schließen einen Behandlungsvertrag (Dienstvertrag), aus dem gegenseitige Rechte und Pflichten entstehen.
2 Mit dem Begriff „Patientenrechte" fasst man die Rechte zusammen, die dieser gegenüber seinen Behandlern und auch anderen Leistungsträgern im Gesundheitswesen hat.
3 Wenn ein Heilpraktiker als Diagnosetechnik die Irisdiagnose einsetzt, dann ist es ihm nicht zuzumuten, dass er noch andere Diagnosetechniken nutzt, da deren mögliche Anzahl einfach zu groß und zu unüberschaubar ist.
4 Weiß ein Heilpraktiker, dass für einen Patienten eine bestimmte Injektion (z. B. Vitamin B_{12} bei Intrinsic-Faktor-Mangel) unerlässlich ist, so kann er diese Injektion auch ohne ausdrückliche Zustimmung des Patienten vornehmen, da er so schweren gesundheitlichen Schaden von seinem Patienten abwendet.
5 Hat ein Patient eine tödliche Erkrankung, so darf der Heilpraktiker den Patienten nicht darüber informieren, denn diese schreckliche Nachricht würde seine Lebenszeit noch mehr verkürzen. Besser er setzt eine wirkungsvolle, lebensverlängernde Therapie ein.

Die Antworten 1 und 2 sind richtig.

Anmerkung

- Punkt 3: Der Behandler muss bei der Diagnose und der Therapie aufgrund seiner Sorgfaltspflicht alle notwendigen Befunde erheben und alle Erkenntnisquellen nutzen, die erforderlich sind.
- Beherrscht er diese Erkenntnisquellen nicht, so muss er den Patienten an eine geeignete Stelle verweisen.
- Punkt 4: Dieses Vorgehen des Heilpraktikers würde den Tatbestand der Körperverletzung erfüllen. Jeder Patient bestimmt selbst, welche Therapie er vornehmen lässt und welche nicht. So hat ein Patient das Recht, eine bestimmte Therapie abzulehnen, auch wenn das z. B. den sicheren Tod für ihn bedeutet.
- Punkt 5: Der Patient hat ein Recht auf Aufklärung in einer verständlichen Sprache – unabhängig davon, wie schlimm die Diagnose ist.

■ Kreuzen Sie Patientenrechte an!

1 Recht auf jederzeitige Behandlung, d. h. das Recht, bei schweren Erkrankungen auch außerhalb der regulären Sprechzeiten behandelt zu werden
2 Recht auf Selbstbestimmung, d. h., der Patient muss ausdrücklich in die medizinischen Maßnahmen einwilligen.
3 Recht auf Aufklärung über alles was die Diagnose, die geplanten und möglichen Therapien und deren Risiken und Nebenwirkungen betrifft
4 Recht auf kostenlose Behandlung. Bei schweren Erkrankungen hat der Patient das Recht, unentgeltlich behandelt zu werden, damit alles Menschenmögliche gegen seine Krankheit unternommen wird.
5 Recht auf Dokumentation in seiner Patientenakte
6 Recht auf Einsicht in seine Patientenakte
7 Recht auf Vertraulichkeit (Schweigepflicht)

Die Antworten 2, 3, 5, 6 und 7 sind richtig.

Anmerkung

- Punkt 1: Dafür stehen die Notfallaufnahmen zur Verfügung.
- Punkt 4: Das würde die Möglichkeiten unseres derzeitigen Versicherungssystems sprengen. So gibt es bei uns noch viele Therapien, die nur finanziell besser gestellten Menschen zur Verfügung stehen.

Was versteht die DSGVO (Datenschutzgrundverordnung) unter „Datenverarbeitung“?

1 Ausschließlich die Erfassung von personenbezogenen Daten
2 Ausschließlich die Speicherung von personenbezogenen Daten
3 Ausschließlich die Verarbeitung von personenbezogenen Daten
4 Ausschließlich die Erfassung und Speicherung von personenbezogenen Daten
5 Ausschließlich die Speicherung und Verarbeitung von personenbezogenen Daten
6 Ausschließlich die Erfassung und Verarbeitung von personenbezogenen Daten
7 Sowohl die Erfassung als auch die Speicherung und Verarbeitung von personenbezogenen Daten

Antwort 7 ist richtig.

Welche Aussage zur DSGVO ist richtig?

1 Wenn Daten ausschließlich in Papierform gespeichert werden und nicht elektronisch erfasst werden, fallen sie nicht unter die DSGVO.
2 Auch wenn Daten lediglich in Papierform gespeichert werden, fallen sie unter die DSGVO.

Antwort 2 ist richtig.

Anmerkung

- Punkt 1: Auch Daten in Papierform fallen unter die DSGVO und müssen beispielsweise in einem abgeschlossenen Schrank unter Verschluss gehalten und zu Zwecken der Dokumentation sorgfältig gepflegt werden, d. h., alle Ergebnisse (z. B. Anamnese, Diagnose, Untersuchungen und deren Ergebnisse, Befunde, Therapien und ihre Wirkungen) müssen eingetragen werden und es muss erkenntlich sein, wer den Eintrag vorgenommen hat.

In welchen Fällen ist eine Weitergabe von personenbezogenen Daten erlaubt?

1 Es gibt keine Fälle, in denen eine Weitergabe von personenbezogenen Daten, ohne Einwilligung des Betroffenen möglich ist.
2 Eine Weitergabe von personenbezogenen Daten ist möglich, wenn es dafür eine entsprechende gesetzliche Grundlage gibt.
3 Eine Weitergabe von personenbezogenen Daten ist möglich, wenn der Betroffene eingewilligt hat.
4 Eine Weitergabe von personenbezogenen Daten ist jederzeit möglich, wenn der Heilpraktiker dies als wichtig und sinnvoll betrachtet. Dafür braucht er in diesem Fall keine Einwilligung oder gesetzliche Grundlage.

Die Antworten 2 und 3 sind richtig.

Anmerkung

- Punkt 1: Eine Weitergabe ist auch ohne ausdrückliche Genehmigung zulässig, wenn es dafür eine entsprechende gesetzliche Grundlage gibt.
- Punkt 4: Die Weitergabe von Daten ist keinesfalls in das Ermessen des Heilpraktikers gestellt.

Wer ist beweispflichtig über die Einhaltung oder Nichteinhaltung der Anforderungen der DSGVO?

1 Der Betroffene (z. B. Patient) muss beweisen, dass der Verantwortliche (z. B. Heilpraktiker) mit seinen Daten unrechtmäßig umgegangen ist.
2 Der Verantwortliche (z. B. Heilpraktiker) muss beweisen, dass seine Datenverarbeitung rechtmäßig ist.

Antwort 2 ist richtig.

Welche der Aussage(n) nach der DSGVO zur Datenspeicherung ist / sind richtig?

1 Kommt ein Patient in seine Praxis, so darf der Heilpraktiker die Daten, die zu einer Vertragsanbahnung notwendig sind, auch ohne ausdrückliche Genehmigung des Patienten speichern und verarbeiten.
2 Wenn ein Heilpraktiker in seinem Wartezimmer eine entsprechende Datenschutzerklärung auslegt, dann darf der auch Daten über den Patienten speichern, die nicht für die unmittelbare Behandlung des Patienten notwendig sind.

Antwort 1 ist richtig.

Anmerkung

- Punkt 2: Das ist nicht zulässig, denn der Patient muss „ausdrücklich" einwilligen. Es könnte ja sein, dass der Patient diese Bestimmungen nicht gelesen oder nicht verstanden hat. Die Datenschutzerklärung muss dem Patienten bei Erstbesuch in der Praxis als Vordruck bzw. Flyer ausgehändigt werden. Dies muss dokumentiert werden.

Wofür benötigen Sie nach der DSGVO die ausdrückliche Genehmigung des Patienten?

1 Nutzung einer Cloud und Transfer seiner Daten in ein Drittland (USA), z. B. durch Nutzung von WhatsApp
2 Eine Webdesignagentur hat die Homepage erstellt. Nach der Erstellung hat sie keinen Zugriff mehr auf die Seite.
3 Sie senden Blut zu Untersuchungszwecken an ein Labor. Dabei wird der Patient namentlich genannt.
4 Weitergabe von Daten des Patienten an ein Inkassounternehmen, wenn er seinen Zahlungsverpflichtungen nicht nachkommt

Die Antworten 1, 3 und 4 sind richtig.

Anmerkung

- Punkt 2: Man braucht hier keine Genehmigung des Patienten, weil der Vorgang bereits abgeschlossen ist und die Agentur keinen Zugriff auf die Daten hat.
- Punkt 4: Möchten Sie für säumige Patienten ein Inkassounternehmen beauftragen, so müssen Sie ihm dies vor Vertragsabschluss über die Datenschutzerklärung mitteilen.

Welche Aussagen zum Löschkonzept sind nach der DSGVO richtig?

1 Alle Patientendaten sind spätesten 5 Jahre nach Beendigung der Behandlung zu löschen.
2 Alle Patientendaten sind zu löschen, wenn sie nicht mehr zur Behandlung benötigt werden und keine gesetzlichen Aufbewahrungspflichten bestehen.
3 Patientenakten in Papierform müssen geschreddert werden, bevor sie zum Altpapier gegeben werden.
4 Patientenakten in Papierform können in geschlossenen Pappkartons zum Altpapier gegeben werden.

Die Antworten 2 und 3 sind richtig.

Anmerkung

- Punkt 1: Es könnte sein, dass die Unterlagen aus rechtlichen oder steuerlichen Gründen noch benötigt werden. Dies gilt z. B. für Aufbewahrungspflichten nach Steuerrecht und Patientenrechtegesetz (10 Jahre).
- Punkt 4: Hierbei werden persönliche Daten zunächst einmal an Dritte (Altpapiersammler) weitergegeben. Dies stellt keine gesicherte Form der Löschung dar.

KAPITEL

2 Zelle

2.1 Bildfragen

■ **Bezeichnen Sie die Zellorganellen und geben Sie dazu deren Hauptaufgabe an (➤ Abb. 2.1)!**

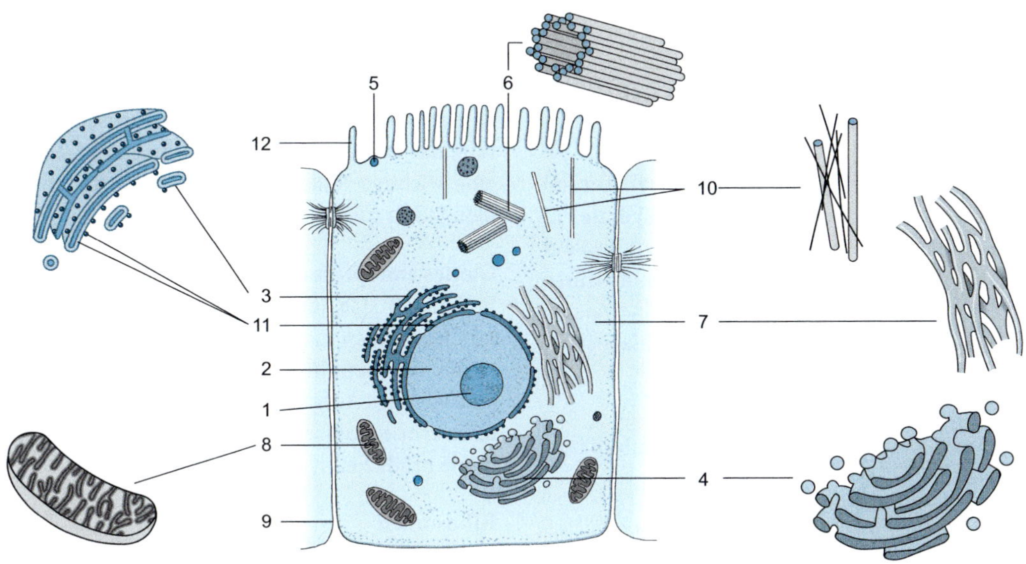

Abb. 2.1 Übersicht über die menschliche Zelle [L190, L143]

1	**Kernkörperchen** (Nukleolus)	Bildung und Sammlung der RNS (Ribonukleinsäure)
2	**Raues endoplasmatisches Retikulum**	Eiweißherstellung und Stofftransport
3	**Golgi-Apparat**	Stoffspeicherung und -transport
4	**Sekretkörnchen**	z. B. Verdauungsenzym
5	**Zentralkörperchen** (Zentriol)	Bildet bei der Zellteilung den Spindelapparat aus
6	**Glattes endoplasmatisches Retikulum**	Stofftransport
7	**Mitochondrium**	Energiegewinnung, -bevorratung und -abgabe (Kraftwerk der Zelle)
8	**Zellmembran**	Abgrenzung. Ist selektiv (aktiver Transport) und semipermeabel (passiver Transport) durchlässig
9	**Mikrotubuli**	Zellskelett
10	**Lysosom**	Enthält eiweißauflösendes Enzym

2.2 Fragen ohne Antwortauswahl

■ Nennen Sie Kennzeichen des Lebendigen!

Kennzeichen des Lebendigen sind:
- Stoffwechsel
- Wachstum
- Reizbarkeit (Erregbarkeit)
- Leitfähigkeit
- Beweglichkeit
- Anpassungsfähigkeit
- Neubildung
- Fortpflanzung

■ Geben Sie an, was man unter Katabolismus versteht!

Katabolismus ist der **Abbaustoffwechsel.** Die mit der Nahrung aufgenommenen Kohlenhydrate, Eiweiße und Fette werden in ihre einfachen Bestandteile zerlegt, und zwar in Glukose, Aminosäuren, Fettsäuren und Glyzerin. Im engeren Sinne versteht man unter Katabolismus nur den Eiweißabbau innerhalb von Zellen.

■ Geben Sie an, was man unter Anabolismus versteht!

Anabolismus ist der **Aufbaustoffwechsel.** Aus den einfachen Bestandteilen wird körpereigene Substanz gebildet. In einem engeren Sinn versteht man darunter nur den Eiweißaufbau innerhalb von Zellen.

■ Schildern Sie stichwortartig den Aufbau der Zellmembran!

Die Zellmembran besteht aus einer **Doppelschicht aus Lipiden.** Diese sind so angeordnet, dass ihre wasserabstoßenden Schwänze gegeneinander gerichtet im Inneren der Zellmembran liegen. Dagegen zeigen ihre wasserverträglichen Köpfchen nach außen.

■ Welche Hauptaufgabe haben die folgenden Zellorganellen?
- **Mitochondrien**
- **Raues endoplasmatisches Retikulum**
- **Glattes endoplasmatisches Retikulum**
- **Ribosomen**
- **Lysosomen**
- **Golgi-Apparat**
- **Zentriol**
- **Mikrotubuli**

Mitochondrien
Sie werden als die Energiezentrale betrachtet, da sie zuständig sind für Energiegewinnung, Energiebereitstellung und die Energieabgabe.

Raues endoplasmatisches Retikulum
Es handelt sich um das endoplasmatische Retikulum, das außen mit Ribosomen besetzt ist. Es spielt eine wichtige Rolle bei der Eiweißherstellung und dem Stofftransport.

Glattes endoplasmatisches Retikulum
Es handelt sich um das endoplasmatische Retikulum, das außen nicht mit Ribosomen besetzt ist. Es erfüllt vor allem in der quer gestreiften Muskulatur eine wichtige Aufgabe beim Stofftransport. Des Weiteren tritt es zahlreich in Zellen auf, die Steroidhormone produzieren.

Ribosomen
Sie enthalten RNS und sind der eigentliche Ort der Eiweißherstellung.

Lysosomen
Sie enthalten Enzyme, die Eiweiße auflösen können.

Golgi-Apparat
Der Golgi-Apparat wirkt bei der Sekretbildung mit, speichert und transportiert Stoffe, weshalb er besonders häufig in Drüsenzellen auftritt.

Zentriol
Es bildet bei der Kernteilung den Spindelapparat aus.

Mikrotubuli
Sie gehören zum Zellskelett und helfen mit, die Zellform aufrechtzuerhalten. In Nervenzellen sind sie am intrazellulären Transport beteiligt.

■ Welche der folgenden Strukturen befinden sich im Zellkern?
- **Nukleolus (Kernkörperchen)**
- **Chromatin**
- **Chromosomen**
- **Glykogen**
- **Vakuolen**

Von den genannten Strukturen befinden sich **Nukleolus, Chromatin** und **Chromosomen** im Zellkern.

■ Was ist das Chromatin?

Bei dem Chromatin handelt es sich um die **Arbeitsform** der **Chromosomen,** wie sie während der Arbeitsphase (Interphase) im Zellkern vorliegt. Chromatin ist eine Gerüstsubstanz, die aus langen, dünnen, vielfach gewundenen Fäden besteht, die ein Netzwerk innerhalb des Zellkerns bilden.

Die Bezeichnung Chromatin stammt daher, weil sie sich mit bestimmten basischen Farbstoffen gut anfärben lässt.

■ Wie viele Chromosomen gibt es in der menschlichen Zelle?

Es gibt **46** Chromosomen in der menschlichen Zelle.

■ Welche Geschlechtschromosomen besitzt ein männliches Individuum, welche ein weibliches?

Männer: XY-Chromosomen, **Frauen:** XX-Chromosomen.

■ Was geht bei der Interphase und den folgenden Stadien der Zellteilung jeweils im Zellkern vor sich?
- **Interphase**
- **Prophase**
- **Metaphase**
- **Anaphase**
- **Telophase**

Interphase
Die Zelle geht ihrer Arbeit nach, die Chromosomen liegen als Chromatin vor.

Prophase
Die Chromosomen werden als Fäden sichtbar. Das Zentriol bildet den Spindelapparat aus. Die Kernmembran und das Kernkörperchen lösen sich auf.

Metaphase
Der Spindelapparat wird fertig ausgebildet. Die Chromosomen heften sich mit ihrem Zentromer an der Äquatorialebene fest.

Anaphase
Von den aufgespaltenen Chromosomen wandert je eine Hälfte (Chromatid) zum entgegengesetzten Pol.

Telophase
Der Spindelapparat löst sich auf. Die Kernmembran wird neu gebildet.

■ Welche Chromosomenabweichung besteht bei der Trisomie 21?

In allen Körperzellen ist das **Chromosom** Nummer **21 dreifach** statt zweifach vorhanden.

■ Welche Chromosomenabweichung besteht beim Klinefelter-Syndrom?

Beim Klinefelter-Syndrom besteht die Chromosomenabweichung **XXY** (XXXY, XXXXY, XXXYY).

■ Geben Sie kurz das typische Erscheinungsbild des unbehandelten Klinefelter-Syndroms an!

Beim Klinefelter-Syndrom kommt es zur **Hodenhypoplasie,** mit verminderter oder fehlender Spermienproduktion, die in der Regel zur **Unfruchtbarkeit** führt, außerdem durch einen verzögerten Schluss der Wachstumsfugen zum **Hochwuchs,** zu **weiblichem Behaarungstyp, Gynäkomastie** und im Alter zur **Osteoporose.** Heute können die Betroffenen allerdings hormonell mit Testosteron behandelt werden.

2

Welche Chromosomenabweichung besteht beim Turner-Syndrom?

Beim Turner-Syndrom liegt die Chromosomenabweichung **X0** vor oder es ist zwar ein zweites Chromosom vorhanden, es ist aber fehlerhaft.

Geben Sie kurz das typische Erscheinungsbild des Turner-Syndroms an!

Das Erscheinungsbild ist geprägt durch **Kleinwuchs** und **sexuellen Infantilismus.** Des Weiteren kommt es oft zu **Amenorrhö** und **Unfruchtbarkeit,** häufig bestehen weitere Fehlbildungen, z. B. am Herzen. Die schulmedizinische Therapie besteht in der Gabe von Östrogenen und evtl. von STH (somatotropes Hormon, Wachstumshormon).

Geben Sie an, ob die folgenden Individuen trotz ihrer Abweichung von den normalen Geschlechtschromosomen grundsätzlich lebensfähig sind!

- X0
- Y0
- XXX
- XXY
- XYY

X0: Ja
Y0: Nein
XXX: Ja
XXY: Ja
XYY: Ja

2.3 Multiple-Choice-Fragen

Welche Aussage ist zutreffend?

1 Die kleinste Einheit des Lebendigen ist das Atom.
2 Die kleinste Einheit des Lebendigen ist ein Molekül.
3 Mit Katabolismus bezeichnet man den Stoffwechselvorgang, bei dem komplizierte Strukturen in einfachere Bestandteile zerlegt werden.
4 Mit Anabolismus bezeichnet man den Stoffwechselvorgang, bei dem komplizierte Strukturen in einfachere Bestandteile zerlegt werden.
5 Kennzeichen des Lebendigen sind Wachstum, Stoffwechsel, Beweglichkeit, Fortpflanzung und das Vorliegen von Molekülverbindungen.
6 Mit Reizbarkeit meint man, dass ein Reiz weitergeleitet wird, und dass nicht nur eine Reiz-Reaktion-Antwort am Ort des Reizes erfolgt.

Antwort 3 ist richtig.

Anmerkung
- Punkte 1 und 2: Die kleinste Einheit des Lebendigen ist die Zelle und nicht das Atom oder ein Molekül.
- Punkt 5: Falsch ist hier „Vorliegen von Molekülverbindungen".
- Punkt 6: Die Aussage ist unsinnig.

Welche Aussagen über die menschliche Zelle sind richtig?

1 Eine Zelle besteht aus Zellkern, Kernmembran, Zellleib und Zellmembran.
2 Eine Zelle besteht nur aus Zellkern, Zellleib und Zellmembran. Eine Kernmembran ist nicht vorhanden.
3 Die Zellmembran besteht aus einer Lipidschicht, der außen und innen Proteine angelagert sind, die auch durch die Fettschicht ragen können.
4 Mit Zellorganellen meint man „kleine Organe" der Zelle, das heißt, Strukturen, die innerhalb der Zelle eine bestimmte Aufgabe haben.
5 Bestimmte Eiweißverbindungen spielen als Rezeptoren auf der Zelloberfläche eine Rolle.

Die Antworten 1, 3, 4 und 5 sind richtig.

Ordnen Sie den Zellorganellen die passenden Aufgaben zu!

1	Speichert das Erbgut mittels der DNS.	A	Lysosomen
2	Ist außen häufig mit Ribosomen besetzt.	B	Mikrotubuli
3	Hat vor allem in Drüsenzellen die Aufgabe des Stofftransports.	C	Zellkern
4	Sie sind die Kraftwerke der Zelle.	D	Golgi-Apparat
5	Enthalten Enzyme, die Eiweiße auflösen können.	E	Endoplasmatisches Retikulum
6	Röhrensystem, das der Zellstabilisierung dient.	F	Mitochondrien

1: C
2: E
3: D
4: F
5: A
6: B

Welche Aussagen über den Zellkern sind zutreffend?

1 Der Zellkern heißt Nukleolus.
2 Der Zellkern ist das Speicher- und Arbeitsgebiet der Zelle.
3 Im Zellkern befindet sich das Chromatin.
4 In der menschlichen Zelle befinden sich 23 Chromosomenpaare.
5 In der menschlichen Zelle befinden sich 46 Chromosomen.
6 In der männlichen Zelle liegen 23 identische Chromosomenpaare vor.
7 Reife Geschlechtszellen enthalten nur 23 Chromosomenpaare, damit nach der Verschmelzung der weiblichen Eizelle und der männlichen Samenzelle wieder 46 Chromosomenpaare zur Verfügung stehen.

Die Antworten 3, 4 und 5 sind richtig.

Anmerkung
- Punkt 1: Zellkern heißt Nukleus. Kernkörperchen heißt Nukleolus.
- Punkt 2: Der Zellleib ist das Speicher- und Arbeitsgebiet.
- Punkt 7: Reife Geschlechtszellen enthalten 23 Chromosomen (keine 23 Chromosomen**paare**).

Welche Behauptungen zu Erkrankungen mit Chromosomenaberrationen sind richtig?

1 Zum Turner-Syndrom passt die Geschlechtschromosomenkombination X0.
2 Zum Klinefelter-Syndrom passt die Geschlechtschromosomenkombination XYY.
3 Das Down-Syndrom wird auch als Trisomie 21 bezeichnet.
4 Individuen mit der Geschlechtschromosomenkombination Y0 wirken vom Erscheinungstyp sehr männlich.

Die Antworten 1 und 3 sind richtig.

Anmerkung
- Punkt 2: Beim Klinefelter-Syndrom liegt ein überzähliges X-Chromosom vor. Es würde also die Geschlechtschromosomenkombination XXY passen.
- Punkt 4: Geschlechtschromosomenkombination Y0 ist nicht lebensfähig!

2

KAPITEL

3 Gewebearten

3.1 Bildfragen

■ Um welche Formen von Epithelgewebe handelt es sich und was bezeichnen die Ziffern 1 und 2 (➢ Abb. 3.1)?

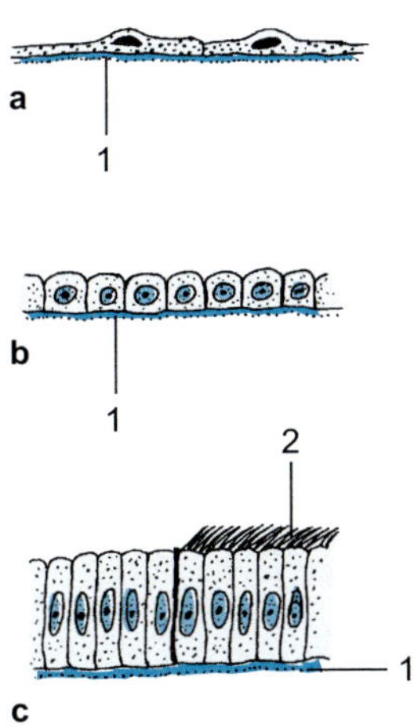

Abb. 3.1 Epithelgewebe [L190]

a Einschichtiges Plattenepithelgewebe
b Einschichtiges kubisches Epithelgewebe
c Einschichtiges kinozilientragendes Zylinderepithel
1 Basalmembran
2 Kinozilien (Flimmerhärchen)

■ Um welchen Knochen handelt es sich? Bezeichnen Sie die Anteile des abgebildeten Röhrenknochens (➢ Abb. 3.2)!

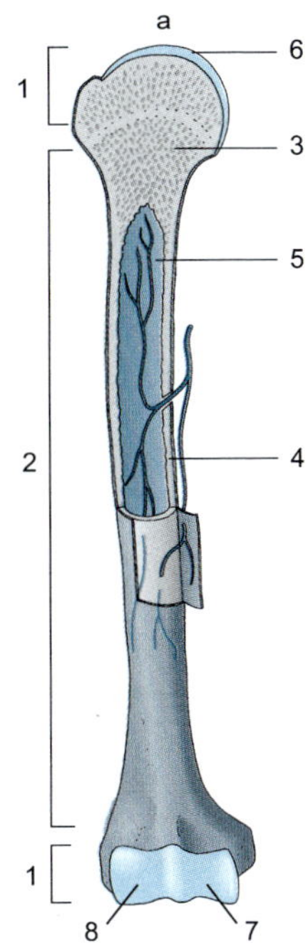

Abb. 3.2 Aufbau eines Röhrenknochens [L190]

a Oberarmknochen (Humerus)
1 Endstück (Gelenkstück, Epiphyse)
2 Mittelstück (Diaphyse)
3 Bälkchenwerk (Spongiosa)
4 Knochenmantel (Kompakta, Substantia compacta)
5 Markhöhle (Cavitas medullaris)
6 Kopf des Oberarmknochens (Caput humeri)
7 Rolle des Oberarmknochens (Trochlea humeri)
8 Köpfchen des Oberarmknochens (Capitulum humeri)

■ **Bezeichnen Sie die Anteile der Nervenzelle (➤ Abb. 3.3)!**

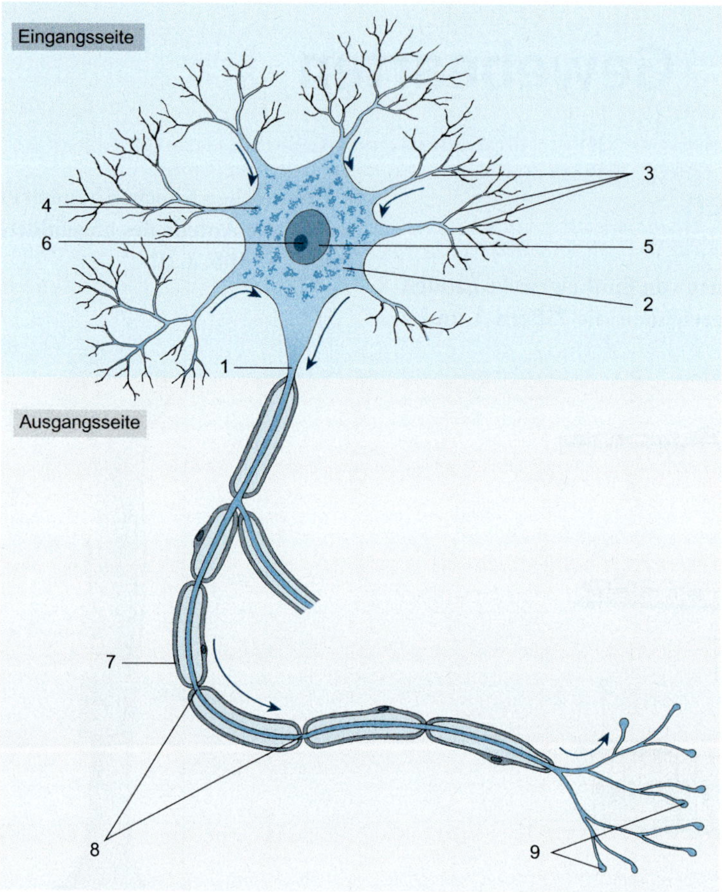

Abb. 3.3 Aufbau einer Nervenzelle [L190]

1 Neurit (Axon)
2 Zellleib (Soma)
3 Dendrit
4 Nissl-Schollen
5 Zellkern (Nukleus)
6 Kernkörperchen (Nukleolus)
7 Markscheide (Schwann-Zelle)
8 Ranvier-Schnürring
9 Endknöpfchen (Synapse)

3.2 Fragen ohne Antwortauswahl

■ **Wie viele Gewebearten werden unterschieden?**

Es gibt vier Gewebearten, und zwar **Epithel-, Binde-, Muskel-** und **Nervengewebe.**

■ **Geben Sie die Kennzeichen des Epithelgewebes an!**

Die Kennzeichen des Epithelgewebes sind: Es handelt sich um einen **dichten Zellverband,** der auch als **Deckgewebe** bezeichnet wird. Die Zellen sitzen einer **Basalmembran** auf. Epithelgewebe ist

gefäßfrei und wird durch Diffusion vom darunterliegenden Bindegewebe aus ernährt.

■ Wo kommt Epithelgewebe im Körper vor?

Epithelgewebe kommt vor allem in der **Haut** (Epidermis) und in der **Schleimhaut** (Mukosa) als äußerste Schicht vor. Des Weiteren findet man es im Drüsengewebe und in hochspezialisierten Sinnesrezeptoren (z. B. Stäbchen- und Zapfenzellen der Netzhaut).

■ Nach welchen Gesichtspunkten kann Epithelgewebe weiter unterteilt werden?

Epithelgewebe kann nach der **Anzahl der Schichten** in ein- und mehrschichtiges bzw. mehrreihiges Epithelgewebe unterteilt werden. Nach der **Oberflächenbildung** unterscheidet man verhornendes und zilientragendes Epithelgewebe. Nach der **Form** wird unterschieden in Platten-, Zylinder- und kubisches Epithel.

■ Wo kommt Übergangsepithel vor?

Übergangsepithel kommt im **Nierenbecken,** in den **Harnleitern,** in der **Harnblase** und im Anfangsteil der Harnröhre vor.

■ Welche Aufgabe hat das Übergangsepithel?

Übergangsepithel hat die Aufgabe sich den **unterschiedlichen Füllungszuständen** anzupassen. Außerdem schützt eine oberflächliche Lage von Deckzellen die darunterliegenden Zellen vor aggressiven Stoffen im Harn.

■ Wie ist Bindegewebe aufgebaut?

Bindegewebe besteht aus **Zellen und Zwischenzellsubstanz** (Fasern und Grundsubstanz).

■ Wie heißen die ortsbeständigen Bindegewebszellen?

Die ortsbeständigen Bindegewebszellen heißen **Fibrozyten**.

■ Welche Bindegewebsfasern werden unterschieden?

Man unterscheidet folgende Bindegewebsfasern: **kollagene** (einschließlich Retikulinfasern) und **elastische Fasern.**

■ Woraus besteht die Grundsubstanz des lockeren Bindegewebes?

Die Grundsubstanz besteht im lockeren Bindegewebe aus **Wasser, Nährstoffen** wie Glukose, Aminosäuren und Fettsäuren, aus **Abbauprodukten** wie Kreatinin und Harnstoffen und in der Grundsubstanz befinden sich **Vitamine, Hormone** und **Enzyme.**

■ Welche Knorpelarten unterscheidet man?

Elastischer Knorpel, **hyaliner** Knorpel und **Faserknorpel.**

■ Erklären Sie kurz die folgenden Begriffe!

- **Chondrozyt**
- **Osteozyt**
- **Osteoklast**
- **Osteoblast**
- **Epiphyse**
- **Diaphyse**
- **Kompakta**
- **Periost**
- **Havers-Kanal**
- **Desmale Ossifikation**
- **Chondrale Ossifikation**
- **Histiozyt**
- **Lymphozyt**
- **Granulozyt**

Chondrozyt
Knorpelzelle

Osteozyt
Knochenzelle

Osteoklast
Knochenfresszelle. Große Zelle, welche die Fähigkeit hat, Knochensubstanz aufzulösen.

Osteoblast
Knochenaufbauzelle. Sie wandelt sich später in einen Osteozyten um.

3

Epiphyse
Endstück (Gelenkstück) der langen Röhrenknochen. Des Weiteren wird auch die Zirbeldrüse als Epiphyse bezeichnet.

Diaphyse
Mittelstück der Röhrenknochen, das die beiden Epiphysen miteinander verbindet.

Kompakta
Kurzbezeichnung für Substantia compacta, die dichte und feste Knochensubstanz, der sog. Knochenmantel.

Periost
Knochenhaut, die den Knochen außen umschließt und die für seinen Aufbau (Dickenwachstum) und seine Ernährung zuständig ist.

Havers-Kanal
Es handelt sich um Kanäle, die inmitten der Knochenlamellen liegen und die Blutgefäße zur Ver- und Entsorgung des Knochengewebes enthalten.

Desmale Ossifikation
Es handelt sich um eine bindegewebige Verknöcherung. Das heißt, dass das Bindegewebe direkt in Knochengewebe umgewandelt wird, ohne die Zwischenstufe Knorpelgewebe zu durchlaufen.

Chondrale Ossifikation
Die chondrale Ossifikation ist eine knorpelige Verknöcherung. Das heißt, Bindegewebe wird erst in Knorpelgewebe umgewandelt, bevor es zu Knochengewebe wird.

Histiozyt
Bei Histiozyten handelt es sich um einen Monozyten, der ins Bindegewebe ausgewandert ist und wichtige Abwehrfunktionen als Phagozyt hat.

Lymphozyt
Der Lymphozyt gehört zu den Leukozyten. Er hält sich bevorzugt im lymphatischen Gewebe auf, kommt aber auch in der Grundsubstanz und im Blut vor.

Granulozyt
Es handelt sich um eine kleine Fresszelle, die Granula (Körnchen) enthält. Er kommt im Blut vor, kann jedoch auch auswandern und sich dann in der Grundsubstanz aufhalten.

■ Geben Sie an, welche zwei Hauptgruppen der Muskulatur man unterscheidet!

Man unterscheidet die Hauptgruppen **glatte** Muskulatur und **quergestreifte** Muskulatur. Außerdem gibt es noch die Herzmuskulatur.

■ Wie lässt sich die Arbeitsweise der glatten Muskulatur charakterisieren?

Sie arbeitet **autonom, langsam** und **rhythmisch.**

■ Geben Sie an, wie es zur Verkürzung der Muskelzelle kommt!

Die Verkürzung der Muskelzelle ist auf die **Myofibrillen** zurückzuführen. Diese Myofibrillen, und zwar die **Aktin-** und **Myosinfilamente, schieben** sich **ineinander.**

■ Wodurch wird der Eindruck der Querstreifung der quergestreiften Muskulatur unter dem Mikroskop hervorgerufen?

Der Eindruck der Querstreifung der quergestreiften Muskulatur kommt durch die **regelmäßige Anordnung** der Aktin- und Myosinfilamente innerhalb der Zelle zustande.

■ Zu welcher Hauptgruppe von Muskelgewebe zählt die Herzmuskulatur? Begründen Sie Ihre Meinung!

Die Herzmuskulatur nimmt eine **Zwischenstellung** zwischen der glatten und quergestreiften Muskulatur ein. Einerseits zeigt sie Merkmale der quergestreiften Muskulatur wie schnelles Arbeiten und Querstreifung unter dem Mikroskop. Andererseits hat sie Merkmale der glatten Muskulatur wie unwillkürliches, eigengesetzliches und rhythmisches Arbeiten.

■ Geben Sie die Zellorganellen an, in denen die Muskelzelle Energie für die Muskelarbeit bereitstellt!

Mitochondrien.

Wie können Sie bei einem Fortsatz der Nervenzelle unterscheiden, ob es sich um einen Dendriten oder um ein Axon handelt?

Die Dendriten sind **meist** kurze, baumartige Verzweigungen. Insofern bilden die afferenten Nervenfasern eine Ausnahme, da sie sehr lange Dendriten besitzen. **Eindeutig** lassen sich Dendriten und Axone jedoch von ihrer **Aufgabe** her unterscheiden:

Die **Dendriten** nehmen die ankommende Erregung auf und **leiten** sie zum Körper der Nervenzelle **hin.** Die **Axone** dagegen **leiten** die Nervenerregung vom Zellkörper **weg.**

Wie nennt man die Verbindungsstelle, an welcher der Nervenreiz von einem Axon auf eine andere Zelle durch chemische Wirkstoffe übertragen wird?

Synapse.

Nennen Sie wichtige Überträgerstoffe, die an diesen Verbindungsstellen eine Rolle spielen!

Acetylcholin, Noradrenalin, Adrenalin, Dopamin, Serotonin und GABA.

Wo werden diese Überträgerstoffe hergestellt?

Diese Überträgerstoffe werden **in** der **Nervenzelle** selber hergestellt.

Was versteht man unter Membranpotenzial?

Unter Membranpotenzial versteht man einen **Spannungsunterschied,** der ausgelöst wird durch einen Unterschied in der Konzentration der Elektrolytlösungen, wie sie **innerhalb** und **außerhalb** der **Zelle** bestehen.

Welche Aufgaben haben Gliazellen?

Gliazellen haben die Aufgabe, die eigentlichen Nervenzellen zu **stützen,** zu **isolieren** und zu **ernähren.** Des Weiteren haben sie wichtige **Phagozytoseaufgaben.**

Wo kommen Gliazellen vor?

Gliazellen kommen im **Zentralnervensystem** und im **peripheren Nervensystem** vor.

Was sind die Ranvier-Schnürringe?

Als Ranvier-Schnürring bezeichnet man die **Einschnürungen** markreicher Nerven zwischen zwei **Schwann-Zellen.** Die Schwann-Zellen umhüllen die peripheren Nervenfasern.

Wo sitzen die Zellkörper der sensiblen afferenten Nervenfasern des Rückenmarks?

Die Zellkörper der sensiblen afferenten Nervenfasern sitzen in den **Spinalganglien** (Ganglion spinale), die sich kurz vor der Eintrittsstelle des Nervs in das Rückenmark befindet.

Geben Sie die Richtung des Nervenimpulses an, der die Afferenz entlangläuft!

Der Nervenimpuls läuft die Afferenz **von** der **Peripherie** in **Richtung** des **Zentralnervensystems** hin.

Geben Sie die Lage der Zellkörper der motorischen efferenten Nervenfasern des Rückenmarks an!

Der Zellkörper der motorischen efferenten Nervenfasern sitzt im **Vorderhorn** des **Rückenmarks** (Motoneuron).

Geben Sie die Richtung des Nervenimpulses an, der die Efferenz entlangläuft!

Der Nervenimpuls, der die Efferenz entlangläuft, geht **vom Zentralnervensystem** in die **Peripherie.**

Wo findet eine elektrische und wo eine chemische Weiterleitung des Nervenimpulses statt?

Eine **elektrische** Weiterleitung des Nervenimpulses findet **entlang** der **Nervenfaser** statt. Eine **chemische** Weiterleitung findet an den **Synapsen** statt.

Liegt ein Reiz über einem bestimmten Schwellenwert, so wird ein Aktionspotenzial ausgelöst. Durch dieses Aktionspotenzial wird die Nervenfaser immer im vollen Ausmaß erregt. Wie heißt dieses Gesetz?

Alles-oder-Nichts-Gesetz.

■ Nach einer erfolgten Reizung bleibt die Nervenfaser für eine kurze Zeitspanne unerregbar. Wie nennt man diese Zeitspanne?

Refraktärzeit.

■ Wie heißt die Verbindungsstelle zwischen einer efferenten Nervenfaser und dem Muskel?

Motorische Endplatte..

3.3 Multiple-Choice-Fragen

■ Wählen Sie die richtigen Aussagen zum Epithelgewebe aus!

1 Epithelgewebe wird auch als Deckgewebe bezeichnet, weil es innere und äußere Oberflächen des Körpers bedeckt.
2 Das Epithelgewebe wird von zahlreichen Blutgefäßen durchzogen.
3 Sehzellen bestehen aus spezialisierten Epithelzellen.
4 Drüsenzellen bestehen aus Epithelzellen.
5 Knochenzellen bestehen aus Epithelzellen.
6 Muköse Drüsen bestehen aus Epithelzellen. Sie produzieren ein dünnflüssiges Sekret.

Die Antworten 1, 3 und 4 sind richtig.

Anmerkung
- Punkt 2: Epithelgewebe ist gefäßfrei.
- Punkt 5: Knochenzellen gehören zum Bindegewebe.
- Punkt 6: Muköse Drüsen produzieren ein dickflüssiges Sekret.

■ Welche Aussagen über das Bindegewebe sind zutreffend?

1 Bindegewebe besteht aus Zellen und Zwischenzellsubstanz (Fasern, Grundsubstanz).
2 Bindegewebe ist gefäßfrei.
3 Die Fibrozyten sind Bindegewebszellen.
4 Im Bindegewebe kommen wichtige Abwehrzellen vor, wie Histiozyten, Gewebsmakrophagen und Lymphozyten.
5 Die Fasern des Bindegewebes heißen auch Myofibrillen.

Die Antworten 1, 3 und 4 sind richtig.

Anmerkung
- Punkt 2: Bindegewebe ist von Gefäßen durchzogen.
- Punkt 5: Die Myofibrillen sind die kleinsten kontraktilen Einheiten innerhalb der Muskelzelle und nicht der Bindegewebszelle. Die Myofibrillen sind die Aktin- und Myosinfilamente.

■ Welche anatomischen Strukturen gehören zum Bindegewebe?

1 Speicherfett
2 Herzinnenhaut
3 Knorpel
4 Lungenbläschenzellen
5 Blut
6 Sehnen
7 Muskelgewebe

Die Antworten 1, 3, 5 und 6 sind richtig.

Anmerkung
- Punkt 2: Die Herzinnenhaut besteht aus Endothel.
- Punkt 4: Die Lungenbläschenzellen gehören zum Epithelgewebe (Endothel).

■ Welche Aussagen über den Knorpel sind richtig?

1 Man unterscheidet hyalinen Knorpel, elastischen Knorpel und Faserknorpel.
2 Teile der Nasenscheidewand bestehen aus hyalinem Knorpel.
3 Elastischer Knorpel verbindet die Rippen mit dem Brustbein.
4 Die Gelenkenden der Knochen sind mit Faserknorpel überzogen.
5 Die Menisken des Knies und die Zwischenwirbelscheiben der Wirbelsäule bestehen aus Faserknorpel.
6 Im Knorpel verlaufen Blutgefäße.
7 Die Knorpelzellen sind die Osteozyten.

Die Antworten 1, 2 und 5 sind richtig.

Anmerkung
- Punkt 3: Die Rippenenden, die mit dem Brustbein verbunden sind, bestehen aus hyalinem Knorpel.
- Punkt 4: Die Gelenkenden sind mit hyalinem Knorpel überzogen.
- Punkt 6: Knorpel ist gefäßfrei. Er wird durch Diffusion ernährt.
- Punkt 7: Die Knorpelzellen heißen Chondrozyten. Osteozyten sind die Knochenzellen.

■ Wählen Sie die richtigen Aussagen über den Knochen aus!

1 Mit Diaphyse bezeichnet man das verdickte Ende eines Röhrenknochens.
2 Spongiosa sind die Bälkchenknochen in den Gelenkenden. Zwischen ihnen liegt rotes Knochenmark, in dem Blutbildung stattfindet.
3 Die Knochenzellen stehen miteinander über lange Zytoplasmaausläufer (Zellfortsätze) in Verbindung.
4 Die Havers-Kanäle spielen bei der Blutversorgung des Knochens eine Rolle.
5 Mit der desmalen Ossifikation meint man eine Verknöcherung, bei der Bindegewebe direkt in Knochen umgebaut wird, ohne vorherige Knorpelbildung.
6 Schließen sich die Wachstumszonen der langen Röhrenknochen zu früh, so kommt es zur Chondrodystrophie.
7 Die Chondroklasten sind vielkernige Riesenzellen, die für den Knochenabbau zuständig sind.

Die Antworten 2, 3, 4, 5 und 6 sind richtig.

Anmerkung
- Punkt 1: Das verdickte Ende des Röhrenknochens heißt Epiphyse. Mit Diaphyse bezeichnet man den Knochenschaft.
- Punkt 6: Chondrodystrophie: angeborene Störung der Knorpelwachstumszonen. Es kommt zum disproportionierten Kleinwuchs.
- Punkt 7: Für den Knochenabbau sind die Osteoklasten zuständig.

■ Welche Aussagen über das Muskelgewebe treffen zu?

1 Man unterscheidet quergestreifte und längsgestreifte Muskulatur.
2 Die quergestreifte Muskulatur arbeitet willkürlich.
3 Die Querstreifung rührt von der regelmäßigen Anordnung der Aktin- und Myosinfilamente in der Muskelzelle her.
4 In der quergestreiften Muskulatur wird die Muskelzelle auch als Muskelfaser bezeichnet.
5 In einer quergestreiften Muskelzelle befinden sich mehrere randständige Kerne. Diese Zellen können bis zu 15–20 cm lang werden.
6 Kalzium spielt bei der Muskelkontraktion eine wichtige Rolle.

Die Antworten 2, 3, 4, 5 und 6 sind richtig.

Anmerkung
- Punkt 1: Man unterscheidet quergestreifte und glatte Muskulatur.

■ Welche Behauptungen über die Herzmuskulatur sind zutreffend?

1 Die Arbeitsweise ist autonom und willkürlich.
2 Die Arbeitsweise ist rhythmisch und langsam.
3 Glanzstreifen verbessern den Zellkontakt.
4 Unter dem Mikroskop ist eine Längsstreifung zu sehen.
5 Sympathikus und Parasympathikus, die zum vegetativen Nervensystem gehören, beeinflussen die Arbeitsweise des Herzmuskels.

Die Antworten 3 und 5 sind richtig.

Anmerkung
- Punkt 1: Die Arbeitsweise ist autonom und unwillkürlich.
- Punkt 2: Die Arbeitsweise ist rhythmisch und schnell.
- Punkt 4: Unter dem Mikroskop ist eine **Quer**streifung zu sehen.

■ Wählen Sie die richtigen Aussagen über die Nervenzelle aus!

1 Nervenzellen besitzen in hohem Ausmaß die Fähigkeit zur Kontraktion.
2 An der Nervenzelle unterscheidet man den Zellkörper (Soma), das Axon (Neurit) und retikuläre Fasern.
3 Mit Synapsen bezeichnet man die Schaltstellen für eine Erregungsübertragung mittels Überträgerstoffe.
4 Wichtige chemische Überträgerstoffe, die bei der Erregungsübertragung an der Synapse eine Rolle spielen, sind Acetylcholin und Noradrenalin.
5 Ein Axon leitet die Erregung von seinem Zellkörper weg, zu einer anderen Zelle hin.

Die Antworten 3, 4 und 5 sind richtig.

Anmerkung
- Punkt 1: Die Nervenzelle besitzt in hohem Ausmaß die Fähigkeit zur Leitfähigkeit.
- Punkt 2: Es darf nicht heißen retikuläre Fasern, sondern richtig heißt es: Dendriten.

■ Welche Aussagen sind richtig?

1 Periphere Nervenfasern sind von Schwann-Zellen umgeben.
2 Die Einschnürung zwischen zwei Schwann-Zellen heißt Glia.
3 Bei Nervenfasern, bei denen die Schwann-Zelle mehrfach um das Axon gewickelt ist, spricht man von markarmen Fasern.
4 Afferenzen bringen den Reiz vom Zentralnervensystem in die Peripherie.
5 Der Zellkörper des Motoneurons liegt im Vorderhorn des Rückenmarks.

Die Antworten 1 und 5 sind richtig.

Anmerkung
- Punkt 2: Die Einschnürung zwischen zwei Schwann-Zellen heißt Ranvier-Schnürring.
- Punkt 3: Beschrieben sind die markreichen Fasern.
- Punkt 4: Es muss Efferenz heißen.

■ Wählen Sie die richtige Aussage zum Nervengewebe aus!

1 Mit absoluter Refraktärzeit meint man einerseits, dass der Nerv nur durch einen sehr starken Reiz erregt werden kann, und dass er andererseits nur schwächer erregbar ist.
2 Eine motorische Endplatte ist die Verbindungsstelle eines afferenten Neurons mit einem Muskel.
3 An der motorischen Endplatte erfolgt die Erregungsübertragung durch chemische Stoffe.
4 An der motorischen Endplatte erfolgt die Erregungsübertragung durch einen elektrischen Impuls.

Antwort 3 ist richtig.

Anmerkung
- Punkt 1: Beschrieben ist die relative Refraktärzeit.
- Punkt 2: Die motorische Endplatte ist die Verbindungsstelle eines **efferenten** Neurons mit einem Muskel.
- Punkt 4: Die Erregungsübertragung erfolgt an der motorischen Endplatte durch einen chemischen Botenstoff.

KAPITEL

4 Bewegungsapparat

4.1 Bildfragen

■ **Bezeichnen Sie die knöchernen Anteile des Schädels (➤ Abb. 4.1)!**

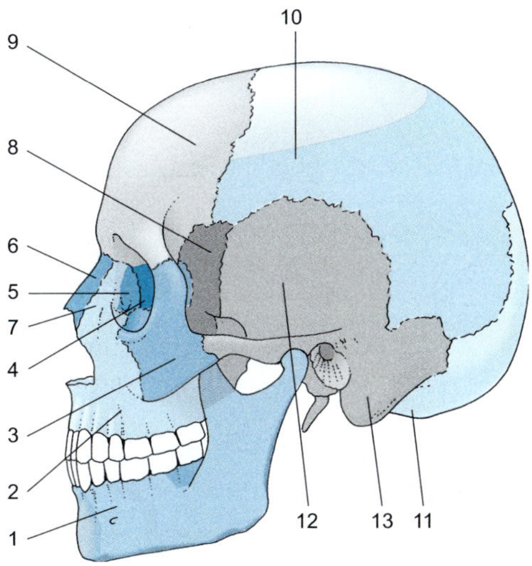

Abb. 4.1 Seitenansicht eines Schädels [L190]

1 Unterkiefer (Mandibula)
2 Oberkiefer (Maxilla)
3 Jochbein (Os zygomaticum)
4 Siebbein (Os ethmoidale)
5 Tränenbein (Os lacrimale)
6 Nasenbein (Os nasale)
7 Stirnfortsatz des Oberkiefers (Maxilla)
8 Keilbein (Os sphenoidale)
9 Stirnbein (Os frontale)
10 Scheitelbein (Os parietale)
11 Hinterhauptbein (Os occipitale)
12 Schläfenbein (Os temporale)
13 Warzenfortsatz (Processus mastoideus)

■ **Bezeichnen Sie die Fontanellen (Nr. 1–4) und die Schädelknochen (Nr. 5–7) (➤ Abb. 4.2)!**

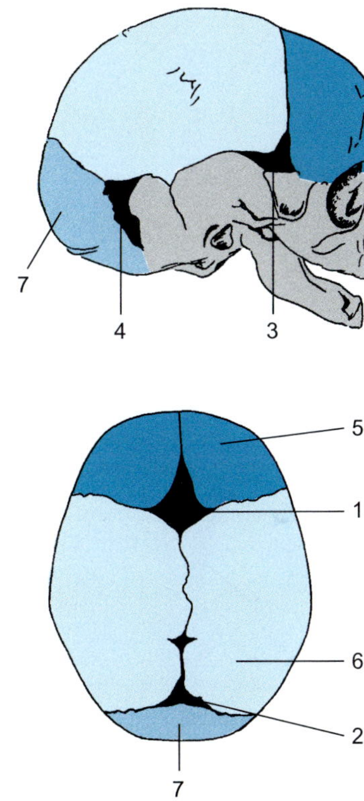

Abb. 4.2 Fontanellen [L190]

1 Vordere (große) Fontanelle (Fonticulus anterior)
2 Hintere (kleine) Fontanelle (Fonticulus posterior)
3 Vordere Seitenfontanelle (Fonticulus sphenoidalis, Fonticulus anterolateralis)
4 Hintere Seitenfontanelle (Fonticulus mastoideus, Fonticulus posterolateralis)
5 Stirnbein (Os frontale)
6 Scheitelbein (Os parietale)
7 Hinterhauptsbein (Os occipitale)

■ Beschriften Sie die beiden Wirbel (➢ Abb. 4.3)! Um welchen Wirbel handelt es sich jeweils bei a und b?

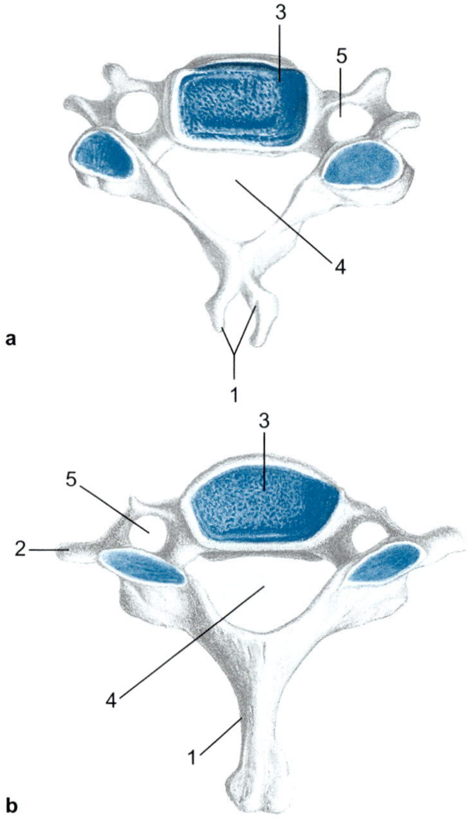

Abb. 4.3 Wirbel von oben [S700]

1 Dornfortsatz (Processus spinosus)

2 Querfortsatz (Processus transversus)

3 Wirbelkörper (Corpus vertebrae)

4 Wirbelloch (Foramen vertebrale)

5 Querfortsatzloch (Foramen processus transversi, Foramen processus vertebrale)

a Halswirbel III–VI (Vertebrae cervicales III–VI)

b VII. Halswirbel (Prominens, Vertebra prominens)

■ Bezeichnen Sie das Brustbein (➢ Abb. 4.4)!

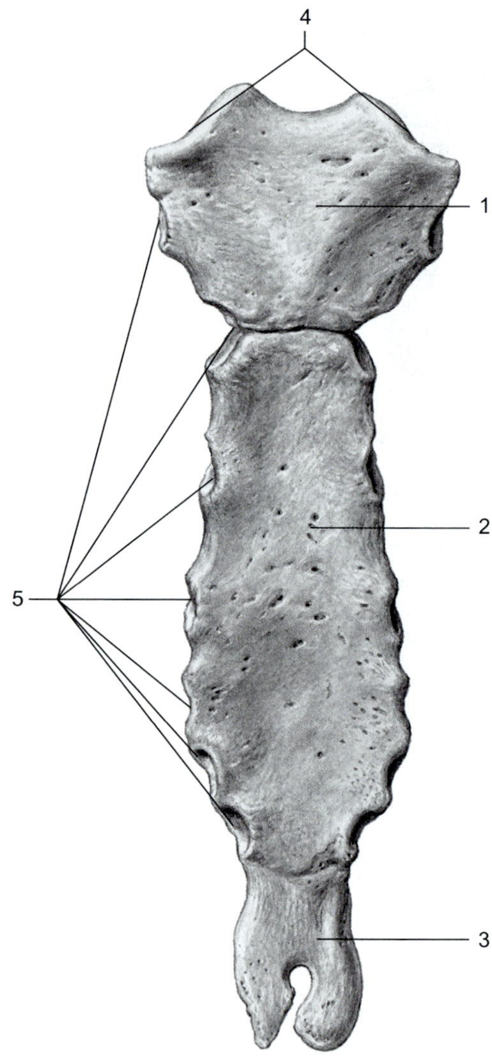

Abb. 4.4 Brustbein von vorn [S700]

1 Handgriff des Brustbeins (Manubrium sterni)

2 Körper des Brustbeins (Corpus sterni)

3 Schwertfortsatz des Brustbeins (Processus xiphoideus)

4 Gelenkflächen der Brustbein-Schlüsselbein-Gelenke (Articulatio sternoclavicularis)

5 Gelenkflächen der Brustbein-Rippen-Gelenke (Articulationes sternocostales)

■ Bezeichnen Sie das Schulterblatt (➤ Abb. 4.5)!

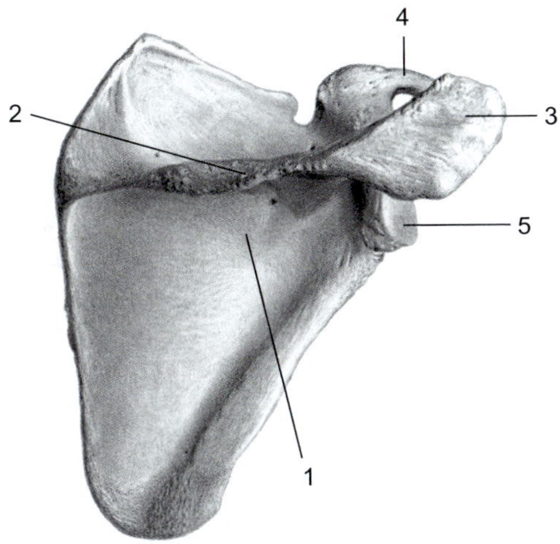

Abb. 4.5 Rechtes Schulterblatt von hinten [S007-1-24]

1 Schulterblatt (Scapula)
2 Schulterblattgräte (Spina scapula)
3 Schulterhöhe (Acromion)
4 Rabenschnabelfortsatz (Processus coracoideus)
5 Pfanne des Schultergelenks (Cavitas glenoidalis)

■ Bezeichnen Sie die Anteile des Handskeletts (➤ Abb. 4.6)! Zählen Sie die Handwurzelknochen auf!

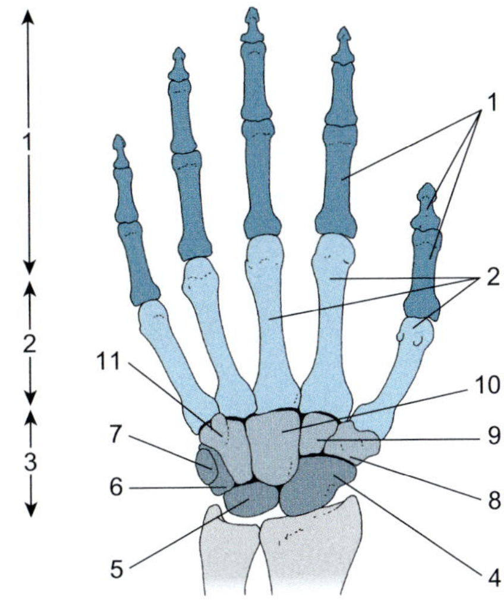

Abb. 4.6 Finger- und Handknochen der rechten Hand von hinten [L190]

1 Fingerknochen (Phalanges, Ossa digitorum)
2 Mittelhandknochen (Metacarpalia, Ossa metacarpi)
3 Handwurzelknochen (Carpalia, Ossa carpi)

Handwurzelknochen

4 Kahnbein (Os scaphoideum)
5 Mondbein (Os lunatum)
6 Dreieckbein (Os triquetrum)
7 Erbsenbein (Os pisiforme)
8 Großes Vieleckbein (Os trapezium)
9 Kleines Vieleckbein (Os trapezoidum)
10 Kopfbein (Os capitatum)
11 Hakenbein (Os hamatum)

4

■ **Bezeichnen Sie die Beckenanteile (➤ Abb. 4.7)!**

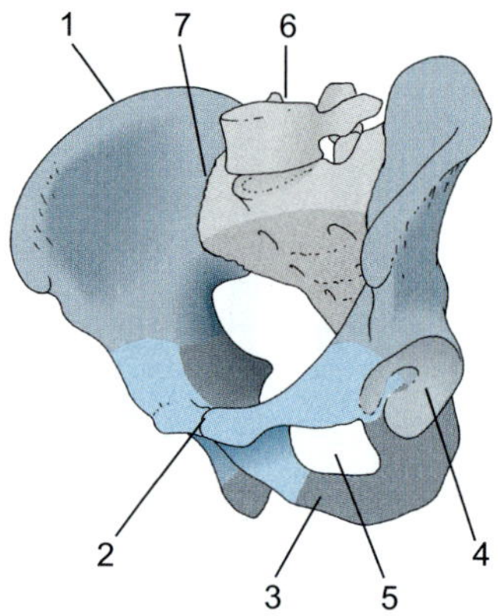

Abb. 4.7 Hüftbein und knöchernes Becken [L190]

1 Darmbeinkamm (Crista iliaca)
2 Schambeinfuge (Symphyse)
3 Sitzbein (Os ischii)
4 Hüftgelenkpfanne (Acetabulum)
5 Hüftloch (Foramen obturatum)
6 Lendenwirbel (5., Vertebra lumbalis V)
7 Kreuzbein-Darmbein-Gelenk (KDG, Iliosakralgelenk, Articulatio sacroiliaca)

■ **Bezeichnen Sie die bezifferten Skelettanteile (➤ Abb. 4.8)!**

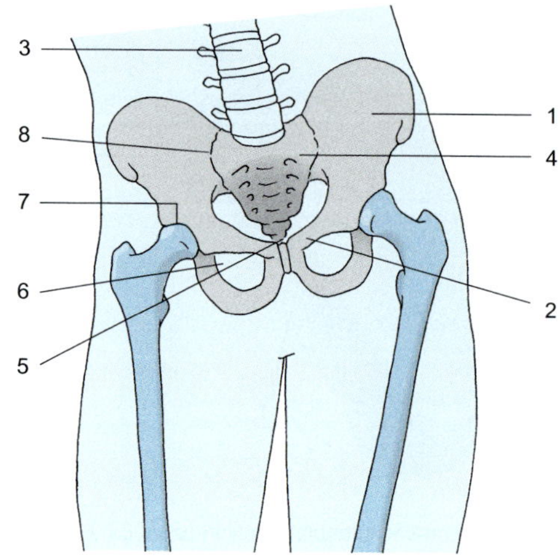

Abb. 4.8 Becken von vorn [L190]

1 Darmbein (Ilium, Os ilium)
2 Schambein (Pubis, Os pubis)
3 Lendenwirbel (5., Vertebra lumbalis V)
4 Kreuzbein (Sacrum, Os sacrum)
5 Steißbein (Os coccygis)
6 Hüftloch (Foramen obturatum)
7 Hüftgelenkpfanne (Acetabulum)
8 Kreuzbein-Darmbein-Gelenk, (KDG, Iliosakralgelenk, Articulatio sacroiliaca)

Geben Sie dann an, ob es sich um ein weibliches oder männliches Becken handelt und begründen Sie Ihre Meinung!

Es handelt sich um ein männliches Becken. Begründung:

- Die Darmbeinschaufeln sind nicht so ausladend.
- Engere Durchtrittsstelle ins kleine Becken.
- Spitzer Schambeinwinkel

■ **Bezeichnen Sie die Gelenkanteile (➢ Abb. 4.9)! Aus welchen beiden Anteilen setzt sich die Gelenkkapsel zusammen? Geben Sie die Aufgabe der Gelenkschmiere (Synovia) an!**

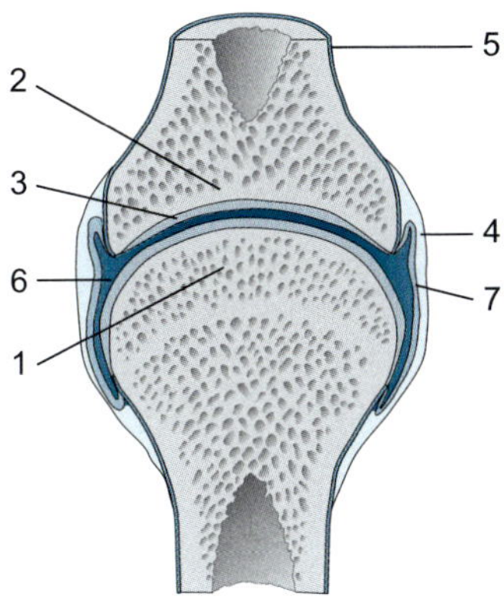

Abb. 4.9 Schnitt durch ein Gelenk [L190]

1 Gelenkkopf
2 Gelenkpfanne
3 Hyaliner Knorpel
4 Äußere Faserschicht der Gelenkkapsel
5 Knochenhaut (Periost)
6 Gelenkspalt mit Gelenkschmiere (Synovia)
7 Synovialhaut

Die Gelenkkapsel setzt sich zusammen aus:

- Innere Synovialhaut
- Äußere Faserschicht

Aufgaben der Gelenkschmiere (Synovia)

- Erleichtert das Gleiten der Knochen gegeneinander
- Ernährung des hyalinen Gelenkknorpels

■ **Bezeichnen Sie die Anteile des Kniegelenks (➢ Abb. 4.10)!**

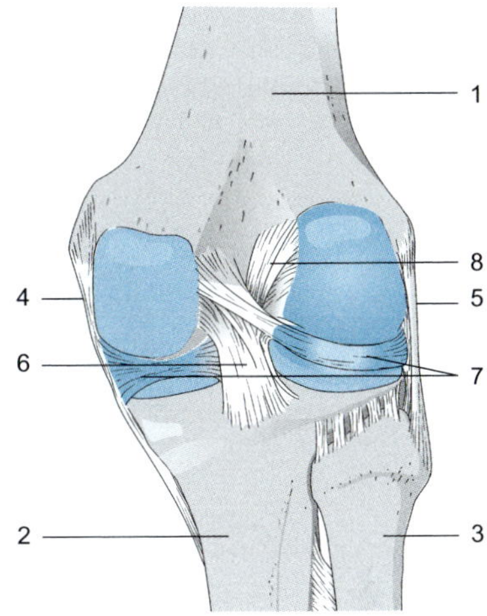

Abb. 4.10 Kniegelenk in Streckstellung von vorn [L190]

1 Oberschenkelknochen (Femur)
2 Schienbein (Tibia)
3 Wadenbein (Fibula)
4 Inneres Seitenband (Lig. collaterale tibiale)
5 Äußeres Seitenband (Lig. collaterale fibulare)
6 Hinteres Kreuzband (Lig. cruciatum posterius)
7 Zwischenscheibe (Meniscus)
8 Vorderes Kreuzband (Lig. cruciatum anterius)

■ Bezeichnen Sie die Brust- und Schultermuskulatur (➤ Abb. 4.11)!

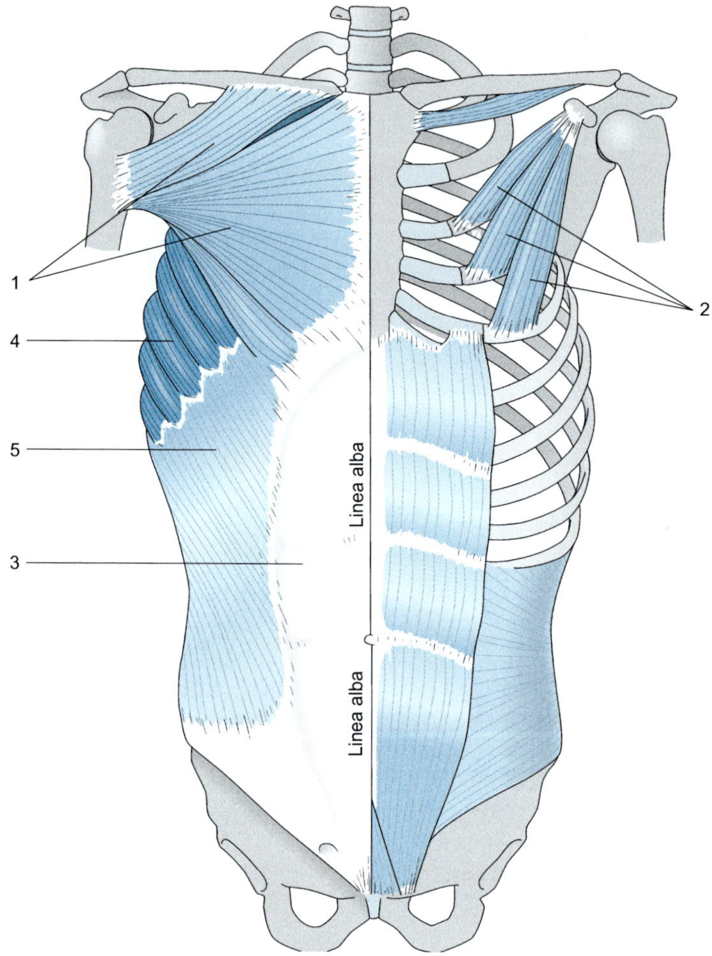

Abb. 4.11 Brust- und Schultermuskulatur von vorne [L190]

1 Großer Brustmuskel (M. pectoralis major)
2 Kleiner Brustmuskel (M. pectoralis minor)
3 Scheide des geraden Bauchmuskels (Rektusscheide, Vagina musculi recti abdominis)
4 Vorderer Sägemuskel (M. serratus anterior)
5 Äußerer schräger Bauchmuskel (M. obliquus externus abdominis)

■ Bezeichnen Sie die Oberarmmuskeln und den knöchernen Anteil von Nr. 3 (➤ Abb. 4.12)!

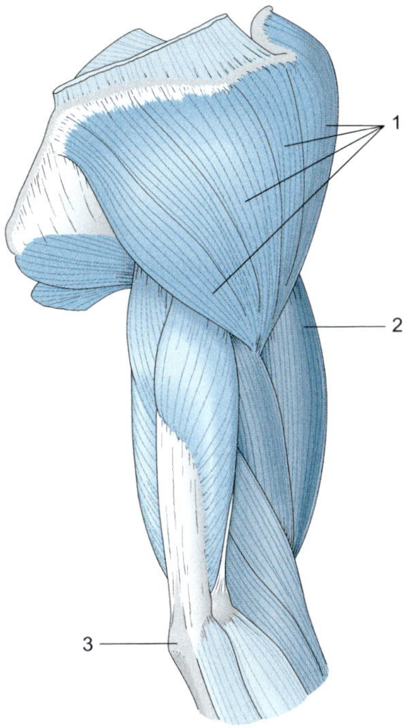

Abb. 4.12 Oberarmmuskel von hinten [L190]

1 Deltamuskel (M. deltoideus)
2 Armbeuger (Bizeps, M. biceps brachii)
3 Ellenbogen (Olecranon)

■ Bezeichnen Sie die bezifferten Strukturen des Unterschenkels (➤ Abb. 4.13)!
Wie heißt der Muskel, den die Nummern 1 und 2 zusammen bilden?

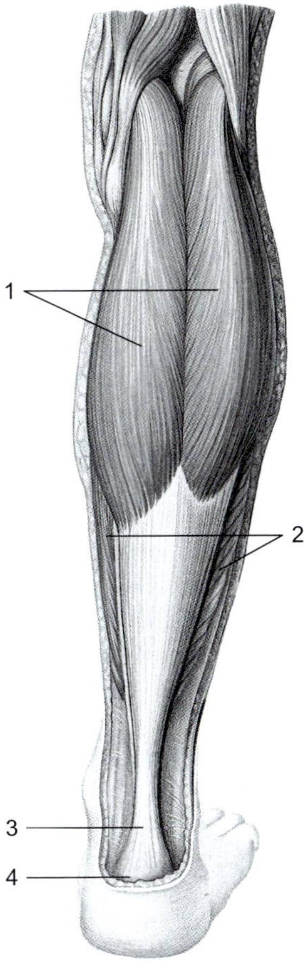

Abb. 4.13 Unterschenkelmuskulatur von hinten [S700]

1 Zwillingswadenmuskel (M. gastrocnemius)
2 Schollenmuskel (M. soleus)
3 Achillessehne (Tendo calcaneus)
4 Fersenbein (Calcaneus)

M. gastrocnemius und M. soleus bilden den dreiköpfigen Wadenmuskel (M. triceps surae).

4.2 Fragen ohne Antwortauswahl

■ Geben Sie das durchschnittliche Gesamtgewicht des Skeletts beim Erwachsenen an!

10 Kilogramm.

■ Was bezeichnet man als aktiven, was als passiven Bewegungsapparat?

Aktiver Bewegungsapparat: **Muskulatur.**
Passiver Bewegungsapparat: **Skelett.**

■ Was sind Sesambeine?

Sesambeine sind meist kleine, rundliche Knochen, die in Sehnen eingelagert sind. Die Sesambeine bilden mit dem darunterliegenden Knochen ein Gelenk, in dem sich Gelenkschmiere (Synovialflüssigkeit) befindet. Diese Sesambeine dienen der Minderung der Reibung von Sehnen. Das größte Sesambein ist die Kniescheibe. Ein weiteres bekanntes Sesambein ist das Erbsenbein, das zu den Handwurzelknochen gehört und das an der Kleinfingerseite liegt.

■ Zählen Sie mindestens acht Knochen des Gesichtsschädels auf!

Die Knochen des Gesichtsschädels sind: Ober- und Unterkiefer, Stirnbein, Teile des Schläfenbeins, Keilbein, Siebbein, Nasenbein, Tränenbein, Pflugscharbein, Jochbein, Gaumenbein, Zungenbein, mittlere und untere Nasenmuschel und Gehörknöchelchen.

■ Welche Aufgabe hat das Siebbein?

Das Siebbein bildet einen **Teil** der **knöchernen Augenhöhlen.** Die Siebbeinplatte hat auf jeder Seite etwa 20 Löcher, die dem Riechnerv und den Blutgefäßen, die zur Schleimhaut laufen, **Durchtritt** gewähren.

■ Wo liegt das Zungenbein?

Das Zungenbein liegt **zwischen Unterkiefer** und **Kehlkopf.**

■ Wie ist die Wirbelsäule aufgebaut?

Die Wirbelsäule besteht aus **einzelnen Wirbeln,** die durch faserknorpelige **Zwischenwirbelscheiben** miteinander **verbunden** sind. Die Wirbel des Kreuzbeins und des Steißbeins sind jeweils miteinander verwachsen.

■ Welche Aufgaben haben die Zwischenwirbelscheiben der Wirbelsäule?

Die Zwischenwirbelscheiben dienen einerseits als **Puffer,** andererseits geben sie der Wirbelsäule ein großes Maß an **Bewegungsfreiheit.** Ihre Pufferfunktion (Federungsaufgabe) schützt in erster Linie das empfindliche Gehirn vor Erschütterungen.

■ Was ist das Wirbelloch?

Das Wirbelloch (Foramen vertebrale) ist eine **Öffnung** im **Wirbel,** in dem das Rückenmark verläuft.

■ Was ist der Wirbelkanal?

Der Wirbelkanal ist die **Summe** aller **Wirbellöcher.** In ihm verläuft das Rückenmark und der Pferdeschweif (Cauda equina).

■ Welche Funktion hat das Zwischenwirbelloch?

Das Zwischenwirbelloch gewährt den **Rückenmarksnerven** den **Durchtritt** durch den Wirbelkörper ins Rückenmark. Außerdem liegen in den Zwischenwirbellöchern die Spinalganglien.

■ Geben Sie die Wirbelsäulenabschnitte und die Anzahl der zugehörigen Wirbel an!

Die einzelnen Wirbelsäulenabschnitte lauten:
- **Halswirbelsäule** (7 Halswirbel)
- **Brustwirbelsäule** (12 Brustwirbel)
- **Lendenwirbelsäule** (5 Lendenwirbel)
- **Kreuzbein** (1 Kreuzbein = Verschmelzung von 5 Kreuzbeinwirbeln)
- **Steißbein** (3–6 Steißbeinwirbel)

■ Wie heißen der 1., der 2. und der 7. Halswirbel?

- Erster Halswirbel: **Atlas** (Träger)
- Zweiter Halswirbel: **Axis** (Dreher)

- Siebter Halswirbel: **Prominens** (Vertebra prominens)

Worum handelt es sich beim Steißbein?

Das Steißbein besteht aus 3–6 verkümmerten Steißbeinwirbeln. Hierbei handelt es sich, entwicklungsgeschichtlich betrachtet, um einen **Rest** des **Schwanzes** der **Wirbeltiere.**

Mit welchen Knochen steht das Brustbein in unmittelbarer Verbindung?

Das Brustbein steht mit den **echten Rippen** und mit dem **Schlüsselbein** in unmittelbarer Verbindung.

Wie viele echte, falsche und frei endigende Rippenpaare gibt es?

Es gibt **sieben** echte, **drei** falsche und **zwei** frei endigende Rippenpaare.

Geben Sie an, ob alle echten Rippen mit dem Brustbein durch echte Gelenke verbunden sind!

Nein. Die **erste** (eventuell auch sechste und siebte) Rippe ist durch Knorpelhaft mit dem Brustbein verbunden.

Woraus setzt sich der Schultergürtel zusammen?

Schlüsselbein (Clavicula) und **Schulterblatt** (Scapula).

Welches der folgenden beiden Gelenke stellt die eigentliche Verbindung des Schultergürtels mit dem Rumpf dar?
- **Brustbein – Schlüsselbein – Gelenk**
- **Schulterhöhen – Schlüsselbein – Gelenk**

Das **Brustbein-Schlüsselbein-Gelenk** (Art. sternoclavicularis) ist die eigentliche gelenkige Verbindung des Schultergürtels mit dem Rumpf.

Das Schulterhöhen-Schlüsselbein-Gelenk (Art. acromioclavicularis) ist eine gelenkige Verbindung **innerhalb** des Schultergürtels.

Geben Sie den knöchernen Aufbau des Arms an (möglichst mit den Fachbezeichnungen)!

- **Oberarm: Humerus** (Oberarmknochen)
- **Unterarm:**
  - **Ulna** (Elle)
  - **Radius** (Speiche)
- **Hand:**
  - 8 **Carpalia** (Handwurzelknochen)
  - 5 **Metacarpalia** (Mittelhandknochen)
  - 14 **Phalanges** (Fingerknochen)

Zählen Sie die Handwurzelknochen auf!

Kahn-, Mond-, Dreieck-, Erbsen-, großes und kleines Vieleck-, Kopf- und Hakenbein.

Welche der folgenden Knochen gehören zum Beckengürtel?
- **Femur**
- **Sacrum**
- **Schambein**
- **Sitzbein**
- **Steißbein**
- **Trochanter major**
- **Kreuzbein**
- **Darmbein**

Sacrum, Schambein, Sitzbein, Darmbein und Kreuzbein.

Woran können Sie bei einem Becken feststellen, ob es sich um ein weibliches oder ein männliches Becken handelt? Nennen Sie drei Unterscheidungsmerkmale!

Das weibliche Becken hat folgende Kennzeichen:
- Breite, ausladende Beckenschaufeln
- Das kleine Becken ist tiefer und breiter und die Durchtrittsstelle vom großen ins kleine Becken ist größer.
- Der Schambeinwinkel bildet einen stumpfen Winkel (beim Mann: spitzer Winkel).

Welche Verbindungen des Beckengürtels kennen Sie (Diarthrosen und Synarthrosen)?

- **Zwei Kreuzbein-Darmbein-Gelenke** (KDG, Iliosakralgelenke, Art. sacroiliaca)

- **Zwei Hüftgelenke** (Art. coxae)
- **Ein Kreuzbein-Steißbein-Gelenk** (Art. sacrococcygea)
- **Ein Lenden-Kreuzbein-Gelenk** (Lumbosakralgelenk, Art. lumbosacralis)
- **Symphyse**
- Die **Nähte** zwischen **Scham-, Sitz-** und **Darmbein**
- Verschmelzungslinien des Kreuzbeines

■ Geben Sie die Fachbezeichnung für die folgenden Knochen an: Oberschenkelknochen, Schienbein, Wadenbein, Oberarmknochen, Elle, Speiche, Schlüsselbein, Schulterblatt, Brustbein, Unterkiefer und Oberkiefer.

- **Oberschenkelknochen:** Femur
- **Schienbein:** Tibia
- **Wadenbein:** Fibula
- **Oberarmknochen:** Humerus
- **Elle:** Ulna
- **Speiche:** Radius
- **Schlüsselbein:** Clavicula
- **Schulterblatt:** Scapula
- **Brustbein:** Sternum
- **Unterkiefer:** Mandibula
- **Oberkiefer:** Maxilla

■ Wählen Sie von den folgenden Begriffen diejenigen aus, bei denen es sich um ein echtes Gelenk (Diarthrose) handelt!

- Hafte
- Knorpelhaft
- Synarthrose
- Kniegelenk
- Sattelgelenk
- Hüftgelenk
- Kugelgelenk

Kniegelenk, Sattelgelenk, Hüftgelenk und Kugelgelenk.

■ Welche Aufgaben haben Zwischenscheiben (Disci menisci) im Gelenk?

Zwischenscheiben (Disci, Menisci) dienen einerseits als **Gelenkpuffer,** andererseits dienen sie dem **Ausgleich** von **Inkongruenzen** (Deckungsungleichheiten).

■ Geben Sie das verbindende Gewebe bei Bandhaft an!

Straffes kollagenes **Bindegewebe.**

■ Was zeichnet ein echtes Gelenk aus?

Kennzeichen sind die **diskontinuierliche, bewegliche Knochenverbindung,** der **Gelenkspalt,** die **Synovialflüssigkeit** und die Tatsache, dass Knochen **gegeneinander** bewegt werden.

■ Welche Knochen und Knorpel sind an der Bildung des Kniegelenks beteiligt?

Oberschenkelknochen (Femur), **Schienbein** (Tibia), **Kniescheibe** (Patella), **Menisken.**

■ Woraus bestehen die Menisken des Kniegelenks? Welche Aufgaben haben sie?

Die Menisken sind **Faserknorpelscheiben.** Sie dienen als **Gelenkpuffer** und sind an der Bildung einer Gelenkpfanne für den Oberschenkelkopf beteiligt. Die Verschieblichkeit der Menisken ermöglicht eine leichte **Drehbewegung** bei gebeugtem Knie.

■ Wo sitzen die Seitenbänder? Welche Aufgabe haben sie?

Die Seitenbänder sitzen an der **rechten** und **linken Knieseite.** Sie haben die Aufgabe, beim durchgestreckten Knie **Drehbewegungen** zu **verhindern.**

■ Wo sitzen die Kreuzbänder? Welche Aufgabe haben sie?

Die Kreuzbänder sitzen **im Kniegelenk** zwischen Oberschenkelknochen und Menisken. Sie haben die Aufgabe, die **Menisken** zu **befestigen** und eine Überstreckung des Gelenks zu verhindern.

■ Welche anatomischen Hauptanteile kann man bei einem Muskel unterscheiden?

Muskelbauch
Muskelursprung
Sehne, die der Muskelbefestigung dient, die näher zur Körpermitte liegt.

Muskelansatz
Sehne, die der Muskelbefestigung dient, die weiter entfernt von der Körpermitte liegt.

■ Wie heißen die vier Muskeln, die wesentlich an der Kaubewegung beteiligt sind?

- **Kaumuskel** (M. masseter)
- **Schläfenmuskel** (M. temporalis)
- **Äußerer Flügelmuskel** (M. pterygoideus lateralis)
- **Innerer Flügelmuskel** (M. pterygoideus medialis)

■ Welche Besonderheit zeigt die mimische Ringmuskulatur?

Die mimische Ringmuskulatur **entspringt nicht** am **Knochen,** sondern liegt im **Unterhautfettgewebe.** Des Weiteren **bewegt** sie **Haut** und nicht Knochen.

■ Wählen Sie die Muskeln aus, die zur Halsmuskulatur gehören!
- Zungenbein
- M. buccinator
- Rektusscheide
- M. sternocleidomastoideus
- Kopfwendermuskel

M. sternocleidomastoideus, **Kopfwendermuskel.**

Anmerkung
- M. buccinator ist der Wangenmuskel (Trompetermuskel).
- M. sternocleidomastoideus ist die Fachbezeichnung für den Kopfwendermuskel.

■ Wie heißt der oberflächlich liegende, dünne Muskel, der den unteren Teil des Rückens bedeckt?

Es handelt sich um den **breiten Rückenmuskel** (M. latissimus dorsi).

■ Nennen Sie die wichtigsten Muskeln von Schulter und Oberarm!

- **Schulter:** Deltamuskel (M. deltoideus)
- **Oberarm:** zweiköpfiger Oberarmmuskel (Bizeps, M. biceps brachii) dreiköpfiger Oberarmmuskel (Trizeps, M. triceps brachii)

■ Ordnen Sie zueinander passende Begriffe zu!

1	Querer Bauchmuskel	A	M. obliquus internus abdominis
2	Äußerer schräger Bauchmuskel	B	M. obliquus externus abdominis
3	Innerer schräger Bauchmuskel	C	M. rectus abdominis
4	Gerader Bauchmuskel	D	M. transversus abdominis

1: D 2: B
3: A 4: C

■ Wählen Sie die Muskeln aus, die zur Gesäßmuskulatur gehören!
- M. quadriceps femoris
- Großer Gesäßmuskel
- M. gluteus minimus
- M. gastrocnemius
- Zwillingswadenmuskel
- Schollenmuskel
- Vierköpfiger Schenkelstrecker
- Schenkelanzieher

Großer Gesäßmuskel, M. gluteus minimus.

Anmerkung
- Punkt 1: M. quadriceps femoris ist der vierköpfige Schenkelstrecker.
- Punkt 4: M. gastrocnemius ist der dreiköpfige Wadenmuskel.

■ Erläutern Sie kurz die folgenden Krankheitsbezeichnungen! Spondylitis, Spondylose (Spondylosis deformans), Spondylarthrose, Spondylodiszitis, Spondylolyse, Spondylolisthesis und Spondylomalazie.

Spondylitis
Meist bakteriell bedingte Entzündung der Wirbel

Spondylose (Spondylosis deformans)
Arthrose der Wirbelkörper

Spondylarthrose
Arthrose der kleinen Wirbelgelenke

4

Spondylodiszitis
Entzündung der Bandscheiben und der angrenzenden Wirbel

Spondylolyse
Lockerung und Lösung eines Wirbels in Folge einer Spaltbildung im Bereich des Wirbelbogens

Spondylolisthesis
Wirbelgleiten

Spondylomalazie
Degenerative Wirbelerkrankung, bei der es zur Erweichung der Wirbelsäule kommt. Sie tritt meist im Zusammenhang mit Osteomalazie auf.

■ Was passiert bei einem Bandscheibenvorfall?

Beim Bandscheibenvorfall kommt es zum **Heraustreten** des **Gallertkerns** durch den beschädigten, **degenerierten Faserknorpelring** der Zwischenwirbelscheiben über die Wirbelränder hinaus.

■ An welchen Wirbelsäulenabschnitten kommt es bevorzugt zum Bandscheibenvorfall?

Ungefähr 95 % aller Bandscheibenvorfälle ereignen sich an der **4. oder 5. Lendenwirbelbandscheibe.**

■ Welche Beschwerden klagt Ihnen vermutlich ein jugendlicher Patient, der an Morbus Scheuermann erkrankt ist?

Rückenschmerzen, schnelle Ermüdbarkeit des **Rückens, Kyphose.** Es kann jedoch auch sein, dass Beschwerden **fehlen.**

■ Ein Patient kommt wegen einer Sehnenscheidenentzündung in Ihre Praxis. Wie therapieren Sie?

Ruhigstellung, entzündungshemmende Mittel, Akupunktur, Homöopathie, Phytotherapie (Rosskastanie, Beinwell).

■ Sie werden Zeuge eines Unfalls. Ein Betroffener hat einen offenen Bruch. Wie verhalten Sie sich?

Der Bruch wird **fixiert, geschient** und **keimfrei abgedeckt.** Dann wird der Betroffene dem **Krankenhaus** zur weiteren Behandlung zugeführt.

■ Ein Tennisspieler sucht Ihre Praxis auf und klagt über Schmerzen im Ellenbogengelenk. Worum handelt es sich vermutlich? Wie therapieren Sie?

Es handelt sich vermutlich um eine **Epikondylitis.**

Die Behandlung kann z. B. mittels Akupunktur, Neuraltherapie, Homöopathie erfolgen. Des Weiteren können entzündungshemmende Mittel verordnet werden. Falsche Bewegungen beim Tennisspiel bzw. bei der Arbeit, welche die Erkrankung ausgelöst haben, müssen korrigiert werden.

■ Was ist ein „Studentenellenbogen"?

Beim „Studentenellenbogen" ist es zu einer **Schleimbeutelentzündung** (Bursitis) gekommen, und zwar ist der Schleimbeutel zwischen der Spitze des Ellenbogens und der Haut betroffen.

■ Erläutern Sie kurz die folgenden Begriffe: Distorsion, Luxation, Bursitis, Ganglion, Tendovaginitis und Rheuma.

Distorsion
Verstauchung, Zerrung

Luxation
Verrenkung

Bursitis
Schleimbeutelentzündung

Ganglion (Überbein)
Hierbei handelt es sich um Kapselgeschwülste, die von Gelenken oder Sehnen ausgehen können. Mit Ganglion bezeichnet man aber auch **„Nervenknoten".** Hierbei handelt es sich um Anhäufungen von Nervenzellen, die außerhalb des ZNS (Zentralnervensystem) liegen, und die der Reizübertragung von einer Nervenzelle auf die andere dienen.

Tendovaginitis
Sehnenscheidenentzündung

Rheuma
Schmerzen im Bewegungsapparat, die oft zu Bewegungseinschränkungen führen. Rheuma ist eine Erkrankung des Bindegewebes, bei der ein Autoimmungeschehen eine wichtige Rolle spielt.

Welche Beschwerden treten bei einem Karpaltunnelsyndrom anfänglich auf?

Anfänglich kommt es zum **Einschlafen, Kribbeln, Kältegefühl,** vermehrtem **Schwitzen, Taubheitsgefühl** und **Schmerzen** an den betroffenen Fingern **(„Schwurhand").**

Wodurch unterscheidet sich eine Fraktur von einer Hernie?

- Fraktur: Knochenbruch
- Hernie: **Weichteilbruch**

Was meint man mit einer „indirekten Fraktur"?

Mit indirekter Fraktur bezeichnet man den Sachverhalt, dass der **Knochenbruch nicht** an der **Stelle der Gewalteinwirkung** erfolgte. Ein typisches Beispiel hierfür ist der Schlüsselbeinbruch.

Was ist eine Ermüdungsfraktur?

Bei einer Ermüdungsfraktur ist es infolge **einer ungewohnten starken mechanischen Beanspruchung** zur **Fraktur** gekommen. Ein typisches Beispiel ist die „Marschfraktur" durch ungewohntes langes Wandern, die zu einer Fraktur des 2. und 3. Mittelfußknochens führte.

Zählen Sie Krankheiten auf, die man zum entzündlichen Rheumatismus rechnet!

Rheumatisches Fieber, Rheumatoide Arthritis, Morbus Bechterew, Kollagenosen (Sklerodermie, Lupus erythematodes, Panarteriitis nodosa = Entzündung der arteriellen Gefäßwand).

Zählen Sie Krankheiten auf, die man zum degenerativen Rheumatismus rechnet!

Hüft-, Knie-, Wirbelsäulen- und Fingerpolyarthrosen, aber auch alle anderen Arthrosen, die sich an weiteren Gelenken abspielen können.

Welche Gruppe ist am stärksten gefährdet, am rheumatischen Fieber zu erkranken?
- **Männer**
- **Frauen**
- **Kinder**
- **Säuglinge**

Kinder.

Welche Komplikationen können nach rheumatischem Fieber auftreten?

Endokarditis (selten auch Myokarditis und Perikarditis). Die gefürchtetste Komplikation ist die Endokarditis mit Veränderungen an den Herzklappen (Stenoseinsuffizienzen).

Bei einem Patienten haben Sie Verdacht auf rheumatisches Fieber. Wie therapieren Sie? Begründen Sie Ihr Vorgehen!

Der Patient muss unbedingt an den **Arzt** verwiesen werden, da verschreibungspflichtige Medikamente gegeben werden müssen.

Geben Sie Geschlecht und Alter der Gruppe an, die besonders gefährdet ist, an Rheumatoider Arthritis zu erkranken!

Besonders gefährdet sind **Frauen** zwischen dem **35.** und **45.** Lebensjahr.

Was wissen Sie über den Rheumafaktor?

Der Rheumafaktor kann in ungefähr **80%** der an RA Erkrankten, aber auch bei manchen Patienten mit chronischen Infektionskrankheiten nachgewiesen werden.

Beim Rheumafaktor handelt es sich um einen **Antikörper,** genau genommen um einen Antikörper, der sich gegen einen bereits im Körper vorher fehlgebildeten Antikörper richtet.

Wie beginnt die Rheumatoide Arthritis (RA)?

Der Beginn ist typischerweise **schleichend** mit **Müdigkeit, subfebrilen Temperaturen, Parästhesien, Morgensteifigkeit** und **Gelenkschmerzen.** Meist sind zuerst die **Fingermittel-** und **Fingergrundgelenke** betroffen.

Wie ist der weitere Krankheitsverlauf?

Im weiteren Krankheitsverlauf werden **erst kleinere, später** dann auch **größere** Gelenke in den Krankheitsprozess mit einbezogen.

■ Welche gefürchteten Folgen der Rheumatoiden Arthritis kennen Sie?

Es können **weitere Gelenke** in den Krankheitsprozess einbezogen werden. Außerdem kann es zu **Gelenkversteifungen** kommen, was unter anderem auch zur Gehunfähigkeit führen kann.

■ Wählen Sie aus, wer besonders gefährdet ist, an Morbus Bechterew (Spondylarthritis ankylopoetica) zu erkranken!

- Männer jenseits des 50. Lebensjahres
- Frauen jenseits des 50. Lebensjahres
- Junge Menschen zwischen 15 und 20 Jahren
- Männer zwischen 20 und 30 Jahren
- Schulpflichtige Kinder
- Jugendliche

Männer zwischen **20** und **30** Jahren.

■ Geben Sie an, welches Antigen bei Morbus Bechterew im Blut häufig nachgewiesen werden kann! Kommen diese Antigene ausschließlich bei Patienten mit Morbus Bechterew vor?

Es handelt sich um das Antigen **HLA-B 27.** Dieses kann bei 90 % der an Morbus Bechterew Erkrankten nachgewiesen werden, jedoch auch bei **6 %** der **Normalbevölkerung.**

■ Welche Gewebeveränderungen gehen bei den Kollagenosen vor sich?

Bei den Kollagenosen kommt es zu **entzündlichen Veränderungen** im **kollagenen Bindegewebe. Autoimmunvorgänge** spielen eine wichtige Rolle.

■ Zählen Sie Krankheiten auf, die man zu den Kollagenosen rechnet!

Zu den Kollagenosen im engeren Sinne rechnet man **Sklerodermie, Lupus erythematodes** und **Panarteriitis nodosa.**

Im weiteren Sinne zählt man noch das rheumatische Fieber, den Morbus Bechterew und die Rheumatoide Arthritis dazu.

■ Schildern Sie stichpunktartig den Verlauf der progressiven Sklerodermie!

Die progressive Sklerodermie **beginnt** mit **teigigen Ödemen** der **Fingerspitzen** und **Morbus-Raynaud-Anfällen.** Später kommt es dann zu **Hautatrophien,** rattenbissartigen **Nekrosen,** die Knochenendglieder können sich auflösen. Werden **innere Organe** in den Krankheitsprozess mit eingeschlossen, so führt dies zur Fibrosierung. Es kann zur **Zungenbandverkürzung** kommen, die zu Sprach- und Essstörungen führt. Die Krankheit kann sich auf die Speiseröhre ausdehnen, sodass diese zu einem „starren Rohr" wird.

Mit welchen Beschwerden könnte eine Patientin mit Sjögren-Syndrom Ihre Praxis aufsuchen?

Denkbar wäre z.B., dass sie mit einer **Konjunktivitis** die Praxis aufsucht und klagt, dass sie auch davor schon unter häufigem Fremdkörpergefühl oder Juckreiz am Auge gelitten habe.

Sie könnte auch wegen schmerzhafter **Mundschleimhautveränderungen** in die Praxis kommen. Denkbar wäre außerdem, dass sie über ein unangenehmes Reiben in der Vagina klagt. An Begleitsymptomen zu diesen Beschwerden könnten Müdigkeit, Gelenk- und Muskelschmerzen auftreten.

4.3 Multiple-Choice-Fragen

■ Wie viel Kilogramm beträgt ungefähr das Gesamtgewicht der Knochen beim Erwachsenen?

1 2 kg
2 10 kg
3 25 kg

Antwort 2 ist richtig.

■ Welche Aufgaben hat das Skelett?

1 Herstellung der weißen Blutkörperchen
2 Herstellung der roten Blutkörperchen
3 Herstellung der Blutplättchen
4 Herstellung der T-Lymphozyten
5 Herstellung der Bluteiweiße Albumin, Globulin und Fibrinogen

6 Speicher für Mineralsalze
7 Schutz wichtiger Organe
8 Schutz des Rückenmarks
9 Stützfunktion
10 Ermöglicht Bewegung auf dem Land.

Die Antworten 1, 2, 3, 6, 7, 8, 9 und 10 sind richtig.

■ Welche anatomischen Strukturen gehören zum Achsenskelett?

1 Schädelknochen
2 Wirbelsäule
3 Schultergürtel
4 Schlüsselbein
5 Rippen
6 Femur
7 Humerus
8 Akromion

Die Antworten 1, 2 und 5 sind richtig.

■ Welche Knochen sind Bestandteil des Gesichtsschädels?

1 Scheitelbein
2 Teile des Schläfenbeins
3 Jochbein
4 Keilbein
5 Maxilla
6 Mandibula
7 Tränenbein
8 Os temporale
9 Os occipitale

Die Antworten 2, 3, 4, 5, 6, 7 und 8 sind richtig.

Anmerkung
- Punkt 5: Oberkiefer
- Punkt 6: Unterkiefer
- Punkt 8: Schläfenbein
- Punkt 9: Hinterhauptbein

■ Welche Aussagen über das Zungenbein sind zutreffend?

1 Die Fachbezeichnung ist Os coccygis.
2 Die Fachbezeichnung ist Processus xiphoideus.
3 Es ist nur an Muskeln aufgehängt.
4 Es hat eine gelenkige Verbindung zum Ringknorpel des Kehlkopfs.
5 Man unterscheidet am Zungenbein einen Körper, zwei große und zwei kleine Hörner.
6 Das Zungenbein hat eine Ringform.
7 Das Zungenbein liegt zwischen Zunge und Oberkiefer.

Die Antworten 3 und 5 sind richtig.

Anmerkung
- Zungenbein = Os hyoideum
- Punkt 1: Os coccygis = Steißbein
- Punkt 2: Processus xiphoideus = Schwertfortsatzspitze
- Punkt 7: Es liegt im Halsbereich zwischen **Unter**kiefer und **Kehlkopf.**

■ Welche Aussagen über Aufbau und Aufgaben der Wirbelsäule sind richtig?

1 Sie besteht aus einzelnen Wirbeln, die durch Zwischenwirbelscheiben miteinander verbunden sind.
2 Sie liefert gleichzeitig Halt und garantiert Beweglichkeit.
3 Sie schützt das Rückenmark.
4 Die Zwischenwirbelscheibe wird noch als Bandscheibe bezeichnet.
5 An der Zwischenwirbelscheibe unterscheidet man einen inneren Kern aus Faserknorpel und kollagenen Fasern und einen äußeren Gallertkern.

Die Antworten 1, 2, 3 und 4 sind richtig.

Anmerkung
- Punkt 5: einen **inneren** Gallertkern und einen **äußeren** Faserknorpelring

■ Welche anatomischen Strukturen gehören zu einem Wirbel?

1 Foramen magnum
2 Wirbelloch
3 Dornfortsatz
4 Nucleus pulposus
5 Wirbelbogen
6 Gelenkfortsatz

7 Hakenbein
8 Trochanter major

Die Antworten 2, 3, 5 und 6 sind richtig.

Anmerkung
- Punkt 1: Hinterhauptloch
- Punkt 4: Gallertkern der Bandscheibe
- Punkt 7: Handwurzelknochen
- Punkt 8: großer Rollhügel des Oberschenkelknochens

■ Welche Wirbelsäulenabschnitte gibt es?

1 8 Halswirbel
2 4 Axis
3 12 Brustwirbel
4 1 Kreuzbein, das aus einer Verschmelzung von 5 Kreuzbeinwirbeln hervorgegangen ist
5 4 (3–6) Steißbeinwirbel
6 2 Promontorien

Die Antworten 3, 4 und 5 sind richtig.

Anmerkung
- Punkt 1: 7
- Punkt 2: 1
- Punkt 6: 1; Promontorium: der am stärksten nach vorn in das Becken ragende Punkt zwischen Lendenwirbelsäule und Kreuzbein

■ Bestimmen Sie die zur Halswirbelsäule gehörenden Bestandteile und die richtigen Aussagen über die Halswirbelsäule!

1 Fachbezeichnung ist Vertebrae thoracicae.
2 Atlas
3 Dreher
4 Axis
5 Prominens
6 In den Querfortsätzen des dritten bis sechsten Halswirbels befinden sich Öffnungen für den Durchtritt der Wirbelschlagader.
7 Die meisten Dornfortsätze sind gespalten.

Die Antworten 2, 3, 4, 5, 6 und 7 sind richtig.

Anmerkung
- Punkt 1: Vertebrae cervicales

■ Welche Aussagen über das Brustbein sind richtig?

1 Man unterscheidet Handgriff, Körper und Schwanz.
2 Der Handgriff ist mit den Schlüsselbeinen durch Knochenhaft verbunden.
3 Alle Rippen sind mit dem Brustbein durch Knochenhaft verbunden.
4 Die Rippen sind mit dem Brustbein nicht verbunden, sondern enden frei.
5 Der größte Teil der Rippen ist mit dem Brustbein durch echte Gelenke verbunden.
6 Im Brustbein findet Blutbildung statt.
7 Das Brustbein ist der größte Knochen des Körpers.

Die Antworten 5 und 6 sind richtig.

Anmerkung
- Punkt 1: Handgriff, Körper, Schwertfortsatzspitze
- Punkt 2: gelenkige Verbindung
- Punkt 3: gelenkige Verbindung
- Punkt 4: Es gibt nur zwei frei endigende Rippen pro Körperseite.
- Punkt 7: Der größte Knochen des Körpers ist das Femur.

■ Welche Aussagen über die Rippen treffen zu?

1 Es gibt insgesamt 12 Rippenpaare.
2 Es gibt 7 echte Rippenpaare.
3 Es gibt 2 falsche Rippenpaare.
4 Es gibt 2 frei endigende Rippenpaare.

Die Antworten 1, 2 und 4 sind richtig.

Anmerkung
- Punkt 3: Es gibt drei falsche Rippenpaare.

■ Welche Aussagen über den Schultergürtel sind richtig?

1 Der Schultergürtel besteht aus Schlüsselbein, Schulterblatt und Arm.
2 Der Schultergürtel hat pro Körperseite nur zwei Gelenkverbindungen mit dem Rumpf.
3 Das Schlüsselbein hat zwei gelenkige Verbindungen: Schulterhöhen-Schlüsselbein-Gelenk und Brustbein-Schlüsselbein-Gelenk.

4 Der Rabenschnabelfortsatz ist eine Ausziehung des Schlüsselbeins.
5 Die Schulterhöhe ist eine Ausziehung des Schulterblatts.

Die Antworten 3 und 5 sind richtig.

Anmerkung
- Punkt 1: Der Schultergürtel besteht aus Schlüsselbein und Schulterblatt.
- Punkt 2: eine Gelenkverbindung
- Punkt 4: Der Rabenschnabelfortsatz ist eine Ausziehung des Schulterblatts.

■ Welche Aussagen über die Extremitäten sind richtig?

1 Der Oberarmknochen heißt Femur. An seinem oberen Teil befindet sich der Kopf, an seinem unteren Ende das Köpfchen und die Rolle.
2 Die Unterarmknochen heißen Tibia und Fibula (Elle und Speiche).
3 Es gibt acht Handwurzelknochen.
4 Es gibt sieben Fußwurzelknochen.
5 Zu den Handwurzelknochen gehören: Kahnbein, Mondbein, Dreiecksbein und das innere, mittlere und äußere Keilbein.
6 Es gibt 15 Phalangen (Fingerknochen).

Die Antworten 3 und 4 sind richtig.

Anmerkung
- Punkt 1: Der Oberarmknochen heißt Humerus.
- Punkt 2: Die Unterarmknochen heißen Ulna und Radius.
- Punkt 5: Das Keilbein gehört zu den Fußwurzelknochen.
- Punkt 6: Es gibt 14 Phalangen.

■ Was stimmt für den Beckengürtel?

1 Der Beckengürtel besteht aus zwei Hüftbeinen (Darmbein, Schambein, Sitzbein) und einem Kreuzbein.
2 Beim Kind kann man am Hüftbein noch deutlich Darm-, Scham- und Sitzbein unterscheiden, da diese durch Knorpelhaft miteinander verbunden sind.
3 Das Schambein bildet die obere Beckenschaufel.
4 Die Symphyse ist die Schambeinfuge. Es handelt sich bei dieser Fuge um eine Verbindung aus Knorpel.
5 Am Sitzbein gibt es den Sitzbeinstachel und den Sitzbeinhöcker.

Die Antworten 1, 2, 4 und 5 sind richtig.

Anmerkung
- Punkt 3: Das Darmbein bildet die obere Beckenschaufel.

■ Wählen Sie die Knochenverbindungen aus, und zwar sowohl Synarthrosen als auch Diarthrosen, die mit dem Beckengürtel bzw. innerhalb des Beckengürtels miteinander in Verbindung stehen!

1 Iliosakralgelenk
2 Hüftgelenk
3 Kreuzbein-Darmbein-Gelenk
4 Symphyse
5 Lumbosakralgelenk
6 Sternoklavikulargelenk

Die Antworten 1, 2, 3, 4 und 5 sind richtig.

■ Wählen Sie die zutreffende Aussage über Knochenverbindungen aus!

1 Bei echten Gelenken handelt es sich um diskontinuierliche Knochenverbindungen.
2 Haften besitzen einen Gelenkspalt.
3 Das Schulter- und Hüftgelenk sind Eigelenke. Sie besitzen eine große Beweglichkeit.
4 Die Gelenkflächen sind mit elastischem Knorpel überzogen.

Antwort 1 ist richtig.

Anmerkung
- Punkt 2: Nur echte Gelenke besitzen einen Gelenkspalt.
- Punkt 3: Schulter- und Hüftgelenk sind Kugelgelenke.
- Punkt 4: Gelenkflächen sind mit hyalinem Knorpel überzogen.

Welche Aussagen über das Kniegelenk sind richtig?

1 Folgende Knochen sind an der Bildung des Kniegelenks beteiligt: Femur, Patella, Tibia und Fibula.
2 Die Menisken sind zwei hufeisenförmige Faserknorpel, die durch ihre Beweglichkeit bei gebeugtem Knie Drehbewegungen zulassen.
3 Kommt es zum Meniskusriss, so ist meist der innere, schlechter bewegliche Meniskus betroffen.
4 Bei gebeugtem Knie tritt die Kniescheibe deutlich tastbar nach vorne.
5 Die Kreuzbänder befinden sich außerhalb des Kniegelenks an der rechten und linken Knieseite. Sie sind in Streckstellung gestrafft und verhindern in dieser Stellung eine Drehbewegung des Kniegelenks.
6 Die Seitenbänder sind mit den Menisken verwachsen.

Die Antworten 2 und 3 sind richtig.

Anmerkung
- Punkt 1: Das Wadenbein (Fibula) ist nicht an der Bildung des Kniegelenks beteiligt.
- Punkt 4: Bei gestrecktem Knie tritt die Kniescheibe deutlich tastbar nach vorne.
- Punkt 5: Die Kreuzbänder befinden sich innerhalb des Kniegelenks. Die Seitenbänder sind außerhalb des Kniegelenks.
- Punkt 6: Die Kreuzbänder sind mit den Menisken verwachsen.

Welche Aussagen sind zutreffend?

1 Ein Schleimbeutel ist das Endstück eines Muskels.
2 Eine Aponeurose ist eine flächenhafte Sehne.
3 Innerhalb der Sehnenscheide befindet sich die Sehne.
4 In der Sehnenscheide befindet sich eine Synovialhaut, ähnlich wie im Gelenk, welche die Synovialflüssigkeit sezerniert.
5 Verstärkungsbänder, welche die Aufgabe haben, gegeneinander bewegliche Knochen zu verbinden und zu befestigen, bestehen im Wesentlichen aus retikulärem Bindegewebe.
6 Synergistische Muskeln unterstützen den Agonisten bei seiner Tätigkeit.

Die Antworten 2, 3, 4 und 6 sind richtig.

Anmerkung
- Punkt 1: Die Sehne ist das Endstück eines Muskels.
- Punkt 5: Verstärkungsbänder bestehen im Wesentlichen aus straffem, kollagenem Bindegewebe und nicht aus retikulärem.

Welche Muskeln spielen beim Kauen eine Rolle?

1 Innerer und äußerer Flügelmuskel
2 M. temporalis
3 Deltamuskel
4 Trapezius
5 M. masseter
6 Schläfenmuskel

Die Antworten 1, 2, 5 und 6 sind richtig.

Anmerkung
- Punkt 2: Musculus temporalis = Schläfenmuskel
- Punkt 5: Musculus masseter = Kaumuskel

Welche anatomischen Strukturen gehören zur mimischen Muskulatur?

1 M. buccinator (Wangenmuskel)
2 Ringmuskel des Mundes
3 Stirnmuskel
4 M. sternocleidomastoideus
5 Ringmuskel des Auges

Die Antworten 1, 2, 3 und 5 sind richtig.

Anmerkung
- Punkt 4: M. sternocleidomastoideus = Kopfwender

Welche Aussagen sind richtig?

1 Der Kopfwender entspringt an Brust- und Schlüsselbein und setzt an Processus mastoideus und Hinterhauptbein an.
2 Man unterscheidet den großen und den kleinen Brustmuskel.
3 Man unterscheidet die oberen und die unteren Zwischenrippenmuskeln.
4 Der Bizeps ist der Armstrecker, der Trizeps der Armbeuger.
5 Der obere Teil des Rückens wird vom M. latissimus dorsi (breiter Rückenmuskel) bedeckt.

6 Im Bauchbereich gibt es den geraden Bauchmuskel, die äußeren schrägen Bauchmuskeln, die inneren schrägen Bauchmuskeln und den M. gluteus.
7 Auf der Vorderseite des Oberschenkels befindet sich der große dreiköpfige Schenkelstrecker.

Die Antworten 1 und 2 sind richtig.

Anmerkung
- Punkt 3: Man unterscheidet die äußeren und die inneren Zwischenrippenmuskeln.
- Punkt 4: Der Bizeps ist der Armbeuger, der Trizeps ist der Armstrecker.
- Punkt 5: Der untere Teil des Rückens wird vom breiten Rückenmuskel bedeckt.
- Punkt 6: Der M. gluteus ist der Gesäßmuskel.
- Punkt 7: Der große Schenkelstrecker ist vierköpfig und nicht dreiköpfig.

■ Welche Aussage über den Schmerz bei CRPS ist richtig?

1 Bei CRPS treten überhaupt keine Schmerzen auf.
2 Besonders schmerzhaft ist die Palmarflexion der Hand.
3 Besonders schmerzhaft ist die Dorsalflexion der Hand.

Die Antwort 3 ist richtig.

■ Wer ist von CRPS bevorzugt betroffen? Bitte nur den Punkt ankreuzen, der am genauesten zutrifft!

1 Junge sportliche Männer
2 Jüngere Frauen
3 Jüngere Männer
4 Frauen nach Speichenbrüchen

Die Antwort 4 ist richtig.

■ Was stimmt für die Grünholzfraktur?

1 Betrifft bevorzugt ältere Menschen.
2 Betrifft bevorzugt Kinder.
3 Bei der Grünholzfraktur kommt es häufig zu Komplikationen.
4 Die Grünholzfraktur heilt meist komplikationslos und schnell.

Die Antworten 2 und 4 sind richtig.

■ Welche Aussagen über die Spontanfraktur sind richtig?

1 Sie treten bevorzugt bei Sportlern auf.
2 Sie kann infolge von Osteoporose auftreten.
3 Sie kann infolge von Knochenbrüchen auftreten.
4 Sie kann infolge von Knochenzysten auftreten.

Die Antworten 2 und 4 sind richtig.

■ Kreuzen Sie sichere Frakturzeichen an!

1 Schmerzen
2 Funktionsbeeinträchtigung
3 Crepitatio
4 Es hat hörbar geknackt.
5 Hämatom
6 Beeinträchtigung der Beweglichkeit der betroffenen Extremität

Die Antworten 3 und 4 sind richtig.

■ Welche Aussagen über Erkrankungen der Wirbelsäule treffen zu?

1 Beim Wirbelgleiten verschiebt sich ein Wirbel gegenüber seinem Nachbarn.
2 Beim Bandscheibenprolaps verschiebt sich die Zwischenwirbelscheibe über die angrenzenden Wirbelkörperränder hinaus.
3 Beim Bandscheibenprolaps können sich Schmerzen nur langsam und allmählich entwickeln.
4 Infolge eines Bandscheibenvorfalls kann es zu Empfindungsstörungen kommen.
5 Infolge eines Bandscheibenvorfalls kann es zu motorischen Störungen kommen.

Die Antworten 1, 2, 4 und 5 sind richtig.

Anmerkung
- Punkt 3: Beim Bandscheibenprolaps treten die Schmerzen ganz plötzlich auf.

■ Was stimmt für den Morbus Scheuermann?

1 Es handelt sich um eine Adoleszentenkyphose.
2 Auch in einem frühen Stadium ist die Erkrankung schon bei der Inspektion des Patienten leicht zu diagnostizieren.
3 Betroffen ist in erster Linie die Lendenwirbelsäule.
4 Betroffen ist in erster Linie die Brustwirbelsäule.

5 Die Wirbeldegeneration schreitet typischerweise bis ins hohe Alter immer weiter fort.
6 Die Betroffenen sollen möglichst oft schwere Gegenstände heben, um ihre Rückenmuskeln und die Wirbelsäule zu trainieren.

Die Antworten 1 und 4 sind richtig.

Anmerkung
- Punkt 2: In einem frühen Stadium ist die Erkrankung schwer zu diagnostizieren.
- Punkt 3: Betroffen ist in erster Linie die Brustwirbelsäule.
- Punkt 5: Die Wirbeldegeneration kommt typischerweise mit dem 18. Lebensjahr zum Stillstand.
- Punkt 6: Die Betroffenen sollen keine schweren Gegenstände heben.

Welche Aussagen sind richtig?

1 Bei einer Muskelzerrung ist es zum Abriss eines Muskels gekommen.
2 Eine Zerrung ist eine Verstauchung.
3 Eine Zerrung ist eine Distorsion.
4 Eine Zerrung ist eine Luxation.
5 Bei einer Verrenkung ist der Gelenkkopf aus der Gelenkpfanne gesprungen.
6 Schon äußerlich kann man immer leicht erkennen, ob es sich um einen Knochenbruch oder um eine andere Verletzung handelt.
7 Schon äußerlich kann man immer leicht erkennen, ob es sich um eine Verrenkung handelt, da das betroffene Gelenk in **jedem** Fall eine deutliche Deformierung zeigt.

Die Antworten 2, 3 und 5 sind richtig.

Anmerkung
- Punkt 1: Bei einer Muskelzerrung ist es zur übermäßigen Dehnung, aber nicht zum Abriss eines Muskels gekommen.
- Punkt 4: Eine Luxation ist eine Verrenkung.
- Punkt 6: Bei einem geschlossenen Bruch kann es schwierig sein, den Bruch von einer anderen Verletzung abzugrenzen.
- Punkt 7: Bei Verrenkungen muss es nicht immer zu deutlichen Deformierungen kommen.

Welche Aussagen für Rheuma treffen zu?

1 Rheuma und chronische Polyarthritis sind Synonyme.
2 Erreger des rheumatischen Fiebers sind typischerweise Viren.
3 Rheumatisches Fieber wird durch eine Antigen-Antikörper-Reaktion auf Streptokokkengifte ausgelöst.
4 Vom rheumatischen Fieber sind bevorzugt Patienten im höheren Lebensalter betroffen.
5 Aufgrund eines rheumatischen Fiebers kann es zu Fieber, Gelenkschmerzen, Herzinnenhautentzündung und Hauterscheinungen kommen.
6 Da für das rheumatische Fieber für den Heilpraktiker kein Behandlungsverbot besteht, kann er dieses in jedem Fall mittels allgemeiner naturheilkundlicher Verfahren (Tees, Homöopathie) behandeln, ohne den Patienten an einen Arzt zu verweisen.

Die Antworten 3 und 5 sind richtig.

Anmerkung
- Punkt 1: Rheuma ist ein übergeordneter Begriff. Man versteht darunter im weiteren Sinne Schmerzen im Bewegungsapparat, deren Ursache im Bindegewebe liegt. Die chronische Polyarthritis dagegen ist ein fest umschriebenes Krankheitsbild, das man heute allerdings als Rheumatoide Arthritis bezeichnet. Umgangssprachlich findet der Begriff chronische Polyarthritis allerdings noch Verwendung.
- Punkt 2: Beim rheumatischen Fieber handelt es sich um eine Antigen-Antikörper-Reaktion auf Streptokokkentoxine.
- Punkt 4: Es sind bevorzugt schulpflichtige Kinder betroffen.
- Punkt 6: Der Patient muss an einen Arzt überwiesen werden, da in diesem Fall verschreibungspflichtige Medikamente eingesetzt werden müssen.

■ Welche Aussagen zur Rheumatoiden Arthritis (RA, früher primär chronische Polyarthritis, PCP) sind richtig?

1 Es handelt sich um eine entzündliche Gelenkerkrankung.
2 Bei RA spielt ein Autoimmungeschehen eine große Rolle.
3 Ursache der RA ist ein Streptokokkeninfekt, der sich bevorzugt im Hals- oder Kopfbereich abspielt. Die Toxine dieser Streptokokken rufen an den Gelenken eine Antigen-Antikörper-Reaktion hervor.
4 Im Blut kann häufig das Zellantigen HLA-B 27 nachgewiesen werden.
5 RA beginnt schleichend mit Abgeschlagenheit, Parästhesien und Morgensteifigkeit in Händen und Füßen.
6 Die Krankheit schreitet typischerweise in Schüben fort.

Die Antworten 1, 2, 4, 5 und 6 sind richtig.

Anmerkung
- Punkt 3: Bei dem beschriebenen Krankheitsbild handelt es sich um das rheumatische Fieber. Die Ursachen der RA sind nicht bekannt.
- Punkt 4: Das Zellantigen HLA-B 27 kann häufig bei Morbus Bechterew nachgewiesen werden, aber nicht bei RA.

■ Welche Aussagen über Morbus Bechterew sind richtig?

1 Eine andere Krankheitsbezeichnung ist Spondylarthritis ankylopoetica (Spondylitis ankylosans).
2 Eine andere Krankheitsbezeichnung ist Panarteriitis nodosa.
3 Betroffen sind vor allem ältere Frauen.
4 Es kommt zu einer Versteifung des Achsenskeletts und der wirbelsäulennahen Gelenke wie Rippen-Wirbel-Gelenke und Kreuzbein-Darmbein-Gelenke.
5 Mit Bechterew-Haltung meint man eine ausgeprägte Lordose der BWS.

Die Antworten 1 und 4 sind richtig.

Anmerkung
- Punkt 2: Panarteriitis nodosa ist eine Arterienentzündung.
- Punkt 5: Mit Bechterew-Haltung meint man eine ausgeprägte Kyphose der BWS.

■ Welche Beschwerden können bei Morbus Bechterew auftreten?

1 Quälende Fersenschmerzen
2 Steifheitsgefühl im Achsenskelett
3 Tief sitzende Kreuzschmerzen
4 Häufige Augenentzündungen
5 Durch die Versteifung der Rippengelenke kann es zu einer Einschränkung der Vitalkapazität kommen.
6 Arteriosklerose
7 Hypertonie

Die Antworten 1, 2, 3, 4 und 5 sind richtig.

■ Welche Aussagen zum Lupus erythematodes sind zutreffend?

1 Es handelt sich um eine Autoimmunerkrankung, von der bevorzugt Frauen zwischen dem 20. und 30. Lebensjahr betroffen sind.
2 Lupus erythematodes kann akut oder chronisch verlaufen.
3 Die akute Verlaufsform kann tödlich enden.
4 Die Erkrankung geht mit Hauterscheinungen und Gelenkschmerzen einher.
5 Der Hautausschlag im Gesicht ist immer schmetterlingsförmig.
6 Eine Ernährungsumstellung zeigt bei der akuten Verlaufsform meist gute Erfolge.

Die Antworten 1, 2, 3 und 4 sind richtig.

Anmerkung
- Punkt 4: Beim Lupus erythematodes kommt es typischerweise im Gesicht zu einem Hautausschlag.
- Punkt 5: Der Hautausschlag ist häufig nicht „schmetterlingsförmig".

Welche Aussagen über die Sklerodermie sind richtig?

1 Man unterscheidet die Sclerodermia circumscripta, die lokalisiert auftritt, und die Sclerodermia diffusa, bei der es sich um eine progressive systemische Sklerose handelt.
2 Die Sklerodermie wird auch als Darrsucht bezeichnet.
3 Die Erkrankung kann mit Morbus-Raynaud-Anfällen beginnen.
4 Als Ursache der Erkrankung konnten Streptokokken (Streptococcus scleroides) nachgewiesen werden.

Die Antworten 1, 2 und 3 sind richtig.

Anmerkung
- Punkt 4: Die Ursachen der Sklerodermie sind unbekannt. Man vermutet aber in erster Linie ein Autoimmungeschehen, aber auch Stoffwechselstörungen des Bindegewebes und Störungen der neurovaskulären Regulation. Streptococcus scleroides gibt es gar nicht.

Geben Sie die richtigen Aussagen zur Arthrose bzw. Arthritis an!

1 Für die Arthrose ist der Anlaufschmerz typisch, für die Arthritis der Dauerschmerz.
2 Die Arthrose geht mit Morgensteifigkeit (Gefühl des Eingerostetseins) einher; die Arthritis dagegen mit länger andauerndem Steifheitsgefühl.
3 Bei der Arthrose treten ödematöse Schwellungen der Gelenke auf.
4 Bei der Arthritis sind Gelenkgeräusche typisch: Knarren und Knacken.
5 Bei der Arthritis tritt Schmerz während einer gesamten Bewegung auf, bei der Arthrose ist der Endphasenschmerz typisch.
6 Bei der Arthrose kann man am betroffenen Gelenk die Entzündungszeichen Rötung, Schwellung, Hitze, Schmerz und Funktionsbeeinträchtigung feststellen.
7 Bei der Arthrose kommt es am Gelenkrand, an Sehnenansätzen und um das Gelenk herum zu Druckschmerzhaftigkeit.

Die Antworten 1, 2, 5 und 7 sind richtig.

Welche Aussagen sind richtig?

1 Heberden-Knötchen treten bevorzugt an den Fingerendgelenken auf.
2 Heberden-Knötchen treten bevorzugt an den Fingermittelgelenken auf.
3 Bouchard-Knoten treten bevorzugt an den Fingerendgliedern auf.
4 Bouchard-Knoten treten bevorzugt an den Fingermittelgelenken auf.
5 Bouchard-Knoten treten an der Ohrmuschel als Gichttophi auf.

Die Antworten 1 und 4 sind richtig.

Bei welchen der folgenden Erkrankungen kann ein Autoimmungeschehen eine krankheitsauslösende Rolle spielen?

1 RA
2 Spondylolisthesis
3 SS
4 LE
5 Distorsion

Die Antworten 1, 3 und 4 sind richtig.

Anmerkung
- Punkt 1: RA ist die Rheumatoide Arthritis (früher PCP).
- Punkt 2: Spondylolisthesis ist ein Wirbelgleiten. Voraus ging eine Spondylolyse, d.h. eine meist angeborene Spaltbildung im Bereich der Wirbelbögen.
- Punkt 3: SS ist das Sjögren-Syndrom.
- Punkt 4: LE ist der Lupus erythematodes.
- Punkt 5: Distorsion ist eine Zerrung bzw. Verstauchung.

Kreuzen Sie nur die beiden Organe bzw. Körperhöhlen an, die beim Sjögren-Syndrom besonders häufig von Trockenheit betroffen sind!

1 Gallengänge, weil die Leber die Gallenflüssigkeit nicht mehr ausreichend produziert
2 Mundhöhle, durch Mangel an Mundspeichel

3 Augen, durch Mangel an Tränenflüssigkeit
4 Gehörgang, da Ohrschmalzdrüsen den Gehörgang nicht ausreichend einfetten

Die Antworten 2 und 3 sind richtig.

■ Welche Aussagen zum Sjögren-Syndrom sind richtig?

1 Männer sind häufiger betroffen als Frauen.
2 Auslösende Ursache ist oft ein Streptokokkeninfekt.
3 Typisches Symptom ist die Trockenheit der Augen und der Mundschleimhaut.
4 Eine Antibiotikagabe durch den Arzt zeigt in der Regel gute Erfolge.
5 Es können uncharakteristische Symptome wie Müdigkeit, Muskel- und Gelenkschmerzen auftreten.

Die Antworten 3 und 5 sind richtig.

Anmerkung
- Punkt 1: Frauen sind häufiger als Männer betroffen (9 : 1).
- Punkt 2: Es handelt sich um eine Autoimmunerkrankung unbekannter Ursache.
- Punkt 4: Da Bakterien keine auslösende Ursache spielen, helfen Antibiotika nicht.

KAPITEL

5 Herz

5.1 Bildfragen

■ **Bezeichnen Sie die Strukturen des mittleren Brustbereichs (➤ Abb. 5.1)!**

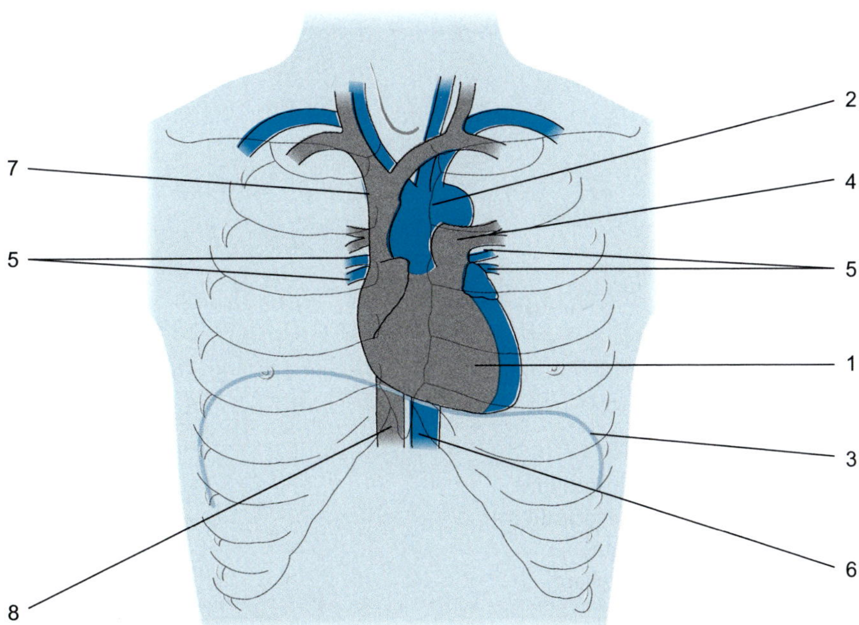

Abb. 5.1 Lage des Herzens im Mediastinum [L190]

1 Herz (Cor)
2 Aortenbogen (Arcus aortae)
3 Zwerchfell (Diaphragma)
4 Stamm der Lungenschlagader (Truncus pulmonalis)
5 Lungenvenen (Vv. pulmonales)
6 Bauchaorta (Aorta abdominalis)
7 Obere Hohlvene (V. cava superior)
8 Untere Hohlvene (V. cava inferior)

■ Bezeichnen Sie die Anteile der Herzwand (➤ Abb. 5.2)!

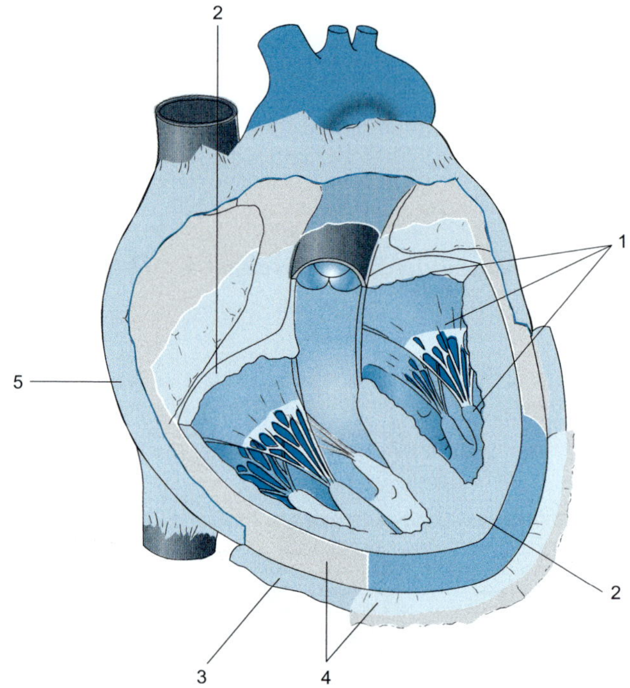

Abb. 5.2 Schichtaufbau des Herzens [L190]

1 Herzinnenhaut (Endokard, Endocardium)
2 Herzmuskelschicht (Myokard, Myocardium)
3 Herzbeutel (Perikard, Pericardium)
4 Inneres Blatt des Herzbeutels (Epikard, Epicardium, viszerales Blatt)
5 Äußeres Blatt des Herzbeutels (Perikard, Pericardium, parietales Blatt)
6 Gleitspalt

■ **Bezeichnen Sie die anatomischen Strukturen im und nahe am Herzen (> Abb. 5.3)!**

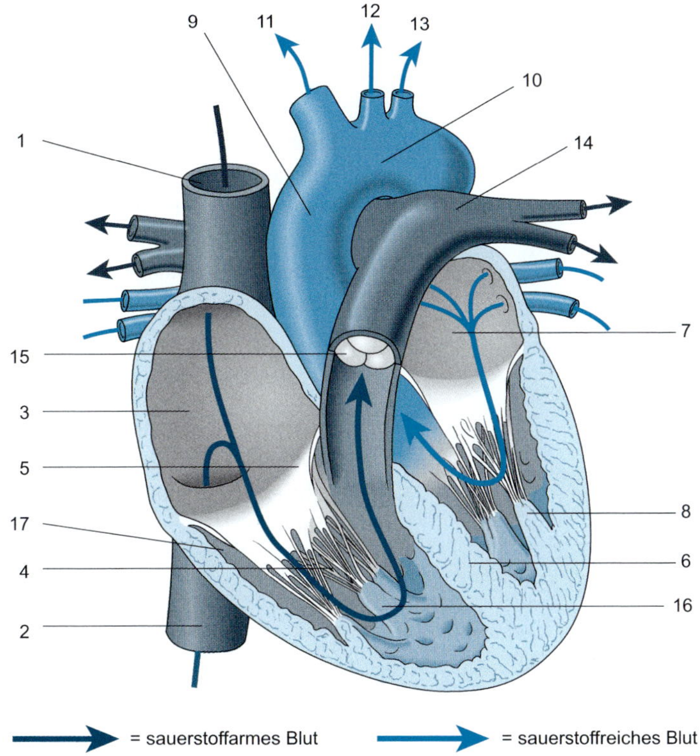

Abb. 5.3 Anatomische Darstellung eines aufgeschnittenen Herzens [L190]

1 Obere Hohlvene (V. cava superior)
2 Untere Hohlvene (V. cava inferior)
3 Rechter Vorhof (Atrium dextrum)
4 Rechte Kammer (Ventriculus dexter)
5 Einmündungsstelle der Herzvenen (Kranzbucht, Sinus coronarius)
6 Herzscheidewand (Septum, Septum interventriculare)
7 Linker Vorhof (Atrium sinistrum)
8 Linke Kammer (Ventriculus sinister)
9 Aufsteigende Aorta (Aorta ascendens)
10 Aortenbogen (Arcus aortae)
11 Arm-Kopf-Schlagaderstamm (Truncus brachiocephalicus)
12 Gemeinsame Halsschlagader (A. carotis communis)
13 Schlüsselbeinschlagader (A. subclavia)
14 Stamm der Lungenschlagader (Truncus pulmonalis)
15 Pulmonalklappe (Valva trunci pulmonalis)
16 Papillarmuskel (M. papillaris)
17 Sehnenfaden der Klappe (Chorda tendinea)

■ **Bezeichnen Sie die Herzklappen (> Abb. 5.4)!**
Wie heißen die beiden Segelklappen?
Wie heißen die beiden Taschenklappen?
Zu welchem Klappentyp (Segel- oder Taschenklappen) gehören die Sehnenfäden und die Papillarmuskeln?

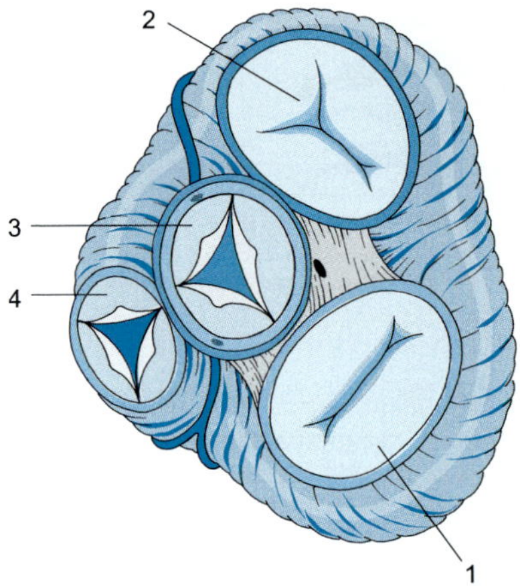

Abb. 5.4 Klappenebenen des Herzens [L190]

1 Zweizipfelige Klappe (Mitralklappe, Bikuspidalklappe, Valva bicuspidalis)
2 Dreizipfelige Klappe (Trikuspidalklappe, Valva tricuspidalis)
3 Aortenklappe (Valva aortae)
4 Pulmonalklappe (Valva trunci pulmonalis)

Segelklappen:
- Zweizipfelige Klappe (Mitralklappe, Bikuspidalklappe, Valva bicuspidalis)
- Dreizipfelige Klappe (Trikuspidalklappe, Valva tricuspidalis)

Taschenklappen:
- Aortenklappe (Valva aortae)
- Pulmonalklappe (Valva trunci pulmonalis)

Die **Sehnenfäden** gehören zu den Segelklappen.

5.2 Fragen ohne Antwortauswahl

■ **Geben Sie an, aus welchen Gewebearten die einzelnen Herzschichten aufgebaut sind!**

Endokard aus **Plattenepithel,** das etwas Bindegewebe aufsitzt.
Myokard aus **Herzmuskelgewebe.**
Die beiden Blätter des **Perikards** bestehen aus elastischem und kollagenem **Bindegewebe,** das einen Überzug aus **Epithelgewebe** besitzt.

■ **Schildern Sie kurz den Aufbau des Herzbeutels!**

Das Perikard besteht aus einem **viszeralen** und einem **parietalen Blatt.** Zwischen diesen beiden besteht ein **Gleitspalt,** in dem sich etwas Flüssigkeit befindet.

■ **Ordnen Sie zu!**

1	Mitralklappe	A	Segelklappen
2	Taschenklappen	B	Semilunarklappen
3	Trikuspidal- und Mitralklappe	C	Zweizipfelige Klappe

1: C
2: B
3: A

■ **Wo entspringen die Herzkranzgefäße? Wo münden die Herzkranzgefäße?**

Die Herzkranzgefäße (Koronararterien) entspringen aus dem Bereich der **Aortenklappe** und münden über eine Sammelvene (Kranzbucht, Sinus coronarius) in den **rechten Vorhof.**

■ **Erklären Sie die folgenden Begriffe!**
- **Systole**
- **Diastole**
- **V. cava superior**
- **Atrium sinistrum**
- **Truncus pulmonalis**
- **Ventriculus dexter**

Systole
Die Zusammenziehung (Kontraktion) des Herzmuskels, die dem Blutauswurf dient.

Diastole
Erschlaffung (Erweiterung) des Herzmuskels, die der Blutfüllung dient.

V. cava superior
Obere Hohlvene, die das sauerstoffarme Blut aus dem Kopf und den Armen zum Herzen zurückbringt.

Atrium sinistrum
Linker Vorhof des Herzens.

Truncus pulmonalis
Ungefähr 5 cm lange Lungenschlagader, die aus der rechten Herzkammer abgeht und sich dann in eine rechte und eine linke Lungenschlagader (Aa. pulmonalis dexter et sinister) aufteilt.

Ventriculus dexter
Rechte Herzkammer.

■ Trifft die erste oder die zweite Aussage zu?

1 Beim Klappenschlusston hört man das Zuschlagen der Mitral- und Trikuspidalklappe.
2 Beim Klappenschlusston hört man das Zuschlagen der Aorten- und Pulmonalklappe.

Die **zweite** Aussage ist richtig.

■ Was versteht man unter der autonomen Steuerung des Herzschlags?

Unter der autonomen Steuerung versteht man, dass das Herz die für seine Muskelkraft notwendigen **elektrischen Erregungen selbst bildet.** Die hierzu am besten befähigte Struktur ist der Sinusknoten (Schrittmacher). Aber auch tiefere Abschnitte des elektrischen Erregungsleitungssystems, und zwar AV-Knoten, His-Bündel, Tawara-Schenkel und Purkinje-Fasern sind in der genannten Reihenfolge mit abnehmender Wirksamkeit dazu in der Lage.

■ Wie oft schlägt das Herz durchschnittlich pro Minute bei einem gesunden Erwachsenen?

60–80 Schläge pro Minute.

■ Wählen Sie von den folgenden Begriffen diejenigen aus, die zum Erregungsleitungssystem des Herzens gehören!

- **Sinus coronarius**
- **Purkinje-Fasern**
- **Atrioventrikularknoten**
- **Septum**
- **Diastole**
- **His-Bündel**
- **Coronaria dextra**

Purkinje-Fasern, Atrioventrikularknoten und His-Bündel.

■ Was bedeutet das Alles-oder-Nichts-Gesetz bei der Herzerregung?

Das Alles-oder-Nichts-Gesetz des Herzens besagt, dass es auf einen Reiz hin **entweder** zu einer **vollständigen Herzkontraktion** kommt **oder** die Kontraktion **ganz unterbleibt.** Ist ein Reiz zu schwach oder erfolgt er zu schnell auf einen vorausgegangenen Reiz hin, so erfolgt keine Herzaktion.

■ Was ist das Herzminutenvolumen? Wie groß ist es?

Unter dem Herzminutenvolumen versteht man die **pro Minute ausgeworfene Blutmenge** des Herzens. Es errechnet sich aus dem Schlagvolumen des Herzens (ca. 70–100 ml) multipliziert mit der Anzahl der Herzschläge pro Minute.

Das Herzminutenvolumen beträgt durchschnittlich 5–7 Liter. Bei Sportlern kann es gesteigert werden auf 20 oder sogar 30 Liter!

■ Welche äußerlichen Merkmale im Gesicht und am Hals des Patienten würden Ihren Verdacht auf eine eventuell vorliegende Herz-Kreislauf-Erkrankung lenken?

Zyanotische Verfärbung, Hautblässe, Mitralbäckchen, Halsvenenstauung.

■ Was sind Herztöne, was sind Herzgeräusche?

Herztöne sind meist **physiologisch** und können am gesunden Herzen gehört werden. **Herzgeräusche** dagegen haben meist **Krankheitswert.** Sie können

z. B. aufgrund von Septumdefekten oder Herzklappenfehlern auftreten.

■ **Nennen Sie die Auskultationspunkte für die folgenden Klappen!**
- **Aortenklappe**
- **Pulmonalklappe**
- **Trikuspidalklappe**
- **Mitralklappe**

- **Aortenklappe:** 2. ICR parasternal rechts
- **Pulmonalklappe:** 2. ICR parasternal links
- **Trikuspidalklappe:** 4. ICR parasternal rechts
- **Mitralklappe:** 5. ICR etwas links der MCL

■ **Wozu dient die Auskultation des Herzens?**

5

Die **Auskultation** (lat. auscultare = aufmerksam hören) dient der **Funktionsprüfung** des Herzens. Bei der Auskultation unterscheidet man die (meist physiologischen) Herztöne von den (meist pathologischen) Herzgeräuschen. Letztere werden durch Strömungsturbulenzen verursacht und sind – wie gesagt – meist pathologisch, gelegentlich aber akzidentell oder funktionell. Pathologische Herzgeräusche treten vor allem bei **Klappenstenosen** und **-insuffizienzen,** aber auch bei **Septumdefekten** auf.

■ **Hört sich der erste Herzton im Vergleich zum zweiten dumpfer oder heller an?**

Dumpfer.

■ **Ist der zweite Herzton besser über der Herzspitze oder der Herzbasis zu hören?**

Der zweite Herzton ist am besten über der **Herzbasis** zu hören. Zur Erinnerung: Die Herzbasis liegt höher als die Herzspitze; letztere liegt dem Zwerchfell auf.

■ **Fordern Sie Ihren Patienten auf, während der Auskultation des Herzens durch den Mund oder durch die Nase zu atmen?**

Der Patient soll durch die **Nase** atmen, da hierbei weniger störende Atemgeräusche zu hören sind.

■ **Sie auskultieren die Herztöne eines Lungenemphysematikers. Sind dessen Herztöne lauter oder leiser als beim Gesunden? Begründen Sie Ihre Meinung!**

Leiser, da die Herztöne durch **vermehrte Luftmassen gedämpft** werden.

■ **Ein Patient klagt in Ihrer Praxis über Herzstiche. Sie auskultieren im 2. ICR parasternal links eine Spaltung des zweiten Herztons, die aber nur während der Einatmungsphase zu hören ist. Die weitere Untersuchung ergibt ansonsten keinen auffallenden Befund. Können Sie den Patienten behandeln, oder müssen Sie ihn zum Hausarzt zur weiteren Abklärung überweisen?**

Der Patient kann vom **Heilpraktiker** behandelt werden, da es sich offensichtlich um funktionelle Beschwerden handelt. Eine Spaltung des zweiten Herztons während der Einatmung, die nur im 2. ICR parasternal links zu hören ist, ist **physiologisch.**

■ **Welche Veränderung der Herztöne ruft eine Mitralklappenstenose typischerweise hervor?**

Der **erste Herzton** ist auffallend **laut** (paukend).

■ **Bei einem Patienten, der wegen Unruhe, Nervosität und Schlafstörungen Ihre Praxis aufsucht, hören Sie links im 2./3. ICR bei der Auskultation ein leises Herzgeräusch, das vor dem 2. Herzton endet. Bei der Untersuchung messen Sie einen Blutdruck von 135/70 und einen Puls von 100 Schlägen pro Minute. Worum handelt es sich vermutlich?**

Es handelt sich vermutlich um ein **funktionelles Herzgeräusch**, das durch die gesteigerte Blutströmungsgeschwindigkeit hervorgerufen wird, bedingt durch eine Schilddrüsenüberfunktion. Die Verdachtsdiagnose konnte gestellt werden aufgrund der Tachykardie und der auffallend großen Blutdruckamplitude.

■ **Bei welchen Personen kommt es typischerweise zum Auftreten von akzidentellen Herzgeräuschen?**

Akzidentelle Herzgeräusche treten meist bei **Kindern** im **Vorschulalter** auf. Sie kommen aber auch bei sehr schlanken Personen, bei bestehendem Flachthorax und bei aufgeregten Menschen vor.

■ Welches Herzgeräusch ruft eine trockene Herzbeutelentzündung hervor?

Perikardreiben, ein ohrnahes, hochfrequentes Reiben, das meist im 3. ICR links parasternal zu hören ist.

■ Schildern Sie kurz, wie Sie bei der Blutdruckmessung vorgehen!

Anlegen der **Blutdruckmanschette** um den Oberarm des Patienten, sodass noch zwei Finger zwischen Manschette und Arm des Patienten Platz haben. **Aufblasen** der Manschette bis ungefähr 20–30 mmHg oberhalb des Werts, bei dem die Pulsationen der A. brachialis in der Ellenbeuge aufhören. Danach wird der **Druck langsam** abgelassen, wobei auf der Manometerskala abgelesen wird, wann die Pulsationen beginnen; dies entspricht dem **systolischen** Blutdruck (Beginn der Pulsationen) und wann sie aufhören, dies entspricht dem **diastolischen** (Ende der Pulsationen) Blutdruck.

■ Sie messen bei einem 55-jährigen Patienten einen systolischen Blutdruckwert von 150 mmHg. Wie ist dieser Befund nach WHO (World Health Organisation) zu bewerten?

Es handelt sich um eine **milde Hypertonie.**

■ Geben Sie die Pulsqualitäten an, die Sie bei einer Pulstastung beurteilen!

Frequenz, Regelmäßigkeit, Unterdrückbarkeit (Härte) und **Größe** (Höhe der Blutdruckamplitude).

■ Was ist ein EKG?

Es handelt sich um das **Elektrokardiogramm**, bei dem die Herzströme (Herzaktionspotenziale) registriert und aufgezeichnet werden.

■ Was wird bei einer Herzkatheteruntersuchung gemacht?

Bei einer Herzkatheteruntersuchung wird eine **Sonde** von einem **peripheren Gefäß** (Arterie oder Vene) aus ins Herz vorgeschoben, wo dann bestimmte **Untersuchungen** vorgenommen werden können, wie z. B. Ermittlung des intrakardialen Blutdrucks oder Sauerstoffmessungen des Bluts in verschiedenen Herzbereichen. Des Weiteren kann durch eine Sonde auch ein Röntgenkontrastmittel verabreicht werden.

■ Was ist eine Koronarangiografie und wozu wird sie bevorzugt eingesetzt?

Eine Koronarangiografie ist eine **Röntgenkontrastdarstellung** der **Herzkranzgefäße** (Koronararterien). Dazu wird ein Katheter – meist entweder über die A. brachialis oder die A. femoralis – so weit vorgeschoben, dass ein Kontrastmittel in die Herzkranzgefäße eingebracht werden kann. Danach wird geröntgt.
Die Koronarangiografie wird durchgeführt, um bei koronaren Herzkrankheiten Stenosen und Kollateralkreisläufe festzustellen. Sie dient auch dazu, verschiedene Schweregrade der Koronarsklerose zu ermitteln. Sie wird bevorzugt bei **Herzinfarktpatienten** eingesetzt, und zwar vor **Revaskularisationsmaßnahmen** wie Bypass-Operationen oder Ballondilatationen.

■ Was versteht man unter einem Vorwärts- bzw. einem Rückwärtsversagen des Herzens?

Unter einem **Vorwärtsversagen** des Herzens versteht man eine **ungenügende Förderleistung,** das heißt, das Herz ist nicht mehr in der Lage, die benötigte Blutmenge auszuwerfen.

Beim **Rückwärtsversagen** dagegen kann die zum Herzen **zurücktransportierte Blutmenge nicht** mehr ausreichend **aufgenommen** werden.

■ Nennen Sie kardiale Ursachen für Herzinsuffizienz!

Klappenstenosen und/oder **Klappeninsuffizienzen, Herzmuskelerkrankungen** (entzündliche und nicht-entzündliche), **Perikarditis, Rhythmusstörungen** (extreme Tachy- und Bradykardien), **koronare Durchblutungsstörungen, Herzinfarkt, angeborene Herzfehler** (z. B. offener Ductus Botalli).

■ Nennen Sie extrakardiale Ursachen für Herzinsuffizienz!

Bluthochdruck, Anämie, Drucksteigerung im Lungenkreislauf, Sauerstoffmangel, Schilddrüsenüberfunktion und **Schock.**

Welcher Teil des Herzens ist insuffizient, wenn seine ungenügende Arbeitsleistung zu einem Blutstau vor dem linken Vorhof führt?

Die linke Herzhälfte.

Geben Sie die Leitsymptome der Linksherzinsuffizienz an!

Atemnot, Zyanose, Tachypnoe, Stauungsbronchitis, Orthopnoe, Asthma cardiale und **Lungenödem.**

Was meint man mit Stauungsbronchitis?

Bei einer Stauungsbronchitis ist es aufgrund einer **Druckzunahme** im **Lungenkreislauf** im Rahmen einer chronischen Linksherzinsuffizienz zu einer **chronischen Bronchitis** mit hartnäckigem **Husten** gekommen.

5

Wodurch kommt es zum Lungenödem?

Zum Lungenödem kommt es durch **schwerste Fälle** von **Linksherzinsuffizienz.**

Erklären Sie, warum es bei einer Linksherzinsuffizienz bei körperlicher Anstrengung zu Atemnot kommen kann!

Bei körperlicher Anstrengung müssen die **Lungen vermehrt Arbeit** leisten, um dem angestiegenen Sauerstoffbedarf nachkommen zu können. Bei einer **Linksherzinsuffizienz** kommt es jedoch zum Blutstau vor dem linken Herzen und damit zum **Rückstau** in die **Lungen.** Die Folge ist, dass die Lungen die geforderte **Mehrarbeit nicht** leisten können. Es kommt zur Atemnot.

Was meint man mit Orthopnoe?

Mit Orthopnoe bezeichnet man die **Luftnot,** die in **horizontaler Lage** auftritt und die durch **Aufrichten gebessert** wird. Orthopnoe tritt typischerweise bei bestehender Linksherzinsuffizienz auf.

Was meint man mit dem Begriff „durchgestaute" Rechtsherzinsuffizienz?

Mit „durchgestauter" Rechtsherzinsuffizienz meint man, dass zuerst eine **Insuffizienz** der **linken Herzhälfte** vorlag, die dann zu **Stauungserscheinungen** im **kleinen Kreislauf** und schließlich zur **Rechtsherzinsuffizienz** geführt hat.

Schildern Sie einen typischen Asthma-cardiale-Anfall!

Bei Asthma cardiale kommt es nachts zu **Anfällen** von **Atemnot,** die mit **starkem Herzklopfen** und **großem Lufthunger** einhergehen. Der Betroffene richtet sich auf, meist öffnet er noch das Fenster, um einige tiefe Atemzüge zu nehmen. Dadurch verschwinden im Allgemeinen die Beschwerden prompt.

Was meint man mit „Cor pulmonale"?

Eine Lungenerkrankung hat zu einer Drucksteigerung im Lungenkreislauf und somit zu einer **erhöhten Druckbelastung** des **rechten Herzens** geführt. Dies mündet schließlich in eine Rechtsherzhypertrophie und später eventuell in eine -dilatation mit nachfolgender **Rechtsherzinsuffizienz.**

Übrigens: Von Cor pulmonale spricht man **nicht,** wenn zuerst eine Linksherzinsuffizienz auftrat, die zur Lungenbelastung und letztendlich zur „durchgestauten" Rechtsherzinsuffizienz geführt hat.

Geben Sie an, warum Sie bei Ihrem Patienten bei Gewichtszunahme, neben anderen differenzialdiagnostischen Überlegungen, eine Herzerkrankung mit in Betracht ziehen müssen!

Die Gewichtszunahme könnte durch eine **Rechtsherzinsuffizienz** bedingt sein. Dabei hat das **Rückwärtsversagen** des Herzens dazu geführt, dass die Zwischenzellflüssigkeit nicht richtig abtransportiert werden kann. Die typischsten Beschwerden, über die der Patient in diesem Zusammenhang klagt, sind abendlich geschwollene Knöchelödeme und Nykturie.

Dabei ist zu beachten, dass erst ab einer Gewichtszunahme von 5 kg äußerlich sichtbare Ödeme auftreten.

Wodurch kann es bei einer Linksherzinsuffizienz zu diskontinuierlichen Nebengeräuschen kommen?

Durch die Linksherzinsuffizienz kommt es zu Stauungserscheinungen im Lungenkreislauf. Dies führt zum Austritt von **Flüssigkeit** in die **Alveolen,** wodurch es zu spätinspiratorischen, diskontinuierlichen Nebengeräuschen (feuchten Rasselgeräuschen) kommt.

■ Begründen Sie, warum es sinnvoll sein kann, bei Herzinsuffizienz die Leberwerte labormäßig zu bestimmen!

Zum einen kann es durch ein Rückwärtsversagen des rechten Herzens zu einer **stauungsbedingten Lebervergrößerung** und damit zu einer **eingeschränkten Funktionsleistung** kommen. Zum anderen könnte die Leber durch ein Vorwärtsversagen des linken Herzens bereits geschädigt sein, da es dadurch zu einer **Minderversorgung** der Leber mit Sauerstoff und Nährstoffen kommt.

■ Darf ein Heilpraktiker eine Herzinsuffizienz behandeln?

Grundsätzlich **ja.** Allerdings müssen **schwere Formen** von Herzinsuffizienz vom **Arzt** behandelt werden, da hier die naturheilkundlichen therapeutischen Maßnahmen nicht ausreichen. Leichtere Formen von Herzinsuffizienz können aber naturheilkundlich gut behandelt werden (z. B. phytotherapeutisch, hydrotherapeutisch oder durch Atemtherapie).

■ Welche Schichten des Herzens können sich entzünden?

Grundsätzlich können sich **alle drei** Schichten des Herzens entzünden (Perikarditis): das Endokard, das Myokard und das Perikard.

■ Welche Veränderungen können sich aufgrund einer abgelaufenen Endokarditis an den Herzklappen einstellen?

Aufgrund einer abgelaufenen Endokarditis kann es an den Herzklappen zu **Klappenstenosen** und/oder **Klappeninsuffizienzen** kommen.

■ Geben Sie an, ob ein Patient mit einer bakteriellen oder mit einer abakteriellen Endokarditis gefährdeter ist, eine Embolie zu erleiden!

Bei der **bakteriellen** Endokarditis besteht eine größere Emboliegefahr als bei der abakteriellen Form. Bei der abakteriellen (meist also rheumatischen Endokarditis) kommt es zwar auch zur thrombotischen Auflagerung an den Herzklappen, diese sind aber mit dem Endokard „fester verwachsen" als bei der bakteriellen Endokarditis.

■ Geben Sie Ursachen der rheumatischen Endokarditis an!

Die häufigste Ursache der rheumatischen Endokarditis ist das **rheumatische Fieber.** Außerdem kann sie aber auch bei anderen rheumatischen Erkrankungen, z. B. LE, auftreten.

■ Was versteht man unter Endocarditis lenta?

Es handelt sich um eine **subakut,** also langsam verlaufende **Endokarditis** (lat. lenta = langsam, langandauernd). Das bedeutet, dass der Krankheitsverlauf weniger dramatisch ist als bei der akuten Form.

■ Geben Sie die Symptome der Endocarditis lenta an!

Fieber um **38 °C, Herz-** und **Gelenkbeschwerden, Appetitmangel, auch Gewichtsabnahme, Petechien** (punktförmige Hautblutungen) an Rumpf, Extremitäten und Augenhintergrund. Eventuell kommt es durch das Auftreten von **arteriellen Embolien** zu ungefähr linsengroßen, roten, druckschmerzhaften **Knötchen in der Haut,** die vor allem an Fingern und Zehen auftreten. Entwickelt sich eine Herzinsuffizienz, so bildet sich eine **Zyanose** aus. Es kann zum Ikterus (Gelbsucht) und zur Milzschwellung kommen.

■ Wodurch kann es zur Endocarditis lenta kommen?

Bei der Entstehung der Endocarditis lenta spielen **Streuherde** eine wichtige Rolle, z. B. chronisch vereiterte Mandeln, Zähne oder Nebenhöhlen. Betroffen sind in der Mehrzahl der Fälle Patienten mit vorgeschädigtem Klappenapparat (z. B. künstlichen Herzklappen).

■ Wie werden die Herzmuskelentzündungen von ihrer Ursache her unterteilt?

Man unterscheidet:
- **Rheumatische Myokarditis** (rheumatisches Fieber, LE, Sklerodermie, Morbus Bechterew und Periarteriitis nodosa, Dermatomyositis)
- **Infektiöse Myokarditis** (Viren, Bakterien, Pilze, Protozoen)
- **Allergische Myokarditis** (Medikamente: Penizillin, Zytostatika, Reserpin u. a.)

■ Welche Beschwerden treten bei einer Myokarditis auf?

Zu den Beschwerden der Grunderkrankung, z. B. Rheuma, treten nun eine relative **Tachykardie** und **Herzrhythmusstörungen.** Des Weiteren kann sich eine **Herzinsuffizienz** mit Kurzatmigkeit und Abgeschlagenheit entwickeln. In schweren Fällen kann es zum kardiogenen Schock kommen.

■ Welche Teile des Herzens können sich bei einer Perikarditis entzünden?

Bei der Perikarditis (Herzbeutelentzündung) können sich das **viszerale** und/oder das **parietale Blatt** entzünden.

■ Wie kann man die Herzbeutelentzündungen von der Ergussbildung und vom Verlauf her einteilen?

Nach der Ergussbildung unterscheidet man:
- **Pericarditis exsudativa** (mit Ergussbildung)
- **Pericarditis sicca** (ohne Ergussbildung)

Vom Verlauf her unterscheidet man eine **akute,** eine **chronische** und eine **chronisch-konstriktive** Form.

■ Nennen Sie Ursachen einer Perikarditis!

Eine Perikarditis kann **idiopathisch,** d. h., ohne erkennbare äußere Ursache entstehen. Häufiger entwickelt sie sich aber **sekundär** aus einer anderen, ihr zugrunde liegenden Krankheit. Hier kommen in Betracht:
- **Infektionen** (Bakterien, Pilze, Viren, Protozoen)
- **Rheumatisches Fieber** und andere Erkrankungen des rheumatischen Formenkreises (z. B. LE, PCP)
- **Herzinfarkt, Stoffwechselerkrankungen** (diabetische Ketoazidose, Myxödem, Urämie)
- **Allergien** (Medikamente)
- **Verletzungen** des Brustraums (z. B. nach herzchirurgischen Eingriffen)
- **Entzündungen** der **Nachbarorgane** (Pneumonie, Tuberkulose, Pleuritis)
- **Tumoren** (Perikard-, Bronchial-, Brustdrüsen- und Speiseröhrenkrebs, Morbus Hodgkin).

■ Wodurch kann es zur Entstehung einer chronisch-konstriktiven Perikarditis kommen?

Zur chronisch-konstriktiven Perikarditis kann es kommen, wenn es bei der **Ausheilung** einer Herzbeutelentzündung zu **narbigen Schrumpfungen** des Herzbeutels kommt oder zu **Verwachsungen** des inneren mit dem äußeren Blatt.

■ Was versteht man unter einem Panzerherz (Pericarditis calcarea)?

Wird bei einer chronisch-konstriktiven Perikarditis noch zusätzlich **Kalk** in den Herzbeutel **eingelagert,** so spricht man von einem Panzerherz.

■ Ein Patient gibt starke Schmerzen in der Herzregion an. Bei der Auskultation stellen Sie Reibegeräusche („Lederknarren") im Stethoskop fest. Welche Erkrankung liegt vermutlich vor?

Es handelt sich um eine **trockene Herzbeutelentzündung** (Pericarditis sicca).

■ Wenn eine trockene Herzbeutelentzündung in eine feuchte übergeht, nehmen dann die Schmerzen ab oder zu?

Die Schmerzen **nehmen** (zumindest zunächst) **ab.**

■ Geben Sie an, welche Klappenfehler man aufgrund der an den Klappen aufgetretenen Veränderungen unterscheidet und wie sich dieser Defekt auf den Blutdurchfluss auswirkt!

Man unterscheidet:
- **Klappeninsuffizienz,** d. h., die Klappe schließt nicht dicht, was zur Bildung von **Pendelblut** führt.
- **Klappenstenose,** d. h., durch Verwachsungen der Klappenränder kommt es zu einer Verengung der Durchlassöffnung. Dies führt zum **Blutstau** vor der Klappe.

■ Zu welchen Umbauten des Herzens führt eine Mitralstenose?

Da der **linke Vorhof** mehr Arbeit leisten muss, **hypertrophiert** er. Gelangt durch die verengte Mitralklappe trotz der Vorhofhypertrophie nicht genug Blut, so kann es zur **Atrophie** der **linken Kammer** kommen.

■ Was versteht man unter einem „Mitralgesicht"?

Beim Mitralgesicht sind die **Wangen** und meist auch die **Lippen zyanotisch** verfärbt. Außerdem sieht man **Teleangiektasien** (erweiterte Hautgefäße) **schmetterlingsförmig** über den Wangen und über dem Nasenrücken. Frei von Teleangiektasien sind das Nasen-Mund-Dreieck, die Stirn und das Gebiet vor den Ohren.

■ Zu welchen Umbauten des Herzens führt eine Mitralinsuffizienz?

Bei einer Mitralinsuffizienz kommt es zum Pendelblut. Durch die dadurch geforderte Mehrarbeit vergrößert sich die **linke Kammer (hypertrophiert).** Der **linke Vorhof** kann dem erhöhten Druck durch das zurückströmende Blut im Allgemeinen nicht standhalten und **dilatiert.**

■ Welche Beschwerden könnte ein Patient mit Mitralinsuffizienz in Ihrer Praxis angeben?

Ein solcher Patient würde aufgrund der Blutstauung vor dem linken Herzen sicherlich über **Atemnot** klagen, die sich bei flachem Liegen verstärkt. Des Weiteren könnte es sein, dass er klagt, dass er nachts mehrmals aus dem Schlaf hochschreckt, Atemnot hat, sich aufrichten muss und eventuell zum Fenster geht, um hier ein paar tiefe Atemzüge zu tun. Ist es bereits zur durchgestauten Rechtsherzinsuffizienz gekommen, könnte der Patient über weitere Beschwerden wie häufiges nächtliches Wasserlassen und abendlich geschwollene Knöchelödeme klagen.

■ Wie heißt die Erkrankung, bei der sich das Mitralklappensegel ballonartig in den Vorhof vorwölbt?

Mitralklappenprolaps (Mitralprolaps).

■ Was wissen Sie über die Ursachen des Mitralprolaps?

Die eigentliche Ursache ist **unbekannt;** man konnte allerdings eine **familiäre Häufung** beobachten. Außerdem vermutet man, dass ein **Autoimmungeschehen** zu der Klappenveränderung führen kann.

■ Müssen bei einem Mitralprolaps Beschwerden auftreten?

Nein. Meist besteht Beschwerdefreiheit. Gelegentlich werden jedoch Schmerzen hinter dem Brustbein, Herzklopfen, Arrhythmien, Schwächegefühle, leichte Ermüdbarkeit, Atemnot, Lufthunger, selten auch Schwindel und Angstgefühle mit Kollapsneigung angegeben.

■ Zu welchen Veränderungen am Herzen führt eine Aortenklappenstenose?

Es kommt zur **Linksherzhypertrophie.**

■ Zu welchen Veränderungen am Herzen führt eine Aortenklappeninsuffizienz?

Durch den Druckanstieg in der linken Kammer kommt es zu einer Erweiterung (Dilatation) und einer **Hypertrophie** der linken Kammer.

■ Geben Sie die Höhe der Blutdruckamplitude bei Aortenklappenstenose und bei Aortenklappeninsuffizienz an!

- Aortenklappenstenose: **kleine** Blutdruckamplitude
- Aortenklappeninsuffizienz: **große** Blutdruckamplitude

■ Geben Sie Ursachen von angeborenen Herzfehlern an!

Bei den angeborenen Herzfehlern spielen exogene und endogene Faktoren eine Rolle. Im Einzelnen kommen in Betracht: **Rötelnembryopathie, Medikamente** (Thalidomid, Zytostatika, Immunsuppressiva), Erkrankungen der Mutter (Diabetes mellitus, LE), außerdem Chromosomenabweichungen wie z. B. Down-Syndrom und Turner-Syndrom.

Was meint man bei einem Herzfehler mit Links-rechts-Shunt?

Mit Links-rechts-Shunt meint man bei einem Herzfehler, dass das Blut einen verkürzten falschen Weg nimmt, **vom linken ins rechte Herz.** Dabei ist die Fließrichtung des Bluts jeweils vom Ort des höheren zum Ort des niedrigeren **Drucks.**

Geben Sie Beispiele für Herzfehler mit Links-rechts-Shunt!

Vorhof- und **Kammerseptumdefekt** und **offener Ductus Botalli.**

Zählen Sie angeborene Herzfehler ohne Shunt auf!

Pulmonal-, Aorten- und **Aortenisthmusstenose** sowie **Aortenbogenanomalien.**

Welche Fehlentwicklung liegt einem Foramen-ovale-Defekt zugrunde?

Vorgeburtlich besteht eine Öffnung zwischen dem rechten und dem linken Vorhof zur Umgehung des Lungenkreislaufs. Bei einem **Foramen-ovale-Defekt** hat sich diese Öffnung nachgeburtlich **nicht richtig geschlossen.**

Müssen bei einem Kammerseptumdefekt immer Beschwerden auftreten?

Nein. Ob Beschwerden auftreten, hängt von der **Größe** des **Defekts** ab. Da oft nur geringe Defekte bestehen, liegt meist Beschwerdefreiheit vor. In ausgeprägten Fällen können Blässe (eventuell Zyanose), Abgeschlagenheit und Atemnot auftreten. Nur in schweren Fällen kommt es zur pulmonalen Hypertonie und zur Rechtsherzinsuffizienz.

Was meint man mit dem Herzfehler „offener Ductus Botalli"?

Beim offenen Ductus Botalli hat sich **nach** der **Geburt** (über die ersten drei Lebensmonate hinaus) der **vorgeburtliche Shunt** (Ductus Botalli) zwischen dem Truncus pulmonalis und der Aorta **nicht geschlossen.**

Welche Herzfehler liegen bei einer Fallot-Tetralogie vor?

Bei der Fallot-Tetralogie treten folgende Symptome auf:

- **Kammerseptumdefekt**
- **Pulmonalklappenstenose**
- **Rechtsherzhypertrophie**
- **„Reitende" Aorta:** Verlagerung der Aorta nach rechts, sodass diese aus beiden Kammern Blut erhält und über dem Septumdefekt „reitet".

Zu welchen Umbauten am Herzen kommt es bei einer Pulmonalstenose?

Bei einer Pulmonalstenose kommt es durch den Blutstau in der **rechten Kammer** hier zu einer **Hypertrophie.** Später kann die Hypertrophie in eine **Dilatation** der Herzkammer übergehen und so zu einer nachfolgenden Rechtsherzinsuffizienz führen.

Bei einem Patienten liegt am Übergang vom Aortenbogen zur absteigenden Aorta eine Verengung vor. Um welches Krankheitsbild handelt es sich?

Es handelt sich um eine **Aortenisthmusstenose,** also um einen angeborenen Herzfehler.

Geben Sie Symptome und Komplikationen an, die bei einem Erwachsenen mit Aortenisthmusstenose bestehen können!

Aneurysmabildung der Aorta, **arteriosklerotische Ablagerungen, Linksherzinsuffizienz** und **Bluthochdruck** in der **oberen Körperhälfte,** bei **niedrigem Blutdruck** in der **unteren Körperhälfte** (warme Hände, kalte Füße).

Welche Arten von Herzrhythmusstörungen kann man unterscheiden?

Unterschieden werden folgende Herzrhythmusstörungen:

Extrasystolen
Spontan auftretende Herzerregungen, die in den normalen Grundrhythmus eingestreut sind

Tachykardien
Herzschlagfrequenz über 100 Schläge in der Minute

Bradykardien
Herzschlagfrequenz unter 60 Schläge in der Minute

■ Warum werden von Patienten mit Herzrhythmusstörungen oft Schwindel, Leeregefühl im Kopf und Sehstörungen als Beschwerden angegeben?

Aufgrund der Herzrhythmusstörungen kann es zur **Sauerstoffunterversorgung** kommen. Das Organ, das darauf am sensibelsten reagiert, ist das **Gehirn.** Deshalb sind die ersten Störungen, die ein Patient schildert, typischerweise auf diese zerebrale Minderversorgung zurückzuführen.

■ Ein Patient sucht Ihre Praxis auf und klagt über „Herzstolpern". Nennen Sie mindestens vier mögliche Ursachen!

Psychische Faktoren, Schilddrüsenüberfunktion, Kaffee, Myokarditis, Herzinfarkt, Herzinsuffizienz, Koronarinsuffizienz, Panzerherz, Cor pulmonale, Medikamente (Digitalis), Stoffwechselstörungen (Elektrolytstörungen).

■ Ein Patient hat normalerweise einen Puls von 70. Jetzt hat er 40 °C Fieber. Welchen Pulsschlag würden Sie in diesem Fall erwarten?

Man rechnet pro Grad Celsius Temperaturerhöhung 10 Schläge pro Minute mehr. Hat also ein Patient 40 °C Fieber, so muss man 30 Herzschläge pro Minute dazurechnen. Damit ergibt sich, dass der Betroffene 70 + 30, also einen **Puls** von **100** haben müsste.

■ Was versteht man unter einer primären Tachykardie?

Die primäre Tachykardie hat **keine andere (erkennbare) Krankheitsursache,** z. B. Schilddrüsenüberfunktion oder Anämie, sondern sie entsteht aus sich selbst heraus, d. h. idiopathisch.

■ Was ist eine paroxysmale Tachykardie?

Es handelt sich um **anfallsweises** Herzjagen. Die Tachykardie setzt hierbei aus voller Gesundheit meist mit 130–220 Schlägen pro Minute ein.

■ Welche Erste-Hilfe-Maßnahmen können bei einer paroxysmalen Tachykardie durchgeführt werden?

- Patient beruhigen
- **Bulbus-Druckversuch** (Druck auf die Augäpfel)
- **Karotissinus-Druckversuch** (Druck auf **eine** der beiden Halsschlagadern) bleibt in der Regel dem Notarzt vorbehalten.

■ Was versteht man unter Koronarinsuffizienz?

Die Herzkranzgefäße sind **nicht** mehr in der Lage, den **Herzmuskel ausreichend** mit Sauerstoff und Nährstoffen zu **versorgen.**

■ Durch welche Risikofaktoren sind auch Frauen unter 40 deutlich gefährdet, eine koronare Herzkrankheit zu erleiden?

Frauen, die **rauchen** und gleichzeitig orale Kontrazeptiva **(„Pille")** nehmen. Selbstverständlich erhöht sich das Risiko noch weiter, wenn auch andere übliche Risikofaktoren vorliegen, wie Stress, Bluthochdruck, Erhöhung der Blutfettwerte, Diabetes mellitus und Übergewicht.

■ Welche Faktoren können zu einer Einengung des Gefäßlumens der Koronarien führen?

- **Arteriosklerose** (Ablagerungen von Fetten und Kalk in der Gefäßwand)
- **Gefäßspasmen** (Gefäßkrämpfe) und Gefäßentzündungen (Angitiden)

■ Was versteht man unter Angina pectoris?

Unter Angina pectoris versteht man auftretende **Schmerzen** (eventuell nur ein Enge- und/oder Druckgefühl) im **Brustbereich,** die in bestimmte andere Körperregionen (z. B. in die linke Kleinfingerseite) ausstrahlen können. Ursache ist eine Unterversorgung des Herzmuskels. Allerdings führt die Unterversorgung nicht zum Absterben von Herzmuskelgewebe (im Unterschied zum Herzinfarkt).

■ Ein Patient sagt Ihnen, dass er einen Angina-pectoris-Anfall habe und klagt Ihnen ein äußerst starkes Druckgefühl im Brustkorb, das bereits

seit 30 Minuten anhält. Das von ihm eingenommene Nitroglyzerin hat seine Beschwerden nur kaum merklich gelindert. Wie gehen Sie vor?

Der Patient **irrt** sich offensichtlich in seiner Diagnose. Es muss davon ausgegangen werden, dass kein schwerer Angina-pectoris-Anfall vorliegt, sondern dass es zu einem **Herzinfarkt** gekommen ist. Der Patient muss umgehend in die **Klinik** eingewiesen werden.

■ Dürfen Sie einen Patienten mit Angina-pectoris-Anfällen behandeln?

Grundsätzlich **ja.** Leichtere Angina-pectoris-Anfälle eignen sich sehr gut für eine naturheilkundliche Behandlung (Bischofskraut bei Angina-pectoris-Anfällen, Knoblauch gegen Arteriosklerose und Bluthochdruck, Ginkgo biloba gegen periphere und zentrale Durchblutungsstörungen). **Schwere Fälle** müssen allerdings an den **Arzt** verwiesen werden!

■ Was wird bei einer kardialen Bypass-Operation gemacht?

Bei einer Bypass-Operation wird ein **Gefäßverschluss umgangen,** indem eine Verbindung von der Aorta zu den Koronarien geschaffen wird. Zur Herstellung dieser Verbindung wird entweder eine Vene (z. B. aus dem Ober- oder Unterschenkel) entnommen oder die innere Brustkorbschlagader (hierbei geringere Verschlussrate). Danach kann evtl. ein Stent (Gitterröhrchen), das mit einem Medikament beschichtet sein kann, eingesetzt werden, um einem erneuten Gefäßverschluss vorzubeugen.

■ Welches Medikament wird in der Schulmedizin zur Therapie eines Angina-pectoris-Anfalls eingesetzt?

Nitroglyzerin.

■ Ein 50-jähriger Mann sucht Ihre Praxis auf und klagt über Angina-pectoris-Anfälle, Herzrasen, Herzstolpern und Schweißausbrüche. Bei der Untersuchung stellen Sie durch Perkussion fest, dass der Darm gasgebläht ist, wodurch es zu einem Zwerchfellhochstand gekommen ist. Welches Krankheitsbild liegt hier vor?

Roemheld-Syndrom.

■ Was liegt einem Herzinfarkt zugrunde?

Es ist zu einer **akuten Unterversorgung** des **Herzmuskels** gekommen, wodurch der betroffene Bereich **abstirbt.**

■ Was versteht man nach einem durchgemachten Herzinfarkt unter Resorptionsfieber?

Unter Resorptionsfieber versteht man, dass es ungefähr 1–2 Tage **nach** einem Herzinfarkt für ungefähr **eine Woche** zu einem **Anstieg** der **Körpertemperatur** von meist nicht über 38 °C kommen kann.

Ursache ist der Anfall von pyrogenen (fiebererzeugenden) Eiweißzerfallsprodukten aus den abgestorbenen Herzmuskelzellen.

■ Geben Sie an, in welchen Körperregionen der Betroffene bei einem Herzinfarkt Schmerzen angeben kann!

Die Schmerzen werden meist als sehr starkes Druck- und Vernichtungsgefühl **hinter** dem **Brustbein** angegeben. Evtl. können sie – ähnlich wie bei einem Angina-pectoris-Anfall – in die linke Schulter und in die Kleinfingerseite des linken Arms ausstrahlen. Evtl. treten auch im linken Halsbereich, dem linken Unterkiefer, dem Oberbauch, dem Rücken, manchmal sogar in der rechten Schulter und gleichzeitig im linken und rechten Arm Schmerzen auf.

■ Welche Enzyme können im Serum bestimmt werden, um die Diagnose „Herzinfarkt" zu sichern?

- **CK,** Kreatinkinase, maximale Konzentration im Serum nach 18 Stunden
- **SGOT,** Lebertransaminase, maximale Konzentration im Serum nach 26 Stunden
- **LDH,** maximale Konzentration im Serum nach 34 Stunden
- **Alpha-HBDH,** maximale Konzentration nach 51 Stunden

■ Warum dürfen bei einem Patienten mit Herzinfarktverdacht keine i. m. Injektionen vorgenommen werden?

Durch die in der Klinik durchgeführte Lysetherapie kann es in dem angestochenen Muskel zu **schweren Einblutungen** kommen. Außerdem können durch die Injektion aus dem Skelettmuskel Enzyme freigesetzt werden, welche die Enzymdiagnostik verfälschen.

■ Was müssen Sie unbedingt bei einem Patienten mit Herzinfarktverdacht beachten, wenn Sie Nitroglyzerin verabreichen wollen?

Vor der Verabreichung muss unbedingt der **Blutdruck kontrolliert** werden. Nur wenn der systolische Wert über 120 mmHg liegt, darf das Präparat verabreicht werden.

■ Ein digitalisierter Patient kommt zu Ihnen und klagt über eine Allergie. Was muss bei der von Ihnen durchgeführten Therapie unbedingt beachtet werden?

Der Patient darf **kein Kalzium** verabreicht bekommen, da es dadurch zu schweren Herzrhythmusstörungen kommen könnte (Kalzium verstärkt die Digitaliswirkung!)

■ Nennen Sie die bekannteste schulmedizinische Wirkstoffgruppe, die vor allen Dingen bei tachykarden Herzrhythmusstörungen eingesetzt wird!

Betablocker (Betarezeptorenblocker).

■ Ein Patient kommt zu Ihnen in die Praxis und berichtet Ihnen, dass er die vom Arzt verordneten Betablocker, die er seit einiger Zeit einnimmt, nicht mehr nehmen möchte. Worauf müssen Sie ihn unbedingt hinweisen?

Durch ein **plötzliches Absetzen** von Betablockern kann es zu **gefährlichen Komplikationen** kommen, wie lebensbedrohliche Tachykardien, Herzinfarkt, Angina-pectoris-Anfall und Blutdruckanstieg.

■ Bei welchen Erkrankungen werden in der Schulmedizin Kalziumblocker eingesetzt?

Bei **Bluthochdruck** und **Angina pectoris.**

■ Ein Patient hat von seinem Arzt Diuretika verordnet bekommen, um die Harnausscheidung zu fördern. Außerdem soll er gleichzeitig gerinnungshemmende Mittel (Antikoagulanzien) einnehmen, was ihm unverständlich ist. Deshalb möchte er nun von Ihnen wissen, ob er die Antikoagulanzien auch einnehmen soll oder ob er hierauf nicht verzichten könnte. Wie gehen Sie in diesem Fall vor?

Der Patient muss darauf hingewiesen werden, dass es durch die **Diuretika** zu einer **Bluteindickung** und damit zu einer **erhöhten Thromboseneigung** kommt. Die **Antikoagulanzien müssen genommen werden,** um die Fließeigenschaft des Bluts wieder zu verbessern, da er sonst damit rechnen muss, z. B. einen Herzinfarkt oder einen Hirnschlag zu erleiden.

■ Bei welcher Erkrankung werden ACE-Hemmer in der Schulmedizin eingesetzt?

ACE-Hemmer werden zur **Blutdrucksenkung** eingesetzt. Sie verhindern die Bereitstellung von Angiotensin und damit eine Verengung der Blutgefäße, die Freisetzung von Aldosteron und das vermehrte Zurückhalten von Natrium im Blut. Auf diesen Eigenschaften beruht ihre **blutdrucksenkende Wirkung.**

5.3 Multiple-Choice-Fragen

■ Welche Aussagen über das Herz sind zutreffend?

1 Das Herz liegt im Brustkorb.
2 Die innerste Herzschicht ist das Epikard.
3 Die Atrioventrikularklappen sind Taschenklappen.
4 Am Herzen gibt es ein Atrium dextrum, ein Atrium sinistrum, ein Ventriculus dexter, ein Ventriculus sinister und ein Ventriculus coronarius.

5 Die linke Herzkammerwand ist dicker als die rechte.
6 Die Herzklappen werden von der Herzmuskelschicht gebildet.

Die Antworten 1 und 5 sind richtig.

Anmerkung
- Punkt 2: Die Herzinnenschicht heißt Endokard.
- Punkt 3: Die Atrioventrikularklappen sind Segelklappen.
- Punkt 4: Falsch ist Ventriculus coronarius, da es ihn überhaupt nicht gibt.
- Punkt 6: Die Herzklappen werden von der Herzinnenschicht gebildet.

■ Welche Aussagen über die Herzklappen sind richtig?

1 Die Mitralklappe ist die zweizipfelige Klappe. Sie liegt zwischen rechtem Vorhof und rechter Kammer.
2 Die Trikuspidalklappe ist die dreizipfelige Klappe. Sie liegt zwischen rechtem Vorhof und rechter Kammer.
3 Die Aortenklappe ist eine Semilunarklappe. Sie liegt zwischen der linken Kammer und dem Abgang der Aorta.
4 Die Pulmonalklappe gehört zu den Atrioventrikularklappen.
5 Die Taschenklappen sind durch Sehnenfäden, die an Papillarmuskeln sitzen, an der Kammerwand befestigt.

Die Antworten 2 und 3 sind richtig.

Anmerkung
- Punkt 1: Die Mitralklappe liegt zwischen linkem Vorhof und linker Kammer.
- Punkt 4: Die Atrioventrikularklappen sind die Mitral- und die Trikuspidalklappe.
- Punkt 5: Nur die Segelklappen sind durch Sehnenfäden über Papillarmuskeln mit der Kammerwand verbunden.

■ Was stimmt für den Herzschlag?

1 Beim Blutdruckmessen ermitteln Sie den Wert von 120/80 mmHg. In diesem Fall wird der Wert von 120 mmHg als der systolische Wert bezeichnet.
2 Bei jeder Kontraktion ziehen sich gleichzeitig der rechte Vorhof und die rechte Kammer zusammen. Auffolgend kontrahieren sich der linke Vorhof und die linke Kammer.
3 Der Klappenschlusston ist der erste dumpfere Herzton.
4 Der Klappenschlusston kommt durch das Zuschlagen der Aorten- und Pulmonalklappe zustande.
5 Herztöne und Herzgeräusche sind Synonyme.

Die Antworten 1 und 4 sind richtig.

Anmerkung
- Punkt 2: Es kontrahieren gleichzeitig beide Vorhöfe. Auffolgend kontrahieren die beiden Kammern.
- Punkt 3: Der Klappenschlusston ist der zweite helle Herzton.

■ Welche anatomischen Strukturen gehören zum Erregungsleitungssystem des Herzens?

1 Purkinje-Fasern
2 Atrioventrikularklappen
3 Sinusknoten
4 Koronarien
5 Tawara-Schenkel
6 His-Bündel
7 Erb-Punkt

Die Antworten 1, 3, 5 und 6 sind richtig.

Anmerkung
- Punkt 2: Atrioventrikularklappen gehören zum Klappensystem.
- Punkt 4: Koronarien dienen der Herzversorgung.

■ Was sind einfache Untersuchungsmethoden des Herzens, die der Heilpraktiker auch durchführen kann und darf?

1 Perkussion
2 Inspektion
3 Palpation
4 Auskultation
5 Blutdruckmessung
6 Pulsmessung
7 Koronarangiografie

Die Antworten 1, 2, 3, 4, 5, und 6 sind richtig.

Was stimmt für die Herzinsuffizienz?

1 Unter Herzinsuffizienz versteht man eine Schwäche des Endokards.
2 Das Herz ist nicht mehr in der Lage, eine ausreichende Menge Blut in die Peripherie zu pumpen.
3 Einer Rechtsherzinsuffizienz geht immer eine Linksherzinsuffizienz voraus.
4 Meist besteht zuerst eine Rechtsherzinsuffizienz, der dann eine Linksherzinsuffizienz folgt.
5 Eine Globalinsuffizienz bedeutet, dass die Herzkranzgefäße insuffizient sind.

Antwort 2 ist richtig.

Anmerkung
- Punkt 1: Herzinsuffizienz ist eine Schwäche des Myokards.
- Punkt 3: Eine Rechtsherzinsuffizienz kann auch aus sich heraus entstehen, z. B. aufgrund eines Trikuspidalfehlers.
- Punkt 4: Meist ist zuerst eine Linksherzinsuffizienz da, der dann eine Rechtsherzinsuffizienz folgt.
- Punkt 5: Eine Globalinsuffizienz bedeutet, dass der gesamte Herzmuskel insuffizient ist.

Wodurch kann eine Herzinsuffizienz verursacht werden?

1 Arteriosklerose
2 Mitralklappenstenose
3 Ausgeprägte Tachykardie
4 Chronische Hepatitis
5 Hypertonie
6 Lungenemphysem
7 Anämie
8 Fallot-Tetralogie

Die Antworten 1, 2, 3, 5, 6, 7 und 8 sind richtig.

Anmerkung
- Punkt 7: Infolge einer Anämie wird der Herzmuskel nicht mehr ausreichend mit Sauerstoff versorgt.

Wählen Sie typische Beschwerden einer Linksherzinsuffizienz aus!

1 Orthopnoe
2 Nykturie
3 Tachypnoe
4 Dyspnoe
5 Asthma bronchiale
6 Lungenödem
7 Venenstauung

Die Antworten 1, 3, 4 und 6 sind richtig.

Anmerkung
- Punkte 2 und 7: Es handelt sich um Beschwerden der Rechtsherzinsuffizienz.
- Punkt 5: Asthma **bronchiale** darf nicht mit Asthma cardiale verwechselt werden.

Welche Aussagen über Entzündungen des Herzens sind zutreffend?

1 Am Herzen kann sich immer nur eine Schicht entzünden, also entweder das Endokard oder das Myokard oder das Perikard.
2 Bei der Myokarditis besteht die Gefahr, dass Klappenfehler zurückbleiben.
3 Rheumatisches Fieber in Folge einer Streptokokkeninfektion kann sich nur am Endokard abspielen und nicht am Myokard.
4 Bei der bakteriellen Endokarditis besteht eine höhere Gefahr, dass sich Thromben ablösen und zu einer Embolie führen, als bei der abakteriellen Form.
5 Die abakterielle Endokarditis kann als Begleiterscheinung von PCP, LE und Morbus Bechterew auftreten.
6 Die Myokarditis kann eine Begleiterscheinung von Infektionskrankheiten sein.

Die Antworten 4, 5 und 6 sind richtig.

Anmerkung
- Punkt 1: Es können sich auch zwei oder alle drei Schichten entzünden.
- Punkt 2: Klappenfehler bleiben aufgrund einer Endokarditis zurück.
- Punkt 3: Rheumatisches Fieber kann sich am Endokard, am Myokard und am Perikard zeigen.

Welche Aussagen über die Perikarditis sind zutreffend?

1 Man kann eine akute und eine chronische Herzbeutelentzündung unterscheiden.
2 Man kann eine trockene und eine feuchte Herzbeutelentzündung unterscheiden.
3 Die akute Perikarditis geht häufig mit einer Ergussbildung einher.
4 Pericarditis calcarea ist das Panzerherz.
5 Beim Panzerherz ist es zu Kalkeinlagerungen in den narbig verheilten Herzbeutel gekommen.

Die Antworten 1, 2, 3, 4 und 5 sind richtig.

■ Welche Aussagen über Herzklappenfehler sind richtig?

1 Sie können angeboren sein.
2 Sie können erworben werden.
3 Sie entwickeln sich typischerweise aufgrund einer Myokarditis.
4 Aufgrund einer Klappenstenose kommt es zu Pendelblut.
5 Bei Klappenerkrankungen ist am häufigsten die Trikuspidalklappe betroffen.
6 Besteht eine Aortenklappenstenose, so ist ein harter, hämmernder Puls zu tasten.

Die Antworten 1 und 2 sind richtig.

Anmerkung
- Punkt 3: Herzklappenfehler entwickeln sich typischerweise aufgrund einer Endokarditis.
- Punkt 4: Folge einer Klappenstenose ist ein Blutstau vor der verengten Klappe. Zum Pendelblut kommt es aufgrund einer Klappeninsuffizienz.
- Punkt 5: Am häufigsten ist die Aortenklappe betroffen.
- Punkt 6: Bei Aortenklappenstenose kommt es zu einer schwachen Pulswelle.

■ Was stimmt für die angeborenen Herzfehler?

1 Bei einem Kammerseptumdefekt kommt es zu einem Links-rechts-Shunt.
2 Mit dem offenen Ductus Botalli meint man ein Offenbleiben der fetalen Verbindung zwischen Pulmonalarterie und Aorta.
3 Bei der Fallot-Tetralogie liegen die folgenden Herzfehler vor: Kammerseptumdefekt, reitende Aorta, Pulmonalklappenstenose und Linksherzhypertrophie.
4 Bei der Aortenisthmusstenose liegt eine Verengung der Pulmonalarterien aufgrund von Verwachsungen der Pulmonalklappen vor.

Die Antworten 1 und 2 sind richtig.

Anmerkung
- Punkt 3: nicht Linksherz-, sondern Rechtsherzhypertrophie, da eine Pulmonalklappenstenose vorliegt.
- Punkt 4: Aortenisthmusstenose ist eine Verengung in der Aorta.

■ Für Rhythmusstörungen trifft zu:

1 Rhythmusstörungen werden immer autonom vom Sinusknoten verursacht. Sympathikus und Parasympathikus können dabei keine Rolle spielen.
2 Bei einem Sportler ist eine Herzfrequenz von 50 Schlägen pro Minute in jedem Fall behandlungsbedürftig.
3 Extrasystolen können durch Herzentzündungen verursacht werden.
4 Extrasystolen können durch eine Überdosierung mit Digitalis verursacht werden.
5 Psychische Ursachen können keine Extrasystolen auslösen.

Die Antworten 3 und 4 sind richtig.

■ Kreuzen Sie an, wenn es sich um eine Erregungsleitungsstörung (Reizleitungsstörung) handelt!

1 Tachykardie durch funktionelle Störung
2 Bradykardie durch Digitaliseinnahme
3 Bradykardie durch AV-Block
4 Asystolie durch SA-Block Grad 3

Die Antworten 3 und 4 sind richtig.

■ An welchen Stellen kann es zu Erregungsweiterleitungsstörungen kommen?

1 Weiterleitung vom Sinusknoten zu den Vorhofmuskelzellen
2 Weiterleitung von den Vorhöfen zur Kammer
3 Weiterleitung von den Tawara-Schenkeln zu den Vorhofmuskelzellen

Die Antworten 1 und 2 sind richtig.

Anmerkung
- Punkt 3: Die Reizweiterleitung läuft von den Tawara-Schenkeln zu den Muskelzellen der Kammer – nicht zu den Muskelzellen der Vorhöfe.

Was passt zu Adams-Stokes-Anfällen?

1 Bohrender Kopfschmerz
2 Plötzlicher Bewusstseinsverlust
3 Atemstillstand
4 Anterograde Amnesie

Die Antworten 2 und 3 sind richtig.

Anmerkung
- Punkt 4: Zu Adams-Stokes-Anfällen gehört eine retrograde Amnesie, d.h., der Patient kann sich nicht daran erinnern, was vor dem Anfall passierte. Bei einer anterograden Amnesie kann nicht erinnert werden, was nach dem Beginn einer ursächlichen Erkrankung passierte. Das tritt bei neurodegenerativen Prozessen auf, z.B. beim Morbus Alzheimer.

Welche Aussagen über die Koronarinsuffizienz und den Herzinfarkt sind zutreffend?

1 Bei einem Angina-pectoris-Anfall können eine Arteriosklerose der Kranzgefäße und Spasmen der Kranzgefäße eine Rolle spielen.
2 Jeder Angina-pectoris-Anfall führt auch zu einem Herzinfarkt.
3 Häufig strahlt der Angina-pectoris-Schmerz in die Daumenseite des linken Unterarms aus.
4 Jeder Herzinfarkt geht mit stärksten Schmerzen im Brustkorb einher.
5 Ein Herzinfarkt geht oft mit Todesangst einher.
6 Ein Herzinfarkt kann aufgrund der Beschwerden immer leicht von einem Angina-pectoris-Anfall unterschieden werden.

Die Antworten 1 und 5 sind richtig.

Anmerkung
- Punkt 3: Angina-pectoris-Schmerz strahlt in die Kleinfingerseite aus.
- Punkt 4: Es gibt auch stumme Infarkte.

Welche Aussagen über die schulmedizinische Herztherapie sind richtig?

1 Digitalis wirkt positiv chronotrop.
2 Vergiftungserscheinungen von Digitalis sind Gelbsehen, Übelkeit und Rhythmusstörungen.
3 Nitroglyzerin wird beim Angina-pectoris-Anfall eingesetzt.
4 Diuretika werden eingesetzt, um Ödeme auszuschwemmen.
5 Antikoagulanzien werden bei einer erhöhten Emboliegefahr eingesetzt. Typischerweise werden sie vom Arzt nach einem abgelaufenen Hirnschlag verordnet.
6 Aufgrund einer zu hoch dosierten Antikoagulanzientherapie kann es zu einer hämorrhagischen Diathese kommen.

Die Antworten 2, 3, 4, 5 und 6 sind richtig.

Anmerkung
- Punkt 1: Digitalis wirkt positiv inotrop und negativ chronotrop. Digitalis wird heute wegen seiner geringen therapeutischen Breite deutlich weniger verordnet als noch vor einigen Jahren.

KAPITEL

6 Kreislaufsystem und Gefäß-apparat

6.1 Bildfragen

■ **Bezeichnen Sie die Anteile der Aorta und einige wichtige Abgänge (> Abb. 6.1)!**

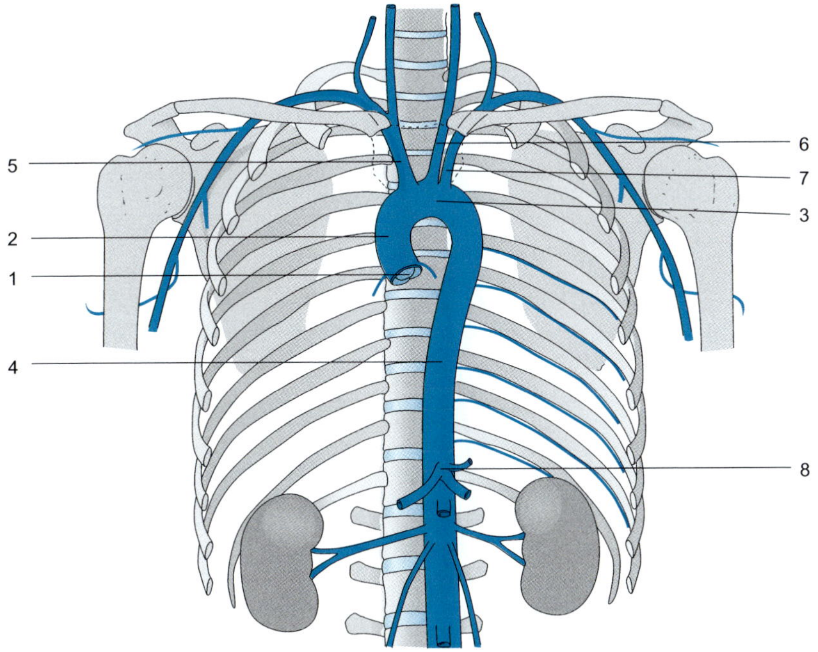

Abb. 6.1 Die Aorta und ihre wichtigsten Abgänge [L190]

1 Aortenklappe (Valva aortae)
2 Aufsteigende Aorta (Aorta ascendens)
3 Aortenbogen (Arcus aortae)
4 Brustaorta (Aorta thoracica)
5 Arm-Kopf-Schlagaderstamm (Truncus brachiocephalicus)
6 Gemeinsame Halsschlagader (A. carotis communis)
7 Schlüsselbeinschlagader (A. subclavia)
8 Magen-Leber-Milz-Schlagaderstamm (Truncus coeliacus)

■ Bezeichnen Sie die wichtigen Arterien (➤ Abb. 6.2)!

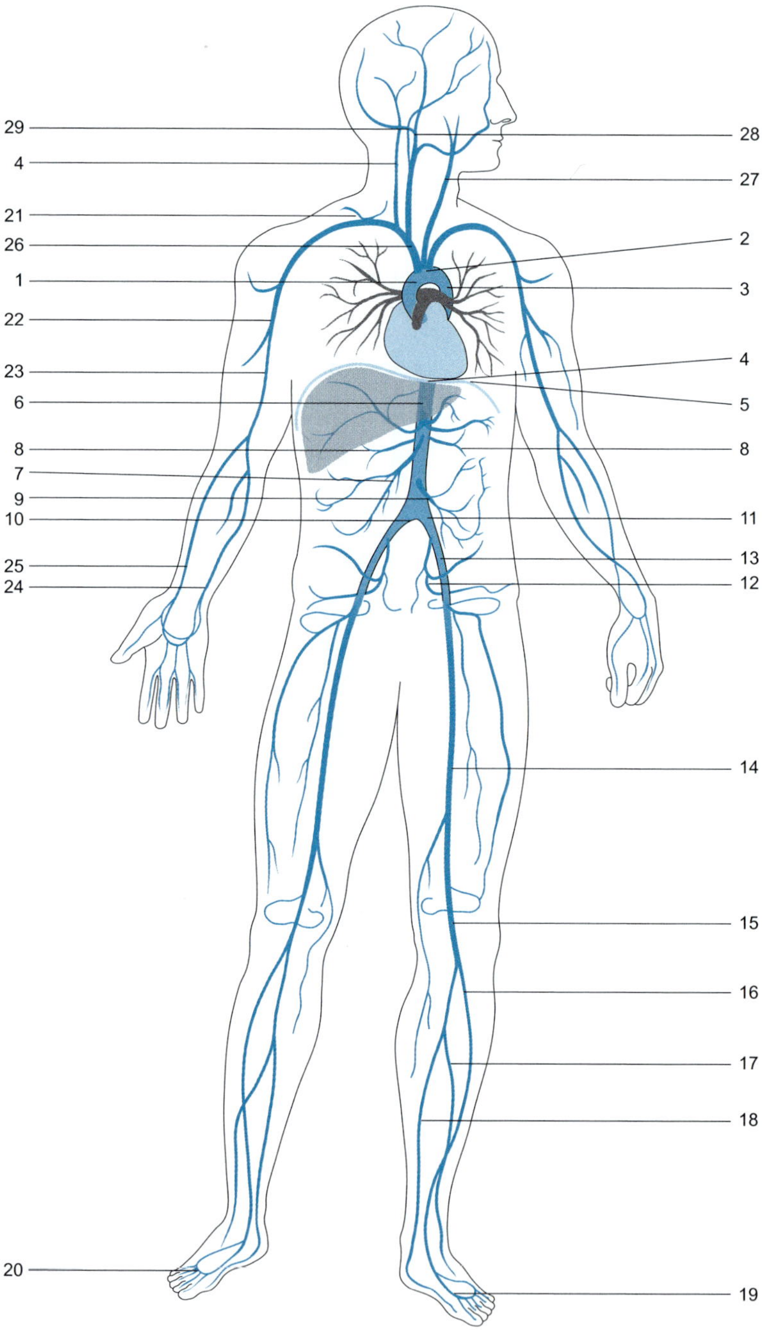

Abb. 6.2 Übersicht über die wichtigsten Arterien [L190]

1 Aufsteigende Aorta (Aorta ascendens)
2 Aortenbogen (Arcus aortae)
3 Absteigende Aorta (Aorta descendens)
4 Links: Wirbelschlagader (A. vertebralis)Rechts: Brustaorta (Aorta thoracica)
5 Zwerchfell (Diaphragma)
6 Magen-Leber-Milz-Schlagaderstamm (Truncus coeliacus)
7 Obere Gekröseschlagader (A. mesenterica superior)
8 Nierenschlagader (A. renalis)
9 Untere Gekröseschlagader (A. mesenterica inferior)
10 Bauchaorta (Aorta abdominalis mit der Teilungsstelle der Aorta, Bifurcatio aortae)
11 Gemeinsame Beckenschlagader (A. iliaca communis)
12 Innere Beckenschlagader (A. iliaca interna)
13 Äußere Beckenschlagader (A. iliaca externa)
14 Oberschenkelschlagader (A. femoralis)
15 Kniekehlenschlagader (A. poplitea)
16 Vordere Schienbeinschlagader (A. tibialis anterior)
17 Wadenbeinschlagader (A. fibularis)
18 Hintere Schienbeinschlagader (A. tibialis posterior)
19 Fußrückenschlagader (A. dorsalis pedis)
20 Bogenschlagader (A. arcuata)
21 Schlüsselbeinschlagader (A. subclavia)
22 Achselschlagader (A. axillaris)
23 Oberarmschlagader (A. brachialis)
24 Ellenschlagader (A. ulnaris)
25 Speichenschlagader (A. radialis)
26 Arm-Kopf-Schlagaderstamm (Truncus brachiocephalicus)
27 Gemeinsame Halsschlagader (A. carotis communis)
28 Äußere Halsschlagader (A. carotis externa)
29 Innere Halsschlagader (A. carotis interna)

6.2 Fragen ohne Antwortauswahl

■ Wie wirken sich örtliche Kälte- und Wärmereize auf die lokale Durchblutung aus?

Die Arterienwand der mittleren und kleinen Gefäße besitzt in ihrer Mittelschicht reichlich Muskelfasern. Diese, vorwiegend ringförmig angeordneten Muskelfasern, können den Durchmesser des Gefäßes verändern und damit die Menge des durchfließenden Blutes regulieren.

Thermische Reize können die **Gefäßweite verändern.** So **erschlaffen** die **Gefäßmuskeln** aufgrund eines **äußeren Wärmereizes,** wie es z. B. bei einem warmen Fußbad geschieht. Durch die größere Gefäßweite strömt mehr Blut durch das Gefäß. Schon äußerlich sieht man eine **Hautrötung,** da die roten Blutkörperchen durch die Haut schimmern. Andererseits wirkt ein **Kältereiz** auf die Blutgefäße **zusammenziehend,** worauf die **Haut erblasst.**

■ Nennen Sie die drei Schichten, aus denen die Arterienwand aufgebaut ist! Geben Sie dazu die Gewebeart an, aus der diese Schicht besteht!

Die Arterienwand besteht aus den folgenden drei Schichten:
Intima (innere Schicht)
Sie besteht aus **einschichtigem Plattenepithel,** das einer Basalmembran aufsitzt. Zwischen dem Epithelgewebe und der Media befindet sich etwas Bindegewebe.
Media (mittlere Schicht)
Bei mittelgroßen und kleinen Arterien besteht diese Schicht aus **ringförmigen Muskelfasern.** Bei sehr großen Arterien wie z. B. der Aorta und den Ästen des Aortenbogens sind zusätzlich viele elastische Bindegewebsfasern eingelagert.
Adventitia (äußere Schicht)
Sie besteht aus **Bindegewebe.**

■ Wählen Sie von den beiden folgenden Aussagen die richtige aus und begründen Sie Ihre Meinung!
- **Aussage 1: Der Stoffaustausch in das umliegende Gewebe findet mittels der kleinen Arteriolen und Venolen statt.**
- **Aussage 2: Der Stoffaustausch in das umliegende Gewebe findet ausschließlich mittels der Kapillaren statt.**

Die **zweite Aussage** ist richtig. **Begründung:** Die Wand der Arteriolen und Venolen ist zu dick, als dass hier Stoffe durchtreten könnten.

■ Welche Aufgabe haben die Venenklappen und wie funktionieren sie?

Die Venenklappen **verhindern** ein **Zurückströmen** des **Bluts.** Die Klappen legen sich beim Strömen des Bluts in Richtung Herz der Wand an. Kommt es zum **Strömungsstillstand** oder zur **Strömungsumkehr, blähen** sie sich **auf** und legen sich aneinander. Dadurch **verlegen** sie die **Lichtung** des Gefäßes und verhindern ein Zurückströmen des Bluts.

■ Wie heißen die beiden großen Venen, die das sauerstoffarme Blut aus dem Körperkreislauf in den rechten Vorhof des Herzens zurückbringen?

- **Vene, die das Blut aus dem Kopf und den Armen zum rechten Vorhof bringt.**
- **Vene, die das Blut aus den Beinen und dem Bauchraum zum rechten Vorhof bringt.**

- **Obere Hohlvene** (V. cava superior)
- **Untere Hohlvene** (V. cava inferior)

■ Wo verläuft die Drosselvene (V. jugularis)?

Die Drosselvene (V. jugularis) verläuft im **Halsbereich.** Bei den Venen des Halsbereichs unterscheidet man Hautvenen und tiefe Venen:

- **Hautvenen:** Sie verlaufen unabhängig von den Arterien im Unterhautfettgewebe des Halses. Man unterscheidet:
  - **Äußere Drosselvene** (V. jugularis externa): Sie steigt vom Unterkieferwinkel über die Außenfläche des Kopfwenders in die große Unterschlüsselbeingrube ab. Sie wird nur von dem breiten, aber sehr dünnen Hautmuskel (Platysma) bedeckt. Sie ist vor allem bei Rechtsherzinsuffizienz deutlich zu sehen. Aber auch beim Gesunden schimmert sie oft durch die Haut.
  - **Vordere Drosselvene** (V. jugularis anterior): Sie steigt vom Mundboden in die Drosselgrube ab und mündet in die äußere Drosselvene. Die vordere Drosselvene ist meist wesentlich schwächer als die äußere Drosselvene.
- **Tiefe Venen**
  - **Innere Drosselvene** (V. jugularis interna): Sie verläuft ähnlich wie die gemeinsame und die innere Kopfschlagader (A. carotis communis und A. carotis interna).

■ Was ist die Pfortader? Woher bekommt sie ihr Blut?

Die Pfortader (Vena portae) ist ein ca. 5 cm langes **Blutgefäß**, das durch den Zusammenfluss der **V. lienalis** (Milzvene) und der **V. mesenterica** (obere Gekrösevene) entsteht. Nach dem Eintritt in die Leber endet die Pfortader bei ihrer Aufspaltung in zwei Äste, die in den linken und rechten Leberlappen ziehen.

Der Entstehungsort der Pfortader kann auch durch den Zusammenfluss von drei Stammvenen beschrieben werden, und zwar von der oberen und unteren Gekrösevene und der Milzvene, da sich die untere Gekrösevene mit der Milzvene vereinigt, kurz bevor sie mit der oberen Gekrösevene zusammenfließt.

■ Geben Sie an, wie lange Sie eine Pulstastung vornehmen und begründen Sie Ihre Meinung!

Eine Pulstastung sollte **mindestens** eine **halbe Minute,** besser noch 1 Minute lang erfolgen.

Werden kürzere Zeiten gewählt, so kann es sein, dass eventuell bestehende **Arrhythmien** und Extrasystolen **nicht festgestellt** werden können.

■ Geben Sie an, wozu in der Angiologie (Lehre von den Blutgefäßen und ihren Krankheiten) das Ultraschall-Doppler-Verfahren (Dauerschallverfahren) vor allem eingesetzt wird!

Das Ultraschall-Doppler-Verfahren wird eingesetzt, um **arterielle** und **venöse Gefäßerkrankungen** zu erkennen und zu beurteilen.

■ Was ist eine Angiografie?

Eine Angiografie ist eine **Gefäßdarstellung.** In einem engeren Sinn meint man damit eine Darstellung der Arterien (Arteriografie), in einem weiteren Sinn bezeichnet man damit auch die Darstellung der Venen (Phlebogramm) und der Lymphgefäße (Lymphangiografie). Zur Durchführung wird ein Röntgenkontrastmittel injiziert und darauffolgend wird geröntgt.

■ Welche Ursachen ziehen Sie bei auffallender Blässe in Betracht?

Hypotonie
Es besteht eine Blässe, von der auch die Stirn und die Nasenspitze betroffen sind. Die Lippen sind ausreichend rot.

Nierenerkrankungen
Bei der **Glomerulonephritis** besteht eine fahlweißliche Blässe von Haut und Schleimhaut durch eine spastische Einengung der präkapillaren Gefäßabschnitte (Vasokonstriktion). Die Ursache liegt darin, dass bei der Glomerulonephritis nicht nur die Glomeruli entzündet sind, sondern auch andere Kapillaren im Körper. Grundsätzlich kommt es bei Nierenerkrankungen oft zu Blutungen, und zwar entweder zu Blut im Urin oder zu Sickerblutungen ins Nierengewebe. Dadurch kann es zur Eisenmangelanämie kommen. Darüber hinaus kann die Blässe durch Hautödeme verstärkt werden.

Bei der **Niereninsuffizienz** kann es zu einer mangelnden Ausschüttung von Erythropoetin kommen und damit zu einer mangelhaften Bildung der roten Blutkörperchen.

Die **Pyelonephritis** geht häufig mit Eisenmangelanämie einher.

Anämie
Bei den Anämien besteht meist nicht nur eine Blässe der Haut, sondern auch der Schleimhaut.

Als Anämieformen kommen die Eisenmangelanämie, die perniziöse Anämie, die hämolytische und die aplastische Anämie in Betracht.

Es muss jedoch auch an andere Erkrankungen gedacht werden, die typischerweise zur Anämie führen, z. B. die **Leukämie.**

Myxödem
Es handelt sich um eine schwere Schilddrüsenunterfunktion, bei der es zur ödematös-teigigen Infiltration von Haut, Unterhaut und Muskelgewebe kommt.

Die ödematöse Schwellung tritt vor allem im Gesicht und an den Extremitäten auf. Es kommt zum Bild des „aufgeschwemmten Patienten". Die Zunge ist ausreichend rot.

Die Blässe bei Myxödem hat mehrere Gründe. Zum einen kommt es zur Einlagerung einer schleimartigen Substanz (proteingebundene Polysaccharide) in das Unterhautgewebe. „Myx" als Wortteil bedeutet Schleim, vom griechischen myxa. Es handelt sich also nicht um ein echtes Ödem im Sinne einer Flüssigkeitsansammlung im Gewebe.

Zum anderen kommt es beim Myxödem durch einen verlangsamten Stoffwechsel zu Resorptionsstörungen von Eisen und/oder Vitamin B_{12}. Dies wiederum führt zur Eisenmangel- und/oder Vitamin-B_{12}-Mangelanämie.

Ödeme
Hautödeme können das Durchschimmern des Hämoglobins der Erythrozyten und das Durchschimmern des Melanins verhindern.

Mögliche Ursachen hierzu sind Herzinsuffizienz, Natrium- und Wasserretention, Cushing-Syndrom, Hypoproteinämie (nephrotisches Syndrom, Hunger), Leberzirrhose, Glomerulonephritis und Lymphabflussstörungen.

■ Worüber gibt die Pulstastung Aufschluss?

Die Pulstastung gibt Aufschluss über die **Herzfrequenz,** die **Herzkraft,** die **Regelmäßigkeit** oder **Unregelmäßigkeit** des **Herzschlags** und über die **Durchgängigkeit** der **Arterien.**

■ Geben Sie die Palpationsstellen der Fußrückenschlagader (A. dorsalis pedis) und der hinteren Schienbeinschlagader (A. tibialis posterior) an!

Fußrückenschlagader (A. dorsalis pedis)
Die Palpationsstelle liegt auf dem **Fußrücken, lateral vom 1. Strahl,** das heißt, zwischen den Sehnen von Großzehe und zweiter Zehe. Manchmal kann diese Schlagader auch seitlich des 2. Strahls, noch seltener seitlich des 3. Strahls getastet werden.

Hintere Schienbeinschlagader (A. tibialis posterior)
Die Palpationsstelle liegt **zwischen** der **Achillessehne** und dem **inneren Fußknöchel.**

■ Wozu dient die Kreislauffunktionsprüfung nach Schellong?

Der Schellong-Test dient dem Auffinden von orthostatischen Dysregulationen.

■ Wie wird die Kreislauffunktionsprüfung nach Schellong durchgeführt?

Bei der Kreislauffunktionsprüfung nach Schellong werden heute meist nur entweder Schellong 1 oder 2 untersucht.

Schellong 1: Stehbelastung. Der Patient legt sich für einige Minuten auf die Liege, damit man vergleichbare Ausgangswerte hat. Dann misst man noch im Liegen im minütlichen Abstand 5–10 Minuten lang Blutdruck und Puls. Dann steht der Patient schnell auf und nun werden sofort nochmals Blutdruck und Puls gemessen (sog. Sofortwert).

Danach steht der Patient 5–10 Minuten lang in entspannter Haltung. Auch während dieser Zeit werden im minütlichen Abstand Blutdruck und Puls gemessen. Dabei bleibt der Patient unter ständiger Beobachtung, damit man rechtzeitig reagieren kann, falls eine Kreislaufregulationsstörung erleidet.

Schellong 2: Treppensteigen. Auch hier beginnt man mit der Ruhephase und den minütlichen Messungen wie bei Schellong 1 beschrieben. Dann wird der Patient aufgefordert, zügig 25 Stufen zweimal auf und ab zu laufen. Danach werden 10 Minuten lang minütlich Blutdruck und Puls gemessen.

6

Treppen steigen

Der Patient steigt 25 Stufen zweimal auf und ab. Danach werden wiederum Blutdruck und Puls gemessen.

■ Wozu dient die Kreislauffunktionsprüfung nach Ratschow?

Die Kreislauffunktionsprüfung nach Ratschow dient der Erkennung **arterieller Durchblutungsstörungen** der **Beine.**

■ Wie wird die Kreislauffunktionsprüfung nach Ratschow durchgeführt?

Der Patient liegt auf der Liege und hebt die **Beine senkrecht** an, wobei das Gesäß auf der Liege bleibt. Patient oder Untersucher stützen die Beine mit den Händen. Der Patient **rollt** nun **2–5 Minuten** lang die **Füße,** und zwar **einmal** pro **Sekunde.**

■ Wozu dient der Gehtest?

Der Gehtest dient der Erkennung **arterieller Durchblutungsstörungen** der **Beine.**

■ Wie wird der Gehtest durchgeführt?

Der Patient wird aufgefordert, mit rascher Schrittfolge (60–80 Schritte pro Minute) soweit zu **gehen, bis Schmerzen** auftreten. Es werden die Entfernung und die Zeit bis zum Auftreten der Schmerzen gemessen.

■ Wozu dient die Faustschlussprobe?

Die Faustschlussprobe dient dem Auffinden **arterieller Durchblutungsstörungen** der **Arme.**

■ Wie wird die Faustschlussprobe durchgeführt?

Der Patient wird gebeten, die **Arme senkrecht** über den Kopf anzuheben. Nun muss er die **Fäuste** innerhalb von **2 Minuten 60-mal** öffnen und schließen.

■ Unterhalb welchen Blutdruckwerts spricht man von Hypotonie?

Von Hypotonie spricht man bei **Männern** bei systolischen Blutdruckwerten kleiner als **110 mmHg;** bei **Frauen** bei systolischen Blutdruckwerten kleiner als **100 mmHg.**

■ Welche bekannten hormonellen Erkrankungen gehen typischerweise mit Hypotonie einher?

Hormonelle Erkrankungen, die mit Hypotonie einhergehen, sind der **Morbus Addison** und die **HVL-Insuffizienz** (Simmonds-Krankheit).

■ Bei einem Patienten stellen Sie erhöhte Blutdruckwerte fest. Was kommt als Ursache in Betracht?

Stress, Vererbung, Nierenerkrankungen (Glomerulonephritis, Pyelonephritis, Nierenarterienstenosen), **Herz-Kreislauf-Erkrankungen** (Arteriosklerose, Aortenisthmusstenose), **hormonelle Erkrankungen** (Morbus Cushing, Conn-Syndrom, Phäochromozytom, Einnahme von Antikonzeptiva, selten: Schilddrüsenüberfunktion).

■ Was versteht man unter einer malignen Hypertonie?

Bei ungefähr 1 % der Hypertoniker kommt es zu **sehr hohen Blutdruckwerten.** Typischerweise sind vor allem die **diastolischen Werte** auf 120–140 mmHg erhöht. Da die maligne Hypertonie auf die üblichen **blutdrucksenkenden Medikamente nicht** gut anspricht, kommt es sehr schnell zu Organschäden, vor allem zu einer schnell fortschreitenden Niereninsuffizienz.

■ Über welche früheren Beschwerden könnte ein Patient mit Hypertonie klagen?

Möglicherweise klagt ein Patient mit Hypertonie über **Unruhegefühl, Kopfschmerzen, Ohrensausen, unangenehmes Herzklopfen** oder **Atemnot.** Man muss aber bedenken, dass in einem frühen Stadium **oft keine Beschwerden** geklagt werden.

■ Wie therapieren Sie bei leichter Hypertonie?

Es muss immer versucht werden, die **Ursache** herauszufinden und diese zu beheben. Symptomatisch können **Entspannungsübungen** u. ä. beruhigend wirkende Dinge vorgeschlagen werden. Des Weiteren können beruhigend wirkende Tees eingesetzt werden wie Hopfen, Melisse und Baldrian. Eine direkt blutdrucksenkende Wirkung wird der **Mistel** zugeschrieben, die als Tee oder Fertigpräparat eingesetzt werden kann. Besonders bewährt hat sich **Knoblauch,** da er nicht nur eine blutdrucksenkende Wirkung hat, sondern auch die Arteriosklerose günstig beeinflusst. Um das Herz zu schützen, kann zusätzlich Weißdorn empfohlen werden.

■ Was unterscheidet funktionelle von organischen Durchblutungsstörungen?

Funktionelle Durchblutungsstörungen
Sie werden durch **Spasmen** der mittleren und großen Arterien hervorgerufen. In den Arterien selbst liegt keine organische Veränderung vor.

Organische Durchblutungsstörungen
Diese sind durch eine **Veränderung** der **Gefäßwand** gekennzeichnet. Hier sind entzündlich bedingte Umbauten möglich oder eine Einlagerung von Fetten und Kalk, eventuell auch Thrombenbildung.

■ Schildern Sie die beim primären Morbus Raynaud auftretenden Beschwerden!

Beim primären Morbus Raynaud kommt es anfangs zu einer deutlichen **Blässe** der betroffenen Finger, die später meist in eine **blaurote Verfärbung** übergeht. Es kommt zu Kribbeln und zu heftigen, stechenden **Schmerzen** in der betroffenen Region.

■ Welches Geschlecht ist in erster Linie vom Morbus Raynaud betroffen?

Frauen.

■ An welchen Fingern spielt sich ein Morbus-Raynaud-Anfall typischerweise ab?

Ein Morbus-Raynaud-Anfall spielt sich typischerweise am **2.–5. Finger** ab.

■ Welche beiden unterschiedlichen Schmerzarten treten bei Migräne auf?

Bei Migräne kommt es typischerweise entweder zu einem **pulsierenden** oder **klopfenden** Schmerz.

■ Eine Patientin sucht wegen Migräne Ihre Praxis auf. Wie therapieren Sie?

Die Behandlung der Migräne muss sich nach den zugrunde liegenden **Ursachen** richten.

Sehr bewährt hat es sich, sofort bei Beginn eines Anfalls ein **heißes Fußbad** zu machen. Vorbeugend können **Kneipp**-Güsse, kalte Ganzkörperwaschungen und Wassertreten gemacht werden. Abzuraten ist von Sauna, Sonnenbädern und abendlicher Bettlektüre (Anfall beginnt meist während des Schlafs oder beim Aufwachen). Allgemeine lindernde Maßnahmen sind **Chiropraktik, Akupunktur, Neuraltherapie,** Schröpfen, Baunscheidtieren und Homöopathie.

■ Beschreiben Sie die Veränderungen in den Arterien bei Arteriosklerose!

Der Arteriosklerose liegt eine **degenerative Arterienveränderung** zugrunde, die zur **Verhärtung** und **Verdickung** der Arterienwand führt und damit zu **Elastizitätsverlust** und **Lumeneinengung.**

■ Nennen Sie frühe Beschwerden bei Arteriosklerose!

In einem frühen Stadium der Erkrankung **fehlen meist** Symptome. Als erste Beschwerden kommt es zu **Parästhesien, Kältegefühl, Hautblässe** und **Schmerzen.** Später können sich Claudicatio intermittens, häufige Pilzerkrankungen, schlecht heilende Wunden und Ulcus cruris einstellen.

■ Wodurch kommt es zu Claudicatio intermittens?

Claudicatio intermittens entsteht durch eine **arterielle Verschlusskrankheit** der Beine.

Durch **Laufen** kommt es zu einem **erhöhten Sauerstoffbedarf** der **Muskulatur.** Diesem können jedoch die verengten Arterien nicht gerecht werden, wodurch es zur **Unterversorgung** der Muskeln kommt, was **Schmerzen** auslöst.

■ Welche Beschwerden klagt der Betroffene bei Claudicatio intermittens?

Patienten mit Claudicatio intermittens klagen über **Schmerzen,** die nach dem Gehen einer bestimmten Wegstrecke auftreten, und zwar treten diese Schmerzen, wie bei der vorstehenden Frage beschrieben, dann auf, wenn der Muskel für seine Arbeit mehr Sauerstoff benötigt, als die verengten Gefäße transportieren können.

■ Ordnen Sie die folgenden zusammengehörenden Begriffe zu!

1	Endangiitis obliterans	A	Gefäßentzündung
2	Hereditäre Teleangiektasie	B	Morbus Osler
3	Angiitis	C	Claudicatio intermittens
4	Schaufensterkrankheit	D	Winiwarter-Buerger-Krankheit

1: D
2: B
3: A
4: C

■ Ein Patient sucht Ihre Praxis auf und berichtet Ihnen, dass er heute Morgen in seinem rechten Arm für einige Minuten kein Gefühl mehr hatte und ihn nicht mehr bewegen konnte. Nun möchte er von Ihnen wissen, wie es dazu kommen konnte. Was sagen Sie, was tun Sie?

Es handelt sich um eine **neurologische Ausfallserscheinung.** Im **Gehirn** kam es aufgrund eines **Gefäßverschlusses** zu einer **Minderversorgung** des betroffenen Bereichs. Der Patient muss sofort an den **Arzt** (Neurologen) oder das Krankenhaus verwiesen werden, damit entsprechende Maßnahmen zur Verhütung eines vollständigen Gefäßverschlusses im Gehirn eingeleitet werden.

■ Eine Patientin wird von ihrem Mann als Notfall in Ihre Praxis gebracht. Sie schildert Ihnen stärkste Schmerzen in ihrem rechten Arm, die plötzlich, „aus heiterem Himmel" aufgetreten sind. Sie kann ihren Arm nicht mehr bewegen. Bei einer Inspektion des betroffenen Arms stellen Sie fest, dass er leichenblass ist. Den Puls können Sie nicht mehr tasten. Worum handelt es sich? Wie therapieren Sie? Begründen Sie Ihr Vorgehen!

Es handelt sich vermutlich um eine **arterielle Embolie** der **Armarterie,** die aufgrund eines Thrombus entstanden ist. Die Patientin muss sofort an das **Krankenhaus** überwiesen werden, damit entsprechende Maßnahmen eingeleitet werden können, wie z. B. Auflösung des Embolus durch Medikamente oder eine Embolektomie, da es sonst zum Absterben des Arms kommen kann.

■ Von der linken Herzinnenwand löst sich ein Thrombus. In welchen Körperteilen kann es zur Embolie kommen?

Grundsätzlich kann der Thrombus in **jeder Arterie** des **Körpers** stecken bleiben. Häufigste Lokalisation ist das **Gehirn** (Gehirnschlag). Weitere mögliche Embolielokalisationen sind die Extremitäten (Gangränbildung) und die Gekrösegefäße (Mesenterialembolie).

■ Von einer Beckenvene hat sich ein Thrombus gelöst und wird im Blut als Embolus mitgeschwemmt. Womit ist in diesem Fall zu rechnen?

In diesem Fall ist mit einer **Lungenembolie** zu rechnen. In seltenen Fällen, wenn ein Septumdefekt vorliegt, kann es auch zu einer arteriellen Embolie kommen (paradoxer Embolus).

■ Worum handelt es sich bei der Endangiitis obliterans?

Die Endangiitis obliterans heißt auch noch **Winiwarter-Buerger-Krankheit**. Es handelt sich um eine **segmentale Entzündung** von **Arterien.**

■ Nennen Sie die typische Risikogruppe für Endangiitis obliterans!

Zur typischen Risikogruppe gehören **rauchende Männer** und **Frauen,** die sowohl **rauchen** als auch **Ovulationshemmer** einnehmen.

■ An welchen Körperteilen spielt sich die Krankheit bevorzugt ab?

Die Krankheit spielt sich bevorzugt an den kleinen und mittelgroßen **Extremitätenarterien** ab, vor allem an Unterschenkel und Fuß, aber auch an Unterarm und Hand.

■ Mit welchen Folgen muss bei Endangiitis obliterans gerechnet werden?

Das Krankheitsbild kann sich akut abspielen, sodass es bald zur **Gangränbildung** kommt. Sie kann aber auch subakut oder chronisch ablaufen. In diesem Fall pfropft sich auf die entzündeten Arterien eine **Arteriosklerose** mit all ihren gefürchteten Folgen auf, wie Claudicatio intermittens, häufige Pilzinfektionen, Ulcus cruris arteriosum, Gangränbildung u. a.

■ Was sind Vaskulitiden?

Vaskulitiden sind **Gefäßentzündungen,** die durch Autoimmunvorgänge bedingt sind.

■ Wie könnten Sie einem Patienten unter Umständen schon bei der Inspektion ansehen, dass er an Morbus Osler leidet?

Der Morbus Osler wird auch als hereditäre Teleangiektasie bezeichnet. Es gehört zum typischen Erscheinungsbild der Erkrankung, dass es vor allem im **Gesicht** und an der **Mundschleimhaut** zu **angiomatösen Teleangiektasien** kommt. Dabei handelt es sich um kleine, flache, rötliche Knötchen, die zusammen mit erweiterten Hautgefäßen auftreten.

■ Was sind gefürchtete Komplikationen bei Morbus Osler?

Da diese angeborenen Gefäßerweiterungen nicht nur im Gesicht und an der Mundschleimhaut auftreten können, sondern auch an inneren Organen, kann es zur **hämorrhagischen Diathese** kommen. Die vermehrte Blutungsneigung kann sich als Nasenbluten, Bluthusten, Blut im Stuhl u. a. zeigen. Es besteht die Gefahr, dass die Blutungen so stark sind, dass es zum Verbluten kommt.

■ Ordnen Sie die folgenden zusammengehörenden Begriffe zu!

1	Varizen	A	Venenentzündung
2	Phlebothrombose	B	Folgen einer tiefen Beinvenenthrombose
3	Phlebitis	C	Blutgerinnsel, das sich an Gefäßen oder an der Herzwand abgesetzt hat
4	Thrombophlebitis	D	Krampfadern
5	Postthrombotisches Syndrom	E	Tiefe Beinvenenthrombosenentzündung
6	Thrombus	F	Beinvenenthrombosenentzündung

1: D
2: E
3: A
4: F
5: B
6: C

■ Nennen Sie Faktoren, welche die Bildung von Thromben begünstigen!

Bei den Faktoren, welche die Bildung von Thromben begünstigen, kennt man die so genannte **thrombogene Funktionstrias:**

- **Gefäßwandschaden** (führt zur Bildung eines Abscheidungsthrombus).

- **Blutgerinnungsstörung** (führt zur Bildung eines Gerinnungsthrombus).
- **Herabgesetztes Stromzeitvolumen** (begünstigt sowohl die Bildung von Abscheidungs- als auch von Gerinnungsthromben).

■ Warum ist es wichtig, zu wissen, ob es sich um eine oberflächliche oder um eine tiefe Thrombophlebitis handelt?

Die oberflächliche und die tiefe Thrombophlebitis unterscheiden sich grundlegend hinsichtlich ihrer **Gefährlichkeit.** Des Weiteren werden sie **völlig unterschiedlich behandelt.**

■ Wie können Sie unterscheiden, ob es sich um eine oberflächliche oder um eine tiefe Beinvenenthrombose handelt?

Die oberflächliche Thrombophlebitis ist von außen meist gut zu sehen und zu tasten. Sie macht deutliche Beschwerden.

Die tiefe Thrombophlebitis ist von außen oft nicht so gut zu erkennen, da oberflächlich keine entzündete oder verhärtete Vene zu tasten ist.

Das wichtigste **differenzialdiagnostische Symptom** ist das **Ödem.** Bei der oberflächlichen Thrombophlebitis tritt kein Beinödem auf, da der venöse Abstrom, auch der Hautvenen, über die tiefen Beinvenen erfolgt. Dagegen bildet sich bei der tiefen Thrombophlebitis ein Ödem aus. Dieses kann jedoch auch nur diskret ausgebildet sein.

Zu beachten ist: Auch wenn eine gut festzustellende, oberflächliche Thrombophlebitis vorliegt, können auch zusätzlich die tiefen Beinvenen betroffen sein. Stellt man also eine oberflächliche Thrombophlebitis fest **und** liegt ein Ödem vor, so ist davon auszugehen, dass es sich um eine gemischte Entzündung handelt.

Treten am Bein Schmerzen auf und sind oberflächlich keine entzündeten Venen festzustellen, kann man das **Payr-, Homans-, Meyer-** und **Lowenberg-Meyer-Zeichen** prüfen. Bei positivem Befund spricht es für eine Phlebothrombose.

■ Zu welchen sichtbaren Veränderungen kommt es am Bein beim postthrombotischen Syndrom?

Beim postthrombotischen Syndrom kommt es am Bein zu **Ödemen.** Diese sind typischerweise anfangs noch weich, später verhärten sie.

Des Weiteren kommt es zur Bildung von **sekundären Krampfadern.** Die Ursache ist, dass durch die abgelaufene Thrombophlebitis Venenklappen geschädigt wurden. Darüber hinaus wird die Krampfaderbildung noch durch eine entsprechende angeborene Disposition verstärkt.

Beim postthrombotischen Syndrom kann es zu **Hautveränderungen** wie Ekzemen, Pigmentationen und Pilzbefall kommen.

Besonders gefürchtet ist die Bildung eines **Unterschenkelgeschwürs** (Ulcus cruris venosum).

■ Wie therapieren Sie bei einem postthrombotischen Syndrom?

Beim postthrombotischen Syndrom kann, **wie** bei **Krampfadern** auch, mit **pflanzlichen Mitteln** wie Rosskastanie, Steinklee, Ginkgo biloba und Hamamelis behandelt werden. Es können **äußerliche Umschläge** mit Heilerde, Quark, Arnikatinktur (nur auf unverletzte Haut), Eichenrinde oder Kamille gemacht werden. Darüber hinaus versucht man die **Beindurchblutung** zu **verbessern,** z. B. durch Kneipp-Anwendungen, Hochlagern der Beine, Laufen, Schwimmen u. Ä.

Man versucht, wenn es indiziert ist, eine **Gewichtsreduktion** zu erreichen und behandelt eine eventuell bestehende Obstipation. **Gefäßgifte** wie Nikotin sind zu **meiden.**

6.3 Multiple-Choice-Fragen

■ Welche Aussagen über Arterien sind richtig?

1 Arterien führen immer sauerstoffreiches Blut.
2 Die Intima der Arterienwand besteht aus Übergangsepithel.
3 Die Media der Arterienwand besteht aus quer gestreifter Muskulatur.
4 Die Adventitia der Arterienwand besteht aus Bindegewebe.
5 Mit Vasa vasorum bezeichnet man kleine Gefäße in der Wand großer Gefäße, welche die Aufgabe haben, die Gefäßwand der großen Gefäße zu ernähren.
6 Mittelgroße Arterien enthalten Klappen.

Die Antworten 4 und 5 sind richtig.

Anmerkung

- Punkt 1: Arterien führen das Blut vom Herzen weg. Im Lungenkreislauf führen sie sauerstoffarmes Blut.
- Punkt 2: Übergangsepithel gibt es im Harnwegssystem.
- Punkt 3: Die Media besteht aus glatter Muskulatur.
- Punkt 6: Nur Venen und Lymphgefäße enthalten Klappen.

Welche Aussagen beschreiben den richtigen Verlauf wichtiger Arterien?

1 Aus dem Aortenbogen gehen direkt vier Arterien ab, und zwar je eine Arterie, die in den rechten und linken Arm läuft, und je zwei Arterien, die als rechte und linke Halsschlagader in den Kopf laufen.
2 Im Brustraum teilt sich die Aorta in einer Teilungsstelle (Bifurcatio aortae) in zwei Arterien auf.
3 Der Truncus coeliacus geht aus der Bauchaorta ab. Es handelt sich um den Stamm für die Leber-, Milz- und Magenschlagader.
4 Die linke gemeinsame Halsschlagader teilt sich im Halsbereich in eine innere und eine äußere Halsschlagader auf.
5 Die Schlüsselbeinschlagader geht in die Achsel- und darauf folgend in die Oberarmschlagader über, die sich in die Speichen- und Ellenschlagader aufteilt.

Die Antworten 3, 4 und 5 sind richtig.

Anmerkung

- Punkt 1: Aus dem Aortenbogen gehen drei Arterien ab.
- Punkt 2: Die Aorta teilt sich im Bauchraum auf.

Was trifft über den Verlauf wichtiger Venen zu?

1 Die obere Hohlvene mündet in den linken Vorhof des Herzens.
2 Das Blut aus den Drosselvenen und den Schlüsselbeinvenen fließt über die Arm-Kopf-Venen in die obere Hohlvene.
3 Das Blut der unteren Extremitäten wird über die V. cava inferior abtransportiert.
4 In der Pfortader (V. portae) fließt sauerstoffreiches Blut.

Die Antworten 2 und 3 sind richtig.

Anmerkung

- Punkt 1: Die obere Hohlvene mündet in den rechten Vorhof ein.
- Punkt 4: In der Pfortader fließt sauerstoffarmes Blut.

Welche Aussagen über den Kreislauf sind zutreffend?

1 Im Körperkreislauf transportieren die Venen sauerstoffarmes Blut.
2 Im Lungenkreislauf transportieren die Venen sauerstoffarmes Blut.
3 Die Pfortader nimmt das Blut von Darm, Magen, Milz und Bauchspeicheldrüse auf.
4 Der Körperkreislauf wird auch als großer Kreislauf bezeichnet.

Die Antworten 1, 3 und 4 sind richtig.

Anmerkung

- Punkt 2: Im Lungenkreislauf transportieren die Venen sauerstoffreiches Blut.

Welche Aussagen sind richtig?

1 Blässe kann ihre Ursachen in einer Hypotonie, einer Anämie oder in einer Niereninsuffizienz haben.
2 Bei der Kreislauffunktionsprüfung nach Ratschow werden Puls und Blutdruck mehrfach gemessen, und zwar im Liegen, im Stehen und nach Belastung.
3 Die gebräuchlichsten Stellen der Pulstastung sind die A. ulnaris am Handgelenk und die A. carotis am Hals.
4 Bei einer Angiografie wird zuerst ein Kontrastmittel in die zu untersuchenden Gefäße gespritzt; darauf folgend wird geröntgt.
5 Die Ultraschall-Doppler-Untersuchung eignet sich zum Auffinden von arteriellen und venösen Durchblutungsstörungen.

6 Die Faustschlussprobe wird zum Aufdecken von Durchblutungsstörungen in den Beinen durchgeführt.

Die Antworten 1, 4 und 5 sind richtig.

Anmerkung

- Punkt 2: Beschrieben ist der Schellong-Test. Beim Ratschow-Test liegt der Patient auf dem Rücken, hebt die Beine an und lässt die Füße kreisen.
- Punkt 3: Die gebräuchlichste Stelle ist die A. radialis, nicht die A. ulnaris.
- Punkt 6: Die Faustschlussprobe dient dem Aufdecken von Durchblutungsstörungen in den Armen.

■ Welche Aussagen über Hypotonie und orthostatische Dysregulationen sind zutreffend?

1 Eine orthostatische Kreislaufregulationsstörung zeigt sich im Stehversuch durch ein Absinken vor allem des systolischen Werts, wohingegen der diastolische Wert weitgehend konstant bleibt. Außerdem steigt die Pulsfrequenz an.
2 Hypotonie kann in Folge eines Morbus Addison auftreten.
3 Leidet jemand an Hypotonie, so soll er seinen Kreislauf möglichst schonen und sich nur wenig bewegen.
4 Von Hypotonie sind in erster Linie ältere Männer betroffen.

Die Antworten 1 und 2 sind richtig.

Anmerkung

- Punkt 3: Bei Hypotonie soll der Kreislauf trainiert werden.
- Punkt 4: In erster Linie sind junge Frauen betroffen.

■ Welche Beschwerden treten typischerweise bei Hypertonie auf?

1 Beschwerden können fehlen.
2 Kopfschmerzen
3 Ohrensausen
4 Schwindelgefühl
5 Epileptische Anfälle
6 Tachykardie
7 Salbengesicht

Die Antworten 1, 2, 3 und 4 sind richtig.

Anmerkung

- Punkt 6: Tachykardie tritt typischerweise bei Hypotonie auf.
- Punkt 7: Das Salbengesicht ist ein Symptom bei Morbus Parkinson.

■ Welche Ursachen kommen bei Hypertonie in Betracht?

1 Nierenerkrankungen
2 Chronische Hepatitis
3 Ovulationshemmer
4 Arteriosklerose
5 Betarezeptorenblocker
6 Morbus Cushing
7 Enteritis infectiosa
8 Hypersplenismus

Die Antworten 1, 3, 4 und 6 sind richtig.

Anmerkung

- Punkt 1: renale Hypertonie
- Punkt 5: Betarezeptorenblocker werden gegen Tachykardie und zur Unterdrückung der Herzleistung eingesetzt.
- Punkt 8: Hypersplenismus ist eine erhöhte Tätigkeit der Milz.

■ Welche Folgeschäden kann eine Hypertonie verursachen?

1 Hypertrophie des Herzens
2 Herzinsuffizienz
3 Herzdilatation
4 Herzinfarkt
5 Niereninsuffizienz
6 Hepatitis
7 Morbus Alzheimer
8 Arteriosklerose

Die Antworten 1, 2, 3, 4, 5 und 8 sind richtig.

■ Welche Aussagen über Morbus Raynaud sind zutreffend?

1 Von primärem Morbus Raynaud sind in erster Linie jüngere Frauen betroffen.
2 Der primäre Morbus Raynaud führt nicht zu bleibenden Ernährungsstörungen der Finger.

3 Beim sekundären Morbus Raynaud kann die zugrunde liegende Krankheit die Sklerodermie sein. Hier kann es zu schweren Ernährungsstörungen der Finger kommen.
4 Mit Digitus mortuus (Leichenfinger) bezeichnet man die Mangeldurchblutung eines Fingers.
5 Beim primären Morbus Raynaud handelt es sich um eine funktionelle Durchblutungsstörung der Finger.

Die Antworten 1, 2, 3, 4 und 5 sind richtig.

■ Welche Behauptungen über Migräne sind richtig?

1 Beim typischen Migräneanfall treten die Schmerzen halbseitig auf.
2 Bei der Migräne handelt es sich um eine funktionelle, örtliche Durchblutungsstörung im Gehirn.
3 Typischerweise sind die Schmerzen pulsierend oder klopfend.
4 Als Ursache kommen Veränderungen im Halswirbelbereich in Betracht, unter anderem können aber auch Hormone und Allergien eine Rolle spielen.

Die Antworten 1, 2, 3 und 4 sind richtig.

■ Welche Therapien können bei Migräne grundsätzlich eingesetzt werden?

1 Neuraltherapie
2 Homöopathie
3 Heiltees
4 Akupunktur
5 Schröpfen
6 Gabe von Schmerzmitteln

Die Antworten 1, 2, 3, 4, 5 und 6 sind richtig.

■ Wodurch kann eine Arteriosklerose ausgelöst oder verstärkt werden?

1 Diabetes mellitus
2 Hypertonie
3 Überfunktion der Nebenschilddrüse
4 Gallensteine
5 Morbus Cushing
6 Adipositas
7 Morbus Menière
8 Zigarettenrauchen

Die Antworten 1, 2, 3, 5, 6 und 8 sind richtig.

Anmerkung
- Punkt 3: Eine Überfunktion der Nebenschilddrüse führt zum Anstieg von Parathormon, was wiederum zum Kalziumanstieg im Blut führt. Zuviel Kalzium im Blut kann eine Arteriosklerose verstärken.
- Punkt 7: Morbus Menière ist eine Innenohrerkrankung mit Drehschwindel, Innenohrschwerhörigkeit und Tinnitus.

■ Welche Aussagen über Claudicatio intermittens sind zutreffend?

1 Es kommt zu einem Durchblutungsmangel in der Beinmuskulatur aufgrund von Arteriosklerose.
2 Typisch sind die heftigen Schmerzen, die nach einer bestimmten Gehstrecke auftreten.
3 Bei Claudicatio intermittens kommt es zu überhaupt keinen Schmerzen.
4 Die erkrankten Gefäße sollen geschont werden. Deshalb sollen die Betroffenen möglichst wenig laufen.
5 In schweren Fällen kann unter bestimmten Voraussetzungen eine Bypass-Operation durchgeführt werden.

Die Antworten 1, 2 und 5 sind richtig.

Anmerkung
- Punkt 4: Die Betroffenen sollen viel laufen, damit die Bildung von Kollateralkreisläufen angeregt wird.

■ Welche Folgen können typischerweise bei einer arteriellen Embolie auftreten?

1 Darmgangrän
2 Herzinfarkt
3 Apoplexia cerebri
4 Venenthrombose
5 Hörsturz
6 Sehstörungen

7 Zeitweise auftretende neurologische Ausfallserscheinungen
8 Halbseitenlähmungen

Die Antworten 1, 2, 3, 5, 6, 7 und 8 sind richtig.

Anmerkung
- Punkt 4: Venenthrombosen führen nicht typischerweise zu einer arteriellen Embolie, sondern nur im Ausnahmefall als paradoxe Embolie.

Bestimmen Sie die für Gefäßentzündungen richtigen Aussagen!

1 Die Fachbezeichnung lautet Angiitis oder Vaskulitis.
2 Die Endangiitis obliterans wird auch als Winiwarter-Buerger-Krankheit bezeichnet. Es handelt sich um eine Gefäßentzündung.
3 Die Aortenisthmusstenose ist eine Gefäßentzündung.
4 Die Panarteriitis nodosa ist eine Gefäßentzündung.
5 Bei der Ursache der Endangiitis obliterans spielt das Rauchen eine wichtige Rolle, bzw. bei Frauen Rauchen und Einnahme von Ovulationshemmern.

Die Antworten 1, 2, 4 und 5 sind richtig.

Anmerkung
- Punkt 3: Die Aortenisthmusstenose ist eine Gefäßverengung.

Welche Aussagen über den Morbus Osler sind zutreffend?

1 Äußerliche Kennzeichen können oberflächlich liegende angiomatöse Teleangiektasien sein.
2 Ein typisches frühes Kennzeichen sind Orientierungsstörungen.
3 Krankheitsbeginn meist ab dem 40. Lebensjahr
4 Es kann zu einer hämorrhagischen Diathese kommen.
5 Es kann zu lebensbedrohlichen Blutungen kommen.

Die Antworten 1, 3, 4 und 5 sind richtig.

Welche Beschwerden können bei Varizen auftreten?

1 Beschwerden können fehlen.
2 Nächtliche Wadenkrämpfe
3 Schweregefühl und Parästhesien
4 In schweren Fällen kann es zur Phlebitis kommen.
5 In schweren Fällen kann es zum Unterschenkelgeschwür (Ulcus cruris) kommen.

Die Antworten 1, 2, 3, 4 und 5 sind richtig.

Welche Aussagen über die oberflächliche Thrombophlebitis sind richtig?

1 Es liegen meist Krampfadern vor.
2 Man kann lokale Entzündungszeichen feststellen: Rötung, Schmerz und Überwärmung der betroffenen Vene.
3 Hochlagern der Beine verbessert die Beschwerden.
4 Es bilden sich am betroffenen Bein Ödeme aus.
5 Die betroffene Extremität muss absolut ruhig gestellt werden.

Die Antworten 1, 2 und 3 sind richtig.

Anmerkung
- Punkt 4: Nur bei der tiefen Thrombophlebitis bilden sich Beinödeme aus.
- Punkt 5: Eine Ruhigstellung muss nur bei der tiefen Thrombophlebitis erfolgen.

Für die Phlebothrombose stimmt:

1 Positives Payr-Zeichen
2 Positives Babinski-Zeichen
3 Positives Homans-Zeichen
4 Positives Kernig-Zeichen
5 Positives Trömner-Zeichen
6 Positives Brudzinski-Zeichen

Die Antworten 1 und 3 sind richtig.

Anmerkung

- Punkt 2: positives Babinski-Zeichen als Pyramidenbahnzeichen
- Punkt 4: positives Kernig-Zeichen bei Meningitis, Ischiassyndrom und Bandscheibenschaden
- Punkt 5: positives Trömner-Zeichen oft bei vegetativer Übererregbarkeit. Bei starker, einseitiger Form auch als Pyramidenbahnzeichen.
- Punkt 6: positives Brudzinski-Zeichen bei Meningitis und Hirnblutung

Für das postthrombotische Syndrom stimmt:

1 Man fasst darunter Veränderungen zusammen, die sich an den Beinen nach einer abgelaufenen Phlebothrombose einstellen.
2 Oft liegen Ödeme im Knöchel- oder Unterschenkelbereich vor.
3 Oft Zunahme der Hautpigmentierung im betroffenen Bereich
4 Gefürchtete Komplikation ist das Ulcus cruris.
5 Behandlungsverbot für Heilpraktiker

Die Antworten 1, 2, 3 und 4 sind richtig.

KAPITEL

7 Blut

7.1 Fragen ohne Antwort-auswahl

■ Nennen Sie wichtige Bluteiweiße und geben Sie jeweils deren Hauptaufgabe an!

Albumine
Sie transportieren bestimmte Stoffe und sie sind wichtig zur Aufrechterhaltung des osmotischen Drucks.

Globuline
Sie transportieren bestimmte Stoffe und bilden die Antikörper.

Fibrinogen und Prothrombin
Sie spielen eine wichtige Rolle bei der Blutgerinnung.

Transferrin
Transferrin ist die Transportform des Eisens.

Plasminogen
Plasminogen wird zur Fibrinolyse benötigt.

■ Geben Sie an, was im Blutserum enthalten ist!

Im Blutserum sind enthalten: Wasser, Nährstoffe, Abbaustoffe, Hormone, Vitamine, Elektrolyte, Spurenelemente und Bluteiweiße (Albumine und Globulin).

Bestandteile, die im Blut vorhanden sind und im **Serum fehlen:** Erythrozyten, Leukozyten, Thrombozyten und **Fibrinogen.**

■ Geben Sie an, welche beiden Hauptblutbestandteile man am ungerinnbar gemachten Blut unterscheiden kann!

Am ungerinnbar gemachten Blut unterscheidet man:

- **Feste Bestandteile** (Blutzellen) Erythrozyten, Leukozyten und Thrombozyten
- **Flüssige Bestandteile**
- **Blutplasma,** in dem noch alle Bestandteile des Bluts enthalten sind, mit Ausnahme der Blutzellen

■ Wie heißt die Stammzelle aller Blutzellen im Knochenmark?

Hämozytoblast (pluripotente Knochenmarkzelle, indifferente Blutstammzelle).

■ Vervollständigen Sie folgende Angaben über die Erythrozyten!
- **Aussehen**
- **Bildungsstätte**
- **Lebensdauer**
- **Hauptaufgabe**
- **Abbaustätten**

- **Aussehen:** runde, kernlose Scheiben mit einer zentralen Eindellung
- **Bildungsstätte:** rotes Knochenmark
- **Lebensdauer:** 120 Tage (4 Monate)
- **Hauptaufgabe:** Sauerstofftransport
- **Abbaustätten:** Milz, Leber und Knochenmark

■ Was ist das Hämoglobin?

Hämoglobin ist ein **Eiweiß-Farbstoff-Gemisch,** das in den roten Blutkörperchen enthalten ist. Es setzt sich zusammen aus:

94 % Globin (Eiweiß)
Globin besteht aus farblosen Eiweißen, welche die Trägersubstanz des Häms sind.

6 % Häm (Farbstoffanteil mit Eisen)
Häm ist der Farbstoffanteil des Hämoglobins, der nach Abtrennung des Globins zurückbleibt. In seiner Mitte befindet sich ein zweiwertiges Eisenatom.

Das Häm ist entscheidend wichtig für den Sauerstoff- und Kohlendioxidtransport.

■ In welche Bestandteile wird Hämoglobin abgebaut?

Hämoglobin wird in Häm und den Eiweißbestandteil Globin abgebaut. Häm wird in den Farbstoffanteil Bilirubin und Eisen abgebaut.

■ Geben Sie die Hauptbildungsstätte des Erythropoetins an!

Nieren.

■ Was meint man mit „Blutgruppenindividualität"?

Unter Blutgruppenindividualität versteht man die erblichen **Merkmale** auf der **Oberfläche** der **roten Blutkörperchen,** welche die Träger der Blutgruppenantigene sind.

■ Welche Hauptblutgruppen unterscheidet man?

Blutgruppen **A, B, AB, 0.**

■ Wer ist „Universalempfänger"?

Blutgruppe **AB.**

■ Wer ist „Universalspender"?

Blutgruppe **0.**

■ Welche Folgen hat es, wenn unverträgliches Blut übertragen wird?

Es läuft eine Antigen-Antikörper-Reaktion ab mit der Folge einer **Blutagglutination** (Blutverklumpung). Je nach Ausmaß kommt es lediglich zu **Temperaturanstieg** bis hin zum schweren **Schock.**

■ In welchen Fällen spielt der Rhesusfaktor – außer bei Fremdblutübertragungen – noch eine wichtige Rolle?

Bei der wiederholten **Schwangerschaft** einer Rhesus-negativen Mutter mit Rhesus-positivem Vater.

■ Eine Schwangere ist Rhesus-negativ, der Vater des Kindes Rhesus-positiv. Das Kind ist wie die Mutter Rhesus-negativ. Mit welchen Komplikationen muss während der Schwangerschaft und der Geburt gerechnet werden?

Mit **keinen,** da das Kind die gleiche Blutgruppe wie die Mutter hat.

■ Eine Rhesus-negative Frau hat bereits ein gesundes Rhesus-positives Kind entbunden. Nun ist sie erneut mit einem Rhesus-positiven Kind schwanger. Können Sie die Mutter beruhigen und sagen, dass auch diesmal keine Komplikationen auftreten werden?

Nein. Es ist damit zu rechnen, dass die Mutter aufgrund der ersten Schwangerschaft Antikörper gebildet hat. Diese können nun die Plazentaschranke durchdringen und beim Kind zur Hämolyse führen. Je nach Ausmaß der Antikörperbildung kann es beim Kind zum Ikterus, zum Hirnschaden oder sogar zum Absterben kommen.

■ Wie geht man schulmedizinisch vor, wenn eine Rhesus-negative Frau schwanger wird?

Ihr wird routinemäßig in der 29.–31. Schwangerschaftswoche ein **Anti-Rhesus-D-Gammaglobulin** gespritzt, damit ihre **Antikörperbildung vermieden** wird.

■ Was meint man damit, dass Fresszellen die Fähigkeit zur Phagozytose haben?

Unter der Phagozytosefähigkeit der Fresszellen versteht man, dass sie in der Lage sind, Fremdkörper wie Zellbestandteile, Bakterien, Viren und Staub aufzunehmen, d. h., **aufzulösen,** gewissermaßen zu „fressen".

■ Was sind amöboide Bewegungen der Leukozyten?

Unter den amöboiden Bewegungen der Leukozyten versteht man ihre Art, sich ähnlich wie Amöben zu bewegen, wobei sie einen **Teil** ihres **Zellleibs füßchenförmig ausstülpen** und den restlichen Leukozytenkörper **nachziehen.**

■ Was versteht man unter „Chemotaxis" bei Leukozyten?

Chemische Substanzen im Gewebe veranlassen die Leukozyten, sich in Richtung des chemischen Reizes **hin-**, bzw. von diesem **wegzubewegen.**

■ Welche Lebensdauer haben Granulozyten?

Die Lebensdauer liegt zwischen **wenigen Stunden** bis hin zu **mehreren Tagen.** Sie hängt im Wesentlichen von der erbrachten Phagozytoseleistung ab.

■ Warum heißen die Granulozyten „Granulozyten"?

Sie heißen so, weil das Zytoplasma der Granulozyten eine feine „Körnung" enthält, die so genannte **Granula** (lat. granula = Körnchen), die unter dem Mikroskop sichtbar ist. (Allerdings hat man festgestellt, dass die Granula aber aus Bläschen besteht.)

■ Wodurch unterscheiden sich segmentkernige von stabkernigen Neutrophilen?

Die **segmentkernigen** Neutrophilen besitzen einen **voll ausgebildeten** (segmentierten) **Kern** im Gegensatz zu den **stabkernigen** (unreifen) Neutrophilen, bei denen der Kern noch stabförmig, also noch **nicht** segmentiert ist.

■ Handelt es sich bei den Basophilen (Blutmastzellen) auch um Fresszellen?

Die Basophilen sind **keine** Fresszellen. Sie enthalten sowohl Heparin, einen gerinnungshemmenden Stoff, als auch Histamin, das bei allergischen Reaktionen vom Soforttyp freigesetzt wird.

■ Hält sich der größere Anteil der Lymphozyten im Blut oder in den lymphatischen Geweben auf?

Der größere Anteil, nämlich ungefähr 70 %, befindet sich in den **lymphatischen Organen.** Im Blut zirkulieren nur ca. 4 %. Der Rest hält sich im Knochenmark und anderen Geweben auf.

■ Was meint man damit, dass die Lymphozyten rezirkulieren?

Die Lymphozyten können aus der **Blutbahn austreten,** ins Gewebe wandern, in die **Lymphbahn** eintreten und über die Lymphflüssigkeit wieder ins **Blut** zurückkehren.

■ Geben Sie die Lebensdauer der Lymphozyten an!

Die Lymphozyten haben je nach ihrer Aufgabe eine unterschiedliche Lebensdauer. Sie liegt zwischen **7 Tagen** bis hin zu **mehreren Jahren** (letzteres trifft für die Gedächtniszellen zu, von denen man bisher aber nur wenig weiß).

■ Warum wird der Thymus als primäres lymphatisches Organ bezeichnet?

Der Thymus ist die **Prägungsstätte** für die **T-Lymphozyten**. Haben sie die Prägung durchlaufen, so können sie nun die sekundären lymphatischen Organe (Milz, Lymphknoten, Mandeln, Lymphfollikel) besiedeln, wo sie sich durch Zellteilung weitervermehren.

■ Zu welchen Zellen bzw. Untergruppen können sich die B-Lymphozyten weiter ausdifferenzieren?

B-Lymphozyten können sich in **Plasmazellen** und **Gedächtniszellen** (Memory-Zellen) ausdifferenzieren.

■ Welche Zellen sind Antikörperproduzenten?

Die **Plasmazellen**.

■ Was meint man damit, dass ein B-Lymphozyt in der Lage ist, sich zu klonen?

Ein B-Lymphozyt kann **identische Abbilder** von sich herstellen.

■ Was sind Gedächtniszellen (Memory-Zellen)?

Gedächtniszellen sind in der Lage, **Informationen** über **Erreger** zu **speichern.** Dringt der gleiche Erreger zu einem späteren Zeitpunkt erneut in den Körper ein, so kann nun dank dieser Gedächtniszellen sofort mit einer wirkungsvollen Antikörperproduktion begonnen werden.

Wo werden die T-Lymphozyten geprägt?

Im **Thymus.**

Was sind die Lymphokine und welche Aufgabe haben sie?

Lymphokine sind **Mittlersubstanzen,** die von **T-Lymphozyten** produziert werden und die Aufgabe haben, andere Zellen zu einer gesteigerten Abwehrtätigkeit anzuregen.

Zählen Sie Differenzierungsformen der T-Lymphozyten auf!

Differenzierungsformen von T-Lymphozyten sind:
- **Helferzellen** (T-Helfer-Zellen)
- **Unterdrückerzellen** (Regulationszellen, T-Suppressor-Zellen)
- **Gedächtniszellen** (T-Memory-Zellen)
- **Zytotoxische Zellen**

Welche Aufgaben haben die T-Suppressorzellen?

Sie **unterdrücken** unnötige und zu heftige **Abwehrreaktionen.** Sie sind im Wesentlichen dafür verantwortlich, dass eine einmal in Gang gekommene Immunantwort auch wieder zum Stillstand kommt, sodass nicht unentwegt Antikörper gegenüber einem bestimmten Erreger gebildet werden.

Zu welchen Blutzellen gehören die natürlichen Killerzellen?

Es handelt sich um eine **Untergruppe der Lymphozyten.**

Geben Sie die Hauptaufgabe der zytotoxischen Zellen an!

Sie **zerstören** in erster Linie **virus-** und **krebsbefallene Zellen.** Sie arbeiten **antigenspezifisch,** d. h., sie reagieren auf antigene Strukturen auf der Oberfläche von Körperzellen, die durch Virusbefall derselben entstanden sind.

Geben Sie die Hauptaufgabe der Natürlichen Killerzellen an!

Natürliche Killerzellen greifen **virus-** und **krebsbefallene Zellen** an, allerdings arbeiten sie **nicht antigenspezifisch.**

Welches sind die größten Fresszellen im Blut?

Die **Monozyten.**

Die Blutplättchen (Thrombozyten) sind nur Zellfragmente. Wie heißen die Zellen im Knochenmark, aus denen sie gebildet werden?

Megakaryozyt.

Erklären Sie die Begriffe Thrombozytose und Thrombozytopenie!

Thrombozytose: Erhöhung der Thrombozytenzahl im Blut auf über 380 000/mm^3.
Thrombozytopenie: Absinken der Thrombozytenzahl im Blut unter 150 000/mm^3.

Was ist die gefürchtete Folge einer Thrombozytopenie?

Es kommt zu einer **vermehrten Blutungsneigung** mit Petechien (vereinzelte, kleine Blutpunkte), Purpura (dicht gesäte, punktförmige bis kleinfleckige Blutaustrittsstellen), Hämatomen (Blutergüsse) oder sogar zu großflächigen Hautblutungen (Sugillationen und Suffisionen) und inneren Blutungen.

Nennen Sie einige Stoffe, die im Plasma transportiert werden!

Nährstoffe, Abbaustoffe, Hormone, Sauerstoff, Kohlendioxid, Enzyme, Antikörper u. a. m.

Was ist die Blutstillung?

Die Blutstillung ist ein lebenswichtiger Vorgang, der zur **Beendigung** einer **Blutung** führt und somit das Verbluten verhindert.

Geben Sie die Gefäßreaktionen bei der Blutstillung an!

Sobald ein Blutgefäß verletzt wird, **zieht** es sich **zusammen,** und zwar zunächst reflektorisch und nachfolgend durch die Wirkung gefäßaktiver Stoffe der

Thrombozyten. Außerdem kann sich das **geschädigte Endothel zusammenrollen** und **verkleben.**

■ Was versteht man unter einer Thrombozytenaggregation?

Unter der Thrombozytenaggregation versteht man die Bildung eines **Thrombozytenpfropfs.**
Die Bildung eines solchen Pfropfs wird durch den stark verlangsamten Blutstrom an der Verletzungsstelle ausgelöst, indem sich die Thrombozyten an deren „Rauigkeit" anlagern. Außerdem spielt die Freisetzung bestimmter Stoffe aus der verengten Gefäßwand und aus den angelagerten Thrombozyten eine Rolle, wodurch deren Verklumpung wesentlich begünstigt wird.

■ Was versteht man unter Gerinnungskaskade?

Mit Gerinnungskaskade meint man, dass die **Blutgerinnungsfaktoren – einer nach dem anderen –** aktiviert werden.

■ Geben Sie die Blutgerinnungszeit an!

3–11 Minuten.

■ Zählen Sie einige Ihnen bekannte Blutgerinnungsfaktoren auf!

Hier sollten Sie erwähnt haben: **Fibrinogen, Prothrombin,** und **Kalziumionen.** Weitere bekannte Blutgerinnungsfaktoren sind noch Gewebethromboplastin, Faktor X und die antihämophilen Faktoren A und B.

■ Wodurch unterscheiden sich – hinsichtlich ihrer Aktivierung – das Extrinsic- und das Intrinsic-System der Blutgerinnung?

Das **Extrinsic-System** wird aktiviert, wenn es durch **Gefäßverletzungen** zu Einblutungen in das umliegende Gewebe kommt. Dagegen läuft das **Intrinsic-System** aufgrund einer **Verletzung** des **Gefäßendothels** ab, z. B. durch eine Entzündung der Intima.

■ Zählen Sie Hemmstoffe der Blutgerinnung auf!

Natriumzitrat, Heparin, Acetylsalicylsäure und **Cumarin.**

■ Was versteht man unter einer Thrombolyse?

Bei einer Thrombolyse wird ein **Blutpfropf aufgelöst.** Dies kann durch das körpereigene Plasmin oder durch bestimmte Medikamente erfolgen.

■ Jemand hat einen Mangel an Gerinnungsfaktoren, z. B. Mangel an Faktor VIII oder IX. Was hat das für den Betreffenden zur Folge?

Es kommt zu einer erhöhten **Blutungsneigung.**

■ Jemand hat einen Mangel an Hemmstoffen. Wie wirkt sich dies aus?

Es besteht nun eine erhöhte **Thromboseneigung.**

■ Wozu dient die Bestimmung des INR-Werts?

Die INR-Bestimmung dient der **Bestimmung** der **Blutgerinnungszeit.**

■ Sie stellen bei einem Patienten eine verlängerte Blutgerinnungszeit fest. Was können die Ursachen sein?

Ursachen können sein: angeborene Blutgerinnungsstörung (z. B. **Hämophilie**), **Antikoagulanzieneinnahme, Vitamin-K-Mangel** aufgrund von Lebererkrankungen oder Vitamin-K-Resorptionsstörungen.

■ Erklären Sie, warum es bei einer Entzündung zu Rubor, Calor, Dolor und Tumor kommt!

Rubor (Rötung)
Durch die Erweiterung kleiner Hautgefäße enthalten diese vermehrt rote Blutkörperchen, was als Rötung sichtbar wird.

Calor (Hitze)
Durch die gesteigerte Stoffwechseltätigkeit und die vermehrte Durchblutung im Entzündungsgebiet fällt vermehrt Wärme an.

Dolor (Schmerz)
Vermehrter Flüssigkeitsdruck im Gewebe und Entzündungsmediatoren reizen die Nervenendigungen.

Tumor (Schwellung)
Durch die gesteigerte Kapillardurchlässigkeit ist vermehrt Exsudat in das Gewebe ausgetreten.

Wodurch kommt es im Laufe einer Entzündung zu einer Blutstase?

Durch das vermehrte Austreten des Plasmas **dickt** das Blut in den Kapillaren **ein,** d. h., es enthält pro Volumeneinheit mehr zelluläre Bestandteile als zuvor. Dies führt zu einer verschlechterten Fließeigenschaft. Außerdem ist durch die Weitstellung der Gefäße der Blutfluss verlangsamt und gerät so ins Stocken.

In welcher Gewebeart spielt sich eine Entzündung ab?

Im **Bindegewebe.**

Welche Wirkungen hat Histamin?

Das in den basophilen Granulozyten (Blut- und Gewebsmastzellen) und den Thrombozyten gespeicherte Histamin bewirkt bei Freisetzung:
- Gefäßerweiterung von Gefäßen mit einem Durchmesser < 80 µm
- Gefäßverengung von Gefäßen mit einem Durchmesser > 80 µm
- Zusammenziehung der Bronchialmuskulatur (Gefahr Asthma bronchiale)
- Adrenalinausschüttung (wirkt den meisten Kreislaufeffekten des Histamins entgegen)
- Endothelkontraktion und dadurch gesteigerte Permeabilität (Gewebsödem)
- Steigerung der Magensaftsäureproduktion
- Steigerung der Darmmotilität
- Auf das Herz wirkt es:
  - Positiv inotrop
  - Positiv chronotrop
  - Positiv bathmotrop
  - Positiv dromotrop

Nennen Sie Blutzellen, die bei der Abwehr eines Entzündungsherdes eine Rolle spielen!

- **Neutrophile und eosinophile Granulozyten**
- Monozyten
- B- und T-Lymphozyten

Ab welchen Leukozytenwerten im Blut spricht man von einer Leukozytose und woran lässt Sie eine Leukozytose denken?

Bei einer Zunahme der Leukozyten auf über 10.000 (Frauen) und über 11.500 (Männer) pro µl Blut.

Zu einer Leukozytose kommt es typischerweise bei **Infektionskrankheiten, lokalen Entzündungen** und bei **Leukämien.**

Physiologisch ohne Krankheitswert kann es zur Leukozytose während der Schwangerschaft, nach schwerer körperlicher Arbeit, nach dem Essen, bei Säuglingen und Kleinkindern kommen.

Was ist ein weißes Differenzialblutbild?

Bei einem weißen Differenzialblutbild werden die **prozentuale Verteilung** der **weißen Blutkörperchen** und **krankhafte Zellformen** bestimmt. Dies erfolgt durch Auszählen von jeweils 100 Blutzellen (oder ein Vielfaches).

Was sind die Retikulozyten?

Die Retikulozyten (Proerythrozyten) sind **junge rote Blutkörperchen.**

Das rote Blutkörperchen wird im roten Knochenmark aus dem Hämozytoblasten (Stammzelle) gebildet und wandelt sich dann in den Erythroblasten um. Dieser verlässt das Knochenmark und tritt ins Blut über. Dabei stößt er seinen Kern aus. Diese **kernlose Zelle** im Blut wird als Retikulozyt bezeichnet. Dieser Retikulozyt reift nun im Blut zu seiner endgültigen Form als Erythrozyt aus.

Erklären Sie kurz die folgenden Begriffe!
- **Rotes Differenzialblutbild**
- **Leukozytose mit Linksverschiebung**
- **Leukopenie**

Rotes Differenzialblutbild
Bei einem roten Differenzialblutbild werden die Erythrozyten nach **Qualität** (z. B. Kernreste), **Form, Größe** und **färberischem Verhalten** beurteilt.

Leukozytose mit Linksverschiebung
Die meisten bakteriellen Infektionskrankheiten führen zunächst zu einer Erhöhung der neutrophilen Granulozyten (Leukozytose). Im Differenzialblutbild erscheinen sie als reife segmentkernige neutrophile Granulozyten.

Wenn im Körper jedoch anhaltend segmentkernige neutrophile Granulozyten verbraucht werden,

werden aus dem Knochenmark verstärkt die **unreifen stabkernigen neutrophilen Granulozyten** abgegeben. Man spricht beim Auftreten dieser jugendlichen Formen der neutrophilen Granulozyten im Blut von Linksverschiebung.

Leukopenie
Bei einer Leukopenie kommt es zu einem **Absinken** der **Leukozyten unter 4.000** pro µl Blut. Meist sind die neutrophilen Granulozyten vermindert.

■ Wie verändert sich während einer bakteriellen Infektionskrankheit das weiße Differenzialblutbild typischerweise?

Bei einer Infektionskrankheit ändert sich das weiße Differenzialblutbild oft in der folgenden Weise:
- **Akute Kampfphase:** Erhöhung der neutrophilen Granulozyten
- **Überwindungsphase:** Erhöhung der Monozyten
- **Heilphase:** Erhöhung der Lymphozyten und eosinophilen Granulozyten (lymphozytäre eosinophile Heilphase)

■ Bei einem Patienten stellen Sie eine verlangsamte BKS (Blutkörperchensenkung) fest. Nennen Sie mögliche Ursachen!

Zur verlangsamten BKS kann es kommen durch:
- **Medikamente** (Senkungsblocker: Kortison, Acetylsalicylsäure)
- **Blutkrankheiten** (Polyzythämie, Erythrozytose, Sichelzellanämie)

■ Was wird bei einer Blutgasanalyse bestimmt?

Bei der Blutgasanalyse werden meist im arteriellen, seltener im venösen oder kapillären **Blut** die **vorhandenen Gase** bestimmt. Dabei werden im Allgemeinen **Sauerstoff** und **Kohlendioxid** im Blut ermittelt, seltener werden die pathologischen Blutgase Stickstoff, Kohlenmonoxid, Blausäure u. a. bestimmt.

Die Blutgasanalyse spielt im Krankenhaus eine wichtige Rolle zur Beurteilung des pulmonalen Gasaustauschs und wird deshalb vor allem bei der Narkoseüberwachung eingesetzt. Sie kann aber auch bei Lungenfunktionsprüfungen und zur Beurteilung einer respiratorischen Insuffizienz eingesetzt werden.

■ Was wird bei einer Knochenmarkbiopsie gemacht?

Bei der Knochenmarkbiopsie wird mittels einer Spezialkanüle **Gewebe aus** dem **Markraum** der **platten Knochen** (Beckenkamm, Brustbein) **entnommen.**

■ Wozu dient eine Knochenmarkbiopsie?

Das so gewonnene Material kann untersucht und beurteilt werden. Dadurch kann man **Aufschluss** auf eventuell zugrunde liegende **Blutbildungsstörungen** wie **aplastische Anämien** oder **Leukämie** gewinnen.

■ Was ist eine Anämie?

Eine Anämie ist eine **Blutarmut.** Es kann ein **Mangel** an **Hämoglobin** (roter Blutfarbstoff) oder ein **Mangel** an **Erythrozyten** oder ein Mangel an beidem bestehen.

■ Ordnen Sie die Begriffe zu!

1	Perniziöse Anämie	A	Blutbildungsstörung aufgrund von Knochenmarkerkrankungen
2	Hämolytische Anämie	B	Vermehrter und verfrühter Abbau von Erythrozyten
3	Aplastische Anämie	C	Vitamin-B_{12}-Mangelanämie

1: C
2: B
3: A

■ Nennen Sie Gründe für eine renale Anämie!

Gründe der renalen Anämie sind, dass es aufgrund einer Niereninsuffizienz zu einer **mangelhaften Ausschüttung** von **Erythropoetin** kommen kann und damit zu einer unzureichenden Anregung der Bildung der roten Blutkörperchen. Darüber hinaus können entzündliche Erkrankungen der Niere zu **Blut** im **Urin** oder zu **Sickerblutungen** führen, wodurch es zur **Eisenmangelanämie** kommt.

■ Woher hat die Sichelzellanämie ihren Namen?

Bei der Sichelzellanämie sind die **roten Blutkörperchen** bei abnehmendem Sauerstoffgehalt **sichelförmig.**

■ Wieso baut die Milz bei Kugelzellanämie vermehrt Erythrozyten ab?

Bei der Kugelzellanämie erkennt die Milz die kugelförmigen roten Blutkörperchen aufgrund ihrer **herabgesetzten Verformbarkeit** als **fehlerhaft** und baut sie deshalb ab. Dieses Erkennen von fehlerhaften roten Blutkörperchen in der Milz kann man sich folgendermaßen vorstellen: Die Erythrozyten müssen sich in der roten Pulpa durch ein enges Netzwerk von bindegewebigen Strängen zwängen. Dieses Hindurchzwängen gelingt nur den jungen, gut verformbaren Zellen. Fehlerhafte und überalterte Erythrozyten verfangen sich im Netzwerk und werden von den Fresszellen abgebaut.

■ Geben Sie den Hämoglobingehalt des Blutes an!

- **Frauen:** 12–16 g/dl (120–160 g/l)
- **Männer:** 14–18 g/dl (140–180 g/l)

■ Was gibt der MCH (mittleres korpuskuläres Hämoglobin) an?

Der MCH-Wert gibt den **Hämoglobingehalt** eines durchschnittlichen **Erythrozyten** an.

7

■ Was bedeutet es, wenn der MCH erhöht ist?

Eine Erhöhung des MCH-Werts wird als hyperchrome Anämie bezeichnet. Bei der hyperchromen Anämie besteht ein **Mangel** an **Erythrozyten.** Um diesen Mangel auszugleichen, ist der **Hämoglobingehalt** der einzelnen **Erythrozyten erhöht.**

Bei der zugrunde liegenden Störung handelt es sich typischerweise um eine **Vitamin-B_{12}-Mangelanämie** (perniziöse Anämie).

■ Was bedeutet es, wenn der MCH erniedrigt ist?

Wenn der MCH-Wert erniedrigt ist, liegt eine hypochrome Anämie vor. Es besteht ein **Mangel** an **Hämoglobin** der Erythrozyten. Die roten Blutkörperchen selbst liegen in ausreichender Anzahl vor. Die hypochrome Anämie tritt typischerweise bei **Eisenmangelanämie** auf.

■ Geben Sie typische Beschwerden bei Eisenmangelanämie an!

Typische Beschwerden bei Eisenmangelanämie sind **Hautblässe, Müdigkeit, Tachykardie, Schwindel, Kälteempfindlichkeit, schlechtes Gedächtnis, spröde Haut, brüchige Nägel, Mundwinkelrhagaden, Zungenbrennen** und Atrophie der Schleimhäute des Munds, des Rachens, der Speiseröhre, des Magens und des Darms.

■ Bei einer Patientin stellen Sie eine Eisenmangelanämie fest. Was ziehen Sie als mögliche Ursachen in Betracht?

Ursachen der Eisenmangelanämie können **Blutungen** sein, die z. B. aus Magen- oder Zwölffingerdarmgeschwüren, von Zwerchfellhernien oder aus verstärkten Regelblutungen bei Frauen stammen.

Weitere in Betracht kommende Ursachen sind **chronische Infektionskrankheiten, Tumorerkrankungen, erhöhter Bedarf** während der Wachstumsphase, der Schwangerschaft oder der Stillzeit oder eine **gestörte Eisenaufnahme** aufgrund von Magensäuremangel, Magenkarzinom oder nach Magenentfernung. Selten wird zu wenig Eisen über die **Nahrung** zugeführt.

■ Wie therapieren Sie bei Eisenmangelanämie?

Es muss auf jeden Fall die **Ursache** des Eisenmangels herausgefunden werden und, soweit möglich, diese behandelt werden. Zudem wird **Eisen substituiert,** indem man ein zweiwertiges Eisenpräparat verordnet. Eventuell ist es sinnvoll, zusätzlich Vitamin C zu verordnen, da Vitamin C die Eisenaufnahme verbessert.

■ Bei einem Kind stellen Sie Mundwinkelrhagaden fest. Nennen Sie nur die wahrscheinlichste Ursache!

Eisenmangelanämie.

■ Was liegt der perniziösen Anämie für eine Störung zugrunde?

Der perniziösen Anämie liegt eine **Resorptionsstörung** oder eine **unzureichende Zufuhr** von **Vitamin B_{12}** vor.

In welchem Lebensalter tritt die perniziöse Anämie bevorzugt auf?

Die perniziöse Anämie tritt bevorzugt im **fortgeschrittenen Lebensalter** auf.

Dies hat seinen Grund darin, dass die Ursache der perniziösen Anämie oft in einem Fehlen des Intrinsic-Faktors aufgrund einer schweren Gastritis, eines Magenkarzinoms oder einer Magenentfernung liegt. Alle diese Schädigungen treten meist erst im fortgeschrittenen Lebensalter auf.

Geben Sie typische Beschwerden bei perniziöser Anämie an!

Typische Beschwerden bei perniziöser Anämie sind die **allgemeinen Anämiesymptome** wie Müdigkeit, Kopfschmerzen, Tachykardie und schlechtes Gedächtnis. Darüber hinaus kommt es noch zu **Haut- und Schleimhautbeschwerden** wie Zungenbrennen, Mundwinkelrhagaden, Lacklippen und Lackzunge. Häufig bestehen Beschwerden seitens des **Magen-Darm-Trakts** wie Völlegefühl und Appetitlosigkeit. Da oft nicht nur Vitamin B_{12} fehlt, sondern auch noch andere Vitamine des B-Komplexes, kann es zu **Neuropathien** wie Parästhesien und Gangunsicherheit kommen. Oft besteht eine **fahle Blässe.**

Wieso kommt es bei der perniziösen Anämie typischerweise zu einer fahlen Hautblässe mit gelblichem Unterton?

Aufgrund des Vitamin-B_{12}-Mangels kommt es zu einer **Verzögerung** der **Zellteilung** bei sonst normalem Zellwachstum. Aufgrund dieser verzögerten Zellteilung entstehen abnorm große Erythrozyten. Diese vergrößerten roten Blutkörperchen werden in der Milz und der Leber als fehlerhaft erkannt und abgebaut. Die Folge ist, dass insgesamt vermehrt Erythrozyten abgebaut werden, wodurch es zu einem erhöhten Anfall von Bilirubin kommt, der für die fahl-gelbliche Hautverfärbung verantwortlich ist.

Wie therapieren Sie bei perniziöser Anämie?

Es muss in jedem Fall sorgfältig nach der **Ursache** geforscht und – soweit möglich – behandelt werden. Dabei muss vor allem an das Vorliegen eines Magenkarzinoms oder einer schweren Gastritis gedacht werden. Ersteres muss durch geeignete Untersuchungen ausdrücklich ausgeschlossen werden.

Um den schweren Schäden des Vitamin-B_{12}-Mangels entgegenzuwirken, muss das fehlende Vitamin **substituiert** werden.

Kann im Körper der Intrinsic-Faktor nicht ausreichend gebildet werden, so hat es keinen Sinn, Vitamin B_{12} oral zu verabreichen, da es nicht aufgenommen werden kann. Es muss **parenteral** (unter Umgehung des Verdauungskanals) verabreicht werden.

Liegt der Intrinsic-Faktor ausreichend vor, aber Vitamin B_{12} wurde über die Nahrung nicht ausreichend zugeführt, so kann eine orale Verordnung erfolgen. Hier haben sich gerade für Kinder **Trinkfläschchen** bewährt.

Welche Störung liegt der hämolytischen Anämie zugrunde?

Bei der hämolytischen Anämie kommt es zu einem **vermehrten** und **verfrühten Untergang** der **roten Blutkörperchen.**

Welche angeborenen Anämieformen, bei der die Erythrozyten eine krankhaft veränderte Form annehmen, gehören zu der hämolytischen Anämie?

Zur angeborenen hämolytischen Anämie gehören die **Kugel**- und die **Sichelzellanämie**.

Wodurch kann es zur hämolytischen Anämie kommen?

Die Ursachen der hämolytischen Anämie können **erblich** bedingt sein. Dies trifft für die Kugel- und die Sichelzellanämie zu. Die Ursache kann aber auch **erworben** sein. Hier können **Autoantikörper** gegen Erythrozyten vorliegen, die sich im Zuge von Infektionskrankheiten oder Krebserkrankungen gebildet haben. Des Weiteren können noch **Blutgifte** wie Blei oder Schlangengifte eine Rolle spielen. **Sulfonamide** können als unerwünschte Wirkung eine hämolytische Anämie auslösen.

Wie heißt die Anämieform, bei der es aufgrund einer Knochenmarkschädigung zu Blutbildungsstörungen kommt?

Es handelt sich um die **aplastische Anämie**.

Welche Störung liegt der Erythrozytose zugrunde?

Bei der Erythrozytose treten im Blut **vermehrt rote Blutkörperchen** auf, um einen bestehenden **Sauerstoffmangel** auszugleichen.

Nennen Sie Ursachen für Erythrozytose!

Mögliche Ursachen für Erythrozytose sind **Lungenerkrankungen** wie Lungenemphysem oder Lungenfibrosen, **Herzfehler** mit **Shunt,** bei denen es zur Mischblutbildung kommt, Langzeiteinnahme von **Kortison, starkes Rauchen** und bestimmte **Gifte** wie Blausäure und Kohlenmonoxid. Es kann jedoch auch sein, dass sich aufgrund eines **Aufenthalts** in **großen Höhen** eine Erythrozytose eingestellt hat. Gelegentlich liegt der Krankheit auch eine **gesteigerte Erythropoetinfreisetzung** in Folge einer Nierenerkrankung zugrunde.

Was ist eine Pseudoerythrozytose?

Von einer Pseudoerythrozytose (Pseudopolyglobulie) spricht man, wenn im Blut die Anzahl der roten Blutkörperchen nicht tatsächlich erhöht ist, sondern wenn es aufgrund eines **starken Flüssigkeitsverlusts** zu einer **Bluteindickung** gekommen ist.

7

Dürfen Sie bei einer Erythrozytose therapieren? Falls ja, wie würden Sie vorgehen?

Ja. Wegen der Schwere der Erkrankung, vor allem wegen des erhöhten Thromboserisikos, ist es sinnvoll, dass der Heilpraktiker nur **begleitend** zum **Arzt** behandelt.

Zur wirkungsvollen Behandlung ist es unabdingbar notwendig, die **Ursache** der Erkrankung festzustellen, und, falls möglich, diese zu beheben.

Worum handelt es sich bei Leukämie?

Bei der Leukämie handelt es sich um eine **maligne Entartung** der **weißen Blutkörperchen,** bei der es zu einer **qualitativen** und meist auch zu einer **quantitativen Veränderung** der Leukozyten kommt.

Geben Sie an, ob bei der akuten Leukämie die Anzahl der Leukozyten im Blut erhöht, erniedrigt oder unverändert ist!

Bei den akuten Leukämien sind die Leukozyten in **50 %** der Fälle **erhöht,** in **25 %** der Fälle **erniedrigt** und in **25 %** der Fälle liegen die Leukozyten in **normaler** Anzahl vor.

Sind Kinder eher von der akuten oder der chronischen Leukämie betroffen?

Kinder sind eher von der **akuten Leukämie** betroffen.

Nennen Sie wichtige Beschwerden, die bei der akuten Leukämie auftreten können!

Bei der akuten Leukämie kann es zu ähnlichen Beschwerden wie bei einer **schweren Infektionskrankheit** kommen, nämlich zu **Schüttelfrost** mit **hohem Fieber** und **Ulzerationen** im **Mundbereich.**

Aber die akute Leukämie kann auch **schleichend** mit **unklarer Symptomatik** beginnen:

- **Anämie** mit Hautblässe, Müdigkeit, Tachykardie, Kopfschmerzen, schlechtem Gedächtnis, Schwindel und Kälteempfindlichkeit
- **Granulozytopenie** (Abnahme der Granulozyten) mit der Folge Abwehrschwäche, Soor, Fieber, eitrige Hauterscheinungen
- **Thrombozytopenie** (Abnahme der Thrombozyten) mit der Folge der hämorrhagischen Diathese mit Petechien, Hämatomen, Nasen- und Zahnfleischbluten

Welches Lebensalter und welches Geschlecht werden bevorzugt von der chronisch-lymphatischen Leukämie befallen?

Von der chronisch-lymphatischen Leukämie werden in erster Linie **Männer über 50 Jahre** befallen.

Hat die chronisch-lymphatische oder die chronisch-myeloische Leukämie eine bessere Prognose?

Die **chronisch-lymphatische Leukämie** hat eine **bessere Prognose** als die chronisch-myeloische.

Was sind die gefürchteten Komplikationen bei Leukämien?

Die gefürchteten Folgen der Leukämie sind die **Leukozytopenie** (Abnahme funktionstüchtiger

Leukozyten) mit der daraus resultierenden **Abwehrschwäche.**

Durch Verdrängungen im Knochenmark kann es zur **Anämie** mit ihren typischen Anämiesymptomen kommen und zur **Abnahme** der **Thrombozyten,** die zur hämorrhagischen Diathese führt.

■ Wodurch könnten Sie schon bei der Inspektion des Patienten die Verdachtsdiagnose Polyzythämie stellen?

Die Verdachtsdiagnose Polyzythämie kann schon bei der Inspektion gestellt werden, wenn eine **zyanotische Verfärbung** in Kombination mit einer **Pseudokonjunktivitis** vorliegt.

■ Welche Beschwerden wird Ihnen vermutlich ein Patient mit Polyzythämie bei der Anamneseerhebung klagen?

Vermutlich wird der Patient über **Hautjucken** klagen, das vor allem nach einem warmen Bad auftritt. Möglicherweise klagt er über **Druck im rechten Oberbauch,** der sich aufgrund einer Lebervergrößerung eingestellt hat. Oft bestehen noch eine Blutdruckerhöhung, Atem- und Kreislaufbeschwerden, gelegentlich auch Magen- oder Zwölffingerdarmgeschwüre.

■ Wieso besteht bei Polyzythämie eine erhöhte Thromboseneigung?

Bei der Polyzythämie besteht eine erhöhte Thromboseneigung, weil es zur **Bluteindickung** gekommen ist.

■ Wieso liegt bei Polyzythämie eine Hepatosplenomegalie vor?

Die Leber- und Milzvergrößerung ist auf den **vermehrten Abbau der Blutzellen** zurückzuführen.

■ Wodurch unterscheiden sich Polyzythämie (Polycythaemia rubra vera) und Erythrozytose?

Bei der Polyzythämie sind **alle drei Blutzellen** (Erythrozyten, Thrombozyten, Leukozyten) vermehrt. Bei der Erythrozytose dagegen sind nur die **Erythrozyten vermehrt.**

■ Wodurch kann eine Agranulozytose ausgelöst werden?

Zur Agranulozytose kann es infolge einer **Unverträglichkeit** auf bestimmte **Medikamente** kommen (z. B. Schmerz- und Beruhigungsmittel, Diuretika, Antibiotika, Sulfonamide). Sie kann sich aber auch bei entsprechender Disposition als Reaktion auf **Toxine** von **Krankheitserregern** einstellen.

■ Wieso erkranken an Hämophilie fast ausschließlich Männer?

Der Erbdefekt bei Hämophilie ist auf dem X-Chromosom lokalisiert. Da die Frau zwei X-Chromosomen besitzt, kann sie den Defekt des geschädigten Chromosoms mit ihrem zweiten Chromosom ausgleichen.

Der Mann besitzt **nur ein X-Chromosom.** Trägt dieses Chromosom die falsche Information, so hat der Mann keine Möglichkeit des Ausgleichs.

■ Was sind Blutergelenke?

Bei Bluterkranken kommt es typischerweise zu **wiederholten Gelenkeinblutungen.** Diese haben zur Folge, dass es zu **degenerativen Knorpel- und Knochendefekten** und Ablagerungen von Hämosiderin (eisenhaltige Eiweißkörper, Speicherform des Eisens) in die Gelenke kommt. Deshalb kommt es im fortgeschrittenen Stadium zu **Deformierungen, Bewegungseinschränkungen** und **Versteifungen** in **Fehlstellungen.**

7.2 Multiple-Choice-Fragen

■ Was stimmt für die Gesamtblutmenge eines Erwachsenen?

1 20 % des Körpergewichts
2 8 % des Körpergewichts
3 5–7 Liter
4 7–9 Liter
5 1/12 des Körpergewichts
6 1/6 des Körpergewichts

Die Antworten 2, 3 und 5 sind richtig.

Blutbildungsstätten beim Erwachsenen sind:

1 Brustbein
2 Epiphysen der Röhrenknochen
3 Diaphysen der Röhrenknochen
4 Wirbelkörper
5 Handwurzelknochen
6 Beckenknochen

Die Antworten 1, 2, 4, 5 und 6 sind richtig.

Anmerkung
- Punkt 3: In den Diaphysen wird nur beim Kind Blut gebildet.

Was sind die Referenzwerte des Hämatokrits für Frauen?

1 25–35 Vol.-%
2 37–47 Vol.-%
3 55–65 Vol.-%

Antwort 2 ist richtig.

Was ist im Blutplasma enthalten?

1 Aminosäuren
2 Kreatinin
3 Vitamin B_{12}
4 Erythrozyten
5 ACTH
6 B-Lymphozyten

Die Antworten 1, 2, 3 und 5 sind richtig.

Anmerkung
- Punkt 4 und 6: Erythrozyten und B-Lymphozyten zählen zu den Blutzellen und nicht zum Blutplasma.

Welche Bestandteile enthält das Blutserum?

1 Globuline
2 Fibrinogen
3 Vitamine
4 Thrombozyten
5 Fibrin
6 Harnstoff

Die Antworten 1, 3 und 6 sind richtig.

Welche Substanzen enthalten Bluteiweiße?

1 Spurenelemente
2 Fibrinogen
3 Fibrin
4 Globuline
5 Albumine
6 Glukose
7 Fettsäuren

Die Antworten 2, 3, 4 und 5 sind richtig.

Zu den Blutzellen gehören?

1 Granulozyten
2 Blutplättchen
3 Fibrinogen
4 Killerzellen
5 Plasmazellen
6 Basophile

Die Antworten 1, 2, 4, 5 und 6 sind richtig.

Die Normalwerte der Erythrozyten von Männern in einem Kubikmillimeter Blut sind:

1 4–6 Milliarden
2 4–6 Millionen
3 4.000–6.000
4 400–600
5 40–60
6 4–6

Antwort 2 ist richtig.

Welche Aussagen über die Erythrozyten sind zutreffend?

1 Lebensdauer ungefähr 4 Monate
2 Sie haben typischerweise eine kugelige Form.
3 Sie haben typischerweise keinen Kern mehr.
4 Sie bestehen im Wesentlichen aus Häm und Globin.
5 Sie spielen eine wichtige Rolle beim Transport von Medikamenten.
6 Sie spielen eine Rolle beim Sauerstofftransport.
7 Sie spielen bei der Abwehr eine Rolle.
8 Ihre Bildung wird durch den Wirkstoff Erythropoetin angeregt.

Die Antworten 1, 3, 4, 6 und 8 sind richtig.

Anmerkung
- Punkt 2: Typisch ist die Scheibchenform mit der zentralen Eindellung.

Die Referenzwerte der Leukozyten in einem Kubikmillimeter Blut betragen:

1 40.000–90.000
2 4.000–10.000
3 400–900
4 40–90

Antwort 2 ist richtig.

Welche Aussagen über die Leukozyten sind richtig?

1 Sie spielen eine Rolle beim Sauerstofftransport.
2 Sie spielen eine Rolle bei der Abwehr.
3 Bestimmte Leukozyten haben die Fähigkeit zur Phagozytose.
4 Bestimmte Leukozyten haben die Fähigkeit zur Antikörperbildung.
5 Bestimmte Leukozyten haben die Fähigkeit zur Lyse von Zellen, durch „Anstechen" der Zellmembran.
6 Sie besitzen die Fähigkeit zur Diapedese.
7 Sie besitzen die Fähigkeit zur Emigration.
8 Sie besitzen die Fähigkeit, sich amöboid vorwärts zu bewegen.
9 Sie spielen bei Entzündungsvorgängen eine Rolle.

Die Antworten 2, 3, 4, 5, 6, 7, 8 und 9 sind richtig.

Was stimmt für die Granulozyten?

1 Sie werden unterteilt in Leukozyten, Lymphozyten und Monozyten.
2 Sie gehören zu den Mikrophagen.
3 Sie haben eine Lebensdauer von 120 Tagen.
4 Sie enthalten eine feine Granula, die unter dem Mikroskop sichtbar ist.

Die Antworten 2 und 4 sind richtig.

Anmerkung
- Punkt 1: Sie werden unterteilt in neutrophile, eosinophile und basophile Granulozyten.
- Punkt 3: Die Lebensdauer beträgt einige Stunden bis wenige Tage.

Wählen Sie die richtigen Aussagen über die Granulozyten aus!

1 Die Eosinophilen stellen mengenmäßig die größte Gruppe der Leukozyten dar.
2 Neutrophile phagozytieren.
3 Neutrophile bilden Antikörper.
4 Basophile enthalten Heparin.
5 Basophile enthalten Histamin.
6 Basophile enthalten Kreatinin.
7 Zur Eosinophilie kommt es bei Allergien und Wurmerkrankungen.

Die Antworten 2, 4, 5 und 7 sind richtig.

Anmerkung
- Punkt 1: Die Neutrophilen sind die größte Gruppe der Leukozyten.

Was meint man mit Linksverschiebung? Kreuzen Sie nur die zutreffendste Definition an!

1 Vermehrung der Eosinophilen
2 Vermehrung der stabkernigen Neutrophilen
3 Vermehrung der segmentkernigen Neutrophilen
4 Vermehrung aller Leukozyten
5 Vermehrung der Lymphozyten
6 Vermehrung der Erythrozyten

Antwort 2 ist richtig.

Was stimmt für die Lymphozyten?

1 Bildungsstätten sind das Knochenmark und die lymphatischen Organe.
2 Die Hauptbildungsstätte ist die Leber.
3 Die B-Lymphozyten sind wichtige Fresszellen.
4 Die T-Lymphozyten reifen im Thymus heran.
5 Die Helferzellen haben sich aus den T-Lymphozyten entwickelt.

Die Antworten 1, 4 und 5 sind richtig.

Anmerkung
- Punkt 3: Die B-Lymphozyten sind wichtige Antikörperbildner.

Wie viele Thrombozyten befinden sich beim Erwachsenen in einem Kubikmillimeter Blut?

1 4.000–10.000
2 37–47 Vol.-%
3 150.000–380.000
4 4–6 Millionen

Antwort 3 ist richtig.

Welche Aufgaben hat das Blut?

1 Aufrechterhaltung eines bestimmten pH-Werts im Blut
2 Transportfunktion
3 Bildung von Kalzium
4 Mitwirkung bei der Erregerabwehr durch Phagozytose und Antikörperbildung

Die Antworten 1, 2 und 4 sind richtig.

Anmerkung
- Punkt 3: Im Blut befindet sich zwar Kalzium, aber es wird hier nicht gebildet, sondern es wird durch die Nahrung aufgenommen.

Was sind die typischen lokalen Entzündungszeichen?

1 Koagulation
2 Rubor
3 Schwellung
4 Schmerz
5 Functio laesa
6 Calor
7 Beeinträchtigung der Funktion
8 Dolor

Die Antworten 2, 3, 4, 5, 6, 7 und 8 sind richtig.

Was sind die typischen allgemeinen Entzündungszeichen?

1 Erhöhte BSG
2 Erhöhte BKS
3 Retraktion
4 Leukozytose
5 Leukozytose mit Linksverschiebung
6 Fieber

Die Antworten 1, 2, 4, 5 und 6 sind richtig.

Welches sind die Normalwerte nach Westergren für Frauen nach 1 Stunde?

1 3–8 mm
2 5–18 mm
3 6–11 mm
4 6–20 mm

Antwort 3 ist richtig.

Welche Ursachen kommen in Betracht, wenn die Blutsenkungsgeschwindigkeit verlangsamt ist?

1 Lebererkrankungen
2 Infektionskrankheiten
3 Entzündungen
4 Erythrozytose
5 Polyzythämie
6 Medikamente (Acetylsalicylsäure, Kortison)
7 Herzinsuffizienz

Die Antworten 1, 4, 5, 6 und 7 sind richtig.

Anmerkung
- Punkt 2 und 3: Bei Infektionskrankheiten und Entzündungen ist die Blutsenkungsgeschwindigkeit beschleunigt.

Welche Anämiearten gibt es?

1 Hämolytische Anämie
2 Sichelzellanämie
3 Folsäuremangelanämie
4 Magnesiummangelanämie
5 Mikrozytäre Anämie

Die Antworten 1, 2, 3, 5 sind richtig.

Welche Aussagen über die Anämie sind richtig?

1 Bei der mikrozytären Anämie liegen abnorm kleine Leukozyten vor.
2 Die Kugelzellanämie kommt fast nur bei Schwarzen und bei Bewohnern des Mittelmeerraums vor.
3 Bei der hypochromen Anämie liegt ein Mangel an Hämoglobin vor.
4 Eine akute Anämie kann sich aufgrund einer inneren Blutung entwickeln.

Die Antworten 3 und 4 sind richtig.

Anmerkung
- Punkt 1: Es darf nicht heißen Leukozyten, sondern richtig ist: Erythrozyten.
- Punkt 2: Es darf nicht heißen Kugelzellanämie, sondern richtig ist: Sichelzellanämie.

Kreuzen Sie typische Beschwerden bei Eisenmangelanämie an!

1 Müdigkeit
2 Schwitzen
3 Tachykardie
4 Schwindelgefühl
5 Vermehrtes Frieren
6 Konzentrationsstörungen
7 Zöliakie
8 Bronchiektasie

Die Antworten 1, 3, 4, 5 und 6 sind richtig.

Wodurch kann eine Anämie verursacht werden?

1 Schwangerschaft
2 Wachstum
3 Tumor
4 Mangel an Magensaft
5 Chronische Infektionskrankheiten
6 Hämaturie
7 Sickerblutungen
8 Leberzirrhose
9 Malaria

Alle Antworten sind richtig.

Welche Aussagen sind für die perniziöse Anämie zutreffend?

1 Sie wird auch noch als Vitamin-B_{12}-Mangelanämie bezeichnet.
2 Die Ursache liegt in einer Resorptionsstörung von Cobalamin (Vitamin B_{12}).
3 Die Ursache kann eine erloschene Produktion von Pepsinogen sein.
4 Typischerweise tritt die Krankheit bei schulpflichtigen Kindern auf.
5 Bei der perniziösen Anämie handelt es sich um eine mikrozytäre Anämie.
6 Es kann zu einer Blässe mit gelblichem Unterton kommen.
7 Bei perniziöser Anämie können gleichzeitig Beschwerden seitens des Nervensystems bestehen wie Parästhesien bis hin zu Gangunsicherheit.

Die Antworten 1, 2, 6 und 7 sind richtig.

Anmerkung
- Punkt 3: Pepsinogen ist für die Eiweißverdauung zuständig.
- Punkt 4: typischerweise ab dem 45. Lebensjahr
- Punkt 5: Es muss heißen makrozytäre Anämie.

Welche Aussagen sind für die hämolytische Anämie zutreffend?

1 Bei der hämolytischen Anämie gehen rote Blutkörperchen vermehrt und verfrüht zugrunde.
2 Aplastische Anämie ist ein Synonym für hämolytische Anämie.
3 Kugel- und Sichelzellanämie werden zu den hämolytischen Anämieformen gerechnet.
4 Aufgrund einer hämolytischen Anämie kann es zum Ikterus kommen.
5 Häufig bestehen eine Leber- und Milzschwellung.

Die Antworten 1, 3, 4 und 5 sind richtig.

Welche Aussagen sind für die aplastische Anämie zutreffend?

1 Es ist zu einer Schädigung des Knochenmarks gekommen.
2 Von der Fehlbildung sind oft nicht nur die roten, sondern auch die weißen Blutkörperchen und die Blutplättchen betroffen.
3 Es bestehen eine Anämie, erhöhte Infektionsanfälligkeit und erhöhte Blutungsneigung.
4 Medikamente wie Antibiotika, Schmerzmittel und Antirheumatika können eine aplastische Anämie auslösen.
5 Bestimmte Strahlungen können eine aplastische Anämie auslösen.

Alle Antworten sind richtig.

Mögliche Ursachen einer Erythrozytose sind:

1 Aufenthalt in großen Höhen
2 Hochleistungssport

3 Epilepsie
4 Lungenfibrose
5 Lungenemphysem
6 Diabetes mellitus
7 Morbus Basedow
8 Länger dauernde Kortisoneinnahme
9 Herzfehler mit Shunt

Die Antworten 1, 2, 4, 5, 8 und 9 sind richtig.

Typische Folgen einer Leukämie-Erkrankung sind:

1 Anämie
2 Abwehrschwäche
3 Nierensteine
4 Hämorrhagische Diathese
5 Arteriosklerose
6 Schlaflosigkeit
7 Knöchelödeme

Die Antworten 1, 2 und 4 sind richtig.

Welche Einteilungen der Leukämie-Erkrankungen gibt es?

1 Akut – chronisch
2 Mikrozytär – makrozytär
3 Trocken – feucht
4 Myeloisch – lymphatisch
5 Hyperleukämie – Hypoleukämie
6 Mit Shunt – ohne Shunt
7 Mechanisch – paralytisch

Die Antworten 1 und 4 sind richtig.

Anmerkung
- Punkt 2: Mikro- und makrozytär werden bei den Anämieformen unterschieden.

Für die akute Leukämie trifft zu:

1 Leukämie-Erkrankungen treten fast immer akut auf (über 90 %).
2 Sie heilen nach einigen Wochen auch ohne Therapie meist spontan aus.
3 Die Leukozytenzahl ist immer erhöht.
4 Die Naturheilkunde hat bei der Behandlung gute Erfolge zu verzeichnen, deshalb kann die Krankheit auch gut vom Heilpraktiker behandelt werden.
5 Sie kann ähnlich wie eine akute Infektionskrankheit beginnen.

Antwort 5 ist richtig.

Anmerkung
- Punkt 1: Leukämie-Erkrankungen treten in ungefähr 50 % akut auf.
- Punkt 2: Ohne Therapie verlaufen sie meist tödlich.
- Punkt 3: Die Leukozytenzahl ist in 50 % erhöht, 25 % erniedrigt und 25 % normal.
- Punkt 4: Es besteht für akute Leukämie zwar kein Behandlungsverbot, aber der Heilpraktiker muss den Patienten wegen der Schwere der Erkrankung immer an einen Arzt verweisen. Begleitend darf er allerdings therapieren.

Welche Aussage über die Polyzythämie ist zutreffend?

1 Polyzythämie und Erythrozytose sind Synonyme.
2 Es besteht eine fahle, gelbliche Blässe.
3 Ein häufiger Befund ist eine Pseudokonjunktivitis.
4 Aderlässe verschlimmern das Krankheitsbild.

Antwort 3 ist richtig.

Anmerkung
- Punkt 1: Bei Polyzythämie sind alle drei Blutzellen (Erythrozyten, Leukozyten, Thrombozyten) vermehrt, bei Erythrozytose nur die Erythrozyten.
- Punkt 2: Typischerweise kommt es zur Zyanose.
- Punkt 4: Aderlässe können das Bild verbessern.

Welche Aussagen über die Agranulozytose sind richtig?

1 Es kommt zu einem starken bis völligen Rückgang der Monozyten.
2 Als Ursachen kommen Unverträglichkeiten auf bestimmte Medikamente wie Schmerz- oder Beruhigungsmittel oder auf Toxine bestimmter Krankheitserreger in Betracht.

3 Es handelt sich um eine typische Erbkrankheit.
4 Die Krankheit verläuft fast immer gutartig.
5 Typischerweise kommt es zu Schleimhautnekrosen an Rachen, Tonsillen und Geschlechtsorganen.

Die Antworten 2 und 5 sind richtig.

Anmerkung

- Punkt 1: Es muss heißen Granulozyten und nicht Monozyten.
- Punkt 3: Die Ursachen sind unbekannt, man vermutet, dass es sich um eine ererbte Allergie handeln könnte.
- Punkt 4: Die akute Agranulozytose verläuft oft tödlich.

Was stimmt für die Bluterkrankheit?

1 Ein Synonym ist Hämophilie.
2 Es handelt sich um eine erworbene Krankheit.
3 Meist sind Frauen betroffen.
4 Es besteht eine hämorrhagische Diathese.
5 Es liegt eine Blutgerinnungsstörung vor, die auf einer ungenügenden Bildung des Faktors I oder II bei der Blutgerinnung beruht.
6 Es kann zur Ausbildung von Blutergelenken kommen.

Die Antworten 1, 4 und 6 sind richtig.

Anmerkung

- Punkt 5: Betroffen sind in erster Linie die Faktoren VIII oder IX.

KAPITEL 8 Lymphatisches System

8.1 Bildfragen

■ Bezeichnen Sie die bezifferten Anteile des lymphatischen Systems (➤ Abb. 8.1)!

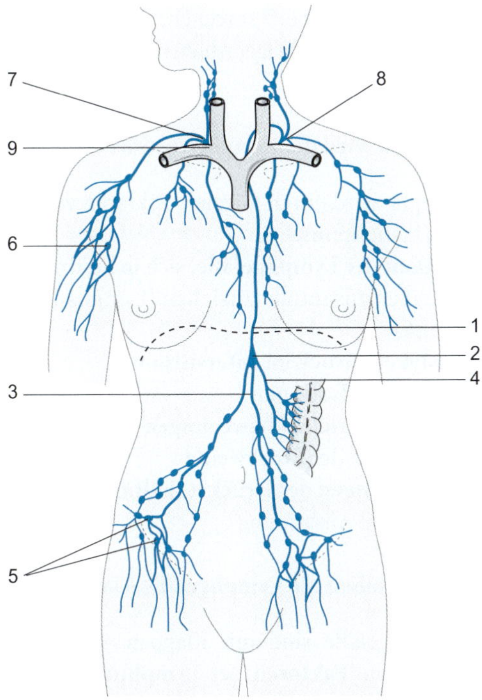

Abb. 8.1 Wichtige Lymphgefäße [L106]

1 Milchbrustgang (Ductus thoracicus)
2 Sammelstelle der Lymphe des Bauchraums (Cisterna chyli)
3 Lendenhauptlymphgefäß (Truncus lumbalis)
4 Darmlymphgefäß (Truncus intestinalis)
5 Leistenlymphknoten (Nodi lymphatici inguinales)
6 Achsellymphknoten (Nodi lymphatici axillares)
7 Rechter Hauptlymphstamm (Ductus lymphaticus dexter)
8 Mündungsstelle des Milchbrustgangs in den Venenwinkel von Drossel- und Schlüsselbeinvene
9 Mündungsstelle des rechten Hauptlymphstamms

■ Bezeichnen Sie die Anteile des Lymphknotens (➤ Abb. 8.2)!

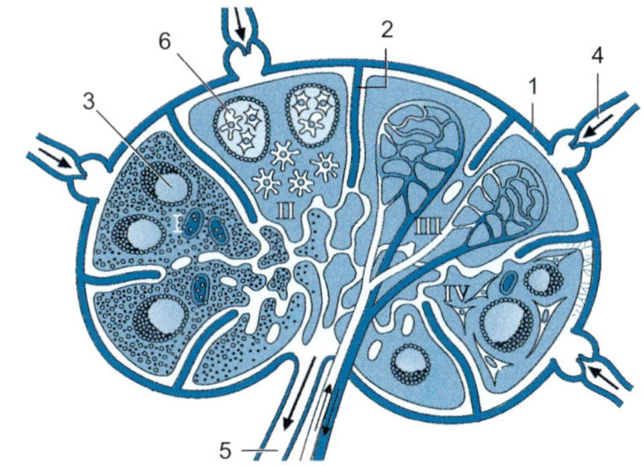

Abb. 8.2 Aufbau eines Lymphknotens [L107]

1 Kapsel (Capsula)
2 Zwischenwand (Septum)
3 Lymphfollikel (Nodulus lymphaticus)
4 Zuführendes Lymphgefäß (Vas lymphaticum afferens)
5 Abführendes Lymphgefäß (Vas lymphaticum efferens)
6 Markregion mit Lymphknotensinus (Medulla nodi lymphatici)

8.2 Fragen ohne Antwortauswahl

■ Woraus besteht das lymphatische System?

Das lymphatische System ist die **Gesamtheit** des **lymphatischen Gewebes** wie **Lymphknoten, Lymphgefäße, Milz, Thymus, Tonsillen, Peyer-Plaques** des Darms, **Waldeyer-Abwehrring** (lymphatischer Abwehrring) und **Wurmfortsatz** (Appendix vermiformis).

■ Was sind die Hauptaufgaben des lymphatischen Systems?

Das Lymphsystem bildet ein eigenes **Transportsystem.** Des Weiteren ist es die **Grundlage** des **Immunsystems.**

■ Wie ist die Lymphflüssigkeit zusammengesetzt?

Das **Lymphplasma** entspricht im Wesentlichen der Gewebeflüssigkeit. Es schwimmen hier in gelöster Form:
- **Nährstoffe** (Glukose, Aminosäuren, Fettsäuren)
- **Abbaustoffe** (Harnstoff, Harnsäure, Kreatinin)
- **Eiweißstoffe** (z. B. Albumin, Globulin und Fibrinogen)
- **Lymphozyten** (reichlich B- und T-Lymphozyten)

8

■ Was ist der Chylus?

Chylus heißt **Milchsaft.** Es handelt sich hierbei um die Lymphe aus dem **Abflussgebiet** des **Darms** nach einer fettreichen Mahlzeit. Sie hat ein **milchig-trübes Aussehen.** Sie wird von den Dünndarmzotten in das zentrale Lymphgefäß aufgenommen und nachfolgend über die Lymphgefäße zum Milchbrustgang (Ductus thoracicus) transportiert.

■ Welche Farbe hat die Lymphe, mit Ausnahme der Lymphe aus dem Abstromgebiet des Darms?

Die in den Lymphgefäßen fließende Lymphe ist **wasserklar,** mit Ausnahme der milchig-trüben Lymphe aus dem Abstromgebiet des Darms. Sind in der Lymphe (infolge von Entzündungsvorgängen) viele Eiweiße enthalten, nimmt sie eine gelbliche Färbung an.

■ Kann man im engeren Sinn von einem „Lymphkreislauf" sprechen?

Nein. Man kann nicht im eigentlichen Sinn von einem „Lymphkreislauf" sprechen, vielmehr handelt es sich um einen „beigeordneten Schenkel" zum Kreislaufsystem.

■ Wodurch wird die Lymphe vorwärts bewegt?

Die Lymphe wird durch folgende Faktoren vorwärts bewegt (Lymphpumpe):
- **Fähigkeit** der **Lymphgefäße,** sich in bestimmten Ausmaßen **zusammenzuziehen** (Lymphangiomotorik)
- **Flüssigkeitsdruck** im **Interstitium**
- **Arterielle Pulsationen**
- **Muskel-** und **Gelenkbewegungen**
- **Bewegungen** der **Eingeweide**
- **Veränderungen** der **Druckverhältnisse** durch die Ein- und Ausatmung

■ Warum haben die Lymphgefäße Klappen?

Die Lymphgefäße sind mit Klappen ausgestattet, damit sich die **Faktoren** der **Lymphpumpe nicht gegenseitig aufheben** und so die Lymphe in den Gefäßen zurückströmt.

■ Wie ist die Wand eines Lymphgefäßes aufgebaut?

Die Lymphgefäße **ähneln** in ihrem Aufbau den **Venen,** besitzen also eine Intima, eine Media und eine Adventitia. Allerdings sind sie dünnwandiger und besitzen mehr Klappen als die Venen.

■ Wie viel e Liter Lymphe werden pro Tag gebildet?

Pro Tag werden etwa **2 Liter** Lymphe gebildet.

■ Wie heißen die beiden größten Lymphstämme des Körpers?

- **Ductus thoracicus** (Milchbrustgang)
- **Ductus lymphaticus dexter** (rechter Hauptlymphgang)

■ Aus welchen Teilen des Körpers erhält der Milchbrustgang (Ductus thoracicus) seine Lymphe?

Der Milchbrustgang nimmt die **gesamte Lymphe** des **Körpers** auf, mit **Ausnahme** der rechten oberen Körperhälfte.

■ Was ist die Cisterna chyli?

Die Cisterna chyli bildet den **Ausgangspunkt** des **Milchbrustgangs,** der sich an dieser Stelle **sackartig ausweitet.** Sie wird durch den Zusammenfluss der beiden Lendenhauptlymphgefäße (Trunci lumbales) und des Darmlymphgangs (Truncus intestinalis) gebildet.

■ Wo liegt die Einmündungsstelle des Milchbrustgangs in den venösen Anteil des Blutkreislaufs?

Der Milchbrustgang mündet in den **linken Venenwinkel,** der durch den Zusammenfluss der linken Drosselvene (V. jugularis) und der linken Schlüsselbeinvene (V. subclavia) gebildet wird.

■ In welchen Regionen treten gehäuft Lymphknoten auf?

Lymphknoten treten gehäuft in der **Hals-Rachen-Region** auf, wo sie einen ersten Abwehrring gegen Erreger bilden, die über die Nahrung oder die Atemluft eindringen. Zudem treten Lymphknoten vermehrt an den **Grenzen** des **Rumpfs** auf.

■ Was ist ein regionärer Lymphknoten?

Ein regionärer Lymphknoten gehört zu einem **bestimmten Organ.** Er hat die Aufgabe, die aus diesem Organ abströmende Lymphe zu filtern, sodass die hier eventuell angefallenen Schadstoffe (z. B. Mikroorganismen, Krebszellen) nicht gleich ins allgemeine Lymphsystem gelangen.

■ Was ist ein Sammellymphknoten?

Sammellymphknoten **sammeln** die Lymphe aus **verschiedenen regionären Lymphknoten.** Sie treten gehäuft entlang der Bauchaorta und im Hals auf.

■ Geben Sie die wichtigsten Aufgaben der Lymphknoten an!

- **1. Reinigung der Lymphe** von Mikroorganismen (Bakterien, Viren), Schadstoffen (Toxinen, Staubteilchen), Zellfragmenten und überalterten Lymphozyten
- **2. Produktion von B- und T-Lymphozyten**

■ Schildern Sie stichpunktartig den Aufbau eines Lymphknotens!

Ein Lymphknoten hat meist mehrere zuführende aber nur ein abführendes Gefäß. Von der bindegewebigen Kapsel, die den Lymphknoten umgibt, ziehen Bälkchen (Trabekel) ins Innere. An den Bälkchen sitzt ein Netz aus retikulären Fasern. Hier findet die Reinigung der Lymphe statt. Zwischen dem Bälkchenwerk sitzen Lymphfollikel, die B- und T-Lymphozyten produzieren.

■ Zählen Sie die Nachbarorgane der Milz auf!

Die Milz liegt im hinteren linken Oberbauch. Ihre Nachbarorgane sind das **Zwerchfell,** der **Magen,** das **Pankreas,** der **Dickdarm** und die **linke Niere.**

■ Geben Sie kurz den anatomischen Aufbau der Milz an!

Die Milz ist von einer **derben bindegewebigen Kapsel** umgeben, von der aus Bälkchen ins Innere ziehen. An einer durchgeschnittenen Milz kann man zwei Anteile unterscheiden, nämlich die **rote** und die **weiße Pulpa.**

■ Woraus besteht die rote Pulpa der Milz?

Die rote Pulpa besteht im Wesentlichen aus den **Milzsinusoiden** (weite Kapillaren mit vielen MakropHagen) und aus kleinen, **zartwandigen Blutgefäßen.** Sie erhält ihre Farbe durch die zahlreichen roten Blutkörperchen, die sich hier befinden.

Was ist die weiße Pulpa der Milz?

Die weiße Pulpa der Milz besteht vorwiegend aus **lymphatischem Gewebe.** Sie umgibt die kleinen Milzarterien wie eine Scheide (Lymphscheide). An dieser Scheide sitzen die **Malpighi-Körperchen,** kugelförmige Verdickungen.

Was ist die Aufgabe der weißen Pulpa?

In der weißen Pulpa werden **Lymphozyten hergestellt.** Deshalb wird die weiße Pulpa zu den lymphatischen Organen gezählt.

Was tritt durch das Milzhilum?

Milzarterie und **Milzvene.**

Was sind die Malpighi-Körperchen der Milz?

Die Malpighi-Körperchen sind die **kugelförmigen Verdickungen** der weißen Pulpa, die wie eine Scheide um die Arterien herum angeordnet sind. Es handelt sich um lymphatisches Gewebe, in dem sich vor allem B-Lymphozyten befinden.

Schildern Sie stichwortartig die Blutmauserung!

Unter Blutmauserung versteht man den natürlichen Abbau der roten Blutkörperchen in Kombination mit ihrer Neubildung. In der Milz müssen sich die Erythrozyten durch ein **enges Netzwerk** von **Milzsträngen** zwängen. Den jungen roten Blutkörperchen, die noch gut verformbar sind, gelingt dies. **Ältere** dagegen **verfangen sich** in diesem Netz und werden von Phagozyten **abgebaut.**

Nennen Sie Nachbarorgane des Thymus!

Nachbarorgane des Thymus sind das **Brustbein** und der **Herzbeutel.** Rückwärts berührt er die großen Gefäße, nämlich die obere Hohlvene und den Aortenbogen. Normalerweise überragt er das Brustbein nicht. Gelegentlich kann er sich jedoch bis zur Schilddrüse erstrecken (s. auch nächste Frage).

Wie groß ist der Thymus beim Kind, wie groß beim Erwachsenen?

Beim **Kind** reicht der Thymus **vom Herzbeutel** bis hinauf **zur Schilddrüse.**
Beim **Erwachsenen** bildet er sich zurück und wird zum **retrosternalen Fettkörper.**

Was meint man damit, dass es sich beim Thymus des Erwachsenen um einen retrosternalen Fettkörper handelt?

Beim Kleinkind erreicht der Thymus seine größte Ausdehnung. Bis zur Pubertät behält er seine absolute Größe bei. Betrachtet man allerdings sein Verhältnis zum Körpergewicht, so verkleinert er sich bereits jetzt relativ.

Nach der Pubertät beginnt der Thymus zu **verfetten,** das **Thymusgewebe nimmt ab.** Nach dem 20. Lebensjahr spricht man vom retrosternalen Fettkörper und meint damit den so genannten **Thymusrestkörper.** Im Laufe der Jahre bildet sich der Thymus noch weiter zurück und verfettet noch mehr.

Man überlegt, ob die Abwehrschwäche alter Leute mit dieser Verfettung des Thymus in Zusammenhang stehen könnte.

Was meint man damit, dass der Thymus die Differenzierungsstätte der T-Lymphozyten ist?

Schon während der Fetalzeit, aber auch noch in der frühen Kindheit, wandern Lymphozyten aus dem Knochenmark über das Blutgefäßsystem in die äußere Thymusrinde ein. Hier setzen sie sich fest und beginnen sich zu teilen. In einem Ausreifungsvorgang werden sie langsam in Richtung des Thymusmarks weitergeschoben, wobei sie auf noch nicht geklärte Art und Weise zu T-Lymphozyten ausreifen. Man vergleicht diesen Vorgang gerne mit einer Schulung, wobei die Lymphozyten ihre spätere **Aufgabe als T-Lymphozyt** lernen.

Was sind die Hassall-Körperchen?

Im Thymusmark kommen die Thymuskörperchen vor. Es handelt sich hierbei um Epithelkugeln, die aus Zelllagen, vergleichbar wie Zwiebelschalen, angeordnet sind. Diese **Thymuskörperchen** werden nach dem englischen Histologen Arthur Hassall (1819–1892) als Hassall-Körperchen bezeichnet. Ihre Aufgabe liegt noch im Dunkeln.

■ Welche Aufgabe hat Thymosin?

Das Thymosin ist ein hormonähnlicher Wirkstoff, der auf die **Differenzierung** der **T-Lymphozyten** einwirkt.

■ Was ist der lymphatische Abwehrring?

Der lymphatische Abwehrring wird auch als Waldeyer-Rachenring (Waldeyer-Abwehrring) bezeichnet. Er besteht aus einer **Ansammlung** von **lymphatischem Gewebe** im **Rachenbereich.**

■ Was sind die lymphatischen Seitenstränge?

Bei den lymphatischen Seitensträngen handelt es sich um **Lymphstränge im Rachen,** die in einer Schleimhautfalte liegen, die von der Öffnung der Ohrtrompete zu den nasalen Flächen des weichen Gaumens verlaufen.

■ Was ist eine adenoide Vegetation?

Eine adenoide Vegetation ist eine **Wucherung** der **Rachenmandel,** wodurch es eventuell zur Verlegung des Nasenrachens (Epipharynx) und der Tuba auditiva kommen kann. Die Folgen bei den betroffenen Kindern sind Mundatmung mit Neigung zu Rhinitis, Laryngitis, Otitis, Tracheitis, Bronchitis, nächtlicher Atemerschwernis, Schnarchen und Mundgeruch. Eventuell kann es zu Schwerhörigkeit kommen.

■ Was sind Nasen- und Rachenpolypen?

Ein **Polyp** ist eine **Schleimhautgeschwulst.** Er tritt im Darm, im Magen, an der Zervix und seltener an der Nasen- und Rachenschleimhaut auf. Umgangssprachlich wird die Bezeichnung „Nasenpolyp" oft fälschlicherweise für eine adenoide Vegetation verwendet.

■ Wo sitzt die Rachenmandel?

Die Rachenmandel liegt am **Rachendach** des **Nasen-Rachen-Raums** (Pars nasalis, Epipharynx).

■ Welcher Zusammenhang besteht zwischen dem Lebensalter und der Größe der Gaumenmandeln?

Die Gaumenmandeln haben ihre **größte Entfaltung** in der **Kindheit.** Dies ergibt sich aus der Tatsache, dass das Kind erst die Infektionen durchmachen muss, gegen die es dann später immun ist. Schon mit der Pubertät bilden sich die Gaumenmandeln zurück. Beim Erwachsenen sind meist nur noch kleine Reste vorhanden.

■ Geben Sie für die folgenden Anginaformen das typische Erscheinungsbild an, das sich bei einer Racheninspektion ergibt: Angina catarrhalis, Plaut-Vincent-Angina, Diphtherie, Agranulozytose und Tonsillarabszess!

Angina catarrhalis
Rötung, eventuell auch Schwellung

Plaut-Vincent-Angina
Tritt typischerweise nur einseitig auf. Die betroffene Mandel ist membranös belegt und geschwürig verändert. Es können Schluckbeschwerden auftreten und sich ein grau-grünlicher, schmieriger Belag zeigen. Eine leichte Temperaturerhöhung und/oder ein Krankheitsgefühl sind möglich.

Diphtherie
Pseudomembranen, die sich von den Mandeln über Zäpfchen, Rachen und noch weiter ausdehnen können. Die Beläge haben eine grau-weiße Farbe und sitzen fest. Versucht man sie abzulösen, so beginnen sie zu bluten.

Agranulozytose
Es kommt zu Schleimhautgeschwüren und zu Schleimhautnekrosen, nicht nur der Mandeln, sondern auch des Rachens und des Anal- und Genitalbereichs.

Tonsillarabszess
Der Rachen ist typischerweise einseitig hochrot entzündet. In der betroffenen Mandel bildet sich ein Eiterherd. Es kommt zur Abdrängung des Zäpfchens zur Gegenseite.

■ Geben Sie mögliche Komplikationen einer Streptokokken-Angina an!

Gefürchtete Komplikationen einer Streptokokken-Angina sind **rheumatisches Fieber, Glomerulonephritis, Endo-, Myo-, Perikarditis, Mittelohrentzündung, Tonsillarabszess** und **Sepsis.**

Nennen Sie die Symptome eines Tonsillarabszesses!

Es kann zu **Schüttelfrost** mit nachfolgendem **hohem Fieberanstieg, starken Halsschmerzen** und **Schluckbeschwerden** kommen. Zudem kann sich eine **Kieferklemme** einstellen. Eine Racheninspektion ergibt eine einseitige, hochrote Verfärbung und Schwellung der betroffenen Seite, in der es dann zur Eiteransammlung kommt. Das Zäpfchen ist oft zur Gegenseite abgedrängt.

Wodurch kann es zu einem Tonsillarabszess kommen?

Ein Tonsillarabszess kann sich aufgrund einer **Streptokokken-Angina** oder bei **chronischer Tonsillitis** einstellen. Selten ist auch ein Eiterherd im Kiefer oder Ohr (Felsenbeinspitzeneiterung) die Ursache.

Erklären Sie kurz die folgenden Begriffe!
- Hepatomegalie
- Splenomegalie
- Hepatosplenomegalie
- Hypersplenismus
- Splenektomie
- Milzpalpation

8

- **Hepatomegalie:** Leberschwellung
- **Splenomegalie:** Milzschwellung
- **Hepatosplenomegalie:** Leber- und Milzschwellung
- **Hypersplenismus:** erhöhte Tätigkeit der Milz. Führt zum vermehrten Abbau von Blutzellen (Anämie, Granulozytopenie, Thrombozytopenie).
- **Splenektomie:** operative Entfernung der Milz
- **Milzpalpation:** Abtastung der Milz

Ein Patient kommt in die Praxis und zeigt Ihnen einen roten Streifen auf der Haut, der von einer Verletzung seinen Ausgang nimmt. Bei der näheren Untersuchung stellen Sie fest, dass der regionäre Lymphknoten geschwollen ist. Beantworten Sie stichpunktartig die folgenden Fragen! Um welche Krankheit handelt es sich?

Lymphangiitis.

Kann dabei Fieber auftreten?

Eventuell.

Welche Komplikationen sind möglich?

Sepsis, später Lymphödem.

Wie therapieren Sie?

Der Patient muss an den Arzt verwiesen werden, da verschreibungspflichtige Medikamente (Antibiotika) eingesetzt werden müssen.

Welche wichtigen Erscheinungsformen unterscheidet man bei der Lymphogranulomatose?

Bei der Lymphogranulomatose unterscheidet man:
- **Lymphogranulomatosis benigna** (Sarkoidose, Morbus Boeck): chronische, meist generalisierte gutartige Granulomatose („Sarkoidose"), vor allem der Lunge, der Haut und der Lymphknoten
- **Lymphogranulomatosis maligna** (Morbus Hodgkin)
- **Lymphogranulomatosis inguinalis** (sexuell übertragbare Krankheit)

Wie behandeln Sie bei Lymphogranulomatosis? Begründen Sie Ihre Meinung!

Der Patient muss in jedem Fall an den **Arzt** verwiesen werden.

Bei Morbus Boeck wegen der Schwere der Erkrankung, bei Morbus Hodgkin, weil es sich um eine bösartige Erkrankung handelt und bei der Lymphogranulomatosis inguinalis, weil Behandlungsverbot für den Heilpraktiker besteht (sexuell übertragbare Krankheit, § 24 IfSG).

Was ist ein Lymphom?

Ein Lymphom ist eine **Lymphknotenvergrößerung.** Es kann unterschiedliche Ursachen haben.

Was ist ein benignes Lymphom?

Benigne Lymphome sind **gutartige Lymphknotenvergrößerungen,** wie sie z. B. bei akuten bakteriellen Infektionen im zugehörigen Abflussgebiet auftreten, aber auch bei anderen Erkrankungen, wie z. B. Toxoplasmose, Mononucleosis infectiosa, Lymphknotentuberkulose, Boeck-Krankheit und vielen anderen.

Was ist ein malignes Lymphom?

Beim malignen Lymphom ist es zu einer **bösartigen Wucherung** gekommen, die vom lymphatischen Gewebe ihren Ausgang genommen hat. Sie tritt beim Morbus Hodgkin (Lymphogranulomatosis maligna), lymphatischer Leukämie und bei Lymphknotenmetastasen auf. Maligne Lymphome kommen gehäuft bei AIDS-Kranken vor.

Wann spricht man von einer generalisierten Lymphknotenschwellung?

Von einer generalisierten Lymphknotenschwellung spricht man, wenn **zwei oder mehrere nicht** in **Beziehung** stehende **Lymphknotengruppen** betroffen sind.

Sie stellen bei einem Patienten eine generalisierte Lymphknotenschwellung fest. Welche Ursachen kommen in Betracht?

Morbus Hodgkin (Lymphogranulomatosis maligna)
Es handelt sich um eine bösartige, chronisch fortschreitende Erkrankung des lymphatischen Gewebes, bei der es zur Granulombildung kommt. Es besteht eine schmerzlose Schwellung einzelner Lymphknotengruppen, vor allem der Halslymphknoten.
Symptome: Alkoholschmerz, hartnäckiger Juckreiz, Nachtschweiß, Infektabwehrschwäche.

Leukämie
Maligne Entartung der weißen Blutkörperchen. Verschiedene Verlaufsformen möglich: akut und chronisch, myeloische und lymphatische.
Symptome: Abwehrschwäche gegen Infektionen, Anämie und bedrohliche Blutungen durch Verminderung der Thrombozyten.

Mononucleosis infectiosa
(Pfeiffer-Drüsenfieber, Monozytenangina, infektiöse Mononukleose, Studentenfieber) Es handelt sich um eine Viruserkrankung, die durch das Epstein-Barr-Virus, das zu den Herpes-Viren gehört, hervorgerufen wird.
Symptome: Es kommt zu Fieber, allgemeiner oder regionaler (vor allem im Hals- und Kopfbereich) Lymphknotenschwellung, Angina mit diphtherieähnlichen Belägen. Die Beläge greifen jedoch im Gegensatz zu Diphtherie nicht auf die Umgebung der Tonsillen über und sind mehr schmutziggrau. Hepatosplenomegalie, eventuell mit Ikterus. Gelegentlich multiformes Exanthem. Im Blutbild tritt die typische Vermehrung der mononukleären (lymphoiden) Zellen auf.

Lues (Stadium II)
Sexuell übertragbare Krankheit. Generalisierte Lymphknotenschwellung mit Allgemeinerscheinungen wie Fieber, Kopf- und Gliederschmerzen und Hautausschlägen.

Röteln
Meist harmlos verlaufende Viruserkrankung mit Lymphknotenschwellung und Exanthem, eventuell mit leichtem katarrhalischem Vorstadium.

Masern
Sehr ansteckende Kinderkrankheit.
Symptome: Einem Vorstadium mit katarrhalischen Erscheinungen folgt ein Exanthemstadium. Im Exanthemstadium kommt es zur generalisierten Lymphknotenschwellung.

Toxoplasmose
Als Infektionsquelle kommen Katzen und rohes oder ungenügend gekochtes Fleisch von erkrankten Tieren in Betracht.
Symptome: Es handelt sich um eine häufige Infektionskrankheit, die meist inapparent verläuft. Bei schweren Verläufen kommt es zu Fieber mit grippeähnlichen Symptomen, Angina und Lymphknotenschwellungen, vor allem am Hals. Bei schwersten Verläufen kommt es zu sehr hohem Fieber, Lähmungserscheinungen, Augen-, Lungen- und Herzbeteiligung.

Brucellosen
Wichtige Brucellosen sind Morbus Bang, Maltafieber und die Schweinebrucellose. Es handelt sich um eine Berufskrankheit von Tierärzten, Tierpflegern u. Ä., da die Krankheit durch Tiere auf Menschen übertragen wird.

Symptome: Es kommt zu einem schubweisen Verlauf mit undulierendem Fieber und Organmanifestationen vor allem an Leber und Milz.

Rheumatoide Arthritis (RA; primäre chronische Polyarthritis, PCP)
Entzündliche Gelenkerkrankung, von der vor allem Frauen betroffen sind.
Symptome: Schleichender Krankheitsbeginn mit Abgeschlagenheit, subfebrilen Temperaturen, Parästhesien, Morgensteifigkeit der Gelenke. Die Krankheit manifestiert sich meist zuerst an den Fingermittel- und Fingergrundgelenken. Im Blut ist häufig der Rheumafaktor nachweisbar.

AIDS (acquired immune deficiency syndrome)
Erworbene Abwehrschwäche. Ab der dritten Krankheitsphase (Prä-AIDS) kann die Lymphknotenschwellung entweder generalisiert auftreten oder nur im Hals-Nacken-Bereich.

Lymphknotentuberkulose
Tuberkulöse, entzündliche Lymphknotenschwellung. Zur Lymphknotentuberkulose kommt es in jedem Fall im Rahmen des Primärkomplexes bei Lungenbefall. Die Abheilung erfolgt meist unter Verkalkung. Zur postprimären Lymphknotentuberkulose kann es durch hämatogene, seltener durch lymphogene Aussaat der Erreger kommen. Je nach Lokalisation der betroffenen Lymphknoten kommt es zu unterschiedlichen Beschwerden (z. B. Bronchial- oder Mesenteriallymphknotentuberkulose).

Zytomegalie
Kann inapparent oder lokalisiert mit meist nur leichten Symptomen verlaufen oder generalisiert als schweres Krankheitsbild bei Abwehrgeschwächten (z. B. AIDS). Es kann fast jedes Organ betroffen sein.

Medikamente
Allopurinol, Phenytoin, Hydralazin, Procainamid u.a.

■ Bei der Untersuchung einer Patientin stellen Sie eine Schwellung der Achsellymphknoten fest. Woran denken Sie?

Brustkrebs (Mammakarzinom)
Leitsymptom ist der einseitige Knoten in der Brust, vor allem, wenn er sich derb und höckerig anfühlt und mit der Haut verbacken ist. Weitere Verdachtshinweise sind sezernierende Mamillen, Einziehungen von Haut oder Brustwarze, Plateau- und Orangenhautphänomen und lokales Ödem.

Morbus Hodgkin (Lymphogranulomatose)
Es handelt sich um eine bösartige, chronisch fortschreitende Erkrankung des lymphatischen Gewebes, bei der es zur Granulombildung kommt. Es besteht eine schmerzlose Schwellung einzelner Lymphknotengruppen, vor allem der Halslymphknoten.
Symptome: Alkoholschmerz, hartnäckiger Juckreiz, Nachtschweiß, Infektabwehrschwäche.

Lymphatische Leukämie
Maligne Entartung der weißen Blutkörperchen. Akute und chronische Verlaufsform möglich.
Symptome: Abwehrschwäche gegen Infektionen, Anämie und bedrohliche Blutungen durch Verminderung der Thrombozyten.

Toxoplasmose
Als Infektionsquelle kommen Katzen und rohes oder ungenügend gekochtes Fleisch von erkrankten Tieren in Betracht. Es handelt sich um eine häufige Infektionskrankheit, die meist inapparent verläuft. Bei schweren Verläufen kommt es zu Fieber mit grippeähnlichen Symptomen, Angina und Lymphknotenschwellungen, vor allem am Hals. Bei schwersten Verläufen kommt es zu sehr hohem Fieber, Lähmungserscheinungen, Augen-, Lungen- und Herzbeteiligung.

Lupus erythematodes (LE)
Seltene Erkrankung des Gefäßbindegewebes, meist bei Frauen zwischen dem 20. und 30. Lebensjahr. Kann akut und chronisch verlaufen.
Symptome: oft „schmetterlingsförmiger" Hautausschlag über Nase und Wangen. Gelenkbeteiligung, häufig auch innere Organe (Pleuritis!) betroffen.

Mastitis
Entzündung der weiblichen Brustdrüse. Es kommt zu Schmerzen, Fieber und Rötung. Später eventuell zur Fluktuation, d. h., zum „Schwappen" beim Palpieren durch die Bewegungen des Eiters.

Erysipel (Wundrose)
Von einer Verletzung ausgehend, dringen Streptokokken in die Lymphbahn ein.

Symptome: Es kommt zur flächenhaften Rötung, die meist scharf begrenzt ist und flammenförmige Ausläufer hat. Außerdem treten Fieber, regionale Lymphknotenschwellung, CRP-Anstieg und Leukozytose auf. Prädilektionsstellen sind allerdings das Gesicht und die Unterschenkel, sodass die Arme nur selten betroffen sind.

Lymphangiitis
Entzündung der Lymphbahn, die meist in einer Infektion der Haut ihren Ursprung hat.
Symptome: Vom Infektionsherd ausgehend sieht man einen roten Streifen, der sich entlang der Lymphbahn ausbreitet. Anschwellung der regionalen Lymphknoten, eventuell Fieber.

Beulenpest
Wird von Rattenflöhen auf den Menschen übertragen. Plötzlicher Krankheitsbeginn mit regionaler Lymphknotenbeteiligung, meist ist die Leistenregion betroffen.

Tularämie (Hasenpest)
Durch blutsaugende Insekten von Nagetieren auf den Menschen übertragen.

Primäraffekt und Beteiligung der regionalen Lymphknoten.

Brucellosen
Wichtige Brucellosen sind Morbus Bang, Maltafieber und die Schweinebrucellose. Es handelt sich um eine Berufskrankheit von Tierärzten, Tierpflegern u. Ä., da die Krankheit durch Tiere auf Menschen übertragen wird.
Symptome: Es kommt zu einem schubweisen Verlauf mit undulierendem Fieber und Organmanifestationen vor allem an Leber und Milz.

Milzbrand
Milzbrand kann aus dem Tierreich auf den Menschen übertragen werden. Häufigste Verlaufsform ist der Hautmilzbrand mit dem Auftreten des Hautmilzbrandkarbunkels vor allem an den Unterarmen, z.B. bei Metzgern, bei dem es zu einem lokalen Ödem und Lymphknotenschwellung kommt.

Syphilis (Stadium II)
Sexuell übertragbare Krankheit. Meist generalisierte Lymphknotenschwellung mit Allgemeinerscheinungen wie Fieber, Kopf- und Gliederschmerzen und Hautausschlägen.

AIDS
Erworbene Abwehrschwäche. Ab der dritten Krankheitsphase (Prä-AIDS) kann die Lymphknotenschwellung entweder generalisiert auftreten oder nur im Hals-Nacken-Bereich.

■ Geben Sie ganz grundsätzliche Überlegungen an, die Sie anstellen, wenn Sie bei einem Kind, einem Erwachsenen oder bei einem älteren Patienten Lymphknotenschwellungen feststellen!

Kind
Im Kindesalter kommt es typischerweise zu einer starken lymphatischen Reaktion bei **ablaufenden Infekten.** Aber man muss auch eine **Leukämie** in Betracht ziehen.

Jüngere Erwachsene
Pfeiffer-Drüsenfieber, Morbus Hodgkin, Sarkoidose.

Ältere Erwachsene
Lymphatische Leukämie, Lymphosarkom, Lymphknotenmetastasen.

■ Ein Patient kommt wegen eines Juckreizes in Ihre Praxis. Bei der Untersuchung stellen Sie eine einseitige schmerzlose Schwellung der Halslymphknoten fest. An welche Blut- bzw. Lympherkrankungen denken Sie?

An **Morbus Hodgkin** (Lymphogranulomatose) und **chronisch lymphatische Leukämie.** Bei Leukämie treten allerdings meist symmetrische Lymphknotenschwellungen auf.

■ Ein Patient klagt über Gewichtsabnahme, Abgeschlagenheit und Nachtschweiß. Woran denken Sie?

An einen **bösartigen Prozess.**

■ Worauf deutet ein vergrößerter, gut verschieblicher Lymphknoten hin und worauf ein schlecht verschieblicher?

Ein **gut verschieblicher** Lymphknoten weist eher auf eine **entzündliche** Lymphknotenveränderung hin, eine **schlechte Verschieblichkeit** eher auf **Krebs.**

■ Bei einem Patienten stellen Sie eine Splenomegalie (Milzschwellung) fest. Welche Ursachen kommen in Betracht?

Infektionskrankheiten:

Fleckfieber
Rickettsiose, bei der es zu hohem Fieber mit Kopf- und Gliederschmerzen, zu Roseolen und enzephalitischen Erscheinungen kommt.

Ornithose
Durch Vögel auf den Menschen übertragbare Infektionskrankheit, die meist als atypische Pneumonie verläuft. Aber es kommen auch grippale, typhöse und enzephalitische Erscheinungsbilder vor. Die Erkrankung kann auch inapparent verlaufen.

Paratyphus
Verläuft ähnlich wie Typhus, allerdings ist der Verlauf im Allgemeinen milder.

Typhus abdominalis
Erreger sind Salmonellen. Es kommt zu einem treppenförmigen Fieberanstieg, dann Kontinua-Fieber und darauf folgend lytische Entfieberung. Anfangs besteht Verstopfung, dann kommt es zu erbsbreiartigen Durchfällen, Benommenheit und Roseolen.

Brucellosen (Morbus Bang)
Infektionskrankheit, die von Tieren auf den Menschen übertragen werden kann. Es kommt zu undulierendem Fieber und Bang-Granulomen.

Leptospirosen (Weil-Krankheit, Canicola-Fieber)
Infektionskrankheit, die vom Tier auf den Menschen übertragen werden kann. Es kommt nach einem Generalisationsstadium zum Stadium der Organschädigung, in dem es zu Meningitis, Ikterus, Nephritis und hämorrhagischer Diathese kommen kann. Die bekanntesten Leptospiren-Erkrankungen sind Morbus Weil, Canicola-Fieber und Feldfieber.

Malaria
Durch Plasmodien ausgelöste Infektionskrankheit mit typischen Fieberanfällen und Anämie. Man unterscheidet die Malaria tertiana, quartana und tropica.

Q-Fieber
Durch Rickettsien hervorgerufene Infektionskrankheit, die meist als atypische Pneumonie verläuft.

Miliartuberkulose
Der Tuberkulose-Erreger, Mycobacterium tuberculosis, gelangt in die Blutbahn und besiedelt von hier aus mehrere Organe.

Virushepatitis
Akute Infektionskrankheit der Leber, bei der das Virus A, B, C, D und E unterschieden wird. Es kommt zu einem Vorläuferstadium mit uncharakteristischen Beschwerden, in 50 % der Fälle stellt sich ein Ikterus ein.

Syphilis
Chronisch verlaufende sexuell übertragbare Krankheit, die in vier charakteristischen Stadien verläuft.

Milzbrand
Kann aus dem Tierreich übertragen werden. Es kann sich ein Haut-, Lungen- oder Darmmilzbrand entwickeln. Bei Milzbrandsepsis kommt es zum Anschwellen der Milz und später zur brandigen Verfärbung.

Echinokokkose
Es kommt zum Befall eines Menschen mit Finnen des Hunde- oder Fuchsbandwurms. Es bilden sich vor allem in der Leber flüssigkeitsgefüllte Zysten.

Röteln
Meist harmlos verlaufende Kinderkrankheit mit Exanthem und Lymphknotenschwellung.

Mononucleosis infectiosa (Pfeiffer-Drüsenfieber)
Durch das Epstein-Barr-Virus (Herpes-Virus) hervorgerufene fieberhafte Infektionskrankheit des lymphatischen Gewebes, die mit einer Angina und oft mit generalisierten Lymphknotenschwellungen einhergeht.

Wolhynisches Fieber (Fünftagefieber)
In Osteuropa auftretende Rickettsiose, bei der es zu periodischem Fieber kommt, das meist alle fünf Tage für 8–48 Stunden auftritt.

Endocarditis lenta
Subakut verlaufende Herzinnenhautentzündung, die vor allem nach Zahnextraktionen oder einer Angina tonsillaris auftreten kann. Erreger sind Streptokokken.
Symptome: Es kommt zu subfebrilen Temperaturen, Herz- und Gelenkbeschwerden. In der Haut treten linsengroße, druckschmerzhafte, rote Knötchen („Osler-Knötchen") und petechiale Hautblutungen auf. Es kommt zur Herzinsuffizienz und zu Herzklappenfehlern.

Sarkoidose (Morbus Boeck)
Allgemeinerkrankung, bei der bevorzugt die Lungen (Lungenfibrose), die Lymphknoten und die Haut betroffen werden. Es bilden sich Granulome.

Bluterkrankungen:

Hämolytische Anämie
Es kommt zu einem vermehrten und verfrühten Untergang der Erythrozyten und zum hämolytischen Ikterus. Ursache können Kugel- und Sichelzellanämie, chemische Gifte (Blei, Sulfonamide, Schlangengifte) und Autoantikörper sein.

Erythrozytose
Im Blut treten vermehrt Erythrozyten auf, um einen Sauerstoffmangel auszugleichen. Haut und Schleimhäute sind zyanotisch verfärbt. Der Hämatokritwert ist erhöht.

Polyzythämie
Es handelt sich um eine Vermehrung der Erythrozyten, Leukozyten und Thrombozyten. Es kommt zur Zyanose mit Pseudokonjunktivitis. Es besteht eine erhöhte Thromboseneigung.

Chronisch myeloische Leukämie
Die Krankheit beginnt meist schleichend zwischen dem 20. und 40. Lebensjahr. Es kommt zu einer Vermehrung der Leukozyten auf 30.000–300.000 Zellen pro µl.

Chronisch lymphatische Leukämie
Es sind vorwiegend Männer im fortgeschrittenen Alter betroffen. Es besteht eine symmetrische Lymphknotenschwellung. Die Leukozyten vermehren sich meist bis zu 50.000 Zellen pro µl.

Lymphogranulomatose (Morbus Hodgkin)
Es handelt sich um eine chronisch fortschreitende, bösartige Erkrankung des lymphatischen Gewebes, bei der sich Granulome bilden, welche die charakteristischen Hodgkin-Zellen enthalten. Es kommt zur Schwellung einzelner Lymphknotengruppen, die nach Alkoholgenuss schmerzen können. Es besteht ein hartnäckiger Juckreiz.

Pfortaderstauung:

Leberzirrhose
Leberzellgewebe geht durch Nekrose zugrunde und wird durch Bindegewebe ersetzt. Dadurch wird der Blutdurchfluss behindert und es kommt zu einem Pfortaderhochdruck. Es können sich Ösophagusvarizen, ein Caput medusae und ein Aszites ausbilden.

Rechtsherzinsuffizienz
Bei Rechtsherzinsuffizienz kann es zur Stauungsleber und dann zum Pfortaderhochdruck kommen. Es bestehen gleichzeitig Ödeme, Zyanose, Meteorismus und manchmal Aszites.

Milzvenenthrombose
Es besteht eine Thrombose der V. lienalis, die zu Abflussstörungen in der Milzvene führt. Ursachen sind Entzündungen bei Allgemeininfektionen oder fortgeleiteter Thrombophlebitis, idiopathisch, Polyzythämie und Milzzysten.

Milzvenenstenose
Die Milzvenenstenose hat ähnliche Beschwerden wie die Milzvenenthrombose. Ursache kann hier z. B. ein Tumor sein.

8.3 Multiple-Choice-Fragen

■ Welche Organe werden zum lymphatischen System gerechnet?

1 Lymphknoten
2 Milz
3 Leber
4 Wurmfortsatz
5 Thymus
6 Rachenmandel
7 Nebenschilddrüse

8 Langerhans-Insel
9 Leydig-Zwischenzellen

Die Antworten 1, 2, 4, 5 und 6 sind richtig.

Anmerkung
- Punkt 8: Langerhans-Inseln kommen im Pankreas vor.
- Punkt 9: Leydig-Zwischenzellen kommen im Hoden vor.

■ Was befindet sich typischerweise in der Lymphflüssigkeit?

1 Glukose
2 Kreatinin
3 Große Eiweißteilchen
4 Reichlich Erythrozyten
5 Reichlich Lymphozyten
6 Fettsäuren
7 Hodgkin-Zellen

Die Antworten 1, 2, 3, 5 und 6 sind richtig.

■ Welche Faktoren haben Einfluss auf die Lymphpumpe?

1 Muskelbewegungen
2 Bewegungen des Brustkorbes durch Ein- und Ausatmung
3 Darmbewegungen
4 Nervenimpulse der Nervenfasern
5 Filtration der Glomeruli
6 Arterielle Pulsationen
7 Flüssigkeitsdruck des Interstitiums

Die Antworten 1, 2, 3, 6 und 7 sind richtig.

■ Welche Aussage über das lymphatische System stimmt?

1 Beim Lymphgefäßsystem handelt es sich um ein in sich geschlossenes Kreislaufsystem, vergleichbar mit dem Blutkreislaufsystem.
2 Bestimmte Stoffe können durch aktiven Transport in das Lymphgefäßsystem aufgenommen werden.
3 Lymphgefäße ähneln in ihrem Aufbau sehr stark den Arterien, vor allem kommen bei beiden Gefäßtypen Klappen vor.
4 Lymphe und Chylus sind Synonyme.
5 Beim Erwachsenen werden pro Tag ungefähr 5–7 Liter Lymphe gebildet.

Antwort 2 ist richtig.

Anmerkung
- Punkt 1: Es handelt sich nicht um ein geschlossenes Kreislaufsystem, sondern eher um einen beigeordneten Schenkel zum Blutkreislaufsystem.
- Punkt 3: Arterien haben keine Klappen, außerdem ähneln die Lymphgefäße in ihrem Aufbau eher den Venen.
- Punkt 4: Mit Chylus bezeichnet man die milchig-trübe Lymphe aus dem Abstromgebiet des Darms.
- Punkt 5: Pro Tag werden ungefähr 2–3 Liter Lymphe gebildet.

■ Welche Aussagen über die Lymphgefäße sind zutreffend?

1 Der größte Lymphstamm ist der Milchbrustgang.
2 Der größte Lymphstamm ist der Ductus thoracicus.
3 Der größte Lymphstamm ist der Ductus lymphaticus dexter.
4 In die Cisterna chyli münden die beiden Lendenhauptlymphgefäße (Trunci lumbales) und der Darmlymphgang (Truncus intestinalis) ein. Der Milchbrustgang entspringt aus der Cisterna chyli.
5 Der Ductus lymphaticus dexter sammelt die Lymphe aus der linken Kopf-, Hals- und Brustkorbhälfte.
6 Der Milchbrustgang mündet in den linken Venenwinkel, der durch den Zusammenfluss der Drosselvene und der Schlüsselbeinvene gebildet wird.

Die Antworten 1, 2, 4 und 6 sind richtig.

Anmerkung
- Punkt 5: Der Ductus lymphaticus dexter sammelt die Lymphe aus der rechten Kopf-, Hals- und Brustkorbhälfte.

Welche Aufgaben haben Lymphknoten?

1 Produktion von Lymphozyten
2 Reinigung der Lymphe
3 Produktion von Granulozyten
4 Abbau von Zellteilen
5 Speicherung von Eisen
6 Abbau von überalterten roten Blutkörperchen

Die Antworten 1, 2 und 4 sind richtig.

Anmerkung
- Punkt 3: Granulozyten werden im Knochenmark gebildet.
- Punkt 6: Rote Blutkörperchen kommen in der Lymphe nicht vor und werden deshalb vor allem in Milz, Leber und Knochenmark abgebaut.

Welche Organe sind die Nachbarorgane der Milz?

1 Zwerchfell
2 Leber
3 Rechte Niere
4 Pankreas
5 Dünndarm
6 Magen

Die Antworten 1, 4 und 6 sind richtig.

Anmerkung
- Punkt 3: Nur die linke Niere ist ein Nachbarorgan der Milz.

Welche Aussagen über die Milz sind zutreffend?

1 Die Fachbezeichnung lautet Splen.
2 Die Fachbezeichnung lautet Lien.
3 Die Fachbezeichnung lautet Vesica fellea.
4 Man unterscheidet eine rote und eine weiße Pulpa.
5 Die Malpighi-Körperchen werden zur roten Pulpa gerechnet.
6 In der weißen Pulpa werden Lymphozyten produziert.
7 In der roten Pulpa findet die Blutmauserung statt.
8 Die Milz wird von der Milzarterie versorgt, die aus dem Truncus coeliacus entspringt.
9 Die Milzvene gibt ihr Blut an das Pfortadersystem ab.

Die Antworten 1, 2, 4, 6, 7, 8 und 9 sind richtig.

Anmerkung
- Punkt 3: Vesica fellea ist die Gallenblase.
- Punkt 5: Malpighi-Körperchen sind kugelige Verdickungen der weißen Pulpa.

Welche Aufgaben hat die Milz?

1 Blutreinigung
2 Lymphreinigung
3 Glykogenspeicherung
4 Erythrozytenabbau
5 Fettspeicherung

Die Antworten 1 und 4 sind richtig.

Anmerkung
- Punkt 2: Die Milz wird nicht von Lymphe, sondern von Blut durchflossen.
- Punkt 3: Wichtige Glykogenspeicher sind Leber und Muskel.

Welche Aussagen über den Thymus sind richtig?

1 Blutspeicherung
2 Produktion von Thymosin
3 Im Thymus werden Krankheitserreger durch Phagozytose bekämpft.
4 Im Thymus werden Krankheitserreger durch Antikörperproduktion bekämpft.
5 Im Thymus werden Lymphozyten zu T-Lymphozyten ausdifferenziert.
6 Nach der Pubertät bildet sich der Thymus zurück.
7 Beim Erwachsenen ist der Thymus oft nur noch als retrosternaler Fettkörper vorhanden.

Die Antworten 2, 5, 6 und 7 sind richtig.

Anmerkung
- Punkt 3 und 4: Im Thymus findet keine direkte Bekämpfung von Krankheitserregern statt, sondern es handelt sich um eine Ausreifungsstätte der T-Lymphozyten.

Welche anatomischen Strukturen werden zum Waldeyer-Rachenring gezählt?

1 Zwei Gaumenmandeln
2 Zwei Rachenmandeln
3 Wurmfortsatz des Blinddarms
4 Lymphatische Seitenstränge
5 Milz

Die Antworten 1 und 4 sind richtig.

Anmerkung
- Punkt 2: Es gibt nur eine Rachenmandel.
- Punkte 3 und 5: Wurmfortsatz und Milz gehören zwar zu den lymphatischen Organen, aber nicht mehr zum lymphatischen Abwehrring, der sich in der Kopf-Hals-Region befindet.

Welche Aussage über Angina ist richtig?

1 Wenn die Gaumen- und die Rachenmandeln entfernt wurden, so kann der Betreffende nicht mehr an Angina erkranken.
2 Angina tritt bevorzugt im höheren Lebensalter auf.
3 Die Ansteckung erfolgt vor allem durch Schmierinfektion.
4 Der Heilpraktiker darf eine Streptokokken-Angina behandeln.
5 Ein wichtiges Symptom sind Halsschmerzen, die sich durch Schlucken verstärken.
6 Ein wichtiges Symptom sind Oberbauchschmerzen und Völlegefühl.

Antwort 5 ist richtig.

Anmerkung
- Punkt 1: Er kann noch an Seitenstrangangina erkranken.
- Punkt 2: Angina tritt bevorzugt bei Kindern und Jugendlichen auf.
- Punkt 3: Ansteckung erfolgt durch Tröpfcheninfektion.
- Punkt 4: Der Heilpraktiker darf nicht behandeln, aufgrund §§ 24, 34 IfSG.

Welche Aussagen sind richtig?

1 **Angina catarrhalis:** Lymphfollikel geschwollen
2 **Angina lacunaris:** kein Eiter vorhanden
3 **Angina catarrhalis:** kein Eiter vorhanden
4 **Plaut-Vincent-Angina:** meist beidseitig
5 **Plaut-Vincent-Angina:** meist bei Kindern
6 **Plaut-Vincent-Angina:** meist sehr hohes Fieber
7 **Tonsillarabszess:** subfebrile Temperatur
8 **Tonsillarabszess:** möglicherweise Kieferklemme
9 **Tonsillarabszess:** sehr schmerzhaft

Die Antworten 3, 8 und 9 sind richtig.

Anmerkung
- Punkt 1: Angina catarrhalis hat Rötung und eventuell Schwellung.
- Punkt 2: Bei Angina lacunaris ist typischerweise Eiter vorhanden.
- Punkt 4: Plaut-Vincent-Angina tritt meist einseitig auf.
- Punkt 5: Plaut-Vincent-Angina tritt meist zwischen dem 20. und 40. Lebensjahr auf.
- Punkt 6: Plaut-Vincent-Angina hat häufig subfebrile Temperaturen.
- Punkt 7: Ein Tonsillarabszess geht typischerweise mit hohem Fieber einher.

Welche Aussagen über die Lymphangiitis sind richtig?

1 Es handelt sich um eine Entzündung der Lymphbahn
2 Es handelt sich um eine Blutvergiftung.
3 Geht meist von einer Hautverletzung aus. Äußerlich zeigt sich ein roter Streifen.
4 Es kann zu Fieber kommen.
5 Die regionalen Lymphknoten sind in keinem Fall betroffen.
6 Für Heilpraktiker besteht ein absolutes Behandlungsverbot.

Die Antworten 1, 3 und 4 sind richtig.

Anmerkung
- Punkt 2: Bei der Lymphangiitis handelt es sich nicht um eine Blutvergiftung (Sepsis), sondern um eine Entzündung der Lymphbahn. Allerdings ist die Sepsis eine mögliche Komplikation der Lymphangiitis.
- Punkt 5: Die regionalen Lymphknoten sind meist mitbetroffen.

- Punkt 6: Es besteht kein absolutes Behandlungsverbot. Je nach Schwere der Erkrankung muss der Patient jedoch an den Arzt überwiesen werden, damit verschreibungspflichtige Medikamente angewendet werden können. Begleitend zum Arzt darf der Heilpraktiker auf jeden Fall behandeln.

Welche typischen Merkmale kennzeichnen das Lymphödem?

1 Abends sind vor allem in der Knöchelgegend Ödeme, die am nächsten Morgen verschwunden sind.
2 Das Ödem ist vor allem morgens nach dem Aufstehen an Füßen und Händen besonders ausgeprägt.
3 Das Ödem bildet sich vom Fußrücken aus und steigt dann allmählich die Beine auf.
4 Das Ödem bildet sich vor einem Abflusshindernis, z. B. nach einer Operation, und steigt nach unten ab.
5 Frische Ödeme sind eindrückbar.
6 Alte Ödeme sind eindrückbar.

Die Antworten 3, 4 und 5 sind richtig.

Anmerkung
- Punkt 1: Geschildert sind Herzödeme.
- Punkt 2: Geschildert sind Nierenödeme.

Welche Beschwerden treten typischerweise bei Morbus Hodgkin auf?

1 Schmerzlose Schwellung einer oder mehrerer Lymphknotengruppen.
2 Schmerzhafte Schwellung einer oder mehrerer Lymphknotengruppen.
3 Nach Alkoholgenuss schmerzen die betroffenen Lymphknoten.
4 Nystagmus
5 Tremor
6 Nachtschweiß
7 Infektabwehrschwäche
8 Hypertonie
9 Hypotonie

Die Antworten 1, 3, 6, 7 sind richtig.

KAPITEL

9 Verdauungstrakt

9.1 Bildfragen

■ **Bezeichnen Sie die Anteile der Mundhöhle (➤ Abb. 9.1)!**

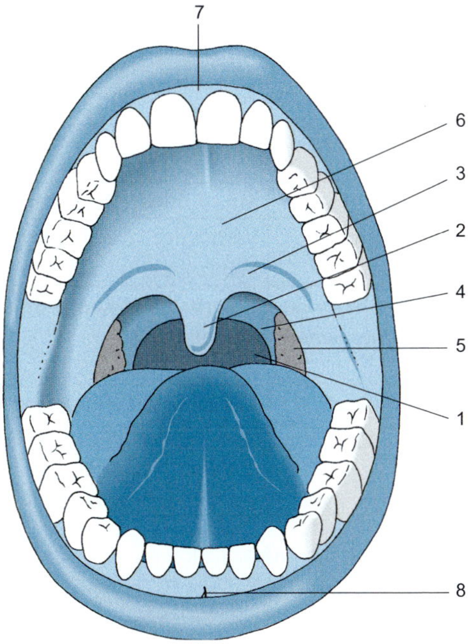

Abb. 9.1 Darstellung der Mundhöhle [L190]

1 Schlundenge (Isthmus faucium)
2 Zäpfchen (Uvula)
3 Vorderer Gaumenbogen (Arcus palatoglossus)
4 Hinterer Gaumenbogen (Arcus palatopharyngeus)
5 Gaumenmandel (Tonsilla palatina)
6 Harter Gaumen (Palatum durum)
7 Oberes Lippenbändchen (Frenulum labii superioris)
8 Unteres Lippenbändchen (Frenulum labii inferioris)

■ Geben Sie die Bezeichnungen der Speicheldrüsen an, ob sie überwiegend ein seröses oder muköses Sekret produzieren, und wo die Mündungsstelle des zugehörigen Ausführungsgangs liegt (➤ Abb. 9.2)!

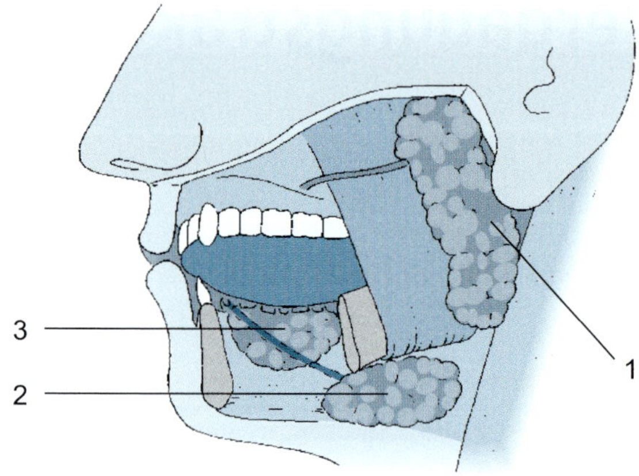

Abb. 9.2 Anatomischer Aufbau der Speicheldrüsen [L190]

	Speicheldrüse	Sekret	Mündungsstelle des Ausführungsgangs
1	**Ohrspeicheldrüse** (Glandula parotidea)	Seröses Sekret	Vorhof der Mundhöhle auf Höhe des 2. oberen Mahlzahns.
2	**Unterkieferspeicheldrüse** (Glandula submandibularis)	Gemischtes seröses und muköses Sekret	Unterhalb der Zungenspitze beim Zungenbändchen im Mundboden.
3	**Unterzungenspeicheldrüse** (Glandula sublingualis)	Muköses Sekret	Am seitlichen Zungenrand im Mundboden, ein größerer Ausführungsgang mündet meist gemeinsam mit dem Unterkieferspeicheldrüsenausführungsgang auf der kleinen Warze unterhalb der Zungenspitze.

■ Bezeichnen Sie die Anteile des Magens (➤ Abb. 9.3)!

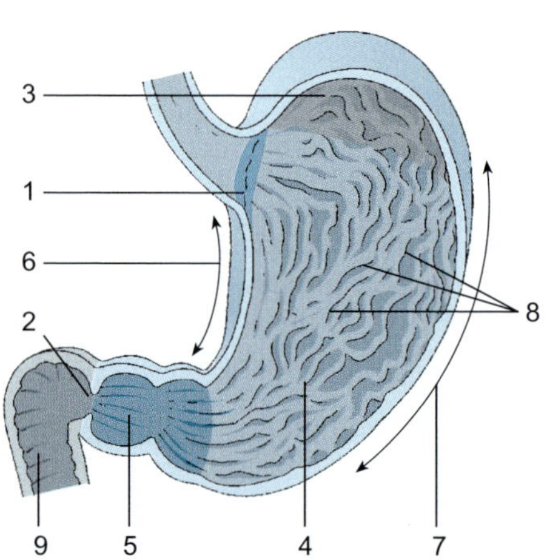

Abb. 9.3 Anatomischer Aufbau des Magens [L190]

1 Mageneingang (Kardia, Ostium cardiacum)
2 Magenausgang (Pförtner, Pylorus)
3 Magenkuppel (Magenfundus, Fundus gastricus, Fundus ventricularis)
4 Magenkörper (Corpus gastricum, Corpus ventriculi)
5 Magenausgangsteil (Antrum pyloricum)
6 Kleine Innenkrümmung (Curvatura minor)
7 Große Außenkrümmung (Curvatura major)
8 Schleimhautfalten (Plicae gastricae)
9 Zwölffingerdarm (Duodenum)

■ Bezeichnen Sie die Anteile des Jejunums (➢ Abb. 9.4)!

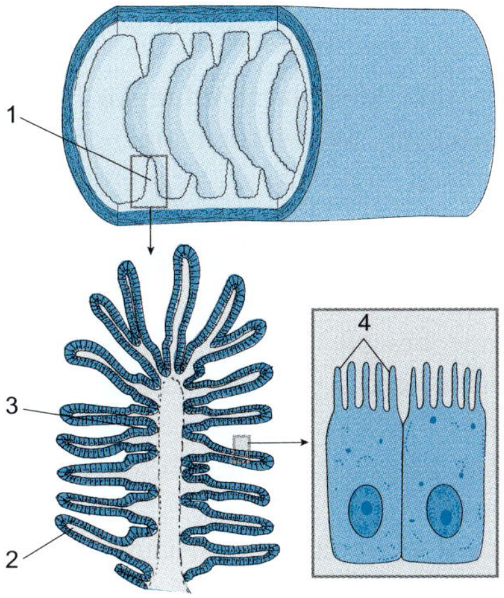

Abb. 9.4 Strukturen des Leerdarms (Jejunum) [L190]

1 Ringfalten (Kerckring-Falten, Plicae circulares)
2 Zotten (Villi)
3 Krypten
4 Bürstensaum (Mikrovilli)

■ Bezeichnen Sie die Anteile des Dickdarms (➢ Abb. 9.5)!

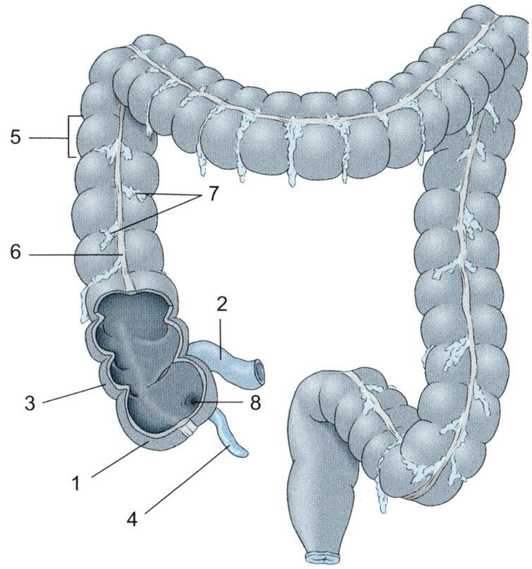

Abb. 9.5 Anatomischer Aufbau des Dickdarms [L190]

1 Blinddarm (Caecum)
2 Krummdarm (Ileum)
3 Bauhin-Klappe (Ileozäkalklappe, Valva ileocaecalis)
4 Wurmfortsatz (Appendix, Appendix vermiformis)
5 Ausbuckelung (Haustre)
6 Längsmuskelband (Taenia libera)
7 Fettanhängsel (Appendix epiploica)
8 Abgang des Wurmfortsatzes (Ostium appendicis vermiformis)

9.2 Fragen ohne Antwortauswahl

■ Geben Sie die deutsche Bezeichnung der folgenden Begriffen an: Pharynx, Larynx, Ösophagus, Ventriculus, Gaster, Enteron, Colon, Rectum und Hepar!

Pharynx:	Rachen
Larynx:	Kehlkopf
Ösophagus:	Speiseröhre
Ventriculus:	Magen
Gaster:	Magen
Enteron:	Darm (im engeren Sinn: Dünndarm)
Colon:	Dickdarm
Rectum:	Mastdarm
Hepar:	Leber

■ Was meint man mit „Resorption" der abgebauten Nahrungsbestandteile?

Mit Resorption meint man, dass bestimmte **Stoffe** (Nährstoffe, Medikamente) auf dem Weg über den **Verdauungstrakt,** über die **Haut** oder die **Schleimhaut** in die **Blut**- oder **Lymphbahn aufgenommen** werden.

■ Geben Sie stichwortartig an, wie ein Zahn aufgebaut ist!

Ein Zahn ist ein knochenartiges Gebilde.

Das **Zahnbein** (Dentinum) umschließt die **Zahnpulpa,** die reich an feinfasrigem Bindegewebe, an Blutgefäßen und Nerven ist. In seinem **Wurzelanteil** ist das Zahnbein vom **Wurzelzement** umgeben. In seinem **Kronenanteil** ist es vom **Zahnschmelz** überzogen.

■ Ordnen Sie zu, welche Art von Sekret die jeweilige Drüse überwiegend produziert!

1	Ohrspeicheldrüse (Glandula parotidea)	A	Seröses Sekret
2	Unterzungenspeicheldrüse (Glandula sublingualis)	B	Seröses und muköses Sekret
3	Unterkieferspeicheldrüse (Glandula submandibularis)	C	Muköses Sekret

1: A
2: C
3: B

■ Was sind Enzyme, was Fermente?

Enzyme sind **Eiweißverbindungen,** die als **Katalysatoren** die Stoffwechselvorgänge im Körper entscheidend beeinflussen. Sie werden innerhalb bestimmter, auf Enzymproduktion spezialisierter Zellen gebildet (z. B. in Magen, Darm und Pankreas).

Enzyme **beschleunigen** im Körper **bestimmte chemische Vorgänge,** bzw. bestimmte chemische Abläufe kommen durch Enzyme überhaupt erst in Gang. Das Enzym selbst bleibt bei diesem Vorgang **unverändert.**

Ferment ist eine **ältere Bezeichnung** für **Enzym.** Die Bezeichnung Ferment wurde vor allem für Enzyme des Verdauungstrakts benutzt.

■ Wo liegen die Mündungsstellen der Ausführungsgänge der Ohr-, Unterkiefer- und Unterzungenspeicheldrüse?

Mündungsstelle des Ausführungsgangs der Ohrspeicheldrüse
Vorhof des Mundes in Höhe des zweiten Mahlzahns.

Mündungsstelle des Ausführungsgangs der Unterkieferspeicheldrüse
In der Mundhöhle auf einer kleinen Warze unterhalb der Zungenspitze.

Mündungsstelle des Ausführungsgangs der Unterzungenspeicheldrüse
In der Mundhöhle am seitlichen Zungengrund auf einer Schleimhautfalte. Meist mündet noch ein größerer Ausführungsgang gemeinsam mit dem Ausführungsgang der Unterkieferspeicheldrüse auf der kleinen Warze unterhalb der Zungenspitze.

■ Welche Aufgabe hat die Alpha-Amylase des Mundspeichels?

Die Alpha-Amylase hat die Aufgabe **Kohlenhydrate abzubauen.** Dabei spaltet sie die Kohlenhydrate meist zu Maltose oder Maltotriose.

■ Geben Sie jeweils die obere und untere Begrenzung des Nasen-, Mund- und Kehlkopf-Rachen-Raums an!

Nasen-Rachen-Raum (Pars nasalis pharyngis, Epipharynx)
Er beginnt in Höhe des unteren Endes der **Nasenscheidewand** und reicht bis zum **weichen Gaumen.**

Mund-Rachen-Raum (Pars oralis pharyngis, Mesopharynx)
Er beginnt am **weichen Gaumen** und reicht bis zur Höhe des **Kehldeckels.**

Kehlkopf-Rachen-Raum (Pars laryngea pharyngis, Hypopharynx)
Er beginnt in Höhe des **Kehldeckels** und reicht bis zum Beginn der Speiseröhre in Höhe des **Unterrands** des **Ringknorpels** des Kehlkopfs.

■ Geben Sie die Nachbarorgane der Speiseröhre (Ösophagus)an!

Nachbarorgane im Halsteil der Speiseröhre
- Luftröhre (vorne)
- Schilddrüse mit Nebenschilddrüse (seitlich)
- Wirbelsäule (hinten)

Nachbarorgane im Brustteil der Speiseröhre
- Luftröhre und linker Stammbronchus (vorne)
- Herzbeutel (vorne)
- Brustfell mit Lungen (seitlich)
- Wirbelsäule (hinten)
- Brustaorta (im unteren linken Teil)

Nachbarorgane im Bauchteil der Speiseröhre
- Zwerchfell (Durchtrittsstelle)
- Magen (Mageneingang)

■ Wie heißt die Durchtrittsstelle der Speiseröhre durch das Zwerchfell?

Hiatus oesophageus.

■ Welche beiden Organe verbindet die Speiseröhre miteinander?

Die Speiseröhre verbindet den **Rachen** mit dem **Magen.**

■ Wieso ist es wichtig, dass die Speiseröhre einen wirkungsvollen Verschluss gegen den Magen hat?

Wenn die Speiseröhre keinen wirkungsvollen Verschluss gegenüber dem Magen hat, kann es zum **Rückfluss** (Reflux) von **Mageninhalt** in die Speiseröhre kommen. Hierdurch kann es zur **Reizung** und **Entzündung** der **Speiseröhrenwand** kommen, da vor allem die aggressiven Magensäfte (Salzsäure und Pepsin) die Speiseröhrenwand schädigen.

■ Wo befinden sich die natürlichen Engen der Speiseröhre?

Natürliche Engen der Speiseröhre bilden der **Ringknorpel** des **Kehlkopfs,** die **Teilungsstelle** der **Luftröhre** und die **Durchtrittsstelle** durch das **Zwerchfell.**

■ Wo liegt die Magenkuppel (Fundus)?

Die Magenkuppel liegt **oberhalb** des **Mageneingangs.**

■ Wo liegt der Magenausgangsteil (Antrum pyloricum)?

Der Magenausgangsteil schließt sich an den **Magenkörper** an. Er endet am **Pförtner.**

■ Wie heißt der Mageneingang?

Der Mageneingang heißt **Kardia** (Cardia, Ostium cardiacum).

■ Wie heißt der Magenausgang?

Der Magenausgang heißt **Pförtner** (Pylorus).

■ Wie heißen die beiden seitlichen Begrenzungen des Magens?

- **Große Außenkrümmung** (Curvatura major)
- **Kleine Innenkrümmung** (Curvatura minor)

■ Nennen Sie die Aufgaben des Magens (Ventriculus, Gaster)!

Aufgaben des Magens sind die **Speicherung** und **Zerkleinerung** der Nahrung durch segmentale und peristaltische Bewegungen, die Einleitung der **Eiweißverdauung,** die **Abtötung** von **Mikroorganismen** durch die Salzsäure und die Produktion des Intrinsic-Faktors zur Aufnahme von Vitamin B_{12}.

■ Welche Muskelschichten kann man an der Magenwand unterscheiden?

An der Muskelschicht des Magens kann man **drei Lagen** unterteilen:

- Eine innere schräg verlaufende Muskelschicht (nur in bestimmten Magenabschnitten)
- Eine mittlere zirkulär verlaufende Muskelschicht
- Eine äußere längs verlaufende Muskelschicht

■ Ordnen Sie zu, welche Magendrüsen welchen Magensaft produzieren!

1	Hauptzellen	A	Muzin (Schleim)
2	Nebenzellen	B	Salzsäure
3	Belegzellen	C	Pepsinogen

1: C
2: A
3: B

■ Geben Sie die Nachbarorgane des Magens an!

Nachbarorgane des Magens sind **Leber, Milz, Zwerchfell, Dickdarm, Bauchspeicheldrüse, Zwölffingerdarm, Bauchaorta, Speiseröhre, linke Niere** und **linke Nebenniere.**

■ Was meint man damit, dass der Magen intraperitoneal liegt?

Mit intraperitonealer Lage meint man, dass der Magen mit **Bauchfell überzogen** ist.

■ Wodurch unterscheiden sich peristaltische und segmentale Bewegungen der Wand des Verdauungstrakts?

Bei der **segmentalen** Bewegung kommt es zum Zusammenziehen eines bestimmten Darmabschnitts. Sie dient dem **Durchmischen** des Nahrungsbreis mit Enzymen.

Bei der **peristaltischen** Bewegung dagegen ziehen sich die einzelnen Organabschnitte **nacheinander** zusammen und **transportieren** so den Inhalt des Hohlorgans **weiter.**

■ Welche Aufgaben hat der Sympathikus bei der Magenbewegung, welche der Parasympathikus?

Der **Sympathikus hemmt,** der **Parasympathikus fördert** die Magenbewegung und die Magensaftproduktion.

■ Wo wird Gastrin gebildet?

Gastrin wird im **Ausgangsteil** der Magenschleimhaut gebildet, in den sog. G-Zellen.

■ Welche Aufgaben hat Gastrin?

Die wichtigste Aufgabe des Gastrins ist die **Anregung** der **Salzsäurebildung** in den Belegzellen des Magens. Mit zunehmender Konzentration regt es auch die Bildung von Pepsinogen und von Bauchspeichelsaft an. Außerdem aktiviert es die Magen-Darm-Muskulatur einschließlich Mageneingang und Magenausgang.

■ Wo wird GIP (gastric inhibitory polypeptide; früher: Enterogastron) gebildet?

GIP wird im **Zwölffingerdarm** gebildet, und zwar in enterochromaffinen Zellen.

■ Welche Aufgaben hat GIP?

GIP **hemmt** die **Magenbewegung** und die **Salzsäureproduktion.**

■ Wozu wird der Intrinsic-Faktor im Körper benötigt?

Der Intrinsic-Faktor wird benötigt, damit **Vitamin B_{12}** im **Ileum** resorbiert werden kann.

■ Welche beiden Hauptaufgaben hat der Dünndarm?

Die beiden Hauptaufgaben des Dünndarms sind der weitere **Abbau** der Nahrungsstoffe und deren **Resorption.**

■ Geben Sie die Nachbarorgane des Zwölffingerdarms (Duodenum) an!

Bauchspeicheldrüse, Leber, je nach Lage auch die Gallenblase, **rechte Niere, Dickdarm** (quer liegender Teil), Pförtnerabschnitt des **Magens** (ist jedoch durch das Dickdarmgekröse von ihm getrennt), **Wirbelsäule** und **untere Hohlvene.**

■ Was ist die Vater-Papille?

Die Vater-Papille ist die **Mündungsstelle** des **Gallengangs** und des **Bauchspeichelgangs in den Zwölffingerdarm.** Die Papille befindet sich in der Hinterwand des absteigenden Teils des Zwölffingerdarms. Innerhalb der Papille liegt ein Schließmuskel (Oddi-Sphincter, M. sphincter ampullae hepatopancreaticae), der den Sekretfluss steuert.

■ Schildern Sie den Aufbau einer Dünndarmzotte!

Bei den Zotten handelt es sich um **fingerförmige Ausstülpungen** der **Dünndarmwand.** Eine Zotte hat eine Länge von ungefähr 1 Millimeter. Sie ist mit einschichtigem Darmepithel überzogen, in das Becherzellen eingelagert sind. In der Zotte befindet sich retikuläres Bindegewebe mit reichlich Kapillaren, Arteriolen, Venolen und einem zentralen Lymphgefäß.

■ Was sind die Kerckring-Falten?

Bei den Kerckring-Falten (Plicae circulares) handelt es sich um **Ringfalten,** die von der Schleimhaut und der Verschiebeschicht des Dünndarms gebildet werden. Diese Ringfalten sind knapp 1 Zentimeter hoch und dienen der Oberflächenvergrößerung des Dünndarms.

■ Aus welcher Gewebeart ist die Submukosa des Dünndarms aufgebaut?

Die Submukosa des Dünndarms besteht aus **Bindegewebe.**

■ In welchem Dünndarmabschnitt kommen die Brunner-Drüsen vor?

Die Brunner-Drüsen (Glandulae duodenales) kommen nur im **Zwölffingerdarm** vor. Sie sondern den Duodenalsaft ab.

■ Was meint man mit dem Begriff „Darmmikrobiom"?

Mit „Darmmikrobiom" bezeichnet man die **physiologischerweise** im **Darm** vorkommenden **Mikroorganismen.**

■ Nennen Sie die Hauptaufgabe des Dickdarms!

Die Hauptaufgabe des Dickdarms ist die **Wasserresorption.**

■ Was sind die Tänien des Dickdarms?

Die Tänien des Dickdarms sind **drei,** aus **glatter Längsmuskulatur** bestehende Bänder, die streifenartig am Dickdarm entlang ziehen.

■ Was sind die Haustren des Dickdarms?

Bei den Haustren handelt es sich um **Ausbuckelungen** der Dickdarmwand zwischen den drei Tänien. Die einzelnen Ausbuckelungen sind durch Einschnürungen voneinander getrennt. Die Einschnürungen kommen durch Segmentationsbewegungen und Peristaltik der Ringmuskulatur zustande. Sie werfen im Inneren des Dickdarms Schleimhautfalten auf. Die Ausbuckelungen und Einschnürungen ändern ständig ihren Platz (im Gegensatz zu den Kerckring-Falten).

■ Wo liegt der Blinddarm?

Der Blinddarm (Zäkum, Caecum , Zökum) liegt im **rechten Unterbauch, unterhalb** der **Einmündungsstelle** des **Ileums.**

■ Welche Aufgabe hat der Wurmfortsatz (Appendix) des Blinddarms?

Beim Wurmfortsatz handelt es sich um einen rudimentären Teil des Blinddarms, der zu einem **lymphatischen Organ** umgestaltet wurde und der deshalb wichtige **Abwehrfunktionen** hat.

■ Was meint man umgangssprachlich mit Blinddarmentzündung?

Wenn man umgangssprachlich von Blinddarmentzündung spricht, meint man eine **Entzündung** des **Wurmfortsatzes.** Die korrekte medizinische Bezeichnung muss aber in diesem Fall **Appendizitis** lauten.

■ Nennen Sie die häufigste Ursache der Appendizitis!

Eine Blinddarmentzündung wird meist durch **örtlich** vorhandene **Darmkeime** ausgelöst.

Wie prüfen Sie das Rovsing-Zeichen?

Zur Prüfung des Rovsing-Zeichens **streicht** man den aufsteigenden **Dickdarm** in Richtung des **rechten Unterbauches** aus, also entgegengesetzt seiner natürlichen Flussrichtung.

Worauf ist ein positives Rovsing-Zeichen ein Hinweis?

Appendizitis.

Bei einem Patienten stellen Sie Aphthen in der Mundhöhle fest. Welche Ursachen kommen hierfür in Betracht?

Aphthen können sich aufgrund von **Allergien,** vor allem auf scharfe Gewürze und Nüsse, **Magen-Darm-Erkrankungen, Traumen, elektrogalvanischen Strömen** oder durch **Viren** bilden. Sie können solitär auftreten oder als Begleiterscheinung bei Allgemeinerkrankungen, z. B. bei Viruserkrankungen.

Können Aphthen schmerzen?

Ja, sogar sehr.

Geben Sie häufige Ursachen für Mundwinkelrhagaden an!

Häufige Ursachen für Mundwinkelrhagaden sind **Mangelernährung** und **Resorptionsstörungen,** vor allem Vitamin- und Eisenmangel. Außerdem könnten Infektionen (Strepto-, Staphylokokken, Herpesviren, Candida albicans) oder vermehrter Speichelfluss vorliegen.

9

Bei einem Patienten stellen Sie eine Soorerkrankung der Mundhöhle fest. Nennen Sie mindestens drei mögliche Ursachen!

- **Abwehrschwäche** (AIDS, Säuglingsalter, Kachexie)
- **Medikamente** (Antibiotika, Kortison)
- **Diabetes mellitus**

Ein Patient sucht wegen Sodbrennens Ihre Praxis auf. Wie therapieren Sie?

Es muss auf jeden Fall versucht werden, die **Ursache herauszufinden,** warum es zu einem Rückfluss von Mageninhalt in die Speiseröhre kommt. Die Therapie richtet sich nach der zugrunde liegenden Ursache.

Ein Patient klagt Ihnen einen heftigen, seit Tagen anhaltenden Singultus. Wie therapieren Sie in diesem Fall?

Auch in diesem Fall muss unbedingt die **Ursache herausgefunden** werden, z. B. Mediastinitis, Perikarditis, Cholezystitis oder Tumoren. Symptomatisch können Dillsamen und Kümmel eingesetzt werden, aber auch Akupunktur, Homöopathie.

Wie behandeln Sie eine Refluxösophagitis?

Die Therapie muss sich nach der zugrunde liegenden **Ursache** richten.

So kann es sinnvoll sein, einen Verzicht auf Nikotin, Alkohol („Hochprozentiges") und zu scharfe, zu heiße und zu stark gewürzte Speisen zu erreichen. Liegt die Ursache in überschüssiger Magensäure, soll der Patient auf säurelockende Speisen verzichten. Darüber hinaus können säurebindende Medikamente gegeben werden. Es muss für eine geregelte Verdauung gesorgt werden, um den intraabdominellen Druck zu senken.

Was versteht man unter einer Achalasie der Speiseröhre?

Eine Achalasie der Speiseröhre ist ein **spastischer Verschluss** des **unteren Ösophagusanteils.** Es besteht eine **Öffnungshemmung.**

Welche Ursache liegt der Achalasie zugrunde?

Die Ursache liegt in einer **Innervationsstörung,** verursacht durch Degeneration oder Fehlen des Auerbach-Plexus (Plexus myentericus).

Welche Beschwerden schildert Ihnen ein Patient mit Achalasie vermutlich?

Vor allem zu **Beginn** der Erkrankung kommt es zu **starken retrosternalen Schmerzen,** da die Speiseröhre durch eine verstärkte Peristaltik die Engstelle zu überwinden versucht. Später nimmt die Speiseröhrenmotilität ab und damit die retrosternalen Schmerzen.

Typisch ist bei der Ösophagusachalasie, dass die Betroffenen beim Essen eine **Zwangshaltung** einnehmen, mit Flüssigkeit nachspülen und beim Essen die Gesellschaft anderer meiden. Vor allem nachts und beim Liegen kommt es zur Regurgitation.

■ Mit welcher Komplikation muss man bei einem bettlägerigen Patienten mit Achalasie rechnen?

Bei Bettlägerigen besteht Aspirationsgefahr (Eindringen von Nahrung in die Atemwege) mit der Gefahr der **„Schluckpneumonie"**.

■ Dürfen Sie eine Achalasie behandeln?

Grundsätzlich **ja,** da bei Achalasie kein Behandlungsverbot besteht. Je nach Schwere der Erkrankung, muss der Patient aber an den **Arzt** verwiesen werden, da schwere Fälle medikamentös mit verschreibungspflichtigen Medikamenten oder operativ behandelt werden müssen.

■ Ein Patient hat eine Hiatushernie. Welche Beschwerden wird er Ihnen vermutlich schildern?

Er könnte über **Druckgefühl** und / oder **Schmerzen** hinter dem **Brustbein** klagen, **Völlegefühl, häufiges Aufstoßen, Sodbrennen** und **Atemnot.** Eventuell könnte er auch Herzjagen angeben, wenn es aufgrund einer Herzverlagerung zur Tachykardie gekommen ist.

Es könnte aber auch sein, dass ihm die Hiatushernie **keine Beschwerden** bereitet, und dass er wegen einer anderen Erkrankung die Praxis aufsucht.

■ Wie therapieren Sie in diesem Fall?

Der Patient muss nur an den Arzt verwiesen werden, wenn Einklemmungsgefahr besteht oder wenn es zu Komplikationen wie Ulzerationen mit Blutungen (Anämie) oder zu Perforationen gekommen ist.

Ansonsten kann mit einer **Ernährungsumstellung,** bei der häufige, kleine Mahlzeiten aufgenommen werden, durch **Senkung** des **intraabdominellen Drucks,** durch **Behandlung** einer eventuell bestehenden **Obstipation** und von **Meteorismus** sowie durch **Abbau** von **Übergewicht** Beschwerdefreiheit erreicht werden.

■ Wodurch kann es zur Ausbildung von Ösophagusdivertikeln kommen?

Ursachen von Ösophagusdivertikeln können eine **anlagebedingte Schwäche** der **Wandmuskulatur** sein.

Diese Divertikel treten an bestimmten Stellen auf. So kommt es vor allem oberhalb des oberen Speiseröhrenmunds (gelegentlich auch oberhalb des Schließmuskels am unteren Ende der Speiseröhre), wenn die Schließmuskeln unter einer zu hohen Spannung stehen, zu einem großen Divertikel. Genau genommen handelt es sich allerdings im ersten Fall um ein Divertikel des Kehlkopf-Rachen-Raums (Pars laryngea pharyngis) und nicht der Speiseröhre.

Direkt am Übergang von der Muskelschicht des Rachens in die Muskelschicht der Speiseröhre entsteht aufgrund der unterschiedlichen Verlaufsrichtungen der Muskelfasern ein muskelschwaches Dreieck an der Rückseite der Speiseröhre. Hier kann sich das sog. Zenker-Divertikel bilden.

Treten Divertikel an der Mitte der Speiseröhre auf, so haben diese sich oft unter dem **Zug anliegender Organe,** vor allem von erkrankten und vernarbten **Lymphknoten** gebildet.

■ Ein Patient berichtet Ihnen, dass bei ihm Speiseröhrenkrampfadern (Ösophagusvarizen) festgestellt wurden. Mit welcher zugrunde liegenden Ursache muss hier gerechnet werden?

Speiseröhrenkrampfadern im unteren Drittel der Speiseröhre haben als Ursache in der Regel einen **Pfortaderhochdruck** (portale Hypertension). Die wichtigste Ursache für einen Pfortaderhochdruck ist die **Leberzirrhose.**

■ Ein Patient berichtet Ihnen, dass ihm das Schlucken der Nahrung Schmerzen bereitet. An welche zugrunde liegenden Ursachen denken Sie?

Munderkrankungen (Zungenkarzinom, Soor), Tonsillitis, Angina, Pharyngitis, Laryngitis, chronische Speiseröhrenentzündung, Refluxösophagitis,

Achalasie (Kardiospasmus), **Ösophgusspasmus,** Ösovagusvarizen, Ösovagusdivertikel, **Speiseröhrenkrebs,** retrosternale Struma, **lokale Spasmen,** verschluckte Fremdkörper, Strikturen, Lymphknotenschwellungen im Mediastinum, Aortenaneurysma und progressive Sklerodermie.

■ Ein Patient sucht mit plötzlichen starken Bauchschmerzen Ihre Praxis auf und berichtet Ihnen über Übelkeit und Erbrechen. Bei der Untersuchung stellen Sie eine starke Abwehrspannung der Muskulatur fest. Worum handelt es sich? Welche Maßnahme führen Sie durch?

Es handelt sich um ein **akutes Abdomen.**
Der Patient muss **umgehend** ins **Krankenhaus** eingewiesen werden.

■ Wodurch unterscheidet sich ein Reizmagen in organischer Hinsicht von einer Gastritis?

Beim **Reizmagen** besteht lediglich eine **funktionelle Störung.** Eine organische Veränderung des Magens kann nicht festgestellt werden.

Bei der **Gastritis** dagegen ist es zu einer **entzündlichen Veränderung** der **Magenschleimhaut** gekommen.

■ Geben Sie die typischen Beschwerden bei Reizmagen an!

Schmerzen in der Magengegend, **Unverträglichkeit bestimmter Speisen,** Sodbrennen, Druck- und Völlegefühl im Oberbauch.

■ Nennen Sie Ursachen für akute Gastritis!

Ursachen der akuten Gastritis können in **verdorbener Nahrung,** in **Alkoholabusus, Medikamenteneinnahme** oder in der Zufuhr anderer schädlicher Stoffe liegen. Zudem kann sie als **Begleiterscheinung** von **Infektionskrankheiten** auftreten.

■ Darf ein Heilpraktiker eine akute Gastritis behandeln?

Handelt es sich um eine **infektiös** bedingte akute Gastroenteritis, so besteht aufgrund §§ 6, 24 IfSG **Behandlungsverbot.** Ist sie jedoch durch Alkoholabusus oder Medikamenteneinnahme bedingt, **darf** therapiert werden. Es muss jedoch beachtet werden, dass es bei schweren Fällen zur Exsikkose oder zur schweren Schädigung der Magenschleimhaut mit Blutungen kommen kann. In diesen Fällen muss der Patient an den **Arzt** verwiesen werden und der Heilpraktiker darf nur begleitend behandeln.

■ Welche beiden Verlaufsformen unterscheidet man bei der chronischen Gastritis, aufgrund des an der Magenschleimhaut eingetretenen Schadens?

- **Oberflächengastritis** mit einer oberflächlichen Entzündung der Magenschleimhaut
- **Chronisch-atrophische Gastritis** mit einer tiefer vorgedrungenen Entzündung der Magenschleimhaut, bei der es auch zu entzündlichen Veränderungen der Drüsen kommt. Die Magenschleimhaut hat eine erhöhte Neigung zur Bildung von Erosionen und Ulzerationen.

■ Welche typischen Beschwerden zeigt eine chronische Gastritis?

Es kann sein, dass **keine Beschwerden** bestehen. Mögliche Symptome sind **Unverträglichkeit bestimmter Speisen, Druck-** und **Völlegefühl,** selten kommt es zu Übelkeit, Brechreiz und Appetitlosigkeit.

■ Wie therapieren Sie bei chronischer Gastritis?

Bei chronischer Gastritis muss darauf geachtet werden, dass die Nahrungsaufnahme in **Ruhe** geschieht, Hektik und Ärger während des Essens sind zu meiden. Die Mahlzeiten sollen über den Tag verteilt in **mehreren kleinen Portionen** eingenommen werden. Es soll **gut gekaut** werden.

Typische **pflanzliche Mittel** gegen chronische Gastritis sind Kalmuswurzel, Pfefferminze (vor allem bei Übelkeit und Brechreiz), Melisse und Fenchel.

Selbstverständlich können auch andere naturheilkundliche Behandlungsmethoden durchgeführt werden, z. B. Homöopathie, Farbtherapie, Akupunktur, Neuraltherapie.

■ Wie schildert Ihnen ein Patient mit Magengeschwür vermutlich seine Schmerzen, wie ein Patient mit Zwölffingerdarmgeschwür?

In beiden Fällen zeigt der Patient gewissermaßen mit dem Finger von außen auf das Geschwür. Beim **Magengeschwür** zeigt er mehr **links** der **Mittellinie,** beim **Zwölffingerdarmgeschwür** mehr **rechts** der **Mittellinie** den Sitz des **Hauptschmerzes** an. Der Schmerz tritt vor allem als **Früh-, Spät-** oder **Nüchternschmerz** auf.

Des Weiteren kann es zu Druck- und Völlegefühl, Unverträglichkeit bestimmter Speisen, Übelkeit und Aufstoßen kommen.

■ Ein Patient klagt Ihnen, dass er in den frühen Morgenstunden heftige Magenschmerzen bekomme. Was ist vermutlich der Grund?

Es handelt sich um einen sog. Nüchternschmerz. Dieser ist typisch für ein **Zwölffingerdarmgeschwür,** er kann jedoch auch bei einem pylorusnahen Magengeschwür auftreten.

■ Wie therapieren Sie bei Magen- und Zwölffingerdarmgeschwür?

Der Patient wird angehalten, in **Ruhe** zu **essen,** seine **Mahlzeiten** in **mehreren Portionen** über den Tag verteilt einzunehmen, **unverträgliche Speisen** zu **meiden** und während des Essens **gut** zu **kauen.** Oft ist eine **psychische Betreuung** notwendig, bei welcher der Betroffene lernt, mit belastenden Faktoren und mit Stress umzugehen.

Bei **pflanzlichen Mitteln** hat sich vor allem die Kamille bewährt. Natürlich können auch andere naturheilkundliche Therapien eingesetzt werden.

■ Sind vom Zwölffingerdarmgeschwür überwiegend Frauen oder Männer betroffen?

Vom **Ulcus duodeni** (Zwölffingerdarmgeschwür) sind **Männer** dreimal so häufig betroffen wie Frauen. Dagegen sind vom Magengeschwür (Ulcus ventriculi) Männer und Frauen gleich häufig betroffen.

■ Hat das Magen- oder das Zwölffingerdarmgeschwür eine größere Neigung zu entarten?

Das **Magengeschwür** hat eine wesentlich größere Neigung maligne zu entarten als das Zwölffingerdarmgeschwür.

■ Kann ein Fehlen von Gallensaft zur Malabsorption führen? Begründen Sie Ihre Meinung!

Ja. Durch das Fehlen von Gallensaft können die aufgenommenen Fette nicht in Mizellen aufgespalten werden und dadurch können sie von der Lipase des Pankreas und des Dünndarms nicht abgebaut werden. Darüber hinaus sind meist in den Fetten die fettlöslichen Vitamine eingeschlossen. Die Folge ist, dass es nicht nur zur Malabsorption der Fette, sondern auch der fettlöslichen Vitamine kommt.

■ Dürfen Sie ein Magenkarzinom behandeln?

Ja. Allerdings muss der Heilpraktiker den Patienten unbedingt auf eine notwendige schulmedizinische Therapie (z. B. Operation) hinweisen.

■ Nennen Sie einige Erkrankungen, die sich (auch) im Dünndarm abspielen können!

Morbus Crohn, Zöliakie, Cholera, Enteritis infectiosa, Typhus abdominalis, Paratyphus, Ileus, Wurmerkrankungen.

■ Geben Sie einige mögliche Folgen von Malabsorption an!

Mögliche Folgen der Malabsorption sind z. B. **Gewichtsverlust, Anämie, Vitaminmangelerscheinungen, Massenstühle, Muskelschwäche, Ödeme, Muskelatrophie.**

■ Geben Sie an, welche Organe vom Morbus Crohn betroffen sein können!

Grundsätzlich kann der Morbus Crohn **alle Abschnitte** des **Verdauungstrakts** befallen.

■ Nennen Sie die Ursache von Morbus Crohn!

Die Ursache von Morbus Crohn ist **unbekannt.** Man vermutet, dass folgende Faktoren eine Rolle spielen:

Autoimmungeschehen, Erreger (Chlamydien, Viren), **bestimmte Ernährungsgewohnheiten** (fettreich und ballaststoffarm), **genetische Disposition, psychische Störungen.**

■ Geben Sie die wichtigsten Symptome bei Morbus Crohn an!

Die Beschwerden können **akut** oder **schleichend** (häufiger) einsetzen. Es kommt im Bauchbereich zu **Schmerzen** bis hin zu Koliken, zu **lang andauernden Durchfällen, Gewichtsverlust** und **Fieberschüben.** In der Analgegend kommt es oft zu schmerzhaften Fissuren, Fisteln und ödematösen Schwellungen. Im rechten unteren Bauchquadranten kann oft eine walzenartige, auf Druck schmerzhafte Verdickung getastet werden.

■ Geben Sie Komplikationen bei Morbus Crohn an!

Es kann zur **Perforation** oder zur **Stenosierung** und damit zum **Ileus** kommen. Es können sich an weiteren Organen Entzündungen einstellen, z. B. an der Haut (Erythema nodosum), den Augen, der Leber und den Gelenken. Oft entwickeln sich Mangelerscheinungen, v. a. Vitamin-Mangelerscheinungen (Hypovitaminosen).

■ Darf ein Heilpraktiker bei Morbus Crohn behandeln? Falls ja, wie würden Sie behandeln?

Ja. Wegen der Schwere der Erkrankung muss der Patient aber auch an den **Arzt** verwiesen werden, damit ggf. verschreibungspflichtige Medikamente eingesetzt werden können.

Der Heilpraktiker kann jedoch mit den ihm bekannten naturheilkundlichen Therapien, z. B. mit Neuraltherapie oder Homöopathie, begleitend behandeln.

■ Welches Leitsymptom kennzeichnet Zöliakie?

Das wichtigste Symptom bei Zöliakie sind die **Durchfälle,** die durch die gestörte Fettresorption charakteristischerweise voluminös, breiig, übel riechend und grau-weiß-glänzend sind.

■ Welche Folgen kann eine unentdeckte Zöliakie haben?

Durch eine **Zottenatrophie** kommt es zur **Malabsorption.** Durch den Mangel an fettlöslichen Vitaminen können sich **Vitaminmangelzustände** (therapieresistente Rachitis), **Gewichtsverlust, Osteoporose, Ödeme, vermehrte Blutungsneigung** und **Anämie** entwickeln. Bei gehäuften wässrigen Durchfällen kann es zu lebensbedrohlichen Wasser- und Elektrolytverlusten kommen, die zur Exsikkose führen können.

■ Wie würden Sie bei Zöliakie behandeln?

Der Patient muss eine **streng glutenfreie** Kost einhalten.

■ Zählen Sie Ursachen für Durchfall (Diarrhö) auf!

Mikroorganismen, z. B. Cholera, Enteritis infectiosa, Typhus abdominalis, **Allergien,** z. B. auf Milcheiweiß, **Reizkolon, Dickdarmerkrankungen,** z. B. Colitis ulcerosa, Morbus Crohn, Divertikulitis, **Nahrungsmittelvergiftungen, Wurmerkrankungen, Medikamente,** z. B. Digitalis, Diabetes mellitus, **Schilddrüsenüberfunktion, AIDS, psychische Faktoren** (Angst!). **Glutenunverträglichkeit** (Zöliakie).

■ Welche pflanzlichen Heilmittel werden bei Durchfall typischerweise eingesetzt?

Der Heilpraktiker darf nur pflanzliche Mittel gegen die Durchfallerkrankung einsetzen, wenn es sich nicht um einen infektiös bedingten Durchfall handelt, da hierfür **Behandlungsverbot** (§§ 6, 24 IfSG) besteht.

Wichtige Obstipantia sind **Blutwurz** (Tormentillwurzel), schwarze Johannisbeeren und **getrocknete Heidelbeeren.**

■ Nennen Sie pflanzliche Heilmittel, die typischerweise gegen Verstopfung (Obstipation) eingesetzt werden!

Sehr stark wirkende pflanzliche Mittel gegen Obstipation sind **Sennesblätter** und **Aloe.** Auch Faulbaumrinde, Rhabarberwurzel und Lein haben abführende Wirkung.

9

Darf ein Heilpraktiker bei einem Patienten einen Einlauf durchführen?

Ja.

Wodurch kann ein mechanischer Ileus (Darmverschluss) ausgelöst werden?

Ein mechanischer Ileus kann durch **Fremdkörper, Verwachsungen** des **Bauchfells,** in denen sich eine **Darmschlinge verfangen** hat, **Wurmknäuel, Kotmassen, Brucheinklemmung, Invagination** (Einstülpung eines Darmabschnitts in einen anderen Darmteil) und **Tumoren** ausgelöst werden.

Wodurch kann ein paralytischer Ileus ausgelöst werden?

Ein paralytischer Ileus kann durch eine **Peritonitis,** durch **Gefäßverschluss** (Mesenterialembolie) oder durch eine **Hypokaliämie** ausgelöst werden.

Welche Beschwerden treten bei einem mechanischen Ileus auf?

Es kommt zu **heftigsten, stechenden Schmerzattacken,** da der Darm versucht, das Hindernis zu überwinden. Es entwickelt sich eine **zunehmende Abwehrspannung** der **Bauchdecke.** Es kommt zu **Meteorismus** und **später,** wenn sich der Darmabschnitt zwischen der Verschlussstelle und dem After entleert hat, zu **Stuhl-** und **Windverhalten.** Zudem kann **Erbrechen** auftreten, das typischerweise zuerst sauer, dann bitter ist und letztendlich zum Koterbrechen führen kann.

Welche Beschwerden treten bei einem paralytischen Ileus auf?

Beim paralytischen Ileus kommt es zu **anhaltenden, dumpfen, mäßigen Bauchschmerzen,** des Weiteren zu **Meteorismus, Erbrechen, Stuhl-** und **Windverhalten.** Die Bauchdecke ist anfangs weich, später hart. Im Stethoskop kommt es beim Abhören des Abdomens zur **„Grabesstille".**

Zu welchen Komplikationen kann es bei einem Ileus kommen?

Je nach der zugrunde liegenden Ursache kann es beim Ileus zu **Peritonitis, Sepsis** und **Schock** kommen. Darmteile können absterben. Wird der Ileus nicht rechtzeitig sachgemäß behandelt, führt er zum **Tod.**

Bei einem Patienten erscheint rotes Blut im Stuhl. Was kommt als Ursache in Betracht?

Es ist zu erwarten, dass das rote Blut aus **unteren Darmabschnitten** stammt und nicht mit der Magensäure in Kontakt kam. Es ist aber auch denkbar, dass es sich um **starke Blutungen** aus den **oberen Abschnitten** des Verdauungstrakts handelt, nämlich dann, wenn das Blut den Magen-Darm-Kanal so schnell passiert, dass es nicht mit der Salzsäure in Verbindung treten konnte. Eine andere Möglichkeit ist, dass der Magen keine Salzsäure produziert.

Im Einzelnen kommen in Betracht: **Entzündungen, Geschwüre, Tumoren, Ösophagusvarizen** und **Hämorrhoiden.**

Differenzialdiagnostisch muss „Blut im Stuhl" abgegrenzt werden gegen pflanzliche Farbstoffe, die dem Stuhl eine rote Färbung geben können, z. B. rote Bete, Heidelbeeren, Rotkohl und Spinat. Ebenfalls können Medikamente, und zwar eisen- und wismuthaltige Präparate, eine Verfärbung des Stuhls bewirken.

Bei einem Patienten erscheint okkultes Blut im Stuhl. An welche häufigen Ursachen denken Sie?

Bei okkultem, also mit dem bloßen Auge nicht feststellbarem Blut im Stuhl kommen als Ursache vor allem **Darmkrebs** und **Darmpolypen** in Betracht.

Wie therapieren Sie bei einem Reizdarmsyndrom?

Die Behandlung beim Reizdarmsyndrom kann durch **Psychotherapie, Homöopathie, Akupunktur, Neuraltherapie, Phytotherapie** (z. B. durch beruhigend wirkende Tees) und andere naturheilkundliche Therapien erfolgen. Sie muss sich immer an der Ursache der zugrunde liegenden Störung ausrichten.

Nennen Sie die Ursachen von Colitis ulcerosa!

Die genaue Ursache ist **unbekannt.** Man nimmt an, dass ein **Autoimmungeschehen, psychische Faktoren,** Erreger (Bakterien, Viren) und eine **familiäre Disposition** eine Rolle spielen.

Welche Beschwerden treten bei Colitis ulcerosa auf?

Das charakteristischste Symptom sind die **blutig-schleimigen Durchfälle,** die auch blutig-schleimig-eitrig sein können, wenn es zu Sekundärinfektionen gekommen ist. Der Beginn ist meist schleichend mit unklaren Bauchbeschwerden, die sich bis zu äußerst schmerzhaften **Tenesmen** steigern können.

Nur in seltenen Fällen ist der Verlauf akut mit Fieber und schweren Durchfällen.

Wie behandeln Sie bei Colitis ulcerosa?

Schwere Verlaufsformen gehören in die Hand des **Arztes.** Leichte Verlaufsformen und präventiv, in der beschwerdefreien Zeit, kann der Heilpraktiker behandeln. Es muss eine **Ernährungsumstellung** erfolgen. Die weitere Behandlung kann durch naturheilkundliche Therapien erfolgen, wie **Phytotherapie, Homöopathie, Akupunktur.**

Welche Ursachen hat eine Divertikulose?

Die Ursache der Divertikulose liegt in einer **anlagebedingten Schwäche** der **Darmwandmuskulatur.** Die Ausbildung von Divertikeln wird begünstigt durch **steigendes Lebensalter, ballaststoffarme Ernährung, Obstipation** und **Bewegungsmangel.**

Divertikel können sich aber auch bilden, wenn sich in der Umgebung der Darmwand entzündliche Prozesse abgespielt haben, die nun aufgrund von Vernarbung und Schrumpfung einen Zug auf die Darmwand ausüben.

Welche Beschwerden verursacht eine Divertikulose?

Eine Divertikulose macht im Allgemeinen **keine Beschwerden.**

Welche Beschwerden treten bei Divertikulitis auf?

Je nachdem, ob die Divertikulitis mehr **akut** oder mehr **chronisch** auftritt, kommt es zu mehr oder weniger heftigen Beschwerden. Es können **Schmerzen** von unterschiedlicher Intensität auftreten, bis hin zu äußerst schmerzhaften **Tenesmen.** Es kann zu Obstipation oder Diarrhö kommen oder Obstipation und Diarrhö wechseln sich ab. Des Weiteren können sich Übelkeit und Erbrechen einstellen. Je nachdem, wie akut das Krankheitsbild verläuft, kann es zu mehr oder weniger hohem Fieber und zur Leukozytose kommen. Typischerweise tritt ein walzenförmiger tastbarer Tumor im linken unteren Quadranten auf. Da die Beschwerden der Divertikulitis denen der Appendizitis ähneln, spricht man auch von der „Linksappendizitis".

Wie behandeln Sie bei Divertikulitis?

Bei **schweren** Formen von Divertikulitis muss wegen der möglichen gefährlichen Komplikationen eine **Krankenhauseinweisung** erfolgen. In leichten Fällen und präventiv kann der Heilpraktiker behandeln. Neben den bekannten naturheilkundlichen Therapien steht hier eine **Ernährungsumstellung** auf **ballaststoffreiche Nahrungsmittel** im Vordergrund.

Welches sind die häufigsten Tumoren des Dickdarms?

Grundsätzlich können im Dickdarm sowohl **gut-** als auch **bösartige Tumoren** vorkommen. Allerdings sind gerade im Dickdarm bösartige Tumoren häufig. Bei den **gutartigen Tumoren** spielen **Polypen** die wichtigste Rolle.

Wodurch kann es zu einer Peritonitis(Bauchfellentzündung) kommen?

Das Bauchfell entzündet sich fast immer **sekundär.** Der primäre Entzündungsherd kann z. B. eine Appendizitis, eine Cholezystitis, eine Pankreatitis, eine Magen- oder Darmperforation oder eine Entzündung der weiblichen Geschlechtsorgane sein.

Eine Mutter kommt mit ihrem 3-jährigen Kind in Ihre Praxis und zeigt Ihnen ein stark juckendes Analekzem des Kindes. Sie berichtet, dass das Kind tagsüber unruhig sei und nachts sehr

9

schlecht schlafe. Was vermuten Sie als Ursache? Dürfen Sie behandeln?

Vermutete Ursache: **Madenwurmbefall**.
Die Behandlung ist dem Heilpraktiker **erlaubt.**

■ Was sind Finnen?

Als Finnen bezeichnet man das **Larvenstadium** (Jugendform) der **Bandwürmer** im **Zwischenwirt.**

■ Wie lang sind Madenwürmer ungefähr?

0,5–1 cm.

■ Wie behandeln Sie bei Madenwurmbefall?

Auf äußerste Sauberkeit achten. An pflanzlichen Mitteln können Karotten, Knoblauch, Kürbiskerne und die strahlenlose Kamille eingesetzt werden.

■ Geben Sie an, wodurch es zum Befall mit Spulwürmern kommen kann!

Die Hauptursache bei Spulwurmbefall ist eine **unsachgemäße Kopfdüngung** von Obst und Gemüse mit **frischen Fäkalien.**

■ Welche Therapieempfehlungen geben Sie bei Echinokokkose?

Keine, da Behandlungsverbot besteht (§§ 24, 7 IfSG).

■ Wodurch kann es zum Bandwurmbefall (Taeniasis) kommen?

Die Hauptansteckungsquelle ist **ungenügend gekochtes Fleisch** (z. B. Tatar) und **importiertes Fleisch,** das **keiner Fleischbeschau** unterzogen wurde.

9.3 Multiple-Choice-Fragen

■ Welche anatomischen Strukturen gehören zum Verdauungskanal?

1 Rectum
2 Larynx
3 Pharynx
4 Gaster
5 Ösophagus
6 Ventriculus
7 Lien
8 Diaphragma
9 Cor

Die Antworten 1, 3, 4, 5 und 6 sind richtig.

Anmerkung
- Punkt 1: Rectum = Mastdarm
- Punkt 2: Larynx = Kehlkopf
- Punkt 3: Pharynx = Rachen
- Punkt 4: Gaster = Magen
- Punkt 5: Ösophagus = Speiseröhre
- Punkt 6: Ventriculus = Magen
- Punkt 7: Lien = Milz
- Punkt 8: Diaphragma = Zwerchfell
- Punkt 9: Cor = Herz

■ Welche Aufgaben hat der Verdauungskanal im Gesamtorganismus?

1 Anabolismus
2 Digestion
3 Abbau von Erythrozyten
4 Resorption von abgebauten Stoffen
5 Transport von Hormonen
6 Ausscheidung unverdaulicher Nahrungsmittelreste

Die Antworten 2, 4 und 6 sind richtig.

Anmerkung
- Punkt 1: Anabolismus ist der Aufbaustoffwechsel.

■ Welche Aussage über die Zunge ist richtig?

1 Sie ist im Wesentlichen aus glatter Muskulatur aufgebaut.
2 Außen hat sie einen Überzug aus Bindegewebe.
3 Die Wallpapillen sind für die Tastempfindung zuständig.
4 Das Zungenbändchen liegt unterhalb der Zunge.

Antwort 4 ist richtig.

Anmerkung
- Punkt 1: Die Zunge ist im Wesentlichen aus quer gestreifter Muskulatur aufgebaut, da sie willkürlich bewegt werden kann.
- Punkt 2: Sie hat einen Schleimhautüberzug. Die äußerste Schicht der Schleimhaut besteht aus Epithelgewebe.
- Punkt 3: Die Wallpapillen liegen im hinteren Zungenanteil. Sie sind für die Geschmacksempfindung zuständig.

■ Welche Aussagen über den Gaumen stimmen?

1 Man unterscheidet einen harten und einen weichen Gaumen.
2 Man unterscheidet einen vorderen und einen hinteren Gaumenbogen.
3 Der Gaumen bildet das Dach der Nasenhöhle.
4 Der harte Gaumen wird vom Unterkieferknochen gebildet.

Die Antworten 1 und 2 sind richtig.

Anmerkung
- Punkt 3: Der Gaumen bildet den Boden der Nasenhöhle.
- Punkt 4: Der harte Gaumen wird vom Oberkiefer gebildet.

■ Welche Aussagen über die Speicheldrüsen sind zutreffend?

1 Die Ohr-, Unterkiefer- und Unterzungenspeicheldrüsen kommen jeweils paarig vor.
2 Die Ohrspeicheldrüse produziert ein muköses Sekret.
3 Die Ausführungsgänge seröser Drüsen haben eine weite Lichtung.
4 Die Mündungsstelle der Ohrspeicheldrüse liegt im Vorhof des Mundes.

Die Antworten 1 und 4 sind richtig.

Anmerkung
- Punkt 2: Die Ohrspeicheldrüsen produzieren ein seröses Sekret.
- Punkt 3: Die Ausführungsgänge seröser Drüsen haben eine enge Lichtung.

■ Aufgaben des Speichels sind:

1 Verbesserung der Gleitfähigkeit der Nahrung
2 Beginn der Eiweißverdauung durch Alpha-Amylase
3 Abtöten von Bakterien
4 Aufnahme von Vitamin B_{12}
5 Herauslösen von Geschmacksstoffen

Die Antworten 1, 3 und 5 sind richtig.

Anmerkung
- Punkt 2: Die Alpha-Amylase ist zuständig für die Kohlenhydratverdauung.
- Punkt 4: Vitamin B_{12} benötigt für seine Aufnahme den Intrinsic-Faktor, der im Magen gebildet wird. Die eigentliche Resorption findet erst im Ileum statt.

■ Welche Aussagen über den Rachen sind richtig?

1 Die Fachbezeichnung lautet Larynx.
2 Der Rachen zählt ausschließlich zum Verdauungskanal.
3 Der Rachen zählt ausschließlich zum Atmungstrakt.
4 Der Rachen zählt sowohl zum Verdauungs- als auch zum Atmungstrakt.
5 Man unterscheidet verschiedene Abschnitte: Pars nasalis, Pars oralis, Pars laryngea.

Die Antworten 4 und 5 sind richtig.

Anmerkung
- Punkt 1: Es muss Pharynx heißen.

■ Welches sind die richtig bezeichneten Nachbarorgane der Speiseröhre?

1 Vor der Speiseröhre verläuft die Luftröhre
2 Hinter der Speiseröhre verläuft die Luftröhre
3 Wirbelsäule
4 Brustfell der Lungen
5 Dickdarm
6 Herzbeutel
7 Milz
8 Brustaorta
9 Rechte Niere

Die Antworten 1, 3, 4, 6 und 8 sind richtig.

Nachbarorgane des Magens sind:

1 Leber
2 Rechte Niere
3 Milz
4 Lunge
5 Zwerchfell
6 Herzbeutel
7 Dickdarm
8 Gallenblase

Die Antworten 1, 3, 5 und 7 sind richtig.

Anteile des Magens sind:

1 Antrum
2 Rote Pulpa
3 Pylorus
4 Kardia
5 Hiatus oesophageus
6 Corpus ventriculi

Die Antworten 1, 3, 4 und 6 sind richtig.

Anmerkung
- Punkt 2: Die rote Pulpa kommt in der Milz vor.
- Punkt 5: Hiatus oesophageus ist die Durchtrittsstelle der Speiseröhre durch das Zwerchfell.

Welche Aussagen über die Magendrüsen sind richtig?

1 Die Beleg- bzw. Parietalzellen produzieren Schleim.
2 Die Nebenzellen produzieren Schleim.
3 Die Salzsäure wird von den Hauptzellen hergestellt.
4 GIP (Enterogastron) kommt aus den Hauptzellen.
5 Pepsinogen stammt aus den Hauptzellen.

Die Antworten 2 und 5 sind richtig.

Anmerkung
- Punkt 1: Die Beleg- bzw. Parietalzellen produzieren Salzsäure und den Intrinsic-Faktor.
- Punkt 3: Die Salzsäure wird von den Beleg- bzw. Parietalzellen hergestellt.
- Punkt 4: GIP (Enterogastron) ist ein Gewebshormon, das im Zwölffingerdarm produziert wird. Es hat die Aufgabe, die Magenbewegung zu stoppen.

Was stimmt über die Magenbewegung?

1 Der Magen führt peristaltische und segmentale Bewegungen aus.
2 Der Sympathikus fördert die Magenbewegung, der Parasympathikus hemmt sie.
3 Der Berührungsreiz der Nahrung mit der Magenwand stimuliert autonome Nervengeflechte in der Magenwand, die nun ihrerseits den Impuls zur Magenbewegung geben.
4 GIP (Enterogastron) stimuliert die Magenbewegung.

Die Antworten 1 und 3 sind richtig.

Anmerkung
- Punkt 2: Der Sympathikus hemmt die Magenbewegung, der Parasympathikus fördert sie.
- Punkt 4: GIP (Enterogastron) hemmt die Magenbewegung.

Welche anatomischen Strukturen gehören zum Dünndarm?

1 Duodenum
2 Rectum
3 Leerdarm
4 Blinddarm
5 Jejunum
6 Colon
7 Krummdarm
8 Ileum
9 Caecum

Die Antworten 1, 3, 5, 7 und 8 sind richtig.

Anmerkung
- Punkt 1: Duodenum = Zwölffingerdarm
- Punkt 2: Rectum = Mastdarm
- Punkt 5: Jejunum = Leerdarm
- Punkt 6: Colon = Dickdarm
- Punkt 8: Ileum = Krummdarm
- Punkt 9: Caecum = Blinddarm (gehört zum Dickdarm)

Welche Behauptungen über den Dünndarm sind richtig?

1 Der Dünndarm erstreckt sich vom Pylorus des Magens bis zum Blinddarm des Dickdarms.

2 Er besitzt Tänien und Fettanhängsel.
3 Typisch sind die äußerlich erkennbaren Haustren.
4 Der Gallengang und der Ausführungsgang der Bauchspeicheldrüse münden auf der Vater-Papille ins Ileum.
5 Das Duodenum hat ungefähr eine hufeisenförmige Gestalt.

Die Antworten 1 und 5 sind richtig.

Anmerkung
- Punkt 2: Tänien und Fettanhängsel kommen beim Dickdarm vor.
- Punkt 3: Haustren kommen beim Dickdarm vor.
- Punkt 4: Die Vater-Papille mündet nicht ins Ileum (Krummdarm), sondern in den Zwölffingerdarm.

■ Welche Aussagen über die Darmwand sind zutreffend?

1 Die Dünndarmschleimhaut besitzt Zotten.
2 Die Zotten haben eine wichtige Aufgabe bei der Resorption verdauter Nahrungsbestandteile.
3 Die Brunner-Drüsen kommen in der gesamten Dünndarmwand gleichmäßig verteilt vor.
4 Die Brunner-Drüsen wirken bei der Erneuerung der Darmschleimhaut mit.
5 Die Lieberkühn-Drüsen bestehen nur aus einer einzigen Zelle.
6 Die Muskularis der Darmwand besteht aus längs und zirkulär verlaufenden Muskelfasern.

Die Antworten 1, 2 und 6 sind richtig.

Anmerkung
- Punkt 3: Brunner-Drüsen kommen im Zwölffingerdarm vor.
- Punkt 4: Die Erneuerung der Darmschleimhaut erfolgt von den Lieberkühn-Drüsen aus.
- Punkt 5: Sie bestehen aus vielen Zellen.

■ Welche Aussagen sind richtig?

1 Immer wenn sich Bakterien im Dünndarm befinden, so hat dies Krankheitswert.
2 Die Peyer-Plaques sind Ansammlungen von lymphatischem Gewebe, die eine wichtige Aufgabe bei der Bekämpfung von Krankheitserregern haben.
3 Der Dünndarm führt im Gegensatz zum übrigen Verdauungstrakt nur peristaltische Bewegungen durch und keine segmentalen.
4 Im Dünndarm kennt man auch eine mechanische Steuerung der Darmbewegung.
5 Im Dünndarm kennt man keine mechanische Steuerung der Darmbewegung.

Die Antworten 2 und 4 sind richtig.

Anmerkung
- Punkt 1: Auch im Dünndarm befindet sich physiologischerweise ein Darmmikrobiom.
- Punkt 3: Der Dünndarm führt peristaltische und segmentale Bewegungen durch.
- Punkt 5: Der Dehnungsreiz durch die Nahrung führt zu einer mechanischen Steuerung der Darmbewegung.

■ Anteile des Dickdarms sind:

1 Colon transversum
2 Jejunum
3 Flexura coli sinistra
4 Aufsteigender Dickdarm
5 Sigmoid
6 Curvatura major

Die Antworten 1, 3, 4 und 5 sind richtig.

Anmerkung
- Punkt 1: Colon transversum = quer liegender Dickdarm
- Punkt 2: Jejunum = Leerdarm (gehört zum Dünndarm)
- Punkt 3: Flexura coli sinistra = linke Dickdarmbiegung
- Punkt 5: Sigmoid = S-förmiger Dickdarm
- Punkt 6: Curvatura major = große Krümmung des Magens

■ Typische Ursachen für Mundwinkelrhagaden sind:

1 Eisenmangel
2 Vitaminmangel

3 Mangel an Vitamin B_{12}
4 Überproduktion von Magensäure
5 Überproduktion von Pankreassaft
6 Überproduktion von Gallensaft
7 Schilddrüsenüberfunktion

Die Antworten 1, 2 und 3 sind richtig.

■ Was sind typische Ursachen für Mundsoor?

1 Antibiotikaeinnahme
2 Kortisoneinnahme
3 Virushepatitis
4 Alzheimer-Krankheit
5 Diabetes mellitus
6 Diabetes insipidus
7 AIDS
8 Meteorismus

Die Antworten 1, 2, 5 und 7 sind richtig.

Anmerkung
- Punkt 6: Diabetes insipidus = Wasserharnruhr
- Punkt 8: Meteorismus = Blähsucht

■ Beim Sodbrennen kommt es zu einem Rückfluss von Mageninhalt in die Speiseröhre. Wodurch kann ein solcher Reflux ausgelöst werden?

1 Überproduktion von Magensaft
2 Mangel an Magensaft
3 Hypersplenismus
4 Pylorusstenose
5 Zwerchfellbruch
6 Schwangerschaft
7 Zystitis

Die Antworten 1, 2, 4, 5 und 6 sind richtig.

Anmerkung
- Punkt 3: Hypersplenismus = Überaktivität der Milz
- Punkt 4: Pylorusstenose = Verengung des Magenpförtners

■ Typische Beschwerden bei Refluxösophagitis sind:

1 Schmerzen hinter dem Brustbein
2 Druckgefühl unterhalb des rechten Rippenbogens
3 Sodbrennen
4 Schmerz im rechten Oberbauch, der in die rechte Schulter und den rechten Arm ausstrahlt
5 Schmerz im linken Oberbauch, der in die linke Schulter und den linken Arm ausstrahlt

Die Antworten 1 und 3 sind richtig.

Anmerkung
- Punkt 2: typisch für Gallenbeschwerden
- Punkt 4: typisch für Gallenbeschwerden
- Punkt 5: typisch für Herzbeschwerden

■ Welche Aussagen sind richtig?

1 Bei der Achalasie handelt es sich um einen Zwerchfellbruch.
2 Gerade bei älteren Bettlägerigen ist die Schluckpneumonie eine gefürchtete Folge der Achalasie.
3 Bei einem Kardiospasmus handelt es sich um einen Krampf des Verschlusses des Magenausgangsteils.
4 Bei Ösophagusdivertikeln handelt es sich um Erweiterungen der Speiseröhrenvenen.
5 Bei einem Zwerchfellbruch treten Bauchteile in den Brustkorb.
6 Ein Zwerchfellbruch bereitet immer erhebliche Beschwerden.
7 Von einem Zwerchfellbruch sind in erster Linie Säuglinge und kleine Kinder betroffen, weil bei ihnen die Muskulatur noch nicht so kräftig ausgebildet ist.

Die Antworten 2 und 5 sind richtig.

Anmerkung
- Punkt 1: Bei der Achalasie handelt es sich um eine fehlende Erschlaffung des unteren Ösophagusabschnitts. Einen Zwerchfellbruch bezeichnet man als Hiatushernie.
- Punkt 4: Bei Ösophagusdivertikel handelt es sich um eine Aussackung der Speiseröhrenwand.
- Punkt 6: Ein Zwerchfellbruch macht meist keine Beschwerden.
- Punkt 7: In erster Linie sind ältere Menschen betroffen.

Welche Beschwerden treten typischerweise bei Reizmagen auf?

1 Erbrechen
2 Unverträglichkeit von Kaffee
3 Druckgefühl in der Magengegend
4 Durchfälle
5 Verstopfung
6 Sodbrennen
7 Fieber

Die Antworten 2, 3 und 6 sind richtig.

Welche Beschwerden treten typischerweise bei akuter Gastritis auf?

1 Dumpfe Magenschmerzen
2 Punktuelle Magenschmerzen (eng umschriebene, genau zu lokalisierende)
3 Appetitlosigkeit
4 Hypertonie
5 Übelkeit und Erbrechen
6 Fieber
7 Blut im Urin

Die Antworten 1, 3, 5 und 6 sind richtig.

Anmerkung
- Punkt 2: Punktuelle Magenschmerzen sind typisch für ein Magengeschwür.
- Punkt 7: Eine Magenblutung kann nur zu Blut im Stuhl führen.

Welche Beschwerden treten typischerweise bei chronischer Gastritis auf?

1 Fieber
2 Dumpfe Magenschmerzen
3 Unverträglichkeit bestimmter Nahrungsmittel
4 Völlegefühl
5 Symptomenfreiheit möglich
6 Durchfälle und Verstopfung wechseln sich ab.

Die Antworten 2, 3, 4 und 5 sind richtig.

Welche Aussagen sind richtig?

1 Da die Gastritis eine Entzündung der Magenschleimhaut ist, können die Magendrüsen geschädigt sein, was sich wiederum auf die Produktion des Magensafts auswirken kann.
2 Alkoholabusus kann zu einer Gastritis führen.
3 Ein Magengeschwür bildet sich fast immer an der großen Krümmung (Curvatura major).
4 Von einem Magengeschwür ist ausschließlich die Schleimhaut betroffen. Die Muskelschicht bleibt hiervon immer unberührt.

Die Antworten 1 und 2 sind richtig.

Anmerkung
- Punkt 3: Magengeschwüre sitzen fast immer an der kleinen Krümmung.
- Punkt 4: Typisch für das Geschwür ist, dass es sich um einen tiefen Defekt handelt.

Welche Symptome können bei Magenkrebs auftreten (Früh- und Spätsymptome)?

1 Magenschmerzen
2 Eosinophilie
3 Abneigung gegen Fleisch
4 Lymphknotenschwellung
5 Schwellung der Virchow-Drüse
6 Eisenmangelanämie
7 Leukozytose mit Linksverschiebung
8 Blut im Stuhl
9 Bluterbrechen

Die Antworten 1, 3, 4, 5, 6, 8 und 9 sind richtig.

Anmerkung
- Punkt 2: Eosinophilie tritt auf bei Wurmerkrankungen, Allergien und nach durchgestandenen Infektionskrankheiten.
- Punkt 7: Entzündungszeichen

Mögliche Ursachen für Malabsorption sind:

1 Hypertonie
2 Gallensaftmangel
3 Morbus Crohn
4 Zöliakie
5 Wurmbefall
6 Chronischer Durchfall
7 Lungenemphysem
8 Myeloische Leukämie

Die Antworten 2, 3, 4, 5 und 6 sind richtig.

■ Welche Symptome können bei Morbus Crohn auftreten?

1 Hypertonie
2 Lang andauernde Durchfälle
3 Starke Bauchschmerzen
4 Arteriosklerose
5 Gewichtszunahme
6 Fistelbildung
7 Hitzewallungen

Die Antworten 2, 3 und 6 sind richtig.

Anmerkung
- Punkt 5: Es kommt zur Gewichtsabnahme.

■ Welche Aussage über Zöliakie ist zutreffend?

1 Bei Zöliakie liegt eine Überempfindlichkeit des Dickdarms gegen Gluten vor.
2 Zöliakie ist eine Folge von jahrelangen Ernährungssünden, wie zu viel Zucker und zu viel Fett und manifestiert sich deshalb erstmalig im fortgeschrittenen Lebensalter.
3 Eine wichtige Beschwerde bei Zöliakie ist die chronische Verstopfung.
4 Es kann zu einer gestörten Aufnahme der fettlöslichen Vitamine kommen.
5 Die Betroffenen sollen von Weißmehlprodukten auf eine gesunde Vollkornnahrung umstellen.

Antwort 4 ist richtig.

Anmerkung
- Punkt 1: Bei Zöliakie handelt es sich um eine Überempfindlichkeit des Dünndarms und nicht des Dickdarms.
- Punkt 2: Die Erkrankung zeigt sich meist im Säuglingsalter und zwar, wenn erstmals Getreideprodukte gefüttert werden.
- Punkt 3: Typisch sind chronische Durchfälle.
- Punkt 4: Es ist typischerweise die Fettaufnahme gestört und damit auch die Aufnahme der fettlöslichen Vitamine.
- Punkt 5: Die Betroffenen sollen Gluten meiden und damit auch Vollkorn.

■ Welche Behauptung stimmt?

1 Divertikel kommen im Dünndarm öfter vor als im Dickdarm.
2 Bei Divertikeln handelt es sich um entzündliche Aussackungen von Wandteilen.
3 Bösartige Tumoren kommen im Dünndarm wesentlich häufiger vor als im Dickdarm.
4 Die Folge eines Verschlusses der Mesenterialgefäße kann ein Absterben von Darmteilen sein.

Antwort 4 ist richtig.

Anmerkung
- Punkt 1: Divertikel kommen, mit Ausnahme des Meckel-Divertikels, bevorzugt im Dickdarm vor.
- Punkt 2: Divertikel sind nichtentzündlich, sondern erst die Divertikulitis.
- Punkt 3: Bösartige Tumoren kommen vor allem im Rektum vor.

■ Was sind mögliche Ursachen einer Durchfallerkrankung?

1 Hypertonie
2 Hyperthyreose
3 Hyperparathyreoidismus
4 Psychische Faktoren
5 Allergien
6 Salmonellose
7 Digitaliseinnahme

Die Antworten 2, 4, 5, 6 und 7 sind richtig.

Anmerkung
- Punkt 3: Hyperparathyreoidismus = Überfunktion der Nebenschilddrüse

■ Was sind mögliche Ursachen bei Verstopfung?

1 Ernährungsfehler
2 Bewegungsmangel
3 Kortisoneinnahme
4 Antibiotikaeinnahme

Die Antworten 1 und 2 sind richtig.

Anmerkung
- Punkt 4: Antibiotika führen typischerweise zu Durchfall und nicht zu Verstopfung.

Welche Aussagen über den Darmverschluss (Ileus) sind zutreffend?

1 Die Fachbezeichnung lautet Ileum.
2 Ursache kann eine Verlegung des Darmlumens sein.
3 Ursache kann sein, dass die Blutzufuhr zu einem bestimmten Darmabschnitt unterbrochen ist.
4 Ursache kann ein Kaliummangel sein.
5 Es können heftigste Darmkoliken auftreten.
6 Der Heilpraktiker muss auf jeden Fall versuchen, die Ursache des Darmverschlusses herauszufinden, bevor er den Patienten an die Klinik überweist, damit der Krankenkasse keine unnötigen Kosten entstehen.

Die Antworten 2, 3, 4 und 5 sind richtig.

Anmerkung
- Punkt 1: Ileum bezeichnet den Krummdarm, Ileus heißt Darmverschluss.
- Punkt 2: Verlegung benutzt man im Sinne von Verstopfung (Passagehindernis).
- Punkt 3: Es kommt im betroffenen Abschnitt zur Gangränbildung und damit zum Darmverschluss.

Wodurch kann schwarzes Blut im Stuhl verursacht werden?

1 Magenblutung
2 Blutungen der Harnblasenwand
3 Blutungen aus dem Rachenraum
4 Sickerblutungen bei Hiatushernie (Zwerchfellbruch)
5 Blutungen aus dem Darm, bei schneller Darmpassage
6 Blutungen aus dem Magen, bei Magensaftmangel und schneller Darmpassage

Die Antworten 1, 3 und 4 sind richtig.

Anmerkung
- Punkt 2: Es kommt zu Blut im Urin.
- Punkt 4: Durch die Hiatushernie kann es im abgeschnürten Bereich zur Ausbildung eines Magengeschwürs kommen, das nun seinerseits zu Blut im Stuhl führen kann.
- Punkt 6: Bei Magensaftmangel kann es zu rotem Blut im Stuhl kommen, obwohl die Blutungsquelle im Magen liegt, weil keine Umwandlung des Hämoglobins in das schwarze Hämatin erfolgen kann.

Welche Untersuchungen dürfen Sie bei Beschwerden des Verdauungstrakts durchführen?

1 Rektale Austastung
2 Makroskopische und mikroskopische Untersuchung des Stuhls auf unverdaute Nahrungsbestandteile.
3 Einsendung von salmonellenverdächtigem Stuhl an ein Labor zur Untersuchung
4 Einsendung von Stuhl an ein Labor zur Untersuchung auf Bandwurmbefall
5 Einsendung von Stuhl an ein Labor zur Untersuchung auf das Bauchspeicheldrüsenenzym Chymotrypsin
6 Palpation des gesamten Bauchraums
7 Auskultation des Bauchraums mittels eines Stethoskops

Die Antworten 1, 2, 4, 5, 6 und 7 sind richtig.

Anmerkung
- Punkt 3: Bei Verdacht auf Salmonellen wird der Patient an den Arzt überwiesen, da für Salmonellose Behandlungsverbot besteht. Aufgrund der §§ 24 und 44 IfSG darf der Heilpraktiker nicht mit infektiösem Material hantieren.

Welche Therapien dürfen Sie bei Beschwerden des Verdauungstrakts durchführen?

1 Subkutane Injektion in bestimmte Akupunkturpunkte
2 Psychologische Beratung
3 Ernährungsumstellung
4 Intravenöse Verabreichung eines bestimmten Mittels
5 Darmmassage
6 Blutiges Schröpfen
7 Röntgen des Bauchraums, allerdings ohne Kontrastmittel, wegen der Gefahr einer bestehenden Kontrastmittelallergie
8 Verschreibung eines Heiltees

9

Die Antworten 1, 2, 3, 4, 5, 6 und 8 sind richtig.

Anmerkung

- Punkt 7: Röntgen ist dem Heilpraktiker nicht erlaubt.

■ Unter welchen häufigen Beschwerden leiden Patienten mit einem Reizdarmsyndrom?

1 Schmerzen im Bereich der linken Dickdarmbiegung
2 Schmerzen im Bereich des Sigmoids
3 Durchfälle
4 Verstopfung
5 Durchfälle und Verstopfung wechseln sich ab
6 Absetzen von Massenstühlen
7 Absetzen von schafkotartigem Stuhl
8 Schwarzes Blut im Stuhl

Die Antworten 1, 2, 3, 4, 5 und 7 sind richtig.

Anmerkung

- Punkt 6: Massenstühle sind typisch für eine gestörte Stoffaufnahme, wie sie z. B. bei Pankreasinsuffizienz vorkommen kann.
- Punkt 7: Zum schafkotartigen Stuhl kann es durch Verstopfung kommen.
- Punkt 8: Schwarzes Blut im Stuhl kann nicht auf ein Reizdarmsyndrom zurückgeführt werden, da es hier ja keine organischen Veränderungen gibt.

KAPITEL

10 Stoffwechsel

10.1 Fragen ohne Antwortauswahl

■ **Geben Sie an, wozu Kohlenhydrate, Eiweiße und Fette im Körper abgebaut werden und worin ihre jeweilige Hauptaufgabe besteht!**

Kohlenhydrate
Kohlenhydrate werden abgebaut zu **Glukose.** Hauptaufgabe: **Energiegewinnung.**

Eiweiße
Eiweiße werden abgebaut zu **Aminosäuren.** Hauptaufgabe: **Aufbau** von körpereigener Substanz.

Fette
Fette werden abgebaut zu **Fettsäuren** und Glyzerin. Hauptaufgabe: **Reservestoffe** und **Wärmeisolation.** Sie können von der Leber auch in Glukose und Aminosäuren umgebaut werden und dienen dann der **Energiegewinnung** und als **Aufbaustoff.**

■ **Nennen Sie das Monosaccharid, das im menschlichen Körper die wichtigste Rolle spielt!**

Glukose.

■ **Wie heißt die Speicherform der Kohlenhydrate beim Menschen, wie bei der Pflanze?**

- **Mensch:** Glykogen
- **Pflanze:** Stärke bzw. Zucker

■ **Was sind essenzielle Fettsäuren?**

Essenzielle Fettsäuren können im **Körper nicht** selbst **hergestellt** werden und müssen deshalb mit der Nahrung zugeführt werden. Werden sie mit der Nahrung nicht ausreichend aufgenommen, so kommt es zu Mangelerscheinungen.

■ **Wodurch unterscheiden sich Eiweiße in ihrer elementaren Zusammensetzung von Kohlenhydraten?**

Eiweiße enthalten neben den Elementen Kohlenstoff, Wasserstoff und Sauerstoff, die auch bei den Kohlenhydraten vorkommen, zusätzlich noch **Stickstoff.** Außerdem können sie noch Schwefel, Phosphor und Eisen besitzen.

■ **Kommt Natrium in erster Linie in der Zelle oder außerhalb der Zelle vor?**

Außerhalb der Zelle.

■ **Nennen Sie wichtige Aufgaben von Natrium!**

Aufrechterhaltung des **Flüssigkeitsgleichgewichts,** Mitwirkung bei der **Muskel-** und **Nervenerregbarkeit.**

■ **Welche Aufgabe erfüllt Kalzium, wenn es sich in den Körperflüssigkeiten befindet?**

Das Kalzium, das sich im Blut befindet, hat eine **antiallergische** und **antientzündliche** Wirkung. Außerdem wirkt es bei der Blutgerinnung mit **(gefäßabdichtende Wirkung)** und spielt bei der **Muskelkontraktion** eine Rolle, indem es das Gleiten der Aktin- und Myosinfilamente ermöglicht. Darüber hinaus ist Kalzium bei der **Aufrechterhaltung** der normalen **Nerven-** und **Muskelerregbarkeit** mitbeteiligt.

■ **Kommt Kalium in erster Linie in der Zelle oder außerhalb der Zelle vor?**

Innerhalb der Zelle.

■ **Wo befindet sich im Körper Eisen?**

Der Hauptanteil des Eisens kommt im Körper im **Hämoglobin** der roten Blutkörperchen vor. Wichtige Eisendepots sind in der Leber, der Milz und dem roten Knochenmark.

■ Zu welchem Organ wird fast das gesamte aufgenommene Iod transportiert?

Zur **Schilddrüse.**

■ Nennen Sie jeweils Lebensmittel, in denen die Vitamine A, B, C, D, E und K reichlich vorkommen!

- **Vitamin A:** Leber, Gemüse, Obst, Milch, Eier
- **Vitamin B:** Butter, Milch, Fleisch, Eier, Kartoffeln, Getreide, Gemüse
- **Vitamin C:** Obst, Gemüse
- **Vitamin D:** Leber (Fischlebertran!), Butter, Eier, Milch
- **Vitamin E:** Pflanzenöl
- **Vitamin K:** grüne Pflanzen, Blumenkohl. (Kann teilweise auch vom Darmmikrobiom hergestellt werden.)

■ Nennen Sie Organe, die bei der Wasserausscheidung eine wichtige Rolle spielen!

Niere, Haut (Schweiß), **Darm, Atmung.**

■ Nennen Sie hormonelle bzw. enzymatische Einflüsse, die bei der Aufrechterhaltung des Wasserhaushalts von Bedeutung sind!

ADH (Adiuretin, Vasopressin) und das **Renin-Angiotensin-Aldosteron-System.**

■ Geben Sie für die Kohlenhydrat-, Fett- und Eiweißverdauung jeweils das Enzym des Dünndarms an, das bei der endgültigen Zerlegung in die einfachsten Bestandteile eine wichtige Rolle spielt!

- **Kohlenhydratverdauung: Disaccharidase**
- **Fettverdauung: Darmlipase**
- **Eiweißverdauung: Darmpeptidase** (Aminopeptidase)

■ Wo kommt Pepsin vor und welche Rolle spielt es?

Pepsin kommt im **Magensaft** vor. Es hat die Aufgabe, **Eiweißmoleküle** zu Polypeptiden zu **spalten.**

■ Aus welchem Organ stammt Trypsinogen? Welche Aufgabe hat es?

Trypsinogen stammt aus der **Bauchspeicheldrüse.** Im Dünndarm wird es zu Trypsin umgewandelt, hier wirkt es beim **Eiweißabbau** mit.

■ In welchem Organ findet der endgültige Abbau der Fette zu Fettsäuren und Glyzerin statt?

Im **Dünndarm.**

■ Was meint man bei der Resorption der Nahrungsstoffe mit aktivem bzw. passivem Transport?

Aktiver Transport
Er läuft **unter Energieverbrauch** ab. So kann z. B. ein Trägermolekül einen bestimmten zu transportierenden Stoff an sich binden und ihn durch die Zellmembran befördern.

Passiver Transport
Er geht **ohne** zusätzlichen Energieverbrauch vor sich. Der Transport läuft aufgrund eines Konzentrationsgefälles ab.

■ Bei einem Patienten stellen Sie in der Augenumgebung Xanthelasmen fest. Was machen Sie?
Da Xanthelasmen vermuten lassen, dass eine Hyperlipidämie vorliegt, muss der **Blutfettspiegel kontrolliert** werden.

■ Was ist ein Kornealring? In welchem Lebensalter tritt er bevorzugt auf? Worauf weist er häufig hin?

Ein Kornealring ist eine **ringförmige Trübung** der **Hornhaut.** Er tritt bevorzugt im **höheren Lebensalter** auf (Arcus senilis!); seltener kommt er bei jüngeren Leuten vor.

Ein Kornealring kann auf **erhöhte Blutfette** hinweisen. Allerdings gibt es gerade im höheren Lebensalter auch Fälle, in denen keine höheren Blutfette nachweisbar sind.

■ Bei einem Screening-Test (Suchtest, Siebtest, Vortest) stellen Sie bei Ihrem Patienten eine Hyperlipoproteinämie fest. Für welche Erkrankung besteht nun ein erhöhtes Risiko?

Für **Arteriosklerose** und damit für deren mögliche Folgen: Herzinfarkt, Gehirnschlag, Augen- und Nierenschädigung und Gangrän.

Was versteht man unter einer Hypolipoproteinämie? Was ist die Ursache?

Bei einer Hypolipoproteinämie liegen **zu niedrige Blutfette** vor.
Bei der primären Hypolipoproteinämie liegt ein **angeborener Defekt** zugrunde.

Bei der sekundären Hypolipoproteinämie kommen **Schilddrüsenüberfunktion, Leberzirrhose** und **Malabsorption** (Zöliakie, chronische Pankreatitis, Darmresektion, Morbus Addison) als Ursache in Betracht.

Was ist Podagra?

Mit Podagra („Zipperlein") bezeichnet man eine **Gichterkrankung,** die sich im **Großzehengrundgelenk** abspielt.

Was sind Gichttophi? Woraus bestehen sie?

Ohrtophi sind die **„Gichtperlen"**, die an der Ohrmuschel sitzen. Sie können schon als Frühsymptom bei erhöhten Harnsäurewerten im Blut auftreten.

Ohrtophi bestehen aus **Harnsäurekristallen** und umgebendem reaktivem **Granulationsgewebe.**

Welche Spätkomplikationen können bei unbehandelter Gicht auftreten?

Im Verlauf der Gichterkrankung kann es zu **Gelenkdeformitäten** bis hin zur völligen **Versteifung** (Ankylose) der Gelenke kommen. Zudem können Harnsäurekristalle in inneren Organen abgelagert werden, vor allem in der **Niere** und hier zur **Organschädigung** führen, außerdem können sie **Nierensteine** bilden.

Was ist die Osteoporose, was die Osteomalazie?

- **Osteoporose: Knochenschwund**
- **Osteomalazie: Knochenerweichung**

Eine Patientin mit Osteoporose sucht Ihre Praxis auf. Wie behandeln Sie?

Es muss versucht werden, die **Ursache herauszufinden.** An der zugrunde liegenden Störung muss sich die Therapie ausrichten.

Die Patientin wird zur **Bewegungstherapie** an einen entsprechend ausgebildeten Therapeuten verwiesen. Eine **Ernährungsumstellung** wird mit der Patientin besprochen. Gegebenenfalls kommt eine Gabe von **Vitamin D und / oder Kalzium** infrage. Um dies beurteilen zu können, ist es erforderlich, den **Blutkalziumspiegel** zu **kontrollieren,** da oft eine Hyperkalzämie vorliegt.

Die Patientin muss an den **Arzt** verwiesen werden, da unter Umständen verschreibungspflichtige Medikamente eingesetzt werden müssen (z. B. Kalzitonin, Fluoride, Bisphosphonate). Auch wenn eine Kortison-Einnahme Ursache der Erkrankung ist, muss die Patientin an den Arzt verwiesen werden, damit die Einstellung überprüft wird.

Geben Sie wichtige Ursachen an, die Osteoporose oder Osteomalazie auslösen können!

Wichtige Ursachen sind **Nebenschilddrüsenüberfunktion, Vitamin-D-Mangel, Vitamin-D-Stoffwechselstörung, Kalziummangel, Bewegungsmangel, Morbus Cushing** und **Östrogenmangel.**

Geben Sie frühe Beschwerden bei Osteomalazie an!

Frühe Beschwerden bei Osteomalazie sind eine **Empfindlichkeit** des **Brustkorbs** auf Husten, Niesen und leichte Kompression. Außerdem kommt es zu **Schmerzen** im **Brustkorb** und im **Beckengürtel.**

Nennen Sie gefürchtete Folgen bei Osteoporose!

Gefürchtete Folgen bei Osteoporose sind **starke Schmerzen** in **Wirbelsäule** und **Extremitätenknochen.** Die **Knochen brechen leicht,** weshalb es vor allem zum Schenkelhalsbruch des Oberschenkels kommen kann. Schreitet die Osteoporose noch weiter fort, kann es sogar zu **Spontanbrüchen** kommen, das heißt, dass sich ohne äußere Gewalteinwirkung Knochenbrüche einstellen können.

■ Eine Patientin berichtet Ihnen, dass sie zur Vorbeugung gegen Osteoporose seit Jahren hoch dosiert Kalzium-Tabletten einnimmt. Was kann die Folge sein?

Es kann sein, dass nun ein erhöhter Blutkalziumspiegel vorliegt und sich deshalb **Nierensteine** bilden, oder dass Kalzium ins Nierengewebe eingelagert wird, oder dass sich eine **Arteriosklerose** einstellt.

■ Geben Sie Beschwerden an, die sich aufgrund der folgenden Störungen einstellen können:
- Vitamin-A-Hypervitaminose
- Vitamin-B_{12}-Hypervitaminose
- Vitamin-C-Hypervitaminose
- Vitamin-E-Hypervitaminose
- Vitamin-K-Hypovitaminose

Vitamin-A-Hypervitaminose
Sie kann akut und chronisch verlaufen:
- **Akut:** Kopfschmerzen, Schwindel, Erbrechen
- **Chronisch:** schmerzhafte Knochenhautschwellung, Haarausfall, Reizbarkeit, Blutbildungsstörungen; während der Schwangerschaft kann es zur Schädigung des Kindes kommen.

Vitamin-B_{12}-Hypervitaminose
Sie gibt es nicht, da Vitamin B nicht gespeichert werden kann.

Vitamin-C-Hypervitaminose
Es kommt zu kurz andauernden Durchfällen. Nur in sehr seltenen Fällen kann es zur Nierensteinbildung kommen.

Vitamin-E-Hypervitaminose
Eine hoch dosierte Vitamin-E-Gabe kann zu Leberparenchymschäden, verringerter Immunabwehr und zur Blockierung von Vitamin K führen.

Vitamin-K-Hypovitaminose
Erhöhte Blutungsneigung.

■ Welche Ursachen können Sie sich für einen Natriummangel denken?

Nierenerkrankungen, starkes Schwitzen (Sport), **Diuretikaeinnahme, heftiges Erbrechen** und **Durchfälle.**

■ Wodurch kann es zu einer Hypokalziämie kommen?

Nebenschilddrüsenunterfunktion, Vitamin-D-Mangel, Nierenerkrankungen (erhöhte Ausscheidung), **Bauchspeicheldrüsenerkrankungen** und **Morbus Cushing.**

■ Wodurch kann es zu einer Hyperkalzämie kommen?

Kalziumeinnahme, hoch dosierte **Vitamin-D-Einnahme, Nierenerkrankung** (verminderte Ausscheidung) und **Nebenschilddrüsenüberfunktion.**

■ Wodurch kann Kaliummangel verursacht werden?

Ungenügende Zufuhr, Malabsorption, starkes Erbrechen und **Durchfall** (Laxanzieneinnahme), **Diuretikaeinnahme** und **Niereninsuffizienz** (Kaliumverlustniere).

■ Erklären Sie den Begriff Pfötchenstellung bzw. Geburtshelferhand; diese tritt bei Tetanie auf.

„Geburtshelferhand“ und „Pfötchenstellung“ der Hand sind **Synonyme.** Man bezeichnet damit die bei Tetanie auftretenden **Krämpfe** der **Hände.** Dabei ist die Hand im Handgelenk gebeugt, der Daumen ist adduziert, die übrigen Finger sind im Grundgelenk gebeugt, sonst gestreckt.

■ Wodurch kann Skorbut verursacht werden?

Mangel an **Vitamin C.**

■ Zu welchen Beschwerden kommt es bei Skorbut?

Der Vitamin-C-Mangel führt zu einer Störung im Aufbau des Bindegewebes. Die Folge ist eine Brüchigkeit der Blutgefäße, was seinerseits zu **spontanen Blutungen, Zahnfleischentzündungen** bis hin zum **Zahnausfall** führen kann. Bei Kleinkindern kann es zu **Störungen** des **Knochenwachstums** kommen.

■ Wodurch kommt es zu Rachitis?

Mangel an **Vitamin D.**
Der Mangel an Vitamin D kann seinerseits in einer fehlenden UV-Bestrahlung oder in einer unzureichenden Vitamin-D-Zufuhr bzw. unzureichenden Vitamin-D-Aufnahme begründet sein. (UV-Strahlen werden übrigens durch Wolken, Dunst und Fensterglas absorbiert.)

Welche Beschwerden treten bei Rachitis auf?

Die Erkrankung zeigt sich meist im 2.–3. Lebensmonat mit Unruhe und vermehrtem Schwitzen, das vor allem am Kopf auftritt. Es kann zu einer Hinterkopfglatze kommen, ab 3.–4. Lebensmonat auch zur Muskelerschlaffung, schlaffer Bauchdecke (Froschbauch), Krämpfen und Verstopfung.

Die wichtigsten Veränderungen treten jedoch am Skelett auf. Es kommt zu einer abnormen Weichheit des Schädelknochens, die aufgrund einer Abflachung des Hinterkopfs zum **„Quadratschädel"** (Caput quadratum) führt. An der **Wirbelsäule,** den Beinen **(O-Beine)** und am **Brustkorb** kann es zu **Verkrümmungen** kommen. Typisch ist auch der **„rachitische Rosenkranz".** Hierbei handelt es sich um Auftreibungen der Knochen-Knorpel-Grenze der Rippen.

Geben Sie die Ursache von Beriberi an!

Mangel an **Vitamin B_1.**

Wie zeigt sich Beriberi?

Beriberi (singhalesisch = große Schwäche) zeigt sich durch **periphere Nervenlähmungen.** Es kann auch zur (möglicherweise tödlichen) Herzinsuffizienz und Ödemen (Kehlkopf-, seltener Hirnödemen) kommen.

Geben Sie eine häufige Ursache von Vitamin-B_1 -Mangel an!

Alkoholabusus.

Geben Sie die Hauptbeschwerden bei leichtem Vitamin-B_1-Mangel an!

Bei leichten Vitamin-B_1-Mangelzuständen kommt es zu Verdauungsstörungen, Appetitlosigkeit, Müdigkeit und Muskelschwäche.

10.2 Multiple-Choice-Fragen

Welche Aussagen sind richtig?

1 Glykogen ist die Speicherform der Glukose bei Menschen und Tieren.
2 Stärke ist die Speicherform der Glukose bei Pflanzen.
3 Im Zuge der Eiweißverdauung werden Eiweiße zu Glukose abgebaut.
4 Fette werden durch Katabolismus in Fettsäuren und Glyzerin gespalten.
5 Kohlenhydrate enthalten neben Kohlenstoff, Wasserstoff und Sauerstoff auch noch Stickstoff.

Die Antworten 1, 2 und 4 sind richtig.

Anmerkung
- Punkt 3: Eiweiße werden zu Aminosäuren abgebaut, Kohlenhydrate zu Glukose.
- Punkt 5: Kohlenhydrate enthalten nur Kohlenstoff, Wasserstoff und Sauerstoff. Die Eiweiße enthalten zusätzlich noch Stickstoff.

Welche Aufgaben übernehmen die Fette im Körper?

1 Wärmeisolierung
2 Aufbau
3 Energiebevorratung
4 Aufrechterhaltung der Homöostase
5 Reservestoffe

Die Antworten 1, 2, 3 und 5 sind richtig.

Welche Aussagen sind richtig?

1 Natrium kommt vor allem in der Zelle vor und nicht in den Körperflüssigkeiten.
2 Kalzium spielt bei der Muskelkontraktion und der Blutgerinnung eine wichtige Rolle.
3 Kalziummangel kann Wadenkrämpfe verursachen.
4 Kaliummangel kann zur Verstopfung führen bis hin zum Ileus.
5 Phosphor wird in erster Linie in den Muskeln gespeichert.
6 Eisenmangel kann zur Leukämie führen.

Die Antworten 2, 3 und 4 sind richtig.

Anmerkung
- Punkt 1: Natrium kommt vor allem in den Körperflüssigkeiten vor und nicht in der Zelle.
- Punkt 5: Phosphor wird in erster Linie in den Knochen gespeichert.
- Punkt 6: Eisenmangel führt zur Anämie.

■ Welche besonders wichtigen Aufgaben hat Vitamin A?

1 Knochenaufbau
2 Abwehr
3 Augen
4 Aufbau der Muskulatur
5 Haut

Die Antworten 3 und 5 sind richtig.

Anmerkung
- Punkt 1: Knochenaufbau benötigt Vitamin D.
- Punkt 2: Abwehr benötigt Vitamin C.
- Punkt 4: Aufbau der Muskulatur benötigt Vitamin E.

■ Welche besonders wichtige Aufgabe hat Vitamin K? Nur einen Punkt angeben!

1 Blutbildung
2 Blutgerinnung
3 Aufbau von Enzymen
4 Abwehr
5 Knochenaufbau
6 Fortpflanzungsfähigkeit

Antwort 2 ist richtig.

Anmerkung
- Punkt 1: Blutbildung benötigt Vitamin B_{12}.
- Punkt 3: Enzyme benötigen vor allem Vitamin B.
- Punkt 4: Abwehr benötigt Vitamin C.
- Punkt 5: Knochenaufbau benötigt Vitamin D.
- Punkt 6: Fortpflanzungsfähigkeit benötigt vor allem Vitamin E.

■ Welche Aussagen zum Wasserhaushalt sind zutreffend?

1 Ein Erwachsener besteht zu 20–40 % aus Wasser.
2 Ein Erwachsener besteht zu 50–60 % aus Wasser.
3 Ein Erwachsener besteht zu über 80 % aus Wasser.
4 Auf den Gesamtorganismus bezogen macht das Wasser, das sich innerhalb der Zellen befindet, einen größeren Anteil aus, als das Wasser, das sich außerhalb der Zellen befindet.
5 ADH bewirkt, dass vermehrt Wasser zurückgehalten wird.
6 ADH bewirkt, dass vermehrt Wasser ausgeschieden wird.
7 ADH wirkt überhaupt nicht auf den Wasserhaushalt ein.

Die Antworten 2, 4 und 5 sind richtig.

■ Welche Aussagen über die Verdauung der Nährstoffe sind richtig?

1 Alpha-Amylase leitet in der Mundhöhle die Eiweißverdauung ein.
2 Im Magen findet keine Kohlenhydratverdauung statt, weil der pH-Wert zu niedrig ist.
3 Die Gallensäure zerlegt Fette in feinste Mizellen, damit sie von der Lipase verdaut werden können.
4 Aminosäuren, Glukose und Fettsäuren werden v. a. von dem zentralen Lymphgefäß der Darmzotten aufgenommen.
5 Das Trypsin und das Chymotrypsin der Bauchspeicheldrüse bauen Kohlenhydrate weiter ab.

Die Antworten 2 und 3 sind richtig.

Anmerkung
- Punkt 1: Die Alpha-Amylase wirkt auf die Kohlenhydratverdauung ein (nicht auf die Eiweißverdauung).
- Punkt 4: Vom zentralen Lymphgefäß werden nur die Fettsäuren aufgenommen.
- Punkt 5: Trypsin und Chymotrypsin bauen Eiweiße ab.

■ Welche Aussagen über die Magersucht (Anorexia nervosa) sind zutreffend?

1 Die Magersucht tritt bevorzugt bei Knaben (d. h. eher als bei Mädchen) im Anschluss an die Pubertät auf.
2 Magersucht und Ess-Brech-Sucht sind Synonyme.

3 Der Krankheitsausbruch der Magersucht erfolgt bevorzugt bei Mädchen im Anschluss an die Pubertät.
4 Es kommt praktisch nie tatsächlich zum Verhungern der Betroffenen, da doch wieder rechtzeitig Nahrung aufgenommen wird.
5 Typische Beschwerden sind Bluthochdruck und Fettleber.
6 Typische Beschwerden sind niedriger Blutdruck und Ausbleiben der Regelblutung.

Die Antworten 3 und 6 sind richtig.

■ Welche Beschwerden treten häufig bei Adipositas auf? Bitte insgesamt fünf Punkte angeben!

1 Gicht
2 Diabetes insipidus
3 Hypotonie
4 Hypertonie
5 Gelenkschmerzen
6 Fettleber
7 Leberzirrhose
8 Atemnot und abendlich geschwollene Knöchelödeme
9 Amenorrhö

Die Antworten 1, 4, 5, 6 und 8 sind richtig.

Anmerkung
- Punkt 2: Nicht verwechseln: Diabetes insipidus und Diabetes mellitus!

■ Wer hat das höchste Arterioskleroserisiko? Bitte nur einen Punkt angeben!

1 LDL hoch, HDL hoch
2 LDL niedrig, HDL niedrig
3 LDL hoch, HDL niedrig
4 LDL niedrig, HDL hoch

Antwort 3 ist richtig.

■ Welche Aussagen über Fettstoffwechselstörungen sind richtig?

1 Erhöhte Blutfette bewirken zwangsläufig die Ausbildung von Arteriosklerose.
2 Stellt man beim Patienten um die Augen herum Xanthelasmen fest, so ist es sinnvoll, bei dem Betreffenden die Blutfettwerte zu prüfen.
3 Stellt man beim Patienten ein Arcus senilis fest, so ist es sinnvoll, die Blutfettwerte zu prüfen.
4 Durch Ernährungsumstellung und mittels Medikamente darf der Blutfettspiegel beliebig tief gesenkt werden, da keine negativen Folgen von einem zu niedrigen Blutfettwert bekannt sind.

Die Antworten 2 und 3 sind richtig.

Anmerkung
- Punkt 1: Erhöhte Blutfette erhöhen zwar das Risiko für die Ausbildung der Arteriosklerose, aber sie bewirken ihre Entstehung nicht zwangsläufig.

■ Was sind die Risikofaktoren für Arteriosklerose?

1 Erhöhte Blutfettwerte
2 Rauchen
3 Bewegungsmangel
4 Adipositas
5 Hyperthyreose
6 Rheuma
7 Diabetes mellitus
8 Alkoholabusus
9 Ulcus cruris

Die Antworten 1, 2, 3, 4 und 7 sind richtig.

Anmerkung
- Punkt 5: Die Schilddrüsenüberfunktion führt zu eher niedrigen Blutfettwerten.
- Punkt 6: Rheuma und Arteriosklerose gehören nicht zusammen.

■ Mögliche Folgen eines erhöhten Blutfettspiegels (Hyperlipidämie) sind:

1 Rheuma
2 Arteriosklerose
3 Apoplexia cerebri
4 Herzinfarkt
5 Gangrän
6 Niereninfarkt
7 Hypotonie
8 Tremor
9 Gesteigerte Reflexe

Die Antworten 2, 3, 4, 5 und 6 sind richtig.

Welche Erkrankungen treten bei Gichtkranken gehäuft auf?

1 PCP
2 Akute Glomerulonephritis
3 Diabetes mellitus
4 Hypertonie
5 Hypotonie
6 Hyperlipidämie
7 Psoriasis
8 Epilepsie
9 Adipositas

Die Antworten 3, 4, 6 und 9 sind richtig.

Anmerkung

- Punkt 1: PCP = primär-chronische Polyarthritis. Heute wird sie als Rheumatoide Arthritis bezeichnet.

Welche Symptome können bei Gicht auftreten?

1 Symptomenfreiheit möglich
2 Schmerzen im Großzehengrundgelenk
3 Schmerzen im Daumengrundgelenk
4 Schmerzen in den Fingergrundgelenken
5 Ohrtophi
6 Nierensteine
7 Krebsrisiko deutlich erhöht
8 Pityriasis versicolor

Die Antworten 1, 2, 3, 4, 5 und 6 sind richtig.

Anmerkung

- Punkt 8: Pityriasis versicolor gehört zu den Kleieflechten.

Welche Aussagen zur Therapie bei Gicht sind zutreffend?

1 Generelles Behandlungsverbot für den Heilpraktiker
2 Behandlungsverbot nur für den akuten Gichtanfall, ansonsten darf therapiert werden.
3 Gicht darf grundsätzlich vom Heilpraktiker behandelt werden.
4 Der Patient soll fasten, einerseits um abzunehmen und andererseits, um den Körper zu reinigen.
5 Eine sinnvolle Ernährungsumstellung darf der Heilpraktiker dem Patienten auf jeden Fall empfehlen.

Die Antworten 3 und 5 sind richtig.

Anmerkung

- Punkt 4: Fasten kann einen Gichtanfall auslösen.

Welches ist die typischste Blutbildveränderung eines Gichtpatienten? Bitte nur einen Punkt angeben!

1 Auftreten von HLA-B 27
2 Auftreten des Rheumafaktors
3 Auftreten von vermehrter Harnsäure
4 Auftreten von erhöhten Blutfettwerten

Antwort 3 ist richtig.

Anmerkung

- Punkt 1: HLA-B 27 wird gehäuft bei Morbus Bechterew gefunden.
- Punkt 2: Der Rheumafaktor kann häufig bei PCP nachgewiesen werden.
- Punkt 4: Erhöhte Blutfettwerte werden auch häufig beim Gichtpatienten gefunden, wichtiger ist aber die vermehrte Harnsäure.

Welche Substanzen wirken vorrangig auf den Knochenstoffwechsel ein?

1 Kalzium
2 Östrogen
3 Prolaktin
4 Parathormon
5 Kalzitonin
6 Vitamin D
7 Vitamin A
8 Eisen

Die Antworten 1, 2, 4, 5 und 6 sind richtig.

Was ist für die Osteoporose typisch – gerade im Unterschied zur Osteomalazie?

1 Es liegt eine Störung in der Mineralisierung des Knochengewebes vor.

2 Es liegt eine mengenmäßige Verminderung des Knochengewebes bei erhaltener Knochenstruktur vor.

Antwort 2 ist richtig.

Welche Ursachen kann eine Osteoporose haben?

1 Mangelernährung bei Alkoholabusus
2 Schilddrüsenunterfunktion
3 Progesteronmangel
4 Parathormonmangel
5 Östrogenmangel
6 Vorgerücktes Lebensalter
7 Fettleber
8 Langzeiteinnahme von Kortison

Die Antworten 1, 5, 6 und 8 sind richtig.

Welche Beschwerden sind typisch für Osteomalazie? Bitte nicht die Punkte angeben, die typisch für Osteoporose sind!

1 Knochenverbiegungen
2 Oberschenkelhalsbrüche
3 Knochenschmerzen, vor allem in der Halswirbelsäule
4 Knochenschmerzen, vor allem im Bereich des Beckengürtels und Brustkorbs
5 Tachykardie
6 Bradykardie
7 Allergische Reaktion auf Kalziumgabe

Die Antworten 1 und 4 sind richtig.

Anmerkung
- Punkte 2 und 3: gelten für die Osteoporose.
- Punkt 7: Kalzium wird **gegen** Allergien eingesetzt.

Wo siedeln sich bevorzugt Knochenmetastasen an? Bitte nur den wichtigsten Ort angeben!

1 In Knochen können sich überhaupt keine Metastasen ansiedeln.
2 Brustbein
3 Rippen
4 Wirbelsäule
5 Extremitätenknochen

Antwort 4 ist richtig.

Welche Ursachen kann ein Vitaminmangel (Hypovitaminose) haben?

1 Schwangerschaft und Stillzeit
2 Leberzirrhose
3 Alzheimer-Krankheit
4 Mangel an Intrinsic-Faktor
5 Mangel an Gallensaft
6 Gicht
7 Ernährungsfehler

Die Antworten 1, 2, 4, 5 und 7 sind richtig.

Welche der folgenden Erkrankungen sind Vitaminmangelkrankheiten?

1 Lassa-Fieber
2 Ulcus cruris
3 Rachitis
4 Myxödem
5 Beriberi
6 Zystitis
7 Skorbut

Die Antworten 3, 5 und 7 sind richtig.

Anmerkung
- Punkt 1: Lassafieber gehört zum virusbedingten hämorrhagischen Fieber.
- Punkt 2: Ulcus cruris ist ein Unterschenkelgeschwür.
- Punkt 3: Rachitis bei Vitamin-D-Mangel
- Punkt 5: Beriberi bei Vitamin-B_1-Mangel
- Punkt 7: Skorbut bei Vitamin-C-Mangel

Welche typischen Beschwerden treten bei Vitamin-B-Mangel auf?

1 Abwehrschwäche
2 Perniziöse Anämie
3 Nachtblindheit
4 Nervenerkrankungen
5 Nierensteine
6 Blutgerinnungsstörungen
7 Morbus Bechterew

Die Antworten 2 und 4 sind richtig.

Anmerkung
- Punkt 1: Abwehrschwäche bei Vitamin-C-Mangel
- Punkt 2: perniziöse Anämie bei Vitamin-B_{12} Mangel

- Punkt 3: Nachtblindheit bei Vitamin-A-Mangel
- Punkt 5: Nierensteine können sich bei Vitamin-D-Überdosierung einstellen.
- Punkt 6: Blutgerinnungsstörungen bei Vitamin-K-Mangel

■ Welche Folgen kennzeichnen eine Vitamin-D-Überdosierung?

1 Ödeme
2 Nierensteine
3 Rachitis
4 Osteomalazie
5 Arteriosklerose
6 Wadenkrämpfe

Die Antworten 2 und 5 sind richtig.

■ Welche Aussagen sind richtig?

1 Hypernatriämie kann zu Ödemen und Bluthochdruck führen.
2 Hyponatriämie kann Hypotonie und Tachykardie verursachen.
3 Hypokalzämie verursacht Nierensteine und Arteriosklerose.
4 Hypermagnesiämie verursacht Muskelkrämpfe.

Die Antworten 1 und 2 sind richtig.

Anmerkung
- Punkt 3: Die Hyperkalzämie verursacht Nierensteine und Arteriosklerose.
- Punkt 4: Muskelkrämpfe werden durch Hypomagnesiämie verursacht.

■ Welche Folgen kann eine Hyperkaliämie haben?

1 Lähmungen
2 Bradykardie bis Herzstillstand
3 Arteriosklerose
4 Hypertonie
5 Erhöhte Infektanfälligkeit
6 Anämie

Die Antworten 1 und 2 sind richtig.

KAPITEL

11 Leber

11.1 Bildfragen

■ Bezeichnen Sie die Anteile der Leber (➢ Abb. 11.1)!

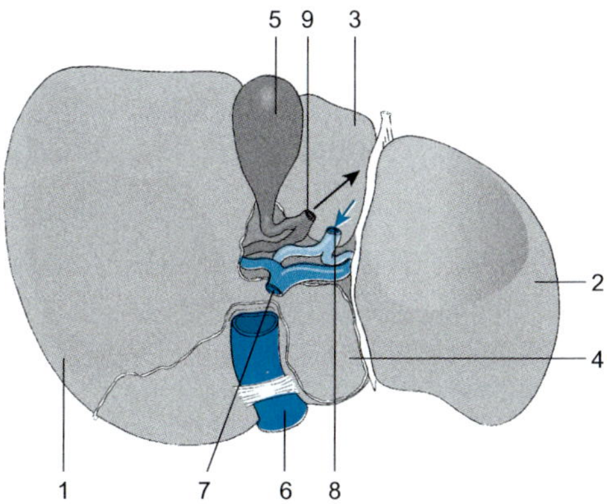

Abb. 11.1 Anatomische Darstellung der Leber von hinten [L190]

1 Rechter Leberlappen (Lobus hepatis dexter)
2 Linker Leberlappen (Lobus hepatis sinister)
3 Quadratischer Leberlappen (Lobus quadratus)
4 Geschwänzter Leberlappen (Lobus caudatus)
5 Gallenblase (Vesica fellea)
6 Untere Hohlvene (V. cava inferior)
7 Pfortader (V. portae)
8 Leberschlagader (A. hepatica)
9 Gallengang (Ductus choledochus)

11.2 Fragen ohne Antwortauswahl

■ Geben Sie die Nachbarorgane der Leber an!

Zwerchfell, Magen, Gallenblase, Zwölffingerdarm, rechte Dickdarmbiegung, querliegender Dickdarm, rechte Niere und **Nebenniere, Speiseröhre, untere Hohlvene.**

■ Wie heißen die einzelnen Leberlappen?

- **Rechter Leberlappen** (Lobus hepatis dexter)
- **Linker Leberlappen** (Lobus hepatis sinister)
- **Quadratischer Leberlappen** (Lobus quadratus)
- **Geschwänzter Leberlappen** (Lobus caudatus)

Der quadratische und der geschwänzte Leberlappen werden dem rechten Leberlappen zugeordnet.

■ Wie heißt die Durchtrittsstelle für die Pfortader, die Leberarterie und den Gallengang in die Leber?

Leberpforte (Porta hepatis).

■ Zählen Sie die unpaaren Bauchorgane auf, die das Blut an das Pfortadersystem abgeben!

Magen, Milz, Bauchspeicheldrüse, Dünndarm und **Dickdarm.**

■ Schildern Sie kurz den Aufbau eines Leberläppchens!

Die Leberläppchen sind die kleinste Funktionseinheit in der Leber. Sie haben einen Durchmesser von 1–2 Millimetern und erscheinen im **Querschnitt sechseckig.**

Das Leberläppchen wird aus einem Netzwerk von **Leberzellbalken** gebildet, zwischen denen sich die **Lebersinusoide** befinden. Im Läppchenzentrum befindet sich die **Zentralvene.**

Die zuführenden Blutgefäße (Äste der Pfortader und der Leberarterie) und die Gallengänge verlaufen zwischen den Läppchen.

■ Was sind Lebersinusoide?

Lebersinusoide sind **erweiterte Leberkapillaren.** Ihre Wand besteht aus Endothel (einschichtigem

Plattenepithel). Es handelt sich um ein diskontinuierliches Endothel. Das heißt, dass zwischen den Endothelzellen Lücken klaffen, und dass außerdem die Basalmembran fehlt.

■ Wo sitzen die Kupffer-Sternzellen?

Die Kupffer-Sternzellen sitzen am Rand der **Lebersinusoide** (Uferzellen).

■ Schildern Sie kurz den Weg des Blutes in der Leber!

In die Leber mündet das **Blut** der **Pfortader** und der **Leberarterie** ein. Hier **mischt** es sich in den **Lebersinusoiden.** Es fließt dann über die **Zentralvene** in der Mitte des Leberläppchens ab, mündet in **Sammelvenen** ein, die sich zu meist drei **Lebervenen** vereinigen, die ihrerseits in die **untere Hohlvene** eintreten.

■ Zählen Sie einige Bluteiweiße auf, welche die Leber produziert!

Albumin, Globulin, Prothrombin, Fibrinogen, Plasminogen und **Transferrin** (Eisentransport).

■ Was meint man mit der Transaminierung, die in den Leberzellen stattfindet?

Mit Transaminierung meint man den **Vorgang,** dass die Leber eine **Aminosäureart** in eine **andere** umwandeln kann. Dieser Vorgang geht unter Mitwirkung von den Aminotransferasen (Transaminasen) AST (SGOT) und ALT (SGPT) vor sich.

Bei den Aminosäuren unterscheidet man essenzielle und nichtessenzielle Aminosäuren. Erstere müssen mit der Nahrung aufgenommen werden, da diese in der Leber nicht hergestellt (transaminiert) werden können.

■ Nennen Sie die Speicherform der Glukose in der Leber!

Glykogen.

■ Nennen Sie das Hormon, das die Glukoneogenese hemmt!

Insulin.

■ Nennen Sie wichtige Hormone, welche die Glukoneogenese fördern!

Glukagon, Adrenalin, Kortison, STH.

■ Wohin gelangt der größte Teil des in der Leber gebildeten Cholesterins?

Das von der Leber gebildete Cholesterin gelangt zum größten Teil in die **Gallenflüssigkeit.** Zum Teil gelangt es aber auch über den Blutweg zu den Körperzellen, da Cholesterin ein wichtiger Bestandteil der Zellmembran ist. Cholesterin kommt auch in der Myelinscheide der Nervenzelle, in der Nebenniere, im Gehirn, in der Haut, in der Milz, in den Keimdrüsen und in den roten Blutkörperchen vor.

■ Was sind die Mizellen, die sich im Zwölffingerdarm durch die Einwirkung der Gallenflüssigkeit bilden?

Diese Mizellen sind **feinste Fetttröpfchen,** die durch die Einwirkung der Gallenflüssigkeit auf die mit der Nahrung aufgenommenen Fette entstanden sind.

■ Wie beeinflusst eine unzureichende Galleproduktion der Leber die Resorption der fettlöslichen Vitamine?

Produziert die Leber nicht mehr ausreichend Gallenflüssigkeit, so ist nicht nur die Aufnahme der Fette gestört, sondern auch die **Aufnahme** der **fettlöslichen Vitamine,** da diese eingeschlossen innerhalb der Fette liegen.

■ Wobei entsteht im Körper Ammoniak und wozu wird es im Zuge der Entgiftung von der Leber umgewandelt?

Ammoniak fällt als **Abbauprodukt** des **Eiweißstoffwechsels** an. Es wird in der Leber in den ungiftigen **Harnstoff** umgewandelt.

■ Welcher Perkussionsschall ist über der Leber zu hören?

Leberdämpfung.

■ Perkutieren Sie die obere Lebergrenze durch starke oder schwache Perkussion?

Die obere Lebergrenze wird durch **starke Perkussion** ermittelt, das heißt, dass man hier kräftig perkutieren muss, um das die Leber überlagernde Lungen- und Brustfellgewebe zu „durchschlagen".

■ Wie gehen Sie bei der Kratz-Auskultation der Leber vor?

Das **Stethoskop** wird im **epigastrischen Winkel** aufgesetzt. Nun werden mit dem Mittelfinger **kleine Linien** auf das zu untersuchende Areal gezeichnet. Man beginnt etwas oberhalb des **rechten Rippenbogens** und fährt dann weiter nach **kaudal** fort.

■ Bei einer Laboruntersuchung stellen Sie einen Anstieg der Aminotransferasen (Transaminasen) AST (SGOT) und ALT (SGPT) im Blut fest. Worauf ist dies ein Hinweis?

Ein gleichzeitiger Anstieg von ALT (SGPT) und AST (SGOT) ist ein Hinweis auf eine **akute Hepatitis**.

Bei der akuten Virushepatitis steigt ALT (SGPT) anfangs stärker als AST (SGOT) an. Ist AST (SGOT) erhöht, ist das ein Hinweis darauf, dass die Lebererkrankung schon längere Zeit besteht (z. B. chronische Hepatitis).

ALT- und AST-Anstieg können auch ein Hinweis auf einen abgelaufenen Herzinfarkt oder auf eine akute Infektionskrankheit sein.

■ Geben Sie an, wie sich bei einer länger dauernden Leberschädigung die Bluteiweiße typischerweise verändern!

Bei einer länger dauernden Leberschädigung **sinken** die **Albumine** ab und die **Gammaglobuline steigen** an.

■ Wozu dient die INR-Bestimmung (INR = International Normalized Ratio) bzw. der Quick-Test?

Die INR-Bestimmung bzw. der Quick-Test dienen der **Feststellung** der **Blutgerinnungszeit.**

■ Wieso kann eine Verlängerung der Blutgerinnungszeit ein Hinweis auf Leberschädigung sein?

Eine verlängerte Blutgerinnungszeit kann unter anderem die Ursache darin haben, dass die Leber nicht mehr in der Lage ist, die für die **Blutgerinnung notwendigen Bluteiweiße** (Prothrombin und Fibrinogen) **herzustellen.**

■ Wie verändert sich der Eisenspiegel des Blutes typischerweise bei akuter Hepatitis?

Bei akuter Hepatitis **erhöht** sich der Bluteisenspiegel.

■ Was ist eine Laparoskopie?

Die Laparoskopie (sog. Bauchspiegelung) ist eine **Untersuchung** der **Bauchhöhle** mittels eines Laparoskops. Beim Laparoskop handelt es sich um ein optisches Instrument (Endoskop), das mit einer elektrischen Lichtquelle und einer Spiegelvorrichtung versehen ist.

Zur Durchführung einer Laparoskopie wird die Bauchhöhle mittels eines Bauchdeckenschnitts eröffnet, das Endoskop eingeführt und damit die Oberfläche der Bauchorgane betrachtet.

■ Nennen Sie die häufigste Ursache der chronischen Hepatitis!

Alkoholabusus (Alkoholmissbrauch).

■ Welche Merkmale charakterisieren eine chronisch-persistierende Hepatitis?

Bei der chronisch-persistierenden Hepatitis bestehen oft **jahrelang Symptome,** ohne dass es zu nennenswerten Verschlimmerungen kommt. Bei einer entsprechenden Therapie besteht eine **gute Ausheilungstendenz.**

■ Definieren Sie, was eine chronisch-progrediente Hepatitis ist!

Die chronisch-progrediente Hepatitis heißt auch aggressive Hepatitis. Typisch ist hier eine **schubweise Verschlimmerung** des Krankheitsbilds. Diese Verlaufsform hat eine **schlechte Prognose.** Sie kann bis zur Leberzirrhose fortschreiten.

Wie heißt das bekannteste pflanzliche Mittel, das in der Naturheilkunde bei Leberparenchymschäden eingesetzt wird?

Mariendistel (Silybum marianum, Carduus marianus).

Welche beiden Verlaufsformen unterscheidet man bei Leberzirrhose?

- **Kompensierte inaktive Form**
- **Dekompensierte aktive (aggressive) Form**

Was ist ein Aszites?

Aszites ist die **Bauchwassersucht.** Es kommt zur Ansammlung von Flüssigkeit in der freien Bauchhöhle.

Häufige Ursachen für Aszites sind Leberzirrhose, portale Hypertension (erhöhter Druck in der Pfortader), Rechtsherzinsuffizienz, nephrotisches Syndrom, Hungerzustände und Peritonealkrebs.

Wodurch kommt es bei Leberzirrhose zum Aszites?

In die **zirrhotisch umgebaute Leber** kann das Blut der Pfortader **nicht** mehr **ungehindert einströmen.** Es **staut** sich zurück. Mit zunehmendem Druck werden die flüssigen Bestandteile des Blutes in den freien Bauchraum abgepresst.

Der Aszites wird noch dadurch **verstärkt,** dass die geschädigte Leber **nicht** mehr in der Lage ist, die **Bluteiweiße** ausreichend zu produzieren. Somit fehlt der osmotische Druck, der dafür sorgt, dass die Gewebsflüssigkeit wieder in das Blutgefäßsystem zurückströmt.

Was ist ein Medusenhaupt?

Unter Medusenhaupt (Caput medusae) versteht man eine deutliche **Venenerweiterung** in der Bauchdecke um den **Nabel** herum. Ursache ist eine Behinderung des Blutabflusses innerhalb der Bauchhöhle, z. B. aufgrund einer Leberzirrhose.

Welche Frühsymptome kennzeichnen eine Leberzirrhose?

Bei der kompensierten Leberzirrhose bestehen die gleichen Beschwerden **wie** bei der **chronischen Hepatitis.**

Es kommt zu Abgeschlagenheit, Müdigkeit, Appetitlosigkeit, Übelkeit, Meteorismus, Flatulenz, Druck unter dem rechten Rippenbogen, Unverträglichkeit bestimmter Nahrungsmittel, vor allem von fetten Speisen. Es können die typischen Leberhautzeichen auftreten wie Gefäßsternchen, Palmarerythem, Lacklippen, Lackzunge, Behaarungsanomalie, Teleangiektasien und Nagelanomalien.

Welche Spätsymptome kennzeichnen eine Leberzirrhose?

Die späten Symptome bei Leberzirrhose sind einerseits durch die portale Hypertension geprägt, andererseits stellen sich Beschwerden aufgrund der ungenügenden Arbeitsleistung der Leber ein.

Die portale Hypertension führt zu **Aszites, Ösophagusvarizen** und **Medusenhaupt.** Durch die eingeschränkte Arbeitsleistung der Leber kommt es zur **zunehmenden Vergiftung** des Körpers und damit zur **Schädigung** des **zentralen Nervensystems** (Enzephalopathie) durch verschiedene Substanzen.

Gefürchtete Komplikationen sind **Ösophagusvarizenblutungen, hepatisches Koma** und **Leberkrebs** (primäres Leberzellkarzinom).

Wie sieht ein Gefäßsternchen (Spider-Nävus) aus, das bei Leberzirrhose auftreten kann?

Ein Gefäßsternchen (Naevus araneus, Spinnennävus, Spider-Nävus, Sternnävus, Gefäßspinne, Lebersternchen) ist eine arterielle Gefäßneubildung, mit einem **stecknadelkopfgroßen, zentralen Gefäßknötchen** und davon ausstrahlenden **radiären, feinen Gefäßreisern** (Teleangiektasien). Es handelt sich um Erweiterungen dysplastischer oder sekundär veränderter Hautarteriolen bzw. -kapillaren.

Gefäßsternchen können auch bei chronisch-progredienter Hepatitis vorkommen und bei lebergesunden Jugendlichen. Reversibel treten sie während der Schwangerschaft auf.

An welchen Körperstellen bilden sich typischerweise Spinnennaevi?

Bei Leberzirrhose treten die Gefäßsternchen nur am **Oberkörper** auf.

■ Was ist ein Palmarerythem?

Beim Palmarerythem handelt es sich um eine **Hautrötung** der **Handflächen** und **Fußsohlen.** Die Rötung kann manchmal auch auf die Fingerkuppen ausgedehnt sein.

Die Ursache der Hautrötung vermutet man in einer Hyperzirkulation gefäßerweiternder Substanzen, die sich aufgrund der Stauung im Pfortaderkreislauf vermehrt im Blut befinden.

■ Welches sind die häufigen Todesursachen bei Leberzirrhose?

Verbluten durch **geplatzte Ösophagusvarizen, Leberkoma** und **Leberkrebs** (primäres Leberzellkarzinom).

■ Welche Prognose hat eine Fettleber, die sich aufgrund von Überernährung entwickelt hat?

Eine durch Überernährung entstandene Fettleber hat eine **gute Prognose,** da sie sich nicht zur Leberzirrhose weiterentwickelt.

■ Welche Prognose hat eine Fettleber, die sich aufgrund von Alkoholabusus entwickelt hat?

Eine durch Alkoholabusus entwickelte Fettleber hat eine **schlechte Prognose,** sofern der Abusus weiterhin besteht. Es ist wahrscheinlich, dass sich die Fettleber zu einer chronischen Hepatitis weiterentwickelt und schließlich zur Leberzirrhose wird.

■ Wie würden Sie bei Fettleber therapieren?

Falls Alkoholabusus die Ursache ist, muss versucht werden, diesen **schädigenden Faktor auszuschalten.**

Bei Überernährung muss eine **Gewichtsreduktion** versucht werden. Eine Ernährungsumstellung ist zu empfehlen. In jedem Fall kann die Erkrankung auch mit pflanzlichen Mitteln unterstützend behandelt werden. Das wichtigste pflanzliche Mittel in diesem Zusammenhang ist die **Mariendistel.**

■ Zu welchen Lebererkrankungen kann Alkoholmissbrauch führen?

Alkoholmissbrauch kann zu **Fettleber, Hepatitis** und **Leberzirrhose** führen.

■ Wieso setzen gerade bösartige Tumoren von Magen und Darm in der Leber Metastasen?

Magen und Darm geben ihr **Blut** an das **Pfortadersystem** ab, sodass die Krebszellen in die Leber gelangen und hier, wenn die Phagozytoseleistung der Kupffer-Sternzellen erschöpft ist, Metastasen setzen können.

11.3 Multiple-Choice-Fragen

■ Geben Sie die Organe an, bei denen es sich (auch) um exokrine Drüsen handelt!

1 Speicheldrüsen
2 Leber
3 Gallenblase
4 Schilddrüse
5 Lymphdrüsen
6 Pankreas
7 Lieberkühn-Drüsen
8 Milz
9 Thymus

Die Antworten 1, 2, 6 und 7 sind richtig.

Anmerkung
- Punkt 3: Die Gallenblase ist keine Drüse, sondern nur ein Vorratsbehälter.
- Punkt 4: Die Schilddrüse hat keinen Ausführungsgang und ist deshalb eine endokrine Drüse.
- Punkt 5: Die Bezeichnung Lymphdrüsen gilt als veraltet, man spricht heute von Lymphknoten. Die Lymphknoten gehören zu den lymphatischen Organen.
- Punkt 6: Das Pankreas ist sowohl eine exo- als auch eine endokrine Drüse.
- Punkt 7: Die Lieberkühn-Drüsen befinden sich im Dünndarm. Sie haben die Aufgabe, Enzyme herzustellen, die sie über einen Ausführungsgang abgeben.
- Punkte 8 und 9: Milz und Thymus gehören zu den lymphatischen Organen.

■ Welche Organe sind Nachbarorgane der Leber?

1 Zwerchfell
2 Magen

3 Milz
4 Untere Hohlvene
5 Duodenum
6 Rechte Niere
7 Rechte Nebenniere
8 Rechte Dickdarmkrümmung
9 Jejunum

Die Antworten 1, 2, 4, 5, 6, 7 und 8 sind richtig.

■ Welche Gefäße treten durch die Leberpforte (Porta hepatis)?

1 Ductus choledochus
2 Pfortader
3 Ductus cysticus
4 V. portae
5 Leberarterie
6 Lebervene
7 Ductus hepaticus communis

Die Antworten 2, 4, 5 und 7 sind richtig.

Anmerkung
- Punkt 6: Die Lebervenen haben eine eigene Einmündungsstelle direkt in die untere Hohlvene. Sie treten nicht durch die Leberpforte aus.

■ Welche Organe führen ihr Blut der Pfortader zu?

1 Lungen
2 Magen
3 Milz
4 Nieren
5 Dünndarm
6 Dickdarm
7 Bauchspeicheldrüse
8 Eierstöcke
9 Hoden

Die Antworten 2, 3, 5, 6 und 7 sind richtig.

■ Aufgaben der Leber sind:

1 Abwehr
2 Produktion von Prothrombin
3 Herstellung von Lymphozyten
4 Glykogenabbau zu Glukose
5 Transaminierung
6 Blutbildung während der Fetalzeit
7 Hauptproduktionsstätte von Erythropoetin
8 Eisenspeicherung

Die Antworten 1, 2, 4, 5, 6 und 8 sind richtig.

Anmerkung
- Punkt 1: In der Leber befinden sich die Kupffer-Sternzellen, die zum Monozyten-Makrophagen-System (MMS) gehören.

■ Wodurch kann eine chronische Hepatitis verursacht werden?

1 Nicht ausgeheilte akute Virushepatitis B
2 Nicht ausgeheilte akute Virushepatitis C
3 Refluxösophagitis
4 Autoimmungeschehen
5 Bronchialkrebs
6 Alkohol
7 Pankreasinsuffizienz
8 Medikamente

Die Antworten 1, 2, 4, 6 und 8 sind richtig.

■ Welche Beschwerden treten bei chronischer Hepatitis auf?

1 Hepatomegalie
2 Müdigkeit und Abgeschlagenheit
3 Beschwerdefreiheit möglich
4 Hypertonie
5 Hypotonie
6 Besenreiser an den Unterschenkeln
7 Abneigung gegen bestimmte Speisen
8 Druck im Oberbauch
9 Hämolytische Anämie

Die Antworten 1, 2, 3, 7 und 8 sind richtig.

■ Geben Sie die zutreffendste Aussage über die Leberzirrhose an! Nur einen Punkt angeben!

1 Leber ist entzündlich verändert.
2 Leber ist degenerativ verändert.
3 Leberzellgewebe ist abgestorben und durch Bindegewebe ersetzt worden.
4 In die Leberzellen ist vermehrt Fett eingelagert worden.

Antwort 3 ist richtig.

■ Mögliche Folgen eines Pfortaderhochdrucks sind:

1 Medusenhaupt
2 Lackzunge und Lacklippen
3 Ösophagusvarizen
4 Beinödeme
5 Bauchwassersucht
6 Palmarerythem

Die Antworten 1, 3 und 5 sind richtig.

Anmerkung
- Punkte 2 und 6: Es handelt sich hier nicht um Folgen des Pfortaderhochdrucks, sondern um Folgen der Leberzirrhose.

■ Welche Aussage für eine Therapie der Leberzirrhose ist zutreffend?

1 Aufgrund der Gefährlichkeit der Erkrankung besteht für Heilpraktiker generelles Behandlungsverbot.
2 Begleitend zum Arzt kann der Heilpraktiker in jedem Stadium der Erkrankung therapieren.

Antwort 2 ist richtig.

■ Welche Aussagen über die Fettleber sind richtig?

1 Eine Fettleber, die sich aufgrund von Adipositas gebildet hat, geht fast immer in eine chronische Hepatitis über und später in eine Leberzirrhose.
2 Eine Fettleber, die sich aufgrund von Adipositas gebildet hat, geht praktisch nie in eine Leberzirrhose über.
3 Eine Fettleber, die sich aufgrund von Alkoholabusus gebildet hat, kann in eine chronische Hepatitis und später in eine Leberzirrhose übergehen.

Die Antworten 2 und 3 sind richtig.

KAPITEL

12 Gallenblase und Gallenwege

12.1 Bildfragen

■ Bezeichnen Sie die Gallengänge und die bezifferten Strukturen (➤ Abb. 12.1)!

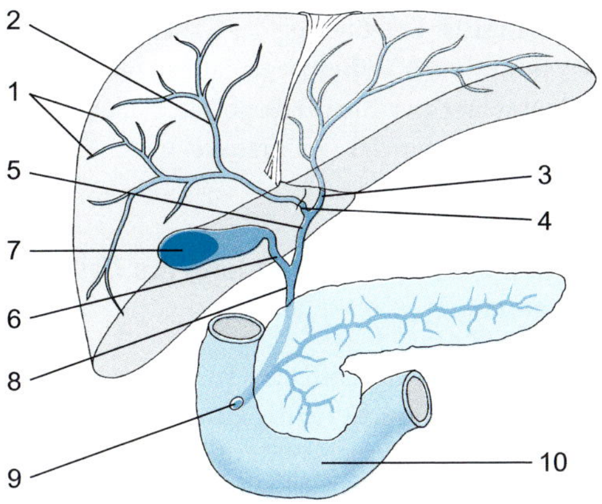

Abb. 12.1 Schematische Darstellung der Gallengänge [L190]

1 Leberkapillaren (Sinusoide, Vasa sinusoidea)
2 Sammelkanälchen (Ductulus interlobularis)
3 Rechter Lebergallengang (Ductus hepaticus dexter)
4 Linker Lebergallengang (Ductus hepaticus sinister)
5 Gemeinsamer Lebergallengang (Ductus hepaticus communis)
6 Gallenblasengang (Ductus cysticus)
7 Gallenblase (Vesica fellea)
8 Gallengang (Ductus choledochus)
9 Zwölffingerdarm-Papille (Vater-Papille, Papilla duodeni major)
10 Zwölffingerdarm (Duodenum)

12.2 Fragen ohne Antwortauswahl

■ Wie groß ist das Fassungsvermögen der Gallenblase?

50 ml.

■ Welche Gallengänge werden unterschieden?

- **Sammelkanälchen:** sammeln die Galle in der Leber. Diese vereinigen sich zum
- **rechten und linken Lebergallengang** (Ductus hepaticus dexter et sinister), die sich zum
- **gemeinsamen Lebergallengang (Ductus hepaticus communis)** vereinigen. Dieser spaltet sich auf in den
- **Gallenblasengang (Ductus cysticus),** der zur Gallenblase zieht, und in den
- **Gallengang (Ductus choledochus),** der zur Vater-Papille des Zwölffingerdarms zieht.

■ Was ist die Vater-Papille?

Die Vater-Papille (Papilla duodeni major) ist die **Einmündungsstelle** des **Bauchspeicheldrüsengangs** (Ductus pancreaticus) und des **Gallengangs** (Ductus choledochus) in den **Zwölffingerdarm.**

■ Welche Aufgabe hat Cholezystokinin?

Cholezystokinin (CCK, Pankreozymin) veranlasst die **Gallenblase** zur **Kontraktion,** sodass sie die Gallenflüssigkeit in den Zwölffingerdarm abgibt.

Zudem steigert Cholezystokinin die **Peristaltik** des **Zwölffingerdarms,** es **hemmt** die **Magenmotorik** und **fördert** die Enzymproduktion der **Bauchspeicheldrüse.**

Was ist der enterohepatische Kreislauf?

Mit enterohepatischem Kreislauf bezeichnet man den **Transportweg** verschiedener Substanzen, die mit der **Galle ausgeschieden** und in **tieferen Darmabschnitten** wieder **rückresorbiert** werden. Bestimmte Medikamente, die Gallensäure und das Bilirubin unterliegen dem enterohepatischen Kreislauf.

Schildern Sie kurz den Weg des Bilirubins im Körper!

Bilirubin ist ein **Abbauprodukt** des **Hämoglobins.** Hämoglobin wird in Leber, Knochenmark und Milz in Globin und Häm zerlegt. Das Globin wird dem allgemeinen Eiweißpool des Körpers zugeführt. Das **Häm** wird in **Eisen** und **Bilirubin** zerlegt. Das Bilirubin wird in der Leber in die **Gallenflüssigkeit** abgegeben.

Mit der Gallenflüssigkeit gelangt es in den Darm, wo es von den Darmbakterien zu Urobilinogen, Urobilin, Sterkobilinogen und Sterkobilin umgewandelt wird. 15–20 % des Urobilinogens werden in den Pfortaderkreislauf zurückgeholt. Von hier aus gelangt ein Teil in die Leber zur weiteren Verarbeitung, ein anderer Teil gelangt in den Blutkreislauf und wird von den Nieren ausgeschieden.

Der im Darm verbliebene Anteil wird mit dem Stuhl ausgeschieden, wobei vor allem das enthaltene Sterkobilin für dessen Dunkelfärbung verantwortlich ist.

Warum kommt es beim Verschluss der Gallenwege zu einer Gelbfärbung der Haut (Ikterus)?

Die Gelbfärbung der Haut bei Gallenwegsverschluss ist auf die **Unterbrechung** des **enterohepatischen Kreislaufs** zurückzuführen.

Durch den Verschluss gelangt das Bilirubin nicht mehr mit der Gallenflüssigkeit in den Zwölffingerdarm, sondern wird in der Leber gestaut. Dadurch gelangt das **Bilirubin vermehrt** in den **Blutkreislauf.** Die Nieren scheiden das überschüssige Bilirubin aus. Ist ihre Kapazität erschöpft, so wird das Bilirubin in der **Haut abgelagert.**

Bilirubin hat eine große Affinität zu den kollagenen Fasern des Bindegewebes. Deshalb ist es manchmal noch mit den kollagenen Fasern verbunden, wenn sich die Blutwerte des Bilirubins schon weitgehend normalisiert haben. Die Gelbfärbung lässt nur allmählich nach.

Geben Sie die deutsche Bezeichnung für die folgenden Krankheitsbezeichnungen an!
- Cholelithiasis
- Cholezystolithiasis
- Choledocholithiasis
- Cholezystitis
- Cholangitis
- Dyskinesie der Gallenwege

- **Cholelithiasis:** Gallensteinleiden
- **Cholezystolithiasis:** Steine in der Gallenblase
- **Choledocholithiasis:** Steine in den Gallenwegen
- **Cholezystitis:** Entzündung der Gallenblase
- **Cholangitis:** Entzündung der Gallenwege
- **Dyskinesie der Gallenwege:** Störung im Bewegungsablauf zwischen Gallenblase, Gallenwegen und Oddi-Sphincter (Ringmuskel in der Vater-Papille)

Wodurch kann es zur Bildung von Gallensteinen kommen?

Zur Bildung von Gallensteinen kommt es, wenn die **Gallenflüssigkeit nicht richtig zusammengesetzt** ist.

Die häufigsten Ursachen für die fehlerhaft zusammengesetzte Gallenflüssigkeit sind **erhöhte Blutfette, Schilddrüsenunterfunktion, Übergewicht** und **Schwangerschaft.**

Geben Sie an, woraus der weitaus größte Teil aller Gallensteine zusammengesetzt ist!

Der weitaus größte Teil aller Gallensteine besteht aus **Cholesterin.**

Was sind „stumme Gallensteine"?

Stumme Gallensteine machen **keine Beschwerden.** Oft weiß der Gallensteinträger nicht einmal, dass er Gallensteine hat.

Wie therapieren Sie bei einer akuten Gallensteinkolik?

Bewährte Therapien bei akuter Gallensteinkolik sind **Akupunktur, Homöopathie** und **Wärme-**

anwendungen. Es können aber auch entkrampfende **pflanzliche** (z. B. Erdrauch) oder **chemische Mittel** (z. B. Butylscopolaminiumbromid) eingesetzt werden.

■ Wie therapieren Sie im beschwerdefreien Intervall bei Gallensteinen?

Es muss versucht werden, eine **Auflösung** der **Gallensteine** zu erreichen. Gerade in neuerer Zeit hat sich erwiesen, dass hierzu die Akupunktur ein wirksames Mittel ist; aber auch homöopathische Einzelmittel und Komplexmittel haben sich bewährt.

Darüber hinaus gibt man dem Patienten **Ernährungsempfehlungen.** Fette Speisen, Kaffee, Alkohol, Gewürze und Hülsenfrüchte sind möglichst zu meiden. Falls notwendig, wird der **Blutfettspiegel gesenkt, Übergewicht beseitigt** und die Verdauung geregelt. Bei physikalischen Maßnahmen muss die nötige Vorsicht walten, damit keine Kolik ausgelöst wird.

■ Geben Sie an, in welchen Schweregraden eine Gallenblasenentzündung auftreten kann!

Bei der Gallenblasenentzündung (Cholezystitis) kommen **alle Schweregrade** vor, von ganz leichten Reizungen bis hin zu schwersten, eitrigen Entzündungen, die zum akuten Abdomen führen und unmittelbar lebensbedrohlich sind.

■ Wie behandeln Sie eine chronische Gallenblasenentzündung?

Da die chronische Gallenblasenentzündung als Ursache fast immer ein Gallensteinleiden hat, muss eine **Auflösung** der **Gallensteine** versucht werden. Vor allem mit Enzymen und pflanzlichen oder homöopathischen Mitteln wird die Entzündung behandelt und der Gallenfluss verbessert.

■ Welche Beschwerden erwarten Sie bei einer Dyskinesie der Gallenwege?

Bei der Dyskinesie der Gallenwege kommt es zu mehr oder weniger heftigen **Schmerzen** im **rechten Oberbauch** und zur **Unverträglichkeit bestimmter Speisen.**

■ Bei einem Patienten stellen Sie eine Gelbfärbung der Skleren fest. Nennen Sie wichtige Ursachen, die in Betracht kommen!

Lebererkrankungen
Virushepatitis, chronische Hepatitis, Verschlussikterus, Begleiterscheinung bei verschiedenen Infektionskrankheiten.

Anämie
Hämolytische Anämie, perniziöse Anämie.

Pankreaskopfkarzinom
Der wuchernde Krebs komprimiert die Gallenwege und es kommt zum Verschlussikterus.

Morbus Gilbert-Meulengracht
Erblich bedingte Störung des Bilirubinstoffwechsels, die zu einer leichten Hyperbilirubinämie führt. Betroffen sind meist junge Männer zwischen dem 15. und 30. Lebensjahr.

Carotinikterus
Gelbfärbung der Haut, vor allem der Handflächen und Fußsohlen bei übermäßigem Verzehr von carotinhaltigen Nahrungsmitteln wie Karotten oder Mandarinen oder durch Einnahme von Provitamin A. Kommt vor allem bei Säuglingen vor.

■ Wie unterscheiden sich die Symptome, die in einem frühen Stadium von Gallenwegstumoren (Gallenwegskarzinom) auftreten, von denen bei chronischer Gallenwegsentzündung (Cholezystitis)?

In einem frühen Stadium unterscheiden sich die Beschwerden von chronischer Gallenwegsentzündung und Gallenwegstumoren **nicht** (erst im späteren Stadium).

■ Geben Sie an, in welches Organ Gallenblasenkarzinome am häufigsten metastasieren!

In die **Leber.**

12.3 Multiple-Choice-Fragen

■ Welche Aufgaben hat die Gallenblase?

1 Produktion der Gallenflüssigkeit
2 Eindickung der Gallenflüssigkeit
3 Speicherung der Gallenflüssigkeit
4 Speicherung von Eisen

Die Antworten 2 und 3 sind richtig.

■ Aus welchen Bestandteilen besteht die Gallenflüssigkeit?

1 Wasser
2 Bilirubin
3 Lymphozyten
4 Erythrozyten
5 Schleim
6 Cholesterin
7 Gallensäure

Die Antworten 1, 2, 5, 6 und 7 sind richtig.

■ Welche Wirkstoffe veranlassen die Gallenblase zur Abgabe der Gallenflüssigkeit?

1 Trypsinogen
2 Histamin
3 Cholezystokinin
4 Alpha-Amylase
5 Pankreozymin

Die Antworten 3 und 5 sind richtig.

Anmerkung
- Punkt 1: Trypsinogen ist ein Pankreasenzym, das der Eiweißverdauung dient.
- Punkt 2: Histamin ist ein Gewebsmediator, der bei Allergien eine wichtige Rolle spielt.
- Punkt 4: Die Alpha-Amylase ist im Mundspeichel und im Pankreassaft enthalten.

■ Welche Aufgaben hat die Gallenflüssigkeit?

1 Zerteilung der Fette in Mizellen
2 Abbau überalterter Erythrozyten
3 Abtötung von Bakterien
4 Abbau von Kohlenhydraten

Die Antworten 1 und 3 sind richtig.

■ Welche Ursachen führen zur Bildung von Gallensteinen?

1 Hypercholesterinämie
2 Hämaturie
3 Hypothyreose
4 PCP
5 LE
6 Ernährungsfehler

Die Antworten 1, 3 und 6 sind richtig.

Anmerkung
- Punkt 2: Hämaturie = Blut im Urin
- Punkt 4: PCP = primär-chronische Polyarthritis
- Punkt 5: LE = Lupus erythematodes

■ Welche Beschwerden können bei Gallensteinen auftreten?

1 Früher oder später löst jeder Stein eine Kolik aus.
2 Übelkeit
3 Druckgefühl im linken Oberbauch
4 Unverträglichkeit von fetten Speisen

Die Antworten 2 und 4 sind richtig.

Anmerkung
- Punkt 3: Druckgefühl im rechten Oberbauch

■ Wodurch kann ein Verschlussikterus verursacht werden?

1 Lebermetastasen
2 Stein im Ductus choledochus
3 Stein in der Gallenblase
4 Stein im Ductus cysticus
5 Pankreaskopfkarzinom

Die Antworten 1, 2 und 5 sind richtig.

Anmerkung
- Punkte 3 und 4: Steine der Gallenblase und des Ductus cysticus verursachen keinen Rückstau von Galle in die Leber.

KAPITEL

13 Bauchspeicheldrüse

13.1 Bildfragen

■ **Bezeichnen Sie die Anteile der Bauchspeicheldrüse (Nr. 7, 8, 9) und der benachbarten Strukturen (➤ Abb. 13.1)!**

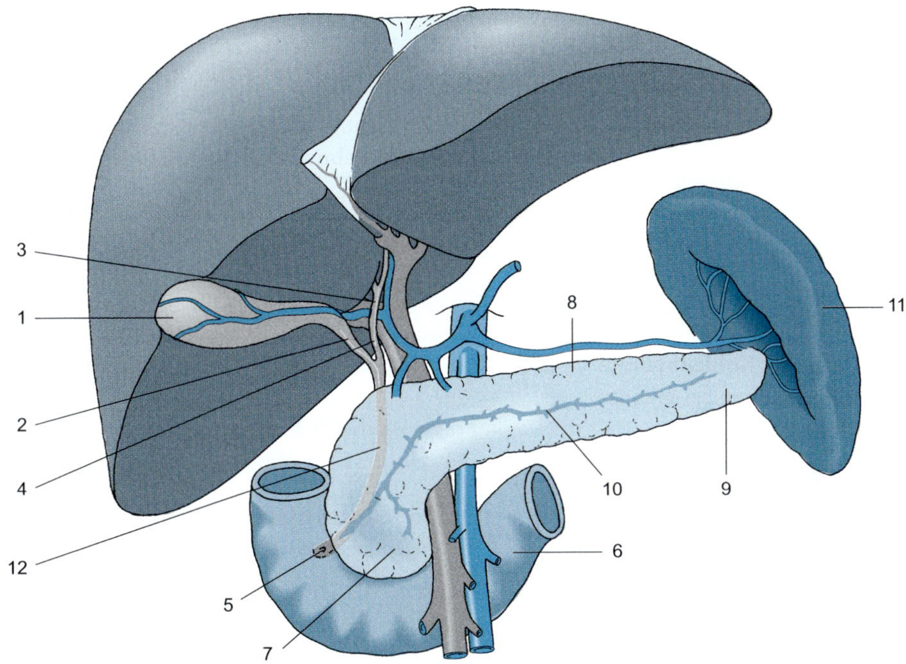

Abb. 13.1 Anatomische Darstellung der Bauchspeicheldrüse (Pankreas) und ihrer Nachbarorgane. Bitte beachten Sie, dass die Nachbarorgane linke Niere und Magen auf dem Bild nicht dargestellt sind. [L190]

1 Gallenblase (Vesica fellea)
2 Gallenblasengang (Ductus cysticus)
3 Lebergallengang (Ductus hepaticus)
4 Gemeinsamer Lebergallengang (Ductus hepaticus communis)
5 Vater-Papille (Papilla duodeni major)
6 Zwölffingerdarm (Duodenum)
7 Kopf der Bauchspeicheldrüse (Caput pancreatis)
8 Körper der Bauchspeicheldrüse (Corpus pancreatis)
9 Schwanz der Bauchspeicheldrüse (Cauda pancreatis)
10 Bauchspeicheldrüsengang (Ductus pancreaticus)
11 Milz (Lien, Splen)
12 Gallengang (Ductus choledochus)

13.2 Fragen ohne Antwortauswahl

■ Geben Sie die Nachbarorgane des Pankreas an!

Die Nachbarorgane des Pankreas sind **Magen, Zwölffingerdarm, Milz, linke Niere, linke Nebenniere,** linke Dickdarmbiegung und **Gallengang.**

■ Was sind die Langerhans-Inseln des Pankreas?

Die Langerhans-Inseln (Inselapparat) stellen den **endokrinen Anteil** des Pankreas dar. Hormonproduzierende Zellen sitzen eingebettet in das übrige Bauchspeicheldrüsengewebe, vor allem im Pankreaskörper und -schwanz. Die beiden wichtigsten Hormone, die hier hergestellt werden, sind Insulin und Glukagon.

■ Geben Sie die Hauptaufgabe der folgenden Enzyme an!
- Alpha-Amylase
- Protease
- Lipase

- **Alpha-Amylase** baut **Kohlenhydrate** ab, und zwar sowohl Stärke als auch Glykogen.
- **Protease** baut **Proteine** ab.
- **Lipase** baut **Fette** ab.

■ Wie heißen die beiden bekanntesten Peptidasen des Pankreas?

Die beiden bekanntesten Peptidasen des Pankreas heißen **Trypsinogen** und **Chymotrypsinogen.**

■ Wo wird Sekretin produziert?

Sekretin wird aus der **Schleimhaut** des **Zwölffingerdarms** freigesetzt, und zwar aufgrund des Säureübertritts aus dem Magen.

■ Welche Hauptaufgabe hat Sekretin?

Sekretin wirkt auf **Pankreas, Galle** und **Magen** ein. Es stimuliert die Produktion und die Abgabe von Pankreassekret, regt die Gallensaftproduktion an und hemmt die Salzsäureproduktion des Magens.

■ Warum wird Trypsinogen erst im Duodenum zu Trypsin aktiviert?

Trypsin ist ein Verdauungsenzym, das Proteine spaltet. Deshalb darf es erst im Zwölffingerdarm aktiviert werden, um sicherzustellen, dass die Säfte **nicht** das **Pankreas** selbst **schädigen.**

■ In welchen Schweregraden kann eine akute Pankreatitis auftreten?

Eine akute Pankreatitis kann **alle Schweregrade** von leichter Reizung über mittelschwere bis schwere Erkrankungen, bis hin zu tödlichen Verlaufsformen zeigen.

■ Geben Sie die wichtigsten Ursachen für akute Pankreatitis an!

Die wichtigsten Ursachen für akute Pankreatitis sind **Alkoholabusus** und **Gallenwegerkrankungen.**

■ Bei einem Patienten stellen Sie eine schwere Pankreatitis fest. Wie therapieren Sie?

Eine schwere Pankreatitis ist eine unmittelbar lebensbedrohliche Erkrankung. Der Patient muss unverzüglich ins **Krankenhaus** eingewiesen werden.

■ Wodurch kann es bei Pankreasinsuffizienz zu voluminösen Stühlen kommen?

Bei Pankreasinsuffizienz befinden sich aufgrund einer ungenügenden Produktion von Verdauungssäften **vermehrt unverdaute Nahrungsbestandteile** im Stuhl.

■ Wodurch kann es zu einer chronischen Pankreatitis kommen?

Bei der chronischen Pankreatitis kann es sich um eine **nicht ausgeheilte akute Pankreatitis** handeln oder um eine Entzündung, die sich aufgrund von **Alkoholabusus** oder **Gallenwegerkrankungen** (Steine!) eingestellt hat.

■ Welche Beschwerden können bei chronischer Pankreatitis auftreten?

Häufige Beschwerden bei chronischer Pankreatitis sind **Malabsorption, Schmerzen, Übelkeit, Erbre-**

chen, **Völlegefühl**, **Meteorismus**, **Durchfälle** und **voluminöse Stühle.** Seltene Symptome sind Eiweißmangelödeme, Kachexie und Diabetes mellitus.

■ Warum kann es beim Pankreaskopfkarzinom zum Ikterus kommen?

Die wuchernde Krebsgeschwulst kann die Gallenwege komprimieren und so zu einer **Behinderung** des **Gallenabflusses** führen.

13.3 Multiple-Choice-Fragen

■ Welche Organe sind Nachbarorgane des Pankreas?

1 Magen
2 Zwerchfell
3 Leber
4 Linke Nebenniere
5 Linke Niere
6 Zwölffingerdarm
7 Milz

Die Antworten 1, 4, 5, 6 und 7 sind richtig.

■ Welche Aussage über das Pankreas ist am zutreffendsten? Bitte nur einen Punkt angeben!

1 Es handelt sich um eine endokrine Drüse.
2 Es handelt sich um eine exokrine Drüse.
3 Es handelt sich um eine gemischte Drüse, die endokrine und exokrine Anteile hat.
4 Es handelt sich um überhaupt keine Drüse, sondern um ein Verdauungsorgan.

Antwort 3 ist richtig.

■ Welche Substanzen sind im Pankreassaft enthalten?

1 Lipase
2 Pankreozymin
3 Trypsinogen
4 Pepsinogen
5 Chymotrypsinogen
6 Protease
7 Enterokinase
8 Alpha-Amylase

Die Antworten 1, 3, 5, 6 und 8 sind richtig.

Anmerkung
- Punkt 2: Pankreozymin (Cholezystokinin) kommt aus dem Zwölffingerdarm und veranlasst das Pankreas seine Verdauungssäfte abzugeben.
- Punkt 4: Pepsinogen befindet sich im Magensaft.
- Punkt 7: Enterokinase befindet sich im Duodenum.

■ Welche anatomischen Strukturen gehören zum Pankreas?

1 Leydig-Zwischenzellen
2 Inselapparat
3 Langerhans-Inseln

Die Antworten 2 und 3 sind richtig.

Anmerkung
- Punkt 1: Die Leydig-Zwischenzellen befinden sich im Hoden.

■ Welche Hormone stammen aus dem Pankreas?

1 STH
2 Prolaktin
3 Glukagon
4 Insulin
5 Parathormon
6 Progesteron

Die Antworten 3 und 4 sind richtig.

Anmerkung
- Punkt 1: STH = Somatotropes Hormon. Es stammt aus dem Hypophysenvorderlappen.
- Punkt 2: Prolaktin stammt aus dem Hypophysenvorderlappen.
- Punkt 5: Parathormon stammt aus der Nebenschilddrüse.
- Punkt 6: Progesteron (Gelbkörperhormon) stammt aus dem Eierstock.

■ Mögliche Untersuchungsmethoden des Pankreas sind:

1 Amylasebestimmung im Blut
2 Amylasebestimmung im Urin

3 Perkussion
4 Untersuchung des Stuhls auf unverdaute Fette und Eiweiße
5 Untersuchung des Stuhls auf Chymotrypsin
6 Untersuchung des Stuhls auf Insulin

Die Antworten 1, 2, 4 und 5 sind richtig.

Anmerkung

- Punkt 6: Die Untersuchung auf Insulin erfolgt im Blut und nicht im Stuhl.

Mögliche Ursachen für eine akute Pankreatitis sind:

1 Erkrankung der Gallenwege
2 Alkoholabusus
3 Infektionskrankheiten
4 Lungenfibrose
5 Steine im Pankreasgang

Die Antworten 1, 2, 3 und 5 sind richtig.

Anmerkung

- Punkt 3: Infektionskrankheiten wie Hepatitis oder Mumps können eine Pankreatitis auslösen.

Was sind die typischen Beschwerden bei Pankreasinsuffizienz?

1 Gürtelförmige Schmerzen
2 Eingeschränkte Verdauungsleistung
3 Diabetes mellitus
4 Hyperthyreose
5 Gastritis
6 Massenstühle
7 Akromegalie
8 Malabsorption
9 Myeloische Leukämie

Die Antworten 1, 2, 3, 6 und 8 sind richtig.

Anmerkung

- Punkt 7: Akromegalie wird hervorgerufen durch eine Überproduktion des Hypophysenvorderlappenhormons STH.

Welche Aussagen zur Pankreatitis sind richtig?

1 Jede Pankreatitis führt zum Schock.
2 Es gibt auch leichte Formen von Bauchspeicheldrüsenentzündungen, die sich lediglich in eingeschränkten Verdauungsleistungen zeigen.
3 Eine schwere Pankreatitis kann zur Peritonitis führen.
4 Eine schwere akute Pankreatitis kann zu einem „akuten Abdomen" führen.

Die Antworten 2, 3 und 4 sind richtig.

Anmerkung

- Punkt 1: Eine Pankreatitis kann zwar zum Schock führen, das heißt aber nicht, dass **jede** Pankreatitis zum Schock führt.

Geben Sie mögliche Schmerzlokalisationen bei chronischer Pankreatitis an!

1 Oberbauch
2 Linker Brustkorb in den linken Arm ausstrahlend
3 Hinter dem Sternum
4 Gürtelförmiger Schmerz
5 Oberbauch in den Rücken ausstrahlend
6 Rechter Unterbauch in die Genitalgegend ausstrahlend
7 Oberbauch in den gesamten Bauchraum ausstrahlend
8 Oberbauch und Lendengegend

Die Antworten 1, 4, 5, 7 und 8 sind richtig.

Anmerkung

- Punkt 2: Der geschilderte Schmerz ist typisch für Herzerkrankungen.
- Punkt 3: Der geschilderte Schmerz ist typisch für Speiseröhrenerkrankungen.

Welche Beschwerden treten bei Pankreaskrebs auf?

1 Oberbauchschmerzen
2 Verdauungsbeschwerden wie Meteorismus und Durchfälle
3 Ikterus mit Fieber
4 Ikterus ohne Fieber

Die Antworten 1, 2 und 4 sind richtig.

■ Welche Spätsymptome können bei Pankreaskrebs auftreten?

1 Gewichtszunahme
2 Lymphknotenschwellung
3 Eisenmangelanämie
4 CRP-Anstieg
5 Polyzythämie
6 Aplastische Anämie
7 Kachexie
8 Nephrotisches Syndrom

Die Antworten 2, 3, 4 und 7 sind richtig.

Anmerkung

- Punkt 1: Typisch ist eine Gewichtsabnahme.
- Punkt 5: Polyzythämie = Zunahme der Erythrozyten, Leukozyten, Thrombozyten
- Punkt 6: aplastische Anämie = Blutbildungsstörung
- Punkt 8: nephrotisches Syndrom = Eiweißverlustniere

KAPITEL

14 Endokrinologie

14.1 Bildfragen

■ Bezeichnen Sie die Anteile der Hypophyse (➢ Abb. 14.1)!

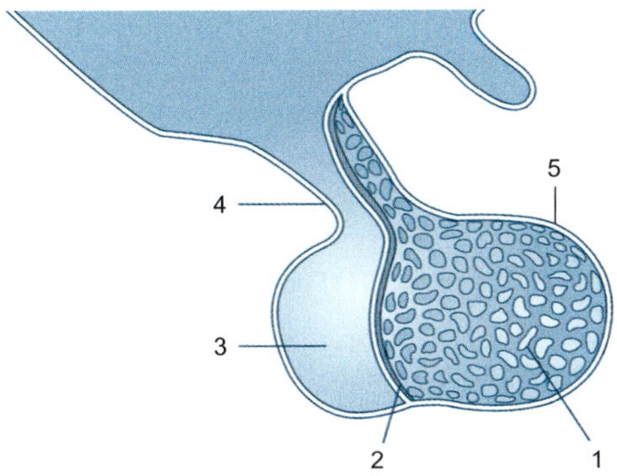

Abb. 14.1 Anatomischer Aufbau der Hirnanhangsdrüse (Hypophyse) [E384]

1 Hypophysenvorderlappen (Adenohypophyse, Lobus anterior)
2 Zwischenlappen (Pars intermedia)
3 Hypophysenhinterlappen (Neurohypophyse, Lobus posterior)
4 Hypophysenstiel (Infundibulum)
5 Kapsel (Capsula glandularis)

■ Zählen Sie wichtige Hormone des HVL (Hypophysenvorderlappen) auf!

- **ACTH,** adrenokortikotropes Hormon
- **TSH,** thyreotropes Hormon, Thyreotropin
- **FSH,** follikelstimulierendes Hormon
- **LH,** luteinisierendes Hormon
- **Prolaktin,** früher: LTH, luteotropes Hormon
- **STH,** somatotropes Hormon, Somatotropin
- **MSH,** melanozytenstimulierendes Hormon, Melanotropin

■ Nennen Sie Hormone, die im Hypothalamus produziert, im HHL (Hypophysenhinterlappen) gespeichert und bei Bedarf an das Blut abgegeben werden!

Oxytocin, Adiuretin, ADH, ADH, Vasopressin.

■ Bezeichnen Sie die Niere und die Anteile der Nebenniere (> Abb. 14.2)!

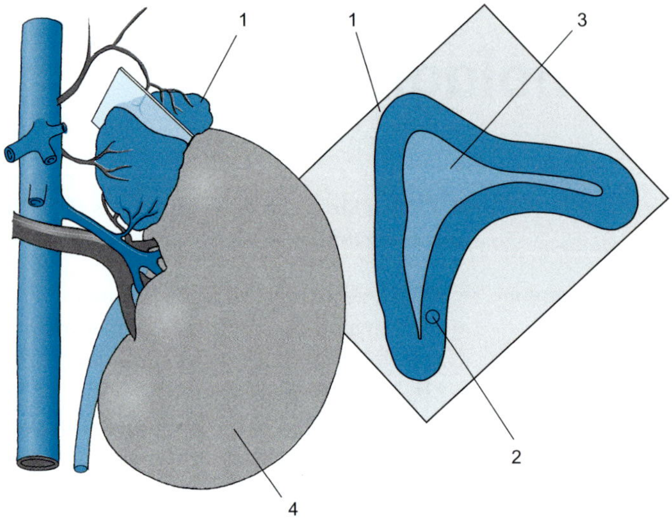

Abb. 14.2 Anatomischer Aufbau der Nieren mit Nebennieren [L190, L143]

1 Nebenniere (Glandula suprarenalis)
2 Nebennierenrinde (Cortex glandulae suprarenalis)
3 Nebennierenmark (Medulla glandulae suprarenalis)
4 Niere (Ren)

■ Beschreiben Sie die Form der rechten und der linken Nebenniere!

- **Rechte Nebenniere:** dreieckig bzw. bischofsmützenförmig
- **Linke Nebenniere:** halbmondförmig

■ Welche drei Hormongruppen unterscheidet man in der Rindenschicht von außen nach innen?

- **Mineralstoffwechselhormone** (Mineralokortikoide)
- **Zuckerstoffwechselhormone** (Glukokortikoide)
- **Männlich prägende Hormone** (Androgene)

■ Nennen Sie die wichtigsten Hormone des Nebennierenmarks!

- **Adrenalin**
- **Noradrenalin**

14.2 Fragen ohne Antwortauswahl

■ Zählen Sie die Hormondrüsen auf!

- **Hypothalamus**
- **Hirnanhangsdrüse** (Hypophyse)
- **Zirbeldrüse** (Epiphyse)
- **Schilddrüse** (Glandula thyreoidea)
- **Nebenschilddrüsen** (Glandulae parathyreoidea)
- **Nebennieren** (Glandulae suprarenales)
- **Inselapparat des Pankreas** (Langerhans-Inseln)
- **Männliche Keimdrüsen** (Testes)
- **Weibliche Keimdrüsen** (Ovarien und Plazenta)

■ Welche Wirkung haben Releasing-Hormone?

Die Releasing-Hormone (Freisetzungshormone, Liberine) regen den **HVL** (Hypophysenvorderlappen) an, seine **Hormone auszuschütten.**

■ Wo werden Releasing-Hormone produziert?

Die Releasing-Hormone werden im **Hypothalamus** produziert.

■ Grenzen Sie die Wirkungen von Oxytocin und Prolaktin gegeneinander ab!

Oxytocin wirkt auf die glatte Muskulatur von Gebärmutter und Brustdrüsen. Während der Geburt veranlasst es die Gebärmutter zur **Wehentätigkeit.** Die Brustdrüsen regt es zu **Milchausschüttung** an.

Prolaktin regt das **Brustdrüsenwachstum** an und setzt die **Milchproduktion** in Gang.

■ Wie wird das antidiuretische Hormon noch bezeichnet?

Adiuretin, ADH und **Vasopressin.**

■ Welche Aufgabe hat das antidiuretische Hormon?

Adiuretin veranlasst die Nierentubuli, **Wasser zurückzuholen.** Außerdem wirkt es vasokonstriktiv (gefäßzusammenziehend) auf Arterien, Venolen und Kapillaren.

■ Geben Sie die Lage und Größe der Hypophyse an!

Die Hypophyse liegt im **Türkensattel** des **Keilbeins.** Der Türkensattel ist oben durch eine Platte der harten Hirnhaut („Zwerchfell des Türkensattels") abgedeckt, die allerdings eine Durchtrittsstelle für den Hypophysenstiel besitzt, der die Hypophyse mit dem Hypothalamus verbindet.

Die Hypophyse ist ungefähr **kirschkerngroß** und wiegt **weniger** als **1 g.**

■ Geben Sie weitere Bezeichnungen für die folgenden Hormone an: STH, MSH, FSH, LH, ACTH und TSH!

- **STH:** somatotropes Hormon, Somatotropin
- **MSH:** melanozytenstimulierendes Hormon, Melanotropin
- **FSH:** follikelstimulierendes Hormon
- **LH:** luteinisierendes Hormon
- **ACTH:** adrenokortikotropes Hormon, Kortikotropin
- **TSH:** thyreotropes Hormon, Thyreotropin

■ Geben Sie die Wirkung von STH (somatotropes Hormon) an! Wie wirkt sich eine Überproduktion vor und wie nach der Pubertät aus?

STH **regt** das **Körperwachstum** an. Eine Überproduktion **vor** der Pubertät führt zu **Riesenwuchs** (Gigantismus); eine Überproduktion **nach** der Pubertät zu **Akromegalie.**

■ Geben Sie die Wirkung von MSH (melanozytenstimulierendes Hormon) an!

Die Wirkung von MSH kennt man erst aus Tierversuchen. Hier konnte man nachweisen, dass es eine **stimulierende** Wirkung auf die **Melanozyten** (pigmentbildende Zellen) hat.

■ Geben Sie die Aufgabe von FSH (follikelstimulierendes Hormon) und LH (luteinisierendes Hormon) getrennt für Frauen und Männer an!

Bei Frauen
- **FSH** wirkt auf die Reifung des Bläschenfollikels im Eierstock.
- **LH** wirkt auf den Eisprung ein und auf den Umbau des gesprungenen Bläschenfollikels in den Gelbkörper.

Bei Männern
- **FSH** fördert die Ausreifung der Spermien.
- **LH** wirkt auf die Androgenbildung in der NNR ein und auf die Testosteronbildung in den Leydig-Zwischenzellen der Hoden.

■ Wie wirkt sich ein Mangel von FSH und LH aus?

Bei Mangel an FSH und LH kommt es zum **sexuellen Infantilismus.** Das heißt, dass die Betroffenen keine Pubertät durchlaufen. Die sekundären Geschlechtsmerkmale sind nicht ausgeprägt. Bei der Frau kommt es also nicht zu einer Brustentwicklung und die Regel bleibt aus. Beim Mann erfolgt kein Bartwuchs, und die Stimme bleibt hoch.

■ Geben Sie die Wirkung von ACTH (adrenokortikotropes Hormon) an!

ACTH **wirkt** auf die **Nebennierenrinde** (NNR) ein, indem es ihr Wachstum stimuliert und die Bildung und Absonderung der Glukokortikoide (Kortison und Kortisol) anregt. Bei ACTH-Mangel kommt es zur Atrophie der NNR.

Geben Sie die Wirkung von TSH (thyreotropes Hormon) an!

TSH **wirkt** auf die **Schilddrüse** ein, indem es ihr Wachstum anregt und sie zur Bildung und Freisetzung ihrer Schilddrüsenhormone stimuliert.

Wie heißt die Fachbezeichnung für Zirbeldrüse? Wofür wird diese Bezeichnung noch benutzt?

Die Zirbeldrüse wird noch als **Epiphyse** und **Corpus pineale** bezeichnet.
Der Begriff Epiphyse wird noch für das **Gelenkende** der **Röhrenknochen** benutzt.

Welche Aufgaben hat die Zirbeldrüse?

Die Zirbeldrüse stellt das Hormon **Melatonin** her.

Wie ist die Schilddrüse anatomisch aufgebaut?

Die Schilddrüse (Glandula thyreoidea) hat eine **Schmetterlingsform.** Sie besteht aus einem **rechten** und einem **linken Lappen,** die durch eine **Brücke** (Isthmus) miteinander verbunden sind.

Durch welche Hormone übergeordneter Drüsen wird die Schilddrüse angeregt? Wo werden diese Hormone jeweils gebildet?

- **TRH** (= Thyreotropin-Releasing-Hormon; Freisetzungshormon) aus dem Hypothalamus
- **TSH** (= Thyreotropin, thyreotropes Hormon) aus dem HVL (Hypophysenvorderlappen)

Wozu benötigt die Schilddrüse Iod?

Die Schilddrüse benötigt Iod, damit sie ihre **Hormone** T_3 und T_4 **produzieren** kann.

Was ist der Grundumsatz?

Mit Grundumsatz bezeichnet man den **Ruheumsatz,** das heißt, den Energieumsatz, den der nüchterne, ruhende Körper verbraucht, um seine Grundfunktionen (Atmung, Herzschlag, Stoffwechsel) aufrechterhalten zu können.

Der Grundumsatz ist abhängig von Geschlecht, Alter, Körperoberfläche und von den Schilddrüsenhormonen.

Geben Sie an, welcher Teil der gesunden Schilddrüse (rechter und linker Lappen, Isthmus) der Palpation zugänglich ist!

Von der gesunden Schilddrüse ist vor allem die **Brücke** (Isthmus) der Palpation zugänglich, da der rechte und linke Lappen weitgehend unter dem Kopfdrehermuskel (M. sternocleidomastoideus) liegen.

Welche Veränderungen der Schilddrüse weisen auf Schilddrüsenkrebs hin?

Grundsätzlich ist **jeder Knoten** verdächtig!

Prognostisch ungünstige Zeichen bei Knoten sind derbe Beschaffenheit, schlechte Verschieblichkeit und Verbackensein mit der Haut.

Kommt es bei Schilddrüsenkrebs eher zu einer Überfunktion oder zu einer Unterfunktion der Schilddrüse?

Bei Schilddrüsenkrebs kann eine normale Konzentration von Schilddrüsenhormonen im Blut vorliegen **(euthyreote Lage),** aber es kann auch eine **Schilddrüsenunterfunktion, seltener** auch eine **Schilddrüsenüberfunktion** bestehen.

Was ist ein Schilddrüsenszintigramm?

Zur Anfertigung eines Szintigramms bekommt der Patient **radioaktives Iod** verabreicht. Da fast alles Iod, das man dem Körper zuführt, in der Schilddrüse gespeichert wird, wird auch dieses radioaktive Iod in die Schilddrüse transportiert.

Die nun von der Schilddrüse ausgehende Strahlung kann mittels einer Gammakamera aufgezeichnet werden. Die Darstellung der Strahlen erfolgt mittels eines Szintiscanners, der eine Strichmarkierung auslöst. So kann nun ein der **Aktivitätsverteilung** entsprechendes **Strichebild** entstehen.

Was kann mit einem Szintigramm festgestellt werden?

Mit einem Szintigramm können **kalte** und **heiße Knoten** festgestellt werden.

Worauf weisen kalte und heiße Knoten in einem Szintigramm hin?

Kalter Knoten
Er zeigt einen Bezirk in der Schilddrüse an, in dem die zugeführte radioaktive Substanz nicht oder nur vermindert gespeichert wird. Als mögliche Ursachen kommen **Zysten,** Blutungen, Entzündungen, **maligne Tumoren,** Metastasen, Verkalkungen und hormonell inaktive Adenome in Betracht.

Heißer Knoten
Ein heißer Knoten weist auf eine lokal vermehrte Hormonproduktion oder Hormonspeicherung hin. Das ist bei einem **Adenom** und **selten** auch bei einem hormonaktiven, **bösartigen** Knoten der Fall.

■ Darf ein Heilpraktiker eine Schilddrüsenhormonmessung im Blut veranlassen?

Ja.

■ Geben Sie die Wirkung des Parathormons an!

Parathormon **hebt** den **Blutkalziumspiegel,** indem es Kalzium aus dem Knochen herauslöst, für die Resorption des Kalziums aus der Nahrung sorgt und die Rückresorption von Kalzium in den Nieren steigert.

■ Geben Sie die Wirkung von Kalzitonin an!

Kalzitonin **senkt** den **Blutkalziumspiegel,** indem es die Freisetzung von Kalzium aus dem Knochen hemmt, die Kalziumresorption im Darm herabsetzt und die Nieren veranlasst, mehr Kalzium auszuscheiden.

■ Wo liegt die Bildungsstätte des Parathormons?

Parathormon wird in der **Nebenschilddrüse** gebildet.

■ Welches Vitamin spielt beim Knochenauf- und Knochenabbau eine wichtige Rolle?

Vitamin D (Knochenvitamin).

■ Durch welche übergeordnete Drüse wird die Nebenschilddrüse (Glandula parathyreoidea) gesteuert?

Die Nebenschilddrüse wird durch **keine** übergeordnete Drüse gesteuert, sondern sie arbeitet **autonom.**

Die Regelung der Ausschüttung von Parathormon erfolgt über den Blutkalziumspiegel. Sinkt der Kalziumspiegel des Blutes ab, so regt das die Nebenschilddrüse an, ihr Parathormon abzugeben. Steigt der Kalziumspiegel wieder an, so stellt die Nebenschilddrüse die Parathormonabgabe ein.

■ Welche Hormone und Vitamine spielen bei der Regelung des Blutkalziumspiegels eine Rolle?

Parathormon, Kalzitonin, Vitamin D.

■ Zählt der Thymus zu den Hormondrüsen?

Nein, er wird heute zu den lymphatischen Organen gezählt.

■ Ist die Nebenniere eine endo- oder exokrine Drüse?

Die Nebenniere ist eine **endokrine Drüse.**

■ Geben Sie die drei Schichten der Nebennierenrinde von außen nach innen an! Nennen Sie zu jeder Schicht die jeweilige Hauptgruppe von Hormonen, die hier produziert wird! Geben Sie des Weiteren zu jeder Hauptgruppe von Hormonen den Hauptvertreter an und dessen wichtigste Aufgabe!

Schichten der Nebennierenrinde von außen nach innen:

Außenschicht (Zona glomerulosa)
- **Mineralstoffwechselhormone** (Mineralokortikoide)
- Hauptvertreter: **Aldosteron**
- Hauptaufgabe: **Regulierung des Salz- und Wasserhaushalts**

Mittelschicht (Zona fasciculata)
- **Zuckerstoffwechselhormone** (Glukokortikoide)
- Hauptvertreter **Kortisol**
- Hauptaufgabe: **Anstieg des Blutzuckerspiegels**

Innenschicht (Zona reticularis)
- **Androgene** (männlich prägende Hormone)
- Hauptvertreter: **Testosteron**
- Hauptaufgabe: **Anregung der Ausbildung der männlich prägenden sekundären Geschlechtsmerkmale**

■ Liegen die Nebennieren intra- oder retroperitoneal?

Die Nebennieren liegen **retroperitoneal.**

■ Welche Form hat die linke Nebenniere, welche die rechte?

- Linke Nebenniere: **halbmondförmig**
- Rechte Nebenniere: **dreieckig,** bzw. **bischofsmützenförmig**

■ Welches sind die beiden bekanntesten Hormone des Nebennierenmarks?

Adrenalin und **Noradrenalin.**

■ Warum spielt Adrenalin als Notfallmedikament eine wichtige Rolle?

Adrenalin wirkt durch Verengung der peripheren Arterien **blutdrucksteigernd.** Es **beschleunigt** den **Herzschlag** und hebt den **Blutzuckerspiegel an.**

■ Welches Hormon des Hypophysenvorderlappens wirkt auf die Nebennierenrinde ein?

ACTH (adrenokortikotropes Hormon).

■ Geben Sie wichtige Wirkungen von Kortisol an!

Kortisol ist **antiallergisch** und **antientzündlich.** Darüber hinaus wirkt es **steigernd** auf den **Blutzuckerspiegel,** den **Blutdruck** und die **Magensaftproduktion.** Des Weiteren **setzt** es die **Eosinophilen** im Blut **herab.**

■ Wie heißt der endokrine Anteil des Pankreas?

Der endokrine Anteil des Pankreas wird als **Inselapparat** oder **Langerhans-Inseln** bezeichnet.

■ Welches sind die beiden wichtigsten Hormone des Pankreas und welche Hauptaufgabe haben sie?

Insulin wirkt **blutzuckersenkend. Glukagon** wirkt **blutzuckersteigernd.**

■ Worum handelt es sich bei der Simmonds-Krankheit?

Mit Simmonds-Krankheit bezeichnet man eine **Unterfunktion** der Hypophyse.

■ Geben Sie mögliche Ursachen für HVL-Insuffizienz (Hypophysenvorderlappeninsuffizienz) an!

Ursachen für HVL-Insuffizienz können eine Zerstörung oder Verdrängung von HVL-Gewebe sein, z. B. durch **Tumoren** oder **Adenome.** Aber auch **Hirnblutungen, Hirnthrombosen** oder **Entzündungen** im Bereich des HVL können eine Rolle spielen. Gerade bei Kindern und Jugendlichen kann manchmal keine Ursache der Erkrankung festgestellt werden.

■ Geben Sie Beschwerden bei HVL-Insuffizienz an!

Der Mangel an HVL-Hormonen führt zu einer **mangelhaften Stimulation** der **Schilddrüse,** der **NNR** und der **Keimdrüsen.** Das führt zur Abnahme des Grundumsatzes, zu Hypotonie, Blässe, Amenorrhö, Müdigkeit, Antriebsschwäche und Kälteempfindlichkeit.

■ Geben Sie die durchschnittliche Körpergröße bei hypophysär bedingtem Kleinwuchs an!

Es wird eine Körpergröße von **ungefähr 1,40 m** erreicht.

■ Beschreiben Sie das Erscheinungsbild bei hypophysär bedingtem Kleinwuchs! Geben Sie auch an, ob dabei die Intelligenz beeinträchtigt ist!

Es kommt zu einem **wohlproportionierten Körperbau,** nur die Hände und Füße sind etwas klein und der Kopf ist etwas vergrößert.
Die **Intelligenzentwicklung** ist **normal.**

■ Angenommen, die Hypophyse schüttet zu viel ADH (Adiuretin) aus, welche Wirkung hat das in den Nieren? Wie heißt das Krankheitsbild, das sich entwickelt?

Eine Überproduktion von ADH bewirkt, dass in den Nierentubuli **vermehrt Wasser zurückgeholt** wird.

Dies führt zum Krankheitsbild der **Wasservergiftung** (Wasserintoxikation), bei der es zur Überwässerung, vor allem der Lunge kommt.

■ **Angenommen, die Hypophyse schüttet zu wenig ADH aus, welche Wirkung hat das in den Nieren? Wie heißt das Krankheitsbild, das sich entwickelt?**

Eine Unterproduktion von ADH bewirkt, dass in den Nierentubuli **zu wenig Wasser zurückgeholt** wird.

Dies führt zum Krankheitsbild der **Wasserharnruhr** (Diabetes insipidus), bei der große Mengen Harn ausgeschieden werden und es deshalb zu verstärktem Durstgefühl kommt.

■ **Was ist der Morbus Basedow?**

Mit Morbus Basedow bezeichnet man eine **Schilddrüsenüberfunktion,** die als Leitsymptome die Merseburger Trias aufweist. Es handelt sich um eine Autoimmunerkrankung.

■ **Was ist die Merseburger Trias?**

Unter der Merseburger Trias versteht man: **Struma, Tachykardie** und **Exophthalmus.**

■ **Bei einem Patienten diagnostizieren Sie eine leichte Schilddrüsenüberfunktion. Dürfen Sie therapieren? Falls ja, wie würden Sie therapieren?**

Ja. Bei einer Schilddrüsenüberfunktion können **allgemein entspannende Maßnahmen** wie Meditation und autogenes Training durchgeführt werden. Des Weiteren können Homöopathie, Neuraltherapie, Akupunktur und andere naturheilkundliche Therapien zum Einsatz kommen. Bewährte **pflanzliche Mittel** sind Wolfstrapp (Lycopus virginicus) und Herzgespann (Leonurus cardiaca). Es können aber auch allgemein beruhigende Pflanzen wie Baldrian und Melisse eingesetzt werden.

Der Patient muss lernen, mit Stress, Angst und Ärger umzugehen. Er soll direkte Sonnenbestrahlung, das Hochgebirge und iodhaltige Meeresluft meiden.

■ **Was ist ein autonomes toxisches Adenom der Schilddrüse?**

Mit einem **autonomen Adenom** bezeichnet man eine **gutartige Vermehrung** des Schilddrüsengewebes, das sich nicht aufgrund einer vermehrten Anregung durch TSH des HVL oder durch TRH (= Freisetzungshormon) gebildet hat, sondern autonom durch die Schilddrüse entstanden ist.

Mit einem autonomen **toxischen** Adenom meint man, dass eine **hyperthyreote** Stoffwechsellage vorliegt, d.h., dass die Schilddrüse vermehrt Hormone produziert.

■ **Welche Ursachen ziehen Sie bei einer Schilddrüsenüberfunktion in Betracht?**

Eine **autonome** Überproduktion von Schilddrüsenhormonen durch die Schilddrüse aufgrund von **Stress,** Aufregung oder Angst. Vermehrte **Einnahme** von **Schilddrüsenhormonen,** Störungen im gesamten hormonellen System, vor allem in Zeiten **hormoneller Umstellung** wie Schwangerschaft, Pubertät und Klimakterium.

Es muss aber auch an eine übermäßige Stimulierung durch den **HVL** mittels TSH und des **Hypothalamus** durch TRH-Anstieg gedacht werden (Adenom, Tumor, Hyperplasie).

■ **Worum handelt es sich bei Kretinismus?**

Kretinismus ist eine **angeborene, schwere Schilddrüsenunterfunktion.** Es kommt zu schweren Intelligenzdefekten und Kleinwuchs mit gedrungenem Körperbau und kurzen Extremitäten. Darüber hinaus können die Zeichen einer Schilddrüsenunterfunktion auftreten.

■ **Welche Ursachen können Kretinismus zugrunde liegen?**

Ursache des Kretinismus kann ein schwerer **Schilddrüsenhormonmangel** der **Mutter** während der Schwangerschaft sein, der seinen Grund wiederum in einem Iodmangel, einer Einnahme von Thyreostatika oder in einer Hypothyreose der Mutter haben kann.

Weitere Ursachen von Kretinismus sind **Iodfehlverwertung** des Feten und eine **unzureichende Anlage** der **Schilddrüse.**

■ **Geben Sie mögliche Ursachen einer sekundären Hypothyreose an!**

Bei der sekundären Hypothyreose liegt die Ursache für die Schilddrüsenunterfunktion nicht in der Schilddrüse selbst, sondern im **HVL,** der zu wenig **TSH** produziert, oder im **Hypothalamus,** der zu wenig **TRH** (= Thyreotropin-Releasing-Hormon) produziert. Gründe hierfür können ein Adenom, ein Tumor oder eine Kopfverletzung sein.

■ Geben Sie die schulmedizinische Therapie bei schwerer Hypothyreose an!

Es werden die fehlenden **Schilddrüsenhormone substituiert.**

■ Darf der Heilpraktiker bei Hypothyreose behandeln?

Ja. Sollte sich jedoch herausstellen, dass Schilddrüsenhormone substituiert werden müssen, so ist der Patient an den Arzt zu verweisen.

■ Bei der Untersuchung einer Patientin stellen Sie eine Struma fest. Welche Störungen können dem zugrunde liegen?

Iodmangel
Der Iodmangelkropf kommt vor allem in Gebirgsgegenden mit Iodmangel vor.

Die Schilddrüsenvergrößerung wird durch eine verstärkte TSH-Ausschüttung des HVL hervorgerufen; wegen der ungenügend vorhandenen Schilddrüsenhormone. Sie stellt den Versuch des Körpers dar, trotz eines verminderten Angebots an Iod, noch eine ausreichende Versorgung mit Schilddrüsenhormonen zu gewährleisten.

Blande (euthyreote) Struma
Trotz vorliegender Struma besteht im Körper eine normale Versorgung mit Schilddrüsenhormonen. Die Struma ist nicht entzündlich und nicht maligne.

Hypothyreose
Die Struma tritt bei einer Unterversorgung des Körpers mit Schilddrüsenhormonen auf.

Hyperthyreose
Die Struma tritt bei einer Überproduktion von Schilddrüsenhormonen auf.

Thyreoiditis (Hashimoto-Thyreoiditis)
Es bildet sich eine derbe Struma ohne Knoten. Durch Autoimmunvorgänge kommt es zur fortschreitenden Zerstörung des Schilddrüsenparenchyms. Die Erkrankung tritt meist bei Frauen jenseits des 40. Lebensjahrs auf. Meist bestehen Anämie, beschleunigte BKS (Blutkörperchensenkung) und eine Erhöhung der Cholesterinwerte. Im Blut können Autoantikörper gefunden werden.

Schilddrüsenmalignom
Es kommt zum schnellen Wachstum eines derben, schmerzlosen Knotens, der schlecht verschieblich ist. Es kann zu Heiserkeit und einer Horner-Symptomen-Trias bei erhaltener Schilddrüsenfunktion kommen.

Medikamente
Eine Struma kann sich ausbilden bei Einnahme von stark iod- oder schwefelhaltigen Präparaten, Salizylaten, Lithium und Perchlorat.

■ Was ist eine retrosternale Struma?

Eine retrosternale Struma ist eine Wucherung von Schilddrüsengewebe, die sich **hinter** dem **Brustbein** ausbreitet.

■ Zu welchen Funktionseinschränkungen an anderen Organen kann eine retrosternale Struma führen?

Eine retrosternale Struma kann zu **Atem-** und **Schluckbeschwerden** führen.

Größere Strumen können zur Einengung der Luftröhre („Säbelscheidenluftröhre") führen. Bei stärkerer Einschränkung kommt es zu Atemnot und ziehenden (stridorösen) Atemgeräuschen. In seltenen Fällen wird der Kehlkopfnerv (N. recurrens) in Mitleidenschaft gezogen, sodass es zu Heiserkeit kommt.

■ Wodurch kann es zu einer akuten Schilddrüsenentzündung kommen?

Akute Schilddrüsenentzündungen werden meist von **Bakterien** verursacht.

■ Welche Beschwerden treten bei einer akuten Schilddrüsenentzündung auf?

Bei einer akuten Schilddrüsenentzündung kommt es zu den klassischen **Entzündungszeichen** Rötung,

Schwellung, Hitze, **Schmerz.** Darüber hinaus bestehen Fieber, **Leukozytose** mit Linksverschiebung und **beschleunigte BKS.** Meist bestehen **Druckempfindlichkeit** der Schilddrüse und **Schluckbeschwerden.**

■ Geben Sie die gefürchtete Folge einer länger bestehenden chronischen Schilddrüsenentzündung an!

Anfangs wird die chronische Schilddrüsenentzündung von dem Betroffenen nicht bemerkt. Es kommt zur Bildung von Autoantikörpern gegen Schilddrüsengewebe. Dadurch wird die Schilddrüse immer mehr zerstört, bis es zu deutlichen Zeichen der **Hypothyreose** kommt. In diesem Stadium ist im Allgemeinen aber das Gewebe schon irreparabel zerstört.

■ Schildern Sie, wie das Chvostek-Zeichen geprüft wird!

Das Chvostek-Zeichen wird geprüft, indem man die Region **vor** dem **Ohr beklopft.** Bei einem positiven Befund kommt es daraufhin zu Zuckungen im Versorgungsbereich des Gesichtsnervs (N. facialis, VII. Hirnnerv). Zuckt es lediglich in den Mundwinkeln, so ist dies ein Hinweis auf eine vegetative Übererregbarkeit.

■ Kommt es bei einer Überfunktion der Nebenschilddrüse zu einem zu hohen oder zu einem zu niedrigen Blutkalziumspiegel?

Eine Überfunktion der Nebenschilddrüse führt zu einer erhöhten Parathormonausschüttung. Da Parathormon den Blutkalziumspiegel anhebt, kommt es zu einem **zu hohen Blutkalziumspiegel.**

■ Welche Beschwerden können sich bei einem zu niedrigen Blutkalziumspiegel (Hypokalzämie) einstellen?

Ein zu niedriger Blutkalziumspiegel führt zu einer **gesteigerten neuromuskulären Erregbarkeit.** Bei nur leicht erniedrigten Werten kommt es zu Parästhesien, bei ausgeprägteren zu **Krämpfen** bis hin zu **epileptischen Anfällen.**

■ Welche Beschwerden können sich bei einem zu hohen Blutkalziumspiegel (Hyperkalzämie) einstellen?

Ein zu hoher Blutkalziumspiegel kann mit einem **verstärkten Knochenabbau** einhergehen. Es kann zu ungeordnetem Knochenwachstum mit Bildung von Knochenzysten und zu häufigen Knochenbrüchen kommen. In den **Nieren** können sich **Kalziumsteine** bilden. In atheromatös veränderte Gefäße kann Kalk eingelagert werden, wodurch es zur **Arteriosklerose** kommt. Der erhöhte Blutkalziumspiegel kann eine **Leistungsminderung** zur Folge haben, da Kalzium die Erregbarkeit von Nerven und Muskeln herabsetzt.

■ Wodurch kann ein Cushing-Syndrom bzw. ein Morbus Cushing grundsätzlich ausgelöst werden?

Die häufigste Ursache liegt in einer **vermehrten äußeren Zufuhr** mittels Medikamente. Daneben kommen als seltene Ursachen noch Adenome, Tumoren und Hyperplasien der **NNR (Nebennierenrinde),** des **Hypothalamus** und des **Hypophsenvorderlappens** vor. Außerdem gibt es das paraneoplastische Cushing-Syndrom, das durch ACTH-bildende (ACTH = adrenokortikotropes Hormon) Tumorzellen entsteht.

■ Welche Ursache liegt den blauroten Streifen (Striae) zugrunde, die beim Cushing-Syndrom auftreten können?

Es handelt sich um eine **Schädigung** der **elastischen Fasern** des **Bindegewebes.** Die anfangs bläulichrötlichen Streifen werden später weißlich.

■ Welche Störung liegt dem Morbus Addison zugrunde?

Dem Morbus Addison liegt ein **Mangel** an **Nebennierenrinden-Hormonen** (vor allem Kortisol und Aldosteron) zugrunde.

■ Welches sind die wichtigsten Beschwerden, die bei Morbus Addison auftreten?

Äußerlich ist oft eine Zunahme der **Pigmentierung** an Haut und Schleimhaut festzustellen. Es kommt zu allgemeiner **Schwäche** mit **Antriebsmangel, Bradykardie** und **Hypotonie.** Zudem treten **gastrointestinale Beschwerden** wie Übelkeit, Erbrechen, Obstipation und Diarrhö durch verminderte Magensaftproduktion auf.

■ Welche Ursache liegt dem Conn-Syndrom zugrunde?

Beim Conn-Syndrom liegt in der **Nebennierenrinde** ein **Adenom,** eine **Hyperplasie** oder in äußerst seltenen Fällen ein **Karzinom** vor, das zu einer **vermehrten Bildung** von **Aldosteron** führt.

■ Welches sind die wichtigsten Beschwerden, die beim Conn-Syndrom auftreten?

Der Anstieg von Aldosteron im Körper führt zum **Kaliumverlust** (Hypokaliämie), der seinerseits zu Obstipation und Muskelschwäche, eventuell bis hin zu zeitweise auftretenden Lähmungserscheinungen führen kann. Außerdem kann es zu kardialen Symptomen wie Herzinsuffizienz, Extrasystolen und Tachykardie kommen.

Die beim Conn-Syndrom ebenfalls auftretende Natrium-Retention hat eine **Hypertonie** mit vermehrtem Durstgefühl zur Folge.

■ Welche Ursache liegt dem Phäochromozytom zugrunde?

Beim Phäochromozytom kommt es aufgrund eines gut- oder bösartigen **Tumors** des **NNM** zu einer **Überproduktion** von **Adrenalin** und meist auch von **Noradrenalin.**

■ Welches sind die wichtigsten Beschwerden, die beim Phäochromozytom auftreten?

Durch die ständige oder zeitweise Überschwemmung des Körpers mit Adrenalin und Noradrenalin kommt es zu einer **dauerhaften** oder **zeitweisen Hypertonie.** Es kann zu gefährlichen **Blutdruckkrisen** kommen. Daneben kann es zu einer gesteigerten Stoffwechsellage mit Schweißausbruch, Hyperglykämie, Herzklopfen und Unruhe kommen.

■ Welche Ursache liegt dem adrenogenitalem Syndrom zugrunde?

Beim adrenogenitalen Syndrom kommt es aufgrund eines **erblichen Defekts,** eines **Adenoms** oder eines **Karzinoms** zu einem **Anstieg** der **Androgene.**

■ Wie ist das Erscheinungsbild des adrenogenitalen Syndroms bei Jungen, bei Mädchen und wie bei Frauen?

Jungen
Es kommt zu einer **vorzeitigen Geschlechtsentwicklung** (Pseudopubertas praecox) und großen Genitalorganen. Durch eine Beschleunigung der Knochenreife kommt es zuerst zu Übergröße, später durch einen verfrühten Schluss der Wachstumsfugen der Röhrenknochen zu Kleinwuchs (untersetzter Körperbau). Die Muskulatur entwickelt sich stark.

Die Symptomatik ist davon abhängig, in welchem Alter die Erkrankung auftritt.

Mädchen
Es kann zur **Zwitterbildung** (Pseudohermaphroditismus femininus) kommen. Die Klitoris vergrößert sich. Ungefähr ab dem 2. Lebensjahr kann es zu einer männlichen Schambehaarung und zu Akne kommen. Außerdem bildet sich die Muskulatur stark aus.

Frauen
Es kommt zu **Hirsutismus** (männlichem Behaarungstyp), bei ausgeprägtem Krankheitsbild zum **Virilismus** (Vermännlichung) mit Bartwuchs, Glatzenbildung, tiefer Stimme und stark ausgeprägter Muskulatur.

■ Bei einer Harnuntersuchung mittels Teststreifen stellen Sie Glukose im Urin fest. Was kann die Ursache sein?

Alimentär bedingte Glukoseausscheidung im Urin, **Diabetes mellitus, Herabsetzung** der **Nierenschwelle** der Glukoseausscheidung, **schwere Nierenkrankheiten.**

■ Bei einer Harnuntersuchung mittels Teststreifen finden Sie Ketonkörper im Urin. Welche Ursachen kommen hierfür in Betracht?

Diabetes mellitus, Fastenkuren und **Diäten.**

■ Führen Sie bei Verdacht auf Diabetes mellitus besser eine postprandiale Blutzuckerbestimmung durch oder eine Nüchternblutzuckerbestimmung? Begründen Sie Ihre Meinung!

Bei Verdacht auf Diabetes mellitus wird besser eine **postprandiale** Blutzuckerbestimmung durchgeführt, da bei einer verminderten Glukosetoleranz die Nüchternblutzuckerwerte noch normal sind, der postprandiale Wert aber erhöht sein kann.

Findet man bei einer postprandialen Blutzuckerbestimmung erhöhte Werte, so muss der Patient erneut einbestellt werden, um weitere Untersuchungen wie Nüchternblutzuckerbestimmung und eventuell Glukosetoleranztest sowie Blutzuckertagesprofil vorzunehmen.

■ Wozu wird der Glukosetoleranztest ausgeführt?

Der Glukosetoleranztest wird zur **Aufdeckung** einer **verminderten Glukosetoleranz** durchgeführt.

■ Darf ein Heilpraktiker einen Glukosetoleranztest durchführen?

Ja.

■ Wie wird ein Glukosetoleranztest durchgeführt?

Glukosetoleranztest
Nach 3 Tagen normaler Ernährung und nachdem der Patient 10 Stunden nichts gegessen hat, bekommt er 75 g **Glukose morgens nüchtern zu trinken.**

Der Blutzuckerwert wird **vor** der oralen Verabreichung als Nüchternblutzucker bestimmt, dann 2 Stunden **nach** der Verabreichung. Es wird anhand einer Tabelle überprüft, ob sich die gemessenen Werte im Norm-, Grenz- oder Krankheitsbereich bewegen.

Plasmablutzuckerwerte vor und nach der oralen Verabreichung von 75 g Glukose in mg / dl		
	Nüchtern	**Nach 2 Std.**
Normalwerte	< 90	< 140
Grenzwertbereich	90–110	140–200
Diabetes mellitus	> 110	> 200

■ Welche Störung liegt dem Diabetes mellitus zugrunde?

Bei Diabetes mellitus liegt eine Störung des **Kohlenhydratstoffwechsels** vor. Oft entgleisen auch der Fett- und evtl. der Eiweißstoffwechsel.

■ Nennen Sie noch mindestens zwei andere Entstehungsursachen für Diabetes mellitus neben Insulinmangel!

Weitere Entstehungsursachen für Diabetes mellitus neben Insulinmangel sind:
- Vermehrtes Auftreten von **Insulinantagonisten** (Glukagon, Kortisol, Adrenalin, STH), sog. Gegenregulationsdiabetes
- **Autoimmunantikörper** gegen Insulin
- **Herabsetzung** der **Ansprechbarkeit** der **Organe** auf Insulin

■ In welchen Fällen von Diabetes mellitus werden vom Arzt Sulfonylharnstoffe (orale Antidiabetika) eingesetzt?

Sulfonylharnstoffe (orale Antidiabetika) können nur eingesetzt werden, solange noch **funktionsfähige Teile** des **Inselapparats** vorhanden sind. Beim Typ-1-Diabetes zeigen sie deshalb keine Wirkung.

■ Nennen Sie frühe Beschwerden bei Diabetes mellitus! Begründen Sie diese!

- Um die **vermehrte Glukose mit dem Urin auszuscheiden:** gesteigerter Durst und Harnflut
- **Durch Glukosemangel der Zelle:** Müdigkeit, Leistungsminderung
- **Kompensatorischer Fett- und Eiweißabbau:** Gewichtsabnahme
- **Abwehrschwäche:** z. B. Furunkel und Karbunkel
- **Sehstörungen:** durch Veränderungen der Linse und der Netzhaut.
- **Ablagerung** bestimmter Substanzen in der Haut: Juckreiz

■ Welche gefürchteten Folgen haben Makroangiopathien bei Diabetes mellitus?

Aufgrund der Makroangiopathien kommt es zur **Arteriosklerose,** deren gefürchtetsten Folgen Herzinfarkt, Hirnschlag, Nierenschädigung und Gangränbildung sind.

■ Was sind gefürchtete Folgen der Mikroangiopathien bei Diabetes mellitus?

Die Mikroangiopathien führen zur **Netzhaut-, Nerven-** und **Nierenschädigung.**

Darf der Heilpraktiker einen Diabetes mellitus behandeln?

Ja. Der Heilpraktiker kann vor allem leichte und bei entsprechender Sachkenntnis auch mittlere Diabetes-mellitus-Erkrankungen behandeln. Wird ein Diabetiker **insulinpflichtig,** muss er den Patienten an den **Arzt** verweisen, da Insulin verschreibungspflichtig ist.

Aber auch einen insulinpflichtigen Diabetiker darf der Heilpraktiker begleitend zum Arzt behandeln, z. B. durch alternative Behandlungsmethoden. An der ärztlich verordneten Insulindosierung darf der Heilpraktiker selbstverständlich in keinem Fall etwas verändern. Verbessert sich die Erkrankung unter der Behandlung des Heilpraktikers, muss der Patient wieder an den Arzt verwiesen werden, damit dieser eventuell die Insulindosierung reduziert.

Wie kann sich ein Insulinschock (früher hypoglykämischer Schock) ankündigen?

Es können **Heißhunger, motorische Unruhe, Zittern, Krämpfe, Schwitzen, Schwächegefühl** und **Verwirrtheit** auftreten.

In welcher Art und Weise ist die Atmung bei der Kussmaul-Atmung verändert?

Bei der Kussmaul-Atmung handelt es sich um eine **gleichmäßige, vertiefte** und **verstärkte** Atmung.

Für welche Schock- bzw. Komaform bei Diabetes-mellitus-Krankheiten ist die Kussmaul-Atmung typisch (Coma diabeticum oder Insulinschock)?

Die Kussmaul-Atmung ist für das **Coma diabeticum** typisch. Sie kann übrigens auch im Coma uraemicum auftreten.

14.3 Multiple-Choice-Fragen

Welche Aussagen über den Hypothalamus sind richtig?

1 Der Hypothalamus liegt im Türkensattel des Keilbeinkörpers.
2 Am Hypothalamus unterscheidet man einen Vorder- und einen Hinterlappen.
3 Der Hypothalamus produziert Hemmhormone, welche die Freisetzung der Hormone im Hypophysenvorderlappen hemmen.
4 Die Freisetzungshormone des Hypothalamus werden noch als Releasing-Hormone bezeichnet.

Die Antworten 3 und 4 sind richtig.

Anmerkung

- Punkt 1: Im Türkensattel liegt die Hypophyse.
- Punkt 2: Vorder- und Hinterlappen wird an der Hypophyse unterschieden, aber nicht am Hypothalamus.

Welche Aussagen über die Hypophyse sind richtig?

1 Die deutsche Bezeichnung lautet Hirnanhangsdrüse.
2 Hier liegen die Leydig-Zwischenzellen.
3 Man unterscheidet eine Neuro- und eine Adenohypophyse.
4 Man unterscheidet in HVL und HHL.
5 Der Hypophysenvorderlappen produziert seine Hormone nicht selbst, sondern speichert nur die Hormone, die er vom Hypothalamus erhält.

Die Antworten 1, 3 und 4 sind richtig.

Anmerkung

- Punkt 2: Die Leydig-Zwischenzellen liegen im Hoden.
- Punkt 5: Nur der Hypophysenhinterlappen produziert seine Hormone nicht selbst, sondern erhält sie vom Hypothalamus.

Welche Hormone werden im Hypophysenvorderlappen produziert?

1 Melanotropin
2 Oxytocin
3 STH
4 LH
5 Adiuretin
6 ACTH
7 Thyreotropes Hormon

8 Vasopressin
9 Prolaktin

Die Antworten 1, 3, 4, 6, 7 und 9 sind richtig.

Anmerkung
- Punkte 2: Oxytocin stammt aus dem Hypophysenhinterlappen.
- Punkt 5: Adiuretin stammt aus dem Hypophysenhinterlappen.
- Punkt 8: Vasopressin = Adiuretin stammt aus dem Hypophysenhinterlappen.

Welche Aussage ist richtig?

1 FSH kommt nur bei der Frau und nicht beim Mann vor.
2 LH kommt nur bei der Frau und nicht beim Mann vor.
3 Prolaktin wirkt bei der Milchproduktion mit.
4 STH ist bei der Frau wesentlich an der Reifung des Follikels im Eierstock beteiligt.
5 ACTH wirkt auf die Schilddrüse ein.
6 Vasopressin spielt eine wichtige Rolle bei der Wehentätigkeit.

Antwort 3 ist richtig.

Anmerkung
- Punkte 1 und 2: FSH und LH kommen bei Frauen und Männern vor.
- Punkt 4: STH (somatotropes Hormon) ist das Wachstumshormon.
- Punkt 5: ACTH wirkt auf die Nebennierenrinde ein.
- Punkt 6: Die Wehentätigkeit wird von Oxytocin beeinflusst. Vasopressin (Adiuretin) wirkt auf die Wasserrückhaltung in den Nierentubuli ein, außerdem verengt es die Gefäße.

Welche Behauptungen sind richtig?

1 Beim Simmonds-Syndrom liegt eine Insuffizienz des Hypophysenvorderlappens vor.
2 Beim Simmonds-Syndrom liegt eine Überfunktion des Hypophysenhinterlappens vor.
3 Liegt ein Kleinwuchs aufgrund eines STH-Mangels vor, so fällt bei den Betroffenen auf, dass der Rumpf normal groß ist, aber die Extremitäten auffallend kurz sind.
4 Eine Überproduktion von STH vor der Pubertät kann zum Riesenwuchs führen.
5 Bei Diabetes insipidus liegt zu viel ADH vor.
6 Bei Diabetes insipidus liegt zu wenig ADH vor.
7 Diabetes insipidus beruht überhaupt nicht auf einer Störung des ADH-Gehalts.

Die Antworten 1, 4 und 6 sind richtig.

Anmerkung
- Punkt 2: Beim Simmonds-Syndrom liegt eine Unterfunktion des Hypophysenvorderlappens vor.
- Punkt 3: STH-Mangel führt zu einem wohlproportionierten Kleinwuchs.

Mögliche Beschwerden bei Akromegalie sind:

1 Verkleinerung von Nase und Unterkiefer
2 Vergrößerung von Unterkiefer, Händen und Füßen
3 Hautverdickung
4 Diabetes insipidus
5 Diabetes mellitus
6 Oligomenorrhö
7 Kopfschmerzen
8 Potenzstörungen

Die Antworten 2, 3, 5, 6, 7 und 8 sind richtig.

Anmerkung
- Punkt 7: Kopfschmerzen können sich aufgrund eines Tumors bilden, der die Akromegalie verursacht hat.

Welche Aussagen über die Zirbeldrüse sind zutreffend?

1 Sie wird auch als Diaphyse bezeichnet.
2 Sie produziert das Hormon Melatonin.
3 Das Melatonin der Zirbeldrüse ist für die Braunfärbung der Haut zuständig.
4 Melatonin wird auch als „Schlafhormon“ bezeichnet.
5 Man vermutet, dass die Zirbeldrüse die Geschlechtsreife beschleunigt.
6 Man vermutet, dass die Zirbeldrüse die Geschlechtsreife hemmt.

Die Antworten 2, 4 und 6 sind richtig.

Anmerkung
- Punkt 1: Die Zirbeldrüse wird auch als Epiphyse bezeichnet.

■ Welche Aussage über die Schilddrüse ist richtig?

1 Die Fachbezeichnung lautet Glandula parathyreoidea
2 Beim Gesunden liegt sie hinter dem Brustbein und vor dem Herzbeutel.
3 Sie produziert das Hormon Thyreotropin.
4 Man unterscheidet einen oberen und einen unteren Schilddrüsenlappen.
5 Die Schilddrüse benötigt zur Produktion ihrer Hormone vor allem Cadmium und Blei.
6 An der Rückseite der Schilddrüse befinden sich vier Epithelkörperchen.

Antwort 6 ist richtig.

Anmerkung
- Punkt 1: Schilddrüse = Glandula thyreoidea
- Punkt 2: Hier liegt der Thymus.
- Punkt 3: Sie produziert Triiodthyronin und Thyroxin. Thyreotropin (TSH) stammt aus dem HVL.
- Punkt 4: Man unterscheidet einen rechten und einen linken Schilddrüsenlappen.
- Punkt 5: Die Schilddrüse benötigt Iod.

■ Welche typischen Beschwerden treten bei Schilddrüsenüberfunktion auf?

1 Bradykardie
2 Enophthalmus
3 Gewichtsabnahme
4 Tremor
5 Kälteintoleranz
6 Vermehrtes Frieren
7 Verkleinerung der Blutdruckamplitude
8 Gesteigerte Reflexe
9 Unruhe und Nervosität

Die Antworten 3, 4, 8 und 9 sind richtig.

Anmerkung
- Punkte 1, 2, 5, 6, 7: Diese Beschwerden gehören zur Schilddrüsenunterfunktion.

■ Bei einer Patientin stellen Sie eine Struma fest. Was kann zutreffen?

1 Euthyreote Stoffwechsellage
2 Schilddrüsenüberfunktion
3 Schilddrüsenunterfunktion
4 Blande Struma

Die Antworten 1, 2, 3 und 4 sind richtig.

■ Früher kam es häufiger vor, dass man bei Patienten auffallend große Strumen feststellen konnte. Worum handelte es sich hierbei? Nur einen Punkt angeben!

1 Schilddrüsenüberfunktion
2 Schilddrüsenunterfunktion
3 Iodmangelkropf bei meist euthyreoter Stoffwechsellage

Antwort 3 ist richtig.

■ Welche Aussagen über Morbus Basedow sind zutreffend?

1 Schilddrüsenunterfunktion
2 Schilddrüsenüberfunktion
3 Hyperthyreose
4 Hypothyreose
5 Merseburger Trias

Die Antworten 2, 3 und 5 sind richtig.

Anmerkung
- Punkt 5: Zur Merseburger Trias gehören Struma, Tachykardie und Exophthalmus.

■ Welche Komplikationen können infolge einer operativen Schilddrüsenentfernung auftreten?

1 Hyperthyreose
2 Hypothyreose
3 Heiserkeit
4 Bluthochdruck
5 Krämpfe
6 Blasenentleerungsstörungen

Die Antworten 2, 3 und 5 sind richtig.

Anmerkung
- Punkt 3: Heiserkeit kann infolge einer Verletzung des Kehlkopfnervs (Rekurrenz) auftreten.
- Punkt 5: Zu Krämpfen kann es durch eine irrtümliche Entfernung der Nebenschilddrüse kommen (Mangel an Parathormon führt zum Kalziummangel im Blut).

■ **Welche Aussagen über Kretinismus sind richtig?**

1 Ursache kann ein Iodmangel der Mutter während der Schwangerschaft sein.
2 Intelligenzdefekte möglich
3 Wachstumsrückstand möglich
4 Gigantismus möglich

Die Antworten 1, 2 und 3 sind richtig.

■ **Welche Symptome können bei Hypothyreose auftreten?**

1 Myxödem
2 Mimische Starre
3 Wärmeintoleranz
4 Depressionen
5 Anämie
6 Durchfälle
7 Reflexe verlangsamt

Die Antworten 1, 2, 4, 5 und 7 sind richtig.

■ **Geben Sie mögliche Ursachen für eine Hypothyreose an!**

1 Iodmangel
2 Zerstörung des Hypophysenvorderlappens
3 Zerstörung des Hypophysenhinterlappens
4 Chirurgische Entfernung der Schilddrüse

Die Antworten 1, 2 und 4 sind richtig.

Anmerkung
- Punkt 2: Zerstörung des Hypophysenvorderlappens führt zu einem Mangel an TSH und damit zu einer mangelhaften Stimulierung der Schilddrüse.

■ **Welche Aussagen über die akute Thyreoiditis sind richtig?**

1 Es handelt sich um eine degenerative Erkrankung der Schilddrüse.
2 Es handelt sich um eine entzündliche Erkrankung der Schilddrüse.
3 Druckempfindlichkeit der Schilddrüse
4 Schmerzen im Bereich der Schilddrüse
5 Schluckbeschwerden

Die Antworten 2, 3, 4 und 5 sind richtig.

■ **Geben Sie die Aufgabe der Nebenschilddrüse an!**

1 Abgabe von Thyroxin
2 Abgabe von Parathormon
3 Abgabe von Vitamin D

Antwort 2 ist richtig.

Anmerkung
- Punkt 1: Thyroxin wird von der Schilddrüse abgegeben.

■ **Welche Hormone helfen mit, den Blutkalziumspiegel zu regulieren?**

1 Insulin
2 Glukagon
3 Parathormon
4 Prolaktin
5 Kalzitonin

Die Antworten 3 und 5 sind richtig.

■ **Zählen Sie die Beschwerden auf, die bei Unterfunktion der Nebenschilddrüse auftreten können!**

1 Parästhesien
2 Allgemeiner Knochenabbau
3 Krämpfe
4 Lähmungen
5 Positives Chvostek-Zeichen
6 Hartnäckige Obstipation
7 Kalzium-Nierensteine

Die Antworten 1, 3 und 5 sind richtig.

Anmerkung
- Punkt 2: Es kommt nicht zu einem allgemeinen Knochenabbau, weil aufgrund des Parathormonmangels zu wenig Kalzium aus dem Knochen gelöst wird.
- Punkt 4: Es kommt nicht zu Lähmungen, sondern eher zu Krämpfen, da zu wenig Kalzium im Blut ist. Kalzium dämpft die Erregbarkeit von Nerven und Muskeln.
- Punkt 6: Obstipation kann durch einen Kalziumüberschuss verursacht werden.
- Punkt 7: Kalzium-Nierensteine gehören zur Überfunktion der Nebenschilddrüse.

■ Für die Nebennieren treffen zu:

1 Intraperitoneale Lage
2 Retroperitoneale Lage
3 Man unterscheidet Nebennierenrinde und Nebennierenmark.

Die Antworten 2 und 3 sind richtig.

■ Welches ist der wichtigste Vertreter der Mineralokortikoide?

1 Kortisol
2 Kortison
3 Aldosteron
4 Androgene

Antwort 3 ist richtig.

■ Mögliche Auswirkungen von Kortisol sind:

1 Absenkung des Blutzuckerspiegels
2 Blutdrucksteigerung
3 Eosinophilie
4 Erhöhung der Magensaftproduktion
5 Infektanfälligkeit

Die Antworten 2, 4 und 5 sind richtig.

Anmerkung
- Punkt 1: Kortisol hebt den Blutzuckerspiegel an.
- Punkt 3: Kortisol senkt die Zahl der Eosinophilen im Blut.

■ Wie kann sich ein Überschuss an Androgen bei der Frau auswirken?

1 Bartwuchs
2 Virilismus
3 Verstärkte Regelblutung
4 Hirsutismus
5 Erhöhte TSH-Ausschüttung
6 Tiefe Stimme

Die Antworten 1, 2, 4 und 6 sind richtig.

Anmerkung
- Punkt 3: Es kommt eher zu Amenorrhö.
- Punkt 5: Das TSH des Hypophysenvorderlappens wirkt auf die Schilddrüse und nicht auf die Nebenniere ein.

■ Welche Aussagen über den hormonellen Anteil der Bauchspeicheldrüse sind richtig?

1 Der Teil des Pankreas, der Hormone produziert, macht ungefähr 50 % des Gesamtgewebes aus.
2 Der Teil des Pankreas, der Hormone produziert, macht ungefähr 2 % des Gesamtgewebes aus.
3 Das hormonproduzierende Gewebe des Pankreas liegt vornehmlich im Kopf des Pankreas (Caput pancreatis).
4 Das hormonproduzierende Gewebe des Pankreas liegt vornehmlich in Körper und Schwanz des Pankreas (Corpus pancreatis, Cauda pancreatis).
5 Wichtige hormonproduzierende Zellen des Pankreas sind die X- und die Y-Zellen.
6 Wichtige hormonproduzierende Zellen des Pankreas sind die A- und die B-Zellen.

Die Antworten 2, 4 und 6 sind richtig.

■ Wie wird der hormonproduzierende Anteil der Bauchspeicheldrüse bezeichnet?

1 Leydig-Zwischenzellen
2 Inselapparat
3 Peyer-Plaques
4 Langerhans-Inseln
5 Lieberkühn-Drüsen

Die Antworten 2 und 4 sind richtig.

Anmerkung
- Punkt 1: Leydig-Zwischenzellen kommen im Hoden vor und produzieren Testosteron.
- Punkt 3: Bei den Peyer-Plaques handelt es sich um Ansammlungen von lymphatischem Gewebe im Dünndarm.
- Punkt 5: Die Lieberkühn-Drüsen sind Dünndarmdrüsen.

■ Insulin hat folgende Wirkungen:

1 Blutzuckersteigerung
2 Blutzuckersenkung
3 Glykogenolyse
4 Glykogenese
5 Glukoneogenese

Die Antworten 2 und 4 sind richtig.

Anmerkung

- Punkt 3: Glykogenolyse ist der Abbau von Glykogen zu Glukose. Dies bewirkt eine Steigerung des Blutzuckergehalts.
- Punkt 4: Glykogenese ist der Aufbau von Glukose zu Glykogen. Dies hat eine Senkung des Blutzuckergehalts zur Folge.
- Punkt 5: Glukoneogenese ist die Bildung von Glukose aus Nicht-Zuckern (Fetten, Eiweißen). Dies bewirkt eine Steigerung des Blutzuckergehalts.

■ Eine blutzuckersteigernde Wirkung haben die folgenden Hormone:

1 Melanotropin
2 Kortisol
3 Glukagon
4 STH
5 Adiuretin

Die Antworten 2, 3 und 4 sind richtig.

■ Welche Aussage über die Harnuntersuchung bei Diabetes mellitus ist richtig?

1 Jedes Auftreten von Glukose im Urin bedeutet, dass ein Diabetes mellitus vorliegt.
2 Typisch für Diabetes mellitus ist nicht nur das Auftreten von Glukose im Harn, sondern auch das vermehrte Auftreten von Bilirubin und Urobilinogen.
3 Die Harnuntersuchung ist noch genauer als die Blutuntersuchung bei der Aufdeckung von Diabetes mellitus in einem frühen Stadium.
4 Treten im Harn Ketonkörper auf, so kann dies darauf hinweisen, dass die Glukosewerte des Blutes stark ansteigen, und dass es vielleicht zum Coma diabeticum kommt.

Antwort 4 ist richtig.

Anmerkung

- Punkt 1: Eine Glukosurie kann auch alimentär bedingt sein oder auf einer Nierenschädigung beruhen, die zu einer Senkung der Nierenschwelle geführt hat.

■ Welche Blutuntersuchungen können bei Verdacht auf Diabetes mellitus sinnvollerweise ausgeführt werden?

1 Blutzuckertagesprofil
2 Nüchternblutzuckerbestimmung
3 Clearance-Untersuchung
4 Glukosetoleranztest

Die Antworten 1, 2 und 4 sind richtig.

Anmerkung

- Punkt 3: Die Clearance-Untersuchung dient dem Auffinden von Nierenerkrankungen und nicht dem Auffinden von Diabetes mellitus.

■ Eine mögliche Ursache für Diabetes Typ 3 (früher: sekundärer Diabetes mellitus) ist:

1 Altersdiabetes
2 Schilddrüsenunterfunktion
3 Morbus Cushing
4 Einnahme von Digitalispräparaten
5 Einnahme homöopathischer Komplexmittel

Antwort 3 ist richtig.

Anmerkung

- Punkt 1: Beim Altersdiabetes handelt es sich um einen primären Diabetes mellitus.
- Punkt 2: Nicht die Schilddrüsenunter-, sondern die Schilddrüsenüberfunktion kann die Blutzuckerwerte erhöhen.

■ Welche Aussage über die verminderte Glukosetoleranz (früher: subklinischer Diabetes mellitus) ist am zutreffendsten? Bitte nur einen Punkt angeben!

1 Nüchternblutzucker, postprandiale Blutzuckerbestimmung und Glukosetoleranztest pathologisch
2 Nüchternblutzucker, postprandiale Blutzuckerbestimmung und Glukosetoleranztest normal
3 Nüchternblutzucker normal, postprandiale Blutzuckerbestimmung und Glukosetoleranztest pathologisch

Antwort 3 ist richtig.

Anmerkung
- Punkt 1: Es handelt sich um einen manifesten Diabetes mellitus.
- Punkt 2: Es handelt sich um einen Blutzuckergesunden.

Mögliche Ursachen für einen Diabetes mellitus sind:

1 Überproduktion von Insulin
2 Mangel an Insulin
3 Überproduktion von Glukagon
4 Mangel an Glukagon
5 Autoimmungeschehen, durch Auftreten von Antikörpern
6 Gestörte Ansprechbarkeit der glykogenspeichernden Organe wie Leber, Muskeln und Fettgewebe auf Insulin

Die Antworten 2, 3, 5 und 6 sind richtig.

Anmerkung
- Punkt 1: Dem Diabetes mellitus liegt ein absoluter oder relativer Mangel (keine Überproduktion) an Insulin zugrunde.

Welche Aussagen über den Insulinmangel bei Diabetes mellitus sind zutreffend?

1 Beim Diabetes Typ 1 besteht überhaupt kein Insulinmangel.
2 Beim Diabetes Typ 1 besteht meist ein absoluter Insulinmangel.
3 Beim Diabetes Typ 2 besteht **immer** ein relativer Insulinmangel.
4 Beim Diabetes Typ 2 besteht **immer** ein absoluter Insulinmangel.
5 Beim Diabetes Typ 2 kann sowohl ein absoluter als auch ein relativer Insulinmangel bestehen.

Die Antworten 2 und 5 sind richtig.

Frühsymptome von Diabetes mellitus sind:

1 Müdigkeit
2 Angina pectoris
3 Anämie
4 Vermehrter Durst
5 Polyurie
6 Gangränbildung

Die Antworten 1, 4 und 5 sind richtig.

Spätsymptome von Diabetes mellitus sind:

1 Alzheimer-Krankheit
2 Niereninsuffizienz
3 Infektanfälligkeit
4 Sehstörungen
5 Nervenerkrankungen
6 Morbus Bechterew

Die Antworten 2, 3, 4 und 5 sind richtig.

Welche Aussagen über die Behandlung eines Diabetes mellitus durch den Heilpraktiker sind richtig?

1 Wegen der Schwere der Erkrankung besteht ein gesetzliches Behandlungsverbot.
2 Bei nur leicht erhöhten Blutzuckerwerten, die noch nicht durch Insulin therapiert werden müssen, darf der Heilpraktiker behandeln.
3 Bei stark erhöhten Blutzuckerwerten muss der Patient an den Arzt verwiesen werden, da hier Insulin eingesetzt werden muss. Der Heilpraktiker darf begleitend zum Arzt behandeln.
4 Bei einem insulinpflichtigen Diabetiker darf der Heilpraktiker begleitend zum Arzt behandeln.

Die Antworten 2, 3 und 4 sind richtig.

Geben Sie mögliche Ursachen für einen Insulinschock (früher: hypoglykämischen Schock) an!

1 Verabreichung von zu wenig Insulin
2 Erbrechen und Durchfälle
3 Obstipation
4 Starke körperliche Betätigung
5 Alkoholabusus

Die Antworten 2, 4 und 5 sind richtig.

Anmerkung
- Punkt 1: Als mögliche Ursache kommt die Verabreichung von zu viel (nicht zu wenig) Insulin in Betracht.
- Punkt 2: Erbrechen und Durchfälle können zum Verlust von Glukose führen.
- Punkt 4: Starke körperliche Betätigung kann zum erhöhten Verbrauch von Glukose führen.

Durch welche Symptome kann sich ein Insulinschock ankündigen?

1 Schwächegefühl
2 Heißhunger
3 Verwirrtheit
4 Cheyne-Stokes-Atmung

Die Antworten 1, 2 und 3 sind richtig.

Anmerkung
- Punkt 4: Die Cheyne-Stokes-Atmung kommt z. B. bei schwerer Herzinsuffizienz, bei Gehirnerkrankungen und Vergiftungen vor, aber nicht beim Insulinschock.

Wie würden Sie beim Insulinschock vorgehen?

1 Bei erhaltenem Bewusstsein Zucker zu essen oder Zuckerlösung zu trinken geben.
2 Bei Bewusstlosigkeit Zuckerstück auf die Zunge legen, damit dieser noch resorbiert werden kann.
3 Insulin spritzen.
4 Insulin oral verabreichen.
5 Notarzt verständigen.

Die Antworten 1 und 5 sind richtig.

Anmerkung
- Punkt 2: Bei Bewusstlosigkeit darf grundsätzlich nichts Essbares gegeben werden, da es zur Behinderung der Atmung kommen könnte.
- Punkt 3: Insulin würde den Blutzuckerspiegel noch stärker senken!

Wodurch zeichnet sich das Coma diabeticum aus?

1 Biot-Atmung
2 Puls kaum verändert
3 Atemluft riecht obstartig.
4 Haut feucht
5 Koma tritt plötzlich auf.

Antwort 3 ist richtig.

Anmerkung
- Punkt 1: Biot-Atmung tritt auf bei Verletzung des Atemzentrums, bei Hirnblutungen, Hirnödemen und bei Meningoenzephalitis.
- Punkt 2: Der Puls ist kaum tastbar.
- Punkt 4: Die Haut ist trocken, da es zur Exsikkose kommt.
- Punkt 5: Ein Coma diabeticum entwickelt sich langsam.

KAPITEL

15 Harnableitende Organe und Niere

15.1 Bildfragen

■ **Bezeichnen Sie die bezifferten Strukturen der Niere und des harnableitenden Systems (➤ Abb. 15.1)!**

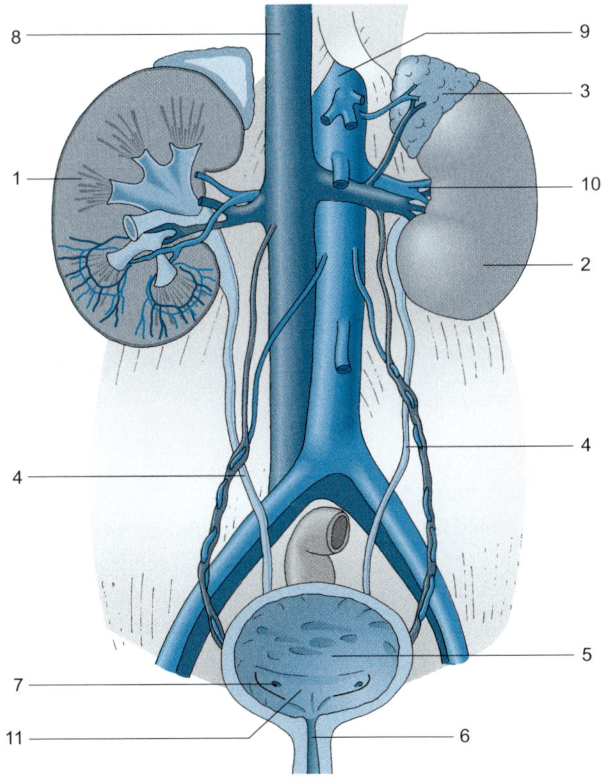

Abb. 15.1 Darstellung des männlichen harnableitenden Systems [L190]

1 Rechte Niere (Ren dexter)
2 Linke Niere (Ren sinister)
3 Nebenniere (Glandula suprarenalis)
4 Harnleiter (Ureter)
5 Harnblase (Vesica urinaria)
6 Harnröhre (Urethra)
7 Einmündungsstelle des Harnleiters (Ostium ureteris)
8 Untere Hohlvene (V. cava inferior)
9 Bauchaorta (Aorta abdominalis)
10 Nierenarterie (A. renalis)
11 Blasendreieck (Trigonum vesicae)

Geben Sie die drei Engpässe des Harnleiters an!

- In der Nähe des Nierenbeckens
- An der Kreuzungsstelle mit den großen Blutgefäßen
- Beim Eintritt in die Harnblase

Bezeichnen Sie die Anteile der Niere (➤ Abb. 15.2)!

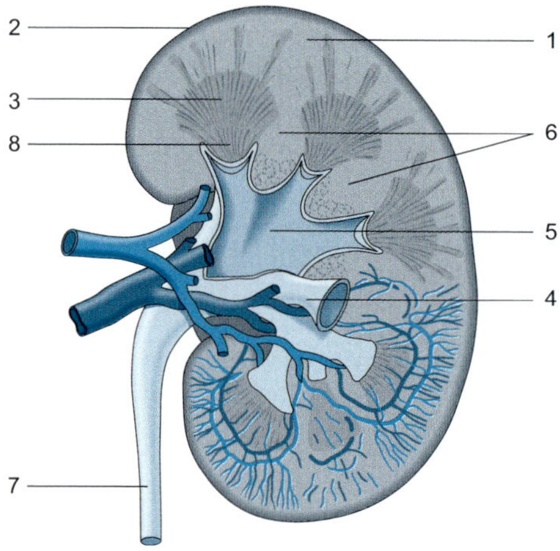

Abb. 15.2 Schematisierter Schnitt durch eine Niere [L190]

1 Nierenrinde (Cortex renalis)
2 Nierenkapsel (Capsula fibrosa)
3 Nierenpyramide (Pyramidis renalis)
4 Nierenkelch (Calix renalis)
5 Nierenbecken (Pyelon, Pelvis renalis)
6 Nierensäule (Columna renalis)
7 Harnleiter (Ureter)
8 Nierenpapille (Papilla renalis)

Woraus setzt sich ein Nierenkörperchen zusammen?

- Glomerulus
- Bowman-Kapsel

Woraus setzt sich ein Nephron zusammen?

- Nierenkörperchen (Glomerulus und Bowman-Kapsel)
- Nierenkanälchen (Tubulussystem)

Bezeichnen Sie die Anteile des Nierenkörperchens (➤ Abb. 15.3)!

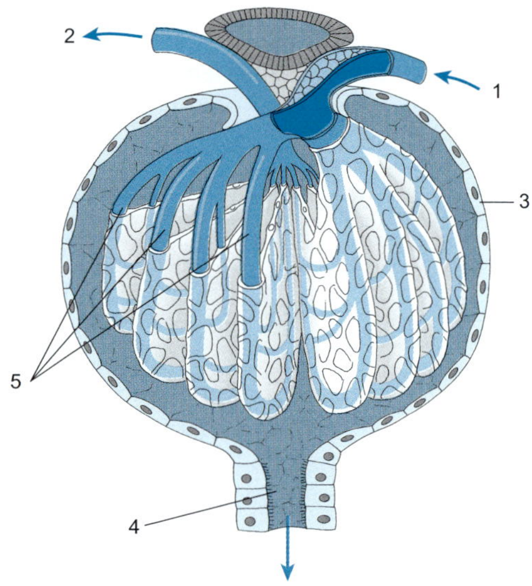

Abb. 15.3 Nierenkörperchen [L190]

1 Zuführendes Gefäß (Vas afferens)
2 Wegführendes Gefäß (Vas efferens)
3 Bowman-Kapsel
4 Proximaler Tubulusanteil
5 Gefäßknäuel des Nierenkörperchens (Glomerulus)

15.2 Fragen ohne Antwortauswahl

Zählen Sie die Organe auf, die zum Harnwegssystem gehören!

Nieren (Renes), **Nierenbecken** (Pelvis renalis, Pyelon), **Harnleiter** (Ureter), **Harnblase** (Vesica urinaria), **Harnröhre** (Urethra).

Geben Sie die Nachbarorgane der Nieren an!

Rechte Niere
Rechte Nebenniere (oben), **rechter Leberlappen** (vorne), **rechte Dickdarmbiegung** (unten), **Zwölffingerdarm,** absteigender Teil (medial), **Zwerchfell** (hinten).

Linke Niere
Linke Nebenniere (oben), **Magen** (oben), **Milz** (seitlich vorne), **Bauchspeicheldrüse,** Schwanz (medial vorne), **linke Dickdarmbiegung** (unten vorne), **Zwerchfell** (hinten).

Wieso kann es bei Magersucht zur Wanderniere kommen?

Die Niere ist von **Fettgewebe umgeben.** Dieses hat die Aufgabe, die Niere in der **Lage** zu **halten** und zu schützen. Die Niere „schwimmt" gewissermaßen in ihrem Fettlager, denn das Fett ist bei Körpertemperatur halbflüssig. Kommt es nun zur **extremen Abmagerung,** so wird dieses stützende Fettpolster **abgebaut,** sodass die **Niere nach unten sinkt.** Es kommt zur Wanderniere (Senkniere, Ren mobilis).

Wie heißt das Gefäß, das die Niere mit Blut versorgt?

Nierenschlagader (A. renalis).

Was ist das Nierenbecken und welche Aufgabe hat es?

Das Nierenbecken stellt eine **Ausweitung** des **Harnleiters** dar. Es ist der **Auffangbehälter** für den aus den **Nierenpapillen** tropfende **Harn.**

Geben Sie von den folgenden Fachbezeichnungen die deutsche Bedeutung an!
- **Pyelon**
- **Nephron**
- **Glomerulus**
- **Nephrose**
- **Nephritis**
- **Ureter**
- **Urethra**
- **Vesica urinaria**

- **Pyelon** (Pelvis renalis): Nierenbecken
- **Nephron:** kleinste Funktionseinheit der Niere, bestehend aus Nierenkörperchen (Glomerulus und Bowman-Kapsel) und Nierenkanälchen
- **Glomerulus:** Gefäßknäuel des Nierenkörperchens
- **Nephrose:** syn. Nephrotisches Syndrom (früher wurde der Begriff „Nephrose" für degenerative Nierenerkrankungen benutzt; im Gegensatz zur Nephritis, der entzündlichen Nierenerkrankung)
- **Nephritis:** Nierenentzündung
- **Ureter:** Harnleiter
- **Urethra:** Harnröhre
- **Vesica urinaria:** Harnblase

Schildern Sie den Wandaufbau der Harnleiter!

Schleimhaut (Tunica mucosa)
Stellt die Innenauskleidung des Harnleiters dar. Der innere Überzug besteht aus Übergangsepithel. Darunter befindet sich Bindegewebe.

Muskelwand (Tunica muscularis)
Bildet die Mittelschicht des Harnleiters. Man unterscheidet längs- und zirkulär verlaufende Muskelfaserschichten.

Bindegewebige Hülle (Tunica adventitia)
Es handelt sich um die äußere bindegewebige Hüllschicht.

Begründen Sie, warum der Urin im Harnleiter durch peristaltische Bewegungen transportiert wird und nicht einfach aufgrund der Schwerkraft in die Blase läuft!

Würde der Harn nur aufgrund der Schwerkraft in die Blase transportiert, so würde er sich **beim Liegen** im Nierenbecken **anstauen.**

■ Geben Sie die Nachbarorgane der Harnblase bei der Frau an!

Beckenwand (vorne), **Gebärmutter** (oben hinten), **Vagina** (hinten).

■ Geben Sie die Nachbarorgane der Harnblase beim Mann an!

Vorsteherdrüse (unten, am Harnblasengrund), **Bläschendrüse** (unten, am Harnblasengrund), **Mastdarm** (hinten), **Samenleiter** (seitlich, oberhalb der Harnleitermündungen, steigt dann ab zur Vorsteherdrüse).

■ Welche Besonderheit hat der Epithelüberzug der Blasenschleimhaut?

Die Blasenschleimhaut hat einen Überzug aus **Übergangsepithel.** Dieses Übergangsepithel ermöglicht eine Anpassung an die unterschiedlichen Füllungszustände der Blase und schützt das Gewebe durch schleimabsondernde Zellen vor dem konzentrierten Harn.

■ Wieso gibt es bei Frauen häufiger Harnblasenentzündungen als beim Mann?

Die Harnröhrenöffnung der Frau ist nur **unzureichend** gegen **mikrobielle Verunreinigungen** aus Vagina und Rektum geschützt. Des Weiteren hat die weibliche Harnröhre **nur** eine **Länge** von ungefähr 5 cm, beim Mann dagegen ist sie 20–25 cm lang, wodurch der Weg für aufsteigende Erreger in die Blase bei der Frau wesentlich kürzer ist.

■ Nennen Sie wichtige Abbauprodukte des Stoffwechsels, welche die Niere ausscheiden muss und geben Sie an, wobei diese Abbauprodukte anfallen!

Harnstoff
Abbauprodukt des **Eiweißstoffwechsels.** Beim Eiweißstoffwechsel fällt Ammoniak an. Dieses wird von der Leber in Harnstoff umbaut, der dann von den Nieren ausgeschieden wird.

Harnsäure
Endprodukt des **Purinstoffwechsels.** Harnsäure ist ein Stoffwechselendprodukt der mit der Nahrung zugeführten und der beim Abbau körpereigener Zellen entstammenden Nukleinsäuren bzw. Purine (organische Verbindungen aus der Nukleinsäure des Zellkerns).

Kreatinin
Abbauprodukt des **Muskelstoffwechsels.** Um ADP in ATP umzuwandeln, benutzt die Muskelzelle Kreatinphosphat. Bei der Reaktion ADP + Kreatinphosphat (→ ATP + Kreatin) fällt als Abbauprodukt Kreatin an. Dieses Kreatin baut die Zelle in Kreatinin um und schleust es aus der Zelle aus.

■ Welche Aufgabe hat das in der Niere gebildete Renin?

Renin ist ein wichtiges Glied im **Renin-Angiotensin-Aldosteron-System,** das bei der **Regelung** des **Blutdrucks** und des **Wasser-Elektrolyt-Haushalts** eine wichtige Rolle spielt.

■ Wozu wird Erythropoetin benötigt?

Erythropoetin wirkt **anregend** auf die **Bildung** der **roten Blutkörperchen.**

■ Was versteht man unter glomerulärer Filtration der Niere?

Unter Filtration im physikalischen Sinne versteht man die Abtrennung fester Stoffe aus Flüssigkeiten durch einen Filter. Nach diesem Prinzip geht auch die Filtration in den Glomeruli der Niere vonstatten.

Die Wand der **Glomeruli** wirkt als **Filter,** der kleine Teilchen wie Wasser, Glukose und Salze hindurchtreten lässt. **Große Teilchen** wie rote und weiße Blutkörperchen und die Bluteiweiße werden **zurückgehalten.**

■ Was ist die tubuläre Rückresorption der Niere? Erläutern Sie dabei die Begriffe aktiver und passiver Transport!

Bei der vorstehend geschilderten glomerulären Filtration gelangen auch **Stoffe,** die der Körper **noch**

benötigt, in den Primärharn. Diese holt die Niere durch die **tubuläre Rückresorption** in den Körper **zurück.** Das Zurückholen kann durch aktiven oder passiven Transport vor sich gehen.

Aktiver Transport
Beim aktiven Transport muss **Energie aufgewendet** werden, da der Transport durch die Zellmembran entgegen einem Konzentrationsgefälle erfolgen kann.

Den Transport selbst führen bestimmte Trägermoleküle (Carrier) durch, indem sich Stoffe an sie binden und sich von den Carriern durch die Membran hindurchschleppen lassen. Beim aktiven Transport spielen auch noch Translokatoren eine Rolle. Bei diesen Translokatoren handelt es sich um Strukturen in der Zellmembran, die gewissermaßen eine „Schleuse" in der Membran bilden können, durch die dann Stoffe in die Zelle ein- oder austreten können.

Passiver Transport
Beim passiven Transport muss **keine zusätzliche Energie** aufgewendet werden, da er auf den physikalischen Gesetzen der Diffusion, der Filtration und der Osmose beruht.

■ Was versteht man unter tubulärer Sekretion der Niere?

Die Membran in der Niere ist nicht nur in der Lage, Stoffe aus den Nierenkanälchen zurückzuholen (tubuläre Rückresorption), sondern sie kann auch Stoffe, die sich noch im Blut befinden, aber ausgeschieden werden sollen, durch **Sekretion in** den **Harn** abgeben. Diese Sekretion kann wie bei der vorstehenden Frage geschildert, durch **aktiven** oder **passiven Transport** erfolgen.

Bei den Stoffen, die durch aktiven Transport mittels tubulärer Sekretion in den Primärharn abgegeben werden, spielen Kreatinin, Medikamente, Farbstoffe, verschiedene Sulfate und Giftstoffe eine Rolle.

■ Woraus setzt sich das Nierenkörperchen zusammen und woraus ein Nephron?

Das **Nierenkörperchen** besteht aus **Glomerulus** und **Bowman-Kapsel.** Das **Nephron** besteht aus **Nierenkörperchen** und **Nierenkanälchen.**

■ Was ist die Henle-Schleife?

Die Henle-Schleife ist der **U-förmige Abschnitt** des **Nierenkanälchens,** in dessen absteigendem Anteil eine Konzentration und in dessen aufsteigendem Anteil eine Verdünnung des Harns erfolgt.

■ Schildern Sie stichwortartig, wodurch sich der effektive Filtrationsdruck in den Nieren ergibt!

Der effektive Filtrationsdruck in den Nieren errechnet sich aus dem **Filtrationsdruck abzüglich** des **Resorptionsdrucks.**

Der **Filtrationsdruck** ergibt sich vor allem aus dem **Blutdruck.**

Diesem Filtrationsdruck wirkt der **Resorptionsdruck** entgegen. Der Resorptionsdruck ergibt sich aus dem **kapsulären Druck** der Bowman-Kapsel und dem **kolloidosmotischen Druck,** der in den Blutkapillaren herrscht.

■ Schildern Sie stichpunktartig das Renin-Angiotensin-Aldosteron-System!

Renin
Renin ist ein Wirkstoff, den die **Niere** ausscheidet, wenn es in ihr zu einer **Minderdurchblutung** kommt.

Angiotensin
Angiotensin kommt in einer inaktiven Vorstufe als Angiotensinogen im **Blutplasma** vor. Trifft Renin auf Angiotensinogen, so veranlasst es dieses, sich in Angiotensin I umzuwandeln, das durch das Angiotensin-Converting-Enzym (ACE) zu Angiotensin II aktiviert wird. Angiotensin II wirkt **blutdrucksteigernd,** da es eine Engstellung der Gefäße bewirkt, die Natriumausscheidung herabsetzt und Durstgefühl auslöst. Angiotensin wirkt aber auch noch stimulierend auf die Freisetzung von Aldosteron.

Aldosteron
Aldosteron ist ein Hormon der **Nebennierenrinde.** Es bewirkt, dass aus den Nierentubuli vermehrt Natriumionen zurückgeholt werden. Diesem zurückgeholten Natrium folgt osmotisch das Wasser nach, wodurch es zum **Blutdruckanstieg** kommt.

Ist die Minderdurchblutung der Niere durch diese Maßnahmen behoben, so stellt sie die Reninproduktion ein.

■ Warum treten bei Niereninsuffizienz Ödeme oft zuerst an Ober- oder Unterlidern auf?

In den Augenlidern befindet sich ein **lockeres Unterhautzellgewebe,** das dem austretenden Blutplasma nur **wenig Gegendruck** entgegenbringt. Deswegen tritt hier eher vermehrt Flüssigkeit ins Gewebe, als an einer Stelle, an der das Gewebe eine größere Festigkeit besitzt.

■ Charakterisieren Sie jeweils kurz das typische Erscheinungsbild von Beinödemen, die sich aufgrund von Herz-, Lymph-, Venen- und Nierenerkrankungen gebildet haben!

Herzbedingte Ödeme
Herzbedingte Ödeme treten vermehrt **gegen Abend** als **Knöchelödeme** auf, oft zusammen mit **Nykturie.** Im Laufe der Erkrankung steigen die Ödeme weiter auf und es kann zu generalisierten Ödemen kommen.

Nierenbedingte Ödeme
Nierenbedingte Ödeme treten vermehrt **morgens** auf. Sie gehen vom **gesamten Fuß** aus, **einschließlich** der **Zehen.** Meist bestehen gleichzeitig morgendliche Lid- und Gesichtsödeme. Im weiteren Verlauf der Erkrankung kann es zu generalisierten Ödemen kommen.

Lymphbedingte Ödeme
Lymphbedingte Ödeme sind mit Ausnahme der angeborenen primären lymphbedingten Ödeme **einseitig.** Sie steigen vom **Fußrücken** aus auf. Die **Zehen** sind in der Regel **ausgespart.** Aufgrund einer chronischen Lymphabflussstörung kann es durch Bindegewebsvermehrung zu einem **verhärteten** (indurierten) Ödem kommen.

Venös bedingte Ödeme
Venös bedingte Ödeme treten oft zusammen mit einer **zyanotischen Verfärbung** des Beins auf. Handelt es sich um eine chronisch-venöse Insuffizienz (CVI), bestehen oft noch **Hyperpigmentierung, Verhärtung** (Induration) und die Neigung zur Ausbildung von **Unterschenkelgeschwüren** (Ulcus cruris venosum).

■ Bei einem Patienten stellen Sie Blut im Urin fest, woran denken Sie?

Blut im Urin ist ein **Tumorverdachtszeichen.** Mögliche Ursachen sind aber auch **Steine** im Harnwegssystem, **Glomerulonephritis, Pyelonephritis, Infektionen** der ableitenden **Harnwege, Prostatitis,** Nierentuberkulose, Gichtniere, Zystenniere, Diabetes mellitus, hämorrhagische Diathese, bei Frauen auch **Regelblutung.**

■ Wodurch kann es, außer durch Blutungen, noch zu „rotem Urin“ kommen?

Nahrungsmittel (Rote Bete) und **Medikamente** (Phenophthalein in Laxanzien, Methyldopa in Antihypertonika).

■ Was ist eine Makrohämaturie, was eine Mikrohämaturie?

Makrohämaturie
Schon mit **bloßem Auge** ist eine Rot- oder Braunfärbung des Urins zu erkennen.

Mikrohämaturie
Das Blut im Urin ist nur mikroskopisch oder mittels **Teststreifen** nachweisbar.

■ Wie wird die Zweigläserprobe durchgeführt?

Bei der Zweigläserprobe entleert der Patient seinen **Urin nacheinander** in **zwei Gläser.** Darauf folgend werden die Urinproben auf Blut untersucht.

■ Bei einer Zweigläserprobe stellen Sie eine initiale Hämaturie fest. Wo vermuten Sie die Blutungsquelle?

- **Initiale Hämaturie** (Blut nur im ersten Glas)
- **Beim Mann:** Urethritis, Prostatitis, Prostatakarzinom
- **Bei der Frau:** meist Harnröhrenpolyp

■ Bei einer Zweigläserprobe stellen Sie eine absolute Hämaturie fest. Wo vermuten Sie die Blutungsquelle?

Absolute Hämaturie (Blut ist in beiden Gläsern). Das Blut stammt aus **Blase, Harnleitern, Nierenbecken** oder **Nieren.**

■ Welche einfachen Untersuchungsmethoden stehen dem Heilpraktiker zur Verfügung, damit er sich einen ersten Überblick über die Nierentätigkeit verschaffen kann?

Anamnese
Dysurie, Veränderung der Harnmenge und Harnfarbe, Schmerzen in der Nierengegend, Kopfschmerzen, Müdigkeit.

Inspektion
Ödeme, schmutzig-bräunlich-gräuliche Hautfarbe.

Perkussion
Abklopfen der Nierenlager.

Harnuntersuchung
Spezifisches Gewicht, Teststreifenuntersuchung, Zweigläserprobe.

Blutuntersuchung
Erhöhung von Kreatinin und Harnstoff im Blut, Verschiebungen im Elektrolyt- und Salzhaushalt.

■ Bei einer Patientin können Sie mittels Teststreifen Nitrit im Urin nachweisen. Was kann Ihrer Meinung nach die Ursache sein?

Kann mittels Teststreifen Nitrit im Harn nachgewiesen werden, so ist das **beweisend,** dass sich **nitritbildende Keime** im Harnwegssystem befinden. Als Ursache kommen in Betracht: **Zystitis, Urethritis** (Harnröhrenentzündung), **Ureteritis** (Harnleiterentzündung), **Pyelitis** und **Pyelonephritis.** Bei Frauen liegt häufig eine **asymptomatische Bakterienausscheidung** im Urin vor.

■ Eine Patientin berichtet über Dysurie und Blasentenesmen. Bei der Untersuchung des Urins mittels Teststreifen können Sie weder Bakterien noch Leukozyten feststellen. Welche Krankheit könnte Ihrer Meinung nach zugrunde liegen?

Vermutlich liegt eine **Reizblase** (neurogene Blase) vor. Es muss aber auch daran gedacht werden, dass zwar Erreger vorhanden sind, dass es sich aber um **nicht-nitritbildende** Keime handelt.

■ Bei der Untersuchung mittels Teststreifen finden Sie eine Erhöhung der Leukozyten. Sonst sind keine Veränderungen auf einem anderen Teststreifenfeld festzustellen. Die Patientin hat keine Beschwerden beim Wasserlassen. Was liegt Ihrer Meinung nach hier vor?

Es liegt eine **symptomlose Leukozyturie** (vermehrtes Auftreten von weißen Blutkörperchen im Urin) vor.

Leukozyten im Urin können sowohl bei **Nierenerkrankungen** als auch bei **Erkrankungen** der **ableitenden Harnwege** auftreten, und zwar sowohl bei akutem als auch bei chronischem Verlauf. Liegt eine akute Entzündung des Harnwegssystems vor, so treten meist noch weitere Befunde auf wie Albuminurie und Hämaturie. Des Weiteren kommt es dann oft zu Schmerzen in der Nierengegend und Fieber.

Eine Leukozyturie ist ein besonders wichtiger Befund zum Auffinden einer **chronischen Pyelonephritis,** da die Leukozyten im Urin zwischen den akuten Schüben oftmals der einzige Hinweis auf die ablaufende Erkrankung sind.

Allerdings muss bedacht werden, dass Leukozyten oft bei **Frauen** im Spontanurin nachgewiesen werden können. Hier spielen einerseits die häufigen, oft **symptomlos ablaufenden Harnwegsinfekte** eine Rolle. Andererseits muss aber auch an eine **Kontamination** (Verunreinigung) aus Vagina und Rektum gedacht werden.

Grundsätzlich kommen als Erkrankungen, die einer Leukozyturie zugrunde liegen können, in Betracht: **Pyelonephritis, Glomerulonephritis, Pyelitis, Urethritis, Zystitis, Analgetikaniere, Nierentuberkulose,** Harntransportstörungen, vor allem durch **Steine** und **Tumoren.**

■ Welche der folgenden Testfelder eines Teststreifens könnten aufgrund einer Nierenerkrankung verändert sein: Nitrit, Leukozyten, pH-Wert, Eiweiße, Glukose, Ketonkörper, Urobilinogen, Bilirubin, Blut?

Nitrit, Leukozyten, pH-Wert, Eiweiß, Glukose und **Blut.**

Selbstverständlich können diese Testfelder auch aufgrund anderer Störungen als Nierenerkrankungen verändert sein (z. B. Glukose aufgrund von Diabetes mellitus).

■ Was wird bei einer Zystoskopie gemacht?

Eine Zystoskopie ist eine **Blasenspiegelung**. Dabei wird ein Spiegel durch die Harnröhre in die Harnblase geschoben, damit die Blasenwand betrachtet werden kann.

■ Was wird bei einer Urografie gemacht?

Bei einer Urografie können die **ableitenden Harnwege,** Nierenbecken, Harnleiter und Blase, **röntgenologisch dargestellt** werden, nachdem ein Röntgenkontrastmittel in den zu untersuchenden Bereich eingebracht wurde.

■ Was wird bei einer Nierenbiopsie gemacht?

Bei einer Nierenbiopsie wird mittels einer feinen **Nadel Nierengewebe** zur **Untersuchung** entnommen.

■ Welches Geschlecht und welches Lebensalter sind in erster Linie von Harnblasenentzündungen betroffen?

Frauen im geschlechtsfähigen Alter und **Kinder** (Mädchen häufiger als Jungen).

■ Ein Patient kommt zu Ihnen in die Praxis und sagt Ihnen, dass er eine Blasenentzündung habe, da er Schmerzen beim Wasserlassen, häufigen Harndrang und Fieber habe. Sie führen eine Untersuchung mittels Mehrfachteststreifen durch. Die folgenden Felder reagieren: Nitrit, Leukozyten, Albumine. Wie therapieren Sie?

Der Patient hat eine **falsche Diagnose** gestellt. Zu einer einfachen Blasenentzündung gehört kein Fieber. Die Veränderung des Felds Albumine weist darauf hin, dass die Entzündung ins Nierenbecken, eventuell ins Nierengewebe aufgestiegen ist. Der Patient muss zur genauen Abklärung an den **Arzt** verwiesen werden, da vermutlich verschreibungspflichtige Medikamente eingesetzt werden müssen (Antibiotika).

■ Geben Sie zu den folgenden Krankheitsbezeichnungen jeweils an, in welchem Organ sich die Entzündung abspielt!
- **Ureteritis**
- **Urethritis**
- **Zystitis**
- **Pyelitis**
- **Pyelonephritis**
- **Glomerulonephritis**

- **Ureteritis:** Entzündung des Harnleiters
- **Urethritis:** Entzündung der Harnröhre)
- **Zystitis:** Entzündung der Harnblase
- **Pyelitis:** Entzündung des Nierenbeckens
- **Pyelonephritis:** Entzündung von Nierenbecken und Nierenzwischengewebe, eventuell mit einer begleitenden Entzündung des Nierenmarks
- **Glomerulonephritis:** Entzündung der Nierenkörperchen

■ Geben Sie typische Beschwerden bei akuter Pyelonephritis an!

Oft kommt es zuerst aufgrund einer Blasenentzündung zur Dysurie. Diese Beschwerden können jedoch auch fehlen und es können sich von Anfang an gleich die typischen Beschwerden einer akuten Pyelonephritis entwickeln:

Fieber, Klopfempfindlichkeit der **Nierenlager** und **Schmerzen** in der **Nierengegend,** oft einseitig.

■ Wie therapieren Sie bei akuter Pyelonephritis?

Der Patient muss an den **Arzt** verwiesen werden. Begleitend zum Arzt darf der Heilpraktiker behandeln, z. B. durch örtliche Wärmeanwendung, homöopathische Mittel oder Akupunktur.

■ Welche Prognose hat die akute Pyelonephritis?

Im Allgemeinen heilt die Erkrankung **gut** aus. In **seltenen Fällen** kann sie jedoch in eine **chronische Verlaufsform** übergehen, die sich später zur Niereninsuffizienz weiterentwickeln kann.

■ Ein Patient schildert Ihnen, dass er unter immer wiederkehrenden Pyelonephritiden leidet: Welche Ursachen kommen hierfür in Betracht?

Bei immer wiederkehrenden Pyelonephritiden muss man an eine **Behinderung** des **Harnabflusses** denken, z. B. durch Lage- und Formanomalien der Nieren und der ableitenden Harnwege, durch Steine, durch Prostatavergrößerungen oder durch Tumoren.

Es können aber auch Erkrankungen vorliegen, die zur Nierenschädigung geführt haben, z. B. **Diabetes mellitus** oder **Gicht.** Man muss auch eine Schädigung der Niere durch **Schmerzmittel** in Betracht ziehen.

■ Ein Patient sucht Ihre Praxis wegen eines Schulter-Arm-Syndroms auf. Eine routinemäßige Untersuchung mittels Mehrfachteststreifen zeigt erhöhte Nitritwerte im Urin. Schon makroskopisch können Sie im Urin Eiterschlieren feststellen. CRP ist im Blut angestiegen. Was ist vermutlich die Ursache?

Es liegt vermutlich eine **symptomlose chronische Pyelonephritis** vor, die nichts mit dem Schulter-Arm-Syndrom zu tun hat, wegen dem der Patient die Praxis aufgesucht hat.

■ Welche beiden Formen unterscheidet man bei einer renalen Hypertonie?

Bei der renalen Hypertonie ist es zu einer **Blutdruckerhöhung** aufgrund einer **Nierenerkrankung** gekommen. Es kommen hierfür folgende Ursachen in Betracht:

Parenchymale Form
Nach Nierenerkrankungen, z. B. nach einer Glomerulonephritis, ist es zur Blutdruckerhöhung gekommen. Man vermutet, dass die Ursache in einer vermehrten Freisetzung von Renin (Renin-Angiotensin-Aldosteron) zu suchen ist.

Vaskuläre Form
Es liegt eine Enge der Nierenarterien vor, meist aufgrund einer Arteriosklerose. Es kommt zu einer Minderdurchblutung der Nieren und damit zu einer vermehrten Reninfreisetzung. Die Minderdurchblutung der Niere kann im fortgeschrittenen Stadium zur Ausbildung einer Schrumpfniere führen.

■ Was ist die häufigste Ursache der akuten Glomerulonephritis?

Die häufigste Ursache der akuten Glomerulonephritis ist ein **Antigen-Antikörper-Geschehen** aufgrund eines **Streptokokkeninfekts,** bei dem Immunkomplexe bevorzugt in den Nierenglomeruli eingelagert werden. Der Streptokokkeninfekt hat sich meist 1–3 Wochen vor Ausbruch der Glomerulonephritis im Kopf- oder Halsbereich abgespielt, z. B. als Angina, Sinusitis oder Otitis media.

■ Wodurch kann sich bei akuter Glomerulonephritis ein Ödem entwickeln?

Bei der akuten Glomerulonephritis sind oft nicht nur die Glomeruli in der Niere durch Immunkomplexe geschädigt, sondern **auch** die **Kapillaren** im **übrigen Körper.** Durch diese Schädigung werden die Kapillaren **abnorm durchlässig,** sodass vermehrt Flüssigkeit ins Gewebe tritt.

Verstärkend kommt noch hinzu, dass die Nieren vermehrt **Eiweiße ausscheiden,** die dann wiederum im Blut zur Aufrechterhaltung des notwendigen osmotischen Drucks fehlen. Des Weiteren hält die Niere **vermehrt Natrium** und **Wasser zurück,** sodass sich zu viel Flüssigkeit im Körper befindet.

■ Welche Prognose hat die akute Glomerulonephritis?

Die akute Glomerulonephritis hat eine **Letalität** im akuten Stadium von **2–5 %!**

Ungefähr **70 %** der Fälle **heilen aus,** bei manchen bleibt allerdings ein **Schaden** der **Niere zurück.** Es kommen auch **chronische Verläufe** vor, die in selteneren Fällen bis zur **Niereninsuffizienz** fortschreiten können.

■ Ist bei chronischer Glomerulonephritis auf jeden Fall der Blutdruck erhöht? Begründen Sie Ihre Meinung!

Nein. Es kommen bei der chronischen Glomerulonephritis auch Verlaufsformen **ohne** Blutdruckerhöhung vor.

Dies ist vor allem bei der sog. nephrotischen Verlaufsform der Fall, bei der die Durchlässigkeit der Glomeruli für Eiweiße im Vordergrund steht.

■ Welche Befunde kann man typischerweise beim nephrotischen Syndrom erheben?

Massive Ödeme, Proteinurie, Lipidurie, Hyperlipidämie und **Hypoproteinämie.**

■ Schildern Sie den Ablauf einer Nierensteinkolik!

Zur Nierensteinkolik kommt es typischerweise aus **voller Gesundheit.** Meist treten in der **Lendengegend heftigste, krampfartige Schmerzen** auf. Die Schmerzen können mehr in den Rücken oder in die Gegend der Harnblase ausstrahlen; sie können auch von Übelkeit und Erbrechen begleitet sein. Die Kolik kann Minuten bis Stunden andauern.

■ Welches Geschlecht ist in erster Linie von Nierensteinen betroffen?

Männer.

■ An welchen Stellen können im Harnwegssystem Steine sitzen?

Steine können im **gesamten Harnwegsbereich** sitzen, und zwar im Nierengewebe, in den Nierenkelchen, im Nierenbecken, im Harnleiter (Kolik!), in der Harnblase und in der Harnröhre.

■ Wie therapieren Sie bei Nierensteinen?

Im **akuten Anfall** stehen **entkrampfende Maßnahmen** im Vordergrund, z. B. durch Wärmeanwendung, Homöopathie oder Akupunktur. Es kommt grundsätzlich auch die Gabe von chemischen, entkrampfend wirkenden Mitteln (Butylscopolaminiumbromid) in Betracht, obwohl sich sicherlich die meisten Patienten von einem Heilpraktiker eine andere Therapie erhoffen.

In der **anfallsfreien Zeit** muss sich die Therapie nach der zugrunde liegenden **Ursache** für die Steinbildung richten. Liegen Harnsäuresteine vor, so muss der Harnsäurespiegel im Blut gesenkt werden, z. B. durch Ernährungsumstellung und Medikamente. Bei Kalziumsteinen muss der Blutkalziumspiegel kontrolliert werden und je nach Ursache (evtl. Osteoporose) eine entsprechende Therapie eingeleitet werden.

■ Ein Patient hat eine Überfunktion der Nebenschilddrüse. Warum kommt es in diesem Fall gehäuft zu Nierensteinen?

Die Überfunktion der Nebenschilddrüse führt zu einer **vermehrten** Abgabe von **Parathormon,** was seinerseits die **Freisetzung** des **Kalziums** aus den **Knochen** fördert. Dies kann zu Osteomalazie und Osteoporose und zu einer **Erhöhung** des **Blutkalziumspiegels** führen.

Die Nieren versuchen das vermehrt anfallende Kalzium auszuscheiden. Gelingt dies nicht vollständig, können sich Nierensteine bilden.

■ Wieso kommt es gerade bei Gichtpatienten gehäuft zur Bildung von Nierensteinen?

Gichtpatienten haben **vermehrt Harnsäure** im Blut. Diese überschüssige Harnsäure kann an unterschiedlichen Stellen im **Körper deponiert** werden, z. B. in Gelenken, in Tophi und auch in der Niere, und zwar sowohl im Nierengewebe als auch in den ableitenden Harnwegen.

■ Kann auch ein zu alkalischer Urin zur Steinbildung führen? Falls ja, woraus sind die Steine in diesem Fall zusammengesetzt?

Ja. Im alkalischen Urin können sich **Phosphatsteine** bilden.

■ Was ist die Folge einer Schockniere?

Die Folge einer Schockniere ist ein **akutes Nierenversagen** mit Oligurie bis hin zur Anurie. Die harnpflichtigen Substanzen im Blut nehmen zu. Es kann zum **Coma uraemicum** kommen.

■ Ein Patient klagt Ihnen, dass er unter chronischem Nierenversagen leidet und ihm die Ärzte nur noch kurze Zeit gegeben haben, bis er sich einer Dialysebehandlung unterziehen muss. Er möchte nun von Ihnen behandelt werden. Dürfen Sie behandeln? Begründen Sie Ihre Meinung!

Ja, der Heilpraktiker darf **begleitend** behandeln. Der Patient muss während dieser Zeit selbstverständlich weiterhin vom Arzt überwacht werden, sodass die Dialysebehandlung zum notwendigen Zeitpunkt erfolgen kann.

■ Ein Patient muss sich bereits einer Dialysebehandlung unterziehen. Er sucht nun Ihre Praxis

auf und möchte sich naturheilkundlich behandeln lassen. Dürfen Sie behandeln? Begründen Sie Ihre Meinung!

Ja, es darf in diesem Fall **begleitend** behandelt werden. Die Dialysebehandlung läuft, wie vom zuständigen behandelnden Arzt festgesetzt, weiter.

■ **Welche typischen angeborenen Nierenanomalien kennen Sie? Geben Sie stichpunktartig an, worum es sich dabei handelt!**

Hufeisenniere (Verschmelzungsniere)
Es liegt eine U-förmige Verwachsung der beiden Nieren vor. Bei der Gewebsbrücke kann es sich um eine bindegewebige oder parenchymatöse Verbindung handeln. Meist verursacht eine Hufeisenniere keine Beschwerden, es kann aber sein, dass es aufgrund von gleichzeitig bestehenden Fehlbildungen des Harnleiters und des Harnbeckens zu Abflussstörungen, Steinbildungen oder zu Kompressionen der großen Bauchgefäße kommen kann.

Agenesie
Angeborenermaßen fehlt eine Niere, meist die linke, völlig.

Lageanomalie
Die Niere befindet sich angeborenermaßen im Becken.

Zystenniere
Die Niere ist von Zysten durchsetzt, wodurch es zu einer erheblichen Vergrößerung des Organs kommt. Bei dieser Fehlbildung liegen oft auch noch Zysten in anderen Organen vor, z. B. in der Leber, in der Bauchspeicheldrüse oder in der Schilddrüse.

Wanderniere (Nephroptose, Ren mobilis)
Es handelt sich um eine abnorme Beweglichkeit der Niere, die in diesem Fall bei aufrechter Körperhaltung mindestens um die Höhe eines Wirbelkörpers absinkt.

■ **Geben Sie bei den folgenden Störungen nur an, worum es sich handelt (noch keine Ursachen nennen, s. nächste Frage)!**
- **Überlaufinkontinenz**
- **Neurogene Inkontinenz**
- **Stressinkontinenz**
- **Urge-Inkontinenz**
- **Extraurethrale-Inkontinenz**

Überlaufinkontinenz
Ab einem gewissen Füllungsdruck in der Harnblase entleert sich diese unwillkürlich, es bleibt Resturin in der Blase zurück.

Neurogene Inkontinenz
Es kommt zu einem unbemerkten Urinabgang, evtl. mit Restharn oder Harnverhalten.

Stressinkontinenz
Kommt es zu einer Erhöhung des Bauchinnendrucks, z. B. durch Husten, Niesen, Hüpfen, so gehen unwillkürlich kleine Urinmengen ab.

Urge-Inkontinenz
Es kommt zu einem attackenartigen Harnzwang, sodass oft die Toilette nicht rechtzeitig erreicht werden kann.

■ **Geben Sie bei den folgenden Störungen an, welche Ursache zugrunde liegt!**
- **Überlaufinkontinenz**
- **Neurogene Inkontinenz**
- **Stressinkontinenz**
- **Urge-Inkontinenz**
- **Extraurethrale-Inkontinenz**

Überlaufinkontinenz
- Nervenschädigungen, oft infolge von Alkohol oder Diabetes mellitus
- Abflusshindernis, z. B. durch Prostatahyperplasie

Neurogene Inkontinenz
- Hirnschädigung, z. B. durch Enzephalitis oder Hirntrauma
- Medikamenteneinnahme (Beruhigungsmittel, Betablocker, Parkinsonmittel u. a.)

Stressinkontinenz
- Bei Frauen schwache Beckenbodenmuskulatur und Gebärmuttersenkung
- Bei Männern nach Prostataoperation, die zur Schwächung der Beckenmuskulatur geführt hat

Urge-Inkontinenz
- Durch psychische Faktoren

- Evtl. organisch bedingt durch Entzündungen und Tumoren der Harnblase, der Harnleiter oder des kleinen Beckens

Extraurethrale Inkontinenz
Meist durch **Fisteln** kommt es zum Harnverlust über die Haut, den Darm oder die Vagina. Die Fisteln bilden sich z. B. infolge von Entzündungen oder als Operationskomplikation.

15.3 Multiple-Choice-Fragen

■ Welche anatomischen Strukturen gehören zum Harnapparat?

1 Nierenbecken
2 Nebennieren
3 Samenbläschen
4 Nieren
5 Pyelon
6 Harnleiter
7 Harnröhre
8 Prostata
9 Hoden

Die Antworten 1, 4, 5, 6 und 7 sind richtig.

■ Welche Organe sind Nachbarorgane der rechten Niere?

1 Nebenniere
2 Jejunum
3 Dickdarm
4 Bauchspeicheldrüse
5 Zwölffingerdarm
6 Zwerchfell
7 Milz

Die Antworten 1, 3, 5 und 6 sind richtig.

■ Welche Organe sind Nachbarorgane der linken Niere?

1 Nebenniere
2 Ileum
3 Dickdarm
4 Bauchspeicheldrüse
5 Zwölffingerdarm
6 Zwerchfell
7 Milz

Die Antworten 1, 3, 4, 6 und 7 sind richtig.

■ Geben Sie an, was für die Lage der Nieren zutrifft!

1 Intraperitoneale Lage
2 Retroperitoneale Lage
3 Extraperitoneale Lage

Antwort 2 ist richtig.

■ Welche anatomischen Strukturen treten durch den Nierenhilus?

1 Nierenarterie
2 Nierenvene
3 Harnröhre
4 A. lienalis
5 Harnleiter

Die Antworten 1, 2 und 5 sind richtig.

Anmerkung
- Punkt 3: Der Harnleiter und nicht die Harnröhre tritt durch den Nierenhilus.
- Punkt 4: A. lienalis = Milzarterie

■ Welche Anteile kann man bei einem Längsschnitt durch die Nieren erkennen?

1 Nierenbecken
2 Nierenkelche
3 Harnröhre
4 Nierenpyramiden
5 Nierensäulen
6 Inselapparat
7 Ansammlungen von lymphatischem Gewebe

Die Antworten 1, 2, 4 und 5 sind richtig.

■ Welche Aussagen über die Nierenrinde sind richtig?
Entscheiden Sie sich von zwei Möglichkeiten jeweils für die richtigere!

A 1 Feinkörniges Aussehen
  2 Gestreiftes Aussehen

B 1 Dunkles Aussehen
  2 Helleres Aussehen
C 1 Hier liegen vor allem die Nierenkanälchen.
  2 Hier liegen vor allem die Nierenkörperchen.
D 1 Hier befinden sich die Pyramiden.
  2 Hier liegen kleine Pyramiden.

A: 1
B: 2
C: 2
D: 2

■ Welche Aussagen über die Harnleiter sind zutreffend?

1 In der Wand befindet sich glatte Muskulatur.
2 In der Wand befindet sich quer gestreifte Muskulatur.
3 Der Harnleiter führt zum Transport des Urins peristaltische Bewegungen aus.
4 Der Harn läuft aufgrund der Schwerkraft vom Nierenbecken in die Harnblase, deshalb braucht der Harnleiter keine peristaltischen Bewegungen auszuführen.
5 Der Harnleiter mündet seitlich von vorne in den oberen Anteil der Harnblase ein.
6 Der Harnleiter mündet seitlich von hinten in den unteren Anteil der Harnblase ein.

Die Antworten 1, 3 und 6 sind richtig.

Anmerkung
- Punkt 4: In diesem Fall könnte der Harnleiter im Liegen keinen Urin transportieren.

■ Geben Sie Engpässe des Harnleiters an!

1 Überkreuzung des Harnleiters mit der Harnröhre
2 Übergang vom Nierenbecken in den Harnleiter
3 Überkreuzung mit der Aorta
4 Eintritt in die Harnblase
5 Überkreuzung mit den Beckengefäßen (A. und V. iliaca communis)

Die Antworten 2, 4 und 5 sind richtig.

■ Welche Organe sind Nachbarorgane der Harnblase bei der Frau?

1 Pankreas
2 Vagina
3 Mastdarm
4 Zwölffingerdarm
5 Dünndarm oder Sigmoid (je nach Füllungszustand)
6 Gebärmutter

Die Antworten 2, 5 und 6 sind richtig.

■ Welche Anteile der männlichen Harnröhre sind zu unterscheiden?

1 Schwellkörperteil (Pars spongiosa)
2 Querliegender Teil (Pars transversa)
3 Membranöser Teil (Pars membranacea)
4 S-förmiger Teil (Pars sigmoidea)
5 Vorsteherdrüsenteil (Pars prostatica)
6 Kugelförmige Verdickung (Pars coca)

Die Antworten 1, 3 und 5 sind richtig.

■ Aufgaben des Harnapparats sind:

1 Aufrechterhaltung der Homöostase
2 Produktion und Abgabe von Renin
3 Produktion und Abgabe von Aldosteron
4 Abgabe von Erythropoetin
5 Produktion von Progesteron
6 Ausscheidung von Kreatinin

Die Antworten 1, 2, 4 und 6 sind richtig.

Anmerkung
- Punkt 3: Aldosteron wird von der Nebennierenrinde produziert.
- Punkt 5: Progesteron (Gelbkörperhormon) stammt aus dem Eierstock.

■ Welche anatomischen Strukturen gehören zu einem Nephron?

1 Gelbkörper
2 Glomerulus
3 Trigonum vesicae
4 Bowman-Kapsel
5 Nierenkelche
6 Malpighi-Körperchen

7 Henle-Schleife
8 Epiphyse
9 Proximaler Tubulusanteil

Die Antworten 2, 4, 6, 7 und 9 sind richtig.

Anmerkung
- Punkt 3: Trigonum vesicae = Harnblasendreieck
- Punkt 5: Die Nierenkelche befinden sich im Nierenbecken und gehören nicht zum Nephron.
- Punkt 8: Epiphyse = Gelenkende bzw. Zirbeldrüse

■ Welche Arbeitsvorgänge lassen sich bei der Harnbereitung unterschieden?

1 Katabolismus
2 Anabolismus
3 Glomeruläre Filtration
4 Tubuläre Rückresorption
5 Produktion von Lymphozyten
6 Tubuläre Sekretion

Die Antworten 3, 4 und 6 sind richtig.

Anmerkung
- Punkt 1: Katabolismus = Abbaustoffwechsel
- Punkt 2: Anabolismus = Aufbaustoffwechsel

■ Durch welche Vorgänge und Kräfte können noch benötigte Stoffe aus den Nierenkanälchen wieder ins Blut zurückgeholt werden?

1 Aktiver Transport
2 Passiver Transport
3 Durch Koagulation
4 Diffusion
5 Durch Trägermoleküle
6 Durch Phagozyten
7 Durch T-Helferzellen

Die Antworten 1, 2, 4 und 5 sind richtig.

Anmerkung
- Punkt 3: Koagulation = Verklumpung

■ Welche Wirkstoffe und Hormone spielen bei der Regulierung des Wasserhaushalts in den Nierenkanälchen eine wesentliche Rolle?

1 Antidiuretisches Hormon
2 Prolaktin
3 Renin
4 LH
5 STH
6 Aldosteron
7 Melanotropin
8 Vasopressin
9 Thyroxin

Die Antworten 1, 3, 6 und 8 sind richtig.

■ Welche Parameter lassen sich im Urin mit einem Schnellteststreifen unterscheiden?

1 Bilirubin
2 Glukose
3 Albumin
4 Acetylcholin
5 Erythrozyten
6 Alpha-Amylase
7 Nitrit
8 pH-Wert
9 Pankreozymin

Die Antworten 1, 2, 3, 5, 7 und 8 sind richtig.

Anmerkung
- Punkt 4: Acetylcholin ist ein Überträgerstoff an den Synapsen.
- Punkt 6: Alpha-Amylase ist ein kohlenhydratverdauendes Enzym, das im Mundspeichel und im Pankreassaft vorkommt.
- Punkt 9: Pankreozymin (Cholezystokinin) ist ein Wirkstoff, der aus dem Zwölffingerdarm stammt.

■ Eine Zweigläserprobe ergibt eine initiale Hämaturie. Geben Sie an, was als Blutungsquelle in Betracht kommt!

1 Nierenbeckenentzündung
2 Zystitis
3 Prostatitis
4 Glomerulonephritis
5 Magengeschwür
6 Harnröhrenpolyp
7 Cholezystitis
8 Harnleiterentzündung

Die Antworten 3 und 6 sind richtig.

Anmerkung
- Punkte 1, 2, 4, 8: In diesen Fällen würde sich Blut in beiden Gläsern befinden.
- Punkte 5, 7: In diesen Fällen befindet sich kein Blut im Urin.

■ Welche apparativen Untersuchungen werden zur Diagnostik von Erkrankungen des Harnapparats durchgeführt?

1 Rektoskopie
2 Zystoskopie
3 Urografie
4 Lymphografie
5 Röntgenuntersuchungen mit und ohne Kontrastmittel
6 Otoskopie
7 Bronchoskopie

Die Antworten 2, 3 und 5 sind richtig.

Anmerkung
- Punkt 1: Rektoskopie = Darmspiegelung
- Punkt 2: Zystoskopie = Blasenspiegelung
- Punkt 3: Urografie = Einbringung eines Röntgenkontrastmittels in die Harnwege und darauf folgende Röntgendarstellung
- Punkt 4: Lymphografie = Einbringung eines Kontrastmittels in die Lymphgefäße und darauf folgende Röntgendarstellung
- Punkt 6: Die Otoskopie dient der Untersuchung des Ohrs.
- Punkt 7: Bronchoskopie = Spiegelung der Bronchien

■ Welche der folgenden Beschwerden können bei Erkrankungen des Harnapparats auftreten?

1 Ödeme
2 Atemnot
3 Zyanose
4 Kopfschmerzen
5 Müdigkeit
6 Gelbe Skleren
7 Erhöhter Grundumsatz

Die Antworten 1, 4 und 5 sind richtig.

■ Eine Harnuntersuchung ergibt ein erniedrigtes spezifisches Gewicht. Welche Ursachen können dies hervorrufen?

1 Fieber
2 Erhöhte Trinkmenge
3 Verminderte Flüssigkeitsaufnahme
4 Einnahme von Diuretika
5 Oligurie
6 Anurie

Die Antworten 2 und 4 sind richtig.

Anmerkung
- Punkte 1, 3, 5, 6: Diese führen zu einem erhöhten spezifischen Gewicht.

■ Welche Ursachen kann eine Harnblasenentzündung haben?

1 Unterkühlung der Blasengegend
2 Allergien
3 Bakterien
4 Blasenkatheter
5 Ungenügendes Kauen
6 Urologische Untersuchungen
7 Gonorrhö
8 Hypercholesterinämie

Die Antworten 1, 3, 4, 6 und 7 sind richtig.

Anmerkung
- Punkt 6: Durch urologische Untersuchungen können Keime eingeschleppt werden.

■ Typische Beschwerden einer unkomplizierten akuten Zystitis sind:

1 Flankenschmerz
2 Hohes Fieber
3 Dysurie
4 Blasentenesmen
5 Brennen beim Wasserlassen
6 Hämaturie
7 Urobilinogenurie
8 Leukozyturie
9 Diarrhö

Die Antworten 3, 4, 5, 6 und 8 sind richtig.

Anmerkung
- Punkte 1, 2: gehören zur Pyelitis bzw. zur Pyelonephritis.

Geben Sie von den beiden Alternativen jeweils diejenige an, die genauer für die Pyelonephritis zutrifft!

A 1 Entzündung der Nierenkörperchen
2 Entzündung des Nierenbeckens und des Nierenzwischengewebes

B 1 Ursache der Erkrankung ist eine Antigen-Antikörper-Reaktion auf Streptokokken-toxine.
2 Ursache sind meist Bakterien, die sich aufgrund von begünstigenden Faktoren (z. B. Abflusshindernissen) absiedeln konnten.

A: 2
B: 2

Welche Faktoren können bekanntermaßen die Entstehung einer Nierenbeckenentzündung begünstigen?

1 Chronische Bronchitis
2 Nierensteine
3 Prostata-Adenom
4 Morbus Scheuermann
5 Diabetes mellitus
6 Gicht
7 Ulcus ventriculi
8 Schmerzmittelabusus
9 Apoplexia cerebri

Die Antworten 2, 3, 5, 6 und 8 sind richtig.

Welche typischen Beschwerden können bei chronischer Pyelonephritis auftreten?

1 Bakteriurie
2 Pyurie
3 Kopfschmerzen
4 Lippenzyanose
5 Atemnot (typischerweise ist die Ausatmung erschwert)
6 Flatulenz
7 Leukozytose
8 Beschleunigte BSG
9 Beschleunigte BKS

Die Antworten 1, 2, 3, 7, 8 und 9 sind richtig.

Welche typischen Beschwerden können bei akuter Glomerulonephritis auftreten?

1 Fieber
2 Lidödeme
3 Lippenzyanose
4 Atemnot (typischerweise ist die Ausatmung erschwert)
5 Meteorismus
6 Albuminurie
7 Proteinurie
8 Hämaturie
9 Hypotonie

Die Antworten 1, 2, 6, 7 und 8 sind richtig.

Welche Aussage über die Behandlung der akuten Glomerulonephritis ist zutreffend?

1 Der Heilpraktiker darf überhaupt nicht behandeln, da aufgrund der Schwere der Erkrankung Behandlungsverbot besteht.
2 Der Heilpraktiker darf begleitend zum Arzt behandeln.

Antwort 2 ist richtig.

Die folgenden Punkte sind nur dann auszuwählen, wenn Sie sich bei der vorstehenden Frage für Punkt 2 entschlossen haben und Sie der Meinung sind, dass die folgenden Aussagen richtig sind!

1 Begleitend zum Arzt darf der Heilpraktiker Ernährungsempfehlungen geben.
2 Begleitend zum Arzt darf der Heilpraktiker ein homöopathisches Mittel verordnen.
3 Begleitend zum Arzt darf der Heilpraktiker die Empfehlung geben, die Trinkmenge auf mindestens 2 Liter pro Tag zu erhöhen.

Die Antworten 1 und 2 sind richtig.

Anmerkung
- Punkt 3: Bei einer schweren akuten Glomerulonephritis muss die tägliche Trinkmenge genau vom Arzt festgelegt werden. Der Heilpraktiker darf an dieser Festlegung nichts verändern.

Welche Symptome können beim nephrotischen Syndrom auftreten?

1 Massive Ödeme
2 Hypolipidämie
3 Hyperlipidämie
4 Hypolipidurie
5 Lipidurie
6 Proteinurie
7 Hypoproteinämie
8 Hyperproteinämie
9 Exsikkose

Die Antworten 1, 3, 5, 6 und 7 sind richtig.

■ Welche Aussagen über die Analgetikaniere sind zutreffend?

1 Es handelt sich um eine harmlose Erkrankung.
2 Hämaturie möglich
3 Häufig besteht Anämie.
4 Es kann zum Nierenversagen kommen.
5 Die Betroffenen sind meist auffallend zyanotisch verfärbt.

Die Antworten 2, 3 und 4 sind richtig.

Anmerkung
- Punkt 5: Die Betroffenen sind meist auffallend blass.

■ Welche Faktoren können typischerweise die Entstehung von Nierensteinen begünstigen?

1 Gicht
2 Ständig zu alkalischer Urin
3 Akute lymphatische Leukämie
4 Inhibitorenmangel
5 Morbus Crohn
6 Harnstau
7 Virushepatitis
8 Überfunktion der Nebenschilddrüse

Die Antworten 1, 2, 4, 6 und 8 sind richtig.

Anmerkung
- Punkt 1: begünstigt Harnsäuresteine.
- Punkt 2: begünstigt Phosphatsteine.
- Punkt 4: begünstigt Kalziumsteine.
- Punkt 8: Ein Zuviel an Parathormon hebt den Blutkalziumspiegel an und begünstigt damit die Bildung von Kalziumsteinen.

■ Welche Aussagen über die Beschwerden bei Nierensteinen sind zutreffend?

1 Es ist Beschwerdefreiheit möglich.
2 Schmerzen in der Nierengegend, die in die Leiste und die Genitalorgane ausstrahlen
3 Schmerzen in der rechten Nierengegend, die in das rechte Schulterblatt ausstrahlen
4 Verursachen Nierensteine Schmerzen, so kommt es typischerweise zu einem „gürtelförmigen Schmerz".
5 Es kann zu Koliken kommen.

Die Antworten 1, 2 und 5 sind richtig.

Anmerkung
- Punkt 3: Es handelt sich um Gallenschmerzen.
- Punkt 4: Es handelt sich um Pankreasschmerzen.

■ Bei einem Patienten stellen Sie eine Hämaturie fest. Geben Sie mögliche Ursachen an!

1 Cholezystitis
2 Blasentumor
3 Zystenniere
4 Nierenkrebs
5 Menstruation
6 Magengeschwür
7 Prostatitis
8 Nierensteine

Die Antworten 2, 3, 4, 5, 7 und 8 sind richtig.

■ Mögliche Ursachen für Nierenversagen sind:

1 Schock
2 Blasenstein vor Harnröhrenöffnung
3 Laryngitis
4 Prostatahyperplasie
5 Schwermetallvergiftung
6 Wanderniere
7 Zystitis
8 Hämorrhoiden

Die Antworten 1, 2, 4, 5 und 6 sind richtig.

Anmerkung
- Punkt 5: z. B. Blei
- Punkt 6: Harnleiterabknickung!

KAPITEL

16 Männliche und weibliche Geschlechtsorgane

16.1 Bildfragen

■ **Bezeichnen Sie die schematische Darstellung der männlichen Geschlechtsorgane (> Abb. 16.1)! Geben Sie bei Nr. 5, 7, 8 die drei Abschnitte der Urethra an!**

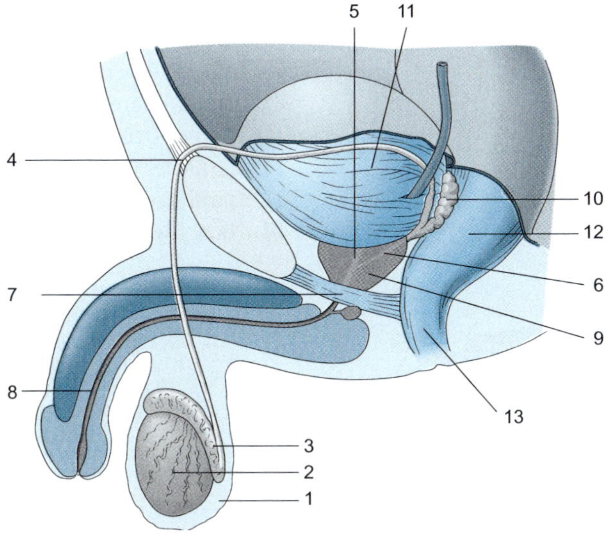

Abb. 16.1 Schematische Darstellung der männlichen Geschlechtsorgane [L190]

1 Hodensack (Scrotum)
2 Hoden (Testis)
3 Nebenhoden (Epididymis)
4 Samenleiter (Ductus deferens)
5 Vorsteherdrüsenanteil der kombinierten Harn-Samen-Röhre (Urethra, Pars prostatica)
6 Ausspritzgang (Ductus ejaculatorius)
7 Membranöser Teil der kombinierten Harn-Samen-Röhre (Urethra, Pars membranacea)
8 Schwellkörperanteil der kombinierten Harn-Samen-Röhre (Urethra, Pars spongiosa)
9 Vorsteherdrüse (Prostata)
10 Bläschendrüse bzw. Samenbläschen (Glandula vesiculosa bzw. Vesicula seminalis)
11 Harnblase (Vesica urinaria)
12 Mastdarm (Rectum)
13 Analkanal (Canalis analis)

■ Bezeichnen Sie die ableitenden Ausführungsgänge und die bezifferten Strukturen (➤ Abb. 16.2)! Zählen Sie bei Nr. 2, 3, 4 die Anteile des Nebenhodens und bei 8, 9, 10 die drei Abschnitte der Urethra auf!

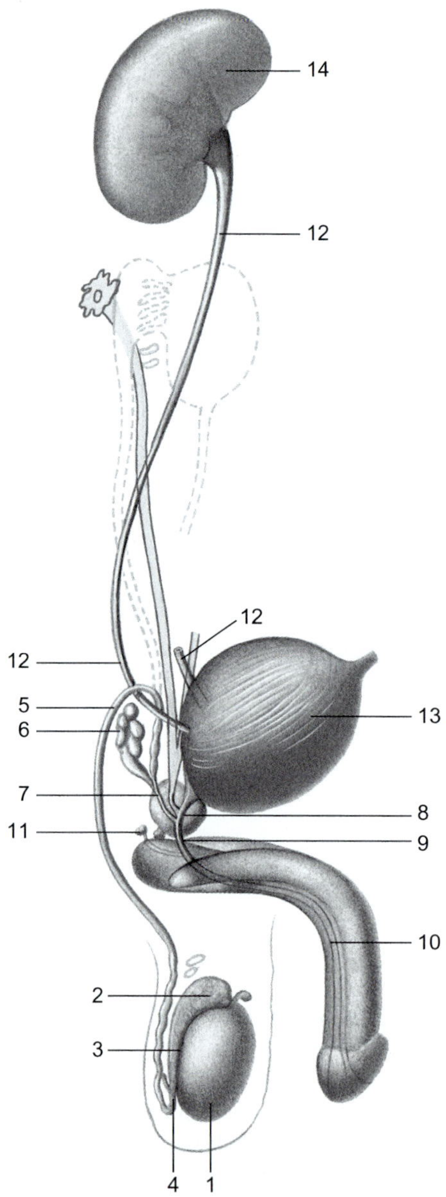

Abb. 16.2 Schematische Darstellung der männlichen ableitenden Ausführungsgänge [S700]

1. Hoden (Testis)
2. Nebenhodenkopf (Caput epididymidis)
3. Nebenhodenkörper (Corpus epididymidis)
4. Nebenhodenschwanz (Cauda epididymidis)
5. Samenleiter (Ductus deferens)
6. Bläschendrüse bzw. (Samenbläschen, Glandula vesiculosa bzw. Vesicula seminalis)
7. Ausspritzgang (Ductus ejaculatorius)
8. Vorsteherdrüsenanteil der kombinierten Harn-Samen-Röhre (Urethra, Pars prostatica)
9. Membranöser Teil der kombinierten Harn-Samen-Röhre (Urethra, Pars membranacea)
10. Schwellkörperanteil der kombinierten Harn-Samen-Röhre (Urethra, Pars spongiosa)
11. Cowper-Drüse (Glandula bulbourethralis)
12. Harnleiter (Ureter)
13. Harnblase (Vesica urinaria)
14. Niere (Ren)

16

■ Bezeichnen Sie die männliche Harnblase in der Betrachtung von dorsal (➤ Abb. 16.3)!

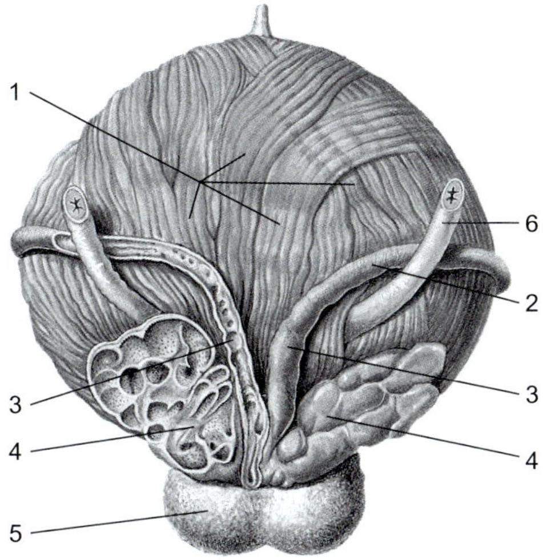

Abb. 16.3 Darstellung der männlichen Harnblase von hinten [S700]

1 Harnblase (Vesica urinaria)
2 Samenleiter (Ductus deferens)
3 Ampulle des Samenleiters (Ampulla ductus deferentis)
4 Bläschendrüse bzw. Samenbläschen (Glandula vesiculosa bzw. Vesicula seminalis)
5 Vorsteherdrüse (Prostata)
6 Harnleiter (Ureter)

■ Bezeichnen Sie die schematische Darstellung der weiblichen Geschlechtsorgane (➤ Abb. 16.4)!

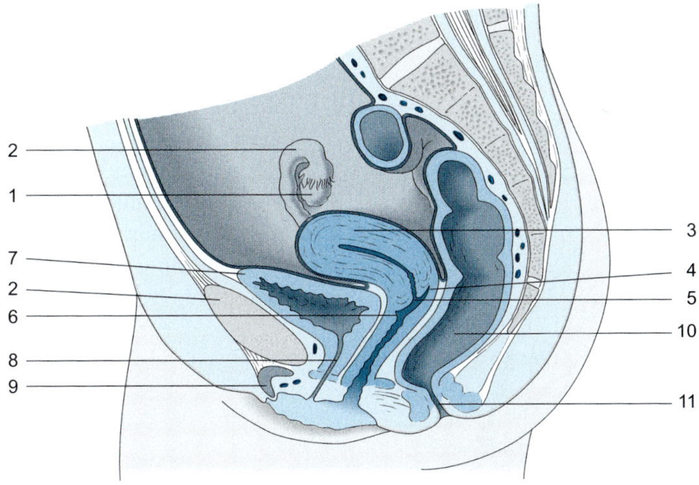

Abb. 16.4 Schematische Darstellung der weiblichen Geschlechtsorgane [L190]

1 Eierstock (Ovarium)
2 Eileiter (Tuba uterina)
3 Gebärmutter (Uterus)
4 Portio (Portio vaginalis)
5 Muttermund (Ostium uteri)
6 Vagina (Scheide)
7 Harnblase (Vesica urinaria)
8 Harnröhre (Urethra)
9 Klitoris (Kitzler)
10 Mastdarm (Rectum)
11 After (Anus)
12 Schambeinfuge (Symphyse, Symphysis pubica)

Bezeichnen Sie diesen schematischen Längsschnitt durch Uterus und Vagina (➤ Abb. 16.5)!

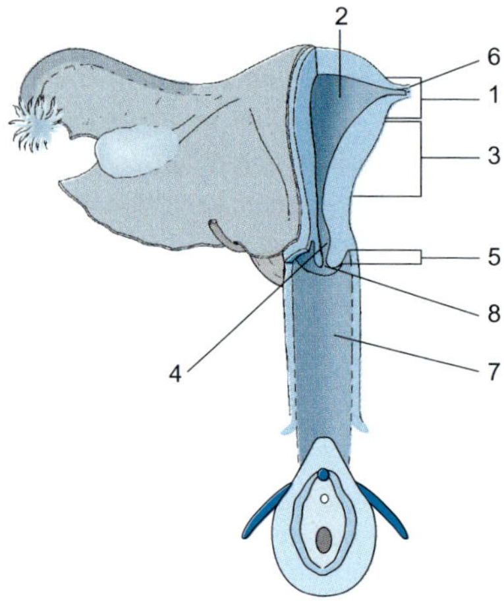

Abb. 16.5 Schematisierter Längsschnitt durch die Gebärmutter und die Vagina [L190]

1 Gebärmuttergrund (Gebärmutterkuppel, Fundus uteri)
2 Gebärmutterhöhle (Cavum uteri)
3 Gebärmutterkörper (Corpus uteri)
4 Gebärmutterhalskanal (Canalis cervicis uteri)
5 Portio (Portio vaginalis)
6 Abgang der Eileiter (Tubenwinkel, Tuba uterina)
7 Vagina (Scheide)
8 Gebärmuttermund (Ostium uteri)

16

Bezeichnen Sie den Querschnitt durch die weibliche Brust (➤ Abb. 16.6)!

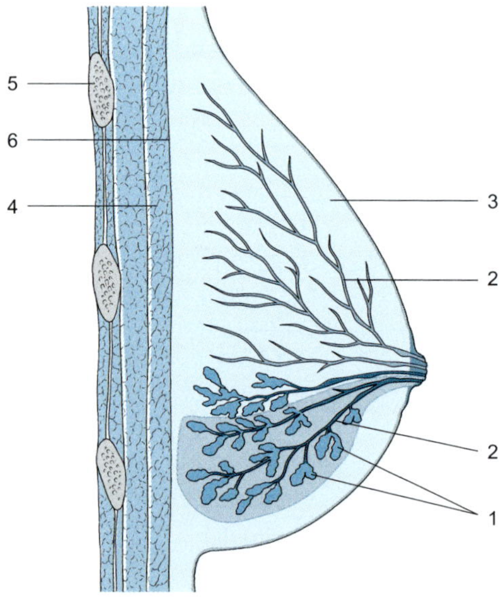

Abb. 16.6 Querschnitt durch die weibliche Brust [L190]

1 Milchdrüsenläppchen (Lobuli glandulae mammariae)
2 Milchgang (Ductus lactifer)
3 Fettgewebe (Stratum adiposum mammae)
4 Großer Brustmuskel (M. pectoralis major)
5 Rippe (Costa)
6 Muskelfaszie (Fascia pectoralis)

16.2 Fragen ohne Antwortauswahl

■ Geben Sie zu den folgenden Organen jeweils an, ob es sich um primäre oder um sekundäre Geschlechtsmerkmale des Mannes handelt: Nebenhoden, tiefe Stimme, Hoden, Penis, Bartwuchs, Körperbehaarung.

Nebenhoden	Primäres Geschlechtsmerkmal
Tiefe Stimme	Sekundäres Geschlechtsmerkmal
Hoden	Primäres Geschlechtsmerkmal
Penis	Primäres Geschlechtsmerkmal
Bartwuchs	Sekundäres Geschlechtsmerkmal
Körperbehaarung	Sekundäres Geschlechtsmerkmal

■ Geben Sie zu den folgenden Organen an, ob sie zu den männlichen oder weiblichen Geschlechtsorganen zählen: Eileiter, Bläschendrüse, Cowper-Drüse, Bartholin-Drüse, Harn-Samen-Röhre, Vulva.

Eileiter	Weibliches Geschlechtsorgan
Bläschendrüse	Männliches Geschlechtsorgan
Cowper-Drüse	Männliches Geschlechtsorgan
Bartholin-Drüse	Weibliches Geschlechtsorgan
Harn-Samen-Röhre	Männliches Geschlechtsorgan
Vulva	Weibliches Geschlechtsorgan

■ Handelt es sich beim Hoden um eine exokrine oder um eine endokrine Drüse? Begründen Sie Ihre Meinung!

Beim Hoden handelt es sich um eine **gemischte Drüse,** das heißt, er hat sowohl endo- als auch exokrine Anteile.

Der **endokrine** Teil sind die Leydig-Zwischenzellen, die **Testosteron** produzieren. Der **exokrine** Teil sind die Hodenkanälchen, welche die **Spermien** herstellen.

■ Was ist das Scrotum?

Das Scrotum ist der **Hodensack**. Er enthält die Hoden, die Nebenhoden und den Samenstrang.

■ Welcher Teil des Spermiums enthält die Erbinformation?

Die Erbinformation befindet sich im **Kopf** des Spermiums.

■ Wie viele Chromosomen enthält das voll ausgereifte Spermium?

23 Chromosomen (haploider Chromosomensatz).

■ Wieso liegen die Hoden außerhalb der Bauchhöhle?

Innerhalb der Bauchhöhle ist die **Temperatur** für die **Spermienproduktion** zu hoch.

■ Welche Aussage trifft genauer für die Nebenhoden zu?
- **Die Nebenhoden produzieren die Spermien.**
- **Die Nebenhoden speichern die Spermien.**

Aussage **2** stimmt genauer. Die eigentlichen Produktionsstätten der Spermien sind die Hoden.

■ Geben Sie die Stelle an, an welcher der Samenleiter endet und der Ausspritzgang beginnt!

Der Samenleiter endet innerhalb der **Prostata,** und zwar an der Stelle, an der er mit dem Ausführungsgang der Bläschendrüse zusammentrifft.

Nach der **Vereinigung** von **Samenleiter** und **Ausführungsgang** der Bläschendrüse spricht man vom Ausspritzgang (Ductus ejaculatorius).

■ Was unterscheidet den Samenstrang vom Samenleiter?

Samenleiter (Ductus deferens)
Es handelt sich um die **Fortsetzung** des **Nebenhodens,** der durch den Leistenkanal in die Bauchhöhle eintritt, an der Harnblase entlangläuft und in die Prostata einstößt. Da sein erster Anteil stark gewunden ist, hat er eine Länge von 50–60 cm.

Samenstrang (Funiculus spermaticus)
Er besteht aus einem bestimmten Abschnitt des **Samenleiters zusammen mit** seinen **Hüllen** aus Bindegewebe, Muskulatur, Nerven, Blut- und Lymphgefäßen. Er beginnt am oberen Pol des Hodens und

erstreckt sich bis zum oberen Leistenring. Damit hat er eine Länge von ungefähr 20 cm.

■ Wo endet die männliche Harnröhre und wird zur kombinierten Harn-Samen-Röhre?

Die männliche Harnröhre endet innerhalb der **Prostata,** und zwar an der Stelle, an der sie sich mit den **Ausspritzgängen vereinigt.** Nach dieser Vereinigungsstelle wird die Harnröhre zur kombinierten Harn-Samen-Röhre.

■ Welche Aufgabe hat das Sekret der Bläschendrüse?

Die Bläschendrüsen produzieren ein alkalisches, fruktosereiches Sekret. Die **Fruktose** dient der **Ernährung** der **Spermien.** Das alkalische Sekret wirkt mit, dass das saure Milieu in der männlichen Harn-Samen-Röhre und in der weiblichen Vagina **neutralisiert** wird.

■ Ein Patient berichtet Ihnen folgende Beschwerden: häufiger Harndrang, abgeschwächter Strahl und Schmerzen beim Wasserlassen. Des Weiteren stellen Sie Fieber fest, und auf Befragen gibt der Patient an, dass er heftige Beschwerden beim Absetzen des Stuhls hat. Um welche Erkrankung handelt es sich vermutlich?

Es handelt sich vermutlich um eine **akute Prostatitis.**

■ Wie unterscheiden sich die Beschwerden einer Prostatahypertrophie von einem Prostatakarzinom in einem frühen Stadium?

In einem frühen Stadium unterscheiden sich die Beschwerden **nicht,** da es bei beiden Erkrankungen zum Gefühl der unvollständigen Blasenentleerung kommt (Restharnbildung nimmt zu) und zum abgeschwächten Harnstrahl.

■ Darf der Heilpraktiker im Zuge einer rektalen Austastung eine Untersuchung vornehmen, ob ein Prostatakrebs vorliegt? Begründen Sie Ihre Meinung!

Der Heilpraktiker darf eine rektale Austastung vornehmen, da aufgrund des IfSG lediglich ein Behandlungsverbot für sexuell übertragbare Krankheiten besteht.

■ Geben Sie typische Beschwerden an, die beim Prostatakrebs in einem späten Stadium auftreten!

In einem späten Stadium von Prostatakrebs kommt es zu einer **Verschlechterung** der bereits bestehenden Symptome wie abgeschwächter Harnstrahl, zunehmende Restharnmenge und verzögerte Blasenentleerung. Zusätzlich kann es nun zu **Kreuzschmerzen** (Kreuzbeinmetastasen), Schmerzen bei der Stuhlentleerung und zu Blutungen kommen; schließlich auch zu Gewichtsabnahme, Lymphknotenschwellungen und Anämie.

■ Welche Aufgabe hat die Cowper-Drüse (Glandula bulbourethralis)?

Die Cowper-Drüse hat die Aufgabe, bei sexueller Erregung ein **schleimiges Sekret** abzugeben, das der **Gleitfähigkeit** des Penis beim **Geschlechtsakt** dient. Da es sich um ein alkalisches Sekret handelt, bewirkt es darüber hinaus, wie die anderen exokrinen Geschlechtsdrüsen auch, eine Neutralisation des sauren Milieus in der Harn-Samen-Röhre und der Vagina.

■ Was ist ein Leistenhoden?

Normalerweise sinkt der Hoden vorgeburtlich aus dem Bauchraum durch den Leistenkanal in den Hodensack ab. Bleibt der Hoden auf dieser Wanderung im **Leistenkanal stecken,** spricht man vom Leistenhoden.

■ Wieso kommt es bei Männern verhältnismäßig häufig zu einem Leistenbruch?

Die Stelle, an welcher der Hoden durch den Leistenkanal trat, wird normalerweise verschlossen. Bleibt dieser Verschluss aus, so kann es zu einem **angeborenen Leistenbruch** kommen. Aber auch wenn sich diese Stelle (teilweise) verschließt, bleibt sie gewissermaßen eine **„Schwachstelle“,** an der das Bauchwandgefüge gestört sein kann, sodass es zu einem Durchtreten von Baucheingeweiden kommen kann.

Schildern Sie stichwortartig, was physiologisch im Penis vor sich geht, damit es zur Erektion kommen kann!

Im Penis befinden sich **drei Schwellkörper** aus Bluträumen. Bei der Erektion stellen sich die **zuführenden Arterien weit,** sodass reichlich Blut in diese Bluträume fließt und sie ausdehnt. Die **abführenden Venen** werden **zusammengepresst,** sodass der Abfluss behindert ist. Die Folge ist ein **Stau** in den Bluträumen. Dieses gestaute Blut führt zur Erektion des Glieds.

Was ist das Smegma und welche krankheitsauslösende Bedeutung wird ihm zugeschrieben?

Beim Smegma handelt es sich um eine **weißlich-gelbliche Masse**, die sich aus **Absonderungen** der **Eichel-** und **Vorhautdrüsen** gebildet hat. Bei mangelhafter Hygiene kann es aufgrund dieses Smegmas zu örtlichen Entzündungen kommen. Diesem Smegma kommt möglicherweise eine **kanzerogene** Bedeutung zu, und zwar sowohl für Penis- als auch für Gebärmutterhalskrebs.

Wodurch unterscheidet sich die vollständige von der unvollständigen Vorhautverengung (Phimose)?

Vollständige Phimose
Es handelt sich um eine vollständige Vorhautverengung. Schon im **erschlafften Zustand** lässt sich die Vorhaut **nicht** über die Eichel schieben.

Unvollständige Phimose
Es handelt sich um eine unvollständige Vorhautverengung. Beim erschlafften Glied kann die Vorhaut über das Glied geschoben werden. Beim **erigierten Glied** ist das **nicht** mehr möglich.

Geben Sie an, woraus das Sperma des Mannes im Wesentlichen besteht!

Das Sperma (Samenflüssigkeit) besteht aus den **Spermien** (Samenfäden) und einem **Sekret.** Das Sekret macht ca. 95–97 % des Ejakulats aus. Es ist alkalisch und stammt aus der Prostata, der Bläschendrüse und den Nebenhoden.

Geben Sie das äußere Erscheinungsbild einer akuten Nebenhodenentzündung (Epididymitis) an!

Bei einer akuten Epididymitis (Nebenhodenentzündung) **schwillt** eine **Hodensackhälfte** innerhalb von wenigen Stunden erheblich an. Dabei ist der Hodensack äußerst druckempfindlich und schmerzhaft. Die äußere Haut erscheint **hochrot,** glänzend und warm. Die Schmerzen können entlang des Samenstrangs in die Leistenregion und eventuell in den Unterbauch ausstrahlen. Es können (hohes) Fieber und ein schweres Krankheitsgefühl auftreten.

Worum handelt es sich bei einer Varikozele?

Bei einer Varikozele (Krampfaderbruch) handelt es sich um eine abnorme Erweiterung und **krampfaderartige Schlängelung** der **Hodenvenen** (Vv. testiculares). Betroffen ist meist der linke Hodensack, da hier ein ungünstigerer Blutabfluss besteht.

Welches Lebensalter ist von der Varikozele in erster Linie betroffen?

Betroffen sind vor allem junge Männer zwischen dem **15. – 25. Lebensjahr.**

Worum handelt es sich bei einer Hydrozele?

Eine Hydrozele (Wasserbruch) ist eine **umschriebene Ansammlung seröser Flüssigkeiten zwischen den Hodenhüllen**. Eine Hydrozele kann angeboren sein oder erworben werden, letzteres oft nach abgelaufenen Hoden- oder Nebenhodenentzündungen. Häufig ist jedoch die Ursache unbekannt.

Welche Beschwerden verursacht eine Hydrozele?

In der Regel verursacht eine Hydrozele **keine Beschwerden.** Nur gelegentlich klagen die Betroffenen über ziehende Schmerzen in der Hoden- und Leistengegend, vor allem bei körperlicher Anstrengung.

Was liegt bei einer Hodentorsion vor?

Bei der Hodentorsion kommt es zur **Drehung von Hoden und Samenstrang** um die Längsachse. Der

Grund liegt in einer abnormen Beweglichkeit. Die Hodentorsion tritt bevorzugt einseitig und nur sehr selten beidseitig auf.

Welches Lebensalter ist von der Hodentorsion in erster Linie betroffen?

Von der Hodentorsion sind meist **Säuglinge, Kinder** und **Jugendliche** betroffen.

Welche Beschwerden können bei einer Hodentorsion auftreten?

Die Beschwerden setzen **plötzlich** ein mit **heftigen Schmerzen** im **Hodenbereich,** die bis in den Unterbauch ausstrahlen. Der **Hodensack** erscheint **geschwollen, gerötet** und ist **sehr druckempfindlich.** Er kann sich dunkelblau bis schwärzlich verfärben, wenn nicht innerhalb von ca. 4 Stunden operiert und der Hoden zurückgedreht und befestigt wird.

Wozu dient das Prehn-Zeichen?

Das Prehn-Zeichen dient der Differenzialdiagnose zwischen einer Nebenhodenentzündung und einer Hodentorsion: Bei einer Hodentorsion nimmt der Hodenschmerz zu beim Anheben des Hodensacks, bei der Epididymitis (Nebenhodenentzündung) nimmt er dagegen ab.

Handelt es sich bei den Eierstöcken um eine endokrine oder um eine exokrine Drüse? Begründen Sie Ihre Meinung!

Bei den Eierstöcken handelt es sich um eine **gemischte Drüse,** das heißt, man kann einen endo- und einen exokrinen Anteil unterscheiden. Der **endokrine** Anteil stellt die **Hormone** Östrogen und Progesteron her. Der **exokrine** Anteil produziert das **Ei.**

Geben Sie die Lage der Eierstöcke an!

Die Eierstöcke liegen **hinter** und **unterhalb** der **Eileiter,** an der **Seitenwand** des **kleinen Beckens.**

Wie sind die Eierstöcke im Becken befestigt?

Die Eierstöcke sind mit **Bändern** an der **Gebärmutter** und an der Seitenwand des **Beckens** befestigt.

Wodurch unterscheidet sich der Graaf-Follikel vom Bläschenfollikel?

Der **Graaf-Follikel** ist der **sprungreife Bläschenfollikel.**

Was ist der Unterschied zwischen der Eizelle und den Follikelzellen?

Mit Eizelle meint man die weibliche Keimzelle. Die Follikelzellen umgeben die Eizelle. Beides zusammen, Eizelle und Follikelzellen, werden als Follikel (Eierstockfollikel) bezeichnet.

Die **reife Eizelle** dient der **Befruchtung** mit dem männlichen Spermium. Die **Follikelzellen** dienen der **Hormonproduktion.**

Geben Sie das Hormon an, für das der Gelbkörper die Hauptproduktionsstätte ist!

Progesteron (Gelbkörperhormon).

Geben Sie das Hormon an, für das die Follikelzellen die Hauptproduktionsstätte sind!

Östrogen (Follikelhormon).

Wie heißt das Hormon, das den Follikel zur Heranreifung anregt und wo wird dieses Hormon produziert?

FSH (follikelstimulierendes Hormon): Es wird im **HVL** (Hypophysenvorderlappen) produziert.

Geben Sie an, welches Hormon den Eisprung auslöst! Wo wird es produziert?

LH (luteinisierendes Hormon): Es stammt aus dem **HVL** (Hypophysenvorderlappen).

Wie lange ist ein gesprungenes Ei befruchtungsfähig?

Einige Stunden lang.

Geben Sie das Organ an, in dem es normalerweise zur Befruchtung kommt!

Im **Eileiter.**

■ Geben Sie an, wie die Eileiterwand aufgebaut ist!

Schleimhaut (Mukosa, Tunica mucosa)
Sie bildet die innerste Schicht. Die Schleimhaut ist reich gefaltet und mit Flimmerzellen ausgestattet. Der Wimpernschlag ist zur Gebärmutter hin gerichtet.

Muskelschicht (Tunica muscularis)
Man kann eine innere Ringschicht und eine äußere Längsschicht unterscheiden. Durch diese Anordnung werden die peristaltischen Bewegungen ermöglicht.

Bauchfell (Tunica serosa)
Die Eileiter liegen intraperitoneal.

■ Geben Sie die Fachbezeichnung für Eierstockentzündung an!

Die Fachbezeichnung für Eierstockentzündung lautet **Oophoritis**.

■ Worum handelt es sich bei einem Kystom?

Ein Kystom ist eine **gutartige Geschwulst**, die von **drüsigem Gewebe** ihren Ausgang nimmt, z. B. vom Eierstock, den Brustdrüsen, der Schilddrüse oder den Hoden.

■ Zählen Sie drei wichtige mögliche Komplikationen einen Kystadenoms auf!

- **Entartung**
- **Stieldrehung**
- **Platzen** und Entwicklung eines Gallertbauches (Pseudomyxoma peritonei)

■ Erklären Sie die folgenden Begriffe:
- **Salpingitis**
- **Oophoritis**
- **Adnexitis**

- Salpingitis = **Eileiterentzündung**
- Oophoritis = **Eierstockentzündung**
- Adnexitis = **Entzündung von Eierstock und Eileiter**

■ Welche beiden Formen von Extrauteringravidität unterscheidet man?

- **Eileiterschwangerschaft**
- **Bauchhöhlenschwangerschaft**

■ Wodurch kann es zur Eileiterschwangerschaft kommen?

- Nach einer **abgelaufenen Eileiterentzündung** kann es zum **Verkleben** der Schleimhautfalten kommen. Dadurch kann der Weitertransport des Eies im Eileiter verzögert oder sogar verhindert werden.
- Die Samenzellen sind sehr viel kleiner als die Eizelle und finden deshalb leichter den Weg durch die zu engen Schleimhautfalten. Außerdem sind die Samenzellen eigenbeweglich und brauchen nicht transportiert zu werden.
- So kann also die Eizelle **befruchtet** werden, aber sie bleibt dann vor oder nach der Befruchtung irgendwo im Eileiter **hängen.** Da die Schleimhaut gut durchblutet ist, findet die Frucht für ihren ersten Entwicklungsabschnitt ausreichende Ernährungsbedingungen vor.

16

■ Welche zwei möglichen Komplikationen hat eine Eileiterschwangerschaft?

Tubarabort
Der **Keim stirbt 6–7 Wochen nach der Einnistung** durch Mangelernährung **ab** und wird in die Bauchhöhle **abgestoßen.**

Tubarruptur
Durch den heranwachsenden Keim kommt es zum **Zerreißen der Eileiter** mit oft lebensbedrohlichen Blutungen und Entwicklung eines akuten Abdomens.

■ Geben Sie die typischen Beschwerden bei chronischer Eileiterentzündung an!

Druck- und **Schweregefühl** im Unterbauch, **subfebrile Temperaturen,** eventuell auch Fieberschübe, **beschleunigte BKS** und **Leukozytose.**

■ Was ist die Portio und was ist der Muttermund?

- **Portio:** Teil der Gebärmutter, der in die Vagina hineinragt
- **Muttermund:** Öffnung der Portio in die Gebärmutterhöhle

■ Wodurch kommt es zu einem Gebärmuttervorfall (Uterusprolaps, Prolapsus uteri)?

Während der Schwangerschaft wird der **Halteapparat** der Gebärmutter **gedehnt.** Vor allem bei Frauen, die mehrere Kinder geboren haben, kann er so erschlaffen, dass die **Gebärmutter** ihren Halt verliert und **tiefer** in die **Vagina** sinkt.

Bei einem Totalprolaps wurde die gesamte Vagina nach außen gestülpt und liegt vor der Vulva. In ihr liegt die Gebärmutter wie in einem Bruchsack.

■ Geben Sie die Hauptbeschwerden eines Gebärmuttermyoms an!

Sehr oft bestehen bei einem Gebärmuttermyom überhaupt **keine Beschwerden.** Es kann aber auch zur **verstärkten** und **verlängerten Regelblutung,** eventuell auch zur **Dauerblutung** kommen. Weitere Beschwerden können sich durch **Druck** auf die **Nachbarorgane** einstellen, z. B. Kreuzbeinschmerzen oder häufiger Harndrang.

■ Wodurch unterscheiden sich Früh- und Erstsymptome des Gebärmutterhalskrebses?

Frühsymptome gibt es **keine** beim Gebärmutterhalskrebs. Sicherheit kann in diesem Stadium der Erkrankung nur die Vorsorgeuntersuchung geben.

Erstsymptome sind keine Frühsymptome. Es kann zu **unregelmäßigen Blutungen, blutigem** oder **fleischwasserfarbenem Ausfluss,** vor allem nach dem Geschlechtsverkehr, kommen. **Schmerzen** sind im Allgemeinen schon keine Erstsymptome mehr, sondern gehören zu den Spätsymptomen.

■ Welchem Organ beim Mann entsprechen, entwicklungsgeschichtlich betrachtet, die weiblichen großen Vulvalippen (Schamlippen)?

Hodensack (Scrotum).

■ Welchem Organ beim Mann entspricht, entwicklungsgeschichtlich betrachtet, der Kitzler?

Glied (Penis).

■ Wo sitzen die Bartholin-Drüsen und wo liegen ihre Mündungsstellen?

Die Bartholin-Drüsen (Scheidenvorhofdrüsen) liegen im **unteren Drittel** der **großen Vulvalippen** eingebettet. Ihre Ausführungsgänge münden im **unteren Drittel** der **kleinen Vulvalippen** in der Nähe des Scheidenmunds ein.

■ Gehören die weiblichen Brustdrüsen zu den endo- oder zu den exokrinen Drüsen? Begründen Sie Ihre Meinung!

Die weiblichen Brustdrüsen gehören zu den **exokrinen Drüsen,** da sie kein Hormon produzieren, sondern ein **Sekret** (Milch), das über **Ausführungsgänge** abgegeben wird.

■ Worum handelt es sich bei den kleinen Höckerchen, die am und im Warzenhof auftreten?

Die kleinen Höckerchen, die am und im Warzenhof auftreten, werden von **Talg-** und **Schweißdrüsen** gebildet, die hier die Haut vorwölben. Sie haben die Aufgabe, den Warzenvorhof einzufetten und anzufeuchten, um einen besseren Kontakt mit dem Mund des Säuglings zu gewährleisten.

■ Zählen Sie mindestens fünf Verdachtshinweise auf Brustkrebs auf!

Von den folgenden sieben Verdachtshinweisen sollten Sie mindestens fünf aufgezählt haben:

- Knoten
- Größendifferenzen der Brust, die sich in neuerer Zeit eingestellt haben
- Orangenhautphänomen
- Veränderungen der Brustwarze
- Absonderungen aus der Brustwarze
- Plateauphänomen
- Schmerzen in der Brust

■ Was meint man mit Sentinel-Lymphknoten?

Bei dem Sentinel-Lymphknoten handelt es sich um den Lymphknoten, in den die abfließende **Lymphe aus dem Brustgewebe als erstes einfließt.**

■ Wie kann die Absonderung beschaffen sein, die infolge einer Brustkrebserkrankung aus der Brustwarze austritt?

Die Absonderung kann **klar, trüb, milchig** oder **blutig** sein.

■ In welchem Quadranten der weiblichen Brust treten am häufigsten Krebsknoten auf?

Die häufigste Lokalisation des Brustkrebses ist der **äußere, obere Quadrant.**

■ Sie entdecken bei der Brustpalpation einen weichen, gut verschieblichen Knoten. Wie verhalten Sie sich in diesem Fall?

Jeder Knoten, auch wenn er weich und gut verschieblich ist, muss abgeklärt werden. Die Patientin wird an einen **Gynäkologen** verwiesen.

■ Welche Schwierigkeit ergibt sich bei der Krebsvorsorge bei Mastopathie?

Bei der Mastopathie kann es wegen der vorliegenden Veränderung der Brüste **schwierig bis unmöglich** sein durch die **Palpation** einen **malignen Knoten** zu **entdecken.**

■ Erklären Sie kurz die folgenden Begriffe: Polymastie und Hyperthelie!

- **Polymastie:** Vorhandensein von **überzähligen Brustdrüsen**
- **Hyperthelie:** Vorhandensein von **überzähligen Brustwarzen**

■ Sie entdecken bei Ihrer Patientin eine überzählige Brustwarze auf der Milchleiste. Wofür besteht bei ihr ein erhöhtes Risiko?

Es könnten zusätzlich **Fehlbildungen im Nierenbereich** vorliegen und somit ein sog. mammorenales Syndrom.

■ Schildern Sie die auftretenden Beschwerden bei einer Mastopathie!

Es kommt zu einem **schmerzhaften Spannungsgefühl** bis hin zu **Schmerzen** in den **Brüsten** (Mastodynie). Bei der Palpation findet man zahlreiche **Knoten** und **Zysten** unterschiedlicher Größe. Selten tritt ein wässriges, evtl. auch milchiges Sekret aus der Brustwarze.

Typisch ist, dass die Beschwerden **vor allem in der 2. Zyklushälfte** auftreten und vor der Regelblutung an Intensität zunehmen. Mit Einsetzen der Regelblutung mindern sich die Symptome ab oder verschwinden ganz. Mit Einsetzen der Menopause bilden sich die Beschwerden zurück.

■ Geben Sie nur den wichtigsten Produktionsort von Östrogen an!

Follikelzellen im Eierstock.

■ Geben Sie jeweils den wichtigsten Herstellungsort des Progesterons an, und zwar ohne und mit vorliegender Schwangerschaft!

Der wichtigste Produktionsort des Progesterons ist der **Gelbkörper** im Eierstock. Ab dem 4. Schwangerschaftsmonat wird die Progesteronherstellung von der **Plazenta** übernommen.

■ Geben Sie die wichtigste Aufgabe des Progesterons an!

Progesteron hat eine **schwangerschaftserhaltende Wirkung.** Es bereitet den Organismus auf eine Schwangerschaft vor, indem es die Gebärmutterschleimhaut für die Einnistung des befruchteten Eies vorbereitet.

■ Nennen Sie wichtige Hormone, die beim Menstruationszyklus eine Rolle spielen!

Östrogen, Progesteron, FSH (follikelstimulierendes Hormon), LH (luteinisierendes Hormon).

■ Erklären Sie stichpunktartig die Wirkungsweise der Ovulationshemmer!

Mit Einnahme der Ovulationshemmer werden dem Körper künstlich **Eierstockhormone zugeführt.** Befindet sich im Blut aber ein bestimmter Spiegel an Eierstockhormonen, so **schüttet** der **HVL kein FSH** aus. Ohne FSH kann aber **kein** neuer **sprungreifer Follikel** heranreifen. Ohne sprungreifen Follikel steht **kein befruchtungsfähiges Ei** zur Verfügung.

Infolgedessen kann es nicht zur Schwangerschaft kommen.

■ Worauf beruht die Wirksamkeit der „Minipille“?

Die Minipille hat zum einen die Aufgabe, den Eisprung zu unterbinden, zum anderen hat sie aber auch die Funktion, zu verhindern, dass sich die **Durchlässigkeit** des **Schleimpfropfs** vor dem Gebärmuttermund in der Weise verändert, dass er befruchtungsfähige Spermien durchtreten lässt.

Selbst wenn aufgrund der niedriger dosierten Eierstockhormone noch ein Eisprung zustande kommt, verhindert die Undurchlässigkeit des Schleimpfropfs vor der Gebärmutter mit großer Wahrscheinlichkeit eine Befruchtung.

■ Erklären Sie die folgenden Begriffe!

- Eumenorrhö
- Menorrhagie
- Brachymenorrhö
- Hypermenorrhö
- Hypomenorrhö
- Polymenorrhö
- Oligomenorrhö
- Amenorrhö
- Dysmenorrhö
- Metrorrhagie

- **Eumenorrhö:** normale Menstruationsblutung
- **Menorrhagie:** verlängerte Regelblutung. Die Blutungsdauer liegt über 6 Tage und die Blutungsstärke ist häufig erhöht.
- **Brachymenorrhö:** verkürzte Regelblutung. Die Blutungsdauer liegt zwischen Stunden und 3 Tagen. Die Blutungsstärke kann vermindert oder normal sein.
- **Hypermenorrhö:** zu starke Regelblutung. Die Blutungsmenge liegt über 150 ml. Als Faustregel zur groben Abschätzung dient, wenn eine Frau mehr als 5 Tampons oder Vorlagen pro Tag benötigt.
- **Hypomenorrhö:** zu schwache Regelblutung
- **Polymenorrhö:** zu häufige Regelblutung. Es kommt zu einer Verkürzung der Zyklusdauer auf unter 24 Tage. Die Menstruationsstärke und -dauer sind normal.
- **Oligomenorrhö:** zu seltene Regelblutung. Das Zyklusintervall beträgt mehr als 35 Tage. Die Menstruation ist von normaler Dauer.
- **Amenorrhö:** Ausbleiben der Regelblutung
- **Dysmenorrhö**: schmerzhafte Regelblutung
- **Metrorrhagie:** unregelmäßige, länger als 14 Tage andauernde Blutung

■ Erklären Sie, was man unter einem prämenstruellen Syndrom (PMS) versteht!

Das prämenstruelle Syndrom **setzt 4–14 Tage vor der Regelblutung** ein und dauert bis zum Beginn der Blutung. Dabei kommt es vor allem zu **schmerzhaften Spannungen** und **Schwellungen der Brust.** Außerdem zu Kreuzschmerzen, Kopfschmerzen, Gereiztheit, depressiver Verstimmung und Kreislaufbeschwerden.

Mit Einsetzen der Regelblutung verschwinden diese Beschwerden. Die Ursachen vermutet man im psychisch-seelischen Bereich.

■ Was gibt der Pearl-Index an?

Der Pearl-Index gibt an, wie **zuverlässig eine Verhütungsmethode** ist.

■ Erklären Sie kurz, was man bei Verhütungsmethoden mit Methoden- bzw. Gebrauchssicherheit meint!

Methodensicherheit

Bei der Methodensicherheit werden nur Schwangerschaften berücksichtigt, die **trotz korrekter Anwendung** der Verhütungsmethoden eingetreten sind.

Gebrauchssicherheit

Bei der Gebrauchssicherheit werden auch die Fälle mitgezählt, in denen aufgrund von **Anwendungsfehlern** die Schwangerschaft eingetreten ist.

■ Zählen Sie hormonelle Ovulationshemmer auf und geben Sie stichwortartig an, worum es sich handelt!

Einphasenpille

Es werden 21 Tage **östrogen- und progesteronhaltige** Präparate eingenommen. Dann erfolgt eine Einnahmepause von 7 Tagen.

Zwei- und Dreiphasenpillen
Sie enthalten **abgestufte** Hormondosen und ahmen so die Hormonschwankungen des Körpers nach.

Mikropille
Enthält **Östrogen** (niedriger Anteil) und **Gestagen.**

Minipille
Enthält **nur Gestagen,** wirkt vor allem über die Undurchdringlichkeit des Schleimpfropfs vor dem Muttermund.

Transdermales Pflaster
Drei Wochen lang wird jede Woche ein östrogen- und gestagenhaltiges **Pflaster** aufgebracht. Die vierte Woche ist pflasterfrei, wodurch es zur Abbruchblutung kommt.

Vaginalring
Entspricht dem **Prinzip des Verhütungspflasters.** Hier wird durch das Einsetzen eines Vaginalringes über 3 Wochen ein Östrogen-Gestagen-Gemisch verabreicht. In der vierten Woche wird kein Ring eingesetzt, was zur Abbruchblutung führt.

Verhütungsstäbchen
Ein kleines **Stäbchen** wird auf der **Innenseite des Oberarmes** unter die Haut geschoben und verbleibt dort für 3 Jahre. In diesem Stäbchen befindet sich ein Gestagendepot, es ist östrogenfrei.

■ Was ist der Unterschied zwischen der Interzeption („Pille danach") und der Abtreibungspille?

Bei einer **Interzeption** wird die **Einnistung** eines befruchteten Eies **verhindert.** Bei der **Abtreibungspille** wird ein Ei, das sich **bereits eingenistet** hat, **abgestoßen.**

■ Worum handelt es sich bei der Knaus-Ogino-Methode?

Bei der Knaus-Ogino-Methode wird die Zykluslänge erfasst und daraus werden die voraussichtlichen **befruchtungsfähigen Tage errechnet.**

■ Wie wird die Temperaturmethode zur Empfängnisverhütung durchgeführt?

Die Frau misst jeden Morgen immer **gleichbleibend** vaginal, rektal oder evtl. oral ihre Körpertemperatur. Da **nach dem Eisprung die Temperatur ansteigt,** weiß man, wann der Eisprung vonstattenging.

■ Eine Frau stellt morgens bei der Temperaturmessung zur Empfängnisverhütung fest, dass ihre Temperatur um 0,4 °C höher lag als an den Vortagen. Kann sie am gleichen Tag Geschlechtsverkehr haben, ohne eine Schwangerschaft befürchten zu müssen?

Nein. Die sicher unfruchtbaren Tage der Frau beginnen erst am dritten Tag nach dem Temperaturanstieg.

■ Kann sich eine Frau, die die Temperaturmethode zur Schwangerschaftsverhütung einsetzt, sicher sein, dass ein morgendlicher Temperaturanstieg auch tatsächlich zyklusbedingt ist?

Nein. Jeder banale grippale Infekt kann einen Temperaturanstieg verursachen. Weitere Unsicherheitsfaktoren gibt es durch Urlaub, späteres Aufstehen und Stress.

■ Wie wird eine Schleimstrukturuntersuchung (Billings-Methode) zur Schwangerschaftsverhütung durchgeführt?

Es wird die Spinnbarkeit des Vaginalschleims untersucht. Dazu wird etwas **Schleim zwischen zwei Finger** genommen und zu einem Faden ausgezogen, d. h., seine **Spinnbarkeit geprüft**. Bildet er einen langen Faden, so soll zur Verhütung 4 Tage lang sexuelle Enthaltsamkeit geübt werden.

■ Wie wird die symptothermale Methode zur natürlichen Schwangerschaftsverhütung durchgeführt?

Bei der symptothermalen Methode werden die folgenden Methoden kombiniert, um die fruchtbaren Tage festzustellen:
- Morgendliche Messung der Körpertemperatur (Temperaturmethode)
- Schleimstrukturuntersuchung auf Spinnbarkeit des Schleimes

Eventuell können zusätzlich noch eingesetzt werden:
- Kalendermethode nach Knaus-Ogino
- Untersuchung der Portio bzw. des Muttermundes auf Öffnung, Lage und Festigkeit

Was ist ein Diaphragma (Pessar)?

Ein Diaphragma ist ein von einer Gummikappe überspannter Kunststoffring als **Verschluss zur Abdeckung der Portio.** Es wird 2 Stunden bis 10 Minuten vor dem Geschlechtsverkehr in die Vagina eingeführt und vor der Portio angebracht. Sechs bis 24 Stunden danach wird es wieder entfernt.

Was sind Spermizide?

Spermizide sind **spermienabtötende Mittel.** Es gibt sie zur Schwangerschaftsverhütung als Vaginalzäpfchen oder -schwämmchen.

Zählen Sie mechanische Verhütungsmethoden auf!

- Diaphragma (Pessar)
- Intrauterinspirale (Intrauterinpessar, UIP)
- Kondome (Präservative)

Erklären Sie die Begriffe „Menarche", „Menopause" und „Klimakterium"!

- **Menarche:** erstes Auftreten der Regelblutung
- **Menopause:** letzte spontane Menstruation
- **Klimakterium:** Wechseljahre

Zählen Sie mindestens vier Symptome des Menopausensyndroms auf!

Von den folgenden sechs Symptomen sollten Sie mindestens vier genannt haben:
- Hitzewallungen mit fleckiger Hautrötung und Schweißausbrüchen
- Unangenehmes Herzklopfen
- Schwindelgefühl
- Erhöhte Reizbarkeit, Nervosität
- Schlafstörungen
- Depressionen

Wodurch unterscheidet sich eine Gebärmuttersenkung von einem -vorfall?

Bei einer Gebärmuttersenkung kommt es **lediglich zum Tiefertreten** der Gebärmutter in die Vagina, bei einem Gebärmuttervorfall ist das **gesamte Scheidenrohr nach außen vor die Vulva gestülpt** und die Gebärmutter liegt in der Vagina wie in einem Sack.

Zählen Sie mindestens drei Ursachen für eine Gebärmuttersenkung auf!

Von den folgenden vier Ursachen sollten Sie mindestens drei aufgezählt haben.
- **Bindegewebsschwäche** mit darauf folgender Insuffizienz der Mutterbänder
- **Beckenbodeninsuffizienz**
- **Adipositas**
- **Schweres Heben**

Welche Störung liegt der Endometriose zugrunde?

Bei der Endometriose wächst Gebärmutterschleimhaut auch außerhalb der Gebärmutterhöhle, die auch dem zyklischen Auf- und Abbau unterworfen ist.

Welches Lebensalter ist in erster Linie vom Korpuskarzinom betroffen?

Frauen zwischen dem **65.** und **70. Lebensjahr.**

Bei einer Frau wurde ein Carcinoma in situ am Gebärmutterhals festgestellt. Angenommen, diese Frau würde sich nicht behandeln lassen. Wie ist in diesem Fall die Prognose?

Grundsätzlich kann ein Carcinoma in situ **ausheilen** oder die Erkrankung kann **weiter fortschreiten** bis zur Kachexie und dem Tod.

Was wird bei einer Ausschabung gemacht?

Bei einer Ausschabung wird mit einem **löffelartigen Instrument** die **Gebärmutterschleimhaut** aus der Gebärmutter **herausgeschabt**. Danach muss die entnommene Gebärmutterschleimhaut **histologisch untersucht** werden.

In welchen Fällen wird eine Ausschabung gemacht?

Eine Ausschabung wird bei **Krebsverdacht**, nach Entzündungen der Gebärmutterschleimhaut, nach **Schwangerschaftsabbrüchen** und nach **Fehlgeburten** vorgenommen.

Worum handelt es sich bei einer Konisation?

Bei einer Konisation wird ein **kegelförmiges Gewebestück** aus der **Portio entfernt**. Dies kann zur

Diagnose und zur Therapie bei Krebs(verdacht) durchgeführt werden.

■ Führt bei einer Hysterektomie (Gebärmutterentfernung) die abdominale oder die vaginale Entfernung häufig zur Beckenbodeninsuffizienz?

Die **vaginale** Entfernung.

■ Was versteht man unter einer „Pfropfgestose"?

Unter Pfropfgestose versteht man eine **schwangerschaftsbedingte Erkrankung,** die bei der Frau schon vor der Schwangerschaft aufgetreten ist, wie z. B. eine Nierenerkrankung oder eine Hypertonie. Durch die Schwangerschaft **verstärken** sich nun die **Symptome** dieser Erkrankung. Bei einer Pfropfgestose können die Symptome schon vor der 20. SSW auftreten.

■ Ordnen Sie die Begriffe zu!

1	Hyperemesis gravidarum	A	Vor allem morgendliches Erbrechen
2	Emesis gravidarum	B	Unabhängig von der Essensaufnahme kommt es über den Tag verteilt zu 5- bis 20-mal täglichem Erbrechen.

1: B
2: A

■ Zählen Sie Beschwerden auf, die sich bei Hyperemesis gravidarum einstellen können!

Bei Hyperemesis gravidarum kommt es täglich zwischen **5- bis 20-mal zum Erbrechen,** unabhängig von Art und Zeitpunkt der Nahrungsaufnahme. Es kommt zur **deutlichen Gewichtsabnahme** und Zeichen der **Dehydration** stellen sich ein, z. B. Durstgefühl, trockene Zunge und Schleimhäute, verminderte Harnmenge, Hypoglykämie, Temperaturanstieg (Durstfieber), Mundgeruch, Elektrolytstörungen und Ketonkörper im Blut und im Urin.

■ Wir therapieren Sie bei Hyperemesis gravidarum?

Die Therapie hängt vom **Schweregrad** der Erkrankung ab.

Leichte Fälle können vom Heilpraktiker mit einer **Ernährungsumstellung** auf mehrere kleine fett- und eiweißarme Mahlzeiten behandelt werden. Außerdem können alternative Heilverfahren, wie z. B. TCM und Homöopathie eingesetzt werden. Es kann ein Antiemetikum eingesetzt werden.

Schwerere Fälle werden an den Arzt verwiesen. Sie müssen im **Krankenhaus** mit einer **parenteralen Versorgung** mit den lebenswichtigen Nährstoffen und mit **Infusionen** zum **Ausgleich des Flüssigkeitshaushaltes** behandelt werden.

■ Ordnen Sie den Fachbegriffen ihre deutsche Bezeichnung zu!

1	Hyperemesis gravidarum	A	Schwangerschaftsbedingter Bluthochdruck
2	Ptyalismus gravidarum	B	Schwangerschaftsbedingte vermehrte Speichelbildung
3	Gestose	C	Schwangerschaftsbedingte Erkrankung
4	Gestationshypertonie	D	Übermäßiges Schwangerschaftserbrechen

1: D
2: B
3: C
4: A

■ Nennen Sie die Hauptsymptome, die bei Präeklampsie auftreten können!

- Ödeme
- Proteinurie
- Hypertonie

■ Nennen Sie mindestens sechs Risikofaktoren für Präeklampsie!

Von den folgenden neun Punkten sollten Sie mindestens sechs aufgeführt haben:

- Diabetes mellitus
- Gestationsdiabetes
- Familiäre Belastung
- Vorbestehende Nierenerkrankung

- Erstgebärende
- Mehrlingsschwangerschaft
- Alter über 40 Jahre
- Chronische Hypertonie
- Bestehen einer Autoimmunerkrankung

■ Was weiß man über die Ursache der Präeklampsie?

Die Ursache ist unbekannt. Man vermutet, dass Autoimmunvorgänge eine Rolle spielen.

16

■ Wie würden Sie eine Präeklampsie behandeln?

Gar nicht. Wegen der Schwere der Erkrankung und wegen der großen Gefahren für Mutter und Kind erfolgt die Behandlung durch den **Arzt.** Ein Heilpraktiker dürfte begleitend **behandeln.**

■ Ordnen Sie hinsichtlich der Gestationshypertonie und Eklampsie zu!

1	Gestations-hypertonie	A	Krämpfe
2	Eklampsie	B	Hypertonie > 140 / 90 mmHg

1: B
2: A

■ Nennen Sie die drei Symptome, die auftreten müssen, damit die Diagnose HELLP-Syndrom gestellt werden kann!

- **Leberfunktionsstörung** mit Erhöhung der Leberwerte
- **Pathologische Hämolyse**
- **Thrombozytopenie**

■ Zählen Sie mindestens drei gefürchtete Komplikationen beim HELLP-Syndrom auf!

Von den folgenden fünf Komplikationen sollten Sie mindestens drei genannt haben:
- Vorzeitige Plazentaablösung
- Nierenversagen
- Massive Blutungen
- Leberruptur
- Status eclampticus und daraus resultierende neurologische Spätschäden

■ Bei einer Schwangeren haben Sie den Verdacht auf ein HELLP-Syndrom. Wie behandeln Sie?

Gar nicht. Es ist eine sofortige **Krankenhauseinweisung** notwendig.

■ Was liegt einem Vena-cava-Kompressionssyndrom zugrunde?

Beim Vena-cava-Kompressionssyndrom handelt es sich um eine Komplikation, die gegen Ende der Schwangerschaft auftreten kann. Begibt sich die Mutter in **Rückenlage,** so **drückt das Kind** auf die **V. cava inferior** und behindert so den Rückfluss zum Herzen.

■ Zu welchen Beschwerden kommt es beim Vena-cava-Kompressionssyndrom?

Beim Vena-cava-Kompressionssyndrom kommt es nach längerem Liegen in Rückenlage zu **Blutdruckabfall, Schwindel, kaltem Schweißausbruch, Übelkeit, Herzrasen** bis hin zu **Schock und Bewusstlosigkeit.**

■ Welche Gefahren birgt ein Vena-cava-Kompressionssyndrom für Mutter und Kind?

Ein Vena-cava-Kompressionssyndrom kann für Mutter und Kind **lebensbedrohlich** sein. Aufgrund der Mangelversorgung des Kindes kann es zur **Frühgeburt** kommen.

■ Wie wird bei einem Vena-cava-Kompressionssyndrom behandelt?

Tritt ein Vena-cava-Kompressionssyndrom auf, so wird die Schwangere sofort in eine **Linksseitenlage** gebracht. In der Regel verschwinden danach die Beschwerden innerhalb von Minuten.

■ Worum handelt es sich bei einem Gestationsdiabetes?

Beim Gestationsdiabetes (Schwangerschaftsdiabetes, Typ-4-Diabetes) handelt es sich um eine

erstmalig in der Schwangerschaft diagnostizierte **Glukose-Toleranzstörung.**

■ Zählen Sie mindestens fünf Risikofaktoren für Gestationsdiabetes auf!

Von den folgenden acht Risikofaktoren sollten Sie mindestens fünf aufgezählt haben:

- Übergewicht (Body-Mass-Index vor der Schwangerschaft von über 27,0)
- Über 30 Jahre
- Erbliche Vorbelastung
- Gestationsdiabetes in einer früheren Schwangerschaft
- Gestörte Glukosetoleranz vor der Schwangerschaft
- Bereits ein Kind mit einem Geburtsgewicht von über 4.500 g geboren
- Mehr als drei Fehlgeburten unbekannter Ursache in der Vorgeschichte
- Extreme Gewichtszunahme während der Schwangerschaft

■ Eine Schwangere mit einer leichten Glukosetoleranzstörung sucht Ihre Praxis auf. Wie behandeln Sie?

Man nimmt eine **Ernährungsumstellung** vor, bei der mehrmals täglich kleinere Mahlzeiten mit Vollkornprodukten aufgenommen werden. Schnell resorbierbare Kohlenhydrate sind zu vermeiden. Außerdem soll sich die Schwangere ausreichend bewegen. In den meisten Fällen werden allein durch diese Maßnahmen befriedigende Ergebnisse erzielt.

■ Bitte unterscheiden Sie die Begriffe „Abort“ und „Frühgeburt“!

Abort
Unter Abort (Fehlgeburt) versteht man die vorzeitige Beendigung einer Schwangerschaft vor der 24. SSW. Bei einem Abort liegt das Geburtsgewicht bei unter 500 g und es fehlen alle Lebenszeichen des Feten.

Frühgeburt
Bei einer Frühgeburt liegt die Geburt zwischen der 24. bis einschließlich 37. SSW.

■ Ordnen Sie die Abortformen den passenden Definitionen zu!

1	Frühabort	A	Abort erfolgt in der 12. bis 24. SSW.
2	Spätabort	B	Abort erfolgt bis zur 12. SSW.
3	Drohender Abort (Abortus imminens)	C	Eine Schwangere hat vor der 12. SSW drei oder mehr spontane Fehlgeburten gehabt.
4	Unvollständiger Abort (Abortus incompletus)	D	Es kommt zu leichteren Blutungen, jedoch ist der Muttermund noch geschlossen und es treten keine Wehen auf.
5	Wiederholte Aborte (habituelle Aborte)	E	Der Fetus wird nur unvollständig abgestoßen, sodass sich noch Teile der Plazenta im Uterus befinden.

1: B
2: A
3: D
4: E
5: C

■ Worum handelt es sich bei einem verhaltenen Abort (Missed abortion)?

Bei einem verhaltenen Abort handelt es sich um eine Fehlgeburt, bei der die **Frucht** bereits abgestorben ist, jedoch **nicht spontan aus der Gebärmutter ausgestoßen** wird. Meist treten keine vaginalen Blutungen auf, es verschwinden lediglich die subjektiven Schwangerschaftszeichen wie Übelkeit und das Spannen der Brüste.

■ Erklären Sie stichwortartig, worum es sich bei einem Windei handelt!

Bei einem Windei, der sog. Blasenmole bzw. Mola hydatidosa, liegt eine **Entwicklungsstörung des**

Embryos im Mutterleib vor. Es kommt zu einer **blasenartigen Erweiterung der Plazentazotten.** Es können sich im Eierstock große Zysten bilden.

■ Welche Ursache hat eine Blasenmole?

Die Ursache einer Blasenmole liegt meist darin, dass in der befruchteten Eizelle der **mütterliche Chromosomensatz verloren ging** und deshalb der väterliche Chromosomensatz verdoppelt wurde.

■ Welche Beschwerden können bei einer Blasenmole auftreten.

Es können **Krämpfe und Schmierblutungen** auftreten. Der **Bauchumfang** nimmt schnell zu, es kommt zu **starker Übelkeit** und ab der 11. SSW geht **blasig-schaumige Flüssigkeit ab.**

■ Welche Komplikationen können bei einer Blasenmole auftreten?

Verbleibt die Blasenmole oder Reste davon im Uterus, so können diese **maligne entarten.**

16.3 Multiple-Choice-Fragen

■ Welche anatomischen Strukturen gehören zu den männlichen Geschlechtsdrüsen ?

1 Prostata
2 Nebenhoden
3 Bläschendrüse
4 Ausspritzgang
5 Hoden
6 Hodensack

Die Antworten 1, 3 und 5 sind richtig.

Anmerkung
- Punkte 2, 4: gehören zu den Ausführungsgängen.

■ Welche Aussagen über die Hoden und Nebenhoden sind zutreffend?

1 In den Hoden finden die Bildung und die Reifung der Spermien statt.
2 In den Hoden werden die Spermien nur gebildet. Der Ausreifungsvorgang findet ausschließlich in den Nebenhoden statt.
3 In den Nebenhoden wird das Hormon Testosteron hergestellt.
4 In den Leydig-Zwischenzellen wird Testosteron produziert.
5 In den Nebenhoden werden die Spermien gespeichert. Allerdings durchlaufen sie hier auch noch einen letzten Reifungsvorgang.
6 Die Hoden liegen im Hodensack. Die Nebenhoden liegen außerhalb des Hodensacks.

Die Antworten 1, 4 und 5 sind richtig.

Anmerkung
- Punkt 2: Die Nebenhoden speichern im Wesentlichen die Spermien. Der Ausreifungsvorgang findet vor allem in den Hoden statt, die allerletzte Ausreifung der Spermien in den Nebenhoden spielt nur eine untergeordnete Rolle.
- Punkt 3: Testosteron stammt aus den Leydig-Zwischenzellen, die sich im Hoden befinden.
- Punkt 6: Die Nebenhoden werden auch vom Hodensack umschlossen.

■ Welche anatomischen Strukturen gehören zu den männlichen ableitenden Ausführungsgängen der männlichen Geschlechtsorgane?

1 Urethra
2 Ureter
3 Harn-Samen-Röhre
4 Bläschendrüse
5 Ausspritzgang
6 Harnleiter
7 Ductus ejaculatorius
8 Nebenhoden

Die Antworten 1, 3, 5, 7 und 8 sind richtig.

Anmerkung
- Punkt 1: Harn-Samen-Röhre
- Punkt 2: Harnleiter

- Punkt 4: Bläschendrüse ist eine Drüse und zählt nicht zu den Ausführungsgängen.
- Punkt 7: Ausspritzgang

■ Welche Aussagen hinsichtlich der Prostata stimmen?

1 Die Prostata ist die Samenbläschendrüse.
2 Die Prostata gibt ein fruktosereiches Sekret ab, das der Ernährung der Spermien dient.
3 Bei der Prostatitis kann es zu Schmerzen beim Absetzen des Stuhls kommen.
4 Die Beschwerden des Prostatakarzinoms können denen der Prostatahyperplasie ähneln.
5 Kreuzschmerzen bei älteren Männern können durch Knochenmetastasen eines Prostataadenoms bedingt sein.
6 Ein Prostataadenom ist eine gutartige Veränderung, die keine gefährlichen Komplikationen haben kann.

Die Antworten 3 und 4 sind richtig.

Anmerkung
- Punkt 1: Die Prostata ist die Vorsteherdrüse.
- Punkt 2: Die Bläschendrüse gibt ein fruktosereiches Sekret ab.
- Punkt 5: Ein Adenom (= gutartige Geschwulst aus Drüsengewebe) kann keine Metastasen setzen, es muss heißen: ein Prostatakarzinom.
- Punkt 6: Bei Prostatahyperplasie kann es zum Harnstau mit nachfolgender Niereninsuffizienz kommen.

■ Welche Aussagen sind richtig?

1 Im männlichen Glied befinden sich zwei längliche Schwellkörper.
2 Das Schwellkörpergewebe besteht aus unregelmäßig großen Bluträumen.
3 Die Samenflüssigkeit heißt Smegma.
4 Das Sekret des Samenergusses stammt aus den Bläschendrüsen, der Prostata und den Bartholin-Drüsen.
5 Eine bestehende Phimose kann zu Schwierigkeiten bei der Durchführung des Geschlechtsaktes führen.

Die Antworten 2 und 5 sind richtig.

Anmerkung
- Punkt 1: drei Schwellkörper
- Punkt 3: Die Samenflüssigkeit heißt Sperma. Smegma ist die Drüsenabsonderung der Eichel.
- Punkt 4: Die Bartholin-Drüse gehört zu den weiblichen Fortpflanzungsorganen.

■ Wodurch kann ein abgeschwächter Harnstrahl verursacht werden?

1 Nebenhodenentzündung (Epididymitis)
2 Hodenentzündung (Orchitis, Didymitis)
3 Varikozele (Krampfaderbruch)
4 Hydrozele (Wasserbruch)
5 Hodentorsion
6 Peniskrebs

Antwort 6 ist richtig.

■ Es kommt zu plötzlichen Schmerzen im Hodenbereich. Welche Ursachen kommen in Betracht?

1 Nebenhodenentzündung (Epididymitis)
2 Hodenentzündung (Orchitis, Didymitis)
3 Varikozele (Krampfaderbruch)
4 Hydrozele (Wasserbruch)
5 Hodentorsion
6 Peniskrebs

Die Antworten 1, 2 und 5 sind richtig.

■ Welche anatomischen Strukturen gehören zu den weiblichen Geschlechtsorganen?

1 Ovarien
2 Gebärmutter
3 Cowper-Drüsen
4 Harnblase
5 Uterus
6 Klitoris
7 Vagina

Die Antworten 1, 2, 5, 6 und 7 sind richtig.

Anmerkung
- Punkt 1: Ovarien = Eierstöcke
- Punkt 3: Die Cowper-Drüsen gehören zu den männlichen Fortpflanzungsorganen.
- Punkt 5: Uterus = Gebärmutter
- Punkt 7: Vagina = Scheide

Welche Aussagen über die Eierstöcke sind zutreffend?

1 Es handelt sich sowohl um eine endokrine als auch um eine exokrine Drüse.
2 Bereits bei der Geburt befinden sich in den beiden Eierstöcken 400.000 Primärfollikel.
3 In den Eierstöcken wird Progesteron produziert.
4 In den Eierstöcken wird Östrogen produziert.
5 Der Graaf-Follikel ist der Gelbkörper.
6 Der Graaf-Follikel ist der sprungreife Bläschenfollikel.
7 Pro Zyklus reift sowohl im rechten als auch im linken Eierstock jeweils ein Ei zum Graaf-Follikel heran.
8 Im Gelbkörper wird vor allem Testosteron produziert.

Die Antworten 1, 2, 3, 4 und 6 sind richtig.

Anmerkung
- Punkt 7: Pro Zyklus reift nur in **einem** Eierstock ein Ei heran.
- Punkt 8: Der Gelbkörper produziert Progesteron.

Welche der folgenden Aussage ist richtig?

1 Die Befruchtung findet typischerweise in der Gebärmutter statt.
2 Eine beidseitige Eileiterentzündung kann zur Sterilität führen.
3 Die Gebärmutter wird auch als Portio bezeichnet.
4 Ein Gebärmuttermyom muss immer operativ entfernt werden, da eine stark erhöhte Gefahr für eine maligne Entartung besteht.
5 Verstärkte und verlängerte Monatsblutungen können ihre Ursache nicht in einem Gebärmuttermyom haben.
6 Gebärmutterkrebs macht typischerweise schon in einem frühen Stadium Beschwerden.
7 Damm ist das Gebiet zwischen Klitoris (Kitzler) und Vagina.

Antwort 2 ist richtig.

Anmerkung
- Punkt 1: Die Befruchtung findet typischerweise im Eileiter statt.
- Punkt 3: Die Gebärmutter heißt Uterus. Als Portio wird nur der Teil der Gebärmutter bezeichnet, der in die Vagina hineinragt.
- Punkt 4: Ein Gebärmuttermyom bringt nur eine geringfügige Erhöhung des Krebsrisikos.
- Punkt 6: Gebärmutterkrebs macht in einem frühen Stadium keine Beschwerden.
- Punkt 7: Damm ist das Gebiet zwischen Vagina und After.

Welche Aussagen über Prolaktin und Oxytocin sind richtig?

1 Prolaktin regt die Milchbildung an.
2 Prolaktin wird im Hypophysenvorderlappen gebildet.
3 Prolaktin regt das Brustdrüsenwachstum an.
4 Oxytocin wird im Hypophysenhinterlappen gebildet.
5 Oxytocin wird im Hypothalamus gebildet und im Hypophysenhinterlappen gespeichert.
6 Oxytocin regt die Milchausschüttung an.
7 Oxytocin wirkt wehenfördernd.

Die Antworten 1, 2, 3, 5, 6 und 7 sind richtig.

Anmerkung
- Punkt 4: Oxytocin wird im Hypothalamus gebildet und im Hypophysenhinterlappen nur gespeichert.

Welche Aussagen sind zutreffend?

1 FSH (follikelstimulierendes Hormon) und LH (luteinisierendes Hormon) stammen aus den Eierstöcken.
2 FSH und LH kommen nur bei der Frau vor, beim Mann fehlen sie.
3 Progesteron heißt noch Follikelhormon.
4 Progesteron heißt noch Gelbkörperhormon.
5 FSH löst den Eisprung aus.
6 LH löst den Eisprung aus.
7 Zu den gonadotropen Hormonen des HVL gehören FSH, LH und Oxytocin.
8 Bei der Oligomenorrhö handelt es sich um ein Ausbleiben der monatlichen Regel.

Die Antworten 4 und 6 sind richtig.

Anmerkung

- Punkt 1: FSH und LH stammen aus dem Hypophysenvorderlappen.
- Punkt 2: FSH wirkt beim Mann auf die Spermienreifung in den Hodenkanälchen ein. LH wirkt auf die Androgenbildung in der Nebennierenrinde und auf die Testosteronbildung im Hoden ein.
- Punkt 3: Progesteron ist das Gelbkörperhormon. Östrogen ist das Follikelhormon.
- Punkt 7: Oxytocin gehört nicht zu den gonadotropen Hormonen des Hypophysenvorderlappens, sondern stammt aus dem Hypophysenhinterlappen.
- Punkt 8: Ein Ausbleiben der monatlichen Regel wird als Amenorrhö bezeichnet. Von Oligomenorrhö spricht man, wenn die Blutung von normaler Dauer und Stärke ist, zwischen den Blutungen aber ein Intervall von mehr als 35 bis maximal 45 Tagen liegt.

■ Kreuzen Sie die zutreffende Aussage über Brustdrüsen an!

1 Bei den Brustdrüsen handelt es sich um eine exokrine Drüse.
2 Bei den Brustdrüsen handelt es sich um eine endokrine Drüse.
3 Bei den Brustdrüsen handelt es sich um eine gemischte Drüse, da sie endo- und exokrine Anteile besitzt.

Antwort 1 ist richtig.

■ Kreuzen Sie die zutreffenden Aussagen über die Größe der weiblichen Brust bei einer nichtschwangeren Frau an!

1 Die Größe der weiblichen Brust wird im Wesentlichen durch das eingelagerte Brustdrüsengewebe bestimmt.
2 Die Größe der weiblichen Brust wird im Wesentlichen durch das eingelagerte Fettgewebe bestimmt.
3 Die Größe der weiblichen Brust wird im Wesentlichen durch das eingelagerte Bindegewebe bestimmt.
4 Die Größe der weiblichen Brust kann im Wesentlichen durch implantiertes Silikon bestimmt sein.

Die Antworten 2 und 4 sind richtig.

■ Kreuzen Sie die über das Stillen zutreffenden Bemerkungen an!

1 Die Milchproduktion der Mutter ist davon unabhängig, ob sie ihr Kind stillt oder nicht.
2 Die Milchbildung wird bei der Mutter dadurch angeregt, dass sie ihr Kind stillt.
3 Hat die Mutter wenig Milch zum Stillen, so ist es sinnvoll, dass sie ihr Kind häufig anlegt, um die Milchproduktion anzuregen.
4 Das Saugen des Kindes veranlasst bei der Mutter die Freisetzung von Oxytocin und Prolaktin.

Die Antworten 2, 3 und 4 sind richtig.

■ Welche Aussagen über das Brustdrüsengewebe beim Mann treffen zu?

1 Beim Mann kann sich überhaupt kein Brustdrüsengewebe entwickeln.
2 Beim Mann wirkt Östrogen stimulierend auf das Wachstum von Brustdrüsengewebe.
3 Beim Mann wirken Anabolika stimulierend auf das Wachstum von Brustdrüsengewebe.
4 Männer können grundsätzlich keinen Brustkrebs bekommen.
5 Gerade bei Einnahme von Anabolika steigt beim Mann das Brustkrebsrisiko sehr stark an.

Die Antworten 1, 3 und 5 sind richtig.

■ Kreuzen Sie die zutreffenden Aussagen über die Eierstockentzündung an!

1 Die Eierstöcke entzünden sich meist primär.
2 Die Eierstöcke entzünden sich meist sekundär, und zwar als Folge einer vorausgegangenen Gebärmutterentzündung.
3 Die Eierstöcke entzünden sich meist sekundär, und zwar als Folge einer vorausgegangenen Blasenentzündung (Cystitis).
4 Die Eierstöcke entzünden sich meist sekundär, und zwar als Folge einer vorausgegangenen Eileiterentzündung.
5 Zur Eierstockentzündung kann es durch hämatogene Absiedelung kommen.
6 Zur Eierstockentzündung kann es durch lymphogene Absiedelung kommen.
7 Zur Eierstockentzündung kann es durch eine regionale Ausbreitung einer Entzündung eines Nachbarorgans kommen.

Die Antworten 4, 5, 6 und 7 sind richtig

■ Welche Aussage über Ovarialtumoren stimmt?

1 Sowohl bei gut- als auch bei bösartigen Ovarialtumoren gibt es keine Frühsymptome.
2 Sowohl bei gut- als auch bei bösartigen Ovarialtumoren gibt es keine Erstsymptome.
3 Erstsymptome, die bei Ovarialtumoren auftreten, sind in der Regel auch Frühsymptome.

Antwort 1 ist richtig.

■ Kreuzen Sie mögliche Beschwerden an, die sowohl bei benignen als auch malignen Ovarialtumoren auftreten können!

1 Blutungen jenseits der Menopause
2 Erhebliche Zunahme des Bauchumfangs
3 Blut im Stuhl
4 Dysmenorrhö
5 Sekundäre Morbus-Raynaud-Anfälle
6 Druck auf Darm und Blase

Die Antworten 1, 2, 4 und 6 sind richtig.

■ Kreuzen Sie nur die häufigste Ursache von Eileiterentzündungen (Salpingitis) an! Nur einen Punkt ankreuzen!

1 Hämatogene Absiedelung
2 Lymphogene Absiedelung
3 Aufsteigender Infekt aus Vagina und Uterus

Antwort 3 ist richtig.

■ Kreuzen Sie mögliche Symptome einer Eileiterentzündung (Salpingitis) an!

1 Fluor
2 Exophthalmus
3 Heftige einseitige Schmerzen im Unterbauch
4 Tophi
5 Fieber
6 Podagra

Die Antworten 1, 3 und 5 sind richtig.

Anmerkung
- Punkt 4: Tophi sind Ablagerungen von Harnsäure im Gewebe zu Gichtknoten.
- Punkt 6: Podagra ist das „Zipperlein", der Gichtanfall am Großzehengrundgelenk

■ Welche Komplikationen können bei Eileiterentzündung auftreten?

1 Sterilität
2 Blasenentzündung durch Übergreifen der Entzündung auf ein Nachbarorgan
3 Leberentzündung durch Übergreifen der Entzündung auf ein Nachbarorgan
4 Dickdarmentzündung durch Übergreifen der Entzündung auf ein Nachbarorgan
5 Nephrotisches Syndrom
6 Verklebung der Eileiter

Die Antworten 1, 2, 4 und 6 sind richtig.

■ Kreuzen Sie mögliche Beschwerden bei Gebärmuttersenkung an!

1 Überlaufinkontinenz
2 Stressinkontinenz
3 Urge-Inkontinenz
4 Neurogene Inkontinenz
5 Unangenehmes Druckgefühl nach unten
6 Kreuzschmerzen
7 Schmerzen im rechten Unterbauch
8 Stuhl kann nur durch heftiges Pressen abgesetzt werden.

Die Antworten 2, 3, 5, 6 und 8 sind richtig.

■ Wählen Sie aus, bei welchen Erkrankungen Fieber zum Krankheitsbild gehört!

1 Eierstockentzündung (Oophoritis)
2 Ovarialtumoren
3 Kystadenom
4 Eierstockzyste
5 Eileiterentzündung (Salpingitis)
6 Extrauteringravidität

Die Antworten 1 und 5 sind richtig.

■ Kreuzen Sie die Behauptungen an, die zum Gebärmuttermyom zutreffen!

1 Gebärmuttermyome sind sehr selten.
2 Gebärmuttermyome treten häufig auf.
3 Das Gebärmuttermyom kann durch eine Östrogengabe meist gestoppt werden.

4 Mit Beginn des Klimakteriums bilden sich die Gebärmuttermyome meist zurück.

Die Antworten 2 und 4 sind richtig.

■ Kreuzen Sie mögliche Symptome bei Gebärmuttermyom an!

1 Meist besteht Beschwerdefreiheit.
2 Kolikartige Schmerzen im Unterleib
3 Harninkontinenz
4 Obstipation
5 Anhaltende Diarrhö
6 Akutes Abdomen bei Stieldrehung eines gestielten Myoms

Die Antworten 1, 3, 4 und 6 sind richtig.

■ Welche Aussage hinsichtlich der Therapie eines Gebärmuttermyoms ist richtig?

1 Jedes Myom muss wegen des hohen Entartungsrisikos entfernt werden.
2 Gerade Frauen mit nachlassender Östrogenproduktion kurz vor der Menopause sollten sich operieren lassen – auch wenn sie keine Beschwerden haben.
3 Bei starkem Druck auf die Nachbarorgane und daraus folgender Harninkontinenz und Schwierigkeiten den Stuhl abzusetzen, kann eine Operation sinnvoll sein.
4 Bei einer Frau mit Myom muss bei Kinderwunsch die Gebärmutter entnommen werden, da es sonst zu Fehlbildungen beim Kind kommen kann.

Antwort 3 ist richtig.

■ Welche Aussage zur Endometriose hinsichtlich der Betroffenen ist richtig?

1 Betroffen sind vor allem sehr junge Frauen um das 20. Lebensjahr herum.
2 Betroffen sind vor allem Frauen zwischen dem 20. und 40. Lebensjahr.
3 Betroffen sind vor allem Frauen nach der Menopause.

Antwort 2 ist richtig.

■ Welche Aussagen zur Endometriose hinsichtlich der auftretenden Beschwerden sind richtig?

1 Während einer Schwangerschaft verstärken sich meist die Beschwerden.
2 Während einer Schwangerschaft verschwinden die Beschwerden meist.
3 Mit Eintritt der Menopause verstärken sich meist die Beschwerden.
4 Mit Eintritt der Menopause verschwinden die Beschwerden meist.
5 Außerhalb der Regelblutung besteht meist Beschwerdefreiheit.
6 Gelegentlich kommt es zu Dauerschmerzen.

Die Antworten 2, 4, 5 und 6 sind richtig.

■ Kreuzen Sie mögliche Lokalisationen der Endometrioseherde an!

1 Im Darm
2 In der Harnblase
3 Wie eine Insel innerhalb der Muskelschicht der Gebärmutter

Alle Antworten sind richtig.

■ Welche Therapien werden in der Schulmedizin bei Endometriose durchgeführt?

1 Operative Entfernung der Endometrioseherde
2 Antibiotikagabe
3 Kortisongabe
4 Hormontherapie
5 Bestrahlung der Endometrioseherde

Die Antworten 1 und 4 sind richtig.

■ Wodurch wird das Risiko an einem Zervixkarzinom zu erkranken erhöht?

1 Sexuelle Enthaltsamkeit über Jahre
2 Zigarettenrauchen
3 Homosexualität (Lesbierinnen sind häufiger betroffen)
4 Smegma
5 Feigwarzen (Kondylome) mit dem Papillomavirus

Die Antworten 2, 4 und 5 sind richtig.

■ Kreuzen Sie an, welche Ursachen für eine Menorrhagie (verlängerte Regelblutung) in Betracht kommen!

1 Hormonschwäche
2 Myome (Muskelgeschwulst)
3 Polypen (Schleimhautwucherungen)
4 Diabetes mellitus

Die Antworten 2 und 3 sind richtig.

■ Kreuzen Sie an, welches Schwangerschaftsdrittel verhältnismäßig selten von einer Gestose betroffen ist!

1 Das erste Drittel der Schwangerschaft
2 Das zweite Drittel der Schwangerschaft
3 Das dritte Drittel der Schwangerschaft

Antwort 2 ist richtig.

■ Kennzeichen einer Gestose ist, dass …

1 es sich um eine degenerative Erkrankung handelt.
2 es sich um eine schwangerschaftsbedingte Erkrankung handelt.
3 man die Ursache genau kennt.
4 die Ursache weitgehend unklar ist.

Die Antworten 2 und 4 sind richtig.

■ Kreuzen Sie an, wobei es sich um eine Krankheit handelt!

1 Emesis gravidarum
2 Hyperemesis gravidarum

Antwort 2 ist richtig.

Anmerkung
- Punkt 1: Es handelt sich um das normale Schwangerschaftserbrechen, das bei ca. 20–60 % der Schwangeren zwischen der 2. und 4. Woche beginnt und meist in der 12. – 16. Woche endet.
- Punkt 2: Es handelt sich um das übermäßige Schwangerschaftserbrechen, das bei ca. 1–2 % der Schwangeren auftritt und meist in der 6. – 8. SSW beginnt.

■ Welche Symptome passen zum übermäßigen Schwangerschaftserbrechen?

1 Hyperglykämie
2 Hyperhydratation
3 Gewichtsabnahme
4 Temperaturanstieg

Die Antworten 3 und 4 sind richtig.

Anmerkung
- Punkt 1: Es kann zur Hypoglykämie kommen.
- Punkt 2: Es kann zur Dehydratation kommen.
- Punkt 4: Es kann zum Durstfieber kommen.

■ Welche Behauptungen über Ptyalismus gravidarum treffen zu?

1 Es handelt sich um eine schwangerschaftsbedingte Störung.
2 Es stellen sich Zeichen einer Dehydration ein.
3 Es besteht eine Unfähigkeit den eigenen Speichel zu schlucken.
4 Die Störung tritt meist im letzten Schwangerschaftsdrittel auf.

Die Antworten 1 und 3 sind richtig.

Anmerkung
- Punkt 4: Die Störung tritt im ersten Schwangerschaftsdrittel auf.

■ Welche der folgenden Werte weisen bei einer Schwangeren auf eine Gestationshypertonie hin?

1 RR 130 / 100
2 RR 140 / 90
3 RR 160 / 80
4 RR 160 / 100

Alle Antworten sind richtig.

Anmerkung
- Punkt 1: Bei RR 130 / 100 ist der diastolische Wert zu hoch, da er über 90 liegt.

■ Welche Aussagen zur Schwangerschaftshypertonie sind richtig?

1 Es handelt sich um eine seltene Gestose.
2 Es handelt sich um eine Spätgestose.

3 Sie tritt fast ausschließlich bei Erstgebärenden auf.
4 Auch nach der Entbindung besteht die Hypertonie weiter.

Die Antworten 2 und 3 sind richtig.

Anmerkung
- Punkt 1: Es handelt sich um eine der häufigsten Gestosen.
- Punkt 2: Da sie nach der 20. SSW auftritt, gehört sie zu den Spätgestosen.
- Punkt 4: Meist bildet sich die Hypertonie spätestens 6–12 Wochen nach der Entbindung zurück.

■ Kreuzen Sie nur die Komplikation an, die infolge einer Gestationshypertonie besonders gefürchtet und folgenschwer ist. Bitte nur einen Punkt ankreuzen.

1 Tinnitus
2 Präeklampsie
3 Demenz
4 Hyperemesis gravidarum
5 Ptyalismus gravidarum

Antwort 2 ist richtig.

Anmerkung
- Punkt 1: Ohrgeräusche können zwar infolge von Bluthochdruck auftreten, sind aber nicht die schwerwiegendste Folge.
- Punkt 4: vermehrtes Schwangerschaftserbrechen
- Punkt 5: schwangerschaftsbedingte Hypersalivation (vermehrte Speichelbildung)

■ Kreuzen Sie alle Symptome und Komplikationen an, die sich infolge einer Gestationshypertonie einstellen können.

1 Kopfschmerzen
2 Unangenehmes Herzklopfen
3 Unruhe und Schlafstörungen
4 Depressive Verstimmung
5 Proteinurie

Die Antworten 1, 2, 3 und 5 sind richtig.

Anmerkung
- Punkt 5: Die Blutdruckerhöhung kann zur Nierenschädigung führen und eine Nierenschädigung kann den Bluthochdruck verursachen.

■ Welche Symptome gehören zur Präeklampsie (früher EPH-Gestosen)?

1 Hypotonie
2 Proteinurie
3 Ausgeprägte Ödeme
4 Ptyalismus gravidarum

Die Antworten 2 und 3 sind richtig.

Anmerkung
- Punkt 1: Zur Präeklampsie gehört Hypertonie.
- Punkt 3: Die Ödeme betragen pro Woche mehr als 500 g.
- Punkt 4: vermehrte Speichelbildung

■ Welche Symptome passen zu einer Präeklampsie?

1 Proteinurie
2 Digitus mortuus
3 Kopfschmerzen
4 Erhöhte Leberwerte
5 Thrombozytose

Die Antworten 1, 3 und 4 sind richtig.

Anmerkung
- Punkt 2: Leichenfinger, durch anfallsweise Minderdurchblutung des Areals
- Punkt 5: Zur Präeklampsie gehört die Thrombozytopenie.

■ Welche drei Symptome müssen auftreten, damit die Diagnose HELLP-Syndrom gestellt werden darf?

1 Leberzirrhose
2 Fettleber
3 Leberfunktionsstörung mit Erhöhung der Leberwerte
4 Pathologische Hämolyse
5 Erythrozytose
6 Thrombozytose
7 Thrombozytopenie

Die Antworten 3, 4 und 7 sind richtig.

Kreuzen Sie Synonyme für das Vena-cava-Kompressionssyndrom an!

1 Hypertensives Syndrom
2 Hypotensives Syndrom
3 Vena-Syndrom
4 Cava-Syndrom

Die Antworten 2 und 4 sind richtig.

Welche Aussage über den Gestationsdiabetes trifft zu?

1 Die meisten Frauen hatten auch schon vor der Schwangerschaft erhöhte Glukosewerte im Blut.
2 Bei den meisten betroffenen Frauen treten nach der Entbindung stark erhöhte Glukosewerte im Blut auf.
3 Im späteren Leben haben die Betroffenen ein erhöhtes Risiko an Diabetes mellitus zu erkranken.

Antwort 3 ist richtig.

Anmerkung
- Punkt 1: Vor der Schwangerschaft lagen normale Glukosewerte im Blut vor.
- Punkt 2: Meist normalisieren sich die Werte nach der Geburt wieder.

Welche Symptome können bei Gestationsdiabetes auftreten?

1 Es kann Beschwerdefreiheit bestehen.
2 Müdigkeit
3 Polydipsie
4 Gilbert-Syndrom
5 Polyurie
6 Abwehrschwäche mit häufigen Harnwegsinfektionen

Die Antworten 1, 2, 3, 5 und 6 sind richtig.

Anmerkung
Punkt 4: Es handelt sich um die sog. Meulengracht-Krankheit, eine Erbkrankheit mit Erhöhung des unkonjugierten Bilirubins.

Kreuzen Sie mögliche Komplikationen bei Gestationsdiabetes an!

1 Abnahme der Fruchtwassermenge
2 Polyzythämie
3 Hypotonie
4 Präeklampsie
5 Makrosomie des Feten

Die Antworten 4 und 5 sind richtig.

Anmerkung
- Punkt 1: Die Fruchtwassermenge kann auf über 2 Liter ansteigen, da es beim Kind zu einer Polyurie kommt, um die überschüssige Glukose auszuscheiden.
- Punkt 2: Vermehrung aller drei Blutzellen
- Punkt 5: Makrosomie (Riesenwuchs), d. h., das Geburtsgewicht des Kindes liegt über 4,5 kg.

Was trifft für die Schwangerschaftsdauer zu?

Eine normale Schwangerschaft dauert …

1 Normalerweise 38–42 Wochen, gerechnet vom Zeitpunkt der Befruchtung
2 normalerweise 38–42 Wochen, gerechnet vom Zeitpunkt der letzten Regelblutung

Antwort 2 ist richtig.

Was trifft für eine Totgeburt zu?

1 Das Kind verstirbt unmittelbar nach der Geburt und das Geburtsgewicht beträgt mindestens 2.500 g.
2 Das Kind verstirbt innerhalb von 24 Stunden nach der Geburt und das Geburtsgewicht beträgt mindestens 2.500 g.
3 Das Kind verstirbt in der Gebärmutter und das Geburtsgewicht beträgt mindestens 500 g.

Antwort 3 ist richtig.

Kreuzen Sie mögliche Ursachen für einen Abort an!

1 Gebärmutterverwachsungen
2 Diabetes mellitus
3 Plazentainsuffizienz
4 Chromosomenaberration beim Kind
5 Impfungen mit Lebendimpfstoffen
6 Impfungen mit Totimpfstoffen

Die Antworten 1, 2, 3, 4 und 5 sind richtig.

Anmerkung
- Punkt 6: Es sind nur Aborte mit Lebendimpfstoffen bekannt.

Welche Aussage über das Windei ist richtig?

1 Bei einem Schwangerschaftstest zeigt sich ein deutlicher positiver Befund.
2 Bei einem Schwangerschaftstest zeigt sich ein schwacher positiver Befund.
3 Bei einem Schwangerschaftstest zeigt sich ein negativer Befund.

Antwort 1 ist richtig.

Anmerkung
- Punkt 1: Der deutliche positive Befund hat seine Ursache in einem starken Anstieg des Hormons Beta-hCG.

Was zeigt der Pearl-Index an?

1 Wie viele Globuli (engl. pearl = Perle) eines bestimmten homöopathischen Mittels bei Kinderwunsch einzunehmen sind.
2 Wie zuverlässig eine Verhütungsmethode ist.
3 Wie viele Schwangerschaften es in einem bestimmten Gebiet gibt.

Antwort 2 ist richtig.

Welche Hormone können hormonelle Ovulationshemmer zur Empfängnisverhütung enthalten?

1 Prolaktin
2 Östrogen
3 Testosteron
4 Gestagene

Die Antworten 2 und 4 sind richtig.

Eine 35-jährige Raucherin nimmt zur Schwangerschaftsverhütung hormonelle Ovulationshemmer ein. Welche Risiken erhöhen sich dadurch für sie?

1 Morbus Osler
2 Apoplexia cerebri
3 Herzinfarkt
4 EHEC
5 Lungenembolie
6 Thrombose

Die Antworten 2, 3, 5 und 6 richtig.

Anmerkung
- Punkt 1: Es handelt sich um eine angeborene Störung mit hereditären Teleangiektasien.
- Punkt 4: Enterohämorrhagische Escherichia coli werden über kontaminierte Nahrungsmittel oder fäkal oral übertragen.

Welche Aussage zur Sterilisation des Mannes (Vasoresektion) ist richtig?

1 Bei einer Sterilisation werden die Hoden entfernt.
2 Bei einer Sterilisation werden die Samenleiter unterbrochen. Dabei wird kein Bauchfell verletzt.
3 Bei einer Sterilisation werden die Samenleiter unterbrochen. Dabei wird das Bauchfell durchtrennt.
4 Bei einer Sterilisation werden die Hoden entfernt und der Samenleiter durchtrennt.
5 Bei einer Sterilisation wird der Ductus ejaculatorius durchtrennt.

Antwort 2 ist richtig.

Anmerkung
- Punkt 1: Das wird bei einer Kastration gemacht, die sich auf die Ausbildung der sekundären männlichen Geschlechtsmerkmale auswirkt.
- Punkt 2 und 3: Die Samenleiter werden im Hodensack durchtrennt. Dieser liegt außerhalb des Bauchfells.
- Punkt 5: Der Ductus ejaculatorius verläuft innerhalb der Prostata.

Welche Aussage zur Sterilisation der Frau ist richtig?

1 Bei einer Sterilisation werden die Eierstöcke entfernt.
2 Bei einer Sterilisation werden die Eileiter verschlossen bzw. durchtrennt. Dabei muss auch das Bauchfell durchtrennt werden. Die Operation wird unter Vollnarkose durchgeführt.

3 Bei einer Sterilisation werden die Eileiter verschlossen bzw. durchtrennt. Da es dabei zu keiner Verletzung des Bauchfells kommt, kann die Operation ambulant ausgeführt werden.

Antwort 2 ist richtig.

Anmerkung
- Punkt 1: Das wird bei einer Kastration gemacht, die sich auf die Ausbildung der sekundären weiblichen Geschlechtsmerkmale auswirkt.

■ Welche Behauptungen über die Knaus-Ogino-Methode treffen zu?

1 Vorteil dieser Methode ist, dass sie jederzeit und unproblematisch eingesetzt werden kann.
2 Sie wird heute nicht mehr als alleinige Methode empfohlen, sondern nur noch in Kombination mit der Temperatur- und Schleimstrukturuntersuchung.
3 Mit der Knaus-Ogino-Methode werden die voraussichtlichen befruchtungsfähigen Tage der Frau errechnet.
4 Nach dem Pearl-Index hat die Knaus-Ogino-Methode fast die gleiche Sicherheit wie ein Hormonpflaster.

Die Antworten 2 und 3 sind richtig.

Anmerkung
- Punkt 1: Die Methode kann nur bei Frauen mit einem stabilen Zyklus eingesetzt werden und es müssen mindestens 12 Menstruationszyklen aufgezeichnet worden sein.
- Punkt 4: Das Hormonpflaster zeigt nach dem Pearl-Index (0,7–0,9) eine wesentlich höhere Sicherheit als die Knaus-Ogino-Methode (9).

KAPITEL

17 Atemwege und Lungen

17.1 Bildfragen

■ Bezeichnen Sie die Nebenhöhlen und die Mündungsstellen der Ausführungsgänge (➢ Abb. 17.1)!

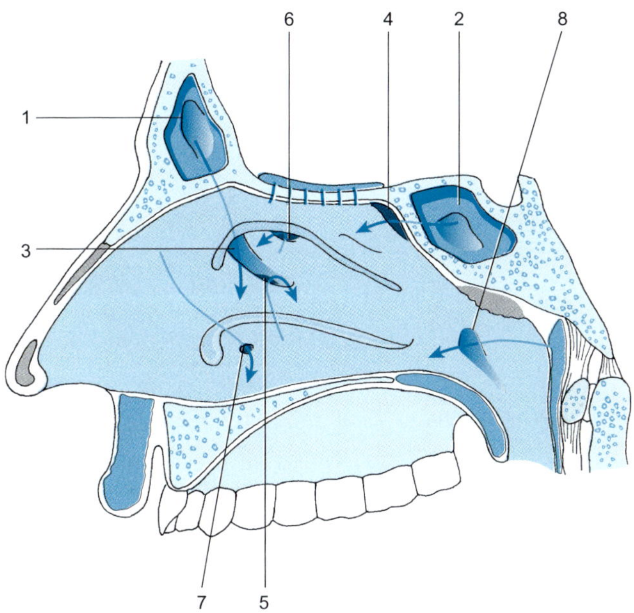

Abb. 17.1 Darstellung der Mündungsstellen der Nasennebenhöhlen und des Tränennasengangs [L190]

1 Stirnbeinhöhle (Sinus frontalis)
2 Keilbeinhöhle (Sinus sphenoidalis)
3 Mündung der Stirnbeinhöhle
4 Mündung der Keilbeinhöhle
5 Mündung der Kieferhöhle
6 Mündung der Siebbeinzellen
7 Mündung des Tränennasengangs
8 Mündung der Ohrtrompete

■ **Bezeichnen Sie das Kehlkopfgerüst und geben Sie bei 1, 6, 7 die Anteile des Zungenbeins an (➤ Abb. 17.2)!**

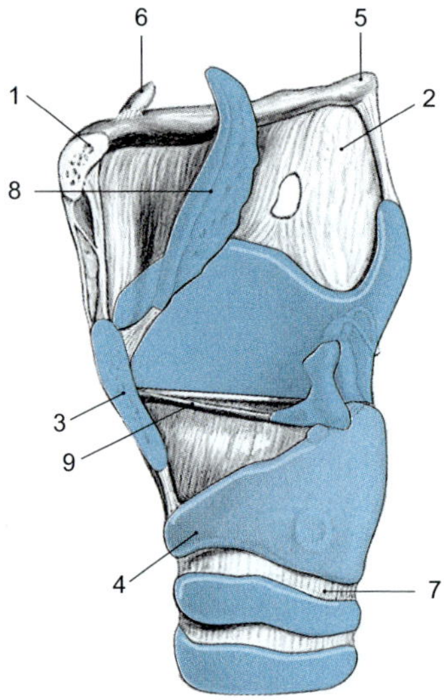

Abb. 17.2 Darstellung des Kehlkopfgerüsts von rechts. Der Schildknorpel ist nur in Umrissen dargestellt. [S700]

1 Körper des Zungenbeins (Os hyoideum, Corpus)
2 Schildknorpel-Zungenbein-Membran (Membrana thyreohyoidea)
3 Schildknorpel (Cartilago thyreoidea)
4 Ringknorpel (Cartilago cricoidea)
5 Zungenbein, großes Horn (Os hyoideum, Cornu majus)
6 Zungenbein, kleines Horn (Os hyoideum, Cornu minus)
7 Luftröhre (Trachea)
8 Kehldeckel (Epiglottis)
9 Stimmband (Lig. vocale)

■ **Bezeichnen Sie die bezifferten Strukturen des Atemwegs (➤ Abb. 17.3)!**

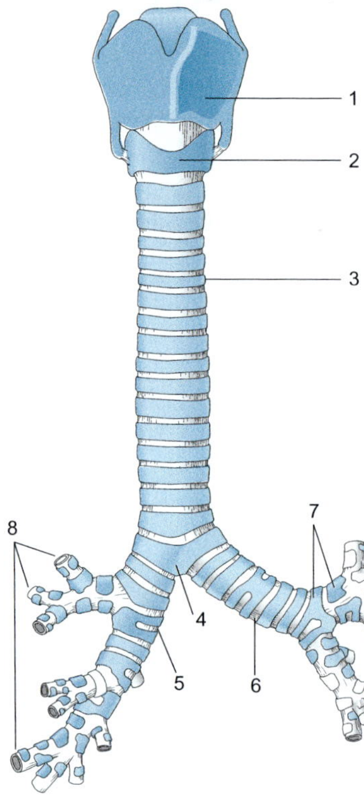

Abb. 17.3 Luftröhre und Kehlkopf von vorne [L190]

1 Schildknorpel (Cartilago thyreoidea)
2 Ringknorpel (Cartilago cricoidea)
3 Luftröhre (Trachea)
4 Teilungsstelle der Luftröhre (Bifurcatio tracheae)
5 Rechter Stammbronchus (Bronchus principalis dexter)
6 Linker Stammbronchus (Bronchus principalis sinister)
7 Lappenbronchus (Bronchus lobaris)
8 Segmentbronchien (Bronchi segmentales)

17

■ **Bezeichnen Sie die Anteile der Atmungsorgane (➤ Abb. 17.4)!**

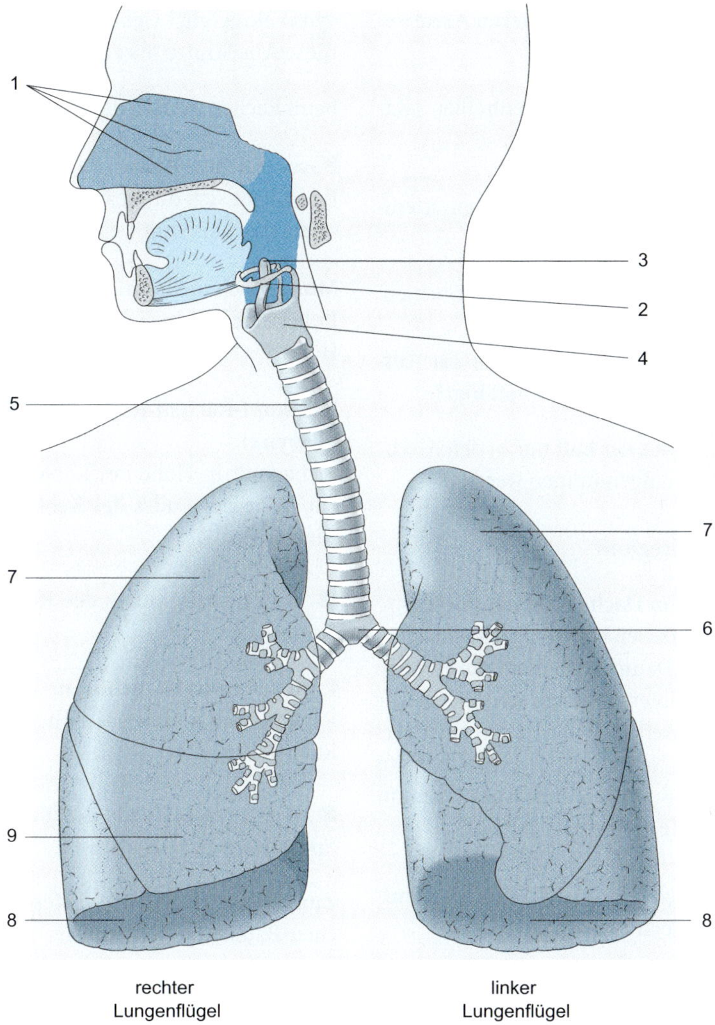

Abb. 17.4 Übersicht über die Atmungsorgane [L190]

1 Nasenmuscheln (Conchae)
2 Zungenbein (Os hyoideum)
3 Kehldeckel (Epiglottis)
4 Schildknorpel (Cartilago thyreoidea)
5 Luftröhre (Trachea)
6 Teilungsstelle der Luftröhre (Bifurcatio tracheae)
7 Oberlappen (Lobus superior)
8 Unterlappen (Lobus inferior)
9 Mittellappen (Lobus medius)

17.2 Fragen ohne Antwortauswahl

■ Welche Organe zählen zu den oberen Atemwegen?

Obere Atemwege: Nase, Nasennebenhöhlen, Rachen.

■ Welche Organe zählen zu den unteren Atemwegen?

Untere Atemwege: Kehlkopf, Luftröhre, Bronchien.

■ Sind die Bronchien und Bronchiolen zur Aufnahme von Sauerstoff aus der Luft befähigt?

Nein. Sauerstoff kann aus der Luft nur in den Alveolen (Lungenbläschen) aufgenommen werden.

■ Wo liegt die Riechregion?

Die Riechregion liegt am **Dach** der **Nasenhöhle.**

Übrigens: Die Riechzellen haben nur eine Lebensdauer von 60 Tagen. Dann werden sie durch neue ersetzt. Dies ist deshalb erstaunlich, weil die Riechzellen zu den Nervenzellen gehören. Sie sind vermutlich die einzigen Nervenzellen, die sich beim Erwachsenen regelmäßig teilen. Ihre Anzahl nimmt aber trotzdem im Laufe des Lebens ab.

■ Wie heißen die Nervenfasern, die hier entspringen und zum Riechhirn ziehen?

Hier entspringen die **Riechnerven** (Nervi olfactorii).

Die Nerven ziehen von hier durch die Siebplatte des Siebbeins in die vordere Schädelgrube zum Riechkolben (Bulbus olfactorius) des Großhirns. Hier erfolgt eine Umschaltung zu verschiedenen Kernen und Rindengebieten des limbischen Systems.

■ Wie ist die Nasenschleimhaut aufgebaut?

Der **Epithelüberzug** der Nasenschleimhaut besteht aus **zilientragenden Epithelzellen,** zwischen denen **zahlreiche schleimproduzierende Becherzellen** sitzen.

Unter dem Epithelgewebe befindet sich **Bindegewebe.** Hier verlaufen besonders **viele Blutgefäße.**

■ In welche Abschnitte wird der Rachen (Pharynx) eingeteilt? Geben Sie an, von wo bis wo sich diese Abschnitte jeweils erstrecken!

Beim Rachen werden drei Abschnitte unterschieden:

Nasen-Rachen-Raum (Pars nasalis, Epipharynx)
Er schließt sich direkt an die Nasenhöhle an und erstreckt sich bis zum weichen Gaumen.

Mund-Rachen-Raum (Pars oralis, Mesopharynx)
Er beginnt beim weichen Gaumen und reicht bis zur Höhe des Kehldeckels.

Kehlkopf-Rachen-Raum (Pars laryngea, Hypopharynx)
Er beginnt in Höhe des Kehldeckels und reicht bis zur Höhe des Endes des Kehlkopfs (Unterrand des Ringknorpels).

■ Welche Abschnitte des Rachens gehören zum Atemtrakt?

Zum Atemtrakt gehören: Epipharynx (Nasen-Rachen-Raum) und Mesopharynx (Mund-Rachen-Raum).

■ Welche Abschnitte des Rachens gehören zum Speiseweg?

Zum Speiseweg gehören: Mesopharynx (Mund-Rachen-Raum) und Hypopharynx (Kehlkopf-Rachen-Raum).

■ Was ist der Adamsapfel?

Der Adamsapfel ist eine **Vorwölbung** des **Schildknorpels** des Kehlkopfs, die besonders beim Mann gut zu sehen ist.

■ Geben Sie an, wo sich der Ringknorpel des Kehlkopfs befindet und welche Form er hat!

Der Ringknorpel bildet die **Basis** des **Kehlkopfs.** Wie der Name sagt, hat er eine **ringförmige Gestalt,** allerdings ein Ring, der vorne schmäler ist als hinten.

Wird das Zungenbein zum Kehlkopf gerechnet?

Nein.

Wie sind die Stimmbänder aufgebaut?

Die **Stimmbänder** (Ligg. vocalia) bestehen überwiegend aus **elastischen Fasern.** Sie haben einen Überzug aus Schleimhaut. Die Stimmbänder sind von Muskeln unterpolstert.

Die Stimmbänder aus elastischen Fasern, zusammen mit dem Schleimhautüberzug, werden auch als Stimmlippen bezeichnet. Oft werden jedoch die Begriffe Stimmband und Stimmlippe synonym verwendet.

Welche Aufgabe haben die Stimmbänder?

Die Stimmbänder haben eine wesentliche Funktion beim **Zustandekommen** von **Lauten.**

Durch den Luftstrom geraten die Stimmlippen in Schwingungen, wobei ähnlich wie bei einem Blasinstrument Töne entstehen. Je dünner und kürzer die Stimmlippen sind, desto höher ist die Spannung, desto höher ist der erzeugte Ton.

Darüber hinaus haben die Stimmbänder die Aufgabe, sich beim **Schluckakt** und beim **Husten** zu schließen. Beim Husten wird die Stimmritze geschlossen, jedoch gleichzeitig setzt eine Atembewegung ein. Dadurch kommt es zur Drucksteigerung in den unteren Atemwegen. Durch das darauf folgende Öffnen der Stimmritze strömt die Luft mit hoher Geschwindigkeit heraus, wobei sie Schleim und Fremdkörper mit herausschleudert.

Wodurch unterscheidet sich die Wand der Bronchien von der Wand der Bronchiolen?

Die **Bronchiolen** haben **keine Knorpelspangen** mehr wie die Bronchien, sondern bestehen im Wesentlichen aus glatter Muskulatur.

Des Weiteren haben die Bronchien einen Schleimhautüberzug aus mehrreihigem Flimmerepithel, die Bronchiolen dagegen nur aus einreihigem kubischem Epithel.

Erklären Sie, warum die Luftröhre nicht ein einfacher Muskelschlauch sein kann, ähnlich wie die Speiseröhre!

Die Wand der Luftröhre muss **versteift** sein, damit sie bei dem **verminderten Druck,** wie er während der Einatmung herrscht, **nicht zusammenfällt.**

Warum gelangen verschluckte Fremdkörper weitaus häufiger in den rechten Stammbronchus als in den linken?

Der rechte Stammbronchus hat ein **größeres Lumen** und einen **steileren Verlauf.**

Geben Sie die anatomische Lage der Lungen an!

Die Lungen liegen **innerhalb** der **Brusthöhle.** Nach **unten** sitzen sie dem **Zwerchfell** auf, nach **oben** überragen sie geringfügig die **Schlüsselbeine,** im **vorderen** und **hinteren Bereich** liegen sie den **Rippen** an, und **medial** grenzen sie an das **Mediastinum.**

Was ist ein Hilus (Hilum)?

Ein Hilus (Hilum) ist eine kleine **Einbuchtung** oder Vertiefung an einem Organ als **Durchtrittsstelle** für Gefäße, Nerven und Röhrensysteme (Stammbronchien am Lungenhilus, Harnleiter am Nierenhilus).

Wie ist die Pleura aufgebaut?

Die Pleura (Brustfell) besteht aus dem **Rippenfell** (Pleura parietalis) und dem **Lungenfell** (Pleura visceralis). Zwischen Rippen- und Lungenfell befindet sich ein **Gleitspalt,** in dem sich etwas Flüssigkeit befindet.

Wie ist ein Lungenläppchen aufgebaut?

Das Lungenläppchen ist die Funktionseinheit in der Lunge. Es besteht aus **allen Alveolen,** die aus einer **Bronchiole entstammen.** Um die Alveolen herum liegt ein verzweigtes **Kapillarnetz.** Über dieses Kapillarnetz erfolgt durch die Alveolarwand hindurch der Gasaustausch.

Wie heißt der eigentliche Ort des Gasaustauschs?

Lungenbläschen (Alveole).

Wie heißt der Nerv, der den Impuls vom Atemzentrum im verlängerten Mark zum Zwerchfell bringt?

Zwerchfellnerv (Nervus phrenicus).

Nennen Sie die wichtigsten Atemmuskeln!

Zwerchfell (Diaphragma) und **Zwischenrippenmuskeln** (Musculi intercostales).

An welchen Stellen sitzen wichtige periphere arterielle Chemorezeptoren, die ein Ansteigen des arteriellen Kohlendioxids bzw. ein Absinken des arteriellen Sauerstoffes an das Atemzentrum melden?

Im **Aortenbogen** und an der **Teilungsstelle** der **A. carotis** (Sinus caroticus).

Welche einfachen Untersuchungsmöglichkeiten kann ein Heilpraktiker durchführen, um sich einen Überblick über das Atmungssystem zu verschaffen?

Anamnese
Bestehen Husten, Auswurf, Atemnot, häufige Bronchitiden?

Inspektion
Fassthorax, Thoraxasymmetrien, Nachschleppen einer Thoraxhälfte bei der Atmung, Nasenflügelatmung, Hühner- oder Trichterbrust, Kyphose, Skoliose.

Perkussion
Über der gesunden Lunge kommt es zum sonoren Klopfschall.

Auskultation
Man achtet auf gesunde Atemgeräusche und krankhafte Nebengeräusche.

Prüfung des Stimmfremitus
Es werden die Schwingungen der beiden Brustkorbhälften miteinander verglichen.

Geben Sie den Perkussionsschall für die folgenden Stellen an:
- **Gesunde Lunge**
- **Emphysemblasen**
- **Lungenkavernen (leer, abgehustet)**

- **Gesunde Lunge:** sonorer Perkussionsschall
- **Emphysemblasen:** hypersonorer Perkussionsschall
- **Lungenkavernen:** tympanitischer Perkussionsschall

Sie stellen bei einem Bewusstlosen eine Kussmaul-Atmung fest. An welche zugrunde liegende Ursache denken Sie?

Coma diabeticum und Coma uraemicum.

Geben Sie das Atemgeräusch an, das man bei einer Auskultation über einer gesunden Lunge hören kann!

Über der gesunden Lunge kommt es zum **vesikulären Atmen** (Bläschenatmen).

Geben Sie das Atemgeräusch an, das man beim Gesunden über der Trachea und dem Kehlkopf mittels eines Stethoskops hören kann!

Röhrenatmen.

Bei der Auskultation stellen Sie über der Lunge ein Bronchialatmen fest. Tritt dieses Geräuschphänomen über einer gesunden Lunge auf? Falls nicht, welche Lungenveränderung liegt in dem Falle vor?

Nein. Über der gesunden Lunge kommt es zum vesikulären Atmen (Bläschenatmen).

Tritt über der Lunge Bronchialatmen auf, so ist es zu einer **Verdichtung** von **Lungengewebe** gekommen, wie es typischerweise bei Lungenentzündung vorkommt.

Wie führen Sie eine Prüfung des Stimmfremitus durch?

Die **Fingergrundgelenke** werden auf die **Zwischenrippenräume** gelegt. Der Patient wird aufgefordert, mit tiefer Stimme „99" zu sagen. Man achtet darauf, ob die **Eigenschwingungen** des **Brustkorbs gleichmäßig** auftreten.

■ Was wird bei einer Blutgasanalyse gemacht?

Bei der Blutgasanalyse wird der Gehalt des **Blutes** an **Atmungsgasen** geprüft.

Die Blutgasanalyse wird z. B. zur Überwachung von Narkosepatienten und zur Lungenfunktionsprüfung eingesetzt.

■ Geben Sie an, womit die Vitalkapazität gemessen werden kann! Darf ein Heilpraktiker eine solche Untersuchung durchführen?

Die Vitalkapazität kann mittels eines **Spirometers** („Atemmessers") gemessen werden. Der Heilpraktiker **darf** eine solche Untersuchung ausführen.

■ Was wird bei einer Bronchoskopie gemacht?

Bei einer Bronchoskopie wird ein **Bronchoskop** (Spiegelgerät mit elektrischer Lichtquelle) in das **Bronchialsystem geschoben.** Nötigenfalls kann gleich eine **Gewebeprobe** entnommen werden.

■ Was wird bei einer Bronchografie gemacht?

Bei der Bronchografie wird ein **Kontrastmittel** in bestimmte Bereiche des Bronchialsystems eingebracht. Danach wird **geröntgt.**

■ Was bedeuten die folgenden Begriffe?
- **Pharynx**
- **Larynx**
- **Rhinitis**
- **Sinusitis**
- **Laryngitis**
- **Pharyngitis**
- **Bronchitis**

- **Pharynx:** Rachen
- **Larynx:** Kehlkopf
- **Rhinitis:** Schnupfen, Nasenschleimhautentzündung
- **Sinusitis:** Nasennebenhöhlenentzündung
- **Laryngitis:** Kehlkopfentzündung
- **Pharyngitis:** Rachenentzündung
- **Bronchitis:** Bronchialschleimhautentzündung

■ Darf ein Heilpraktiker eine Rhinitis behandeln?

Ja. Es ist allerdings zu bedenken, dass es sich bei der Rhinitis auch um das erste Symptom einer Infektionskrankheit mit Behandlungsverbot für den Heilpraktiker handeln könnte, z. B. um Masern, die mit einem katarrhalischen Vorstadium beginnen.

■ Zählen Sie Ursachen für Rhinitis auf!

Die häufigste Ursache für Rhinitis sind **Schnupfenviren** (Rhinoviren). Hierbei kommt es zur akuten Entzündung der Nasenschleimhaut (Rhinitis acuta). Es gibt aber auch chronische Entzündungen (Rhinitis chronica) aufgrund von Abwehrschwäche, schädigenden chemischen oder physikalischen Reizen oder durch Nasenfremdkörper. Des Weiteren gibt es Entzündungen der Nasenschleimhaut, die allergisch (z. B. durch Pollen- oder Hausstaubmilben) bedingt sind (Rhinitis allergica) oder durch Anwendung abschwellender Nasentropfen (sog. medikamentöser Schnupfen, Rhinitis vasomotorica) entstehen.

■ Ein Patient mit einer schweren, akuten, eitrigen Sinusitis kommt zu Ihnen in die Praxis. Wie therapieren Sie?

Der Patient muss an den **Arzt** verwiesen werden, da die Gefahr besteht, dass die Entzündung auf den Knochen, die Augenhöhlen, die Hirnhäute oder die venösen Blutleiter übergreift.

■ Wie kann eine chronische Sinusitis naturheilkundlich therapiert werden?

Bewährt haben sich vor allem **ansteigende Fußbäder, Inhalationen, Phytotherapie** (Kegelblume, Kamillenblüte), **Homöopathie, Akupunktur** und **Neuraltherapie.**

■ Ein Patient berichtet Ihnen, dass er seit ungefähr 3 Wochen heiser ist. Welche Erkrankung liegt vermutlich zugrunde?

Vermutlich liegt eine **Laryngitis** vor, allerdings muss überprüft werden, ob nicht ein **Kehlkopfkrebs** für die Heiserkeit verantwortlich ist. Eine chronisch heisere Stimme kommt allerdings auch bei Schilddrüsenunterfunktion vor.

Erklären Sie die Begriffe echter Krupp und Pseudokrupp!

Echter Krupp
Unter echtem Krupp versteht man eine im Rahmen einer **Diphtherie** auftretende Entzündung der Kehlkopfschleimhaut, für die eine Pseudomembranbildung typisch ist. Symptome beim echten Krupp sind: trockener, bellender Husten („Krupp-Husten"), Heiserkeit, Stimmlosigkeit (Aphonie), deutlicher Stridor und lebensbedrohliche Luftnot mit Erstickungsangst und -anfällen.

Pseudokrupp
Unter Pseudokrupp versteht man eine **akute Entzündung** der **Kehlkopfschleimhaut,** die sich vor allem unterhalb der Stimmbänder abspielt. Der Husten beim Pseudokrupp hört sich ähnlich an wie beim echten Krupp. Auch kommt es zu Stridor und Erstickungsangst. Vom Pseudokrupp sind in erster Linie Kleinkinder bis zum 5. Lebensjahr betroffen.

Geben Sie Ursachen für Kehlkopfentzündung (Laryngitis) an!

Ursachen der Laryngitis (Kehlkopfentzündung) können **Viren** oder **Bakterien** sein. Es kommen jedoch auch **stimmliche Überbeanspruchung, Nikotinmissbrauch, Staub, trockene Luft** und auf- oder absteigende katarrhalische Entzündungen in Betracht.

Wird eine akute Bronchitis häufiger durch Viren oder durch Bakterien ausgelöst?

Durch **Viren.**

Wieso verordnet der Arzt bei akuter Bronchitis oft Antibiotika, wenn doch meist Viren die auslösende Ursache sind?

Aufgrund der viralen Entzündung kommt es **oft** zur **sekundären Bakterienbesiedlung** („Die Viren ebnen den Bakterien den Weg").

Wann spricht man von chronischer Bronchitis?

Von chronischer Bronchitis spricht man, wenn die Zeichen einer Bronchitis mindestens ein **Vierteljahr** lang pro Jahr in wenigstens **zwei aufeinanderfolgenden Jahren** bestanden.

Welche Krankheitsstadien unterscheidet man bei der chronischen Bronchitis?

Man unterscheidet:
1. **Einfache chronisch nicht-obstruktive Bronchitis** (unkomplizierte Bronchitis)
2. **Chronisch obstruktive Bronchitis** (asthmatoide Bronchitis)
3. **Obstruktives Lungenemphysem:** (Zusätzlich hat sich ein Lungenemphysem entwickelt.

Was versteht man unter einer Obstruktion der Atemwege?

Unter einer Obstruktion (lat. obstruction = Verstopfung) der Atemwege versteht man eine **Verlegung** bzw. Verengung der **Atemwege** z. B. durch Schleimansammlung.

Zählen Sie typische naturheilkundliche Therapien der chronischen Bronchitis auf!

Typische naturheilkundliche Therapien der chronischen Bronchitis sind:

Ausschaltung des **schädigenden Reizes,** d. h., vor allem das Rauchen einstellen. Des Weiteren kommen **Inhalationen, Brust-** und **Rumpfwickel,** Fuß- oder Teilbäder, **Atemgymnastik,** Freiluftbehandlungen, Klopfmassagen und pflanzliche Mittel zum Einsatz.

Ein Patient mit chronischer Bronchitis raucht uneinsichtig weiter. Mit welchen Folgen ist hier zu rechnen?

Es können sich ein **Bronchialkrebs,** eine respiratorische Insuffizienz, Bronchiektasen, ein Lungenemphysem und / oder ein Cor pulmonale entwickeln.

Worum handelt es sich bei Asthma bronchiale?

Beim Asthma bronchiale kommt es zu **Anfällen** von **Atemnot** durch eine **zeitweise Verengung** der **Atemwege.** Typischerweise ist die **Ausatmung erschwert.** Zwischen den Anfällen liegen beschwerdefreie Zeiträume.

Was meint man mit Intrinsic-Asthma?

Mit Intrinsic-Asthma meint man ein Asthma, das nicht allergisch bedingt ist. Ursachen sind vor allem **Infekte** der **Atemwege,** seltener z. B. chemische Reizstoffe oder Medikamente. Diese Asthmaform tritt meist jenseits des 40. Lebensjahrs erstmalig auf.

■ Was bezeichnet man bei einem Asthmaanfall als „silent-lung"?

Mit „silent-lung" meint man, dass es bei einem schweren Asthmaanfall durch eine völlige Lungenüberblähung zu einem extrem **leisen Atemgeräusch** kommt.

■ Wie würden Sie einen Status asthmaticus behandeln?

Gar nicht. Es muss umgehend der **Notarzt** verständigt werden, da verschreibungspflichtige Medikamente eingesetzt werden müssen.

■ Ordnen Sie die folgenden Begriffe zu!

1	Pneumonie	A	Morbus Boeck
2	Bronchiektasen	B	Lungenentzündung
3	Lungenemphysem	C	Nicht mehr rückbildungsfähige Erweiterung der Bronchien
4	Lungenfibrosen	D	Lungenblähung
5	Sarkoidose	E	Brustfellentzündung
6	Pleuritis	F	Verstärkung des Lungengerüsts durch neugebildetes Bindegewebe

1: B
2: C
3: D
4: F
5: A
6: E

■ Bei einem Patienten stellen Sie einen fassförmigen Thorax fest. Welche Erkrankung liegt dem vermutlich zugrunde?

Ein **Lungenemphysem** (Lungenblähung).

■ Bei einem Kleinkind stellen Sie fest, dass der Brustkorb fassförmige Gestalt hat. Welche Erkrankung liegt dem vermutlich zugrunde?

Keine. Bei einem Kleinkind ist der Brustkorb physiologischerweise rund bzw. fassförmig.

■ Welche zwei Typen kann man bei den Emphysematikern aufgrund ihrer Konstitution, der vorliegenden Beschwerden und der Schwere des Krankheitsbilds unterscheiden?

Man unterscheidet:
- **Pink Puffer** (rosafarbener Schnaufer)
- **Blue Bloater** (blauer Aufgedunsener)

■ Wie therapieren Sie beim Lungenemphysem?

Die Therapie kann **begleitend** zum **Arzt** erfolgen. Die Erweiterung der Alveolen ist zwar nicht mehr rückbildungsfähig, trotzdem ist eine Behandlung sinnvoll, damit sich die Situation in der Lunge nicht verschlechtert. Es werden **schädliche Reize ausgeschaltet** und es wird für erhöhte Luftfeuchtigkeit gesorgt. Besteht Husten, so wird mit den üblichen **Hustenmitteln** behandelt.

■ Ein Patient klagt darüber, dass er vor allem morgens nach dem Aufstehen große Mengen eines eitrigen Sputums aushusten muss. Danach fühlt er sich besser. Welche Erkrankung liegt vermutlich vor?

Es liegen vermutlich **Bronchiektasen,** verbunden mit einer Bronchitis (eitriges Sputum), vor.

Ein Abhusten von eitrigem Sputum in **weniger** großen Mengen, das morgens nach dem Aufstehen erfolgt, ist aber auch bei einer chronischen Bronchitis (v. a. der Raucherbronchitis!) ohne Bronchiektasen möglich.

■ Wie therapieren Sie bei Bronchiektasen?

Der Patient muss vor allem zum morgendlichen **Abhusten** angehalten werden, um der Gefahr bakterieller Infektionen vorzubeugen. **Schädliche Reize** müssen **ausgeschaltet** werden, die Luftfeuchtigkeit ist zu erhöhen. Der Husten sollte mit schleimlösenden Mitteln (Phytotherapeutika) behandelt werden.

■ Lungenentzündungen können nach verschiedenen Gesichtspunkten eingeteilt werden. Geben Sie für die folgenden Gesichtspunkte die Unterteilung an!
- **Einteilung nach der Vorerkrankung**
- **Einteilung nach dem Verlauf**

- **Einteilung nach der Entstehung**
- **Einteilung nach den Erregern**
- **Einteilung nach der Lokalisation**
- **Einteilung nach der Ausdehnung**

Lungenentzündungen werden wie folgt unterteilt:
- Einteilung hinsichtlich der **Vorerkrankung:** primäre Pneumonie, sekundäre Pneumonie
- Einteilung hinsichtlich des **Verlaufs:** akute Pneumonie, chronische Pneumonie
- Einteilung hinsichtlich des **Entstehungsorts:** nosokomiale Pneumonie, nicht-nosokomiale Pneumonie
- Einteilung hinsichtlich des **verursachenden Erregers:** bakterielle Pneumonie, atypische Pneumonie
- Einteilung hinsichtlich der **Lokalisation:** alveoläre Pneumonie, interstitielle Pneumonie
- Einteilung hinsichtlich der **Ausdehnung:** Lobärpneumonie (Lappenpneumonie), Bronchopneumonie (Herdpneumonie)

17

■ Kommt es häufiger zur bakteriellen oder zu atypischen Pneumonie?

Häufiger ist die **atypische** Pneumonie. Bakterielle Pneumonien machen nur ein Zehntel aller Lungenentzündungen aus.

■ Geben Sie die Leitsymptome der bakteriellen Pneumonie an!

Es kommt zu einem **plötzlichen** Krankheitsbeginn mit **Schüttelfrost** und darauf folgendem **Kontinuafieber.** Es bestehen **schweres Krankheitsgefühl, Husten** mit **Auswurf** und **Schmerzen** hinter dem Brustbein; des Weiteren Tachykardie, Tachypnoe, starkes Schwitzen, Nachschleppen der betroffenen Thoraxseite und Nasenflügelatmung. Der Auswurf ist vom 2. Tag an meist rostbraun, manchmal auch blutig.

■ Bei einem bettlägerigen Patienten haben Sie Verdacht auf Bronchopneumonie. Welche einfachen Untersuchungsmöglichkeiten können Sie anschließen, um Ihren Verdacht zu erhärten?

Man beobachtet die Atmung bezüglich einer **Tachypnoe,** untersucht den Herzschlag auf Tachykardie, **auskultiert** auf diskontinuierliche Nebengeräusche, **perkutiert** bezüglich einer Dämpfung, führt eine **BKS** durch und untersucht das Blut auf **Leukozytose.**

■ Bei einem bettlägerigen Patienten stellen Sie eine Bronchopneumonie fest, die allerdings nur geringfügige Beschwerden verursacht: geringe Temperaturerhöhung auf 37,7 °C Husten mit schleimig-eitrigem Auswurf. Die Perkussion ergibt eine Dämpfung! Wie behandeln Sie?

Der Patient muss unbedingt an den **Arzt** verwiesen werden, da es sich trotz der spärlichen Symptomatik um eine Erkrankung handelt, die ernste Komplikationen in sich birgt. Der Heilpraktiker darf allerdings begleitend zum Arzt behandeln.

■ Ein Patient leidet an einer sehr heftigen Pneumonie, die vom Arzt mittels Antibiotika behandelt wird. Der Patient möchte nun von Ihnen unterstützend behandelt werden. Ihnen erscheint im vorliegenden Fall eine Behandlung mittels Bach-Blüten angezeigt. Dürfen Sie diese einsetzen?

Grundsätzlich **ja,** solange es sich nicht um den pulmonalen Verlauf einer Infektionskrankheit mit Behandlungsverbot für den Heilpraktiker (z. B. Ornithose, Q-Fieber) handelt.

■ Welcher Krankheit ähnelt von den Beschwerden her dem Lungenabszess?

Der eitrigen **Pneumonie** (Lungenentzündung).

■ Was ist die Silikose?

Die Silikose ist die **Steinstaublunge.** Hier kommt es durch langjähriges Einatmen vor allem von quarzhaltigem Staub zur Lungenfibrose.

■ Wer ist gefährdet, an einer Silikose zu erkranken?

Es handelt sich um eine Berufskrankheit, von der vor allem **Sandstrahlbläser, Bergleute, Gießer und Tunnelarbeiter betroffen sind.**

■ Wodurch kann es zur Asbestose kommen?

Zur Asbestose kann es durch das **Einatmen** von **Asbestfasern** kommen. Dadurch kann es zur **Fibrose** von **Lunge** und **Pleura** kommen sowie zum Bronchial- und Pleurakrebs.

■ **Zwei Arbeitskollegen sitzen im gleichen Raum und atmen Asbestfasern ein. Der eine ist Raucher, der andere nicht. Wie sieht es mit dem Krebsrisiko des Rauchers gegenüber dem des Nichtrauchers aus?**

Der Zigarettenraucher hat gegenüber seinem nicht rauchenden Kollegen ein **drastisch erhöhtes Risiko** an Bronchialkrebs zu erkranken.

■ **Mit welcher anderen Erkrankung weist die Sarkoidose von Beschwerdebild und Ablauf her große Ähnlichkeit auf?**

Mit **Tuberkulose.**

■ **An welchem Organ spielt sich die Sarkoidose in erster Linie ab und welche Veränderungen ruft sie hier hervor?**

An der **Lunge.** Man kann drei Stadien unterscheiden:

1. Befall der Lungenhilus-Lymphknoten
2. Generalisierter Lungenbefall
3. **Lungenfibrose**

In Stadien 1 und 2 kommt es zur Bildung von Granulomen. In diesen beiden Stadien ist eine vollständige Abheilung möglich. Stadium 3 dagegen ist irreversibel.

■ **Welche Hautveränderungen ruft eine Hautsarkoidose typischerweise hervor?**

Es kommt zur Bildung von **kleinen** oder **größeren blauroten, frostbeulenartigen Knoten** im Gesicht und an den Akren.

■ **Geben Sie Symptome eines interstitiellen Lungenödems an!**

Tachypnoe, Orthopnoe, Zyanose, Husten, Asthma cardiale, Angst.

■ **Welchen Befund erheben Sie bei der Auskultation eines interstitiellen Lungenödems?**

Im Anfangsstadium der Erkrankung kann es noch zum **normalen** Auskultationsgeräusch kommen, später hört man dann über der Lungenbasis **spätinspiratorische Rasselgeräusche,** eventuell auch Pfeifen.

■ **Wie lagern Sie einen Patienten mit Lungenödem?**

Der **Oberkörper** wird **aufgerichtet**, um den orthostatischen Druck zu erhöhen, die Beine **hängen herab,** um den Blutrückfluss zum Herzen möglichst gering zu halten. Es kann ein unblutiger Aderlass durchgeführt werden.

■ **Geben Sie jeweils ein Beispiel für den kleinstund den größtmöglichen Ausprägungsgrad einer Lungenembolie!**

Eine kleinstmögliche Lungenembolie ist eine **Mikroembolie** mit symptomlosem Verlauf. Eine größtmögliche Lungenembolie ist eine massive Embolie, bei der es zum plötzlichen Tod durch **Rechtsherzversagen** kommt.

■ **Was sind rezidivierende Lungenembolien?**

Rezidivierende Lungenembolien sind **wiederkehrende** Lungenembolien. Hier ist zu beachten, dass manchmal mehrere kleine Lungenembolien einer massiven Embolie vorausgehen können.

■ **Wie können Sie von der Vorgeschichte des Patienten her oft einen Hinweis erhalten, ob es sich um eine Lungenembolie oder um einen Herzinfarkt handelt?**

Beim **Herzinfarkt** hat der Patient meistens vorher **Angina-pectoris-Anfälle** gehabt.

Besonders typisch für die Vorgeschichte von **Lungenemboliepatienten** sind Operationen, Bettlägerigkeit, Immobilität oder Thrombophlebitis. Bei Frauen spielen häufig auch Schwangerschaft, Einnahme von Östrogenpräparaten, insbesondere in der Kombination mit Zigarettenrauchen eine Rolle. Diese letzteren Risikofaktoren sind aber ebenfalls häufig bei Herzinfarkt-Patientinnen zu finden.

■ **Bei einem Kind ist es durch einen zähen Schleimpfropf, der nicht abgehustet werden**

konnte, zu einem völligen Verschluss eines Bronchus gekommen. Mit welcher Lungenveränderung muss nun gerechnet werden?

Mit einer **Atelektase** des durch den Bronchus versorgten Lungenbereichs.

■ Welche Symptome können bei Atelektasen auftreten?

Die Symptome der Atelektase hängen ganz vom Ausmaß und von der Schnelligkeit des Verschlusses ab. Darüber hinaus spielt eine wichtige Rolle, ob es zu einer komplizierenden Infektion kommt.

Handelt es sich um einen schnellen Verschluss eines großen Bronchus, so kommt es zu **Schmerzen** auf der betroffenen Seite, zu **Atemnot, Zyanose, Blutdruckabfall, Tachykardie,** eventuell auch zu erhöhter Temperatur und Schock.

■ Eine Mutter stellt Ihnen ihr Kind mit einem keuchhustenähnlichen Reizhusten vor. Im Zuge der Untersuchung haben Sie den Verdacht, dass es sich um Mukoviszidose handeln könnte. Welche Fragen stellen Sie nun der Mutter?

Die Mutter wird gefragt, ob Mukoviszidose schon in der **Familie** vorgekommen ist. Leidet das Kind schon länger unter **chronischer Bronchitis, Husten, Auswurf,** immer wiederkehrenden Sinusitiden und / oder Pneumonien? Wichtige Fragen sind auch die Beschaffenheit des Stuhlgangs: Liegen häufige, reichliche, faulig oder stechend riechende Massenstühle oder fettig-glänzende **Fettstühle** vor? Treten immer wieder **Bauchschmerzen** auf? Kommt es zu Blähungen?

■ Warum kommt es bei Mukoviszidose-kranken Kindern immer wieder zu Pneumonien?

Die Mukoviszidose-kranken Kinder produzieren einen vermehrten und zähen Schleim, der nur schlecht abgehustet werden kann und der deshalb einen idealen Nährboden für Erreger bildet.

■ Dürfen Sie Mukoviszidose behandeln?

Bei Mukoviszidose gibt es für den Heilpraktiker kein gesetzliches Behandlungsverbot. Jedoch muss die Therapie in einem **spezialisierten Behandlungszentrum** erfolgen. Der Heilpraktiker darf allerdings **begleitend** behandeln.

■ Ein Patient sucht wegen eines länger bestehenden Reizhustens, der mit einem dumpfen Schmerz einhergeht, Ihre Praxis auf. Er teilt Ihnen mit, dass er „schon alles versucht" habe, den Husten loszuwerden, aber nichts habe geholfen. Was würden Sie nun in diesem Fall machen, um dem Patienten zu helfen?

Der Patient muss unbedingt an den **Arzt** verwiesen werden, damit geprüft wird, ob nicht ein **Bronchialkarzinom** vorliegt, denn immerhin hat er „schon alles versucht", außerdem sind die geschilderten Beschwerden typisch für Bronchialkrebs.

■ Bei einem Patienten haben Sie eine Sputumuntersuchung zum Nachweis von Tumorzellen vornehmen lassen, mit dem Ergebnis „o. B. ". Kann eine Krebserkrankung nun mit Sicherheit ausgeschlossen werden?

Nein.

■ Ein Patient kommt zu Ihnen und teilt Ihnen mit, dass wegen seines chronischen Hustens vor einigen Monaten eine Bronchoskopie durchgeführt wurde, die einen negativen Befund ergeben habe. Können Sie nun sicher sein, dass in diesem Fall keine Krebserkrankung vorliegt?

Nein. Bei der durchgeführten Bronchoskopie könnte die Krebserkrankung übersehen worden sein oder im Zeitraum zwischen der durchgeführten Untersuchung und dem Besuch in der Praxis könnte sich aus der chronischen Bronchitis eine Krebserkrankung entwickelt haben.

■ Wodurch kann ein nephrotisches Syndrom zu einem Pleuraerguss führen?

Bei einem nephrotischen Syndrom (Eiweißverlustniere) kommt es durch die Proteinurie zu einem **Mangel** an **Bluteiweißen.** Dadurch nimmt der onkotische Druck in den Kapillaren ab, weshalb das Wasser vermehrt im Gewebe verbleibt und nicht ausreichend in die Kapillaren zurückfließt.

■ **Wodurch kann es bei einer Brustfellentzündung zu einem Pleuraerguss kommen?**

Durch die Entzündung werden die **Kapillaren abnorm durchlässig.**

■ **Ein Patient leidet an einem Pleuraerguss mit nur geringer Ergussflüssigkeit (weniger als 200 ml). Mit welchen Beschwerden ist hier zu rechnen?**

In diesem Fall werden vermutlich überhaupt **keine** Beschwerden auftreten.

■ **Was ist eine Pleuraschwarte?**

Bei einer Pleuraschwarte handelt es sich um eine fibröse **Verdickung** des Brustfells, meist mit **Verwachsung** von **Lungen**- und **Rippenfell.** Die Folge ist eine eingeschränkte Atemfunktion.

■ **Geben Sie die deutschen Bezeichnungen für Pleuritis sicca und Pleuritis exsudativa an!**

Pleuritis sicca: **trockene Brustfellentzündung.** Pleuritis exsudativa: **feuchte Brustfellentzündung.**

■ **Bei welcher Form der Brustfellentzündung kommt es zum Pleurareiben?**

Typischerweise kommt es bei der **Pleuritis sicca** zum Pleurareiben.

■ **Geben Sie mögliche Komplikationen der Pleuritis an!**

Pleuraempyem (eitrige Brustfellentzündung), **Sepsis, Pleuraschwarte.**

■ **Können Sie sich vorstellen, dass ein Heilpraktiker durch einen Behandlungsfehler einen Pneumothorax verursachen könnte? Falls ja, durch welchen?**

Zum Pneumothorax könnte es aufgrund einer falsch durchgeführten **Neuraltherapie** kommen, eventuell auch durch **Akupunktur.**

Bei der Akupunktur würde ein einmaliges Anstechen mit der sehr dünnen Akupunkturnadel vermutlich nicht ausreichen, um einen Pneumothorax auszulösen, da geringe Mengen Luft vom Körper absorbiert werden können. Das kleine Loch würde sich deshalb spontan schließen. Allerdings wäre es denkbar, dass bei der Akupunktur mehrfach die Nadeln nach oben und unten bewegt werden, um, wie in der Akupunktur üblich, das Qi zu wecken. In diesem Fall könnte es gewissermaßen zum Perforieren des Brustfells kommen und somit nun doch ein Pneumothorax ausgelöst werden.

■ **Bei einem Patienten ist es zur Ruptur einer Emphysemblase gekommen. Welches Krankheitsbild kann sich nun entwickeln?**

Es kommt zu einem **Spontanpneumothorax** (inneren Pneumothorax).

17.3 Multiple-Choice-Fragen

■ **Was trifft für die Nase zu?**

1 Man unterscheidet einen inneren und einen äußeren Anteil der Nase.
2 Die Nasenscheidewand teilt die Nase in einen rechten und linken Anteil.
3 Jede Nasenhöhle wird durch zwei Nasenmuscheln (Conchae) in einen oberen und einen unteren Gang unterteilt.
4 Die Nasenhöhle steht mit **allen** Nasennebenhöhlen in Verbindung.
5 Die Nasenhöhle schließt sich direkt an den Hypopharynx an.
6 Die Nasenhöhlen stehen über die Eustachi-Röhre direkt mit dem Innenohr in Verbindung.

Die Antworten 1, 2 und 4 sind richtig.

Anmerkung

- Punkt 3: Jede Nasenhöhle wird durch **drei** Nasenmuscheln unterteilt.
- Punkt 5: An die Nasenhöhle schließt sich direkt der Epipharynx (Nasen-Rachen-Raum) an.
- Punkt 6: Die Nasenhöhlen stehen über die Eustachi-Röhre mit dem Mittelohr in Verbindung.

Welche Aufgaben haben die Nasennebenhöhlen, bzw. welche Aussagen über ihren Aufbau sind richtig?

1 Verminderung des Schädelgewichts
2 Prüfung der Atemluft, da sich hier die Riechregion befindet
3 Sie sind mit Schleimhaut ausgekleidet
4 Bilden von Tränenflüssigkeit
5 Anwärmen der Atemluft
6 Bildung eines Teils des Verdauungswegs
7 Anfeuchten der Atemluft

Die Antworten 1, 3, 5 und 7 sind richtig.

Anmerkung
- Punkt 2: Die Riechregion befindet sich im Nasendach und nicht in der Nasennebenhöhle.
- Punkt 4: Die Tränenflüssigkeit wird von den Tränendrüsen produziert.

Anteile des Rachens sind:

1 Mesopharynx
2 Pars laryngea
3 Hypolarynx
4 Nasen-Rachen-Raum
5 Pars pharyngea
6 Pars trachealis
7 Kehlkopf-Rachen-Raum
8 Pars spongiosa

Die Antworten 1, 2, 4 und 7 sind richtig.

Anmerkung
- Punkt 3: Es muss heißen Hypopharynx.
- Punkt 5: Es muss heißen Pars laryngea.
- Punkte 6 und 8: Gibt es nicht als Rachenanteile.

Welche Aussage über den Rachen ist richtig?

1 Gehört ausschließlich zum Atmungstrakt.
2 Gehört ausschließlich zum Verdauungstrakt.
3 Gehört sowohl zum Atmungs- als auch zum Verdauungstrakt.
4 Gehört weder zum Atmungs- noch zum Verdauungstrakt.

Antwort 3 ist richtig.

Welche anatomischen Bestandteile gehören zum Kehlkopf?

1 Pharynx
2 Ringknorpel
3 Epiglottis
4 Adamsapfel
5 Siebbeinzellen
6 Aryknorpel
7 Pflugscharbein
8 Stimmbänder
9 Zungenbein

Die Antworten 2, 3, 4, 6 und 8 sind richtig.

Anmerkung
- Punkt 1: Pharynx = Rachen
- Punkt 3: Epiglottis = Kehldeckel
- Punkt 5: Siebbeinzellen zählen zu den Nebenhöhlen.
- Punkt 6: Aryknorpel = Stellknorpel

Woraus ist die Luftröhre aufgebaut?

1 Knorpelringe
2 Knorpelspangen
3 Knochenspangen
4 Flimmerepithel
5 Lieberkühn-Drüsen
6 Brunner-Drüsen
7 Belegzellen
8 Becherzellen
9 Nebenzellen

Die Antworten 2, 4 und 8 sind richtig.

Anmerkung
- Punkt 5: Lieberkühn-Drüsen befinden sich im Dünndarm.
- Punkt 6: Brunner-Drüsen befinden sich im Zwölffingerdarm.
- Punkt 7: Belegzellen kommen im Magen vor und produzieren hier Salzsäure und den Intrinsic-Faktor.
- Punkt 9: Nebenzellen kommen im Magen vor und produzieren Schleim.

Welche Aussagen über den Aufbau der Bronchien stimmen?

1 Die Wand der Stammbronchien weist eine Verstärkung aus Knorpel auf.
2 Die Wand der Bronchien weist eine Verstärkung aus Knorpel auf.
3 Die Wand der Bronchiolen weist eine Verstärkung aus Knorpel auf.
4 Bronchien bestehen ausschließlich aus quer gestreifter Muskulatur.
5 Bronchiolen bestehen ausschließlich aus quer gestreifter Muskulatur.
6 Bronchien sind innen mit Flimmerepithel ausgekleidet.

Die Antworten 1, 2 und 6 sind richtig.

Anmerkung
- Punkt 3: Bronchiolen bestehen nur aus glatter Muskulatur. Hier kommt kein Knorpel mehr vor.
- Punkte 4 und 5: Bronchien und Bronchiolen bestehen aus glatter und nicht aus quer gestreifter Muskulatur.

■ Aus wie vielen Lappen besteht die rechte und linke Lunge?

1 An den Lungen unterscheidet man überhaupt keine Lappen, sondern nur Segmente.
2 Rechte Lunge aus drei Lappen
3 Rechte Lunge aus zwei Lappen
4 Linke Lunge aus drei Lappen
5 Linke Lunge aus zwei Lappen

Die Antworten 2 und 5 sind richtig.

■ Was tritt durch das Lungenhilum (Lungenhilus)?

1 Harnleiter
2 Pfortader
3 A. lienalis
4 Lungenarterien
5 Lymphgefäße
6 Lungenvenen
7 Bronchiolen
8 Stammbronchien
9 Alveolen

Die Antworten 4, 5, 6 und 8 sind richtig.

Anmerkung
- Punkt 3: A. lienalis = Milzschlagader

■ Anteile des Brustfells sind:

1 Pleura pulmonalis
2 Pleura visceralis
3 Rippenfell
4 Lungenfell
5 Omentum majus
6 Peritoneum
7 Perikard
8 Pleura parietalis
9 Mesenterium

Die Antworten 1, 2, 3, 4 und 8 sind richtig.

Anmerkung
- Punkt 5: Omentum majus = großes Netz
- Punkt 6: Peritoneum = Bauchfell
- Punkt 7: Perikard = Herzbeutel
- Punkt 9: Mesenterium = Gekröse

■ Wo findet der eigentliche Gasaustausch statt?

1 Bronchien
2 Bronchiolen
3 Alveolen
4 Pleura
5 Lungenbläschen
6 Stammbronchien

Die Antworten 3 und 5 sind richtig.

Anmerkung
- Punkte 1, 2 und 6: Aufgrund der Wanddicke kann hier kein Gasaustausch stattfinden.
- Punkt 4: Pleura = Brustfell

■ Wie wird der in den Lungen aufgenommene Sauerstoff zu seinem Bestimmungsort transportiert?

1 Gebunden an das Hämoglobin der Leukozyten
2 Gebunden an das Hämoglobin der Thrombozyten
3 Gebunden an das Hämoglobin der Erythrozyten
4 Er wird vor allem als H_2CO_3 im Blutplasma transportiert.
5 Er wird ausschließlich als O_2 im Blutplasma transportiert.

Antwort 3 ist richtig.

Anmerkung
- Punkt 5: Nur 2 % des Sauerstoffs werden als O_2 im Blutplasma transportiert.

■ Welcher Mechanismus reguliert die Steuerung der Atembewegung am genauesten? Wählen Sie nur eine Aussage aus!

1 Die Atembewegung wird ausschließlich von der Großhirnrinde aus gesteuert.
2 Die Atembewegung kann ausschließlich vom verlängerten Mark aus gesteuert werden.
3 Die Atembewegung kann sowohl von der Großhirnrinde als auch vom verlängerten Mark aus gesteuert werden.

Antwort 3 ist richtig.

■ Welche Aussage ist richtig?

1 Unter Vitalkapazität versteht man das Volumen an Luft, das man nach einer tiefsten Einatmung vollständig ausatmen kann, zuzüglich der Luft, die noch in den Lungen und den Atemwegen zurückbleibt.
2 Das inspiratorische Reservevolumen ist die Luftmenge, die man nach einer normalen Ausatmung noch maximal ausatmen kann.
3 Das Atemminutenvolumen berechnet man aus dem Volumen des normalen Atemzugs, multipliziert mit der Anzahl der Atemzüge pro Minute.

Antwort 3 ist richtig.

Anmerkung
- Punkt 1: Geschildert ist die Totalkapazität.
- Punkt 2: Es muss heißen, die man noch maximal **ein**atmen kann.

■ Welche Aussage über die jeweiligen Atemtypen ist richtig?

1 Die Cheyne-Stokes-Atmung kommt sowohl bei Gesunden als auch Kranken vor.
2 Die Cheyne-Stokes-Atmung ist gekennzeichnet durch regelmäßige, vertiefte Atemzüge ohne Atempausen.
3 Die Cheyne-Stokes-Atmung tritt typischerweise im Coma diabeticum auf.
4 Die Biot-Atmung ist durch kräftige, gleichmäßige Atemzüge gekennzeichnet, die von Atempausen unterbrochen werden.

Antwort 4 ist richtig.

Anmerkung
- Punkt 1: Die Cheyne-Stokes-Atmung kommt nur beim Kranken vor.
- Punkt 2: Die Cheyne-Stokes-Atmung ist gekennzeichnet durch Atempausen. Die Atemzüge sind an- und abschwellend.
- Punkt 3: Im Coma diabeticum kommt es typischerweise zur Kussmaul-Atmung.

■ Welche Aussagen über Untersuchungsmethoden des Atemtrakts sind richtig?

1 Bei der Auskultation achtet man auf Bläschen- und auf Röhrenatmen.
2 Bei der Perkussion hört man über der gesunden Lunge einen tympanitischen Klopfschall.
3 Pleurareiben hört man typischerweise bei der trockenen Brustfellentzündung.

Die Antworten 1 und 3 sind richtig.

Anmerkung
- Punkt 2: Über der gesunden Lunge hört man einen sonoren Schall.

■ Welche Behauptung über den Schnupfen trifft zu?

1 Die Fachbezeichnung lautet Pharyngitis.
2 Schnupfen wird fast immer durch Bakterien verursacht.
3 Die Ansteckung erfolgt durch Tröpfchen- und Kontaktinfektion.
4 Typische Beschwerden sind Fieber, Niesen und vermehrtes Nasensekret.

Antwort 3 ist richtig.

Anmerkung
- Punkt 1: Die Fachbezeichnung lautet Rhinitis.
- Punkt 2: Akuter Schnupfen wird fast immer durch Viren verursacht.
- Punkt 4: Fieber gehört nicht zu einem unkomplizierten Schnupfen.

Welche Aussagen zur Therapie des Schnupfens sind richtig?

1 Der Heilpraktiker darf einen Schnupfen grundsätzlich nicht behandeln, da es sich hierbei um das katarrhalische Vorstadium einer Infektionskrankheit mit Behandlungsverbot für den Heilpraktiker handeln könnte.
2 Der Heilpraktiker darf eine Kneipp-Heilanwendung verordnen.
3 Der Heilpraktiker darf zur Behandlung des Schnupfens keine Eigenblutbehandlung vornehmen, da er nicht intramuskulär spritzen darf.
4 Der Heilpraktiker darf ein pflanzliches Mittel zur Abwehrsteigerung verordnen.

Die Antworten 2 und 4 sind richtig.

Anmerkung
- Punkt 1: Der Heilpraktiker darf nur dann nicht behandeln, wenn er den **begründeten** Verdacht hat, dass es sich um eine Infektionskrankheit mit Behandlungsverbot handelt.
- Punkt 3: Dem Heilpraktiker ist es nicht verboten, intramuskulär zu spritzen.

Welche Beschwerden können bei Kehlkopfentzündung auftreten?

1 Schnupfen
2 Husten
3 Heiserkeit
4 Atemnot
5 Schmerzen hinter dem Brustbein
6 Häufiges Niesen

Die Antworten 2, 3 und 4 sind richtig.

Anmerkung
- Punkt 1: Schnupfen = Rhinitis, Kehlkopfentzündung = Laryngitis
- Punkt 5: Schmerzen hinter dem Brustbein treten z. B. bei Bronchitis oder Angina pectoris auf.
- Punkt 6: Häufiges Niesen gehört zur Rhinitis.

Welche Beschwerden können bei akuter oder chronischer Bronchitis auftreten?

1 Schnupfen
2 Husten
3 Heiserkeit
4 Atemnot
5 Schmerzen hinter dem Brustbein
6 Häufiges Niesen

Die Antworten 2, 4 und 5 sind richtig.

Anmerkung
- Punkt 3: Heiserkeit gehört zur Kehlkopfentzündung.

Typische Ursachen für chronische Bronchitis sind:

1 Rauchen
2 Häufiger Kaffeegenuss
3 Staubinhalation
4 Schilddrüsenüberfunktion
5 Vieles Sprechen und Singen bei Rednern und Sängern

Die Antworten 1 und 3 sind richtig.

Anmerkung
- Punkt 5: Viel Sprechen und Singen führt zur Laryngitis.

Welche Asthma-bronchiale-Formen gibt es?

1 Chronisch-nicht-obstruktives Asthma
2 Extrinsic-Asthma
3 Intrinsic-Faktor-Asthma
4 Extrinsic-Intrinsic-Mixed-Asthma
5 Psychogenes Asthma
6 Entspannungsasthma

Die Antworten 2, 4 und 5 sind richtig.

Anmerkung
- Punkt 1: Es gibt kein chronisch-nicht-obstruktives Asthma, da Asthma immer mit einer Obstruktion einhergeht. Es gibt nur eine chronisch-nicht-obstruktive Bronchitis.
- Punkt 3: Es darf nur heißen Intrinsic-Asthma und nicht Intrinsic-**Faktor**-Asthma.
- Punkt 6: Es gibt nur ein Anstrengungsasthma, da Entspannung den Asthmaanfall verbessert.

Symptome, die typischerweise während eines Asthmaanfalls auftreten, sind:

1 Unstillbarer Harndrang
2 Einatmung deutlich erschwert
3 Atemnot
4 Zuhilfenahme der Atemhilfsmuskulatur
5 Heftige Hustenanfälle
6 Ständig „maulvolle Expektoration“
7 Bradykardie

Die Antworten 3, 4 und 5 sind richtig.

Anmerkung
- Punkt 1: Polyurie tritt typischerweise am **Ende** eines Asthmaanfalls auf.
- Punkt 2: Beim Asthmaanfall ist die **Aus**atmung erschwert.
- Punkt 6: „Maulvolle Expektoration“ ist typisch für Bronchiektasen.
- Punkt 7: Typischer als Bradykardie ist die Tachykardie beim Asthmaanfall.

■ Was ist ein Lungenemphysem?

1 Nicht mehr rückbildungsfähige Erweiterung von Bronchien
2 Dauernde Erweiterung und Verschmelzung von Alveolarräumen
3 Entzündung von Bereichen in der Lunge
4 Eiterbildung in der Lunge
5 Neubildung von Bindegewebe, das zu einer restriktiven Ventilationsstörung führt
6 Die Erkrankung spielt sich in den Lungenlymphknoten ab.
7 Die Erkrankung spielt sich in den Lungenarterien ab, in denen es zu einer Verlegung des Lumens kommt.

Antwort 2 ist richtig.

Anmerkung
- Punkt 1: Hierbei handelt es sich um Bronchiektasen.
- Punkt 3: Hierbei handelt es sich um Pneumonie.
- Punkt 4: Hierbei handelt es sich um einen Lungenabszess.
- Punkt 5: Hierbei handelt es sich um eine Lungenfibrose.
- Punkt 7: Hierbei handelt es sich um eine Lungenembolie.

■ Mögliche Ursachen für ein Lungenemphysem sind:

1 Cor pulmonale
2 Rechtsherzinsuffizienz
3 Pfortaderstauung
4 Asthma bronchiale
5 Chronische Bronchitis
6 Morbus Osler

Die Antworten 4 und 5 sind richtig.

Anmerkung
- Punkt 1: Ein Cor pulmonale kann Folge, aber nicht die Ursache eines Lungenemphysems sein.
- Punkt 6: Morbus Osler = hereditäre Teleangiektasie. Es handelt sich um eine angeborene Erweiterung von Blutgefäßen.

■ Welche Therapien dürfen Sie bei Bronchiektasen durchführen?

1 Überhaupt keine, da Behandlungsverbot für den Heilpraktiker besteht
2 Den Patienten zum morgendlichen Abhusten anregen
3 Atemübungen
4 Verordnen eines pflanzlichen Tees zur Behandlung des Hustenreizes
5 Akupunktur ist in diesem Fall verboten, da es sich um eine organische Veränderung handelt und daher Akupunktur keinen Erfolg haben kann.

Die Antworten 2, 3 und 4 sind richtig.

■ Welche Einteilungen nimmt man bei Pneumonie typischerweise vor?

1 Primär – sekundär
2 Superior – inferior
3 Akut – chronisch
4 Bakteriell – atypisch
5 Reifzellig – unreifzellig
6 Lobär- und Bronchopneumonie
7 Karzinogen – non-karzinogen
8 Myeloische – lymphatische
9 Chronisch persistierend – chronisch progredient

Die Antworten 1, 3, 4 und 6 sind richtig.

Anmerkung

- Punkte 2 und 7: Einteilung gibt es nicht.
- Punkt 9: Unterteilung von Leberzirrhose und Gastritis

Welche Aussage über die Therapie bei Pneumonie ist richtig?

1 Es besteht wegen der Gefährlichkeit der Erkrankung absolutes Behandlungsverbot für den Heilpraktiker.
2 Der Heilpraktiker darf begleitend zum Arzt behandeln.
3 Wenn es sich der Heilpraktiker zutraut, darf er auch ohne Arzt behandeln. Geht bei der Behandlung etwas schief, kann der Heilpraktiker, wegen Fehlen eines ausgesprochenen Behandlungsverbots, nicht belangt werden.

Antwort 2 ist richtig.

Anmerkung

- Punkt 3: In diesem Fall kann der Heilpraktiker sehr wohl belangt werden, weil er „wider die Regeln der ärztlichen Kunst" gehandelt hat. Er kann schadenersatzpflichtig gemacht werden und es wird geprüft werden, ob er die Erlaubnis zur Ausübung der Heilkunde entzogen bekommt.

Welche Aussage über die Lobärpneumonie ist zutreffend?

1 Die Krankheit greift typischerweise von den Bronchiolen auf die Alveolen über.
2 Ohne Antibiotikagabe kommt es meist nach 2–3 Tagen zum kritischen Fieberabfall mit drohendem Kreislaufschock.
3 Typisch sind die heftigen Hustenanfälle mit sehr viel Schleim und erschwerter Ausatmung.
4 Typisch ist das Nachschleppen der erkrankten Lungenseite bei der Atmung.
5 Von der akuten Lobärpneumonie, mit hohem Fieber, sind in erster Linie Bettlägerige und alte Menschen betroffen.

Antwort 4 ist richtig.

Anmerkung

- Punkt 1: trifft für Bronchopneumonie zu.
- Punkt 2: Kritischer Fieberabfall mit Kreislaufschock ohne Antibiotikagabe nach ungefähr 7 Tagen möglich.
- Punkt 3: Es muss heißen, spärlich Schleim und nicht die Ausatmung ist erschwert wie beim Asthma, sondern die Atmung insgesamt ist schmerzhaft.
- Punkt 5: Bettlägerige und alte Menschen sind besonders von der Bronchopneumonie betroffen.

Was trifft für die Bronchopneumonie zu?

1 Kann sich aufgrund einer chronischen Bronchitis entwickeln.
2 Kann sich bei Bettlägerigen entwickeln.
3 Der Krankheitsbeginn ist typischerweise heftig, mit hohem Fieber.
4 Abhusten eines eitrigen, gelben Sputums
5 BSG ist typischerweise beschleunigt und im Blut kommt es zur Leukozytose.
6 Ein letaler Ausgang der Erkrankung ist nicht möglich, da es sich um keine schwere Erkrankung handelt.

Die Antworten 1, 2, 4 und 5 sind richtig.

Anmerkung

- Punkt 3: Mit hohem Fieber geht typischerweise die akute Lobärpneumonie einher.

Was stimmt für den Lungenabszess?

1 Subfebrile Temperatur
2 Hohes Fieber
3 Blutig-schaumiger Auswurf
4 Eitriger Auswurf
5 Gefahr der Sepsis
6 Entwickelt sich typischerweise aufgrund eines Extrinsic-Asthmas

Die Antworten 2, 4 und 5 sind richtig.

Anmerkung

- Punkt 3: Blutig-schaumiger Auswurf gehört zum Lungenödem.
- Punkt 6: Ein Extrinsic-Asthma ist nicht bakteriell bedingt, sondern allergisch und deshalb keine typische Ursache für Lungenabszess.

■ **Welche Veränderung geht einer Lungenfibrose voraus?**

1 Neubildung von Alveolen
2 Neubildung von lymphatischem Gewebe
3 Neubildung von Bindegewebe
4 Neubildung von Bronchien

Antwort 3 ist richtig.

■ **Typische Ursachen für Lungenfibrosen sind:**

1 Komplikation einer akuten Lobärpneumonie
2 Anhaltende Staubinhalation
3 Chronische Entzündungsprozesse im Bronchial- und Lungensystem
4 Röntgenbestrahlung

Die Antworten 2, 3 und 4 sind richtig.

■ **Welche Aussage über die Silikose ist zutreffend?**

1 Eine andere Krankheitsbezeichnung lautet Morbus Boeck.
2 Es handelt sich um eine Allgemeinerkrankung, bei der, neben anderen Organen, auch die Lungen befallen werden können.
3 Sie wird typischerweise durch langjähriges Einatmen von quarzhaltigem Staub hervorgerufen.
4 Wird kein quarzhaltiger Staub mehr eingeatmet, so kommt die Krankheit sogleich zum Stillstand.

Antwort 3 ist richtig.

Anmerkung
- Punkt 1: Morbus Boeck = Sarkoidose
- Punkt 2: Hierbei handelt es sich um Sarkoidose.
- Punkt 4: Die Krankheit kann weiter fortschreiten, auch wenn kein quarzhaltiger Staub mehr eingeatmet wird.

■ **Typische Symptome und Komplikationen einer Silikose sind:**

1 Linksherzbelastung
2 Lungenfibrose
3 Husten
4 Cor pulmonale
5 Tuberkulose
6 Elefantiasis der Beine

Die Antworten 2, 3, 4 und 5 sind richtig.

Anmerkung
Punkt 1: Es muss heißen **Rechts**herzbelastung.

■ **Welches ist die häufigste und zutreffendste Ursache eines Lungenödems?**

1 Lobärpneumonie
2 Bronchopneumonie
3 Rechtsherzversagen
4 Linksherzversagen
5 Cor pulmonale

Antwort 4 ist richtig.

■ **Welche Behauptungen über Lungenembolie sind richtig?**

1 Verläuft immer tödlich.
2 Der Thrombus stammt meist aus dem linken Herzen.
3 Es kann zu Husten, auch zu blutigem Sputum kommen.
4 Es kommt zu atemabhängigen Schmerzen.
5 Es kommt zu Schüttelfrost und hohem Fieber.

Die Antworten 3 und 4 sind richtig.

Anmerkung
- Punkt 1: Bei den Lungenembolien gibt es kleine Mikroembolien, die sogar unbemerkt verlaufen können.
- Punkt 2: Ein Thrombus aus dem linken Herzen verursacht eine arterielle Embolie und keine Lungenembolie.
- Punkt 5: Fieber gehört nicht zum typischen Bild einer Lungenembolie.

■ **Erstsymptome des Bronchialkarzinoms sind:**

1 Auskultatorisch hört man feuchte Rasselgeräusche.
2 Trockener Reizhusten
3 Es wird massenhaft eitriges Sputum entleert.
4 Schmerzen hinter dem Brustbein oder im Rücken.

Die Antworten 2 und 4 sind richtig.

Anmerkung

- Punkt 1: Feuchte Rasselgeräusche sind typisch für akute Bronchitis.
- Punkt 3: Sputum ist spärlich, eventuell mit fasriger Blutbeimengung.

Spätsymptome des Bronchialkarzinoms sind:

1 Beschleunigte BSG
2 Hohes Fieber
3 Auskultatorisch hört man feuchte Rasselgeräusche.
4 Gewichtsverlust
5 Lymphknotenschwellungen
6 Eisenmangelanämie
7 Kachexie
8 Heiserkeit
9 Knochenschmerzen

Die Antworten 1, 4, 5, 6, 7, 8 und 9 sind richtig.

Anmerkung

- Punkt 9: durch Knochenmetastasen

Ursachen der Pleuritis sind:

1 Tumorkrankheit bei älteren Menschen
2 Hypothyreose
3 Pneumonie
4 Virushepatitis A
5 LE

Die Antworten 1, 3 und 5 sind richtig.

Anmerkung

- Punkt 2: Hypothyreose = Schilddrüsenunterfunktion
- Punkt 5: LE = Lupus erythematodes, bei dem es neben Fieber und Gelenkbeschwerden häufig zu einer Pleuritis kommt.

Welche Formen von Pleuritiden unterscheidet man?

1 Akute und chronische Pleuritis
2 Pleuritis interior und Pleuritis exterior
3 Pleuritis sicca und Pleuritis transsudativa
4 Pleuritis sicca und Pleuritis exsudativa
5 Feuchte und trockene Brustfellentzündung

Die Antworten 1, 4 und 5 sind richtig.

Mögliche Ursachen eines Pneumothorax sind:

1 Rippenbrüche
2 Unsachgemäße Neuraltherapie
3 Unsachgemäße Homöopathie
4 Unsachgemäße Akupunktur
5 Geplatzte Emphysemblase
6 Laryngitis
7 Sinusitis

Die Antworten 1, 2, 4 und 5 sind richtig.

KAPITEL

18 Nervensystem

18.1 Bildfragen

■ **Bezeichnen Sie diesen Längsschnitt durch das Gehirn (➤ Abb. 18.1)!**

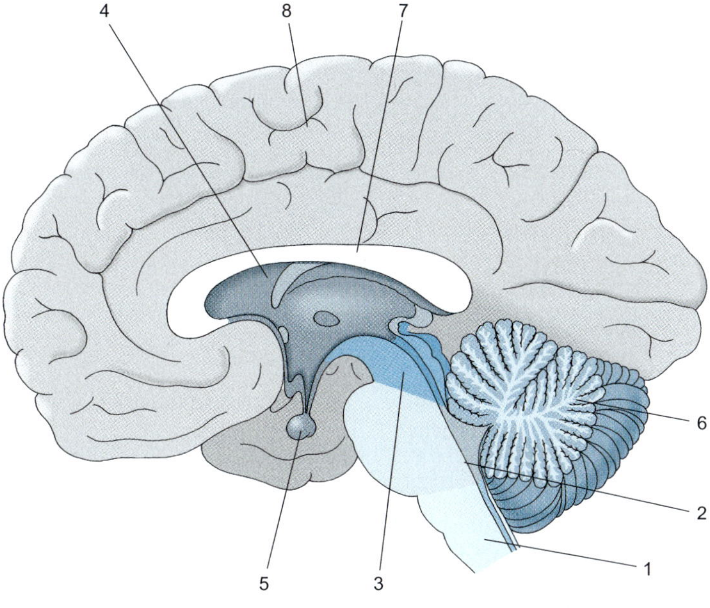

Abb. 18.1 Medianschnitt durch das Gehirn [L190]

1 Verlängertes Mark (Medulla oblongata)
2 Brücke (Pons)
3 Mittelhirn (Mesencephalon)
4 Zwischenhirn (Diencephalon)
5 Hirnanhangdrüse (Hypophyse)
6 Kleinhirn (Cerebellum)
7 Balken (Corpus callosum)
8 Großhirn (Cerebrum)

■ **Bezeichnen Sie die anatomischen Strukturen und geben Sie für die Hirnlappen 1 bis 4 jeweils mindestens eine wichtige Funktion an, die in diesem Lappen lokalisiert ist (➤ Abb. 18.2)!**

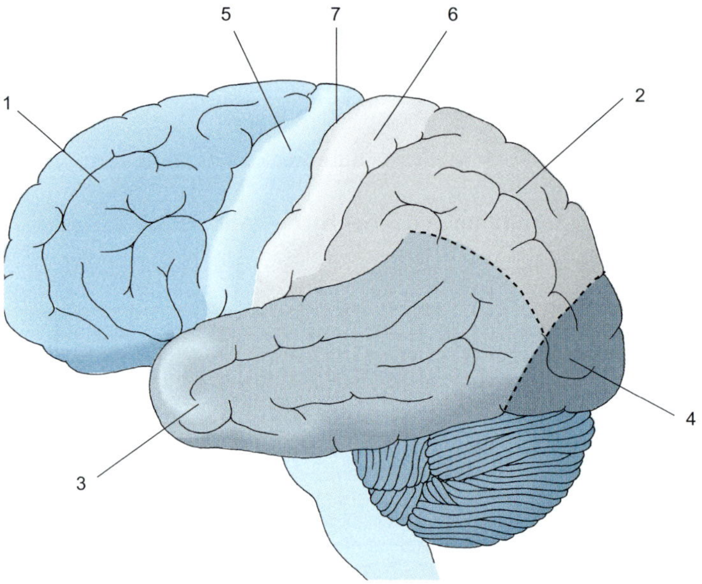

Abb. 18.2 Seitenansicht des Großhirns [L190]

1 Stirnlappen (Lobus frontalis mit dem motorischen Rindenfeld (5), das für die willkürlichen motorischen Bewegungen zuständig ist)
2 Scheitellappen (Lobus parietalis mit der sensiblen Rinde (6), der sog. Körperfühlsphäre)
3 Schläfenlappen (Lobus temporalis mit der Hörrinde)
4 Hinterhauptlappen (Lobus occipitalis mit der Sehrinde)
5 Vordere Zentralwindung (Gyrus praecentralis)
6 Hintere Zentralwindung (Gyrus postcentralis)
7 Zentralfurche (Rolando-Spalte, Sulcus centralis)

■ Bezeichnen Sie die Anteile der Hirnhäute (➢ Abb. 18.3)!

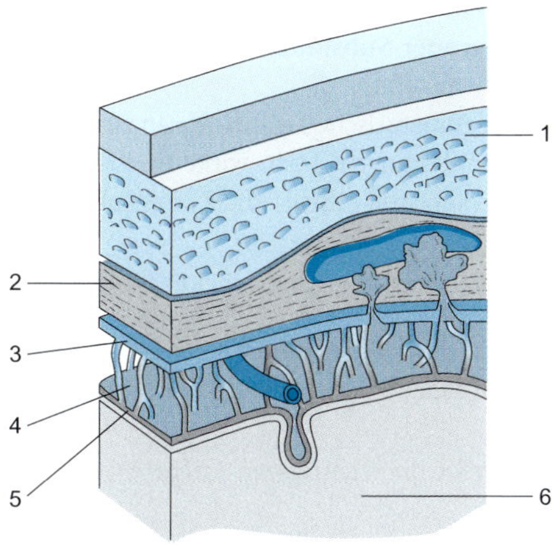

Abb. 18.3 Hirnhäute [L190]

1 Schädeldach (Calvaria)
2 Harte Hirnhaut (Dura mater encephali)
3 Spinnwebenhaut (Arachnoidea mater encephali)
4 Hirnwasserraum (Subarachnoidalraum, Cavitas subarachnoidea)
5 Weiche Hirnhaut (Pia mater encephali)
6 Großhirnrinde (Cortex cerebri)

■ Bezeichnen Sie die Anteile des Rückenmarks (➢ Abb. 18.4)!

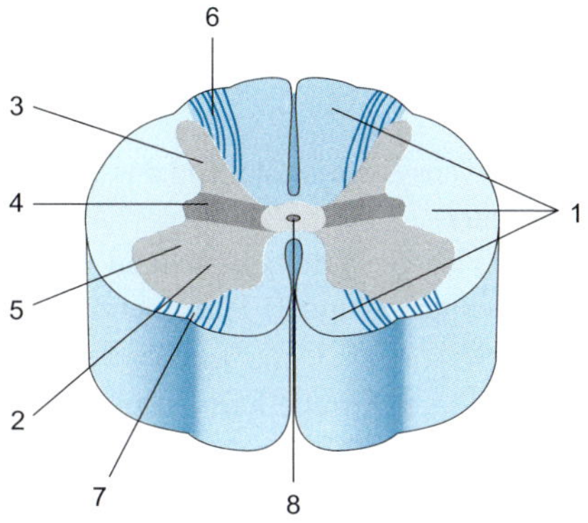

Abb. 18.4 Querschnitt durch das Rückenmark [L190]

1 Weiße Substanz (Substantia alba)
2 Graue Substanz (Substantia grisea)
3 Hinterhorn (Columna posterior, Columna dorsalis)
4 Seitenhorn (Columna lateralis)
5 Vorderhorn (Columna anterior, Columna ventralis)
6 Fasern der Hinterwurzel (Radix dorsalis)
7 Fasern der Vorderwurzel (Radix ventralis)
8 Zentralkanal (Canalis centralis)

18.2 Fragen ohne Antwortauswahl

■ In welche beiden Hauptanteile wird das Nervensystem im Hinblick auf seine anatomische Lage unterteilt?

- Zentralnervensystem, bestehend aus Gehirn und Rückenmark
- Peripheres Nervensystem, bestehend aus 12 Hirnnervenpaaren und 31 Spinalnervenpaaren

■ Welche beiden Anteile kann man am Nervensystem in funktioneller Hinsicht unterscheiden?

- **Willkürliches Nervensystem** (animales bzw. somatisches Nervensystem)
- **Unwillkürliches Nervensystem** (autonomes bzw. vegetatives Nervensystem) mit Sympathikus und Parasympathikus

■ Wo liegt das verlängerte Mark (Medulla oblongata)?

Das verlängerte Mark schließt sich **kopfwärts** an das **Rückenmark** an. Es reicht vom ersten Halsnervenpaar bis zum Unterrand der Brücke.

■ Woraus besteht die graue Substanz?

Die graue Substanz besteht im Wesentlichen aus den **Zellkörpern** der **Nervenzellen.**

■ Woraus besteht die weiße Substanz?

Die weiße Substanz besteht überwiegend aus **Leitungsbahnen.** Die weiße Farbe ist auf die **fetthaltige Markscheide** der Nervenfasern zurückzuführen.

■ Geben Sie die Hauptaufgaben des verlängerten Marks an!

Im verlängerten Mark liegen **wichtige Kerne,** die **Stoffwechsel, Atmung, Herzschlag** und **Blutgefäßweite** regulieren. Außerdem werden hier auch wichtige **Reflexe** gesteuert, wie Schlucken, Saugen des Säuglings, Husten, Niesen, Brechen und Lidschluss.

■ Was ist die Formatio reticularis?

Die Formatio reticularis, das **Hirnnetz,** geht von der Medulla oblongata aus und reicht bis ins Zwischenhirn. Es handelt sich um eine **Durchflechtung weißer** und **grauer Substanz,** wodurch ein netzartiger Eindruck entsteht.
Sie vereinigt motorische Teilfunktionen zu komplizierten Gesamtleistungen. Dazu wirkt sie fördernd oder hemmend auf Groß-, Klein- und Zwischenhirn ein.

■ Geben Sie die Lage der Brücke (Pons) an!

Die Brücke liegt **oberhalb** und etwas vor dem **verlängerten Mark** und **unterhalb** des **Mittelhirns.**

■ Geben Sie die wichtigsten Aufgaben des Mittelhirns an!

Bei der weißen Substanz des Mittelhirns handelt es sich um auf- und absteigende **Leitungsbahnen.** Zudem liegen im Mittelhirn **wichtige Kerne,** die Zentren der **Bewegung** sind (extrapyramidal-motorisches System). Außerdem entspringen im Mittelhirn der **III.** und **IV. Hirnnerv.**

■ Was ist der „Aquädukt" des Mittelhirns?

Der „Aquädukt" ist die **Wasserleitung,** die den 3. mit dem 4. Hirnventrikel verbindet.

■ Aus welchen Hirnteilen setzt sich der Hirnstamm zusammen?

Der Hirnstamm setzt sich aus **verlängertem Mark, Brücke** und **Mittelhirn** zusammen.

■ In welchem Hirnteil liegt ein wichtiges Kontrollzentrum der Koordination von Bewegungen, das außerdem den Muskeltonus und die Körperhaltung kontrolliert?

Im **Kleinhirn.**

■ Was hat eine Verletzung größerer Teile des Kleinhirns zur Folge?

Werden größere Teile des Kleinhirns verletzt, so kommt es zu einem **Nachlassen** des **Muskeltonus,** zu einem Nachlassen der **Muskelkraft,** zu einem Nachlassen der **Muskelkoordination** (Schwanken beim Stehen; Torkeln beim Gehen, ausfahrende Bewegungen, ungleiche Schrittlänge), zu **Gleichgewichtsstörungen** und zum **Intentionstremor.**

■ In welchem Hirnteil liegen Thalamus und Hypothalamus?

Im **Zwischenhirn** (Diencephalon).

■ Geben Sie die deutsche Bezeichnung für Thalamus an!

Sehhügel.

■ Was meint man damit, dass der Thalamus das „Tor zum Bewusstsein" ist?

Mit „Tor zum Bewusstsein" meint man, dass der Thalamus eine wichtige **Umschaltstation** ist, in der, in Koordination mit dem Großhirn, geregelt wird, **welche Impulse** an das **Großhirn** weitergeleitet werden.

■ Geben Sie an, welche vegetativen Funktionen der Hypothalamus koordiniert!

Körpertemperatur, Kreislauf, Wasserhaushalt, Nahrungsaufnahme und **Stoffwechsel** werden hier koordiniert.

■ Welche Hormone produziert der Hypothalamus?

Der Hypothalamus stellt **Freisetzungs-** und **Hemmhormone** her. Zudem produziert er **Oxytocin** und **Adiuretin** (ADH, Vasopressin).

■ Wohin gibt der Hypothalamus seine Hormone ab und wo wirken diese Hormone jeweils?

Die **Freisetzungs-** und **Hemmhormone** werden vom Hypothalamus über ein spezielles Kreislaufsystem (Pfortaderkreislauf) an den **Hypophysenvorderlappen** abgegeben, wo sie hemmend oder stimulierend auf die Hormonabgabe des Hypophysenvorderlappens einwirken.

Oxytocin und **Adiuretin** werden über den Hypophysenstiel an den **Hypophysenhinterlappen** abgegeben, wo sie gespeichert werden und bei Bedarf ans Blut abgegeben werden können.

■ Was ist das Corpus callosum und welche Aufgaben hat es?

Das Corpus callosum ist der sog. **„Balken"** des Gehirns. Es handelt sich um querverlaufende, markhaltige **Nervenfasern** zwischen den beiden Großhirnhälften.
Das Corpus callosum hat die Aufgabe, die beiden **Großhirnhälften miteinander** zu **verbinden.**

■ Wie heißt die Längsspalte, die das Großhirn in eine rechte und eine linke Hälfte teilt?

Die Längsspalte heißt **Fissura longitudinalis cerebri.**

■ Was ist ein Gyrus, was ein Sulcus?

Ein **Gyrus** ist eine **Windung,** ein **Sulcus** eine **Furche** bzw. eine Rinne der Großhirnoberfläche.

■ Geben Sie für die folgenden Hirnlappen jeweils eine wichtige Aufgabe an!
- **Stirnlappen**
- **Scheitellappen**
- **Hinterhauptlappen**
- **Schläfenlappen**

- **Stirnlappen** (Lobus frontalis) mit der **motorischen Rinde,** die der Sitz der willkürlichen, motorischen Funktionen ist, außerdem findet hier die **Informationsverarbeitung** statt.
- **Scheitellappen** (Lobus parietalis) mit der **sensiblen Rinde,** welche die „Körperfühlsphäre" ist. Das heißt, dass diese Region zuständig ist für Schmerz-, Tast- und Druckempfindungen.
- **Hinterhauptlappen** (Lobus occipitalis) mit der **Sehrinde.** Hier liegt das Sehzentrum.
- **Schläfenlappen** (Lobus temporalis) mit der **Hörrinde.** Hier liegt das Hörzentrum.

■ Geben Sie für Liquor die deutsche Bezeichnung an!

Hirn-Rückenmark-Flüssigkeit.

■ Wo befindet sich Liquor?

Liquor befindet sich in den **vier Hirnkammern** und im **Hirnwasserraum** (Subarachnoidalraum), der das Gehirn und das Rückenmark umgibt.

Welche Aufgabe hat der Liquor?

Der Liquor cerebrospinalis **schützt Gehirn** und **Rückenmark** gegen Stöße von außen. Vermutlich wirkt er auch temperaturregulierend auf das Gehirn.

Wo wird der Liquor gebildet und wo wird er wieder resorbiert?

Die **Hauptbildungsstellen** des Liquors sind die **Adergeflechte** in den **Hirnkammern.** Des Weiteren spielen aber auch die übrigen Wände des Liquorraums eine Rolle, hier vor allen Dingen die Gefäße der weichen Hirnhaut.
Die **Resorption** erfolgt vorwiegend in den **Arachnoidalzotten** (Granulationes arachnoidales, Pacchioni-Granulationen). Diese Arachnoidalzotten sind warzenförmige Gebilde der Arachnoidea (Spinnwebenhaut), die den Liquor resorbieren und ihn dem venösen Blut zuführen.

Wie viele große Hirnkammern, in denen Liquor zirkuliert, gibt es?

Es gibt **vier** Hirnkammern, in denen Liquor zirkuliert.

Wodurch kann es zur Ausbildung eines „Wasserkopfs" (Hydrozephalus) kommen?

Zum „Wasserkopf" kann es kommen, wenn die **Liquorresorption vermindert** ist, z.B. in Folge einer Hirnhautentzündung. In diesem Falle spricht man von dem äußeren „Wasserkopf".

Beim sog. inneren „Wasserkopf" kann der Liquor **nicht** aus den **Hirnkammern** in den **äußeren Liquorraum** (Subarachnoidalraum) abfließen, weil die drei Öffnungen der vier Hirnkammern oder die Wasserleitung des Mittelhirns verschlossen sind.

Was hat ein „Wasserkopf" für Auswirkungen auf die Intelligenz und warum ist das so?

Beim „Wasserkopf" steigt der Druck im Schädel an. Das **Gehirn** wird **zusammengepresst,** es kommt zu einem **Verlust** von **Hirngewebe,** wodurch es zu Intelligenzdefiziten kommen kann.

Was ist die Dura mater?

Die Dura mater ist die **harte Hirnhaut.** Sie ist die **äußere, straffe Hüllhaut** von **Gehirn** und **Rückenmark.** Sie besteht aus derbem, kollagenem Bindegewebe. Die Hirnhaut liegt der Schädelinnenfläche an und zieht über die Furchen und Windungen des Gehirns und Rückenmarks hinweg. Sie erfüllt die Aufgaben einer **Knochenhaut.**

Als Rückenmarkshaut liegt sie frei im Wirbelkanal. Hier ist sie von der periostartigen Auskleidung des Wirbelkanals durch einen Zwischenraum (Epiduralraum) getrennt.

Was ist die Pia mater?

Die Pia mater ist die **weiche Hirnhaut.** Sie ist eine **zarte Bindegewebshülle,** die der Hirn- und Rückenmarksoberfläche unmittelbar aufliegt. Damit folgt sie allen Furchen und Vertiefungen. Sie führt Nerven und Gefäße mit sich.

Was ist die Arachnoidea?

Die Arachnoidea (Spinnwebenhaut) ist eine **zarte, gefäßarme Membran,** die über die Furchen und Windungen des Gehirns und Rückenmarks hinwegzieht. Ihre Außenfläche liegt mit einer Membran der Dura mater an. Ihre Innenfläche ist mit der Pia mater durch ein **Bälkchenwerk** verbunden. Zwischen Arachnoidea und Pia mater befindet sich der **Hirnwasserraum** (Subarachnoidalraum), in dem der Liquor cerebrospinalis zirkuliert.

Von wo bis wo erstreckt sich das Rückenmark?

Das Rückenmark beginnt **unterhalb** der **Medulla oblongata** und erstreckt sich beim Erwachsenen bis in Höhe des **1. – 2. Lendenwirbels.**

Was ist der Pferdeschweif (Cauda equina)?

Beim Pferdeschweif handelt es sich um die **absteigenden Spinalnerven** des **Lenden-, Kreuzbein-** und **Steißbeinabschnitts.** Er besteht ausschließlich aus **weißer Substanz** und verläuft im Wirbelkanal.

■ Beschreiben Sie das Aussehen des Rückenmarks bei Betrachtung seines Querschnitts!

Im Querschnitt erscheint das Rückenmark **oval.** Man kann einen **schmetterlingsförmigen grauen Anteil** und eine **weiße Substanz** unterscheiden, letztere umhüllt die grauen Anteile wie ein **Mantel.**

■ Geben Sie zu den folgenden Anteilen des grauen Rückenmarks jeweils an, welche Aufgaben die hier liegenden Nervenzellen haben!

- Vorderhorn
- Hinterhorn
- Seitenhorn

Vorderhorn (Columna anterior, Columna ventralis)
Hier liegen die **motorischen Zellen** (Motoneurone), deren Axone zu den Skelettmuskeln laufen.

Hinterhorn (Columna posterior, Columna dorsalis)
Hier treten die Axone der **sensiblen Nervenzellen** ein. Alle Empfindungen, die von der Haut als Schmerz-, Berührungs- oder Temperaturempfindung kommen, werden hier umgeschaltet.

Seitenhorn (Columna lateralis)
Hier liegen die **Ursprungszellen** des **Sympathikus.**

■ Geben Sie die Aufgaben des Rückenmarks an!

Als **Leitungsapparat** verbindet es höher gelegene Gehirnteile mit der Peripherie. Es ist eine wichtige **Umschaltstelle** für sämtliche durchlaufende Reize. Die Schaltzellen in der grauen Substanz dienen außerdem dem Zustandekommen von **Reflexen.**

■ Wonach werden die Spinalnerven bezeichnet?

Die Spinalnerven werden nach ihrer **Austrittsstelle** aus der Wirbelsäule bezeichnet.

■ Was wissen Sie über den Unterschied zwischen Ursprung und Austrittsstelle der Spinalnerven?

Die Spinalnerven werden nach ihrer Austrittsstelle aus dem Wirbelkanal und **nicht** nach der Höhe ihres Ursprungs aus ihrem Rückenmarksegment bezeichnet. Vor allem im **Lenden-** und **Kreuzbeingebiet verlaufen** sie erst eine **Strecke** im **Wirbelkanal,** bevor sie aus der Wirbelsäule austreten.

■ Welche Nervenfasern (afferent oder efferent) treten über die Hinterwurzel ins Rückenmark ein?

Die **afferenten** Nervenfasern treten über die Hinterwurzeln ins Rückenmark ein.

■ Woraus besteht das Spinalganglion (Ganglion spinale) und wo liegt es?

Das Spinalganglion besteht im Wesentlichen aus einer **Anhäufung** der **afferenten Nervenzellkörper.**

Die etwa weizenkorngroßen Spinalganglien liegen in den **Zwischenwirbellöchern** oder in deren unmittelbaren **Nähe,** und zwar nur wenig medial der Vereinigung von vorderer und hinterer Wurzel zum gemischten Spinalnerv.

■ Sind Spinalganglien und Grenzstrang das Gleiche? Falls nein, wie unterscheiden sie sich von ihrer Lage und von ihrer Aufgabe her?

Grenzstrang und Spinalganglien sind **nicht** das Gleiche.

Die **Spinalganglien** liegen, wie eben geschildert, in den **Zwischenwirbellöchern** der Wirbelsäule. Sie enthalten die **Nervenzellkörper** der **afferenten Nervenfasern.**

Der **Grenzstrang** hingegen verläuft **rechts** und **links neben** der **Wirbelsäule,** und zwar weiter ventral als die Spinalganglien. Beim Grenzstrang handelt es sich um 22–25 **Ganglien** (Anhäufungen von Nervenzellkörpern), die zum **Sympathikus** gehören. Hier liegen wichtige Umschaltstationen für sympathische Fasern, die zum Auge, zu den Kopfdrüsen, zum Herz, zur Lunge und zu den Blutgefäßen ziehen.

■ Was meint man mit Hautsegmenten (Dermatomen)?

Mit Hautsegment (Dermatom) meint man einen **bestimmten Hautbereich,** der von **einem Spinalnerv** versorgt wird.

Auf der Körperrückseite bilden diese Hautsegmente eine lückenlose Folge. Auf der Körpervorderseite kommt es zum Segmentsprung, da einige Dermatome in die Arme verlegt sind.

Ordnen Sie zu!

1	Steißbeinnerven	A	Lumbalnerven	V	$Th_1 - Th_{12}$
2	Lendennerven	B	Sakralnerven	W	Co_1
3	Halsnerven	C	Coccygealnerven	X	$C_1 - C_8$
4	Kreuzbeinnerven	D	Zervikalnerven	Y	$L_1 - L_5$
5	Brustnerven	E	Thorakalnerven	Z	$S_1 - S_5$

1: C: W
2: A: Y
3: D: X
4: B: Z
5: E: V

Geben Sie zu den folgenden Hirnnerven die wichtigsten Aufgaben an!

- **N. olfactorius**
- **N. opticus**
- **N. trigeminus**
- **N. facialis**
- **N. vestibulocochlearis**

Nervus olfactorius
Es handelt sich um den **Geruchsnerv,** der aus ungefähr 20 feinen Nervenfasern besteht, die von der Riechschleimhaut im oberen Nasendach zum Riechkolben des Großhirns ziehen.

Nervus opticus
Es handelt sich um den **Sehnerv,** der bei der Sehnervenpapille der Netzhaut austritt, von hier aus zur Sehnervenkreuzung (Chiasma opticum) zieht, von da weiter zum Thalamus bis zur Sehrinde des Großhirns.

Nervus trigeminus
Es handelt sich um den **Drillingsnerv,** der sich aus **drei Hauptästen** zusammensetzt:

- Augenhöhlennerv (N. ophthalmicus)
- Oberkiefernerv (N. maxillaris)
- Unterkiefernerv (N. mandibularis)

Der Drillingsnerv versorgt vor allem **Haut,** Schleimhaut, Kaumuskeln und Zähne.

Nervus facialis
Es handelt sich um den **Gesichtsnerv,** der die **Gesichtsmuskulatur,** die Tränendrüsen, die Unterkiefer- und Unterzungenspeicheldrüsen und die Geschmacksfasern der Zunge innerviert.

Nervus vestibulocochlearis
Er setzt sich aus dem **Hörnerv** (N. cochlearis) und dem **Gleichgewichtsnerv** (N. vestibularis) zusammen. Somit hat er die Aufgabe, Impulse, die vom Hör- bzw. vom Gleichgewichtsorgan kommen, zum Gehirn zu leiten.

Was ist der Nervus vagus und welche Aufgaben hat er?

Der **Nervus vagus**, der **X. Hirnnerv**, versorgt zum einen, wie die anderen Hirnnerven auch, Teile des Kopf- und Halsbereichs, nämlich den Kehlkopf und den Rachen, wo er willkürliche motorische Funktionen hat.

Des Weiteren besitzt der X. Hirnnerv noch sensible Fasern, die vom Rachen, vom Kehlkopf, von der Luftröhre, von den Bronchien und vom Gehörgang kommen.

Er ist aber auch der **große Eingeweidenerv** und steigt deshalb in den Brust- und Bauchraum hinab, wo er wichtige parasympathische Aufgaben hat, z. B. die Anregung der glatten Muskulatur von Speiseröhre, Magen, Gallenblase, Dünndarm und Dickdarm.

Er erfüllt also nicht nur **unwillkürliche parasympathische Aufgaben,** sondern auch **willkürliche motorische** und **sensible Aufgaben.**

Wo entspringt der Sympathikus?

Die Ursprungszellen des Sympathikus liegen in den **Seitenhörnern** der **Rückenmarksegmente** $C_8 - L_2$.

Nennen Sie die verschiedenen Anteile, aus denen sich der Sympathikus zusammensetzt!

Der Sympathikus setzt sich im Wesentlichen zusammen aus:

- **Seitenhörner** des Rückenmarks ($Th_1 - L_2$)
- **Vorderwurzel** (zusammen mit den motorischen Nervenfasern)
- **Grenzstrang** (Zellkörper der sympathischen Fasern für Auge, Kopfdrüsen, Herz, Lunge und Blutgefäße)
- **Efferente Nervenfasern**
- **Gekröseganglien** (Zellkörper der sympathischen Fasern für Bauch- und Beckenorgane)

■ Geben Sie für die folgenden Vorgänge jeweils an, ob diese im Wesentlichen vom Sympathikus oder vom Parasympathikus gesteuert werden!

- **Anregung der Drüsentätigkeit**
- **Miosis**
- **Erweiterung der Herzkranzgefäße**
- **Blutdruckanstieg**
- **Bradykardie**
- **Blasen- und Darmentleerung**

- **Anregung der Drüsentätigkeit:** Parasympathikus
- **Miosis:** Parasympathikus
- **Erweiterung der Herzkranzgefäße:** Sympathikus
- **Blutdruckanstieg:** Sympathikus
- **Bradykardie:** Parasympathikus
- **Blasen- und Darmentleerung:** Parasympathikus

■ Ordnen Sie die folgenden Begriffe zu!

1	Parasympathikus	A	Kraniosakrales System
2	Sympathikus	B	Thorakolumbales System

1: A
2: B

■ Wie nennt man die Nervengeflechte, die in der Wand der Hohlorgane liegen?

Intramurales System bzw. enteritisches Nervensystem

■ Warum spricht man von einem „Reflexbogen"?

Man spricht von einem „Reflexbogen", weil der **Ort** der **Reizung** und der **Reaktion nahe** beieinanderliegen und der Nervenimpuls so vom Ort der Reizung zum Rückenmark und weiter zum Ort der Reaktion einen Bogen läuft.

■ Wodurch unterscheiden sich Eigen- und Fremdreflexe?

Eigenreflex
Hier liegen der **Reizort** und das **Erfolgsorgan** im **gleichen Gebilde** (z. B. Muskel). Die Prüfung erfolgt mit dem Reflexhammer. Es handelt sich um einen monosynaptischen Reflex.

Fremdreflex
Beim Fremdreflex liegen der **Reizort** und das **Erfolgsorgan** in **verschiedenen Gebilden,** z. B. Haut und Muskel. Die Prüfung erfolgt mit Einmal-Zahnstochern. Es sind mindestens drei Nervenfasern beteiligt.

■ Zählen Sie wichtige Eigenreflexe auf!

Patellarsehnenreflex, Achillessehnenreflex, Bizepsreflex, Trizepsreflex und Radiusreflex.

■ Zählen Sie wichtige Fremdreflexe auf!

Bauchhautreflex, Plantarreflex und Würgreflex.

■ Welche Aufgaben haben die Muskeleigenreflexe?

Die Muskeleigenreflexe haben die Aufgabe, die **Muskellänge** den **Halte-** und **Bewegungsvorgängen** des Körpers **anzupassen.** Dadurch wird eine schnelle und optimale Einstellung des Körpers auf die Umwelt ermöglicht und ein reibungsloses Zusammenspiel aller Körperteile.

Des Weiteren wird der Muskel durch den Muskeleigenreflex vor **Überdehnung geschützt.**

■ Bei einer Patientin stellen Sie fehlende Bauchhautreflexe fest. Welche Ursachen kommen hierfür in Betracht?

Die Ursache kann in einer Schädigung im Reflexbogen in der entsprechenden Segmenthöhe liegen. Es kann auch eine Läsion der Pyramidenbahn bestehen. Mechanische Ursachen können eine zu schlaffe oder zu straffe Bauchdecke oder Narben sein. Bei Multipler Sklerose können schon in einem frühen Stadium der Erkrankung die Bauchhautreflexe ausfallen.

Was wird bei der Konvergenzreaktion geprüft?

Bei der Konvergenzreaktion wird die **Naheinstellungsreaktion** geprüft, das heißt, es wird untersucht, ob es bei Fixierung eines nahen Gegenstands zu einer **Pupillenverengung**, zu einer **Einwärtsbewegung** der **Augäpfel** (Schielen) und zu einer nahpunktbezogenen **Akkommodation** (Fähigkeit des Auges zur Scharfeinstellung durch Änderung der Linsenwölbung) kommt.

Wodurch unterscheiden sich reflektorische und absolute Pupillenstarre?

Reflektorische Pupillenstarre
Lichtreflex erloschen, Konvergenzreaktion (Naheinstellungsreaktion) erhalten.

Absolute Pupillenstarre
Lichtreaktion und Konvergenzreaktion erloschen.

Wie prüfen Sie den Bizepsreflex?

Der Bizepsreflex wird durch einen **Schlag** des Reflexhammers auf die **Bizepssehne** geprüft. Hierbei ist die Ellenbeuge leicht angewinkelt.

Der Untersucher spannt mit seinem Zeigefinger die Bizepssehne etwas an und prüft den Reflex durch einen Schlag mit dem Reflexhammer auf den eigenen Zeigefinger.

Wie prüfen Sie den Bauchhautreflex?

Der Bauchhautreflex wird geprüft, indem man mittels eines Einmal-Zahnstochers **Linien** von der **Körperseite** in **Richtung** des **Bauchnabels** zieht.

Wie prüfen Sie den epigastrischen Reflex?

Zur Prüfung des epigastrischen Reflexes wird ein **Nadelstrich** von der **Mamillarlinie** in Richtung **Epigastrium** gezogen.

Wie erfolgt die Prüfung des Quadrizepsreflexes am sitzenden Patienten?

Zur Prüfung des Quadrizepsreflexes setzt sich der Patient auf die Liege und lässt die Beine herabhängen, dann erfolgt ein **Schlag** auf die **Sehne** des **vierköpfigen Oberschenkelmuskels unterhalb** der **Kniescheibe.**

Wie prüfen Sie den Achillessehnenreflex?

Der Achillessehnenreflex wird geprüft, indem sich der Patient auf einen Hocker niederkniet. Dann erfolgt ein **Schlag** mit dem Reflexhammer von hinten auf die **Achillessehne.** Besonders wichtig ist der Seitenvergleich.

Beschreiben Sie, wie ein positives Babinski-Zeichen aussieht!

Bei einem positiven Babinski-Zeichen kommt es entweder zur langsamen **Dorsalflexion** der **Großzehe** oder zur **Spreizung** der **Zehen** (Fächer-Phänomen). Ein Patient kann auch gleichzeitig beide Phänomene zeigen, also sowohl Dorsalflexion der Großzehe als auch Fächer-Phänomen.

Worauf weist ein positives Babinski-Zeichen hin?

Beim Babinski-Zeichen handelt es sich um ein **Pyramidenbahnzeichen,** das heißt, dass dieses Zeichen bei einer Läsion der Pyramidenbahn auftritt. Es kommt typischerweise bei Multipler Sklerose und Urämie (Harnvergiftung) vor.

Was wird bei der Elektroneurografie (ENG) geprüft?

Mit der Elektroneurografie wird die **Nervenleitungsgeschwindigkeit** der **peripheren Nerven** bestimmt.

Was ist ein EEG? Was registriert es?

Das EEG ist ein **Elektroenzephalogramm.** Hiermit können die **Hirnstromwellen** registriert werden.

Worin liegt die Ursache eines Horner-Symptomenkomplexes?

Die Ursache liegt in einer **Lähmung** der zum **Auge** laufenden **Sympathikusfasern.**

Ein Patient klagt Ihnen Schmerzen, die vom Gesäß in den dorsalen Teil des Beins ausstrahlen. Worum handelt es sich vermutlich?

Es handelt sich vermutlich um eine **Reizung** des **Nervus ischiadicus.**

■ Was sind die Valleix-Punkte und welche Rolle spielen sie bei einer Reizung des Nervus ischiadicus?

Valleix-Punkte sind sog. **Nervendruckpunkte.** Hierbei handelt es sich um Hautpunkte, die bei Neuralgien auf Druck hin schmerzhaft sind. Sie entsprechen dem Nervenverlauf und sind besonders dort vorhanden, wo der Nerv oberflächlich verläuft, oder wo er sich gegen eine feste Unterlage pressen lässt.

In einem engeren Sinn versteht man unter Valleix-Punkten die bei **Reizung** des **Nervus ischiadicus schmerzhaften Nervendruckpunkte.**

■ Wie behandeln Sie beim Ischias-Syndrom?

Die Behandlung des Ischias-Syndroms richtet sich nach den zugrunde liegenden **Ursachen.** Zum Beispiel: chiropraktische Behandlung bei Bandscheibenvorfall; ist die Ischias-Reizung durch Nervengifte wie Alkohol, Tabak, Blei, Arsen verursacht, so muss versucht werden, eine Giftausleitung zu erreichen.

Weitere typische naturheilkundliche Behandlungsmethoden sind Schröpfen, Baunscheidt-Verfahren, Hydrotherapie, Neuraltherapie, Akupunktur und Homöopathie. Bekannte pflanzliche Mittel, die in Form von Bädern eingesetzt werden können, sind Fichte, Tanne und Kiefer.

Schwere Fälle, bei denen der Heilpraktiker mit den ihm zur Verfügung stehenden Mitteln keinen ausreichenden Erfolg mehr erzielen kann, müssen an den Arzt überwiesen werden.

■ Eine 20-jährige Patientin klagt über ein Schwächegefühl und über ein Gefühl wie „Ameisenlaufen" in den Beinen. Als Sie die Anamnese erheben, stellen Sie fest, dass sich die Gemütslage der Patientin verändert hat. Es wechseln sich Phasen von Depression mit Euphorie ab. Welchen Verdacht haben Sie und wie können Sie die Verdachtsdiagnose weiter erhärten?

Es wird die Verdachtsdiagnose **Multiple Sklerose** gestellt. In der **Anamnese** wird die Patientin befragt, ob **Sehstörungen** (z. B. Doppelsehen) oder **Blasen-** und **Potenzstörungen** aufgetreten sind. Bei der darauf folgenden **Untersuchung** werden die **Bauchhautreflexe** und das **Babinski-Zeichen** geprüft. Bei schon weiter fortgeschrittenem Krankheitsbild kann es zu **Nystagmus, Intentionstremor, skandierender Sprache** und **Lähmungserscheinungen** kommen.

■ Was meint man mit Nystagmus?

Mit Nystagmus bezeichnet man das **Augenzittern.** Es handelt sich hierbei um unwillkürliche, schnelle, zitternde Bewegungen des gesamten Augapfels, und zwar in horizontaler, vertikaler oder schräger Richtung.

■ Worauf kann Nystagmus hinweisen?

Nystagmus tritt auf bei **angeborener Schwachsichtigkeit, Blindheit, Multipler Sklerose, Kleinhirntumoren** und bei **Innenohrverletzungen.**

■ Wodurch unterscheiden sich Intentions- und Ruhetremor? Geben Sie wichtige Erkrankungen an, bei denen diese Tremorformen auftreten können!

Intentionstremor
Beim **Beginn** oder **während** einer **willkürlichen Bewegung** kommt es zum **Zittern,** wobei die größte Amplitude unmittelbar vor dem Ziel auftritt. Intentionstremor tritt vor allem bei **Kleinhirnerkrankungen, Multipler Sklerose, schweren Lebererkrankungen** und **Urämie** auf.

Ruhetremor
Er tritt am stärksten in **Ruhe** auf und kann bei Intentionsbewegungen abnehmen. Es handelt sich um die häufigste extrapyramidale Tremorform. Er beginnt in der Regel an den Endabschnitten der oberen Extremitäten und tritt vor allem als sog. Pillendrehertremor oder Münzenzählertremor auf. Hierbei handelt es sich um einen Tremor der antagonistischen Beuge- und Streckmuskeln von Daumen und Zeigefinger. Ruhetremor kommt vor allem beim **Parkinson-Syndrom** vor.

■ Darf ein Heilpraktiker Multiple Sklerose behandeln? Begründen Sie Ihre Meinung!

Ja. Für Multiple Sklerose besteht für den Heilpraktiker kein Behandlungsverbot. Wegen der Schwere der Erkrankung wird er jedoch gerade im aktiven Schub **nur begleitend zum Arzt** therapieren.

■ Welche organischen Veränderungen im ZNS (Zentralnervensystem) treten bei Multipler Sklerose auf?

Es handelt sich um eine **Entmarkungskrankheit** des **ZNS.** Dabei kommt es zu herdförmigem Markscheidenzerfall, zu Gliawucherungen und zu Infiltrationen und Verdickungen der Gefäße.

■ Geben Sie die wichtigsten Beschwerden beim Parkinson-Syndrom an und beschreiben Sie diese näher!

Tremor (Gliederzittern)
Es kommt meist zum Ruhetremor in Form des **Pillendreher**- oder **Münzzähler-Tremors**, evtl. zeigt sich jedoch ein **Aktionstremor** (Zitterbewegungen während des gesamten Bewegungsablaufs).

Hypo- bis Akinese
Bewegungsarmut bis Bewegungslosigkeit zeigen sich in typischen **Gangstörungen**, **Maskengesicht**, leiser, monotoner Sprache und Verkleinerung der Schrift.

Rigor
Rigor (Muskelsteifheit) führt evtl. zum **Zahnradphänomen.**

Posturale Instabilität (Haltungsinstabilität)
Durch eine Störung der Stellreflexe kommt es zu Gang- und Standunsicherheit und erhöhter Fallneigung.

Psychische Störungen
Es entwickeln sich **depressive Verstimmungen**, Verlangsamung des Denkens, in fortgeschrittenen Fällen evtl. bis zur Demenz. Die Erkrankten reagieren oft emotional lang anhaltend und ausgeprägt und es besteht ein Unvermögen Affekte zurückzuhalten.

Vegetative Störungen
Zu beobachten sind neben dem **Salbengesicht**, Kreislaufregulationsstörungen mit Hypotonie, Obstipation und Diarrhö, evtl. auch Blasenentleerungs-, Potenz- und Libidostörungen.

Sensorische Störungen
Es können Parästhesien unbekannter Ursache auftreten, manchmal auch Schmerzen in Gelenken oder Muskeln.

■ Welche organische Veränderung geht bei der Parkinson-Krankheit im Gehirn vor sich?

Es kommt im schwarzen Kern (Substantia nigra) des **Mittelhirns** zu **Degenerationserscheinungen.**

■ Wodurch kann ein sekundärer Parkinsonismus ausgelöst werden?

Der sekundäre Parkinsonismus kann ausgelöst werden durch **Hirnarteriosklerose,** durch **Enzephalitis,** durch **Medikamente** (Antipsychotika) und durch Vergiftungen (Mangan, Kohlenmonoxid). In seltenen Fällen auch durch Traumen oder Tumoren.

■ Darf der Heilpraktiker einen Patienten behandeln, der an Morbus Parkinson erkrankt ist?

Ja, denn für Morbus Parkinson besteht kein Behandlungsverbot für Heilpraktiker. Aufgrund seiner Sorgfaltspflicht wird der Heilpraktiker aber nur begleitend zum **Arzt** behandeln, da die Schulmedizin gerade beim Morbus Parkinson außerordentlich gute Erfolge erzielt (z. B. L-Dopa-Präparate).

■ Was ist eine Apoplexia cerebri?

Unter Apoplexia cerebri versteht man einen **Gehirnschlag** bzw. einen Schlaganfall.

■ Welche Ursache liegt einem Gehirnschlag zugrunde?

Die Ursache kann ein **Hirninfarkt** (85 % der Fälle) oder eine **Hirnblutung** (15 % der Fälle) sein.

■ Was ist ein Hirninfarkt?

Bei einem Hirninfarkt ist es zu einem **völligen** oder **teilweisen Gefäßverschluss** gekommen. Dadurch kann das betroffene Hirngewebe nicht mehr mit Blut versorgt werden und **stirbt ab.** Je nach der Größe und nach dem Ort des befallenen Gebiets kommt es zu unterschiedlichen Ausfallserscheinungen.

■ Welche Ausfallserscheinungen können sich nach einem Hirninfarkt einstellen?

Meist kommt es zu **halbseitig** auftretenden **Lähmungserscheinungen,** aber es können auch andere

Ausfallserscheinungen wie **Sprach-, Seh-, Hör-, Schluck-** und **Kaustörungen** auftreten.

■ Wodurch kann es zu Hirnblutungen kommen?

Der Hirnblutung liegt eine **Gefäßruptur** zugrunde, die zu einer Massenblutung führt. Die Ursachen der Ruptur können ein **Aneurysma,** eine **Arteriosklerose** oder ein **Bluthochdruck** sein.

■ An welchen äußerlichen Kennzeichen können Sie eine Hirnblutung erkennen?

Es kommt zu **heftigem Kopfschmerz,** dann zur **Bewusstseinstrübung** bis hin zum Bewusstseinsverlust, dem eine tiefe Bewusstlosigkeit (Coma cerebrale) folgt. Die **Atmung** ist **blasend** und **schnarchend,** das **Gesicht** ist **rot** und **gedunsen.**

Es kann innerhalb von Stunden oder Tagen der Tod eintreten. Je nach dem Ort und dem Schweregrad der Blutung können sich auch halbseitige schlaffe **Lähmungen** einstellen, die mit einem **Sensibilitätsverlust** einhergehen.

■ Wie verhalten Sie sich bei Verdacht auf Apoplexia cerebri?

Der Patient muss **sofort** in die **Klinik** eingewiesen werden.

■ Ein Patient sucht wegen Kopfschmerzen und epileptischen Anfällen, die sich in der letzten Zeit bei ihm eingestellt haben, Ihre Praxis auf. Worum handelt es sich vermutlich? Was machen Sie?

Der Patient muss zur genaueren Abklärung an den **Arzt** verwiesen werden, damit weitere Untersuchungen durchgeführt werden können, wie z. B. Computertomografie, da der **Verdacht** auf einen **Hirntumor** besteht!

■ Was sind Stauungspapillen?

Stauungspapillen sind eine wichtige Veränderung des Augenhintergrunds, die man eventuell bei einer Augenhintergrundspiegelung feststellen kann. Es kommt hierbei zu einer **knopfförmigen Vorwölbung** und zur **Trübung** der **Sehnervenpapille.** Des Weiteren kommt es zu einem Verlust ihrer scharfen Begrenzung. Außerdem stellt man eine Erweiterung und Schlängelung der Venen und eine Verengung der Arterien fest.

Stauungspapillen sind ein **Zeichen** einer **Hirndrucksteigerung** und treten oft bei Hirntumoren auf, aber auch bei Hirnblutungen und Hydrozephalus. Bei längerem Bestehen kann es zu einer Atrophie des Sehnervs kommen.

■ In welchem Lebensalter beginnt typischerweise die Alzheimer-Krankheit? Mit welchen Gehirnveränderungen geht sie einher?

Die Alzheimer-Krankheit beginnt meist nach dem **65.** Lebensjahr. Das **Gehirn** kann bis auf ein Drittel seines ursprünglichen Volumens **schrumpfen.** Die Hirnkammern erweitern sich, die Hirnfurchen klaffen auseinander. Nervenzellen sterben in weiten Bereichen ab. Es können sich Proteinfäden (Neurofibrillen) und Plaques aus abnorm veränderten Proteinen bilden.

■ Welche Symptome treten im Endstadium der Alzheimer-Krankheit auf?

Es kann zu einem völligen geistigen Abbau bis hin zur **Demenz** (krankheitsbedingter Abbau der Leistungsfähigkeit des Gehirns) kommen mit schweren Sprach- und Rechenstörungen, Störungen des Erkennens bis hin zu einer völligen Unfähigkeit, einfache sinnvolle Handlungen auszuführen, z. B. sich anzuziehen. Die nächsten Angehörigen werden nicht mehr erkannt und es kommt zur Stuhl- und Harninkontinenz.

■ Bei der Untersuchung stellen Sie einen Ausfall des Achillessehnenreflexes fest. Was kann die Ursache sein?

Störung im Reflexbogen
Es können lokale Wirbelprozesse vorliegen, vor allem eine Wurzelschädigung bei S_1, aufgrund eines lateralen Bandscheibenvorfalls zwischen L_5 und S_1.

Polyneuropathie
Erkrankung von peripheren Nerven, die meist an den unteren Extremitäten beginnt. Die Ursache kann idiopathisch bedingt sein, aber auch erblich, durch Stoffwechselstörungen (Diabetes mellitus!),

Urämie, Malabsorption, Alkoholabusus, Infektionskrankheiten, Hormonstörungen (Hypothyreose) und durch Vergiftungen (Blei, Thallium).

Es kommt zu Parästhesien, Sensibilitätsstörungen, im weiteren Krankheitsverlauf auch zu schlaffen Lähmungen, Reflexausfall, Muskelatrophie und trophischen Störungen der Haut.

Rückenmarkerkrankungen
Durch Myelitis (Entzündung des Rückenmarks), Tumor oder Durchblutungsstörungen des Rückenmarks.

Es kommt zu Sensibilitätsstörungen, Parästhesien, motorischen Schwächen und Lähmungserscheinungen.

Tabes dorsalis (Rückenmarkschwindsucht)
Spätform der Syphilis, die mit einer Latenzzeit von 8–12 Jahren auftreten kann. Es kommt zu plötzlichen, heftigen Schmerzen, zu Pupillenstörungen, Sensibilitätsstörungen und pathologischem Romberg-Zeichen.

Adie-Syndrom (konstitutionelle Areflexie)
Es handelt sich um eine konstitutionelle Anomalie der Pupillenreaktion mit Reflexstörung (Hypo- oder Areflexie), die meist in den unteren (Patellar- und Achillessehnenreflex), selten in den oberen Gliedmaßen besteht. Häufig liegen gleichzeitig vegetative Störungen vor. Die Ursache ist unbekannt.

Bei der anormalen Pupillenreaktion handelt es sich um eine Pupillotonie, das heißt, es besteht einseitig eine entrundete, sehr weite Pupille bei verminderter oder fehlender Lichtreaktion und bei verlangsamter Wiedererweiterung. Die Konvergenzreaktion kann ebenfalls einseitig verzögert sein.

Ungeklärte Vorgänge
Im Anfangsstadium akuter schwerster Lähmungen (Halbseitenlähmungen), die ihre Ursache im ZNS haben.

■ Grenzen Sie die Begriffe Parese und Paralyse gegeneinander ab!

Bei einer **Paralyse** ist der Muskel **vollständig gelähmt.** Bei einer **Parese** liegt dagegen nur eine **unvollständige Lähmung,** im Sinne einer motorischen Schwäche vor.

■ Unterscheiden Sie zwischen einer zentralen und einer peripheren Lähmung!

Zentrale Lähmung
Bei einer zentralen (spastischen) Lähmung kann der Ort der Schädigung in der **Hirnrinde** oder der **Pyramidenbahn** bis zur **Vorderhornzelle** im Rückenmark liegen.

Periphere Lähmung
Bei einer peripheren (schlaffen) Lähmung kann der Ort der Schädigung in der **Vorderhornzelle** im Rückenmark, im **peripheren Nerv,** in der **motorischen Endplatte** oder im **Muskel** liegen.

■ Wie verhält es sich mit den Muskeleigenreflexen und mit Muskelatrophie bei spastischen und schlaffen Lähmungen?

Schlaffe Lähmungen
Der **Muskeleigenreflex** ist **erloschen.** Es kommt zur **Muskelatrophie.**

Spastische Lähmungen
Der **Muskeleigenreflex** ist **gesteigert.** Es kommt **nicht** zur **Muskelatrophie.**

■ Geben Sie Ursachen für schlaffe Lähmungen an!

Neurogene Lähmung
Die neurogene Lähmung ist durch eine **Schädigung** oder Erkrankung des **Nervensystems** entstanden. Die Schädigung kann toxischer, entzündlicher oder mechanisch-traumatischer Art sein.

Myogene Lähmung
Die myogene Lähmung ist durch eine **Schädigung** oder Erkrankung des **Muskels** entstanden. Ebenso wie die neurogene Lähmung kann sie toxisch, entzündlich oder mechanisch-traumatisch bedingt sein.

Allgemeine Störungen
Durch allgemeine Störungen, z. B. ein **Kaliummangelsyndrom,** kann es zum Ausfall der Funktion von Nerven oder Muskeln kommen.

■ Was ist ein Status epilepticus?

Beim Status epilepticus kommt es zu einer **Reihe aufeinanderfolgender epileptischer Anfälle,** zwischen denen nur kurze anfallfreie Intervalle liegen.

Welche Ursachen können der Epilepsie zugrunde liegen?

Die Ursachen von Epilepsie sind noch **nicht** endgültig **geklärt.** In Betracht kommen **Hirnerkrankungen, Vergiftungen, Hypoglykämie** und **Urämie.** Des Weiteren vermutet man eine **erbliche Disposition.**

Darf ein Heilpraktiker Epilepsie behandeln?

Ja. Für Epilepsie besteht kein Behandlungsverbot, allerdings muss der Patient auf jeden Fall an den **Arzt** verwiesen werden, da **verschreibungspflichtige Medikamente** verordnet werden müssen. Jedoch darf der Heilpraktiker **begleitend** zum Arzt behandeln.

Wodurch unterscheidet sich eine Demenz von einer Minderbegabung?

Bei einer **Minderbegabung** besteht **angeborenermaßen** eine Intelligenzminderung. Bei einer **Demenz** dagegen waren die intellektuellen Fähigkeiten **vorhanden,** gingen dann aber **verloren.**

Was versteht man unter Demenz?

Mit Demenz bezeichnet man den chronisch fortschreitenden Verlust vor allem der erworbenen, intellektuellen, aber auch der emotionalen und sozialen Fähigkeiten.

Worum handelt es sich bei der Wernicke-Enzephalopathie?

Bei der Wernicke-Enzephalopathie handelt sich um eine **degenerative Gehirnerkrankung,** bei der es infolge von **Vitamin-B_1-Mangel** in bestimmten Hirnregionen (v. a. um den 3. Ventrikel, Hypothalamus, Thalamus, limbisches System) zunächst zu ödematösen Schwellungen, dann zu Einblutungen und letztendlich zur Atrophie mit Zelltod der betroffenen Strukturen kommt. Der Krankheitsverlauf kann akut oder chronisch sein.

Worum handelt es sich beim Korsakow-Syndrom?

Beim Korsakow-Syndrom (Morbus Korsakow, amnestisches Psychosyndrom) hat ein **Thiaminmangel zur Hirnschädigung** geführt. Häufige Ursache ist Alkoholabusus, aber es kommen auch andere Gründe wie Mangelernährung und Anorexia nervosa in Betracht.

Es kommt zu starken Gedächtnisstörungen, die der Betroffene durch das Erzählen von Fantasien **(Konfabulation)** zu überspielen sucht. Die Betroffenen halten diese dann selbst für wahr.

Wie lang ist die normale Schlafdauer?

Die normale Schlafdauer liegt zwischen 7 und 8 Stunden. Es gilt aber alles als normal, was sich bei **4–10 Stunden** befindet.

Zählen Sie Ursachen für Schlafstörungen auf!

- **Lärm,** störendes Licht, zu warmer / kalter Raum
- **Psychische Belastungen,** wie Einsamkeit, Konflikte, Über- und Unterforderungen, Geldsorgen
- **Krankheiten** wie Schilddrüsenüberfunktion, Hypertonie, Parkinson, MS, Apoplexia cerebri, Demenz, Depressionen, Angststörungen, Schlafapnoe, Manie
- **Schmerzen,** z. B. Coxarthrose, Rheuma
- **Alkohol, Kaffee, Schwarztee, Cola**
- **Medikamenteneinnahme,** z. B. Johanniskraut oder Vitamin C

Jemand trinkt regelmäßig abends als „Absacker" 0,5–0,75 Liter Wein. Welche typische Schlafstörung könnte er dadurch erleiden?

Nach dem Alkoholgenuss schläft er prompt ein. Es kann zu starkem Schnarchen und zu Schlafapnoe kommen. Nachts baut sich der Alkoholspiegel im Blut ab und es kommt zum **nächtlichen Erwachen** (oft ca. um 3.00 Uhr) mit der Schwierigkeit wieder einschlafen zu können.

Nennen Sie Fragen, die Sie dem Patienten stellen können, wenn er in Ihrer Praxis über Schlafstörungen klagt!

Man fragt nach **Beginn und Art der Schlafstörung, welche Schlafenszeiten werden eingehalten, Schlafdauer,** Dauer der Einschlafzeit, Häufigkeit und Dauer der Aufwachphasen, Verhalten in der schlaflosen Zeit, Einnahme von Schlaf- und Beruhigungsmitteln, Schlafgewohnheiten am Tag (evtl. zu langer oder zu später Mittagsschlaf), Alkoholkonsum, Essgewohnheiten (v. a. abends), Rituale vor dem Einschlafen, Leistungsfähigkeit und Konzentrationsfähigkeit tagsüber. Gibt es psychische Probleme, die nachts quälend auftreten?

■ Können Hypnotika (stark wirkende Schlafmittel) unbedenklich eingesetzt werden?

Nein. Es tritt schnell eine **Gewöhnung** ein und oft bleibt bis in die Mittagsstunden eine **Müdigkeit zurück.**

■ Wie lautet die Fachbezeichnung für Schmerz?

Die Fachbezeichnung lautet **Dolor** bzw. **Algesie.**

■ Ist es wünschenswert, dass ein Mensch keine Schmerzen fühlen kann? Begründen Sie kurz Ihre Meinung!

Nein. Schmerz geht zwar mit einem unangenehmen (bis unerträglichen) Gefühl für den Betroffenen einher, andererseits hat er für den Körper aber eine **wichtige Warnfunktion** (der „bellende Wachhund der Gesundheit").

Kann kein Schmerz empfunden werden, so kann es zu schweren Gewebeschädigungen kommen, ohne dass diese von den Betroffenen gespürt werden können. Ein bekanntes Beispiel ist die Polyneuropathie des Diabetikers und die daraus erfolgten Verletzungen (z. B. am Fuß). Ein weiteres Beispiel sind die Menschen, bei denen angeborenermaßen eine Unfähigkeit besteht, Schmerzen zu fühlen und bei denen es ebenfalls unbemerkt zu schweren Gewebeschädigungen kommt.

■ Wie lautet die Fachbezeichnung für Schmerzrezeptoren?

Nozizeptoren.

■ Wodurch können Nozizeptoren erregt werden?

Nozizeptoren (Schmerzrezeptoren) können durch **Schmerzmediatoren** (Schmerzstoffe, algetische Substanzen) erregt werden. Diese Schmerzmediatoren werden durch Gewebeschädigungen freigesetzt.

■ Das Schilddrüsenparenchym ist frei von Nozizeptoren. Kann die Schilddrüse trotzdem schmerzen? Begründen Sie kurz Ihre Meinung!

Die Schilddrüse kann heftig schmerzen, obwohl sie keine Nozizeptoren enthält, weil sie von einer bindegewebigen Kapsel umgeben ist, die reichlich Schmerzrezeptoren enthält.

■ Macht es Sinn, dass Schmerzrezeptoren nicht adaptieren? Begründen Sie kurz Ihre Meinung!

Dass Schmerzrezeptoren nicht adaptieren **ist sinnvoll,** damit **Gegenmaßnahmen** gegen die Gewebeschädigung ergriffen werden. Würde der Schmerz verschwinden, so würde das wichtige Warnsignal der Gewebeschädigung verloren gehen und der Betroffene würde „vergessen" geeignete Maßnahmen zu ergreifen.

■ Was meint man bei der Schmerzempfindung mit „Gate-Control"?

Mit „Gate-Control" bezeichnet man das körpereigene **Schmerzhemmsystem,** das in der Lage ist, Schmerzen zu unterdrücken. Dazu liegen im Rückenmark hemmende Nervenzellen, die darüber entscheiden, ob Schmerzimpulse zum Gehirn weitergeleitet wird oder nicht.

■ Was ist ein Schmerzgedächtnis?

Mit Schmerzgedächtnis meint man, dass Schmerzen „erlernt" werden können. Dabei wird bei wiederholt auftretenden Schmerzen, die **Schmerzschwelle herabgesetzt.** Das bedeutet für den Betroffenen, dass er auf zukünftige Schmerzreize empfindlicher reagieren wird.

Deshalb ist es ein wichtiges Therapieziel, der Ausbildung eines Schmerzgedächtnisses durch eine frühzeitige und ausreichende Schmerzbekämpfung vorzubeugen.

■ Unterscheiden Sie die Begriffe „Schmerzschwelle" und „Schmerztoleranz"!

Schmerzschwelle
Unter Schmerzschwelle versteht man den Punkt, ab dem ein **Reiz als schmerzhaft** wahrgenommen wird.

Schmerztoleranz
Schmerztoleranz ist der Punkt, bis zu dem man bereit ist, **Schmerzen auszuhalten.**

■ Wie kann der Schmerz hinsichtlich der Schmerzdauer unterschieden werden?

Hinsichtlich der Schmerzdauer unterscheidet man:
- **Akute Schmerzen,** die meist nur Stunden oder Tage anhalten.
- **Chronische Schmerzen,** die über Monate oder Jahre bestehen können.

■ Wie kann der Schmerz hinsichtlich der Schmerzauslösung unterschieden werden?

Hinsichtlich der Schmerzauslösung unterscheidet man:
- **Druckschmerz,** z. B. kann ein Tragusdruckschmerz auf eine Otitis externa oder Otitis media hinweisen.
- **Dehnungsschmerz,** z. B. bei passiver Anhebung eines Armes
- **Klopfschmerz,** z. B. über der Austrittsstelle des Trigeminus bei Sinusitis
- **Spannungsschmerz,** z. B. der Nackenmuskulatur bei Kopfschmerzen

Welche Fragen stellen Sie bei einer Schmerzanamnese?

- Wann ist der Schmerz das erste Mal aufgetreten?
- Ist er an bestimmte Tageszeiten gebunden? Kommt er eher am Wochenende? Morgens? Abends? Zyklusabhängig? Nach dem Essen? Bei nüchternem Magen? Nach Anstrengungen? Witterungsabhängig?
- Wo zeigt sich der Schmerz?
- Ist er lokal begrenzt oder diffus?
- Strahlt er aus?
- Wie stark ist der Schmerz?
- Wodurch wird der Schmerz verbessert / verschlechtert?
- Wie ist die affektive Schmerzqualität? Maternd? Quälend? Nervend? Lähmend?
- Wie ist die sensorische Schmerzqualität? Stechend? Bohrend? Hell? Dumpf?
- Werden Schmerzmittel eingenommen? Wenn ja, wie viele? Wie lange? Wie oft?
- Wie wirkt sich der Schmerz auf die Alltagsbewältigung aus? Welche Einschränkungen ergeben sich familiär und beruflich?

■ Ordnen Sie hinsichtlich der Schmerzmedikamente zu!

1	Analgetika	A	Erzeugen einen Zustand der Empfindungslosigkeit und werden vor allem vor Operationen verabreicht.
2	Anästhetika	B	Haben eine analgetische Wirkung, möglichst ohne die sensorische Wahrnehmung zu beeinträchtigen.
3	Lokalanästhetika	C	Erzeugen nur lokal eine Empfindungslosigkeit, z. B. Procain.

1: B
2: A
3: C

■ Was versteht man unter Opioiden?

„Opioide“ (Opioid = dem Opium ähnlich) ist eine **Sammelbezeichnung** für Substanzen, die **morphinartige Eigenschaften** aufweisen und an Opioidrezeptoren wirksam sind. Opium (griech. = Mohnsaft) ist der durch Anritzen gewonnene Milchsaft vom Schlafmohn (Papaver somniferum L.).

■ Wie werden Analgetika nach ihrem Wirkungsort unterschieden?

Man unterscheidet nach dem Wirkungsort:
- **Peripher wirkende Analgetika,** die die Aktivierung der Nozizeptoren hemmen
- **Zentral wirkende Analgetika,** die an Nervenzellen im ZNS ansetzen, die für die Schmerzwahrnehmung zuständig sind

18

18.3 Multiple-Choice-Fragen

Gebräuchliche Unterteilungen des Nervensystems sind:

1 Oberes und unteres Nervensystem
2 Zentralnervensystem und peripheres Nervensystem
3 Sympathikus und Parasympathikus
4 Willkürliches und unwillkürliches Nervensystem

Die Antworten 2, 3 und 4 sind richtig.

Zum Gehirn gehören:

1 Pons
2 Kleinhirn
3 Hypothalamus
4 Rückenmark
5 Medulla spinalis
6 Medulla oblongata
7 Sympathikus

Die Antworten 1, 2, 3 und 6 sind richtig.

Anmerkung
- Punkt 5: Medulla spinalis = Rückenmark
- Punkt 7: Der Sympathikus entspringt im Brust- und Lendenbereich und nicht im Gehirn.

Für die Medulla oblongata treffen zu:

1 Sie ist ungefähr 10 cm lang.
2 Hier liegt die Pyramidenbahnkreuzung.
3 Sie besteht ausschließlich aus weißer Substanz.
4 Hier liegen lebenswichtige Zentren für Stoffwechsel, Atmung, Herzschlag, Blutgefäßweite und für bestimmte Reflexe.

Die Antworten 2 und 4 sind richtig.

Anmerkung
- Punkt 1: Länge ungefähr 3 cm
- Punkt 3: Sie besteht aus grauer und weißer Substanz.

Welche Behauptungen über die Brücke sind richtig?

1 Sie wird noch als Pons bezeichnet.
2 Sie ist ein wichtiges Kontrollzentrum für Bewegung.
3 Sie besteht überwiegend aus grauer Substanz.
4 Sie besteht überwiegend aus weißer Substanz.
5 Sie besteht aus einer Durchflechtung von grauer und weißer Substanz.

Die Antworten 1 und 4 sind richtig.

Anmerkung
- Punkt 5: Hierbei handelt es sich um die Formatio reticularis.

Für das Mittelhirn stimmen:

1 Am Mittelhirn unterscheidet man Thalamus und Hypothalamus.
2 Hier gibt es die schwarze Substanz und rote Kerne. Außerdem zieht die Wasserleitung durch das Mittelhirn.
3 Das Mittelhirn bildet zusammen mit der Brücke und dem verlängerten Mark den Hirnstamm.
4 Hier entspringen der III. und der IV. Hirnnerv.
5 Das Mittelhirn wird noch Formatio reticularis genannt.

Die Antworten 2, 3 und 4 sind richtig.

Anmerkung
- Punkt 1: Thalamus und Hypothalamus bilden das Zwischenhirn.
- Punkt 5: Das Mittelhirn wird Mesencephalon genannt. Formatio reticularis ist das Hirnnetz.

Welche Aussagen sind zutreffend?

1 Das Zwischenhirn bildet die wichtigste Schaltstelle zum Kleinhirn.
2 Der Hypothalamus heißt noch Sehhügel.
3 Der Thalamus ist gewissermaßen das „Tor zum Bewusstsein".
4 Der Thalamus ist ein Integrationszentrum für die Sensibilität, die Seh- und Riechfunktion.
5 Der Hypothalamus ist ein Koordinationszentrum für verschiedene vegetative Funktionen.
6 Der Thalamus wird sowohl zum Nervensystem als auch zum Hormonsystem gerechnet, weil er nicht nur Aufgaben des Nervensystems erfüllt, sondern auch Hormone produziert, und zwar Adiuretin und Oxytocin.

Die Antworten 3, 4 und 5 sind richtig.

Anmerkung
- Punkt 1: Die wichtigste Schaltstelle zum Kleinhirn ist die Brücke.
- Punkt 2: Sehhügel heißt der Thalamus.
- Punkt 6: Hierbei handelt es sich um den Hypothalamus.

Für das Großhirn trifft zu:

1 Das Großhirn besteht aus einer inneren grauen und einer äußeren weißen Substanz.
2 Das Großhirn heißt noch Encephalon oder Cerebellum.
3 Das Großhirn wird durch eine tiefe Längsfurche in zwei Hälften geteilt.
4 Die beiden Hälften des Großhirns sind an ihrer Unterfläche durch ein blutgefülltes Ventrikelsystem verbunden.

Antwort 3 ist richtig.

Anmerkung
- Punkt 1: Das Großhirn besteht aus einer inneren weißen und einer äußeren grauen Substanz.
- Punkt 2: Cerebellum ist das Kleinhirn.
- Punkt 4: Die beiden Großhirnhälften werden durch den Balken (Corpus callosum) verbunden.

Welche Behauptung über die Hirnlappen ist richtig?

1 Der Hinterhauptlappen enthält das Hörzentrum.
2 Im Scheitellappen liegt die sensible Rinde.
3 Im Scheitellappen liegt die motorische Rinde.
4 Die sensible Rinde ist zuständig für die willkürliche Motorik.

Antwort 2 ist richtig.

Anmerkung
- Punkt 1: Der Hinterhauptslappen enthält das Sehzentrum. Das Hörzentrum liegt im Schläfenlappen.
- Punkt 3: Im Scheitellappen liegt die sensible Rinde. Die motorische Rinde liegt im Stirnlappen.
- Punkt 4: Die sensible Rinde ist die sog. Körperfühlsphäre.

Für das Ventrikelsystem des Gehirns stimmen:

1 Im Gehirn befinden sich die sechs Hirnkammern.
2 In den Hirnventrikeln zirkuliert sauerstoffreiches Blut zur Versorgung des Gehirns.
3 Der Liquor wird von Adergeflechten, die sich in den Hirnkammern befinden, gebildet.
4 Über Zotten (Granulationen) der Spinnwebenhaut wird der Liquor später wieder dem venösen Blutkreislauf zugeführt.

Die Antworten 3 und 4 sind richtig.

Anmerkung
- Punkt 1: Im Gehirn befinden sich vier Hirnkammern.
- Punkt 2: In den Hirnventrikeln zirkuliert Liquor.

Richtige Aussagen sind:

1 Die weiche Hirnhaut liegt dem Schädelknochen von innen her an und erfüllt daher die Aufgaben der Knochenhaut (Periost).
2 Die Spinnwebenhaut heißt noch Arachnoidea.
3 Im Hirnwasserraum (Subarachnoidalraum) zirkuliert die Hirn-Rückenmark-Flüssigkeit.
4 Alle Substanzen, die sich im Blut befinden, gelangen auch zu den einzelnen Nervenzellen.
5 Es gibt eine Blut-Hirn-Schranke, die bestimmte Substanzen, die sich im Blut befinden, nicht zu den Nervenzellen lassen.

Die Antworten 2, 3 und 5 sind richtig.

Anmerkung
- Punkt 1: Es muss heißen: die harte Hirnhaut.
- Punkt 4: Es gibt eine Blut-Hirn-Schranke.

Was stimmt für das Rückenmark?

1 Das Rückenmark wird auch als Corpus callosum bezeichnet.
2 Ein Querschnitt durch das Rückenmark zeigt eine Schmetterlingsform, wobei außen die graue und innen die weiße Substanz liegt.
3 Das Rückenmark erstreckt sich von der Medulla oblongata bis hinunter zum Steißbein.
4 Das Vorderhorn der grauen Substanz des Rückenmarks enthält die sensiblen Nervenzellen.

Keine der Antworten ist richtig.

Anmerkung

- Punkt 1: Das Rückenmark heißt Medulla spinalis. Corpus callosum ist der Balken.
- Punkt 2: Beim Rückenmark liegt innen die graue und außen die weiße Substanz.
- Punkt 3: Das Rückenmark erstreckt sich von der Medulla oblongata bis L_1 / L_2.
- Punkt 4: Das Vorderhorn enthält das Motoneuron. Die sensiblen Zellen liegen im Spinalganglion bzw. im Hinterhorn.

■ Welche der folgenden Aussagen über das Rückenmark sind korrekt?

1 In den Seitenhörnern des Rückenmarks liegen die Ursprungszentren des Sympathikus.
2 Das Rückenmark hat die Aufgabe eines Leitungsapparats.
3 Das Rückenmark dient dem Zustandekommen von Reflexen.
4 Im Rückenmark können sensible Reize aus der Peripherie bewusst werden.
5 Das Rückenmark ist eine wichtige Schaltstelle für verschiedene Reize.
6 Das Rückenmark ist, ebenso wie das Gehirn, von bindegewebigen Häuten umgeben, zwischen denen Liquor zirkuliert.

Die Antworten 1, 2, 3, 5 und 6 sind richtig.

Anmerkung

- Punkt 4: Damit Reize aus der Peripherie bewusst werden, müssen sie die Großhirnrinde erreichen.

■ Für die Spinalnerven (Rückenmarksnerven) treffen zu:

1 Es gibt 12 Spinalnervenpaare.
2 Die Spinalnerven werden nach ihrem Austritt aus kleinen Öffnungen (Foramina) im Schädel bezeichnet.
3 Zu den Spinalnerven gehören insgesamt 7 Halsnervenpaare.
4 Zu den Spinalnerven gehören 12 Brustnervenpaare.
5 Es gibt 5 Lendennervenpaare.
6 Es gibt 1 Kreuzbeinnervenpaar.
7 Es gibt 1 Steißbeinnervenpaar.
8 Die Spinalnerven sind mit dem Rückenmark über eine vordere und hintere Wurzel verbunden.

Die Antworten 4, 5, 7 und 8 sind richtig.

Anmerkung

- Punkt 1: Es gibt 31 Spinalnervenpaare.
- Punkt 2: Beschrieben sind die Hirnnerven. Die Spinalnerven werden dagegen nach ihrer Austrittsstelle aus der Wirbelsäule bezeichnet.
- Punkt 3: Es gibt 8 Halsnervenpaare.
- Punkt 6: Es gibt 5 Kreuzbeinnervenpaare.

■ Für die Hirnnerven stimmt:

1 Der N. opticus steuert die Augenbewegung.
2 Der Drillingsnerv innerviert in erster Linie die Gesichtsmuskulatur.
3 Der Hör- und Gleichgewichtsnerv wird N. vestibulocochlearis genannt.
4 Der X. Hirnnerv ist der N. vagus. Er hat ausschließlich parasympathische Aufgaben.
5 Der N. facialis besteht aus drei Hauptästen: Augenhöhlen-, Oberkiefer- und Unterkiefernerv.

Antwort 3 ist richtig.

Anmerkung

- Punkt 1: Der N. opticus ist der Sehnerv. Die Augenbewegung wird durch den III., IV. und VI. Hirnnerv gesteuert.
- Punkt 2: Der Drillingsnerv (N. trigeminus) innerviert in erster Linie Haut und Schleimhaut des Gesichts. Die Gesichtsmuskulatur wird durch den Gesichtsnerv (N. facialis) innerviert.
- Punkt 4: Der X. Hirnnerv hat unwillkürliche parasympathische Anteile, jedoch auch willkürliche motorische und sensible Anteile.
- Punkt 5: Hierbei handelt es sich um den Drillingsnerv (N. trigeminus).

■ Welche Aussage ist zutreffend?

1 Ein bewusster Impuls entspringt im Thalamus.
2 Das willkürliche Nervensystem wird auch als Innenweltsystem bezeichnet.

3 Der Sympathikus entspringt im Hinterhorn des Rückenmarks.
4 Der Sympathikus verursacht an der Pupille eine Pupillenverengung (Miosis).
5 Der Sympathikus regt die Darmbewegung an.
6 Der Sympathikus wird noch als kraniosakrales System bezeichnet.
7 Die Spinalganglien werden auch als Grenzstrang bezeichnet.
8 Die einzelnen Ganglien des Grenzstrangs sind durch kleine Nervenstränge (Rami) miteinander verbunden. Zudem sind sie durch Nervenstränge mit dem Rückenmark verbunden.

Antwort 8 ist richtig.

Anmerkung
- Punkt 1: Bewusste Impulse entspringen der Großhirnrinde.
- Punkt 2: Das **un**willkürliche Nervensystem wird auch als Innenweltsystem bezeichnet.
- Punkt 3: Der Sympathikus entspringt in den Seitenhörnern des Rückenmarks.
- Punkt 4: Der Sympathikus verursacht eine Pupillenerweiterung (Mydriasis).
- Punkt 5: Die Darmbewegung wird vom Parasympathikus angeregt.
- Punkt 6: Der Sympathikus wird noch als thorakolumbales System bezeichnet.
- Punkt 7: Spinalganglien und Grenzstrang sind zwei verschiedene Dinge.

Für den Parasympathikus stimmen:

1 Der N. vagus ist gleichbedeutend mit dem Parasympathikus.
2 Der wichtigste Nerv des Parasympathikus ist der N. vagus.
3 Der Parasympathikus wird auch als thorakolumbales System bezeichnet.
4 Ursprungszentren des Parasympathikus liegen im Kreuzbeinbereich des Rückenmarks und in den Kernen des Hirnstamms.
5 Wichtige Ganglien des Parasympathikus liegen im Grenzstrang.
6 Der Parasympathikus regt die Blasen- und Darmentleerung an.

Die Antworten 2, 4 und 6 sind richtig.

Anmerkung
- Punkt 1: Der N. vagus ist ein wichtiger Teil des Parasympathikus. Allerdings handelt es sich hierbei nicht um Synonyme.
- Punkt 3: Der Parasympathikus wird auch als kraniosakrales System bezeichnet.
- Punkt 5: Wichtige Ganglien des Sympathikus liegen im Grenzstrang.

Für Reflexe trifft zu:

1 Ein Reflex ist eine willkürliche Reaktion auf einen Reiz.
2 Ein Fremdreflex wird im Allgemeinen mit dem Reflexhammer geprüft.
3 Bei einem Fremdreflex liegen Reizort und Effektor im gleichen Organ.
4 Bei einer Reflexprüfung kommt es zu einem Klonus. Darunter versteht man eine vollständige Lähmung des Muskels.
5 Der Reflexbogen eines Fremdreflexes setzt sich aus den folgenden Anteilen zusammen: Rezeptor, Afferenz, Schaltneuron, Efferenz, Effektor.
6 Der Bizepsreflex ist ein Fremdreflex.
7 Beim Lichtreflex der Pupille handelt es sich um einen Eigenreflex.

Antwort 5 ist richtig.

Anmerkung
- Punkt 1: Ein Reflex ist eine **un**willkürliche Reaktion auf einen Reiz.
- Punkt 2: Ein Fremdreflex wird im Allgemeinen mit einer Einmal-Nadel geprüft.
- Punkt 3: Hierbei handelt es sich um den Eigenreflex.
- Punkt 4: Ein Klonus tritt bei einer Reflexprüfung nicht physiologisch, sondern nur pathologisch auf. Zudem handelt es sich auch nicht um eine vollständige Lähmung, sondern um eine rhythmische Kontraktion.
- Punkt 6: Der Bizepsreflex ist ein Eigenreflex.
- Punkt 7: Der Lichtreflex ist ein Fremdreflex.

Für Untersuchungen des Nervensystems trifft zu:

1 Prüft man den Fußsohlenreflex beim gesunden Erwachsenen, so kann man das Babinski-Zeichen auslösen.
2 Die Elektroneurografie wird auch als EEG bezeichnet.

3 CCT ist die kraniale Computertomografie.
4 Eine Computertomografie ist ein Ultraschallverfahren.

Antwort 3 ist richtig.

Anmerkung

- Punkt 1: Das Babinski-Zeichen tritt nur beim Kranken auf.
- Punkt 2: Die Elektroneurografie wird mit ENG abgekürzt.
- Punkt 4: Eine Computertomografie ist ein Röntgen-Schichtaufnahmeverfahren. Das Ultraschallverfahren wird noch als Sonografie bezeichnet.

Welche Behauptungen über Nervenerkrankungen sind richtig?

1 Beim Horner-Symptomenkomplex kommt es zu Ptosis, Miosis und Exophthalmus.
2 Wird in der Neuraltherapie eine Stellatumblockade durchgeführt, so kann für eine bestimmte Zeit ein Horner-Symptomenkomplex auftreten.
3 Es ist dem Heilpraktiker grundsätzlich verboten, einen Patienten mit sehr starken Schmerzen aufgrund eines Ischiassyndroms zu behandeln.
4 Genussgifte wie Alkohol und Tabak können eine Ischiasreizung auslösen.
5 Chronische Verstopfung kann zu einer Ischialgie führen.

Die Antworten 2, 4 und 5 sind richtig.

Anmerkung

- Punkt 1: Zum Horner-Symptomenkomplex gehören Ptosis, Miosis und Enophthalmus.

Zum Krankheitsbild Multiple Sklerose gehören:

1 Ruhetremor
2 Sehstörungen (Doppeltbildersehen)
3 Nystagmus
4 Salbengesicht
5 Nackensteifigkeit
6 Lähmungen

Die Antworten 2, 3 und 6 sind richtig.

Anmerkung

- Punkt 1: Zu MS gehört Intentionstremor.
- Punkt 4: Salbengesicht gehört zum Morbus Parkinson.
- Punkt 5: Nackensteifigkeit ist typisch für Meningitis.
- Punkt 6: Es handelt sich typischerweise um spastische Lähmungen.

Zum Krankheitsbild Parkinson-Syndrom gehören:

1 Auftreten meist bei Frauen zwischen dem 40. – 50. Lebensjahr
2 Eine andere Krankheitsbezeichnung ist Schüttellähmung.
3 Kann eine Folgeerscheinung von Neuroleptikaeinnahme (Antipsychotika) sein.
4 Es besteht erhöhte Unfallgefahr.
5 Symptomentrias: Hypokinese, Rigor, Tremor

Die Antworten 2, 3, 4 und 5 sind richtig.

Anmerkung

- Punkt 1: Die Krankheit bricht meist im 58. – 62. Lebensjahr aus.

Für Apoplexia cerebri, treffen zu:

1 Ursache kann eine Hirnblutung oder eine Hirnembolie sein.
2 Risikofaktoren sind Bluthochdruck und Arteriosklerose.
3 Folge kann ein Hirninfarkt sein.
4 Der Embolus, der eine Apoplexia cerebri verursacht, kann aus dem linken Herzen stammen.

Die Antworten 1, 2, 3 und 4 sind richtig.

Zutreffende Aussagen sind:

1 Die progressive Paralyse ist die Rückenmarkschwindsucht.
2 Progressive Paralyse und Tabes dorsalis sind das Endstadium von Gonorrhö.
3 Das Endstadium der Alzheimer-Krankheit sind typischerweise Lähmungen.
4 Bei der Alzheimer-Krankheit kann es vorkommen, dass die nächsten Verwandten (Ehepartner, Eltern, Kinder) nicht mehr erkannt werden.
5 Bei der Alzheimer-Krankheit sind Orientierungsstörungen ein frühes und typisches Symptom.

6 Der Status epilepticus sind mehrere flüchtige Anfälle von Bewusstseinstrübung.
7 Ein Status epilepticus kann durch Alkoholabusus oder durch Absetzen von bestimmten Medikamenten ausgelöst werden.

Die Antworten 4, 5 und 7 sind richtig.

Anmerkung
- Punkt 1: Die progressive Paralyse ist die Hirnerweichung. Die Rückenmarkschwindsucht heißt Tabes dorsalis.
- Punkt 2: Es handelt sich um das Endstadium der Syphilis.
- Punkt 3: Das Endstadium der Alzheimer-Krankheit ist typischerweise die Demenz.
- Punkt 6: Beim Status epilepticus handelt es sich um stärkste Krampfanfälle, die aufeinanderfolgen.

■ Welche Beschwerden können bei einem Hirntumor auftreten?

1 Epileptische Anfälle
2 Kopfschmerzen
3 Stauungspapillen
4 Sprachstörungen
5 Sehstörungen
6 Gesichtslähmung
7 Hypästhesie eines bestimmten Gebiets
8 Plötzliches Erbrechen
9 Psychische Veränderungen

Alle Antworten sind richtig.

■ Kreuzen Sie die häufigste Ursache für Demenz an! Nur einen Punkt ankreuzen.

1 Hirnarteriosklerose
2 Diabetes mellitus
3 Alzheimer-Krankheit
4 Parkinson-Krankheit
5 Hirntumoren

Antwort 3 ist richtig.

■ Kreuzen Sie mögliche Ursachen für Demenz an!

1 Morbus Pick
2 Morbus Alzheimer
3 Morbus Parkinson
4 Hydrozephalus
5 Hirntumoren
6 Alkoholabusus

Alle Antworten sind richtig.

Anmerkung
- Punkt 1: Dabei handelt es sich um eine vor dem 60. Lebensjahr auftretende Erkrankung, die zu einer frontotemporalen (im Bereich der Stirn und der Schläfen) Degeneration des Stirn- und Schläfenlappens des Gehirns führt.

■ Welche drei Symptome gehören zur klassischen Symptomentrias einer Wernicke-Enzephalopathie?

1 Desorientiertheit
2 Hypertonie
3 Bewusstseinsstörungen
4 Hyperthermie
5 Gangstörungen (Gangataxie)

Die Antworten 1, 3 und 5 sind richtig.

Anmerkung
- Punkt 2: Es kann bei einer Wernicke-Enzephalopathie zur Hypotonie kommen.
- Punkt 4: Es kann bei einer Wernicke-Enzephalopathie zur Hypothermie kommen.

■ Wodurch kann eine Wernicke-Enzephalopathie verursacht werden?

1 Vitamin-C-Mangel
2 Vitamin-B_1-Mangel (Thiaminmangel)
3 Vitamin-E-Mangel
4 Vitamin-A-Mangel

Antwort 2 ist richtig.

■ Mit welcher der folgenden Erkrankungen tritt eine Wernicke-Enzephalopathie oft auf? Bitte nur einen Punkt ankreuzen.

1 Morbus Bechterew
2 Korsakow-Syndrom
3 Morbus Parkinson
4 Morbus Osler

Antwort 2 ist richtig.

Anmerkung
- Punkt 1: Rheumatische Erkrankung, von der vor allem die Iliosakralgelenke und die wirbelsäulennahen Gelenke betroffen sind. Es kann

zur ausgeprägten Kyphose der Brustwirbelsäule und zu einer starken Lordose der Halswirbelsäule kommen.
- Punkt 3: Es handelt sich um die Schüttellähmung mit den Leitsymptomen Tremor, Hypo- bis Akinese, Rigor und posturale (die Körperhaltung betreffend) Instabilität.
- Punkt 4: Es handelt sich um eine angeborene Erweiterung der oberflächlichen Hautgefäße (hereditäre Teleangiektasie) mit Angiomen.

■ Kreuzen Sie typische Symptome einer Demenz an!

1 Störungen zunächst des Langzeit-, später auch des Kurzzeitgedächtnisses
2 Orientierungsstörungen nach Raum und Zeit
3 Unfähigkeit eigene Entscheidungen zu treffen (z. B. bei politischen Wahlen)
4 Stimmungslabilität

Die Antworten 2 und 3 sind richtig.

Anmerkung
- Punkt 1: Es kommt zuerst zu Störungen des Kurzzeit- und danach zu Störungen des Langzeitgedächtnisses.

■ Wie kann eine Demenz diagnostiziert werden?

1 EEG
2 EKG
3 Demenztest (z. B. Mini-Mental-Staus-Test)
4 EMG

Antwort 3 ist richtig.

Anmerkung
- Punkt 1: Auf dem EEG (Elektroenzephalogramm) sind keine Veränderungen nachweisbar.
- Punkt 2: EKG ist eine Elektrokardiografie.
- Punkt 4: EMG ist eine Elektromyografie.

■ Ein Patient berichtet Ihnen über Schlafstörungen. Welche sinnvollen Empfehlungen können Sie geben?

1 Er soll auf geregelte Schlafenszeiten achten.
2 Er soll sich ins Bett legen und versuchen einzuschlafen, auch wenn er nicht müde ist.
3 Er soll ein Zu-Bett-Geh-Ritual entwickeln.
4 Er soll eine geeignete Entspannungstechnik erlernen.

Die Antworten 1, 3 und 4 sind richtig.

■ Die Fachbezeichnungen für Schmerz lauten:

1 Calor
2 Dolor
3 Rubor
4 Algesie
5 Abusus

Die Antworten 2 und 4 sind richtig.

Anmerkung
- Punkt 1: Hitze (ein Entzündungszeichen)
- Punkt 3: Rötung (ein Entzündungszeichen)
- Punkt 5: Missbrauch

■ Kreuzen Sie algogene (schmerzerzeugende) Substanzen an!

1 Histamin
2 Adiuretin
3 Serotonin
4 Adrenalin
5 Prostaglandine
6 Amine

Die Antworten 1, 3 und 5 sind richtig.

Anmerkung
- Punkt 2: Adiuretin (Antidiuretisches Hormon, ADH, Vasopressin) ist ein Hormon, das im Hypothalamus produziert und an den HHL angeben wird. Es bewirkt eine Wasserretention und eine Vasokonstriktion.
- Punkt 4: Adrenalin ist ein Stresshormon, das aus dem Nebennierenmark stammt und die Schmerzempfindung unterdrückt.
- Punkt 6: Amine sind wasserlösliche Hormone, die aus Aminosäuren zusammengesetzt sind.

■ Welche Aussage über das Schmerzempfinden stimmt?

1 Schmerzrezeptoren (Nozizeptoren) adaptieren schnell.
2 Stumme Nozizeptoren können nicht reagieren, da sie geschädigt sind.

3 Mechano-Nozizeptoren reagieren auf mechanische Reize, wie z. B. „spitz".
4 Nozizeptoren sind von einer besonders festen Kapsel umgeben.

Antwort 3 ist richtig.

Anmerkung
- Punkt 1: Nozizeptoren adaptieren nicht.
- Punkt 2: Stumme Nozizeptoren sind nicht geschädigt, sondern es sind Rezeptoren, die im gesunden Gewebe nicht erregbar sind, aber auf Entzündungen im Körper reagieren.

Kreuzen Sie an, welche Organe (fast) frei von Nozizeptoren sind!

1 Milzparenchym
2 Leberparenchym
3 Nierenparenchym
4 Gehirn
5 Gelenke
6 Sehnen
7 Bänder

Die Antworten 1, 2, 3 und 4 sind richtig.

Was ist eine typische Reaktion, wenn im Gehirn die Nachricht „Schmerz" ankommt?

1 Hypoglykämie
2 Adrenalinausschüttung
3 Plötzlicher Blutdruckabfall
4 Bradykardie

Antwort 2 ist richtig.

Anmerkung
- Punkt 1: Typisch ist eine Hyperglykämie.
- Punkt 3: Typisch ist ein Blutdruckanstieg.
- Punkt 4: Typisch ist eine Pulsbeschleunigung.

Was stimmt für das Schmerzgedächtnis?

1 Bei wiederholt auftretenden Schmerzen wird die Schmerzschwelle heraufgesetzt.
2 Bei wiederholt auftretenden Schmerzen wird die Schmerzschwelle herabgesetzt.
3 Man versteht darunter Schmerzen, die sich der Patient nur einbildet.

Antwort 2 ist richtig.

Kreuzen Sie Nicht-Opioidanalgetika (sog. kleine Analgetika) an!

1 Acetylsalicylsäure
2 Diclofenac
3 Codein
4 Morphin
5 Ibuprofen

Die Antworten 1, 2 und 5 sind richtig.

Anmerkung
- Punkt 3: Codein gehört zu den niederpotenten Opioiden.
- Punkt 4: Morphin gehört zu den hochpotenten Opioiden.

KAPITEL

19 Auge

19.1 Bildfragen

■ Bezeichnen Sie (➤ Abb. 19.1)!

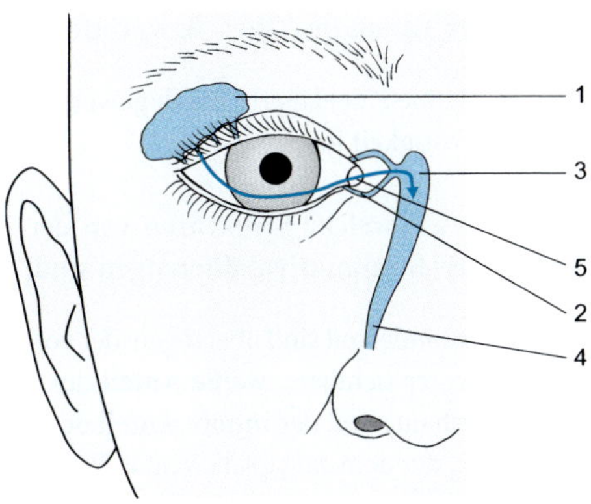

Abb. 19.1 Anatomischer Aufbau des Auges [L190]

1 Tränendrüse (Glandula lacrimalis)
2 Oberes und unteres Tränenkanälchen (Canaliculi lacrimales)
3 Tränensack (Saccus lacrimalis)
4 Tränennasengang (Ductus nasolacrimalis)
5 Tränenwärzchen (Caruncula lacrimalis)

■ Bezeichnen Sie (➤ Abb. 19.2)!

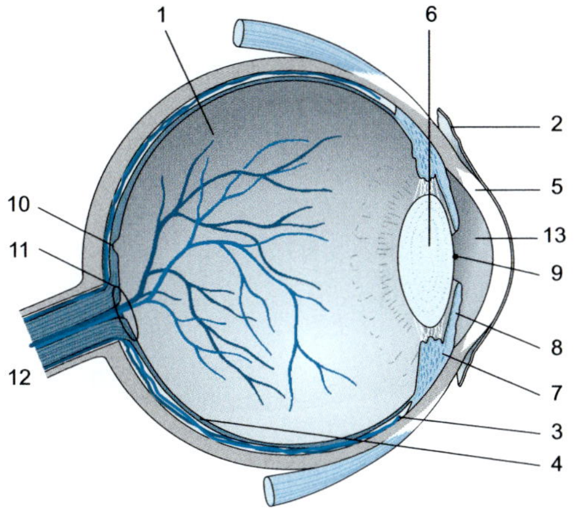

Abb. 19.2 Schematischer Schnitt durch den Augapfel [L190]

1 Glaskörper (Corpus vitreum)
2 Lederhaut (Sklera)
3 Aderhaut (Choroidea)
4 Netzhaut (Retina)
5 Hornhaut (Cornea)
6 Linse (Lens)
7 Strahlenkörper (Ziliarkörper, Corpus ciliare)
8 Regenbogenhaut (Iris)
9 Sehloch (Pupille, Pupilla)
10 Gelber Fleck (Macula lutea)
11 Blinder Fleck (Discus nervi optici)
12 Sehnerv (N. opticus)
13 Vordere Augenkammer (Camera anterior bulbi)

■ **Bezeichnen Sie diese schematische Darstellung der Netzhaut (➤ Abb. 19.3)!**

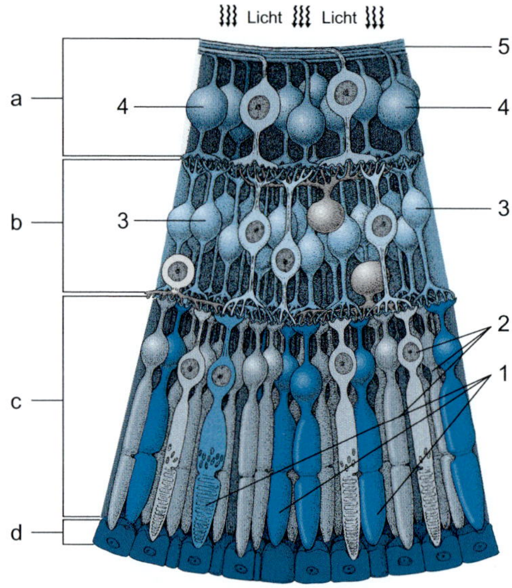

Abb. 19.3 Schematische Darstellung der Netzhaut [L190]

a Schicht der Sehnervenzellen und Sehnervenfasern
b Körnerschicht
c Schicht der Stäbchen und Zapfen
d Pigmentzellschicht
1 Zapfen
2 Stäbchen
3 Schaltzelle
4 Sehnervenzelle
5 Sehnervenfaser

19.2 Fragen ohne Antwortauswahl

■ **Was sind exterorezeptive Rezeptoren?**

Exterorezeptive Rezeptoren sind **Empfangsstellen,** durch die wir mit der **Außenwelt** in **Kontakt** stehen, da sie durch Reize, die **außerhalb** des Körpers liegen, stimuliert werden. Exterorezeptive Rezeptoren liegen in Auge, Ohr und Haut.

■ **Was sind interorezeptive Rezeptoren?**

Interorezeptive Rezeptoren sind **Empfangsstellen,** die im **Körperinneren** liegen. Sie geben uns Rückmeldungen über Vorgänge **innerhalb** des Körpers. Interorezeptive Rezeptoren liegen in Muskeln (Muskelspindel), Sehnen und Gelenken.

■ **Geben Sie an, welche Knochen an der Bildung der knöchernen Augenhöhle beteiligt sind!**

Stirnbein, Keilbein, Jochbein, Tränenbein, Siebbein, Oberkiefer.

■ **Was ist der Tarsus des Ober- bzw. Unterlids?**

Der Tarsus ist eine eingelagerte **Bindegewebsplatte,** die dem Lid Festigkeit gibt.

■ **Geben Sie an, welche Strukturen von der Augenbindehaut (Konjunktiva) überzogen sind!**

Von der Augenbindehaut sind überzogen: der **vordere,** für den Betrachter sichtbare, **weiße Anteil** des Auges (Teil der Lederhaut) und der **innere Anteil** des **Ober-** und **Unterlids,** der dem Augapfel direkt aufliegt.

■ **Zählen Sie die drei Augenhäute auf, die dem Glaskörper anliegen!**

- **Äußere Augenhaut:** Lederhaut (Sklera) und Hornhaut (Cornea)
- **Mittlere Augenhaut:** Aderhaut (Choroidea), Ziliarkörper und Iris
- **Innere Augenhaut:** Netzhaut (Retina)

■ **Geben Sie von den folgenden Strukturen an, ob sie Blutgefäße besitzen: Leder-, Ader- und Netzhaut, Linse und Kornea!**

Gefäße besitzen Lederhaut, Aderhaut und Netzhaut (in ihrem vorderen Anteil; der hintere Anteil wird von der Aderhaut aus versorgt).
Gefäßfrei sind Linse und Hornhaut.

■ **Welcher Teil des Auges übt den größten Teil der Gesamtbrechkraft aus?**

Hornhaut.

Wodurch erhält die Pupille ihr tiefschwarzes Aussehen?

Die Pupille (Sehloch) erhält ihr tiefschwarzes Aussehen durch **eingelagerte Pigmentzellen,** die sich in der äußersten Schicht der Netzhaut und in der innersten Schicht der Aderhaut befinden.

Was liegt im Ziliarkörper und welche Aufgaben hat er?

Im Ziliarkörper liegen der **Ziliarmuskel** und die **Ziliardrüse.** Die Ziliarmuskeln sind zuständig für die **Linsenkrümmung,** da sie über Aufhängefasern mit der Linse verbunden sind. Die Ziliardrüse produziert das **Kammerwasser.**

Welche Teile des Auges werden vom Kammerwasser ernährt?

Linse und **Hornhaut.**

Was ist der Schlemm-Kanal?

Der Schlemm-Kanal ermöglicht den **Abfluss** des **Kammerwassers** aus der vorderen Augenkammer, das er dem Venenblut zuführt. Er liegt an der Kornea-Sklera-Grenze.

Was ist die eigentliche Aufgabe der Iris (Regenbogenhaut) und wie erfüllt sie diese?

Die Iris **regelt** die **Menge** der **einfallenden Lichtstrahlen** auf die Netzhaut. In Dunkelheit stellt sie die Pupille weit, damit mehr Licht eindringen kann. Bei Helligkeit stellt sie sie eng. Die Weitstellung erfolgt durch einen radiär angeordneten Muskel (M. dilator pupillae, früher: M. dilatator pupillae). Die Engstellung erfolgt durch einen zirkulär angeordneten Muskel (M. sphincter pupillae).

Wofür sind die Stäbchen und wofür die Zapfen der Netzhaut?

- Stäbchen: **Dämmerungssehen**
- Zapfen: **Farbensehen**

Schildern Sie stichpunktartig den Aufbau der Netzhaut!

Die Netzhaut ist von außen nach innen aus den folgenden Schichten aufgebaut:

- **Pigmentschicht**
- **Schicht der Sehzellen** (Stäbchen und Zapfen)
- **Körnerschicht** (Schaltzellen)
- **Nervenzellen** und **Nervenfasern**

Was ist der gelbe Fleck?

Der gelbe Fleck ist die **Stelle** des **schärfsten Sehens.** Hier befinden sich nur Zapfen.

Kommen am blinden Fleck in erster Linie Stäbchen oder Zapfen vor? Begründen Sie Ihre Meinung!

Am blinden Fleck kommen **weder** Stäbchen noch Zapfen vor, da es sich hierbei um die **Austrittsstelle** des **Sehnervs** handelt.

Was ist das Chiasma opticum?

Sehnervenkreuzung im Schädelinneren.

Geben Sie an, wie viele gerade und wie viele schräge äußere Augenmuskeln es pro Augapfel gibt! (Hier: „äußere" Augenmuskeln im Gegensatz zu den „inneren" Augenmuskeln.)

Es gibt **vier äußere gerade** und **zwei äußere schräge Augenmuskeln** pro Augapfel.

Geben Sie an, welche Augenfehler der Kurz- und der Weitsichtigkeit zugrunde liegen!

Kurzsichtigkeit
Der Brennpunkt liegt vor der Netzhaut. Die **Linse** ist zu **stark gekrümmt** und / oder der **Augapfel** ist zu **lang.**

Weitsichtigkeit
Der Brennpunkt liegt hinter der Netzhaut. Die **Linse** ist zu **schwach gekrümmt** und / oder der **Augapfel** ist zu **kurz.**

Welche Brillengläser gleichen die Kurz- bzw. die Weitsichtigkeit aus?

Die **Kurzsichtigkeit** wird durch **konkave** Gläser ausgeglichen, die **Weitsichtigkeit** durch **konvexe.**

■ Welchen Sehfehler hat eine Schwäche der äußeren Augenmuskulatur zur Folge?

Schielen (Strabismus) und damit Doppelbildersehen oder eine Störung der räumlichen Wahrnehmung

■ Ein erwachsener Patient klagt Ihnen, dass er in letzter Zeit häufiger schielt. Welche Ursachen können dem zugrunde liegen?

- **Gehirnerkrankungen** wie Multiple Sklerose, Hirnhauterkrankungen, Verletzungen und Tumoren
- **Bluthochdruck**
- **Diabetes mellitus**

■ Wie therapieren Sie in dem vorstehend geschilderten Fall?

Der Patient muss unbedingt an den **Augenarzt** überwiesen werden, damit die Ursache der Erkrankung herausgefunden werden kann.

■ Welchen Sehfehler hat eine unregelmäßig gekrümmte Hornhaut zur Folge?

Es kommt zum **Astigmatismus** (Hornhautverkrümmung), die Folge ist ein **verschwommenes Sehen.**

■ Geben Sie die Fachbezeichnung für Augenzittern an!

Nystagmus.

■ Geben Sie an, ob von der Rot-Grün-Blindheit in erster Linie Frauen oder Männer betroffen sind!

Männer.

■ Grenzen Sie das Gersten- und das Hagelkorn differenzialdiagnostisch gegeneinander ab!

	Gerstenkorn	**Hagelkorn**
Drüse	Moll-, Zeis-Drüse	Meibom-Drüse
Gebilde	Abszess	Zyste
Schmerz	Ja	Nein
Verlauf	Platzt auf	Bleibt meist
Ursache	Staphylokokken	Sekretstau
Erkennungsmerkmal	–	Freie Beweglichkeit der Lidhaut
Achtung!		Kann sich auch entzünden, dann ist leicht Verwechslung mit Gerstenkorn möglich.

■ Geben Sie die Fachbezeichnungen für ein Hervortreten und für ein Zurücksinken des Augapfels an!

- **Hervortreten** des Augapfels: **Exophthalmus**
- **Zurücksinken** des Augapfels: **Enophthalmus**

■ Bei einem Patienten stellen Sie einen zurückgesunkenen Augapfel, ein herabhängendes Augenlid und eine Pupillenverengung fest. Wie heißt diese Symptomentrias?

Horner-Symptomentrias.

■ Woran können Sie mit großer Wahrscheinlichkeit erkennen, dass es sich bei einer Augenentzündung nur um eine Entzündung der Augenbindehaut (Konjunktivitis) handelt, und dass andere Strukturen am Auge nicht mit beteiligt sind?

Bei der **Bindehautentzündung** sieht man **einzelne, kräftig gezeichnete Gefäße**, die **verschieblich** sind. Die **Rötung** ist besonders stark an den **Umschlagfalten** ausgeprägt. Es bestehen **Brennen** und **Jucken,** häufig ein Gefühl wie Sand in den Augen und eine **vermehrte Sekretbildung.** Es kommt in **keinem** Fall zur **Sehbeeinträchtigung.**

■ Bei einem Patienten stellen Sie eine graue Pupille fest. Was liegt hier vermutlich für eine Erkrankung vor?

Grauer Star (Katarakt, Linsentrübung).

■ Wer ist in erster Linie gefährdet, am Grauen Star zu erkranken?

Ältere Menschen (Altersstar) und **Diabetiker.**

■ Bei einem Patienten stellen Sie einen erhöhten Augeninnendruck fest. Wie heißt dieses Krankheitsbild?

Glaukom (Grüner Star).

■ Schildern Sie die Beschwerden eines akuten Glaukoms!

Es kommt zu einem **plötzlichen, schneidenden Schmerz** am Auge, häufig mit heftigen Bauchschmerzen und **Übelkeit** und **Erbrechen.** Zudem können **Sehstörungen** wie Nebelsehen, Regenbogenfarbensehen (farbige Ringe um Lichtquellen), **Kopfschmerzen** und **Trigeminusschmerzen** auftreten. Das Auge verfärbt sich **dunkelrot.**

■ Schildern Sie die anfänglichen Beschwerden eines chronischen Glaukoms!

Bei einem chronischen Glaukom bestehen anfangs **meist keine Beschwerden.** Eventuell kommt es zu **Spannungsgefühl** und **Schmerzen** über den Augen, zu morgendlichen **Kopfschmerzen** oder zu **Regenbogenfarbensehen.**

■ Welche Sehbeeinträchtigungen treten bei einer akuten Netzhautablösung auf?

Plötzliche Gesichtsfeldausfälle durch einen „schwarzen Vorhang“.

■ Welche Sehbeeinträchtigungen treten bei einer allmählichen Netzhautablösung auf?

Es kommt zu **schmerzlosen Sehstörungen,** vor allem zu einem sog. **welligen Sehen,** des Weiteren zu nachlassender Sehschärfe, Wahrnehmung von Blitzen, Schleiern und Schatten, evtl. auch zum „Rußregensehen“. Vor allem nasal kann es zu **Gesichtsfeldausfällen** kommen.

19.3 Multiple-Choice-Fragen

■ Welche Aussagen über die Tränenflüssigkeit sind zutreffend?

1 Sie wird von den Tränendrüsen gebildet, die oben und nasal in der Augenhöhle liegen.
2 Sie verbessert die optischen Eigenschaften der Hornhaut.
3 Sie schützt die Kornea vor dem Austrocknen und damit vor dem Trübwerden.
4 Sie dient als Schmierfilm für die Lider.

Die Antworten 2, 3 und 4 sind richtig.

Anmerkung

- Punkt 1: Die Tränendrüse liegt oben und temporal in der Augenhöhle.

■ Was trifft für den Glaskörper zu?

1 Er besteht im Wesentlichen aus elastischem Bindegewebe.
2 Er besteht im Wesentlichen aus Wasser, in das ein Fibrillengerüst eingelagert ist. Außen wird er von einer Membran umgeben.
3 Dem Glaskörper schließt sich die Lederhaut an.
4 Dem Glaskörper schließt sich die Retina an.

Die Antworten 2 und 4 sind richtig.

■ Welche Aussage über die Lederhaut stimmt?

1 Die Lederhaut besteht aus Epithelgewebe.
2 Die Lederhaut besteht aus Bindegewebe.
3 Die Lederhaut bildet den Ziliarkörper.
4 Die Lederhaut bildet die Iris.
5 Die Lederhaut ist gefäßfrei.

Antwort 2 ist richtig.

Anmerkung

- Punkte 3 und 4: Ziliarkörper und Iris werden von der Aderhaut gebildet.

■ Was trifft für das Kammerwasser zu?

1 Das Kammerwasser ernährt den Ziliarkörper.
2 Das Kammerwasser hilft mit bei der Formerhaltung des Augapfels.

3 Das Kammerwasser fließt von der vorderen Augenkammer in die hintere und wird dann vom Schlemm-Kanal dem venösen Blut zugeleitet.
4 Befindet sich im Schlemm-Kanal ein Abflusshindernis, so kommt es zum Grauen Star (Glaukom).
5 Aufgrund eines Glaukoms kann es zum Skotom (Gesichtsfeldeinschränkung) kommen.
6 Aufgrund eines Glaukoms kann es zur Erblindung kommen.

Die Antworten 2, 5 und 6 sind richtig.

Anmerkung
- Punkt 1: Der Ziliarkörper wird über Gefäße der Aderhaut ernährt.
- Punkt 3: Das Kammerwasser fließt von der **hinteren** Augenkammer in die vordere.
- Punkt 4: Hierbei kommt es zum Grünen Star (Glaukom).

Was stimmt über die Iris?

1 Die Iris ist der vordere, sichtbare, farbige Teil des Auges. Sie wird von der Lederhaut gebildet.
2 Die unterste Schicht der Iris besteht aus einer Schicht Melaninzellen.
3 Der Parasympathikus ist für die Mydriasis verantwortlich.
4 Der Muskel in der Iris, der für die Pupillenerweiterung zuständig ist, liegt zirkulär um die Pupille.

Antwort 2 ist richtig.

Anmerkung
- Punkt 1: Die Iris wird von der Aderhaut gebildet.
- Punkt 3: Der Parasympathikus ist für die Miosis verantwortlich.
- Punkt 4: Der Muskel für die Pupillenerweiterung liegt radiär um die Pupille.

Kreuzen Sie an, wenn die Aussage zutrifft!

1 Die Linse übt den größten Teil der Brechkraft der Lichtstrahlen aus.
2 Je flacher die Linse ist, desto stärker bricht sie die durchtretenden Lichtstrahlen.
3 Die Stäbchen sind für das Farbensehen zuständig.
4 Die Zapfen kommen besonders reichlich am blinden Fleck vor.
5 Pro Auge gibt es vier äußere Augenmuskeln.
6 Der Sehnerv heißt Chiasma opticum.
7 Alle Sehbahnen kreuzen sich in der Sehnervenkreuzung. Die Fasern des rechten Auges laufen zur linken Gehirnhälfte, die Fasern des linken Auges zur rechten Gehirnhälfte.

Keine der Antworten ist richtig.

Anmerkung
- Punkt 1: Die Hornhaut übt den größten Teil der Brechkraft der Lichtstrahlen aus.
- Punkt 2: Je stärker die Linse gekrümmt ist, desto stärker bricht sie die durchtretenden Lichtstrahlen.
- Punkt 3: Die Stäbchen sind für Hell- / Dunkelsehen zuständig.
- Punkt 4: Am blinden Fleck kommen überhaupt keine Sehzellen vor. Die Zapfen kommen besonders reichlich am gelben Fleck vor.
- Punkt 5: Pro Auge gibt es sechs äußere Augenmuskeln.
- Punkt 6: Chiasma opticum ist die Sehnervenkreuzung. Der Sehnerv heißt N. opticus.
- Punkt 7: In der Sehnervenkreuzung kreuzen nicht alle Sehbahnen, sondern nur die nasalen Bahnen.

Welche Aussage über die Untersuchungsmethoden des Auges trifft zu?

1 Der Heilpraktiker darf eine Augenhintergrundspiegelung nicht vornehmen. Dies ist dem Augenarzt vorbehalten.
2 Der Augenspiegel heißt Otoskop.
3 Bei Stauungspapillen erscheint der gelbe Fleck vorgewölbt. Dies ist ein Zeichen für eine Hirndrucksteigerung.
4 Mithilfe des Augenspiegels können nicht nur bestimmte Augenleiden erkannt werden, sondern auch bestimmte Allgemeinerkrankungen.

Antwort 4 ist richtig.

Anmerkung
- Punkt 2: Der Augenspiegel heißt Ophthalmoskop. Otoskop ist ein Gerät zur Untersuchung des äußeren Gehörgangs und des Trommelfells.
- Punkt 3: Bei Stauungspapillen erscheint der **blinde** Fleck vorgewölbt.

Welche Behauptungen über Kurz- und Weitsichtigkeit sind richtig?

1 Der Kurzsichtige hat Schwierigkeiten, nahe Gegenstände scharf zu sehen.
2 Weitsichtigkeit kann als Ursache einen zu kurzen Augapfel haben.
3 Weitsichtigkeit kann als Ursache eine zu starke Linsenkrümmung haben.
4 Bei der Kurzsichtigkeit ist der Brennpunkt vor die Netzhaut verlagert.
5 Im Alter kommt es typischerweise zu einer Kurzsichtigkeit.

Die Antworten 2 und 4 sind richtig.

Anmerkung
- Punkt 1: Der Kurzsichtige hat Schwierigkeiten, weite Gegenstände scharf zu sehen.
- Punkt 3: Die Ursache kann eine zu schwache Linsenkrümmung sein.

Welche Aussage über das Schielen stimmt?

1 Schielen wird auch als Astigmatismus bezeichnet.
2 Schielen tritt als Folge einer Schwäche der Augenmuskulatur auf.
3 Da Schielen eine Schwäche der Augenmuskeln ist, tritt sie bevorzugt bei älteren Menschen auf, wenn die Muskelkraft insgesamt nachlässt.
4 Als Folge des Schielens kommt es typischerweise zu einem verschwommenen Sehen.
5 Wenn ein Kind in den ersten Lebensjahren schielt, so wird ausschließlich das kranke Auge mit einem Pflaster zugeklebt, sodass es in Ruhe ausheilen kann.

Antwort 2 ist richtig.

Anmerkung
- Punkt 1: Schielen wird auch als Strabismus bezeichnet. Astigmatismus ist die Stabsichtigkeit.
- Punkt 3: Schielen tritt typischerweise bei jüngeren Menschen auf. Tritt sie bei älteren Menschen auf, so kann sie auf eine ernste zugrunde liegende Krankheit weisen.
- Punkt 4: Die Folge des Schielens ist Doppelbildersehen bzw. eine Störung der räumlichen Wahrnehmung.
- Punkt 5: Es wird gerade das gesunde Auge zugeklebt, damit das schwache Auge besser trainiert wird.

Für den Grauen Star trifft zu:

1 Der Graue Star wird noch als Linsentrübung bezeichnet.
2 Der Graue Star wird noch als Katarakt bezeichnet.
3 Der Graue Star wird noch Glaukom bezeichnet.
4 Der Graue Star kann zum Erblinden führen.
5 Der Graue Star führt zum Regenbogenfarbensehen.
6 Der Graue Star führt zum Doppelbildersehen.

Die Antworten 1, 2 und 4 sind richtig.

Anmerkung
- Punkt 3: Beim Glaukom handelt es sich um den Grünen Star.
- Punkt 5: Regenbogenfarbensehen ist typisch für Glaukom.
- Punkt 6: Doppelbildersehen ist charakteristisch für Schielen.

Geben Sie an, welche Beschwerden bei Grünem Star (Glaukom) auftreten können!

1 Es müssen überhaupt keine Beschwerden auftreten.
2 Plötzliche, starke Schmerzen am Auge
3 Übelkeit und Erbrechen
4 Stark gerötetes Auge
5 Doppelbilder
6 Regenbogenfarbensehen
7 Gesichtsfeldausfälle
8 Sehnervenatrophie

Die Antworten 1, 2, 3, 4, 6, 7 und 8 sind richtig.

Anmerkung
- Beachten Sie hier, dass nur nach Beschwerden bei Grünem Star gefragt worden ist, sodass also sowohl die Beschwerden des akuten als auch des chronischen Glaukoms angekreuzt werden müssen.

Welche Aussagen sind zutreffend?

1 Eine Netzhautablösung kann zu Gesichtsfeldausfällen führen.
2 Eine Netzhautablösung kann zu einer nachlassenden Sehschärfe führen.
3 Eine Konjunktivitis führt zu geröteten Skleren, Brennen und Jucken der Augenlider, vermehrter Sekretbildung und zu einer verschwommenen Sicht.
4 Ist die Bindehaut des Auges entzündet, so kann diese Entzündung auch auf andere Teile des Auges übergreifen.
5 Bei einem Gerstenkorn handelt es sich um eine Zyste, bei der es zu einem Sekretstau der Meibom-Drüse gekommen ist.

Die Antworten 1, 2 und 4 sind richtig.

Anmerkung
- Punkt 3: Eine Konjunktivitis führt zu keiner Seheinschränkung.
- Punkt 5: Beim Gerstenkorn handelt es sich um einen Abszess, der sich an einer Moll- oder Zeis-Drüse abspielt.

KAPITEL

20 Ohr

20.1 Bildfragen

■ **Bezeichnen Sie die anatomischen Anteile des Ohrs (➤ Abb. 20.1)!**

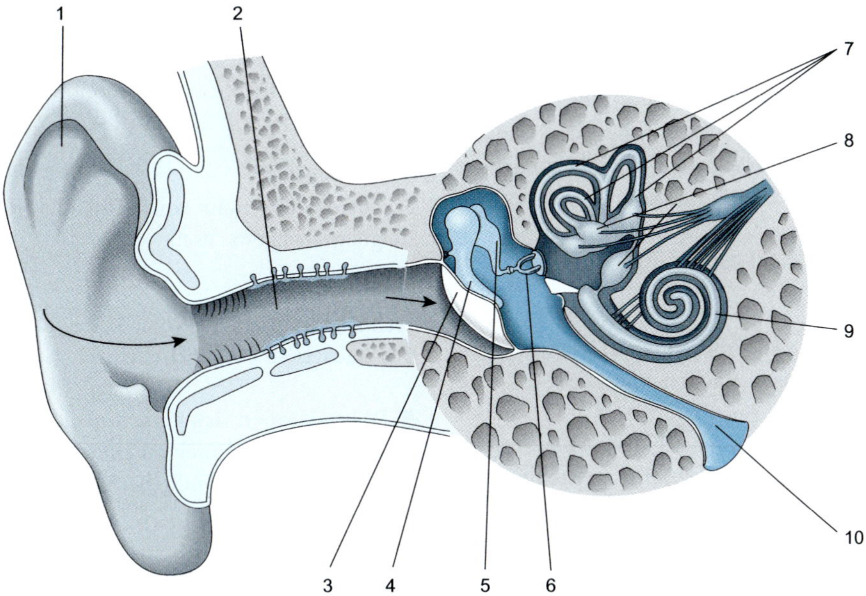

Abb. 20.1 Anatomischer Aufbau des Ohrs [L190]

1 Ohrmuschel (Auricula)
2 Äußerer Gehörgang (Meatus acusticus externus)
3 Trommelfell (Membrana tympanica)
4 Hammer (Malleus)
5 Amboss (Incus)
6 Steigbügel (Stapes)
7 Bogengänge (Canales semicirculares)
8 Großes und kleines Vorhofsäckchen (Utriculus et Sacculus)
9 Schnecke (Cochlea)
10 Ohrtrompete (Eustachi-Röhre, Tuba auditiva)

20.2 Fragen ohne Antwortauswahl

■ Geben Sie den anatomischen Aufbau des Ohrs an!

Äußeres Ohr (Auris externa)
- **Ohrmuschel** (Auricula)
- **Gehörgang** (Meatus acusticus externus)

Mittelohr (Auris media)
- **Paukenhöhle** mit den drei Gehörknöchelchen
- **Hohlraumsystem des Warzenfortsatzes** (Processus mastoideus)

Innenohr (Labyrinth, Auris interna)
- **Schnecke** (Cochlea)
- **Drei Bogengänge** (Canales semicirculares) und ein Vorhof (Vestibulum labyrinthi) mit dem großen und kleinen Säckchen (Utriculus und Sacculus)

■ Wo verläuft die Eustachi-Röhre und welche Aufgabe hat sie?

Die Eustachi-Röhre (Tuba auditiva) verläuft vom **Mittelohr** zum **Nasen-Rachen-Raum.** Sie hat eine Länge von ungefähr 3–4 Zentimetern und verläuft von außen-hinten-oben nach innen-vorne-unten, wobei sie 2 Zentimeter absteigt. Der paukenhöhlennahe Wandteil der Eustachi-Röhre hat einen knöchernen Aufbau, der rachennahe Teil dagegen ist knorpelig. Die Innenauskleidung der Eustachi-Röhre besteht aus Schleimhaut.

Die Eustachi-Röhre dient dem **Druckausgleich** für die **Paukenhöhle.** Das Trommelfell kann nur ungehindert schwingen, wenn in der Paukenhöhle der gleiche Luftdruck herrscht wie im äußeren Gehörgang.

Kommt es beim Überwinden größerer Höhen zu Druckunterschieden, wird das Trommelfell entsprechend dem Druckgefälle in die Paukenhöhle oder in den Gehörgang gepresst. Dies ruft das Gefühl „Druck auf dem Ohr“ hervor. Bis ein Druckausgleich erfolgt, kommt es zu Schwerhörigkeit. Der Druckausgleich kann durch Schlucken erfolgen, da sich durch den Schluckvorgang die Mündungsstelle der Eustachi-Röhre, eine Schleimhautfalte im Rachen, öffnet und Luft in die Eustachi-Röhre ein- oder ausströmen kann.

■ Welche Aufgabe hat das Trommelfell?

Das Trommelfell **fängt** die **Schallwellen** des äußeren Gehörgangs **auf** und **leitet** sie an das Mittelohr **weiter.**

■ Aus welchen Anteilen setzt sich der schallleitende Apparat zusammen?

Unter dem schallleitenden Apparat fasst man das **äußere Ohr** und das **Mittelohr** zusammen.

■ Geben Sie die Membranen an, welche die Grenzen des Mittelohrs zum äußeren Ohr und zum Innenohr darstellen!

Trommelfell
Trennt das Mittelohr vom äußeren Gehörgang. Hier ist der Hammergriff festgewachsen.

Ovales Fenster
Trennt das Innenohr vom Mittelohr. Hier ist der Steigbügel festgewachsen.

Rundes Fenster
Trennt das Innenohr vom Mittelohr. Dient dem Druckausgleich des Innenohrs.

■ Wieso können sich aufgrund einer Rachenentzündung Ohrenschmerzen entwickeln, ohne dass im Ohr selbst entzündliche Veränderungen vorliegen?

Durch eine Rachenentzündung kann es zum **Anschwellen** der **Schleimhaut** im **Bereich** der **Mündungsstelle** der **Eustachi-Röhre** kommen. Dadurch kann sich die Ohrtrompetenmündung nicht mehr öffnen. Die Luft, die sich im Mittelohr befindet, wird langsam resorbiert. Dadurch sinkt der Druck im Mittelohr ab und das Trommelfell wird schmerzhaft nach innen gepresst.

■ Geben Sie die Lage des Innenohrs im Schädel an!

Das Innenohr liegt im **Felsenbein,** einem Teil des Schläfenbeins.

■ Wo liegt das Corti-Organ?

Das Corti-Organ liegt in der **häutigen Schnecke.**

■ Welche Aufgabe hat das Corti-Organ?

Das Corti-Organ ist das eigentliche **Hörorgan.**

■ Wo befindet sich Endolymphe?

Endolymphe befindet sich im **häutigen Labyrinth,** also in der häutigen Schnecke, den Bogengängen und den Vorhöfen.

■ Befindet sich volumenmäßig betrachtet mehr Perilymphe oder mehr Endolymphe im Innenohr?

Es befindet sich wesentlich mehr **Perilymphe** im Innenohr als Endolymphe.

■ Wo befindet sich Perilymphe?

Die Perilymphe befindet sich **zwischen** dem **knöchernen** und dem **häutigen Labyrinth.** Bei den Perilymphräumen der Schnecke kann man die Vorhoftreppe und die Paukentreppe unterscheiden.

■ Welche Aufgabe hat die Perilymphe?

Die Perilymphe ist gewissermaßen ein **Flüssigkeitspolster** für das Innenohr, vergleichbar mit die Hirn-Rückenmark-Flüssigkeit, die ein Polster für das Gehirn darstellt. Des Weiteren spielt die Perilymphe noch eine Rolle beim **Auffangen** der **Schallwellen,** die aus dem Mittelohr kommen und bei der **Registrierung** der **Druckveränderungen** im Gleichgewichtsorgan.

■ Geben Sie stichpunktartig den Aufbau des Corti-Organs an!

Beim Corti-Organ unterscheidet man **Sinneshaarzellen, Basilarmembran, Deckmembran** und **Stützzellen.**

■ Aus welchen Anteilen setzt sich das Gleichgewichtsorgan zusammen?

Das Gleichgewichtsorgan setzt sich zusammen aus:
- **Drei Bogengängen** (Canales semicirculares)
- **Vorhof** (Vestibulum labyrinthi) mit
  - **Großem Säckchen** (Utriculus)
  - **Kleinem Säckchen** (Sacculus)

■ Was sind die Statolithen?

Bei den Statolithen handelt es sich um in die **Deckmembran** des großen und kleinen **Vorhofsäckchens** eingelagerte **Kalkkristalle** (steinförmige Gebilde), welche die Aufgabe haben, durch Druck (Schwerkraft) auf die Sinneshaarzellen zur Empfindung der Richtung und Größe von Bewegungsänderungen beizutragen.

■ Geben Sie an, auf welche Art von Bewegungsänderung die folgenden Strukturen jeweils ansprechen:
- Großes Vorhofsäckchen
- Kleines Vorhofsäckchen
- Bogengänge

- **Großes Vorhofsäckchen** (Utriculus): Änderung der geradlinigen horizontalen Bewegung
- **Kleines Vorhofsäckchen** (Sacculus): Änderung der geradlinigen vertikalen Bewegung
- **Bogengänge** (Canales semicirculares): Änderung der Drehgeschwindigkeit

■ Wie heißt das Gerät, mit dem man den Gehörgang und das Trommelfell von außen betrachten kann?

Otoskop.

■ Wozu dient der Weber-Test?

Der Weber-Test dient dem Auffinden einer **einseitigen Schallleitungsstörung.** In diesem Fall wird der Ton zur geschädigten Seite hin lateralisiert. Des Weiteren dient er aber zum Auffinden von **einseitigen totalen Schallempfindungsstörungen.** Hier wird der Ton ausschließlich im gesunden Ohr gehört.

■ Wie wird der Weber-Test durchgeführt?

Zur Durchführung des Weber-Tests setzt man eine schwingende **Stimmgabel** auf die **Schädelmitte** oder die Stirn und fragt den Patienten, in welchem Ohr er den Ton stärker wahrnimmt.

■ Wozu dient der Rinne-Test?

Er dient dem Auffinden von **einseitigen Schallleitungs-** und **Schallempfindungsstörungen.**

Wie wird der Rinne-Test durchgeführt?

Zur Durchführung setzt man eine schwingende **Stimmgabel** auf den **Warzenfortsatz.** Man fordert den Patienten auf, zu sagen, ab wann er den Ton nicht mehr hört. Wird der Ton nicht mehr gehört, so nimmt man die Stimmgabel vom Warzenfortsatz herunter und hält sie vor den Gehörgang. Nun wird der Patient nochmals aufgefordert, mitzuteilen, ob und wie lange er den Ton noch hört.

Ein Patient berichtet Ihnen, dass ein Sekret aus seinem Gehörgang austritt. Was kann die Ursache sein? Wie gehen Sie in diesem Fall therapeutisch vor?

Die Ursache des Ohrenlaufens können **entzündliche Prozesse** des **Gehörgangs** sein, z. B. ein Gehörgangsfurunkel. Es kann jedoch seine Ursache auch in **Entzündungen** des **Mittelohrs** haben, wenn das **Trommelfell nicht** mehr **intakt** ist. Es muss aber auch an einen Abfluss von Hirn-Rückenmark-Flüssigkeit **(Otoliquorrhö)** als Folge eines Schädelbasisbruchs gedacht werden.

Der Patient muss zur Abklärung an den **HNO-Arzt** verwiesen werden. Eventuell muss dieser verschreibungspflichtige Medikamente einsetzen, z. B. Antibiotika, wegen der gefürchteten Komplikationen, z. B. Meningitis, Enzephalitis, Hirnabszesse. Begleitend zum Arzt darf der Heilpraktiker behandeln.

Was spielt sich bei einer Mastoiditis ab?

Es ist es zu einer **Entzündung** der **Schleimhaut** der lufthaltigen Zellen des **Warzenfortsatzes** gekommen. Bei der Entzündung handelt es sich oft um weiterschwelende Vorgänge, die vom Mittelohr ihren Ausgang genommen haben.

Geben Sie mögliche Komplikationen der Mastoiditis an!

Mögliche Komplikationen der Mastoiditis sind **Meningitis, Enzephalitis, Hirnabszess, Innenohrentzündungen** und **Durchbruch in die Schädelhöhle** durch Einschmelzung der Höhlenzellwände.

Kann es aufgrund einer Mittelohrentzündung zu Hörstörungen kommen? Begründen Sie Ihre Meinung!

Ja. Bei Mittelohrentzündungen kann sich **Eiter** in der Paukenhöhle ansammeln. Dadurch kommt es im Mittelohr zur **Druckerhöhung,** weshalb das **Trommelfell nicht** mehr **ungehindert** schwingen kann.

Ein Patient berichtet Ihnen, dass er störende Ohrgeräusche hört. Welche Möglichkeiten ziehen Sie als Ursachen in Betracht?

Zuerst muss abgeklärt werden, ob es sich um subjektive oder objektive Ohrgeräusche handelt.

Objektive Ohrgeräusche
Sie können durch Gefäßfehlbildungen (Stenosen und Aneurysmen) der ohrnahen Gefäße, durch eine offenstehende Eustachi-Röhre und durch Bewegungen des Kiefergelenks verursacht werden.

Subjektive Ohrgeräusche
Sie können als Begleitsymptom einer Mittelohrentzündung, bei Otosklerose, bei der Menière-Krankheit, bei Anämie, bei zerebralen Erkrankungen, bei Blutdruckanomalien und aufgrund von Veränderungen der Halswirbelsäule auftreten. Psychische Faktoren können eine wichtige Rolle spielen.

Bei einem Patienten ist es zur Zerstörung der Gehörknöchelchen Hammer, Amboss und Steigbügel gekommen. Kommt es nun zur völligen Taubheit oder nur zu Schwerhörigkeit? Begründen Sie Ihre Meinung!

Es kommt zur Mittelohr**schwerhörigkeit.** Eine Taubheit tritt deshalb nicht auf, weil noch über **Knochenleitung** Schwingungen wahrgenommen werden können.

In welchen Anteilen des Ohrs kann eine Schallleitungsstörung ihre Ursache haben?

Bei einer Schallleitungsstörung befindet sich ein **Defekt** im **schallweiterleitenden Apparat,** also im **äußeren Ohr** oder im **Mittelohr.**

■ **In welchen Anteilen des Ohrs kann eine Schallempfindungsstörung ihre Ursache haben?**

Bei einer Schallempfindungsstörung befindet sich ein **Defekt** im **Innenohr,** im **VIII. Hirnnerv** oder in der **Hörrinde** im Gehirn.

■ **Geben Sie für die folgenden Fälle Ihre Verdachtsdiagnosen an:**
Anhaltender Drehschwindel
Anfallsartiger Schwankschwindel

Anhaltender Drehschwindel
Kann vor allem durch **Innenohrerkrankungen, Anämien** und **Hirnerkrankungen** (Arteriosklerose, Tumoren) ausgelöst werden.

Anfallsartiger Schwankschwindel
Wird in erster Linie durch **Kreislauferkrankungen** und **Hirnarteriosklerose** ausgelöst. Es müssen jedoch auch **Innenohrerkrankungen** in Betracht gezogen werden.

■ **Ein Patient klagt über folgende Beschwerden: sehr heftiger Drehschwindel, Übelkeit, Erbrechen, Schwerhörigkeit eines Ohrs und Ohrgeräusche. Worum handelt es sich? Wie gehen Sie therapeutisch vor?**

Es handelt sich vermutlich um den **Morbus Menière.** Der Patient muss auf jeden Fall an den **HNO-Arzt** verwiesen werden, um dauerhafte Schäden am Ohr zu vermeiden. Der Heilpraktiker darf begleitend zum Arzt behandeln.

■ **Welches Lebensalter und welches Geschlecht sind bevorzugt von der Otosklerose betroffen?**

Von der Otosklerose (Ohrverhärtung) sind vor allem **Frauen** zwischen dem **20. und 40. Lebensjahr** betroffen.

■ **Welche Veränderungen im Ohr liegen der Otosklerose zugrunde?**

Bei der Otosklerose kommt es zu **sklerotischen** (verhärtenden) **Umbauten** am **ovalen Fenster,** die auf den Steigbügel übergreifen können, wodurch es zur Unbeweglichkeit der Steigbügelplatte kommen kann.

■ **Welche Beschwerden treten bei Otosklerose auf?**

Bei der Otosklerose kommt es zur **Beeinträchtigung** des **Hörvermögens.** Die Höreinschränkung beginnt meist einseitig, greift dann auf das andere Ohr über und schreitet langsam fort. Es sind 10 % der Bevölkerung betroffen. Allerdings kommt es nur bei 1 % zu einer ausgeprägten Schwerhörigkeit. Typischerweise treten zusätzlich Ohrgeräusche auf.

20.3 Multiple-Choice-Fragen

■ **Unter Ohr versteht man:**

1 Nur das Hörorgan
2 Das Hör- und Gleichgewichtsorgan
3 Das Hör- und Gleichgewichtsorgan zusammen mit dem Propriorezeptoren

Antwort 2 ist richtig.

Anmerkung
- Punkt 3: Die Propriorezeptoren sind Mechanorezeptoren, die der Wahrnehmung und Kontrolle der aktuellen Lage des Körpers im Raum dienen. Hierzu gehören die Muskelspindeln, die Sehnenspindeln und die Gelenkrezeptoren. In einem weiteren Sinne rechnet man auch die Rezeptoren des Gleichgewichtsorgans zu den Propriorezeptoren.

■ **Zum äußeren Ohr gehört:**

1 Ohrmuschel, Gehörgang und Mastoidzellen
2 Ohrmuschel und Gehörgang
3 Ohrmuschel, Gehörgang und Paukenhöhle
4 Nur die Ohrmuschel

Antwort 2 ist richtig.

Anmerkung
- Punkt 1: Die Mastoidzellen (luftgefüllte Hohlräume des Warzenfortsatzes) gehören zum Mittelohr.
- Punkt 3: Die Paukenhöhle gehört zum Mittelohr.

Welche Aussagen sind zutreffend?

1 Das Trommelfell fängt Schallwellen auf und leitet sie weiter zum Mittelohr.
2 Am Trommelfell findet das eigentliche Hören statt.
3 Das Trommelfell zählt zum äußeren Ohr.
4 Das Trommelfell bildet die Grenze zwischen äußerem und Mittelohr.

Die Antworten 1 und 4 sind richtig.

Anmerkung

- Punkt 2: Das eigentliche Hören findet im Gehirn statt. Die Hörsinneszellen liegen im Corti-Organ des Innenohrs.
- Punkt 3: Das Trommelfell bildet die Grenze zwischen äußerem und dem Mittelohr.

Welche Behauptungen sind richtig?

1 Die Gehörknöchelchen liegen im Innenohr.
2 Die Gehörknöchelchen heißen Hammer, Amboss und Steißbein.
3 Die Gehörknöchelchen verstärken die Schallwellen.
4 Der Hammer ist teilweise mit dem Trommelfell verwachsen.
5 Der Steigbügel ist mit dem runden Fenster verwachsen.
6 Die Paukenhöhle gehört zum Mittelohr.
7 Die Eustachi-Röhre verbindet den Rachen mit dem Innenohr.
8 Bei einer völligen Zerstörung der Gehörknöchelchen kommt es zur Taubheit.

Die Antworten 3, 4 und 6 sind richtig.

Anmerkung

- Punkt 1: Die Gehörknöchelchen liegen im Mittelohr.
- Punkt 2: Falsch ist Steißbein. Es muss Steigbügel heißen.
- Punkt 5: Der Steigbügel ist mit dem ovalen Fenster verwachsen.
- Punkt 7: Die Eustachi-Röhre verbindet Rachen und Mittelohr.
- Punkt 8: Bei einer Zerstörung der Gehörknöchelchen kommt es zu einer Mittelohrschwerhörigkeit.

Für das Innenohr stimmen:

1 Das Innenohr liegt im Felsenbein.
2 Das Innenohr liegt im Schläfenbein.
3 Das Innenohr wird auch als Labyrinth bezeichnet.
4 Das Hörorgan besteht aus der Schnecke und den drei Bogengängen.
5 Die Sinneszellen in den Ampullen der Bogengänge registrieren eine Änderung der geradlinigen Bewegung.
6 Die Sinneszellen der Vorhöfe des Gleichgewichtsorganes registrieren, mit welcher Geschwindigkeit man sich gerade gleichbleibend fortbewegt.

Die Antworten 1, 2 und 3 sind richtig.

Anmerkung

- Punkt 4: Zum Hörorgan gehört nur die Schnecke. Die drei Bogengänge zählen zum Gleichgewichtsorgan.
- Punkt 5: Die Sinneszellen in den Bogengängen registrieren eine Änderung der Drehbewegung. Die Änderung der geradlinigen Bewegung wird in den Vorhöfen registriert.
- Punkt 6: Die Sinneszellen registrieren keine gleichbleibende Bewegung, sondern nur eine Änderung der Bewegung.

Für das Labyrinth treffen zu:

1 Am Labyrinth unterscheidet man einen knöchernen und einen häutigen Anteil.
2 Unter Labyrinth versteht man nur den knöchernen Anteil des Innenohrs.
3 Am Labyrinth unterscheidet man Schnecke, Vorhöfe und Bogengänge.
4 Zwischen knöchernem und häutigem Labyrinth befindet sich die Endolymphe.
5 Innerhalb des häutigen Labyrinths liegen das Corti-Organ und die Sinneszellen der Ampullen der Bogengänge und die Sinneszellen der Vorhöfe.
6 Das Corti-Organ ist das eigentliche Gleichgewichtsorgan.
7 Das Corti-Organ besteht aus einer Basilarmembran, einer Deckmembran, aus Sinnes- und Stützzellen.

Die Antworten 1, 3, 5 und 7 sind richtig.

Anmerkung
- Punkt 2: Mit Labyrinth bezeichnet man nicht nur den knöchernen Anteil des Innenohrs, sondern das gesamte Innenohr.
- Punkt 4: Hierbei handelt es sich um die Perilymphe.
- Punkt 6: Das Corti-Organ ist das eigentliche Hörorgan.

Für die Untersuchungsmethoden des Ohrs stimmen:

1 Der äußere Gehörgang und das Trommelfell können mittels eines Ophthalmoskops betrachtet werden.
2 Beim Weber-Test wird die Stimmgabel auf den Processus mastoideus aufgesetzt.
3 Beim Weber-Test wird die Stimmgabel auf die Schädelmitte aufgesetzt.
4 Der Rinne-Test dient zum Auffinden einer Schallleitungsschwerhörigkeit.
5 Bei einer Schallleitungsschwerhörigkeit liegt der Defekt im äußeren Ohr oder im Mittelohr.
6 Bei einer Schallempfindungsschwerhörigkeit liegt der Defekt im Innenohr oder am VIII. Hirnnerv.

Die Antworten 3, 4, 5 und 6 sind richtig.

Anmerkung
- Punkt 1: Hierbei handelt es sich um das Otoskop.
- Punkt 2: Beim Weber-Test wird die Stimmgabel auf der Schädelmitte aufgesetzt.

Welche Aussagen sind zutreffend?

1 Ein Pfropf aus Ohrenschmalz im äußeren Gehörgang kann zu Schwerhörigkeit führen.
2 Ein Pfropf aus Ohrenschmalz im äußeren Gehörgang kann **nicht** zur Schwerhörigkeit führen, sondern **nur** zu einem dumpfen Gefühl.
3 Ohrenlaufen (Otorrhö) kann seine Ursache nur im äußeren Ohr haben.
4 Ohrenlaufen kann seine Ursache nicht nur im äußeren Ohr haben, sondern auch im Mittelohr.
5 Bei der akuten Mittelohrentzündung kann es zu Hörstörungen kommen.
6 Bei der akuten Mittelohrentzündung kann es nicht zu Hörstörungen kommen.
7 Eine akute Mittelohrentzündung betrifft in erster Linie ältere Menschen.

Die Antworten 1, 4 und 5 sind richtig.

Anmerkung
- Punkt 3: Ohrenlaufen kann bei einer Trommelfellperforation auch die Ursache im Mittelohr haben, oder bei einem Schädelbasisbruch auch im Gehirn.
- Punkt 6: Aufgrund von Eiterentwicklung kann es auch bei der akuten Mittelohrentzündung zu Hörstörungen kommen.
- Punkt 7: Betroffen sind in erster Linie Kinder.

Welche Behauptungen sind richtig?

1 Beim Morbus Menière kommt es zu folgender Symptomentrias: Drehschwindel, Mittelohrschwerhörigkeit und subjektive Ohrgeräusche.
2 Beim Morbus Menière gehen die Beschwerden immer innerhalb einiger Minuten von selbst vorbei.
3 Objektive Ohrgeräusche können vom Patienten und vom Behandler wahrgenommen werden.
4 Objektive Ohrgeräusche können nur vom Patienten gehört werden.
5 Objektive Ohrgeräusche können bei Aneurysmen und Stenosen von ohrnahen Gefäßen sowie bei offenstehender Eustachi-Röhre vorkommen.
6 Subjektive Ohrgeräusche können unter anderem durch Blutdruckanomalien hervorgerufen werden.

Die Antworten 3, 5 und 6 sind richtig.

Anmerkung
- Punkt 1: Es handelt sich nicht um eine Mittelohr-, sondern um eine Innenohrschwerhörigkeit.
- Punkt 2: Die Beschwerden können Tage anhalten.

- Punkt 4: Objektive Ohrgeräusche können auch vom Untersucher gehört werden.

■ Welche Aussagen über Schwindel und Hörsturz treffen zu?

1 Ein Schwindel, der seine Ursache im Gehörorgan hat, ist fast immer ein Schwankschwindel.
2 Ein psychisch bedingter Schwindel tritt meist als Schwankschwindel auf.
3 Ein psychisch bedingter Schwindel tritt meist als Drehschwindel auf.
4 Gerade bei älteren Menschen kann ein Schwindelgefühl in Folge von einer zerebralen Arteriosklerose auftreten.
5 Ein Hörsturz tritt meist beidseitig auf.
6 Da ein Hörsturz meist psychisch bedingt ist, kann er vom Heilpraktiker gut mit pflanzlichen Mitteln behandelt werden. Er kann auch Vitaminpräparate und gefäßerweiternde Mittel einsetzen.

Die Antworten 2 und 4 sind richtig.

Anmerkung

- Punkt 1: Es tritt eher Drehschwindel auf.
- Punkt 3: Es tritt eher Schwankschwindel auf.
- Punkt 5: Ein Hörsturz tritt meist einseitig auf.
- Punkt 6: Der Patient muss unbedingt an einen HNO-Arzt oder an die Klinik überwiesen werden. Wenn ein Hörsturz nicht von Anfang an sachgemäß behandelt wird, können Höreinschränkungen zurückbleiben.

KAPITEL

21 Haut

21.1 Bildfragen

■ **Bezeichnen Sie die bezifferten Strukturen der Haut (➤ Abb. 21.1)!**

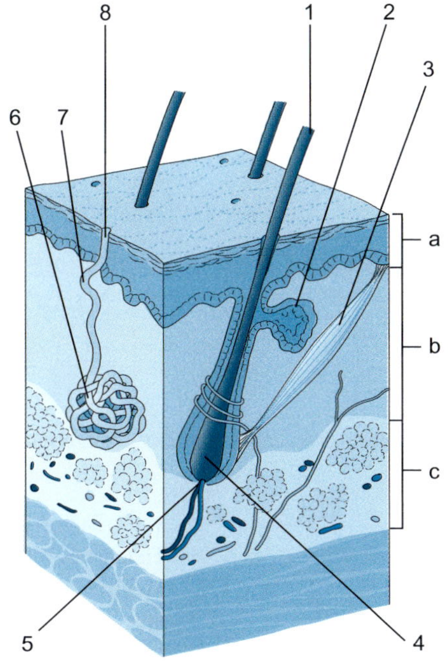

Abb. 21.1 Schematische Darstellung der Haut [L190]

a Oberhaut (Epidermis)
b Lederhaut (Corium, Dermis)
c Unterhaut (Subcutis)
1 Haarschaft (Scapus pili)
2 Talgdrüse (Glandula sebacea)
3 Haarmuskel (M. arrector pili)
4 Haarzwiebel (Bulbus pili)
5 Haarpapille (Papilla pili)
6 Schweißdrüse (Glandula sudorifera)
7 Ausführungsgang der Schweißdrüse (Ductus sudoriferus)
8 Pore der Schweißdrüse (Porus sudoriferus)

■ Geben Sie an, um welche Hautschichten es sich handelt (➤ Abb. 21.2)!
Geben Sie an, um welche Mechanorezeptoren es sich handelt und wofür diese zuständig sind!

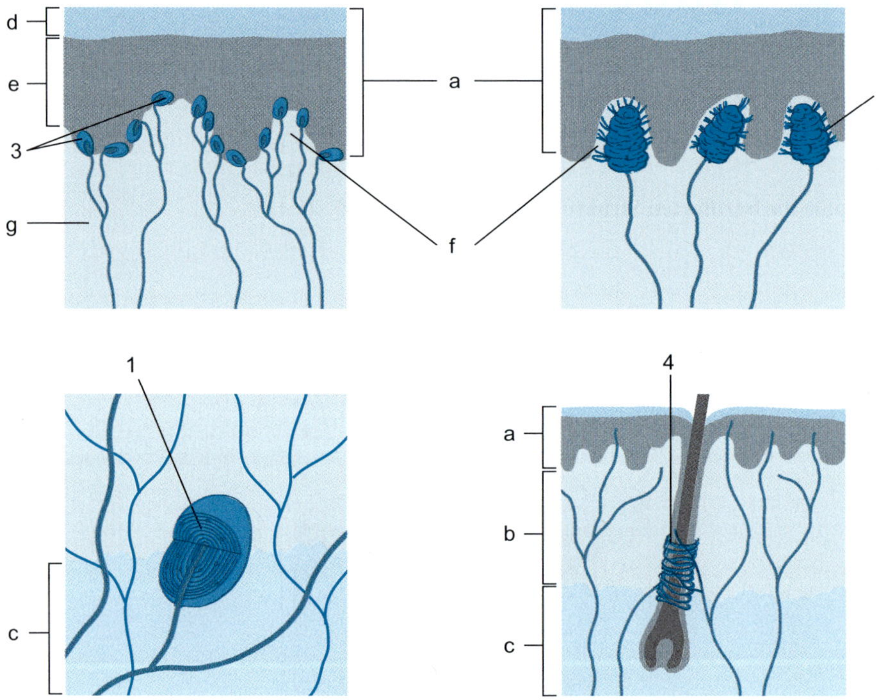

Abb. 21.2 Hautschichten und Mechanorezeptoren (links unbehaarte Haut, rechts behaarte Haut) [L190]

a Oberhaut (Epidermis)
b Lederhaut (Corium, Dermis)
c Unterhaut (Subcutis)
d Hornschicht (Stratum corneum)
e Keimschicht (Mutterschicht, Stratum germinativum)
f Papillarkörper (Stratum papillare)
g Netzschicht (Stratum reticulare)

1 Vater-Pacini-Lamellenkörperchen für Tiefensensibilität
2 Meißner-Körperchen für Oberflächensensibilität
3 Merkel-Zellen in unbehaarter Haut (Druckrezeptoren)
4 Haarfollikelrezeptoren (Berührungsrezeptoren)

■ Bezeichnen Sie die Anteile des Haares (➤ Abb. 21.3)!

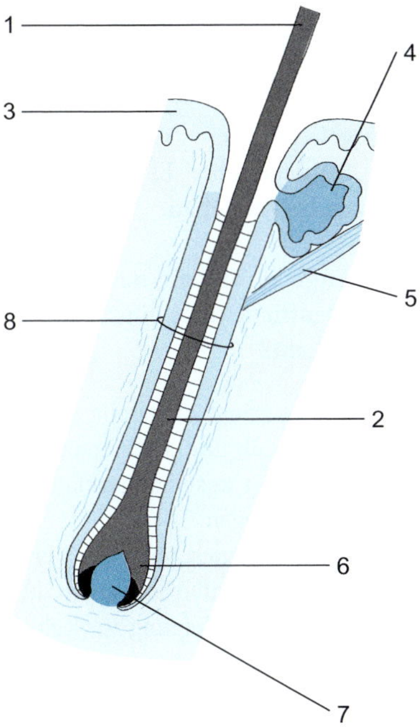

Abb. 21.3 Anatomischer Aufbau des Haars [L190]

1 Haarschaft (Scapus pili)
2 Haarwurzel (Hornfaden, Pilus)
3 Oberhaut (Epidermis)
4 Talgdrüse (Glandula sebacea)
5 Haarmuskel (M. arrector pili)
6 Haarzwiebel (Bulbus pili)
7 Haarpapille (Papilla pili)
8 Haarfollikel (Folliculus pili)

21.2 Fragen ohne Antwortauswahl

■ Nennen Sie die drei Schichten, aus der die Haut aufgebaut ist und geben Sie dazu jeweils die Gewebeart an, aus der die betreffende Schicht im Wesentlichen besteht!

Oberhaut aus Epithelgewebe, **Lederhaut** aus Bindegewebe, **Unterhaut** aus Fettgewebe.

■ Was sind Melaninzellen (Melanozyten) und welche Aufgabe haben sie?

Melaninzellen sind **pigmentbildende Zellen,** das heißt, sie produzieren das Pigment (Farbstoff) Melanin. Dieses Pigment hat die Aufgabe, die Haut vor UV-Strahlen zu schützen.

■ In welcher Hautschicht befinden sich Melaninzellen?

Die Melaninzellen sitzen in der **Keimschicht** (Mutterschicht), also in der Basalzellschicht und der Stachelzellschicht. Sie sind mit der Basalmembran verankert.

Melaninzellen haben lange Zytoplasmafortsätze, über die sie das produzierte Melanin an die benachbarten Epidermiszellen abgeben. Dort wird es in Lysosomen gebunden. Allerdings kann Melanin auch frei in der Lederhaut und in Makrophagen vorkommen.

■ Welche Aufgabe hat die Keimschicht (Mutterschicht, Stratum germinativum)?

Die Keimschicht (Mutterschicht, Stratum germinativum) ist die Schicht, von der aus die **Haut wächst** und sich ständig **erneuert,** denn hier sitzen Zellen mit einer großen Zellteilungsrate.

■ Wodurch kommen Hautrillen zustande?

Die Hautrillen kommen durch die bogigen **Vorwölbungen** der **Lederhaut** in die **Oberhaut** zustande.

■ In welchen der folgenden Schichten kommen Blutgefäße vor: Oberhaut, Lederhaut, Unterhaut?

Blutgefäße kommen in der **Lederhaut** und der **Unterhaut** vor. In der Oberhaut fehlen sie.

■ Worum handelt es sich bei der Netzschicht der Lederhaut?

21

Die Netzschicht ist die unter den Papillarkörpern verlaufende, faserreiche Bindegewebsschicht, die der **Lederhaut zugehört.**

■ Erklären Sie kurz die folgenden Begriffe:
- **Haarwurzel**
- **Haarschaft**
- **Haarzwiebel**
- **Haarpapille**

- **Haarwurzel**: Teil des Haares, der **in** der Haut liegt.
- **Haarschaft:** Teil des Haares, der **außerhalb** der Haut liegt.
- **Haarzwiebel**: verdicktes unteres Wurzelende. Es handelt sich um die **Wachstumszone** des Haares. Hier sitzen Zellen, die sich ständig teilen und dabei die bereits fertigen Zellen nach oben schieben.
- **Haarpapille: Ernährungszone** des Haares. Es handelt sich um einen gefäßhaltigen Bindegewebszapfen, der in die Haarzwiebel ragt.

■ Welche Aufgabe hat das Möndchen (Lunula) des Nagels?

Das Möndchen ist die **Wachstumszone** des Nagels.

■ Wodurch werden weiße Nagelflecken hervorgerufen?

Weiße Nagelflecken entstehen durch **geringfügige Verletzungen** der **Nagelhaut,** z. B. aufgrund einer fehlerhaften Maniküre. Diese Verletzungen führen dann zu fehlerhaften Lufteinschlüssen in die Hornsubstanz.

■ Worum handelt es sich bei den Poren, die man auf der Hautoberfläche sehen kann?

Die Pore auf der Hautoberfläche ist der Endpunkt eines **Ausführungsgangs** einer **Schweißdrüse.**

■ Zählen Sie mindestens drei Mechanorezeptoren auf!

Meißner-Körperchen (Tastkörperchen), **Haarfollikelrezeptoren, Merkel-Tastscheiben, Merkel-Zellen** und **Vater-Pacini-Lamellenkörperchen.**

■ Welche Rezeptoren werden durch gewebsschädigende Reize aktiviert?

Schmerzrezeptoren.

■ Worum handelt es sich beim Granulationsgewebe und welche äußerlichen Kennzeichen hat es?

Granulationsgewebe ist ein **zell-** und **gefäßreiches, faserarmes Bindegewebe.** Es hat ein **tiefrotes, feucht-glänzendes Aussehen.**

■ Wovon hängt es ab, ob nach einer Wundheilung eine deutliche oder eine kaum sichtbare Narbe zurückbleibt?

Die Narbenbildung hängt einerseits vom **Ausmaß** des **Gewebeverlusts** ab und andererseits davon, ob die **Wundränder** weit auseinanderklaffen oder ob sie nahe beieinanderliegen.

Des Weiteren spielt auch noch die **Veranlagung** eine Rolle. Manche Patienten (vor allem dunkelhäutige) haben eine erhöhte Neigung zur Keloidbildung (Wulstnarben).

■ Welche äußerlichen Kennzeichen hat Albinismus?

Albinismus hat die äußerlichen Merkmale: **hellrosafarbene Haut, weißblonde Kopf-** und **Körperbehaarung** und eine **hellblaue** oder **rötliche Iris.**

■ Welche Störung liegt dem Albinismus zugrunde?

Beim Albinismus kommt es aufgrund einer **erblichen Störung** zu einer **mangelhafte Melaninbildung** in Haut, Haaren und Augen.

■ Zu welchen Hautveränderungen kommt es bei der Fischhaut (Ichthyosis vulgaris)?

Bei der Fischhaut handelt es sich um eine **Verhornungsstörung** mit trockener Hautoberfläche und fest haftenden Schuppen. Prädilektionsstellen sind die Extremitätenstreckseiten. Es kann zum generalisierten Auftreten kommen, wobei jedoch typischerweise das Gesicht, die Handteller, die

Fußsohlen und die Beugeseiten der großen Gelenke frei bleiben.

■ Welche Ursache hat die Fischhaut?

Es handelt sich um eine **Erbkrankheit.**

■ Was ist das Auspitz-Phänomen (Zeichen des blutigen Taus, Tautropfenphänomen) bei Psoriasis?

Kratzt man bei Psoriasis vulgaris vorsichtig die oberen Schüppchen ab, so tritt darunter das dünne Psoriasishäutchen zum Vorschein. Löst man dieses auch noch ab, so kommt es zum **dicht beieinanderliegenden punktförmigen Blutaustritt.** Dies wird als Tautropfenphänomen (Auspitz-Phänomen) bezeichnet.

■ Welche Ursachen liegen der Psoriasis zugrunde?

Die genaue Urache ist nicht vollständig geklärt. Bei Psoriasis führt eine **Stoffwechselstörung** in der Epidermis zu einer einer zu schnellen Verhornung der Haut. Als Krankheitsauslöser können z. B. Infektionskrankheiten, Alkohol und Partnerschaftsprobleme eine Rolle spielen.

■ Welche Ursache liegt der Pityriasis versicolor zugrunde?

Pityriasis versicolor ist eine **Hefepilzerkrankung.** Der Erreger heißt Malassezia furfur. Es handelt sich hierbei um einen Pilz, der auch beim hautgesunden Menschen vorkommt. Pityriasis versicolor kommt vor allem bei Patienten mit vermehrter Schweißneigung und Seborrhö (Schmerfluss) vor.

■ Welches Erscheinungsbild zeigt eine Pityriasis versicolor?

Es zeigen sich wenige Zentimeter große, **scharf begrenzte Flecken** mit **kleieförmiger Schuppung.** Die Flecken können zu größeren Arealen konfluieren. Bei dunkelhäutigen Patienten erscheinen die Herde hell, bei hellhäutigen dagegen dunkel.

■ Geben Sie die Prädilektionsstellen von Pityriasis versicolor an!

Oberer Stamm mit Schultern, Hals, Rücken und Brust.

■ Wodurch wird das Schuppenröschen (Pityriasis rosea) typischerweise ausgelöst?

Das Schuppenröschen tritt charakteristisch nach dem **Tragen neuer Wäsche** auf.

■ Wodurch entsteht charakteristischerweise ein nicht-allergisches Kontaktekzem?

Zum nicht-allergischen Kontaktekzem kommt es typischerweise durch das immer wiederkehrende Einwirken von **schädlichen Reizen.** Diese Reize führen zu einem Erschöpfen der Abwehrfunktionen der Oberhaut.

■ Wie entwickelt sich ein nicht-allergisches Kontaktekzem häufig weiter, wenn es nicht behandelt wird und der schädigende Reiz weiter einwirken kann?

Wird ein nicht-allergisches Kontaktekzem nicht behandelt und kann der schädigende Reiz weiterhin einwirken, so geht das nicht-allergische Kontaktekzem in ein **allergisches Kontaktekzem** über. Nun stellen sich an anderen Körperstellen Streuphänomene ein.

■ Geben Sie die Prädilektionsstelle eines nicht-allergischen Kontaktekzems an!

Hände. Die Hände sind deshalb die Prädilektionsstelle beim nicht-allergischen Kontaktekzem, weil hier am häufigsten der schädigende Reiz einwirken kann.

■ Welche Ursache hat ein mikrobielles Ekzem?

Die Ursache des mikrobiellen Ekzems vermutet man in einer **allergischen Reaktion** auf **Mikroorganismen.**

Wird eine Intrakutantestung durchgeführt, so kommt es häufig zu einer positiven Reaktion auf bakterielle Antigene. Oft findet man bakterielle

Streuherde, manchmal auch einen bestehenden Leberschaden.

Schildern Sie das Erscheinungsbild bei Neurodermitis!

Die Neurodermitis hat als wichtigste **Prädilektionsstellen** die **Ellenbeugen.** Hier kommt es zu einem **stark juckenden Ekzem** mit **Rötung, Schuppung, Nässen, Erosionen** und **Krustenbildung.** Des Weiteren entwickelt sich eine Vergröberung der Hautfelderung **(Lichenifikation).**
Neurodermitis kann aber nicht nur an den Ellenbeugen bestehen, sondern kann auch weitere Körperteile befallen, bis hin zum generalisierten Auftreten. Ein wichtiges Kennzeichen ist der heftige **Juckreiz** mit ausgesprochenen Juckkrisen.

Schildern Sie das Erscheinungsbild bei Urtikaria!

Die typischste Hauterscheinung bei Urtikaria ist die **Quaddel.** Hierbei handelt es sich um eine leicht erhabene, scharf begrenzte Hauterscheinung, die rot oder weiß, klein oder groß sein kann. Es besteht ein heftiger **Juckreiz.** Selten kann es auch zu Papeln oder auch Bläschen (Urticaria vesiculosa) und Blasenbildung (Urticaria bullosa) kommen.
Urtikaria kann als harmlose Erscheinung mit Quaddelbildung und Juckreiz auftreten oder als schweres Krankheitsbild, bei dem es zu Schüttelfrost, hohem Fieber mit Schockgefahr kommt. Zwischen diesen beiden Verlaufsformen sind alle Ausprägungsgrade möglich.

Ein Patient zeigt Ihnen ein Muttermal, das in letzter Zeit an Größe zugenommen hat und das begonnen hat zu nässen. Worum handelt es sich vermutlich? Wie behandeln Sie?

Es könnte sich um ein **malignes Melanom** handeln. Der Patient muss an den **Hautarzt** verwiesen werden.

Was meint man damit, dass das Basaliom eine semimaligne Hauterscheinung ist?

Das Basaliom wächst **örtlich zerstörerisch** in das umliegende Gewebe ein aber es setzt in der Regel **keine Metastasen.**

Von welcher Hautschicht nimmt das Basaliom seinen Ausgang?

Von der **Basalzellschicht** der Oberhaut.

Von welcher Hautschicht nimmt das Plattenepithelkarzinom seinen Ausgang?

Von der **Spinalzellschicht** der Oberhaut.

Wodurch wird die Bildung eines Plattenepithelkarzinoms begünstigt?

Plattenepithelkarzinome bilden sich bevorzugt auf **chronisch entzündeten, strahlengeschädigten** und **lichtexponierten Hautstellen,** außerdem auf Narben und an Stellen, an denen **Haut** in **Schleimhaut** übergeht.

Welche Hautveränderungen lassen Sie an ein malignes Melanom denken?

Unscharf begrenzte Hautveränderungen, schnelle Größenzunahme, ungleichmäßige Färbung, ständiges Nässen, Satellitenknötchen, höckerige Oberfläche, entzündlicher Hof, Blutungsneigung, Geschwürbildung und das Gefühl von „es arbeitet in der Geschwulst".

Wie heißen die Zellen, von denen ein Melanom seinen Ausgang nimmt?

Melanozyten.

Worum handelt es sich bei einem Panaritium?

Als Panaritium werden **eitrige** (eventuell phlegmonöse) Entzündung an **Fingern** oder (seltener) Zehen bezeichnet, wie sie meist infolge von Bagatellverletzungen auftreten, die sich infiziert haben. Panaritien kann man in oberflächliche (betrifft Haut bzw. Nagel) und tiefe (Gelenk, Knochen, Sehne) unterteilen.

Wodurch unterscheidet sich ein Abszess von einem Empyem?

Ein **Abszess** bildet sich in einer **nicht vorgebildeten Körperhöhle,** ein **Empyem** hingegen in einer **vorgebildeten,** wie z. B. Gallenblase, Gelenkhöhle oder Pleura.

Was versteht man unter einer äußeren und was unter einer inneren Fistel?

Eine **äußere Fistel** verbindet ein **tieferliegendes Organ** mit der **Haut,** eine **innere Fistel** verbindet **zwei innere Organe** miteinander.

Wodurch unterscheiden sich echte Zysten von Pseudozysten?

Echte Zysten sind mit **Epithelgewebe** ausgekleidet, **Pseudozysten** nur mit **Bindegewebe.**

Wer ist in erster Linie vom Dekubitus betroffen?

In erster Linie sind **Bettlägerige** und geschwächte Kranke betroffen, evtl. aber auch Patienten, die an Sensibilitätsstörungen (z. B. bei Diabetes mellitus), Kachexie und Adipositas leiden.

Worum handelt es sich bei einem Angiom?

Ein Angiom ist eine gutartige, punkt- bis stecknadelkopfgroße Hauterhebung, die aus **aufgeknäulten** in der Lederhaut (Corium) gelegenen **Kapillaren** besteht.

Was ist ein Rhinophym?

Bei einem Rhinophym handelt es sich um die sog. „Knollennase" oder „Pfundsnase", die durch eine entzündliche Hyperplasie des Bindegewebes und der Talgdrüsen des vorderen Nasenanteils verursacht wird.

Worum handelt es sich bei einem Mitesser (Comedo)?

Ein Mitesser steckt wie ein Pfropf in dem Ausführungsgang eines Haarfollikels. Er besteht aus abgestoßenen, verhornten Zellfragmenten, Talg, Haaren und Melanin. Letzteres verleiht ihm die dunkle Farbe.

Worum handelt es sich bei Acne conglobata?

Bei der Acne conglobata handelt es sich um eine **schwere Form der Akne**, die mit heftigen Entzündungen, Abszessbildung, Fisteln und Keloiden einhergeht. Hier können die Hauterscheinungen die typischen Aknegrenzen überschreiten.

Worum handelt es sich bei Teleangiektasien?

Teleangiektasien sind auf der Haut sichtbare Erweiterungen von kleinen Gefäßen. Sie können ganz unterschiedliche Ursachen haben. Treten sie an den Beinen im Zusammenhang mit Varizen auf, werden sie auch als Besenreiser bezeichnet.

Zählen Sie mindestens fünf verschiedene Erscheinungsformen von Warzen (Verrucae) auf!

Von den folgenden sieben Punkten sollten Sie mindestens fünf aufgelistet haben:

- **Verrucae vulgares** (gewöhnliche Warzen, Stachelwarzen)
- **Verrucae planae juveniles** (nur leicht erhabene Warzen beim Jugendlichen)
- **Verrucae filiformes** (Faden- bzw. Pinselwarzen)
- **Verrucae seborrhoicae** (Verrucae seniles, Alterswarzen
- **Verrucae plantares** (Dornwarzen)
- **Condylomata acuminata** (Kondylome, Feigwarzen)
- **Molluscum contagiosum** (Dellwarzen)

21.3 Multiple-Choice-Fragen

Schichten der Oberhaut sind:

1 Keimschicht (Mutterschicht)
2 Stachelzellschicht
3 Hornschicht
4 Lederhaut
5 Corium
6 Basalzellschicht

7 Netzschicht
8 Papillarkörper

Die Antworten 1, 2, 3 und 6 sind richtig.

Anmerkung
- Punkt 4: Lederhaut = Corium = Dermis
- Punkt 5: Corium = Lederhaut
- Punkte 7 und 8: Netzschicht und Papillarkörper gehören zur Lederhaut.

■ Die Oberhaut besteht aus folgender Gewebeart:

1 Bindegewebe
2 Muskelgewebe
3 Epithelgewebe
4 Nervengewebe
5 Sie besteht aus Epithelgewebe und Bindegewebe.

Antwort 3 ist richtig.

■ Welche Hautveränderungen können bei starker mechanischer Beanspruchung der Haut auftreten?

1 Vitiligo
2 Schwielen
3 Weinflecken
4 Blasen

Die Antworten 2 und 4 sind richtig.

■ Wählen Sie aus, woraus die Lederhaut zusammengesetzt ist! Bitte nur den zutreffendsten Punkt ankreuzen!

1 Epithelgewebe
2 Muskelgewebe
3 Bindegewebe
4 Nervengewebe
5 Bindegewebe, in dem Nerven und Blutgefäße verlaufen

Antwort 5 ist richtig.

■ Anhangsorgane der Haut sind:

1 Fettzellen
2 Barthaare
3 Elastische Fasern
4 Zehennägel
5 Melaninzellen
6 Schweißdrüsen
7 Talgdrüsen
8 Papillarkörper (Stratum papillare)

Die Antworten 2, 4, 6 und 7 sind richtig.

■ Geben Sie das Gebiet an, von dem aus das Haar wächst! Nur den zutreffendsten Punkt ankreuzen.

1 Haarschaft
2 Talgdrüse
3 Haarpapille
4 Haarzwiebel
5 Hornfaden

Antwort 4 ist richtig.

Anmerkung
- Punkt 1: Haarschaft ist der Teil des Haares, der außerhalb der Haut liegt.
- Punkt 2: Die Talgdrüse gibt eine ölige Substanz in den Haarfollikel ab.
- Punkt 3: Es handelt sich um die Ernährungszone.

■ Im Schweiß befinden sich:

1 Chymotrypsin
2 Wasser
3 Harnstoff
4 Kochsalz
5 Sterkobilinogen
6 Harnsäure

Die Antworten 2, 3, 4 und 6 sind richtig.

Anmerkung
- Punkt 1: Chymotrypsin ist ein eiweißverdauendes Enzym des Pankreas.
- Punkt 6: Sterkobilinogen ist ein Abbauprodukt des Bilirubins. Es stellt den Hauptfarbstoff des Stuhls dar.

■ Thermorezeptoren sind:

1 Meißner-Körperchen
2 Schmerzrezeptoren
3 Krause-Endkolben

4 Vater-Pacini-Lamellenkörperchen
5 Ruffini-Körperchen
6 Merkel-Tastscheiben

Die Antworten 3 und 5 sind richtig.

Anmerkung
- Punkt 1: Die Meißner-Körperchen vermitteln die Tastempfindung.
- Punkt 4: Die Vater-Pacini-Lamellenkörperchen vermitteln die Druckempfindung (Tiefensensibilität).
- Punkt 6: Die Merkel-Tastscheiben vermitteln Tastempfindungen.

■ Was trifft für die sekundäre Wundheilung zu?

1 Geringer Gewebeverlust
2 Erheblicher Gewebeverlust
3 Wundränder liegen dicht beieinander.
4 Wundränder klaffen auseinander.
5 Es bleibt nur eine strichförmige Narbe zurück.
6 Es bleibt eine deutlich sichtbare Narbe zurück.

Die Antworten 2, 4 und 6 sind richtig.

■ Ursache für Albinismus ist:

1 Überreichliche Bindegewebsfasern in der Lederhaut
2 Mangel an Melaninbildung
3 Überschuss an Histamin

Antwort 2 ist richtig.

Anmerkung
- Punkt 3: Histamin ist ein Gewebshormon (Mediatorsubstanz). Es kommt vor allem in den basophilen Granulozyten vor und spielt bei Allergien eine wichtige Rolle.

■ Welche Symptome treten typischerweise bei Albinismus auf?

1 Gangunsicherheit
2 Lichtscheu
3 Schwachsichtigkeit
4 Intelligenzdefekt
5 Helle Körperbehaarung
6 Rötliche oder hellblaue Iris
7 Übermäßiges Schwitzen

Die Antworten 2, 3, 5 und 6 sind richtig.

■ Mögliche Ursachen für eine örtliche Pigmentierungszunahme der Haut sind:

1 Melaninmangel
2 Verhornungsstörung
3 Fotodynamische Substanzen
4 Orale Kontrazeptiva
5 Lokale Hyperämie
6 Lokale Hypoämie
7 Schwangerschaft

Die Antworten 3, 4 und 7 sind richtig.

■ Welche Aussagen über Vitiligo sind richtig?

1 Leberfleck
2 Die deutsche Bezeichnung lautet Linsenfleck.
3 Die deutsche Bezeichnung lautet Scheckhaut.
4 Es handelt sich um eine örtliche Zunahme der Durchblutung.
5 Es handelt sich um eine örtliche Abnahme der Pigmentierung.
6 Prädilektionsstellen sind Hände und Gesicht.

Die Antworten 3, 5 und 6 sind richtig.

■ Mögliche Ursachen für Pigmentierungsstörungen sind:

1 Oft keine Ursache erkennbar
2 Hypothyreose
3 Hyperthyreose
4 Gicht
5 Rheuma
6 Diabetes mellitus

Die Antworten 1, 2, 3 und 6 sind richtig.

■ Für die Fischhaut (Ichthyosis vulgaris) stimmen:

1 Es handelt sich um eine erworbene Krankheit.
2 Es handelt sich um eine Erbkrankheit.
3 Es besteht eine flammende Rötung.

4 Es liegt eine Verhornungsstörung mit einer Verdickung der Hornschicht vor.
5 Es treten überall am Körper Pusteln auf.

Die Antworten 2 und 4 sind richtig.

■ Für das Erscheinungsbild von Psoriasis vulgaris trifft am genauesten zu:

1 Bildung zahlreicher Quaddeln, die groß oder klein, rot oder weiß sein können.
2 Unscharf begrenzte Flecken mit deutlichen Kratzspuren
3 Scharf begrenzte, rötliche Flecken mit silberweißen Schüppchen
4 Bildung zahlreicher Knötchen

Antwort 3 ist richtig.

■ Prädilektionsstellen der Psoriasis vulgaris sind:

1 Ellenbeugengegend
2 Ellenbogengegend
3 Zwischenfingerfalten
4 Behaarter Kopf
5 Analgenitalgegend
6 Hände

Die Antworten 2 und 4 sind richtig

■ Für Pityriasis versicolor treffen zu:

1 Die erkrankte Haut kann sich von der Umgebungshaut deutlich heller abheben.
2 Die erkrankte Haut kann sich von der Umgebungshaut deutlich dunkler abheben.
3 Es besteht ein fast unerträglicher Juckreiz mit ausgesprochenen nächtlichen Juckkrisen.
4 Es handelt sich um eine Erbkrankheit.
5 Es handelt sich um eine Hefepilzerkrankung.

Die Antworten 1, 2 und 5 sind richtig.

■ Folgende Behauptungen über Pityriasis rosea sind richtig:

1 Es kommt zu einer flächenhaft ausgedehnten Quaddelbildung.
2 Es kommt zu rundlichen, rosafarbenen Flecken, auf denen kleine Schüppchen stehen.
3 Die Krankheit besteht im Allgemeinen chronisch über mehrere Jahre.
4 Die Krankheit klingt nach Wochen im Allgemeinen von alleine ab.
5 Es handelt sich typischerweise um eine Unverträglichkeit bestimmter Nahrungsmittel.
6 Sie tritt typischerweise nach dem Tragen von neuen Kleidungsstücken auf.

Die Antworten 2, 4 und 6 sind richtig.

■ Für das Ekzem stimmen:

1 Es besteht Juckreiz.
2 Es besteht grundsätzlich kein Juckreiz.
3 Scharf begrenzte Hauterscheinungen
4 Unscharf begrenzte Hauterscheinungen
5 Erreger sind typischerweise Staphylokokken.
6 Die Ursache kann in schädigenden Reizen liegen, die auf die Haut einwirken und in Allergien.

Die Antworten 1, 4 und 6 sind richtig.

■ Folgende Aussagen über Neurodermitis treffen zu:

1 Kommt meist im Alter zum Ausbruch.
2 Kann schon im Säuglingsalter auftreten.
3 Es besteht kaum Juckreiz.
4 Es besteht heftiger Juckreiz.
5 Prädilektionsstelle ist der behaarte Kopf.
6 Prädilektionsstellen sind die Ellenbeugen.
7 Es kommt typischerweise zur Lichenifikation.

Die Antworten 2, 4, 6 und 7 sind richtig.

Anmerkung
- Punkt 7: Vergröberung der Hautfelderung

■ Was stimmt für die Nesselsucht (Urtikaria)?

1 Typische Hauterscheinung ist die Rhagade.
2 Juckreiz fehlt.
3 Heftiger Juckreiz
4 Hautschädigende Substanzen spielen bei der Auslösung die wichtigste Rolle.

Antwort 3 ist richtig.

Ordnen Sie die folgenden Begriffe zusammen!

1	Rhagade	A	Mit Eiter gefüllter Hohlraum der Haut
2	Geschwür	B	Mit seröser Flüssigkeit gefüllter Hohlraum der Haut
3	Erosion	C	Schmerzhafter Einriss der Haut, der bis in die Unterhaut reichen kann
4	Schuppen	D	Durch Vermehrung der Zellzahl gebildete Hautzunahme
5	Knötchen	E	Veränderung der Hautfarbe, ohne Veränderung des Hautniveaus
6	Fleck	F	Umschriebene Volumenzunahme der Haut durch Ödem von kurzer Bestandsdauer (meist Stunden)
7	Quaddel	G	Auflagerungen aus ablösbaren Hornzellbestandteilen
8	Bläschen	H	Oberflächlicher Substanzdefekt der Haut, der nicht tiefer als in die Epidermis reicht
9	Pustel	I	Tiefer Substanzdefekt der Haut, der mindestens bis in die Lederhaut reicht und eine schlechte Heilungstendenz hat

1: C
2: I
3: H
4: G
5: D
6: E
7: F
8: B
9: A

Bei welchen Hautveränderungen denken Sie an Hautkrebs?

1 Jeder Leberfleck, der bereits seit Jahren unverändert besteht
2 Bei Leberflecken, die plötzlich an Größe zunehmen
3 Angiome
4 Hämangiome
5 Geschwürige Hautveränderung in Augennähe, die sich allmählich verschlimmert

Die Antworten 2 und 5 sind richtig.

Anmerkung
- Punkt 3: Angiom = Blutschwamm
- Punkt 4: Hämangiom = angeborener Blutschwamm. Es handelt sich um eine Fehlbildung.
- Punkt 5: Hierbei muss an ein Basaliom gedacht werden.

Wählen Sie Hautveränderungen aus, die als Präkanzerosen gelten!

1 Plattenepithelkarzinom
2 Malignes Melanom
3 Noduli
4 Hauthorn (Cornu cutaneum)
5 Leukoplakien (Weißschwielenkrankheit)

Die Antworten 4 und 5 sind richtig.

Anmerkung
- Punkt 4: Es kommt zu einer ausgeprägten, hornartigen Hyperkeratose.
- Punkt 5: Es tritt eine abnorme Verhornung der Schleimhaut auf. Diese Verhornungsstörung zeigt sich als weiße, nicht abwischbare, flache oder papillomatöse Schleimhautveränderung.

Ordnen Sie die passenden Begriffe zu!

1	Zyste	A	Abgekapselte Eiteransammlung in einer nicht vorgebildeten Körperhöhle
2	Fistel	B	Sackartige Geschwulst mit eigener Kapsel
3	Abszess	C	Abnormer Gang mit eigener Wandung

1: B
2: C
3: A

Ursache der Krätze ist:

1 Bakterien
2 Viren
3 Milben
4 Chlamydien

Antwort 3 ist richtig.

Die typische Hauterscheinung bei Krätze ist:

1 Roseolen
2 Kreisrunde rötliche Flecken mit silberweißen Schüppchen
3 Ekzemähnliche Hauterscheinungen mit Kratzspuren
4 Quaddeln

Antwort 3 ist richtig.

Prädilektionsstellen der Krätze sind:

1 Behaarter Kopf
2 Rücken
3 Beugeseite der Handgelenke
4 Geschlechtsorgane
5 Brust
6 Zwischenfingerfalten

Die Antworten 3, 4 und 6 sind richtig.

Geben Sie die Meldepflicht (laut IfSG) bei Krätze an!

1 Bei Verdacht, Erkrankung und Tod
2 Bei Erregernachweis
3 Nur wenn Übertragungsgefahr besteht
4 Bei Ausscheidertum
5 Es besteht überhaupt keine Meldepflicht.

Antwort 5 ist richtig.

Welche Behauptungen über Kopfläuse sind richtig?

1 Befällt bevorzugt alte Menschen.
2 Befällt bevorzugt Kinder.
3 Tritt vor allem am Rumpf auf.
4 Tritt vor allem am behaarten Kopf auf.

Die Antworten 2 und 4 sind richtig.

Geben Sie die Meldepflicht (laut IfSG) bei Läusebefall an!

1 Bei Verdacht, Erkrankung und Tod
2 Bei Erkrankung und Tod
3 Nur wenn Übertragungsgefahr besteht
4 Bei Erregernachweis
5 Es besteht überhaupt keine Meldepflicht.

Antwort 5 ist richtig.

Wählen Sie Kennzeichen eines Abszesses aus!

1 Röhrenförmiges Gebilde, über das ein Sekret abfließt
2 Sackförmige Geschwulst mit dick- oder dünnflüssigem Inhalt
3 Eiteransammlung in einer nicht vorgebildeten Körperhöhle, die später oft von einer bindegewebigen Abszessmembran (Kapsel) umgeben wird
4 Eiteransammlung in einer vorgebildeten Körperhöhle
5 Fluktuation
6 Pulssynchroner Klopfschmerz
7 Es treten die typischen Entzündungszeichen auf: Rubor, Calor, Tumor, Dolor, Funktio laesa.

Die Antworten 3, 5, 6 und 7 sind richtig.

Anmerkung

- Punkt 1: Es handelt sich um eine Fistel.
- Punkt 2: Es handelt sich um eine Zyste.
- Punkt 4: Es handelt sich um ein Empyem.

Wählen Sie mögliche Komplikationen eines Panaritiums aus!

1 Übergreifen der Entzündung auf das benachbarte Gelenk
2 Lymphangiitis mit darauf folgender Sepsis
3 Phlegmonenbildung
4 Ausbildung eines Rhinophyms

Die Antworten 1, 2 und 3 sind richtig.

Wählen Sie die typische Ursache eines Panaritium aus! Nur einen Punkt ankreuzen!

1 Osteomyelitis (Entzündung eines Knochens)
2 Schwere Abwehrschwäche (z. B. AIDS, Leukämie, Krebs)
3 Bagatellverletzung, die mit Erregern infiziert wurde
4 Die Disposition zur Ausbildung eines Panaritiums besteht angeborenermaßen.

Antwort 3 ist richtig.

Wählen Sie aus, was für Dekubitus zutrifft!

1 Tritt typischerweise infolge von Alkoholabusus auf.
2 Tritt typischerweise bei Bettlägerigen auf, und zwar an den Stellen, an denen die Haut in unmittelbarer Nachbarschaft zu einem Knochen liegt.
3 Es kommen ganz unterschiedliche Schweregrade vor, von umschriebener Hautrötung bis hin zur Nekrosebildung.
4 Für den Heilpraktiker besteht ein absolutes Behandlungsverbot.

Die Antworten 2 und 3 sind richtig.

Ordnen Sie die folgenden Begriffe zu!

1	Angiom	A	Häufige angeborene Fehlbildung beim Neugeborenen
2	Hämangiom	B	Tritt erworbenermaßen meist ab dem mittleren Lebensalter auf.

1: B
2: A

Wählen Sie die über Angiome zutreffenden Behauptungen aus!

1 Sie gelten als Präkanzerose und müssen daher entfernt werden.
2 Es handelt sich um eine Fistel.
3 Es handelt sich um ein sog. Blutschwämmchen.
4 Es handelt sich um einen gutartigen Tumor.
5 Angiome können beachtliche Ausmaße annehmen und bis hühnereigroß werden.

Die Antworten 3 und 4 sind richtig.

Wählen Sie die über Acne vulgaris zutreffenden Behauptungen aus!

1 Acne vulgaris und Rosazea sind Synonyme.
2 Begünstigender Faktor für Acne vulgaris ist Seborrhö.
3 Begünstigender Faktor für Acne vulgaris sind Komedonen.
4 Begünstigender Faktor für Acne vulgaris ist ein hoher Östrogenspiegel im Blut.

Die Antworten 2 und 3 sind richtig.

Wählen Sie einen begünstigenden Faktor für das Auftreten von Akne!

1 Vermehrte Talgdrüsenproduktion (Schmerfluss, Seborrhö)
2 Antibiotikaeinnahme
3 Zu niedriger Testosterongehalt im Blut
4 Bei Mädchen eine zu frühe Einnahme der „Pille"

Antwort 1 ist richtig.

Wählen Sie die über Rosazea zutreffenden Behauptungen aus!

1 Betroffen sind vor allem schulpflichtige Kinder.
2 Die am Anfang der Erkrankung auftretende erhöhte Neigung zum Rotwerden betrifft vor allem die Augenregion.
3 Als begünstigender Faktor gilt Alkoholabusus.
4 Rosazea tritt gehäuft zusammen mit einem roten Rhinophym auf.

Die Antworten 3 und 4 sind richtig.

Wer ist in erster Linie von Rosazea betroffen? Bitte nur einen Punkt ankreuzen!

1 Pubertierende
2 Junge Männer
3 Frauen
4 Fortgeschrittenes Lebensalter

Antwort 4 ist richtig.

Kreuzen Sie begünstigende Faktoren für Rosazea an!

1 Zu häufiges Waschen der Haut und damit Zerstörung der Hautflora
2 Leberschädigung durch Alkoholabusus
3 Allergische Reaktion auf Hausstaubmilben
4 Hautmilben
5 Genetische Disposition

Die Antworten 2, 4 und 5 sind richtig.

■ Welche Hauterscheinungen können bei Rosazea auftreten?

1 Flüchtige Quaddeln
2 Entzündliche Infiltrate
3 Teleangiektasien
4 Eitrige Pusteln
5 Cornu cutaneum

Die Antworten 2, 3 und 4 sind richtig.

■ Welche Behauptung über Cellulite trifft zu?

1 Es handelt sich um eine entzündliche Erkrankung des Bindegewebes bei Frauen, vor allem der Oberschenkel- und Gesäßregion.
2 In der betroffenen Region wurde vermehrt Fett eingelagert.
3 Eine Gewichtsreduktion wirkt sich in der Regel nicht positiv auf eine Cellulite aus.

Antwort 2 ist richtig.

Anmerkung

- Punkt 1: Es handelt sich um eine nicht-entzündliche Erkrankung.

■ Wodurch werden Warzen verursacht?

1 Bakterien
2 Viren
3 Pilze
4 Prionen
5 Protozoen

Antwort 2 ist richtig.

KAPITEL

22 Allergien

22.1 Fragen ohne Antwortauswahl

■ Wie heißt der Mediator, der bei Allergien eine zentrale Rolle spielt?

Histamin.

■ Wo ist Histamin gespeichert?

Histamin ist vor allem in den **Mastzellen** gespeichert, aber auch in den **basophilen Granulozyten** und in den **Thrombozyten.**

■ Wie werden Allergien im Hinblick auf die Zeit eingeteilt, die zwischen dem Kontakt mit dem Antigen und dem Auftreten erster Reaktionen vergeht?

1. Überempfindlichkeitsreaktion vom Früh-Typ (humorale Allergie)
Die Reaktionszeit liegt beim Typ I zwischen Sekunden bis Minuten, beim Typ II zwischen 6 und 12 Stunden (manchmal auch Tagen) und beim Typ III meist zwischen 6 und 12 Stunden.

2. Überempfindlichkeitsreaktion vom Spät-Typ (zellvermittelnde Allergie)
Die Reaktionszeit beträgt meist 12 Stunden bis 6 Tage.

■ Welche Immunglobulinklasse spielt bei der Typ-I-Allergie (anaphylaktischer Typ) die entscheidende Rolle?

IgE.

■ Zählen Sie typische Erkrankungen der Typ-I-Allergie auf!

Allergische Rhinitis, allergisches Asthma, Urtikaria und Angioödem (Quincke-Ödem).

■ Geben Sie an, welcher Mechanismus der Typ-II-Allergie (zytotoxischer Typ) zugrunde liegt, der zur Zellschädigung führt!

Bei der Typ-II-Allergie setzen sich **Antikörper** auf bestimmte Oberflächenstrukturen körpereigener Zellen. Sind nun Zellen mit diesen Antikörpern markiert, so werden dadurch **Killerzellen** (zytotoxische T-Lymphozyten) und das **Komplementsystem** aktiviert. Diese beginnen nun die Zellen anzugreifen und zu zerstören.

■ Was sind Atopien?

Unter Atopien versteht man Überempfindlichkeitsreaktionen vom **Sofort-Typ,** die auf einer **genetischen Disposition** beruhen. Der Begriff wird unterschiedlich benutzt, in erster Linie aber für das atopische Ekzem (beim Säugling als Milchschorf, beim Schulkind und Erwachsenen als Neurodermitis), aber auch für die allergische Konjunktivitis und Rhinitis, Heuschnupfen, das Extrinsic-Asthma und für Urtikaria.

■ Aufgrund einer Anaphylaxie kommt es bei einem Patienten zu einer Kontraktion der glatten Muskulatur. Mit welcher Beschwerde ist zu rechnen?

Mit **Atemnot,** eventuell auch mit gastrointestinalen Beschwerden.

■ Bei einem Patienten ist aufgrund einer Anaphylaxie eine Gefäßerweiterung mit Austreten von Plasma ins Zwischenzellgewebe aufgetreten. Welches sind nun typische Krankheitszeichen?

Urtikaria (Nesselsucht), Angioödem und Schock.

Sind Nahrungsmittelallergie und Nahrungsmittelunverträglichkeit Synonyme?

Nein. Eine Nahrungsmittelallergie hat eine immunologische Grundlage, wohingegen eine Nahrungsmittelunverträglichkeit auf Defekten von Verdauungsenzymen beruht.

An welchem Organ zeigen sich in erster Linie Medikamenten-Allergien?

An der **Haut.**

Was ist ein Provokationstest?

Bei einem Provokationstest versucht man, **Krankheitsbeschwerden auszulösen** (zu provozieren), die unter Normalbedingungen nicht, nur selten oder in untypischer Weise auftreten.

Zählen Sie mindestens drei bekannte Hauttestverfahren auf!

Reibtest, Stichtest, Kratztest, Intrakutantest, Epikutantest.

Geben Sie positive Befunde eines Hauttests an!

Juckreiz, Hautrötung, Quaddelbildung, Schwellung und Fleckenbildung, selten auch Unverträglichkeitsreaktionen bis hin zu Nekrosebildung und anaphylaktischem Schock.

Wie heißen die Antikörper, die bei der Hashimoto-Thyreoiditis gefunden werden können?

Die Antikörper heißen **TPO-AK** (Thyreoperoxidase-Antikörper), evtl. auch TAK (Thyreoglobulin-Antikörper), selten TRAK (TSH-Rezeptor-Antikörper; TSH = thyreoideastimulierendes Hormon).

Wie heißt der Antikörper, der bei der Basedow-Erkrankung hauptsächlich gefunden werden kann?

Der Antikörper heißt **TRAK,** evtl. auch TAK und TPO-AK.

22.2 Multiple-Choice-Fragen

Was trifft für Histamin zu?

1 Spielt bei Allergien eine wichtige Rolle.
2 Ist vor allem in den neutrophilen Granulozyten enthalten.
3 Verengt die kleinen Gefäße (Vasokonstriktion).
4 Bewirkt eine Eosinopenie.
5 Erhöht die Gefäßdurchlässigkeit.

Die Antworten 1 und 5 sind richtig.

Welche Aussagen über Allergien sind richtig?

1 Bei Anaphylaxien spielen IgE-Antikörper eine wichtige Rolle.
2 Das Angioödem (Quincke-Ödem) ist eine Allergie vom Sofort-Typ.
3 Allergien haben in den letzten Jahren stark abgenommen.
4 Bei Allergien vom verzögerten Typ spielen sensibilisierte T-Lymphozyten die entscheidende Rolle und nicht die Immunglobuline.

Die Antworten 1, 2 und 4 sind richtig.

KAPITEL

23 Schock

23.1 Fragen ohne Antwortauswahl

■ Innerhalb welches Zeitraums kann sich ein Schock entwickeln?

Ein Schock kann sich **akut** innerhalb von **Minuten** oder **subakut** innerhalb von **Stunden** entwickeln.

■ Worum handelt es sich beim dekompensierten Schock?

Beim dekompensierten Schock ist es zu einem **Versagen** der **sympathikotonen Regulationen** gekommen. Die Folge sind eine Weitstellung des Gefäßsystems und das Versacken eines großen Teils des Blutvolumens im Kapillar- und Interzellularbereich. Unbehandelt kommt es zum tödlichen Schock.

■ Erklären Sie, warum es bei einem dekompensierten Schock zur Bildung von Mikrothromben kommt!

Aufgrund des Kreislaufversagens kommt es in der **Peripherie** zum **Sauerstoffmangel.** Dies bewirkt eine Gefäßweitstellung, die ihrerseits zur **Stase führt.** Die Blutstase führt aber dazu, dass sich spontan **Mikrothromben** (Sludge-Phänomen) bilden.

■ Wieso kommt es im Verlauf eines Schocks zu einer erhöhten Blutungsneigung?

Aufgrund des vorstehend geschilderten Sludge-Phänomens mit der **Mikrothrombenbildung** kommt es darauf folgend zur **Verbrauchskoagulopathie,** das heißt, aufgrund der **erhöhten Gerinnungsbereitschaft** des Blutes sind alle **Gerinnungsstoffe verbraucht.** Die Folge ist eine erhöhte Blutungsneigung durch **Mangel** an **Gerinnungsfaktoren.**

■ Welche Auswirkungen hat der abfallende Blutdruck auf die Nieren?

Der abfallende Blutdruck führt zur **Schockniere,** da die Niere **keinen ausreichenden Filtrationsdruck** mehr hat. Es kommt zur **Niereninsuffizienz** mit Oligurie bis Anurie und Harnvergiftung.

Die Situation verschärft sich für die Nieren noch dadurch, dass sie selbst auch nicht mehr ausreichend mit Blut versorgt werden (Hypoxie) und sich darüber hinaus Schadstoffe ansammeln, die nicht abtransportiert werden können, wodurch die Nieren noch weiter geschädigt werden.

■ Geben Sie für die folgenden Schockarten an, wodurch sie typischerweise ausgelöst werden!

- Hypovolämischer Schock
- Septischer Schock
- Anaphylaktischer Schock
- Kardiogener Schock

Hypovolämischer Schock
Es ist zum **Flüssigkeitsverlust** gekommen, z. B. aufgrund von äußeren oder inneren **Blutungen,** Erbrechen, Durchfällen, Diabetes insipidus, Diuretika, Verbrennungen oder starkem Schwitzen.

Septischer Schock
Er entwickelt sich bei bakteriellen Infektionskrankheiten aufgrund von Bakterientoxinen.

Anaphylaktischer Schock
Er wird häufig durch **Fremdeiweiße** (z. B. Insektenstiche) oder durch **Medikamente** (z. B. Procain) verursacht.

Kardiogener Schock
Er wird durch ein drohendes Pumpversagen des Herzens ausgelöst, z. B. aufgrund eines Herzinfarkts, durch schwere Herzrhythmusstörungen, durch Herzinsuffizienz, Lungenembolie, Perikarditis oder nach Herzoperationen.

■ Geben Sie für die folgenden Schockarten an, wie Sie den Patienten lagern!
- **Hypovolämischer Schock**
- **Anaphylaktischer Schock**
- **Kardiogener Schock**

- **Hypovolämischer Schock:** Oberkörper flach, Kopf eventuell etwas tiefer, Beine werden angehoben. Diese Schocklagerung dient der Autotransfusion.
- **Anaphylaktischer Schock:** wie vorstehend bei hypovolämischem Schock
- **Kardiogener Schock:** Oberkörper aufgerichtet, Beine hängen herab

■ Woran können Sie einem Patienten äußerlich ansehen, dass es sich um einen hypovolämischen und nicht um einen kardiogenen Schock handelt?

Beim **hypovolämischen Schock** besteht oft eine **auffallende Blässe.**

Beim **kardiogenen Schock** dagegen liegen eine Zyanose und Zeichen einer **Einflussstauung** vor dem **rechten Herzen** vor, deshalb können z. B. gestaute Halsvenen gesehen werden.

■ Angenommen, Sie haben einem Patienten ein Medikament injiziert und Sie stellen nun eine großflächige Hautrötung, leichten Blutdruckabfall, Erbrechen und heftigen Juckreiz Ihres Patienten fest. Worum handelt es sich? Wie verhalten Sie sich?

Es handelt sich vermutlich um einen **anaphylaktischen Schock.**

Die **Injektion** wird sofort **abgebrochen,** die **Kanüle** wird jedoch in der Vene **belassen.** Der Patient wird in die **Schocklage** gebracht. Der **Notarzt** wird verständigt. Bis zum Eintreffen des Notarztes wird ein **Antihistaminikum** (Histaminblocker H_1) langsam i. v. verabreicht, außerdem wird Volumen aufgefüllt und Sauerstoff verabreicht.

Es müssen ständig Atmung und Herzschlag kontrolliert werden und ggf. muss mit Atemspende und Herzmassage begonnen werden.

■ Angenommen, bei einem Notfall haben Sie zufälligerweise verschreibungspflichtige Medikamente wie Adrenalin und ein Antihistaminikum zur Verfügung. Dürfen Sie diese Mittel nun einsetzen, wenn die Medikamente vom Arzt nicht für diesen Patienten verschrieben wurden, sondern für Ihren eigenen Gebrauch?

Ja. Im Notfall darf auch gegen gesetzliche Ge- und Verbote gehandelt werden, um ein Leben zu retten.

■ Wie bezeichnet man eine Wiederbelebung durch Erste-Hilfe-Maßnahmen bei einem Bewusstlosen nach Eintritt eines Atemstillstands und / oder Herz-Kreislauf-Stillstands?

Reanimation

■ Was müssen Sie zuerst machen, bevor Sie mit der eigentlichen Atemspende beginnen?

Es müssen zuerst die **Atemwege freigeräumt** werden (von Erbrochenem, Fremdkörpern, Zahnprothesen), dann wird der **Kopf überstreckt** und geprüft, ob die Spontanatmung zurückgekehrt ist. Danach erst darf man mit der Atemspende beginnen.

■ Wie viele Beatmungen werden bei einer Atemspende pro Minute gegeben?

Es werden ca. 12 Beatmungen pro Minute gegeben.

■ Sie wollen bei einem bettlägerigen Patienten eine Herz-Lungen-Wiederbelebung durchführen. Was müssen Sie tun, bevor Sie mit der Herzmassage beginnen?

Der Patient muss auf eine **harte Unterlage,** am besten auf den Fußboden, gelegt werden.

■ Sie haben bei einem Bewusstlosen eine Herz-Lungen-Wiederbelebung durchgeführt. Woran erkennen Sie, dass Ihre Maßnahmen erfolgreich waren?

Die **blass-gräuliche Verfärbung** verschwindet, die **Spontanatmung** und die **Herztätigkeit** kehren zurück. Außerdem sind die **Pupillenreflexe** wieder vorhanden.

■ Geben Sie Schweregrade von Bewusstseinsstörungen an!

Benommenheit (leichte Bewusstseinstrübung)
Es kommt zu einer Verlangsamung des Denkens und Handelns.

Somnolenz (starke Bewusstseinstrübung)
Schläfrigkeit, aus welcher der Betroffene durch äußere Reize kurzfristig geweckt werden kann.

Sopor (weitgehende Reaktionslosigkeit)
Schlafähnlicher Zustand, aus dem der Betroffene durch äußere Reize nicht mehr voll erweckt werden kann. Allerdings können starke Schmerzreize noch eine schwache Reaktion auslösen. Spontan äußert sich der Betroffene nicht mehr.

Koma (tiefste Bewusstlosigkeit)
Hier erfolgt selbst auf stärkste Schmerzreize hin keine Reaktion mehr.

■ **In welchen Fällen wird ein Notfallpatient mit erhöhtem Oberkörper gelagert?**

Eine Lagerung mit erhöhtem Oberkörper erfolgt bei **kardiogenem Schock** und bei **Atemnot.**

■ **Zählen Sie einige Ursachen für Koma auf!**

Coma diabeticum, Coma uraemicum, Coma hepaticum, Coma cerebrale.

■ **Was versteht man unter einer Aspiration?**

Unter Aspiration versteht man das **Eindringen** von festen oder flüssigen **Stoffen** in die **Atemwege.** Außerdem wird noch das Ansaugen von Flüssigkeiten, z.B. mit einer Spritze, als Aspiration (➤ Kap. 31, Injektionstechniken) bezeichnet.

■ **Bei einem Erwachsenen ist es zum Verschlucken von Speisen gekommen. Welche Erste-Hilfe-Maßnahme führen Sie durch?**

Der Betroffene beugt sich im Stehen oder Sitzen nach vorne und der Ersthelfer **schlägt** mit der flachen Hand **zwischen die Schulterblätter.**

■ **Bei einem Erwachsenen ist es zum Verschlucken gekommen. Ein Ersthelfer hat bereits mit der flachen Hand zwischen die Schulterblätter geschlagen, aber die Atemwege können dadurch nicht befreit werden. Wie gehen Sie weiter vor?**

Es wird nun das **Heimlich-Manöver** (Heimlich-Handgriff) durchgeführt. Man fasst auf beiden Seiten unter den Armen des Betroffenen hindurch und umfasst unterhalb des Sternums im Epigastrium mit der eigenen Faust die andere Hand. Dann zieht man die Hände mit einem oder mehreren Druckstößen in Richtung Zwerchfell, um den Fremdkörper durch die dadurch entstehende Drucksteigerung nach außen zu befördern.

■ **Was ist beim Einsatz des Heimlich-Manövers zu bedenken?**

Das Heimlich-Manöver ist **nicht ungefährlich.** Werden die Ruckbewegungen zu stark ausgeführt, kann es zum **Einreißen innerer Organe,** vor allem der Leber und der Milz kommen. Dies birgt die Gefahr, dass es zu so **heftigen Blutungen** kommt, dass sich ein Schock entwickelt.

23.2 Multiple-Choice-Fragen

■ **Welche Symptome treten in der kompensierten Phase eines Schocks auf?**

1 Tiefe Bewusstlosigkeit
2 Hautblässe
3 Tachykardie
4 Irreversible Störung innerer Organe
5 Hypotonie
6 Schockniere

Die Antworten 2, 3 und 5 sind richtig.

Anmerkung
- Punkte 1, 4 und 6: Hierbei handelt es sich um die dekompensierte Phase.

■ **Für den Schockindex stimmt:**

1 Normwert = 1,0
2 Normwert = 2,0
3 Normwert = 0,5
4 Schockindex: Pulsfrequenz pro Minute × systolischer Blutdruck

5 Schockindex: Pulsfrequenz pro Minute : systolischer Blutdruck
6 Schockindex: Pulsfrequenz pro Minute × diastolischer Blutdruck
7 Schockindex: Pulsfrequenz pro Minute : diastolischer Blutdruck

Die Antworten 3 und 5 sind richtig.

■ Bekannte Schockarten sind:

1 Coma uraemicum
2 Anaphylaktischer Schock
3 Kardiovaskulärer Schock
4 Grand Mal
5 Synkope
6 Septischer Schock
7 Coma hepaticum

Die Antworten 2, 3 und 6 sind richtig.

Anmerkung
- Punkte 1 und 7: Koma und Schock sind zwei verschiedene Dinge.
- Punkt 4: Grand Mal = großer epileptischer Anfall
- Punkt 5: Synkope = Ohnmacht

■ Mögliche Ursachen eines hypovolämischen Schocks sind:

1 Schwere Salmonellose
2 Hypertonie
3 Poliomyelitis
4 Ruptur eines Aortenaneurysmas
5 Abriss einer Extremität
6 Thrombozytopenie
7 Virusbedingtes hämorrhagisches Fieber

Die Antworten 1, 4, 5, 6 und 7 sind richtig.

Anmerkung
- Punkt 1: durch erheblichen Wasserverlust
- Punkt 4: Ruptur ist eine Zerreißung.
- Punkt 6: Bei einem Mangel an Thrombozyten kann es zu einer vermehrten Blutungsneigung kommen (hämorrhagische Diathese).
- Punkt 7: Zum Krankheitsbild gehört eine vermehrte Blutungsneigung.

■ Mögliche Ursachen eines kardiogenen Schocks sind:

1 Akuter Blutverlust
2 Herzflimmern
3 Herzinfarkt
4 Demenz
5 Lungenembolie
6 Schwere Rechtsherzinsuffizienz
7 Schwere Hirnblutung

Die Antworten 2, 3, 5 und 6 sind richtig.

Anmerkung
- Punkt 1: Es kann zum hypovolämischen Schock kommen.
- Punkt 7: Es kann zum hypovolämischen, traumatischen bzw. neurogenen Schock kommen.

■ Welche Maßnahmen würden Sie bei einem kardiogenen Schock durchführen?

1 Betroffenen vor Unterkühlung schützen
2 Patienten flach lagern, Beine etwas anheben
3 Auffüllung des Kreislaufs mit isotonischer Kochsalzlösung
4 Notarzt verständigen
5 Externe Herzmassage bei Herzstillstand
6 Atemspende bei Atemstillstand

Die Antworten 1, 4, 5 und 6 sind richtig.

Anmerkung
- Punkte 2 und 3: Beides ist kontraindiziert, weil ein Blutstau vor dem Herzen vorhanden ist.

■ Angenommen, Sie haben einem Patienten ein Medikament injiziert. Welche der folgenden Symptome könnten die Entwicklung eines anaphylaktischen Schocks anzeigen?

1 Starke Übelkeit mit Erbrechen
2 Starke Schmerzen, die dem Patienten peitschenhiebartig ins Bein schießen
3 Heftiger Juckreiz
4 Flush
5 Positives Homans-Zeichen
6 Doppelbildersehen

Die Antworten 1, 3 und 4 sind richtig.

23

Anmerkung
- Punkt 4: Flush ist eine flächenhafte Hautrötung.
- Punkt 5: Ein positives Homans-Zeichen ist typisch für eine ablaufende Thrombophlebitis. Zur Prüfung wird eine Dorsalflexion des Fußes durchgeführt. Bei positivem Befund tritt Wadenschmerz auf.

Wodurch kann ein Koma hervorgerufen werden?

1 Schwere Harnvergiftung
2 Ohnmacht aufgrund einer vasomotorischen Regulationsstörung
3 Hirnblutung
4 Schwere Alkoholvergiftung
5 Starkes Absinken der Blutzuckerwerte
6 Dekompensierte aktive Leberzirrhose

Die Antworten 1, 3, 4 und 6 sind richtig.

Anmerkung
- Punkt 1: Es kann zum Coma uraemicum kommen.
- Punkt 3: Es kann zum Coma cerebrale kommen.
- Punkt 4: Es kann zum Coma alcoholicum kommen.
- Punkt 5: Es kann zum Schock kommen.
- Punkt 6: Es kann zum Coma hepaticum kommen.

Kreuzen Sie Kennzeichen einer Fremdkörperaspiration an!

1 Paradoxe Atmung
2 Inverse Atmung
3 Fehlendes Atemgeräusch
4 Hellrote Hautverfärbung

Die Antworten 2 und 3 sind richtig.

Anmerkung
- Punkt 1: Zur paradoxen Atmung kommt es infolge von Rippenserienbrüchen und beim Pneumothorax. Man findet bei der betroffenen Brustkorbseite bei der Einatmung eine Verkleinerung und bei der Ausatmung ein Größerwerden. Somit ist hier nur der betroffene Thoraxteil von dem Phänomen der „umgekehrten Atmung“ betroffen – im Unterschied zur inversen Atmung, hier zeigt der gesamte Thorax dieses Phänomen.
- Punkt 4: Es kommt zu Blässe oder Zyanose.

KAPITEL

24 Onkologie

24.1 Fragen ohne Antwortauswahl

■ Definieren Sie den Begriff „Tumor“!

Ein Tumor ist eine **Geschwulst.** Man versteht darunter eine **örtlich umschriebene Gewebezunahme,** die grundsätzlich gut- oder bösartig sein kann (benigner oder maligner Tumor).

■ Aus welcher Gewebeart bestehen die folgenden Tumoren?
- Adenom
- Polyp
- Fibrom
- Lipom
- Myom
- Osteom
- Chondrom
- Angiom

- **Adenom:** Drüsengewebe
- **Polyp:** Schleimhaut
- **Fibrom:** Bindegewebe
- **Lipom:** Fettgewebe
- **Myom:** Muskelgewebe
- **Osteom:** Knochengewebe
- **Chondrom:** Knorpelgewebe
- **Angiom:** Blutgefäßgeschwulst

■ Was ist ein Karzinom?

Ein Karzinom ist eine **bösartige Geschwulst,** die vom **Epithelgewebe** ausgeht.

■ Was ist ein Sarkom?

Ein Sarkom ist eine **bösartige Geschwulst,** die vom **mesenchymalen Gewebe** (sog. embryonales Bindegewebe bzw. „multipotentes Muttergewebe“, aus dem sich später das Stütz- und Bindegewebe und die Muskulatur entwickeln) ausgeht.

■ Welche Kennzeichen hat ein semimaligner Tumor?

Ein semimaligner Tumor ist ein Tumor mit einer **beschränkten Bösartigkeit,** der zwar **lokal invasiv** wächst, aber in der Regel **keine Metastasen** setzt.

■ Zählen Sie einige mikroskopisch feststellbare Merkmale der Krebszelle auf!

Die **Zellkerne** sind **unterschiedlich groß** und **unterschiedlich geformt,** die **Zellmembran** ist **entrundet** und das **Zytoplasma** ist **vielgestaltig.**

24.2 Multiple-Choice-Fragen

■ Ordnen Sie die zugehörigen Begriffe zu!

1	Angiom	A	Bösartiger Tumor, der vom mesenchymalen Gewebe ausgeht.
2	Adenom	B	Gutartiger Tumor aus Drüsengewebe
3	Chondrom	C	Gutartiger Tumor aus Knorpelgewebe
4	Polyp	D	Gutartiger Tumor aus Schleimhaut
5	Sarkom	E	Gutartiger Tumor aus Blutgefäßen
6	Myom	F	Gutartiger Tumor aus Muskelgewebe
7	Fibrom	G	Gutartiger Tumor aus Fettgewebe

8	Xanthom	H	Gutartiger Tumor aus Bindegewebe
9	Karzinom	I	Bösartiger Tumor, der vom Epithelgewebe ausgeht

1: E
2: B
3: C
4: D
5: A
6: F
7: H
8: G
9: I

Typische Kennzeichen bösartiger Tumoren sind:

1 Langsames Wachstum
2 Scharfe Begrenzung gegenüber den Nachbargeweben
3 Invasives Wachstum
4 Setzen von Metastasen
5 Gute Verschieblichkeit gegenüber Nachbarorganen

Die Antworten 3 und 4 sind richtig.

Welche Symptome können in einem späten Stadium der Krebserkrankung typischerweise auftreten?

1 Generalisierte Lymphknotenschwellung
2 Hypertonie
3 Hypotonie
4 CRP-Anstieg
5 Gewichtsabnahme
6 Kachexie
7 Demenz
8 Anämie
9 Sinusitis

Die Antworten 1, 4, 5, 6 und 8 sind richtig.

Anmerkung
- Punkt 7: Unter Demenz versteht man den krankheitsbedingten Abbau der Leistungsfähigkeit des Gehirns.
- Punkt 9: Sinusitis = Entzündung der Nasennebenhöhlen

Typische Früh- und Erstsymptome von Krebserkrankungen sind:

1 Generalisierter Juckreiz und schmerzlose Schwellung von einzelnen Lymphknotengruppen
2 Hypotonie
3 Brennen beim Wasserlassen
4 Okkultes Blut im Stuhl
5 Gelbsucht ohne Fieber
6 Gelbsucht mit Fieber
7 Dysphagie
8 Chronische Heiserkeit
9 Fleischwasserfarbener Ausfluss

Die Antworten 1, 4, 5, 7, 8 und 9 sind richtig.

Anmerkung
- Punkt 1: Morbus Hodgkin
- Punkt 5: Pankreaskrebs
- Punkt 7: Speiseröhrenkrebs
- Punkt 8: Kehlkopfkrebs
- Punkt 9: Gebärmutterhalskrebs

KAPITEL

25 Psychische Erkrankungen

25.1 Fragen ohne Antwortauswahl

■ Geben Sie in eigenen Worten an, worum es sich bei der Psychopathologie handelt!

Bei der Psychopathologie handelt es sich um einen **Oberbegriff** für die interdisziplinäre **Erforschung** und **Therapie psychischer Störungen** durch Mediziner und Psychologen. Diese versuchen herauszufinden, warum sich Menschen auf ungewohnte oder selbstzerstörende Weise verhalten, denken oder fühlen.

■ Welche Ausbildung hat ein Facharzt für Psychiatrie und Psychotherapie und welche ein Psychologischer Psychotherapeut?

Facharzt für Psychiatrie und Psychotherapie
Er hat ein **Medizinstudium** absolviert und sich anschließend zum **Facharzt für Psychiatrie und Psychotherapie** ausgebildet.

Psychologische Psychotherapeut
Er hat in der Regel ein **Psychologiestudium** absolviert und anschließend eine spezielle **Therapieausbildung** gemacht.

■ In welchem Rahmen dürfen a) der Heilpraktiker und b) der Heilpraktiker eingeschränkt auf dem Gebiet der Psychotherapie bei psychischen Störungen therapeutisch tätig werden?

Beide Heilpraktiker dürfen **psychische Erkrankungen** behandeln, solange nicht der Einsatz von verschreibungspflichtigen Medikamenten (z. B. Psychopharmaka) nötig ist (sofern sie das nötige Wissen haben, „Sorgfaltspflicht").

■ Zählen Sie mindesten vier Kriterien auf, die es ermöglichen, noch gesundes Verhalten gegen erkranktes Verhalten abzugrenzen!

Von den folgenden sechs Kriterien sollten Sie mindestens vier aufgezählt haben:

- **Beeinträchtigung in verschiedenen Lebensbereichen**
- **Niedergeschlagenheit**
- **Irrationales, unkonventionelles Verhalten**
- **Bedrohliches Verhalten**
- **Kontrollverlust**
- **Leidensdruck**

■ Wie teilt das klassische triadische System die psychischen Erkrankungen ein?

Das klassische triadische System teilt die psychischen Erkrankungen nach ihrer Verursachung in **exogen, endogen oder psychogen** ein.

■ Unterscheiden Sie die Begriffe „Neurose" und „Psychose" nach dem klassischen triadischen System!

Neurose
Der Neurose liegt keine **organische Verursachung** zugrunde, der Betroffene hat **keinen Realitätsverlust** erlitten und behält eine **Krankheitseinsicht.**

Psychose
Bei der Psychose handelt es sich um eine tiefergreifende, schwerere psychische Erkrankung. Sie kann **exogen (also organisch), endogen oder psychogen entstanden** sein. Der Betroffene erleidet zumindest zeitweise einen **Realitätsverlust** oder hat andere psychotische Symptome. Es besteht keine **Krankheitseinsicht**.

■ Erklären Sie mit eigenen Worten, was man unter Vermeidungsstörungen versteht!

Unter Vermeidungsstörungen (phobische Störungen) versteht man, dass eine Person **Angst** vor

bestimmten Situationen, Objekten oder **Aktivitäten** hat und diese **meidet,** weil sie für sie angstauslösend sind. Dabei hat sie vor allem Angst, die Kontrolle über sich und ihre Reaktionen zu verlieren.

■ Zählen Sie einige bekannte spezifische Phobien auf!

Bekannte spezifische Phobien sind z. B.: **Angst vor Tieren,** wie Hunden, Schlangen, Spinnen, außerdem **Höhenangst** (Akrophobie), **Flugangst,** Angst vor geschlossenen und engen Räumen **(Klaustrophobie).**

■ Nennen Sie die Hauptsymptome einer generalisierten Angststörung.

Wichtigstes Symptom ist das Auftreten von **Angstgefühlen.** Begleitet wird diese Angst von Niedergeschlagenheit, **Beklemmungsgefühlen, Unruhezuständen, Atemnot, Schreckhaftigkeit, Herzproblemen** u.v.m.

■ Wie äußert sich eine Panikattacke?

Eine Panikattacke ist gekennzeichnet durch **plötzliches, attackenartiges Auftreten** von heftigen **Angstgefühlen,** die sich sehr schnell zu einem Höhepunkt steigern. Begleitet wird sie von **körperlichen Symptomen** wie Herzrasen, Atemnot, Schweißausbruch u. v. m. Sie tritt **unabhängig von einer äußeren Gegebenheit wie Örtlichkeit oder Situation auf.**

■ Was versteht man unter Agoraphobie?

Eine Agoraphobie ist gekennzeichnet durch starke **Angstgefühle,** die auftreten, wenn Betroffene sich auf großen, weiten Plätzen, in Menschenansammlungen, Zügen, Straßenbahnen und dergleichen aufhalten. Sie ist gebunden an **Örtlichkeiten oder Angst auslösende Situationen.**

■ Kommen Agoraphobie und Panikattacken nur isoliert vor?

Nein, sehr häufig treten sie gemeinsam auf. (Jemand, der in einer Menschenansammlung eine Panikattacke erlitten hat, wird leicht auch noch eine Phobie vor Menschenansammlungen entwickeln.)

■ Eine 36-jährige Frau berichtet Ihnen, dass es ihr kaum noch gelingt, einkaufen zu gehen. Schon bei Betreten des Geschäfts bricht ihr der Schweiß aus und ihr Herz beginnt zu rasen. Manchmal ist sie kaum in der Lage, ihre Einkäufe zu tätigen. In letzter Zeit sei es noch schlimmer geworden, an manchen Tagen könne sie ihr Haus wegen der Beschwerden nicht mehr verlassen. Auch hier in die Heilpraxis zu kommen, habe sie große Überwindung gekostet und sie sei fast stolz auf sich, dass sie es geschafft habe. Um welche Art von psychischer Störung handelt es sich? Welche Behandlung würden Sie in dem vorliegenden Fall vornehmen?

Es handelt sich um eine Agoraphobie. Wegen der Schwere der Erkrankung muss die Patienten an einen **Psychotherapeuten** verwiesen werden.

■ In welche Untergruppen können Angststörungen nach ICD-10 unterteilt werden?

Die Angststörungen werden unterteilt in:
- Generalisierte Angststörung
- Panikstörungen

■ Welche Kennzeichen haben Zwangsstörungen?

Als Zwangsstörungen werden Krankheitsbilder bezeichnet, bei denen **Zwangsgedanken** und / oder **Zwangshandlungen** im Vordergrund stehen, die von der betroffenen Person meist als unsinnig und bedrohlich erlebt werden, gegen die er sich aber nicht wehren kann. Solche Zwangsphänomene können das gesamte Denken, Handeln und das soziale Verhalten beeinträchtigen.

Typische Zwangsstörungen sind der Wasch-, der Zähl- und der strikte Ordnungszwang.

■ Überlegen Sie, ob eine Zwangsstörung vorliegt, wenn jemand jedes Mal, wenn er das Haus verlässt, gründlich überprüft, ob das Gas abgestellt ist, die Lichter aus sind, das Bügeleisen nicht angelassen wurde und sorgfältig die Tür abschließt.

Nein, hier kann man noch nicht von einer Zwangs**störung** sprechen. Erst, wenn die allgemeine Lebensführung stark gestört oder unmöglich gemacht wurde, und sich die Zwangshandlungen und Zwangsgedanken so im Leben des Betroffenen „breit" gemacht haben, dass ein Leidensdruck entstanden ist, spricht man von einer Zwangsstörung.

■ Wenn Sie einen Menschen mit einer Zwangsstörung auf die Sinnhaftigkeit seines Tuns (z. B. das ständige Händewaschen) ansprechen, wird er von der Sinnhaftigkeit überzeugt sein, oder nicht?

Nein, diese Menschen wissen, dass es sinnlos ist, sich immer wieder zu waschen. Sie können sich nur nicht dagegen wehren – oder nur kurzfristig. Es handelt sich um eine Krankheit.

■ Bitte ordnen Sie die passenden Begriffe der Angststörungen zu!

1	Posttraumatische Belastungsstörungen	A	Permanente Besorgnis
2	Zwangsstörungen	B	Werden durch ein schweres Ereignis ausgelöst, das Wochen oder Monate zurückliegen kann
3	Generalisierte Angststörungen	C	Unsinnige Wiederholungen
4	Panikstörungen	D	Erwartungsangst entwickelt sich

1: B
2: C
3: A
4: D

■ Was versteht man unter dem Konzept einer Anpassungsstörung?

Damit meint man, dass sich der Organismus an vielfältige Belastungen, denen er ausgesetzt ist, **nicht richtig anpassen** konnte, weil er die **Probleme oder Konflikte nicht bewältigen konnte.**

■ Welches ist der Hauptunterschied zwischen einer akuten Belastungsreaktion und einer Posttraumatischen Belastungsstörung?

Das **zeitliche Auftreten** bildet ein Hauptkriterium für die Diagnose. Bei einer akuten Belastungsreaktion treten die Symptome in einem zeitlichen Zusammenhang mit dem Ereignis auf. Bei einer Posttraumatischen Belastungsstörung treten die Symptome zeitlich versetzt auf, manchmal erst Monate nach dem Ereignis, aber fast nie später als nach 6 Monaten.

■ Welche Ursachen kann eine posttraumatische Belastungsstörung haben?

Posttraumatische Belastungsstörungen können sich aufgrund außergewöhnlicher Bedrohungssituationen oder Veränderungen katastrophalen Ausmaßes entwickeln, z. B. durch Kriegserlebnisse, Terroranschläge, Emigration, Flucht oder Folter. Dabei treten die Symptome meist erst nach Wochen oder Monaten auf.

■ Wodurch ist eine Somatisierungsstörung gekennzeichnet?

Bei einer Somatisierungsstörung treten anhaltend, auch über viele Jahre andauernd, **zahlreiche Körpersymptome** auf, ohne erkennbare körperliche Ursache. Charakteristisch für diese Störung ist, dass während der Anamnese viele **verschiedene** Symptome angegeben werden, eine **lange Krankheitsgeschichte** besteht und die Patienten häufig wechselnde Beschwerden haben.

■ Erklären Sie stichwortartig, was eine dissoziative Störung ist!

Bei einer dissoziativen (lat. = Trennung, Entkopplung, Spaltung) Störung „vergessen" **(entkoppeln)** die Betroffenen bestimmte Teile ihres Lebens, da sie aufgrund schwerer seelischer Belastungen zu schwer zu ertragen waren. Dadurch kommt es zu **Störungen** in der **Wahrnehmung** der **eigenen Identität,** des **Gedächtnisses,** der Körperwahrnehmung oder der Körperfunktionen. Diese Menschen sind sich dieser Verdrängung **nicht** bewusst.

Die wichtigsten Formen dissoziativer Störungen sind die dissoziative Amnesie, die dissoziative Fugue und die multiple Identitätsstörung.

Was meint man mit der Bezeichnung „dissoziative Störung"?

Dissoziativ kommt aus dem Lateinischen und bedeutet Trennung, Entkopplung, Spaltung. Bei einer dissoziativen Störung hat eine **schwere seelische Belastung** zum „**Entkoppeln** bzw. **Abspalten**" von **eigenen persönlichen Erinnerungen** oder **Bewusstheit** geführt.

Für welches psychologische Konzept spricht die „Entkopplung" von belastenden Erinnerungen?

Für das Konzept der „**Verdrängung**" aus der Psychoanalyse von Sigmund **Freud**.

Nennen Sie die drei wichtigsten dissoziativen Störungen!

Dissoziative Amnesie, Fugue und **Multiple Persönlichkeitsstörung.**

Ordnen Sie die passende Definition den psychischen Krankheitsbildern zu!

1	Flucht in eine neue Identität	A	Dissoziative Amnesie
2	Bedeutsame persönliche Daten und Lebensereignisse können nicht mehr erinnert werden, dabei sind die Erinnerungslücken zu groß, als dass sie mit Vergesslichkeit erklärt werden könnten.	B	Dissoziative Fugue
3	Zwei oder mehr komplexe Persönlichkeiten bestimmen innerhalb einer Persönlichkeit das Verhalten.	C	Multiple Persönlichkeitsstörung

1: B
2: A
3: C

Von welchen weiteren Symptomen werden Multiple Persönlichkeitsstörungen oft begleitet?

Multiple Persönlichkeitsstörungen werden oft von **Depressionen**, **Kopfschmerzen**, **Phobien**, **Suizidgedanken**, **Substanzmissbrauch** begleitet.

Nennen Sie das Hauptkennzeichen von somatoformen Störungen!

Der Betroffene leidet unter **körperlichen Beschwerden**, es kann aber **keine organische Ursache** festgestellt werden.

Wodurch unterscheiden sich somatoforme Störungen von den anderen Angststörungen?

Bei den **anderen Angststörungen** kann man die **Ängste direkt beobachten** oder es kann zumindest auf sie zurückgeschlossen werden. Bei **somatoformen Störungen** dagegen kann man die Ängste nicht direkt beobachten, sondern sie haben sich auf die **körperliche Ebene verlagert** und zu **Organbeschwerden** geführt. Typisch ist, dass man dafür **keine körperliche Ursache** findet.

Nennen Sie ein Beispiel, wie eine Krankengeschichte bei somatoformen Störungen aussehen könnte!

In Ihrem Beispiel sollte es sich um eine Krankheitsgeschichte handeln, in der sich **immer wieder ändernde Beschwerden** auftreten und der Patient **mehrere** (viele) verschiedene **Ärzte** aufgesucht hat.

Zählen Sie drei somatoforme Störungen auf!

Zu den somatoformen Störungen gehören **Hypochondrie, Somatisierungsstörungen und somatoforme Schmerzstörung.**

Grenzen Sie die psychosomatischen Störungen gegen die somatoformen Störungen ab!

Bei **psychosomatischen** Störungen treten **körperliche Symptome** auf, bei denen eine **organische Ursache** gefunden werden kann, wohingegen bei **somatoformen Störungen keine körperliche Ursache** der Symptome gefunden werden kann. Beide Störformen werden psychisch ausgelöst, bedingt oder wesentlich mitbedingt.

■ Was versteht man unter einem Affekt?

Unter Affekt versteht man eine **heftige Gemütsbewegung** wie Freude, Wut oder Begeisterung. Es handelt sich um ein **relativ kurz** dauerndes, abgrenzbares, **stark ausgeprägtes Gefühl,** begleitet von **körperlichen Symptomen** wie Blutdruckveränderungen, Schweißausbruch, Änderung der Herztätigkeit oder der Gesichtsfarbe.

■ Was ist eine somatogene Depression?

Eine somatogene Depression ist **organisch-körperlich bedingt** und kommt z. B. als Altersdepression, Wochenbettdepression oder bei Hirntumoren vor.

■ Wodurch unterscheidet sich eine bipolare von einer unipolaren Depression?

Bei der unipolaren Depression treten **nur depressive Verstimmungen** auf, bei der bipolaren kommt es **im Wechsel** zu **Depression** und **Hochstimmung** bzw. auch gereizter Stimmung.

■ Was versteht man unter einer larvierten Depression?

„Larviert" heißt „versteckt, verkappt". Ein Betroffener, der eigentlich an einer Depression erkrankt ist, **„versteckt" seine Symptome auf die körperliche Ebene.**

■ Was versteht man unter einer Manie?

Die Manie zeigt sich durch eine stark erhöhte, **euphorische Stimmung**, evtl. gepaart mit einer Gereiztheit.

■ Erklären Sie, was man unter Dysthymia und was unter Zyklothymia versteht.

Beide gehören zu den anhaltenden affektiven Störungen. Dysthymia ist eine **chronische depressive Verstimmung** über einen längeren Zeitraum, die nicht das Vollbild einer Depression zeigt. Bei der Zyklothymia **wechseln sich depressive mit hochgestimmten Phasen ab.**

■ Ordnen Sie den Persönlichkeitsstörungen die passenden Erklärungen zu!

1	Narzisstische Persönlichkeitsstörung	A	Unabhängige, scheue, reservierte, zurückgezogene Persönlichkeit
2	Histrionische (hysterische) Persönlichkeitsstörung	B	Überhöhtes Bild ihrer eigenen Fähigkeiten
3	Schizoide Persönlichkeitsstörung	C	Übertriebene Emotionen und Ichzentriertheit
4	Paranoide Persönlichkeitsstörung	D	Ausgeprägtes Misstrauen

1: B
2: C
3: A
4: D

■ Nennen Sie Persönlichkeitsstörungen mit den Hauptmerkmalen: dramatisch und emotional.

- **Borderline-Persönlichkeitsstörung**
- **Histrionische Persönlichkeitsstörung**
- **Dissoziale Persönlichkeitsstörung**
- **Narzisstische Persönlichkeitsstörung**

■ Nennen Sie Persönlichkeitsstörungen mit den Hauptmerkmalen: Ängstlichkeit und Unsicherheit.

- **Ängstlich-vermeidende Persönlichkeitsstörung**
- **Abhängige (asthenische) Persönlichkeitsstörung**
- **Anankastische (zwanghafte) Persönlichkeitsstörung**

■ Nennen Sie Persönlichkeitsstörungen mit den Hauptmerkmalen: eigenartig und exzentrisch.

- **Paranoide Persönlichkeitsstörung**
- **Schizoide Persönlichkeitsstörung**

■ Grenzen Sie „normales" von pathologischem Verhalten ab, in Bezug auf Persönlichkeitsmerkmale!

Bei der Abgrenzung spielt der **Ausprägungsgrad** der Charaktereigenschaft (des Persönlichkeitsmerkmals) eine wichtige Rolle. Um von einer Persönlichkeitsstörung zu sprechen, muss die Ausprägung so stark sein, dass dadurch bei dem Betroffenen ein **Leidensdruck** entstanden ist und er in seiner **normalen Lebensführung erheblich gestört** wird.

■ Welche beiden Formen der Denkstörung werden unterschieden?

Man unterscheidet **formale** und **inhaltliche** Denkstörungen.

■ Nach welchen Kriterien kann man die formalen Denkstörungen untergliedern?

Nach der **Geschwindigkeit**, dem **Ablauf** und der **logischen Struktur.**

■ Charakterisieren Sie kurz, was man unter folgenden Störungen versteht:
- Eingeengtes Denken
- Zerfahrenheit und Inkohärenz
- Umständliches Denken
- Perseverierendes Denken
- Neologismen
- Verbigeration

- **Eingeengtes Denken:** Der inhaltliche Denkumfang ist eingeschränkt.
- **Zerfahrenheit** und **Inkohärenz:** Das Denken wird zusammenhangslos und in sich nicht logisch.
- **Umständliches Denken:** Weitschweifigkeit in den Äußerungen, Wesentliches kann nicht vom Unwesentlichen unterschieden werden.
- **Perseverierendes Denken:** ständiges Wiederholen des gleichen Gedankengangs
- **Neologismen:** sprachliche Neubildungen
- **Verbigeration:** Wiederholen von unsinnigen Worten oder Sätzen

■ Worum handelt es sich bei inhaltlichen Denkstörungen?

Es sind Störungen im Sinne einer **Urteilstörung** über die **Realität,** sie betreffen den Inhalt des Denkens. Es betrifft hauptsächlich das Symptom **Wahn.**

■ Grenzen Sie die Halluzination zum Wahn ab!

- **Halluzination** ist eine Sinneswahrnehmung **ohne** entsprechenden **Außenreiz** (Wahrnehmungsstörung).
- Beim **Wahn** ist ein **Sinneseindruck vorhanden,** er wird aber **falsch interpretiert.**

■ Charakterisieren Sie kurz folgende Begriffe der Störungen der Psychomotorik:
- Motorische Unruhe
- Stereotypien

- **Motorische Unruhe: ziellos gesteigerte Motorik** z. B. Umhertrippeln
- **Stereotypien: zwanghaft wiederholte Gesten** oder **Bewegungen** (z. B. ständiges Rumpfschaukeln)

■ Zählen Sie Orientierungsstörungen auf!

Es gibt **zeitliche, örtliche, situative und Orientierungsstörungen zur Person.**

■ Welche Ich-Störungen kennen Sie?

Man unterscheidet **Fremdbeeinflussungserlebnisse** mit den Formen **Gedankeneingebung, Gedankenentzug, Gedankenausbreitung** und **Entfremdungserlebnisse** mit den Formen **Derealisationserlebnisse** und **Depersonalisationserlebnisse.**

■ Welche zwei großen Formen der Bewusstseinsstörung gibt es?

Es gibt **quantitative** und **qualitative Bewusstseinsstörungen.**

■ Zählen Sie quantitative Bewusstseinsstörungen auf!

Benommenheit, Somnolenz, Sopor, Koma.

■ Welche qualitativen Bewusstseinsstörungen werden unterschieden?

Bewusstseinseintrübung, Bewusstseinseinengung, Bewusstseinsverschiebung.

■ **Welches sind die beiden Hauptauslöser für psychotische Störungen? Grenzen Sie sie gegeneinander ab.**

Psychotische Störungen unterteilt man nach ihrer Verursachung in **organisch** und **nicht-organisch** bedingt. Bei der **organischen** Verursachung hat eine **körperliche Ursache,** z. B. eine Hirnverletzung zur psychotischen Störung geführt.

Bei den **nicht-organischen** psychotischen Störungen liegt **keine** eigentliche körperliche Erkrankung zugrunde.

■ **Unterscheiden sich die auftretenden Symptome der psychotischen Störung bei organisch oder nicht-organisch bedingter Ursache?**

Nein.

■ **Zählen Sie einige Ursachen einer organisch bedingten psychotischen Störung auf!**

Hirnverletzungen, **Durchblutungs**- und **Stoffwechselstörungen** oder **Schädigungen** des **Gehirns** durch **Drogen**, **Medikamente auch Alzheimer-Krankheit**, **Creutzfeld-Jakob-Krankheit**, **AIDS-Demenz** u. a.

■ **Wodurch kann ein apallisches Syndrom verursacht werden?**

Reanimation, Vergiftung, Schock (Sauerstoffmangel im Gehirn).

■ **Charakterisieren Sie kurz, wie sich ein apallische Syndrom äußert!**

Beim apallischen Syndrom handelt es sich um einen **„schlafähnlichen Zustand"** mit offenen Augen, wobei der Blick allerdings ins Leere gerichtet ist. Der Betroffene hat Zeiten, in denen er wach ist, und Zeiten, während deren er schläft. Auch wenn er wach ist, zeigt er jedoch keine gerichtete Aufmerksamkeit und keine sinnvollen Reaktionen auf Umweltreize. Er äußert sich nicht spontan, z. B. kann er nicht sagen, dass er Hunger hat oder Harn- bzw. Stuhldrang.

■ **Wie erklärt man den Ausbruch einer psychotischen Störung?**

Man nimmt heute an, dass ein **multifaktorielles Geschehen** vorliegt, d. h., es gibt eine genetische Veranlagung, belastende Lebensereignisse und Probleme in der Herkunftsfamilie können den Ausbruch begünstigen.

■ **Zählen Sie die wesentlichen Kennzeichen der Schizophrenie auf!**

- **Denkstörungen, formale und inhaltliche**
- **Halluzinationen**
- **Antriebsstörungen**
- **Störungen im Sozialverhalten**
- **Ichstörungen**
- **Affektstörungen**
- **Störungen der Psychomotorik**

■ **In welche beiden Hauptkategorien kann man die Symptome der schizophrenen Störungen unterteilen?**

In **Positiv**- und **Negativsymptomatik.**

■ **Geben Sie die Kennzeichen der Positivsymptomatik bei schizophrenen Störungen an!**

Sie ist durch ein **Übermaß** oder **Verzerrung** der **normalen Funktionen** gekennzeichnet.

■ **Geben Sie die Kennzeichen der Negativsymptomatik bei schizophrenen Störungen an!**

Es kommt zu einer **Verminderung** oder zu einem **Verlust** der **normalen Funktionen.**

■ **Wodurch sind schizoaffektive Störungen gekennzeichnet?**

Die schizoaffektive Störung ist von der Erscheinungsform her ein **Mischbild** von Symptomen, die einerseits zur **Schizophrenie** gehören und andrerseits zu einer **affektiven Störung** (z B. Depression oder Manie).

■ **Was muss beachtet werden, wenn Sie als Heilpraktiker bei psychischen Störungen eine Klinikeinweisung ohne Einwilligung des Betroffenen für notwendig erachten?**

Eine Einweisung kann immer **nur** ein **Facharzt** in Gang setzen. Er muss dazu eine vormundschaftliche Genehmigung vom **Gericht** einholen.

■ Dürfen Sie als Heilpraktiker eine psychotische Störung behandeln?

Es besteht **kein gesetzliches Behandlungsverbot.** Allerdings **muss** der Patient wegen der Schwere der Erkrankung und weil verschreibungspflichtige Medikamente eingesetzt werden müssen, den Patienten an den Facharzt verweisen. Allerdings darf der Heilpraktiker in diesem Fall in Absprache mit dem Arzt **begleitend** behandeln.

■ Was ist der Unterschied zwischen einer Intelligenzminderung und einer Demenz?

Eine **Intelligenzminderung** wurde **prä-**, **peri-** oder **postnatal** erworben. In diesen Fällen konnten bestimmte Intelligenzleistungen **nicht** ausgebildet werden.

Bei einer **Demenz** dagegen waren bestimmte Fähigkeiten vorhanden, sind aber wieder **verloren gegangen**, z. B. durch Gehirnveränderungen bei der Alzheimer-Krankheit.

■ Ordnen Sie dem Asperger-Syndrom und dem Rett-Syndrom die Lebensalter zu!

1	Asperger-Syndrom	A	Tritt zwischen dem 6. Lebensmonat und dem 4. Lebensjahr auf.
2	Rett-Syndrom	B	Tritt meist ab dem 3. Lebensjahr auf.

1: B
2: A

■ Ordnen Sie dem Asperger-Syndrom und dem Rett-Syndrom die Geschlechter zu!

1	Asperger-Syndrom	A	Mädchen betroffen
2	Rett-Syndrom	B	Jungen betroffen

1: B
2: A

■ Ordnen Sie dem frühkindlichen Autismus und dem Asperger-Syndrom die Merkmale zu!

1	Frühkindlicher Autismus	A	Typisch sind wringende, waschende Handbewegungen.
2	Asperger-Syndrom	B	Oft liegen Spezialinteressen oder sogar Inselbegabungen vor.
3	Rett-Syndrom	C	Oft liegt eine Intelligenzminderung vor.

1: C
2: B
3: A

■ Ordnen Sie zu ADS und ADHS das hauptsächlich betroffene Geschlecht zu!

1	ADS	A	Eher Mädchen betroffen
2	ADHS	B	Eher Jungen betroffen

1: A
2: B

■ Welche Kennzeichen hat ADHS schon im Säuglingsalter?

Es kommt zu unerklärlich langandauernden **Schreiphasen**, **Schlaf-** und **Essensproblemen** und zur Ablehnung von Körperkontakt.

■ Welche typischen Schwierigkeiten zeigt ein Kind mit ADHS in der Schule?

Die Kinder sind **impulsiv,** haben nur eine **geringe Ausdauer, stören** im Unterricht durch Umherlaufen und Unkonzentriertheit, zeigen Stimmungsschwankungen, haben **Leistungsprobleme** und eine schlechte Schrift.

■ Ordnen Sie zu!

1	Abhängigkeit (Sucht)	A	Es wird regelmäßig eine Substanz eingenommen, deren Gebrauch sich negativ auf den Alltag auswirkt und zu Problemen führt.
2	Substanzmissbrauch	B	Es besteht eine körperliche Abhängigkeit von einer Substanz.
3	Substanzabhängigkeit	C	Zwanghafte Befriedigung eines Bedürfnisses

1: C
2: A
3: B

■ Was versteht man unter Abhängigkeit (Sucht, Suchtverhalten)?

Sucht ist die **zwanghafte Befriedigung** eines **Bedürfnisses.**

■ Welche zwei Abhängigkeiten unterscheidet man in der Hinsicht, ob Stoffe zugeführt werden oder nicht?

Nichtstoffliche (stoffungebundene) und **stoffgebundene** Abhängigkeiten.

■ Welche zwei Formen von substanzinduzierten Störungen werden unterschieden?

Schädlicher Gebrauch (Substanzmissbrauch) und **Substanzabhängigkeit.**

■ Welches sind die wichtigsten Kennzeichen einer Substanzabhängigkeit?

Es ist eine körperliche Abhängigkeit entstanden, die durch **Toleranz** und **Entzugserscheinungen** gekennzeichnet ist.

■ Welche Alkoholtypen nach M. Jellinke gibt es und welches Suchtkennzeichen haben sie jeweils?

Typ	Suchtkennzeichen
Konflikttrinker (Alpha-Trinker)	• Kein Kontrollverlust, abstinenzfähig • Psychische Abhängigkeit
Gelegenheitstrinker (Beta-Trinker)	• Kein Kontrollverlust, abstinenzfähig • Keine Abhängigkeit
Süchtiger Trinker (Gamma-Trinker)	• Kontrollverlust, nur noch zeitweise abstinenzfähig • Erst psychisch, dann physisch abhängig
Gewohnheits- oder Spiegeltrinker (Delta-Trinker)	• Abstinenzunfähig, rauscharmer kontinuierlicher Alkoholkonsum; kein Kontrollverlust • Physisch und psychisch abhängig
Episodischer Trinker sog. Quartalssäufer (Epsilon-Trinker)	• Evtl. mehrtägiges exzessives Trinken mit Kontrollverlust; abstinenzfähig • Psychische Abhängigkeit

■ Was sind Halluzinogene?

Halluzinogene sind Substanzen, die optische **Halluzinationen** hervorrufen. Sie können auch zu Gefühlsintensivierungen, Omnipotenzgefühlen und Veränderungen des Ich-Erlebens und des Körpergefühls führen.

Es gibt synthetisch hergestellte Halluzinogene (z. B. LSD, Ecstasy) und pflanzliche (z. B. Fliegenpilz, Engelstrompete, Tollkirsche, Bilsenkraut).

25

■ Grenzen Sie stichwortartig die drei Therapieformen gegeneinander ab:
- **Psychotherapie**
- **Psychopharmakotherapie**
- **Soziotherapie**

Psychotherapie
Es handelt sich um einen Oberbegriff für **psychologische Behandlungsmethoden**, bei denen psychische Mittel zur Heilung eingesetzt werden – im Unterschied zur Somatotherapie, bei der körperlich wirksame Mittel verwendet werden.

Psychopharmakotherapie
Es werden meist verschreibungspflichtige Substanzen durch einen Facharzt für Psychiatrie verordnet, die in die Regulation des **Zentralnervensystems** eingreifen.

Soziotherapie
Das **soziale Umfeld** (Familie, Arbeitsplatz, Freunde) wird in die Arbeit mit einbezogen.

■ Wer ist der Begründer der Psychoanalyse?

Als Begründer der Psychoanalyse gilt **Sigmund Freud** (1856 bis 1939).

25.2 Multiple-Choice-Fragen

■ Welche Störungen sind neurotische Störungen nach ICD-10?

1 Wahn
2 Agoraphobie
3 Panikstörungen
4 Somatoforme Störungen

Die Antworten 2 und 3 sind richtig.

■ Welche Störungen gehören zu den phobischen Störungen?

1 Manie
2 Halluzination
3 Denkstörung
4 Klaustrophobie
5 Agoraphobie

Die Antworten 4 und 5 sind richtig.

■ Kreuzen Sie die zutreffenden Aussagen über Phobien an!

1 Unter einer Agoraphobie versteht man nur, dass jemand Angst vor großen, weiten Räumen hat.
2 Phobische Störungen sind gekennzeichnet durch ein ausgeprägtes Vermeidungsverhalten.
3 Die Agoraphobie kommt immer nur als alleinige Störungsform vor.
4 Unter Akrophobie versteht man Höhenangst.
5 Dem von einer sozialen Phobie betroffenen Menschen ist nicht klar, dass seine Ängste unangemessen sind.

Die Antworten 2 und 4 sind richtig.

Anmerkung
- Punkt 3: Die Agoraphobie geht oft mit Panikattacken einher.

■ Kreuzen Sie die zutreffenden Aussagen über Angststörungen an!

1 Bei einer generalisierten Angststörung hat ein singuläres Ereignis die Störung ausgelöst.
2 Eine unbehandelte generalisierte Angststörung zieht sich meist durch das ganze Leben eines Menschen.
3 Der Verlauf einer Panikstörung ist anfallsartig.
4 Panikstörungen treten selten mit einer Agoraphobie auf.
5 Posttraumatische Belastungsstörungen sind durch andauerndes Wiedererleben des traumatischen Ereignisses gekennzeichnet.
6 Kontrollzwänge zählt man nicht zu den Zwangsstörungen.

Die Antworten 2, 3 und 5 sind richtig.

■ Welche Aussagen über die Somatisierungsstörung nach ICD-10 sind richtig?

1 Symptome treten plötzlich aus voller Gesundheit auf.
2 Es besteht eine lange Krankheitsgeschichte mit ständig wechselnden Beschwerden.
3 Über Jahrzehnte wird über ein ganz bestimmtes Symptom geklagt.
4 Ein typisches Symptom, das bei einer Somatisierungsstörung auftritt, ist Krebs.
5 Von einer Somatisierungsstörung kann jedes Organ und jede Funktion betroffen sein.

Die Antworten 2 und 5 sind richtig.

Welche Kennzeichen haben psychotische Störungen (Psychosen)?

1 Herzbeschwerden
2 Wahn
3 Halluzination
4 Ängstlichkeit
5 Flacher Affekt

Die Antworten 2, 3 und 5 sind richtig.

Wie verläuft eine schizophrene Störung in der Regel?

1 Akut
2 Chronisch
3 Fulminant
4 In Schüben

Antwort 4 ist richtig.

Welche Aussagen zum Intelligenztest sind richtig?

1 Es besteht ein fester Zusammenhang: Je höher der IQ, desto beliebter ist dieser Mensch in seinem sozialen Umfeld.
2 Mit einem Intelligenztest kann man z. B. das Sprachverständnis und das logische Denken testen.
3 Der durchschnittliche IQ liegt bei 100.
4 Ab einem IQ 110 spricht man von Hochbegabung.
5 Unter einem IQ 90 spricht man von Minderbegabung.

Die Antworten 2 und 3 sind richtig.

Anmerkung
- Punkt 4: Man spricht ab einem IQ von 130 von Hochbegabung.
- Punkt 5: Man spricht unter einem IQ von 70 von Minderbegabung.

Worum handelt es sich bei einer Dyskalkulie?

1 Um eine isolierte Rechtschreibstörung
2 Um eine isolierte Rechenstörung
3 Um eine kombinierte Lese- und Rechtschreibstörung
4 Um eine kombinierte Störung des Lesens, Schreibens und Rechnens

Antwort 2 ist richtig.

Anmerkung
- Punkt 3: Dies wird als Legasthenie bezeichnet.

Welche Aussagen über den frühkindlichen Autismus sind richtig?

1 Betroffen sind vor allem Mädchen.
2 Die Störung zeigt sich in der Regel in der Pubertät.
3 Er wird auch als Kanner-Syndrom bezeichnet.
4 Es kommt zu auffallenden Störungen im Sozialverhalten.

Die Antworten 3 und 4 sind richtig.

Anmerkung
- Punkt 1: Betroffen sind in erster Linie Jungen.
- Punkt 2: Die Störung zeigt sich in der Regel ab dem 3. Lebensjahr.

Welche Aussage über das Rett-Syndrom ist richtig?

1 Bei sachgerechter Behandlung und gezielter Förderung ist die Krankheit heilbar.
2 Es sind ausschließlich Mädchen betroffen.
3 Die Betroffenen zeigen als Inselbegabung oft eine ausgesprochene Sprachbegabung.
4 Bricht das Rett-Syndrom aus, so kann das Kind nichts Neues mehr lernen. Das bereits Gelernte bleibt erhalten.

Antwort 2 ist richtig.

Anmerkung
- Punkt 1: Die Krankheit gilt als progredient und unheilbar.
- Punkt 3: Die Sprachentwicklung ist mangelhaft bzw. wenn schon eine Sprachentwicklung stattgefunden hatte, so erfolgt ein Verlust.
- Punkt 4: Bereits erlernte Fähigkeiten, wie z. B. die Sprache können sich zurückentwickeln.

Welche Aussagen passen zu ADHS?

1 Impulsivität
2 Hyperaktivität mit starkem Bewegungsdrang
3 Leichte Ablenkbarkeit
4 Schwierigkeiten das eigene Verhalten zu steuern

Alle Antworten sind richtig.

■ Welche Aussage über Abhängigkeit (Sucht) ist richtig?

1 Ein typisches Symptom bei Abhängigkeit ist Depression.
2 Substanzmissbrauch und Substanzabhängigkeit sind Synonyme.
3 Charakteristisches Merkmal der Substanzabhängigkeit ist eine Toleranzentwicklung gegenüber der suchterzeugenden Droge.
4 Unter einem Substanzmissbrauch versteht man, dass es zu einer körperlichen Abhängigkeit gegenüber der konsumierten Droge gekommen ist.

Antwort 3 ist richtig.

■ Welche Kennzeichen hat ein Opiatrausch (Opiatintoxikation)?

1 Mydriasis
2 Bradykardie
3 Bewusstseinsstörungen bis Koma
4 Atemdepression mit der Gefahr des Atemstillstands

Die Antworten 2, 3, und 4 sind richtig.

Anmerkung
- Punkt 1: Mydriasis ist ein Kennzeichen des Opiatentzuges. Im Opiatrausch kommt es zur Miosis.

■ Welche Aussagen über Cannabinoide treffen zu?

1 Haschisch und Marihuana sind Synonyme.
2 Die Einnahme kann zu Entspannung, psychomotorischer Verlangsamung und Konzentrationsstörungen führen.
3 Bei chronischem Konsum kann es zur Amotivation mit Teilnahmslosigkeit, Verstimmungszuständen und Konzentrations- und Gedächtnisstörungen kommen.
4 Als Entzugssymptom kann es zu Flashbacks kommen.

Die Antworten 2, 3 und 4 sind richtig.

Anmerkung
- Punkt 1: Haschisch wird aus dem Harz der Blütenstaude gewonnen und Marihuana aus getrockneten Blüten und Blättern hergestellt.

■ Welche Aussage über Diazepam ist richtig?

1 Diazepam gehört zu den Stimulanzien.
2 Typische Entzugssymptome sind Amotivation, Müdigkeit, Bradykardie.
3 Hat jemand über längere Zeit Valium® eingenommen, so sollte dieses Mittel schnellstens abgesetzt werden, da es schwere Nebenwirkungen zeigen kann.
4 Diazepam kann sowohl eine psychische als auch eine physische Abhängigkeit hervorrufen.

Antwort 4 ist richtig.

Anmerkung
- Punkt 1: Diazepam ist ein Beruhigungs- und Schlafmittel.
- Punkt 2: Entzugssymptome sind Unruhe, Tachykardie, Schlafstörungen.
- Punkt 3: Das Mittel muss ausgeschlichen werden, damit es nicht zu heftigen Entzugssymptomen kommt.

■ Kreuzen Sie an, was zu den Stimulanzien gehört!

1 Valium
2 Speed
3 Marihuana
4 Kokain
5 Amphetamine
6 Haschisch
7 Kokain

Die Antworten 2, 4, 5 und 7 sind richtig.

Anmerkung
- Punkt 1: Valium enthält Diazepam und ist ein Beruhigungs- und Schlafmittel.
- Punkt 3 und 6: Marihuana und Haschisch gehören zu den Cannabinoiden und haben eine entspannende und verlangsamende Wirkung.

Kreuzen Sie an, was zu den psychodynamischen Psychotherapieverfahren gerechnet wird!

1 Verhaltensorientierte Therapieverfahren
2 Krisenintervention
3 Hypnosetherapie
4 Klassische Psychoanalyse nach Freud
5 Tiefenpsychologisch fundierte Psychotherapien
6 Gestalttherapie

Die Antworten 2, 4 und 5 sind richtig.

Kreuzen Sie an, welche Wirkungen Antipsychotika (Neuroleptika) haben!

1 Diarrhö
2 Antipsychotisch
3 Schlaffördernd
4 Sucht erzeugend
5 Psychomotorisch dämpfend

Die Antworten 2, 3 und 5 sind richtig.

Anmerkung

- Punkt 1: Zu den möglichen Nebenwirkungen zählt Obstipation (durch anticholinerge Wirkung).
- Punkt 4: Antipsychotika (Neuroleptika) haben kein Abhängigkeitspotenzial.

Welche Aussage zu den Antidepressiva und der Suchtgefahr ist richtig?

1 Sie haben keinerlei Auswirkung auf die Suizidgefahr.
2 Die Suizidgefahr steigt vor allem nach wenigen Einnahmen, weil nun der Antrieb gesteigert wurde.
3 Die Suizidgefahr steigt kontinuierlich mit der Einnahmedauer, d. h., je länger Antidepressiva genommen werden, desto größer die Suizidgefahr.

Antwort 2 ist richtig.

Welche Aussagen zu den Phasenprophylaktika sind richtig?

1 Phasenprophylaktika sind Stimmungsstabilisierer.
2 Bei den Phasenprophylaktika wird vor allem Lithium eingesetzt.
3 Ein wichtiges Einsatzgebiet sind histrionische Persönlichkeitsstörungen.
4 Einsatzgebiete sind rezidivierende Depressionen und bipolare Störungen.

Die Antworten 1, 2 und 4 sind richtig.

➤ Hier finden Sie das Online-Kapitel 25 nach ICD-11.

https://else4.de/kif

KAPITEL

26 Allgemeine Infektionslehre

26.1 Fragen ohne Antwortauswahl

■ Was ist eine Infektion?

Bei einer Infektion dringen **Krankheitserreger** (Mikroorganismen) in den **Körper** ein und **vermehren** sich hier. Dadurch kann es zum Ausbruch einer Infektionskrankheit kommen. Eine Infektion kann jedoch auch symptomlos (inapparent) verlaufen.

■ Ordnen Sie zu!

1	Zwei Lebewesen nützen sich gegenseitig.	A	Parasit
2	Ein Lebewesen lebt auf Kosten eines anderen und schadet ihm dadurch.	B	Symbionten

1: B
2: A

■ Ordnen Sie zu!

1	Grundsätzliche Fähigkeit eines Mikroorganismus, krankhafte Zustände herbeizuführen	A	Virulenz
2	Ausprägungsgrad der Pathogenität bei einem bestimmten Bakterienstamm	B	Pathogenität

1: B
2: A

■ Ordnen Sie zu!

1	Geschützt sein gegen einen bestimmten pathogenen Erreger	A	Resistenz
2	Ein Krankheitserreger kann sich grundsätzlich im Menschen ansiedeln.	B	Immunität
3	Ein bestimmter Erreger kann bei keinem Individuum einer bestimmten Art Krankheitserscheinungen hervorrufen (Artmerkmal).	C	Empfänglichkeit

1: B
2: C
3: A

■ Ordnen Sie zu!

1	Ausgehend von der Eintrittspforte kommt es zu einer lokalen Ausbreitung des Erregers.	A	Zyklische Infektionskrankheit
2	Hier kommt es zu: Inkubationszeit, Generalisation und Organmanifestation.	B	Lokalinfektionskrankheit

1: B
2: A

■ **Ordnen Sie die zugehörigen Begriffe über Übertragungsarten von Krankheitserregern zu!**

1	Austausch von Körpersäften	A	Ansteckung kann durch Anhusten, Ansprechen und Anniesen erfolgen.
2	Aerogene Ansteckung	B	Ansteckung kann bei direktem Hautkontakt über Haut- und Schleimhautwunden und über Bluttransfusionen erfolgen.
3	Schmierinfektion	C	Ansteckung kann durch Händegeben erfolgen.
4	Tröpfcheninfektion	D	Übertragung kann durch Stuhl erfolgen. Unsaubere Toilettenanlagen begünstigen diesen Übertragungsweg.
5	Verschleppung im Körper	E	Ansteckung erfolgt durch Einatmen von erregerhaltigem Staub.
6	Kontaktinfektion	F	Die im Darm physiologisch vorkommenden Escherichia coli wandern in den Harnweg und rufen hier Krankheitserscheinungen hervor.

1: B
2: E
3:D
4: A
5: F
6: C

■ **Geben Sie an, wodurch sich eine Zoonose von einer Anthroponose unterscheidet!**

Eine **Zoonose** kann sowohl von **Wirbeltieren** auf den **Menschen** als auch umgekehrt übertragen werden. Eine **Anthroponose** dagegen nur von **Mensch zu Mensch.**

■ **Ordnen Sie zu!**

1	Eitererreger sind von einem Infektionsherd aus in den Blutkreislauf gelangt und siedeln sich in anderen Organen ab. Die Folge sind eitrige Metastasen in Form von Abszessen oder Empyemen.	A	Sepsis
2	Es gelangen fortwährend oder zeitweise reichlich Erreger mit ihren Toxinen von einem Herd aus ins Blutkreislaufsystem.	B	Bakteriämie
3	Bakterien sind ins Kreislaufsystem gelangt.	C	Pyämie

1: C
2: A
3: B

■ **Ordnen Sie zu!**

1	Nach Ausheilung einer Erkrankung erfolgt eine erneute Ansteckung mit dem gleichen Erreger.	A	Superinfektion
2	Es kommt zu einer erneuten Infektion mit dem gleichen Erreger, mit dem bereits eine Infektion vorliegt.	B	Sekundärinfektion
3	Zu einer bereits bestehenden Infektion kommt ein zweiter Erreger hinzu.	C	Reinfektion

1: C
2: A
3: B

Ordnen Sie zu!

1	Dauerverseuchung eines bestimmten Gebiets	A	Epidemie
2	Ausbreitung einer Infektionskrankheit über Länder und Kontinente, die dort zeitlich begrenzt besteht	B	Endemie
3	Zeitlich begrenztes, gehäuftes Auftreten einer Infektionskrankheit in einem bestimmten Gebiet	C	Pandemie

1: B
2: C
3: A

Ordnen Sie zu!

1	Anzahl der Todesfälle, bezogen auf die an einer bestimmten Krankheit Erkrankten in Prozent	A	Mortalität
2	Anzahl der Todesfälle, in einem bestimmten Zeitraum an einer bestimmten Erkrankung, bezogen auf die Gesamtbevölkerung oder auf bestimmte Bevölkerungsteile	B	Morbidität
3	Zahl der Kranken, bezogen auf die Bevölkerungsgruppe, die innerhalb eines Jahres an einer bestimmten Krankheit leiden	C	Letalität

1: C
2: A
3: B

Ordnen Sie zu!

1	Säureschutzmantel der Haut, antibakterielle Enzyme, Schleim, Flimmerhärchen	A	Spezifische Immunität
2	Schutz gegen einen bestimmten Erregertyp. Hier spielen Antikörper eine wichtige Rolle.	B	Unspezifische Immunität

1: B
2: A

Ordnen Sie zu!

1	Es werden abgeschwächte Erreger geimpft, sodass der Körper selber Antikörper produziert.	A	Aktive Impfung
2	Es werden spezifische Antikörper gespritzt. In diesem Fall muss der Organismus selbst keine Antikörper produzieren.	B	Passive Impfung

1: A
2: B

Ordnen Sie zu!

1	Desinfektion	A	Keimfrei machen
2	Sterilisation	B	Vernichtung pathogener Keime

1: B
2: A

Ordnen Sie zu!

1	Bakterio-statisch	A	Wachstum und Vermehrung von Bakterien hemmend
2	Fungistatisch	B	Bakterienabtötend
3	Virostatisch	C	Virenabtötend
4	Bakterizid	D	Wachstum und Vermehrung von Viren hemmend
5	Fungizid	E	Pilzabtötend
6	Virozid	F	Wachstum und Vermehrung von Pilzen hemmend

1: A
2: F
3: D
4: B
5: E
6: C

Ordnen Sie zu!

1	Erhöhung der Temperatur durch Heraufsetzung des Sollwerts durch das Temperaturregulationszentrum im Hypothalamus	A	Fieber
2	Überwärmung des Körpers durch unzureichende Wärmeabgabe oder durch vermehrte Wärmezufuhr	B	Hyperthermie

1: A
2: B

Ordnen Sie zu!

1	Kontinua-Fieber	A	Hohes Fieber mit Tagesschwankungen unter 1 °C
2	Intermittierendes Fieber	B	Im Laufe eines Tages wechselnd hohe Temperaturen mit fieberfreien Intervallen
3	Lytische Entfieberung	C	Fieber mit Tagesschwankungen von 1 bis 1,5 °C
4	Remittierendes Fieber	D	Wellenförmige Fieberkurve
5	Undulierendes Fieber	E	Allmähliche Entfieberung

1: A
2: B
3: E
4: C
5: D

Was versteht man unter einer Schmierinfektion?

Bei einer Schmierinfektion wird der **Erreger meist mit dem Stuhl,** gelegentlich aber auch durch Urin, Eiter oder Blut ausgeschieden, dann verschmiert, um nachfolgend von einer nächsten Person wieder oral (eventuell aber auch über Bindehautsack oder Hautverletzungen) aufgenommen zu werden. Im Falle der häufigsten Übertragung durch Schmierinfektion, nämlich Stuhl → Mund spricht man von fäkal-oraler Übertragung.

Geben Sie an, wie Infektionskrankheiten von ihrem zeitlichen Ablauf her unterteilt werden!

- Foudroyanter Verlauf
- Akuter Verlauf
- Subakuter Verlauf
- Chronischer Verlauf
- Rezidivierender Verlauf
- Verlauf mit Latenzphasen

Was versteht man unter einer Titerbestimmung?

Unter einer Titerbestimmung versteht man einen **Mengennachweis** von **bestimmten Antikörpern** im Blut.

Zählen Sie wichtige Krankheitserreger auf!

Bakterien, Viren, Pilze, Protozoen, Parasiten.

Wie heißen die kleinsten Krankheitserreger?

Viren (und Prionen).

Was sind Anaerobier?

Anaerobier sind **Bakterien,** die **ohne Sauerstoff** wachsen können.

Welche beiden wesentlichen Arten von Bakteriengiften unterscheidet man?

Ausscheidungsgifte (Ektotoxine) und **Zerfallsgifte** (Endotoxine).

Woher haben die Schimmelpilze ihren Namen?

Schimmelpilze sind in der Lage, abgestorbenes organisches Material mit **Schimmel** zu überziehen.

Was sind häufige Candida-Mykosen (Soorerkrankungen) des Säuglings?

- **Mundsoor**
- **Windelsoor**

Welche hier bei uns auftretenden Erkrankungen können durch Zecken übertragen werden?

- Die **Lyme-Borreliose**
- Die **FSME,** Früh(jahr)-Sommer-Meningoenzephalitis

Was ist das Komplementsystem?

Das Komplementsystem besteht aus **ungefähr 20 verschiedenen Bluteiweißen,** welche die Aufgabe haben, **Abwehrvorgänge** zu unterstützen und zu ergänzen.

Wie wird ein Stoff (z. B. Erreger oder Toxin) bezeichnet, der in der Lage ist, die Bildung von Antikörpern auszulösen?

Antigen.

Welche Gestalt haben – vereinfacht gesehen – die meisten Antikörper?

Sie haben meist **Y-förmige** Gestalt.

Wie heißen die Zellen, die ihre Antikörper an das humorale System abgeben?

Plasmazellen.

Was versteht man unter dem Monozyten-Makrophagen-System?

Es handelt sich um eine **Zusammenfassung aller Fresszellen,** die von den **Monozyten abstammen** und die im Körper wichtige Abwehraufgaben erfüllen.

26.2 Multiple-Choice-Fragen

Welche Faktoren können dazu beitragen, dass eine Infektionskrankheit zum Ausbruch kommt!

1 Abwehrlage des Körpers
2 Virulenz der Erreger
3 Dauer der Exposition
4 Anzahl der aufgenommenen Erreger

Die Antworten 1, 2, 3 und 4 sind richtig.

Für Lokalinfektionskrankheiten trifft zu:

1 Man unterscheidet Inkubationszeit, Generalisationsstadium und Organmanifestation.
2 Nach Durchlaufen der Erkrankung besteht meist lebenslange Immunität.
3 Bei der Virushepatitis handelt es sich um eine Lokalinfektionskrankheit.
4 Bei einer Lokalinfektionskrankheit kommt es ausschließlich zu Reaktionen am Ort des Erregereintritts. Fernwirkungen können nicht auftreten.
5 Bei einer Lokalinfektionskrankheit kommt es zwar zu örtlichen Reaktionen am Ort des Erregereintritts, aber über Fernwirkung von Toxinen können auch andere Organe in Mitleidenschaft gezogen werden.

Antwort 5 ist richtig.

Anmerkung
- Punkte 1, 2 und 3: Es sind jeweils die zyklischen Infektionskrankheiten beschrieben.

Welche Faktoren garantieren die unspezifische Immunität?

1 Antigen-Antikörper-Reaktion
2 Mundspeichel
3 Monozyten
4 Magensäure
5 Plasmazellen
6 Makrophagen
7 Mikrophagen
8 Antikörper

Die Antworten 2, 3, 4, 6 und 7 sind richtig.

Anmerkung
- Punkte 1, 5 und 8: gehört jeweils zur spezifischen Immunität.

Welche Faktoren bedingen die erworbene Immunität?

1 Die Antikörper, die die Mutter mit der Muttermilch auf den Säugling überträgt
2 Das Überstehen einer Infektionskrankheit, bei der Symptome auftraten
3 Das Überstehen einer Infektionskrankheit mit inapparentem Verlauf
4 Aktive Impfung
5 Passive Impfung

Die Antworten 2, 3 und 4 sind richtig.

Anmerkung
- Punkt 1: Der Säugling erwirbt keine echte Immunität, da die von der Mutter auf den Säugling übertragenen Antikörper nach einiger Zeit wieder abgebaut werden.
- Punkt 5: Auch hierbei wird keine echte Immunität erworben, da fertige Antikörper gespritzt werden, die nach einiger Zeit vom Körper wieder abgebaut werden, da es sich hierbei um körperfremdes Eiweiß handelt.

Welche Aussagen über die Desinfektion sind zutreffend?

1 Der desinfizierte Gegenstand ist völlig keimfrei.
2 Eine Desinfektion wird typischerweise durch entsprechende chemische Mittel vorgenommen.
3 Von einer Desinfektion spricht man, wenn Räume oder Gegenstände von Ungeziefer befreit werden.
4 Eine Desinfektion kann nicht nur durch chemische Mittel vorgenommen werden, sondern je nach Erreger auch durch Austrocknung, Kälte, Sonnenbestrahlung, UV-Licht und anderes.

Die Antworten 2 und 4 sind richtig.

Anmerkung
- Punkt 1: Wenn ein Gegenstand völlig keimfrei wurde, handelt sich um die Sterilisation.
- Punkt 3: Dabei handelt sich um eine Desinsektion.

Welche Aussage ist richtig?

1 Von hohem Fieber spricht man ab 41 °C.
2 Mit subfebriler Temperatur bezeichnet man die normale Körpertemperatur.
3 Von Untertemperatur spricht man ab Werten unter 33 °C.
4 Mit lytischer Entfieberung bezeichnet man eine langsame, allmähliche Entfieberung.
5 Bevor Fieber hoch ansteigt, kommt es bei Erwachsenen typischerweise zu Fieberkrämpfen und bei Kindern zu Schüttelfrost.

Antwort 4 ist richtig.

Anmerkung
- Punkt 1: Von hohem Fieber spricht man ab 39 °C.
- Punkt 2: Subfebrile Temperaturen liegen zwischen 37 und 38 °C.
- Punkt 3: Von Untertemperatur spricht man ab Werten unter ca. 36,4 °C.
- Punkt 5: Beim Erwachsenen kommt es typischerweise zum Schüttelfrost und bei Kindern zu Fieberkrämpfen.

Welche Aussage über einen Dauerausscheider ist zutreffend?

1 Ein Dauerausscheider hat auf jeden Fall Krankheitserscheinungen.
2 Ein Dauerausscheider hat nur solange Krankheitserscheinungen, solange er den Erreger ausscheidet.
3 Ein Dauerausscheider kann eine Ansteckungsquelle für andere Personen sein.
4 Nach dem IfSG § 6 sind die Dauerausscheider von Botulismus, Cholera und Shigellenruhr meldepflichtig.

Antwort 3 ist richtig.

Anmerkung
- Punkt 1: Wenn Krankheitserscheinungen bestehen, handelt es sich um einen Kranken!
- Punkt 2: siehe Punkt 1.
- Punkt 4: Nach dem IfSG § 6 sind Dauerausscheider **nicht** meldepflichtig.

Bei welchen Erregern handelt es sich um Bakterien?

1 Herpes simplex
2 Pasteurella
3 Spirillen
4 Spirochäten
5 Kokken
6 Adenoviren
7 Protozoen

Antwort 2, 3, 4 und 5 sind richtig.

Anmerkung
- Punkte 1 und 6: Hierbei handelt es sich um Viren.
- Punkt 7: einzellige Lebewesen

Kugelförmige Bakterien sind:

1 Corynebakterien
2 Diplokokken
3 Spirochäten
4 Arboviren
5 Staphylokokken
6 Streptokokken
7 Pasteurella

Die Antworten 2, 5 und 6 sind richtig.

Anmerkung
- Punkt 1: Corynebakterien sind stäbchenförmige (hantelförmige) Bakterien.
- Punkt 3: Spirochäten sind schraubenförmige Bakterien.
- Punkt 7: Pasteurella sind stäbchenförmige Bakterien.

Welche Aussagen über Endo- und Ektotoxine sind richtig?

1 Ektotoxine sind die Zerfallsgifte von Bakterien.
2 Endotoxine sind die Zerfallsgifte von Bakterien.
3 Ektotoxine sind Ausscheidungsgifte von Bakterien.
4 Endotoxine sind Ausscheidungsgifte von Bakterien.
5 Mit Ektotoxinen meint man, dass die Bakterien Stoffwechselprodukte abgeben, die das Krankheitsbild auslösen können.

Die Antworten 2, 3 und 5 sind richtig.

Was sind „hämolysierende Streptokokken“?

1 Sie befinden sich im Blut (häm).
2 Sie können eine „Blutvergiftung“ (Sepsis) hervorrufen.
3 Sie zeigen auf Blutnährböden ein erythroytenauflösendes Verhalten.
4 Sie haben eine kugelförmige bis ovale Gestalt.

Die Antwort 3 ist richtig.

Anmerkung
- Punkt 1: Das ist falsch. „Häm“ bedeutet zwar Blut, aber es steckt auch noch der Begriff „Lyse“, d.h. „Auflösen“ in dem Wort.
- Punkt 2: Zwar ist es richtig, dass Streptokokken eine Sepsis verursachen können, diese Tatsache steckt aber nicht in der Bezeichnung „hämolysierende Streptokokken“.
- Punkt 4: Zwar ist es richtig, dass Streptokokken eine solche Form haben, das beinhaltet aber schon der Begriff „Kokke“. Eine hämolysierende Streptokokke ist unter Nr. 3 beschrieben.

Was ist eine typische gefürchtete Folgeerkrankung einer Infektion mit Streptococcus pyogenes (Bakterium der Gruppe A nach Lancefield)?

1 Meningitis
2 Autoimmunbedingte Glomerulonephritis
3 Sepsis
4 Lyell-Syndrom

Die Antwort 2 ist richtig.

Anmerkung
- Punkt 1: Eine Meningitis wird v.a. durch Meningo- und Pneumokokken und Haemophilus influenzae verursacht.
- Punkt 2: Die Aussage ist richtig. Infektionen durch Streptococcus pyogenes kann außerdem z.B. noch rheumatisches Fieber oder ein Erythema nodosum zur Folge haben.
- Punkt 3: Eine Sepsis ist zwar eine mögliche, aber keine typische Folge.
- Punkt 4: Ein Lyell-Syndrom kann bei Infektionen mit dem Staphylococcus aureus auftreten.

Welche Aussage über Pilze und Pilzerkrankungen ist richtig?

1 Jeder Pilz ruft typischerweise Krankheitserscheinungen hervor.
2 Pilze können sich nur auf der Haut niederlassen, innerhalb des Körpers können sie keine Beschwerden verursachen.
3 Candida albicans ist ein wichtiger Hefepilz, der Krankheitsbeschwerden vor allem in Mundhöhle und Vagina verursachen kann.
4 Typisch für Hefepilzerkrankungen sind die leicht abwischbaren, weißlich-gelben Beläge. Hat man die befallenen Stellen mit einem Spatel oder Ähnlichem abgewischt, so hat man damit auch die Pilzinfektion dieser Stelle entfernt.

Antwort 3 ist richtig.

Anmerkung
- Punkt 4: Bei den Pilzbelägen handelt es sich zwar um leicht abwischbare Beläge, jedoch wird hierbei nicht die Pilzinfektion beseitigt, da der Pilz tief in der Haut nistet, sondern es werden nur die oberflächlichen abgestorbenen Hautteile entfernt.

Welche Parasiten spielen typischerweise als Überträger anderer Krankheitserreger eine Rolle?

1 Bandwürmer
2 Kleiderläuse
3 Madenwürmer
4 Zecken
5 Trichinen
6 Flöhe

Die Antworten 2, 4 und 6 sind richtig.

Anmerkung
- Punkt 2: Kleiderläuse übertragen Fleckfieber, Q-Fieber, Rückfallfieber und Pest.
- Punkt 4: Zecken übertragen vor allen Dingen FSME, Borreliose, Fleck-, Q- und Rückfallfieber.
- Punkt 6: Flöhe können u. a. Pest übertragen.

■ Welche Zellen haben die Fähigkeit zur Phagozytose?

1 Gewebsmakrophagen
2 Retikulumzellen
3 Basophile
4 Erythrozyten
5 Histiozyten
6 Kupffer-Sternzellen
7 Plasmazellen

Die Antworten 1, 2, 5 und 6 sind richtig.

Anmerkung

- Punkt 2: Retikulumzellen sind wichtige Abwehrzellen des retikulären Bindegewebes, wie es z. B. im Lymphknotenmark oder in den Tonsillen vorkommt.
- Punkt 3: Basophile enthalten Histamin und Heparin.
- Punkt 5: Histiozyten sind aus dem Blut ausgewanderte Monozyten, die sich im Bindegewebe befinden.
- Punkt 6: Die Kupffer-Sternzellen sitzen in den Lebersinusoiden.
- Punkt 7: Plasmazellen stammen von den B-Lymphozyten ab und sind Antikörperproduzenten.

KAPITEL

27 Infektionskrankheiten

27.1 Fragen ohne Antwortauswahl

AIDS

■ Eine Person wurde HIV-positiv getestet, hat aber noch keine Symptome. Kann man diese Person als AIDS-Kranken bezeichnen?

Nein. Es handelt sich lediglich um einen HIV-Träger. Ein HIV-Träger kann andere Personen infizieren, er selbst zeigt keine Symptome.

■ Wie lange dauert es – bezogen auf den Übertragungszeitpunkt des AIDS-Virus – bis das Virus im Blut nachgewiesen werden kann?

Das AIDS-Virus kann **meist 3–12 Wochen** (selten bis über 6 Monate) nach Aufnahme des Virus nachgewiesen werden.

■ Mit welchen Beschwerden kündigt sich Prä-AIDS meist an?

Prä-AIDS kündigt sich meist mit einer **generalisierten Lymphknotenschwellung** an, evtl. kommt es zu weiteren Symptomen wie Mundsoor, Durchfälle, Hauterscheinungen.

■ Worum handelt es sich beim Kaposi-Sarkom?

Es handelt sich um eine **Krebserkrankung,** die von den **Blutgefäßen** ihren Ausgang genommen hat und sich oft im Zusammenhang mit einer AIDS-Erkrankung entwickelt.

■ Schildern Sie das Erscheinungsbild des Kaposi-Sarkoms!

Typischerweise beginnt es an den **Unterschenkeln** mit **rötlich-bläulichen Flecken,** die sich dann zu **schmerzhaften Knoten** verdicken. Die Knoten vergrößern sich und es kommt zu neuen Herden, die sich über den gesamten Körper **ausbreiten** können.

■ Wie ist die Meldepflicht bei AIDS geregelt?

Für **Heilpraktiker** besteht **keine** Meldepflicht. Allerdings besteht eine Meldepflicht für Labore bei Erregernachweis. Da AIDS aber im Absatz 3 des § 7 aufgelistet ist, handelt es sich um eine Meldepflicht **ohne Nennung des Namens.**

Amöbenruhr (Amöbiasis)

■ Welche Besonderheit zeigt die Inkubationszeit bei Amöbenruhr?

Die Inkubationszeit liegt meist zwischen **1 und 7 Tagen.** Allerdings können die Erreger im Darm sehr widerstandsfähige Zysten bilden und dort jahrelang persistieren. So kann es sein, dass die Erkrankung erst **Jahre** oder sogar **Jahrzehnte** später ausbricht.

■ Wie wird die Amöbenruhr übertragen?

Die Übertragung der Amöbenruhr erfolgt vor allem bei **schlechten hygienischen Verhältnissen,** z. B. über Toiletten, Türklinken aber auch über Wasser und Nahrungsmittel wie ungeschältes Obst und Gemüse.

Infizierte Personen können unter Umständen den Erreger jahre- oder sogar jahrzehntelang unbemerkt mit dem Stuhl ausscheiden, wenn sich bei ihm im Darm Zysten gebildet haben.

■ Schildern Sie einen leichten Krankheitsverlauf bei Amöbenruhr!

Die Erkrankung beginnt **langsam** mit **glasig-schleimigen Durchfällen,** die von starken **Bauchkrämpfen**

ohne Fieber begleitet werden. Die Krankheit kann ausheilen oder sich verschlimmern.

■ Schildern Sie einen heftigen Krankheitsverlauf bei Amöbenruhr!

Es kommt zu **hohem Fieber** mit sehr starken **Bauchkrämpfen** und **40–50 Stuhlentleerungen** täglich. Bei diesen Stuhlentleerungen wird schließlich nur noch blutiger Schleim entleert.

■ Welche Komplikationen können bei Amöbenruhr auftreten?

Darmperforation, Leber- und Lungenabszesse, Peritonitis, **Exsikkose** mit Schock, toxisches Megakolon.

■ Darf ein Heilpraktiker eine Amöbenruhr behandeln?

Nein. Es handelt sich um eine gefährliche Erkrankung für die Behandlungsverbot gemäß der §§ 24 und 6 IfSG besteht.

Borkenflechte (Impetigo contagiosa)

■ Geben Sie die wichtigsten Symptome für Borkenflechte an!

Hochinfektiöser Hautausschlag, der vor allem Kinder betrifft.

Beginn mit Bläschen und Pusteln, die aufplatzen und zu den typischen **honiggelben Krusten** werden. Man unterscheidet eine groß- und eine kleinblasige Form. Meist Juckreiz.
Regionale Lymphknotenschwellung.
Prädilektionsstellen: Kopf, Hals, Hände. Bei komplikationslosem Verlauf keine Narben.

■ Nennen Sie die Erreger von Borkenflechte!

- Kleinblasige Form der Borkenflechte: **Streptokokken**
- Großblasige Form der Borkenflechte: **Staphylokokken**

■ Geben Sie an, wie der Nachweis von Borkenflechte geführt wird!

Im **Bläschensekret** und durch **Antikörpernachweis** im Blut.

■ Welches Lebensalter und welches Geschlecht sind in erster Linie von Borkenflechte betroffen?

Vor allem **Kinder** im **Kindergartenalter,** aber auch noch Schulkinder. Geschlechtsunterschiede bestehen **keine.**

■ Geben Sie an, welche Hauterscheinungen sich bei Borkenflechte nacheinander entwickeln!

Es entwickeln sich **rötliche Flecken** → **Bläschen** → **Pusteln** → **honiggelbe Krusten.**

■ Wie therapieren Sie bei Borkenflechte?

Überhaupt nicht, da Behandlungsverbot für den Heilpraktiker besteht (§ 24 in Verbindung mit § 34 IfSG).

Borna-Krankheit

■ Durch welchen Erreger wird die Borna-Krankheit verursacht?

Die Krankheit wird durch ein **Virus** (Borna Disease Virus 1 (BoDV-1) verursacht.
Als Erregerreservoir ist die Feldspitzmaus identifiziert, eventuell kommen auch andere Nager in Betracht. Erkrankte Tiere scheiden das Virus mit dem Speichel, dem Urin und Kot aus.

■ Kommt die Borna-Krankheit bei uns in Deutschland vor?

In Deutschland sind nur **wenige Fälle** in bestimmten Regionen aufgetreten, z.B. in Bayern.

■ Handelt es sich bei der Borna-Krankheit um eine tödliche Erkrankung?

Ja. Die bei uns aufgetretenen (wenigen) Erkrankungsfälle verliefen fast alle tödlich.

■ **Darf ein Heilpraktiker die Borna-Krankheit behandeln? Begründen Sie!**

Der Heilpraktiker darf **nicht behandeln.** Das Behandlungsverbot besteht aufgrund der §§ 24, 6 und 7 IfSG.

Botulismus

■ **Geben Sie die wichtigsten Symptome für Botulismus an!**

Lebensmittelvergiftung, **Magen-Darm-Beschwerden** (Obstipation!), **Nervenlähmungen** (Augenmuskellähmungen!), Kopfschmerzen, Temperatur und Puls normal, Bewusstsein erhalten, Tod durch Atem- oder Kreislauflähmung möglich.

■ **Nennen Sie den Erreger von Botulismus!**

Botulismusbakterien (Clostridium botulinum).

Der Erreger kommt ubiquitär im Erdreich vor. Er kann sehr hitzebeständige Sporen bilden. Befindet er sich in Konserven, in Weckgläsern oder in gestopften Würsten, so kann er als Anaerobier **ohne** Luft auskeimen; dabei entwickelt er sein hochgiftiges Toxin.

■ **Geben Sie die Inkubationszeit von Botulismus an!**

Stunden, manchmal 4–6 Tage (selten bis 14 Tage).

■ **Geben Sie an, auf welche rechtliche Grundlage sich das Behandlungsverbot für Heilpraktiker bei Botulismus stützt!**

Das Behandlungsverbot stützt sich auf **§§ 24, 6** und **7 IfSG.**

Brucellosen

■ **Geben Sie die wichtigsten Symptome für Brucellosen an!**

Berufskrankheit von Tierpflegern u. Ä.

Bang-Granulome, undulierendes Fieber, unterschiedlich schwere Verlaufsformen, auch chronischer Verlauf möglich, eventuell mit Hepatitis.

Zahlreiche Komplikationen an inneren Organen möglich.

■ **Geben Sie die bei uns häufigste Verlaufsform der Brucellose an, die durch Brucella abortus verursacht und durch Rinder übertragen wird!**

Morbus Bang.

■ **Welche Organe können von Brucellen befallen werden?**

Es können fast **alle Organe** befallen werden, deshalb kann es zur Entzündung fast aller Organe kommen, z. B. Arthritis, Endokarditis, Bronchitis, Pleuritis, Hepatitis, Cholezystitis, Cholangitis, Nephritis u.v.m.

■ **Nennen Sie die Erreger von Brucellosen!**

Bakterien; Brucella abortus, Brucella melitensis, Brucella suis; gehören zu den Stäbchen; gramnegativ, unbeweglich.

■ **Geben Sie an, wie der Nachweis von Brucellosen geführt wird!**

Im **Blut**, Liquor, Sternalmark, Gallensaft, Urin oder Organpunktat, je nach betroffenem Organ.

CDAD

■ **Wofür steht die Abkürzung CDAD?**

Die Abkürzung CDAD steht für **Clostridium difficile assoziierte Diarrhö.**

■ **Worum handelt es sich bei CDAD?**

Es handelt sich um eine **Durchfallerkrankung**, die typischerweise **nosokomial** (im Krankenhaus) erworben wird.

Das Beschwerdebild reicht von leichten Durchfällen, die von allein verschwinden, bis hin zu lebensbedrohlichen Krankheitsbildern. Zusätzlich zu den Durchfällen kann es zu Fieber und Bauchkrämpfen kommen.

■ Was sind wichtige Risikofaktoren für eine Erkrankung an CDAD?

Der wichtigste Risikofaktor ist die **Einnahme von Antibiotika,** weitere begünstigende Faktoren sind **zunehmendes Lebensalter** (v. a. über 65-Jährige), **Krankenhausaufenthalte** länger als drei Tage, **Operationen** des Bauchraumes, Vorliegen von fortgeschrittener **Nieren- oder Leberinsuffizienz,** Einnahme von bestimmten Medikamenten (Chemotherapie, Protonenpumpenhemmer) und **Abwehrschwäche** (Diabetes, Tumorerkrankungen).

Cholera

■ Geben Sie die wichtigsten Symptome für Cholera an!

Akute **Brechdurchfallerkrankung** des Dünndarms. Meist inapparenter Verlauf, bei 10 % der Infizierten mittelschwerer Verlauf, nur bei 1 % schwerstes Krankheitsbild. Dabei kommt es durch Wasser- und Elektrolytverlust zur Exsikkose.
Reiswasserartige Stühle, Untertemperatur, Wadenkrämpfe, Choleragesicht, Waschfrauenhände, Hypotonie, schneller Puls, Anurie.

■ Nennen Sie die Erreger von Cholera!

Bakterien; Vibrio cholerae; ein gramnegatives, bewegliches Stäbchen.

■ Wie erfolgt die Ansteckung bei Cholera?

Die Ansteckung erfolgt **fäkal-oral,** bei schlechten hygienischen Bedingungen, meist durch verunreinigtes Trinkwasser oder durch rohen Fisch, nur selten durch Lebensmittel.

■ Wie ist die Inkubationszeit bei Cholera?

Die Inkubationszeit beträgt **meist 2–3 Tage** (evtl. nur wenige Stunden bis 5 Tage).

■ Geben Sie an, wie der Nachweis von Cholera geführt wird!

Im **Stuhl.**

■ Geben Sie die typische Stuhlveränderung bei schwerer Choleraerkrankung an!

Reiswasserartige Durchfälle.

■ Geben Sie an, ob es bei schweren Cholerafällen typischerweise zu Fieber kommt und nennen Sie ggf. die Höhe des zu erwartenden Fiebers!

Bei schwerer Cholera tritt typischerweise kein Fieber auf, vielmehr kann es zu **Untertemperatur** kommen.

■ Wie ist die Meldepflicht bei Cholera für den Heilpraktiker geregelt?

Der Heilpraktiker muss melden bei **Verdacht, Erkrankung** und **Tod** gemäß §§ 8, 6 IfSG.

■ Worauf stützt sich das Behandlungsverbot für Heilpraktiker bei Cholera?

Das Behandlungsverbot stützt sich auf **§§ 24, 6, 7** und **34 IfSG.**

Coronaviren-Erkrankungen (SARS, COVID-19, MERS)

■ Kommen Coronaviren häufig oder selten vor?

Coronaviren sind weit verbreitet und kommen **weltweit** vor. Im Spätherbst, Winter und beginnendem Frühjahr sind Coronaviren für **10–35% der grippalen Infekte** verantwortlich.

■ Wie werden Coronaviren typischerweise übertragen?

Coronaviren werden typischerweise über **Tröpfcheninfektion** übertragen. Möglich sind aber auch eine Übertragung durch Kontakt- und Schmierinfektion.

■ Wofür steht die Abkürzung SARS und worum handelt es sich dabei?

Die Abkürzung **SARS** steht für „schweres akutes respiratorisches Syndrom" (severe acute respiratory syndrome). Es handelt sich um eine Virusinfektion, die als atypische Pneumonie abläuft.

■ Welchen Verlauf zeigt SARS gerade bei älteren Menschen?

Bei älteren Menschen kommt es oft zu einer **atypischen Pneumonie** mit (anfangs trockenem) Husten und Atemnot.

■ Besteht für SARS für Heilpraktiker Meldepflicht?

Für Heilpraktiker besteht **keine Meldepflicht.** Jedoch ist der Erregernachweis für Labore gemäß § 7 IfSG meldepflichtig.

■ In welchen Regionen kommt der SARS-CoV-2-Erreger vor?

SARS-CoV-2 ist der Erreger von COVID-19 und kommt **weltweit** vor. Die Erkrankung trat als Pandemie auf.

■ Angenommen, ein Schulkind (ohne bestehende Vorerkrankungen) hat sich mit dem SARS-CoV-2-Virus infiziert. Mit welchem Krankheitsverlauf und welcher Krankheitsschwere ist hier zu rechnen?

Bei Kindern kommt es eher zu **symptomlosen** oder **leichten Krankheitsverläufen.**

■ Angenommen, ein Schulkind hat den SARS-CoV-2-Erreger aufgenommen, zeigt aber keine Symptome. Kann dieses Kind den Erreger übertragen?

Grundsätzlich ja. Man hat festgestellt, dass Kinder die Viren noch längere Zeit über die Atemwege und sogar bis über einen Monat über die Verdauungswege ausscheiden können. Bei der Ausscheidung über den Stuhl geht man allerdings davon aus, dass sich in der Regel darin nicht genügend vermehrungsfähige Erreger befinden, die zu einer Übertragung führen könnten.

■ Schildern Sie einen leichten Krankheitsverlauf von COVID-19!

Es kommt zu **Fieber und trockenem Husten.** Meist klingen die Symptome innerhalb von 2 Wochen ab. Allerdings sind die Krankheitsverläufe vielfältig.

■ Schildern Sie einen schweren Krankheitsverlauf von COVID-19!

Es kommt zu einer heftigen **beidseitigen Pneumonie** mit **Luftnot** und eventuell **Lungenversagen,** Schock und multiplen Organversagen. Selten stellen sich eine Konjunktivitis und/oder ein Hautausschlag und/oder frostbeulenähnliche Hautläsionen (bis hin zum Gangrän) ein.

■ Wer hat eine erhöhte Gefahr, einen schweren Verlauf von COVID-19 zu zeigen?

Menschen, die über 50–60 Jahre alt sind oder die **Vorerkrankungen** haben, wie angeborene Herzfehler, koronare Schäden, Asthma bronchiale, Diabetes mellitus, Karzinome, Leukämie und immungeschwächte Personen (z.B. Einnahme von Kortison, AIDS).

■ Besteht bei COVID-19 für den Heilpraktiker Meldepflicht?

Ja. Meldepflicht besteht für den Heilpraktiker bei Verdacht, Erkrankung und Tod gemäß §§ 8 und 6 Absatz 1 des IfSG. Für Labore besteht eine Meldepflicht bei Erregernachweis gemäß § 7 IfSG.

■ Besteht bei COVID-19 für den Heilpraktiker Behandlungsverbot?

Ja. Behandlungsverbot besteht für Heilpraktiker gemäß §§ 24, 6 und 7 IfSG.

■ Zählen Sie Symptome auf, die bei einem Post-COVID-Syndrom auftreten können!

Verlust oder starke **Verminderung des Geruchvermögens** (Anosmie), **Kraftlosigkeit,** Muskelschwäche, **starke Müdigkeit,** immer wieder Fieberanfälle,

Kopf-, Gelenk-, Bauch-, Brustschmerzen, Konzentrations- und Gedächtnisstörungen, Schlafstörungen, Parästhesien, Schwindelgefühle, Appetitverlust, Diarrhö, Atemstörungen, Husten, Exantheme, Haarausfall.

■ Worum handelt es sich bei MERS?

MERS steht für „Middle East Respiratory Syndrome", das heißt **„Mittlerer-Osten-Atemwegssyndrom".** Die Erkrankung wird durch das **MERS-CoV-Virus** verursacht, das zur Gattung der Coronaviren gehört.

Bei vorher gesunden Menschen verläuft eine Infektion meist **inapparent** oder mit leichten grippalen Symptomen. Schwere Verläufe mit **Pneumonie** und eventuell einem lebensbedrohlichen akuten Atemnotsyndrom findet man vor allem bei Diabetikern, Herzkranken und Menschen mit chronischen Lungen- oder Nierenerkrankungen.

■ Wie sieht es bei MERS mit Meldepflicht und Behandlungsverbot für Heilpraktiker aus?

Für Heilpraktiker besteht **keine Meldepflicht. Behandlungsverbot** besteht gemäß §§ 24 und 7 IfSG.

Diphtherie

■ Geben Sie die wichtigsten Symptome für Diphtherie an!

Lokalinfektion der Schleimhäute, vor allem des Nasen-Rachen-Raums.
Unterschiedliche Verlaufsformen von inapparentem Verlauf bis hin zur toxisch-malignen Form möglich.

Pseudomembranen, süßlicher Geruch, Fieber um 38 °C, Tachykardie. Gefürchtet ist eine toxische Herz-, Nieren- oder Nervenschädigung.

■ Nennen Sie die Erreger von Diphtherie!

Bakterien; Corynebacterium diphtheriae.

■ Geben Sie an, wie der Nachweis von Diphtherie geführt wird!

Im **Abstrich** von den Tonsillen.

■ Zählen Sie auf, an welchen Körperstellen sich eine Lokaldiphtherie abspielen kann!

- **Rachendiphtherie**
- **Nasendiphtherie**
- **Kehlkopfdiphtherie**
- **Wunddiphtherie**
- **Augenbindehaut**

■ Wie bezeichnet man die Diphtherieform, bei der der gesamte Körper von Diphtherietoxinen überschwemmt wird?

Sie wird als **toxische** oder **maligne Diphtherie** bezeichnet.

■ Wodurch unterscheidet sich die primäre von der sekundären Kehlkopfdiphtherie?

Primäre Kehlkopfdiphtherie
Der Kehlkopf wurde **direkt** von Erregern befallen, ohne dass eine Nasen- oder Rachendiphtherie vorausging.

Sekundäre Kehlkopfdiphtherie
Zuerst war eine Nasen- oder Rachendiphtherie vorhanden, diese hat sich zur Kehlkopfdiphtherie **ausgeweitet.**

■ Geben Sie die Leitsymptome für Kehlkopfdiphtherie an!

- Innerhalb von Stunden kann es zu **hochgradiger Atemnot mit Ersticken** kommen.
- **Krupp-Husten**
- **Zunehmende Heiserkeit**

■ Wie hört sich der typische Krupp-Husten an?

Es handelt sich um einen **trockenen, bellenden Husten**, der mit zunehmender Heiserkeit einhergeht.

Was versteht man unter einem Cäsarenhals?

Infolge einer Kehlkopfdiphtherie ist es zu einer **ausgeprägten ödematösen Anschwellung** des gesamten Halses und Nackens gekommen, gleichzeitig schwellen die **Halslymphknoten** an.

Worum handelt es sich bei Pseudomembranen?

Durch die Einwirkung der Toxine auf die Schleimhäute kommt es zum **Absterben** von **Zellen.** Diese bilden zusammen mit Fibrin und Blutzellen die Pseudomembranen.

Dreitagefieber (Exanthema subitum, Roseola infantum)

Worum handelt es sich beim Dreitagefieber?

Vor allem im Frühjahr und Herbst kommt es bei Säuglingen und Kleinkindern zu einem **3 Tage anhaltenden Fieber,** dann sinkt das Fieber schnell ab und es zeigt sich ein **rötelnähnlicher Hautausschlag**.

Wie heißt der Erreger des Dreitagefiebers?

Der Erreger des Dreitagefiebers heißt humanes **Herpesvirus** Typ 6 (HHV 6).

Schildern Sie kurz den Krankheitsverlauf bei Dreitagefieber!

Es kommt zu einem **plötzlichen Fieberanstieg** auf bis zu 40 °C. Das Fieber bleibt **3 Tage** hoch und fällt anschließend schnell ab. Mit der Entfieberung zeigt sich ein **rötelnähnlicher Hautausschlag** am Rumpf und den Extremitäten. Das Gesicht bleibt meist erscheinungsfrei. Die Hauterscheinungen verschwinden nach 1–3 Tagen, manchmal auch schon ein paar Stunden.

Darf ein Heilpraktiker ein Kind mit Dreitagefieber behandeln?

Ja. Es besteht nach den IfSG kein Behandlungsverbot.

Echinokokkose (Hunde- und Fuchsbandwurm)

Geben Sie die Inkubationszeit der Echinokokkose an!

Man vermutet **5–20 Jahre.**

Welches Organ ist in erster Linie von der Echinokokkose betroffen?

Leber.

Bitte ergänzen Sie die Tabelle zur Echinokokkose:

	Zystische Echinokokkose	**Alveoläre Echinokokkose**
Schwere des Krankheitsbildes		
Hauptwirt		
Ansteckung		
Hauptsächlich betroffenes Organ		
Leitsymptome		
Nachweis		

	Zystische Echinokokkose	**Alveoläre Echinokokkose**
Schwere des Krankheitsbildes	Leichter verlaufend	Schwerer verlaufend
Hauptwirt	Hund	Fuchs

Ansteckung	Aufnahme von Eiern, die mit dem Hundekot ausgeschieden wurden	Aufnahme von Eiern, die mit dem Fuchskot ausgeschieden wurden. Verzehr von kontaminierten Waldbeeren, Pilzen oder waldnahgewachsenem Gemüse.
Hauptsächlich betroffenes Organ	Leber	Leber
Leitsymptome	Druck im rechten Oberbauch, Gallenabflussstauung mit Ikterus, evtl. Pfortaderhochdruck	Druck im rechten Oberbauch, Gallenabflussstauung mit Ikterus, evtl. Pfortaderhochdruck
Nachweis	Antikörpernachweis, Eosinophilie, Röntgen, Ultraschall, Computertomografie, Szintigrafie. Keine Probepunktion!	Antikörpernachweis, Eosinophilie, Röntgen, Ultraschall, Computertomografie, Szintigrafie. Keine Probepunktion!

Enterohämorrhagische Escherichia coli (EHEC)

■ Worum handelt es sich bei der Krankheit EHEC?

Bei EHEC handelt es sich um eine **Gastroenteritis,** verursacht durch das Bakterium Escherichia coli. Leitsymptome sind wässrige, evtl. blutig-wässrige **Durchfälle.** Betroffen sind meist Säuglinge, Kinder, Ältere und Abwehrgeschwächte.

■ Wie würden Sie bei EHEC behandeln?

Gar nicht, denn es besteht Behandlungsverbot für Heilpraktiker gemäß §§ 24, 6 und 7 IfSG.

Fleckfieber

■ Geben Sie die wichtigsten Symptome für Fleckfieber an!

Kriegsseuche. Rickettsiose, die durch Läuse und anderes **Ungeziefer** übertragen wird.

Hohes Fieber, Roseolen, enzephalitische Erscheinungen. Neigung zu akutem Kreislaufversagen.

■ Nennen Sie die Erreger von Fleckfieber!

Bakterien; **Rickettsien,** Rickettsia prowazeki; bakterienähnliche, gramnegative Mikroben.

■ Geben Sie an, wie der Nachweis von Fleckfieber geführt wird!

Ab dem 6. Krankheitstag im **Blut.**

Früh(jahr)-Sommer-Meningoenzephalitis (FSME)

■ Geben Sie die wichtigsten Symptome für FSME (Frühsommer-Meningoenzephalitis) an!

Zunächst **grippeähnliche** Symptome. Nach **fieberfreiem Intervall** erneuter Fieberanstieg (**biphasischer** Fieberverlauf) und Zeichen der **Meningitis,** Meningoenzephalitis oder Meningomyeloenzephalitis. Es kann zu Lähmungen (v. a. im Schulterbereich), zu psychischer Labilität und eingeschränkter Merkfähigkeit kommen.

■ Nennen Sie die Erreger von FSME (Frühsommer-Meningoenzephalitis)!

Viren; **FSME-Virus**, gehört zu den Togaviren.

■ Geben Sie an, wie der Nachweis von FSME (Frühsommer-Meningoenzephalitis) geführt wird!

In **Blut** und Liquor.

■ Nennen Sie die wichtigste Infektionsquelle der FSME (Frühsommer-Meningoenzephalitis)!

Zecken.

■ Zählen Sie typische Symptome der FSME auf!

Krämpfe, Lähmungen, Bewusstseinstrübungen bis Koma, Hautausschläge, Gelenkschwellungen, Nystagmus.

Gasbrand / Gasödem

■ Handelt es sich bei Gasödem und Gasbrand um das gleiche?

Die Begriffe „Gasödem“ und „Gasbrand“ werden oft synonym verwendet. Genau genommen handelt es sich um:

- **Gasödem: Wundanschwellungen,** die mit einer Gasbildung einhergehen
- **Gasbrand:** Es ist zum **Absterben** von Gewebe gekommen.

■ Geben Sie die Inkubationszeit bei Gasbrand / Gasödem an!

Die Inkubationszeit beträgt **wenige Stunden** bis 5 Tage.

■ Wie ist die Meldepflicht bei Gasbrand / Gasödem für den Heilpraktiker und den Arzt geregelt?

Es besteht **keine Meldepflicht** – weder für den Heilpraktiker noch für den Arzt.

Gastroenteritis (akute Gastroenteritis) bzw. mikrobiell bedingte Lebensmittelvergiftung

■ Geben Sie die wichtigsten Symptome für Gastroenteritis an!

Lebensmittelvergiftung. Oft als Gruppenerkrankung, **wässriger, dünnflüssiger Stuhl,** teilweise mit Schleim, **Darmtenesmen,** Übelkeit, Erbrechen, **Magenschmerzen,** eventuell Fieber.

■ Nennen Sie die Erreger von Gastroenteritiden!

Bakterien: Salmonellen, pathogene Escherichia coli; Viren: Enteroviren, Rotaviren u. a., Pilze, Protozoen, Würmer.

■ Geben Sie an, ob infektiös bedingte Gastroenteritiden bei Säuglingen und Kleinkindern vor allem durch Bakterien oder Viren verursacht werden!

Durch **Viren,** und zwar vor allem das Rotavirus, in den Wintermonaten.

■ Wie heißt der häufigste Erreger der infektiösen Gastroenteritis bei Erwachsenen?

Salmonellen.

■ Geben Sie an, wie der Nachweis von Gastroenteritis geführt wird!

Im Stuhl, evtl. im Erbrochenen und in den Nahrungsmittelresten.

■ Geben Sie die Inkubationszeit der Gastroenteritis an!

Wenige Stunden bis **2 Tage,** eventuell bis 3 Tage.

■ Geben Sie an, wer bei infektiös bedingter Gastroenteritis ein besonders hohes Risiko hat, dass es als Komplikation zu einer Kreislaufschwäche bis hin zum Schock kommt!

Ältere Menschen, kleine Kinder, Herz-Kreislauf-Kranke.

■ Besteht bei infektiös bedingter Gastroenteritis für den Heilpraktiker Meldepflicht?

Ja, allerdings nur wenn eine Person betroffen ist, die mit dem Herstellen, Behandeln oder Inverkehrbringen von **Lebensmitteln** beschäftigt ist bzw. in Küchen oder Gaststätte arbeitet, oder wenn **2 oder mehr gleichartige Erkrankungen** auftreten, bei denen ein epidemischer Zusammenhang wahrscheinlich ist oder vermutet wird.

■ Besteht bei infektiös bedingter Gastroenteritis für den Heilpraktiker Behandlungsverbot?

Ja. Bei einem infektiös bedingten Durchfall muss der Heilpraktiker davon ausgehen, dass es sich um eine

Salmonellose handeln könnte, da das in diesem Fall die häufigste Ursache ist. Der Heilpraktiker darf aufgrund des IfSG §§ 24, 44 keinen Erregernachweis führen.

Gonorrhö

■ Worum handelt es sich bei der Gonorrhö?

Es handelt sich um eine **sexuell übertragbare Lokalinfektionskrankheit** der **Schleimhäute des Urogenitaltrakts.**

■ Geben Sie die wichtigsten Symptome für Gonorrhö an!

Infektion der Schleimhäute des Urogenitaltrakts.

Beim Mann
Harnröhrenentzündung mit Prickeln und Brennen der vorderen Harnröhre, dann Austritt eines eitrigen Sekrets. Übergreifen der Entzündung auf die hintere Harnröhre, eventuell Prostatitis. Gefahr der Sterilität.

Bei der Frau
Zuerst nur schleimig-eitriger **Ausfluss,** später Harnröhrenentzündung. Entzündung kann aufsteigen und Blase, Gebärmutter und Eileiter befallen. Gefahr der Sterilität.

■ Nennen Sie die Erreger von Gonorrhö!

Bakterien; Gonokokken (Neisseria gonorrhoeae), die zu den Diplokokken gehören.

■ Geben Sie an, wie der Nachweis von Gonorrhö geführt wird!

Im **Harnröhrensekret** beim Mann und der Frau, bei der Frau auch im **Gebärmutterhalsabstrich.**

Gürtelrose (Herpes zoster, Zoster)

■ Welche Besonderheit hat der Erreger des Herpes zoster im Hinblick auf die Erkrankungen, die er verursachen kann?

Der Erreger des Herpes zoster ist das Varicella-zoster-Virus, das zur Gruppe der Herpesviren gehört. Es hat die Besonderheit, dass es nicht nur die Gürtelrose auslösen kann, sondern **auch Varizellen** (Windpocken).

■ Erklären Sie kurz, was man bei Herpes zoster mit endogener Reaktivierung des Erregers meint!

Mit endogener Reaktivierung meint man, dass das **Virus bereits früher aufgenommen** wurde, dann **Jahre oder Jahrzehnte inaktiv** in den Gliazellen der Spinalganglien verblieb und dann aufgrund einer **Abwehrschwäche** (beispielsweise AIDS, Leukämie) **reaktiviert** wurde und eine Gürtelrose auslöst. In den Gliazellen wurde die Ausbreitung des Virus durch bestimmte Zellnukleasen (Enzyme des Zellkerns) an der Ausbreitung gehindert. Durch die Abwehrschwäche konnten diese Enzyme nicht mehr gebildet werden.

■ Erklären Sie kurz, was man bei Herpes zoster mit exogener Reaktivierung des Erregers meint!

Der Erreger lag **bisher inaktiv** in den Gliazellen der Spinalganglien. Nun erfolgt eine **erneute Ansteckung** mit dem gleichen Erreger durch einen an Windpocken- oder an Gürtelrosenerkrankten. Da die Abwehr nun mit der Bekämpfung des erneut eingetretenen Erregers beschäftigt ist, nutzen die **bereits vorhandenen Viren** die günstige Gelegenheit und **vermehren sich.**

■ Ist die Gefahr, sich bei einem Windpockenkranken anzustecken, genau so groß wie die Gefahr, sich bei einem an Gürtelrose Erkrankten zu infizieren?

Nein. Der Windpockenkranke ist hoch infektiös, der an Gürtelrose Erkrankte nur gering.

■ Wie kann sich ein Herpes zoster ankündigen?

Grundsätzlich kann der Herpes zoster aus voller Gesundheit auftreten. Es kann jedoch auch zu einem **Vorläuferstadium** (Prodromalstadium) kommen mit subfebrilen Temperaturen, Müdigkeit, Abgeschlagenheit und Frösteln. Oft kommt es **zu**

Schmerzen in dem **Hautbezirk,** in dem die Hauterscheinungen auftreten werden.

■ Schildern Sie den Hautausschlag bei Herpes zoster!

Im Ausbreitungsgebiet von ein, zwei oder evtl. mehreren Rückenmark- oder Hirnnerven kommt es zur Bildung von **stecknadelkopfgroßen** auf **gerötetem Grund stehenden Bläschen**. Der Bläscheninhalt ist zunächst **klar, trübt sich** aber später **ein.** Die Bläschen trocknen ein, werden zu **Krusten**, die abfallen, ohne Narben zu hinterlassen.

■ Worum handelt es sich bei einem generalisierten Zoster?

Beim generalisierten Zoster ist es aufgrund einer Abwehrschwäche zunächst zu einem segmentalen Zoster gekommen, dieser hat sich dann aber über die **gesamte Haut** und auf **innere Organe** ausgebreitet. Damit kommt es nicht nur am gesamten Körper zu Hauterscheinungen, sondern auch zu Schmerzen.

■ Welche zwei wichtigen Sonderformen gibt es bei Herpes zoster?

- **Zoster ophthalmicus**
- **Zoster oticus**

■ Zählen Sie auf, welche Beschwerden bei einem Zoster ophthalmicus auftreten können!

Beim Zoster ophthalmicus kommt es zu heftigen **halbseitigen Kopfschmerzen** und zu einem **Lidödem.** Der typische **Bläschenausschlag** bildet sich halbseitig an Stirn, Nasenwurzel und behaarter Kopfhaut. Eventuell sind auch bestimmte Strukturen der Augen wie Bindehaut und Hornhaut befallen. In diesem Fall kann es hier zur Narbenbildung und damit zur Erblindung kommen.

■ Geben Sie die Beschwerden bei Zoster oticus an!

Es kommt zu **Ohrenschmerzen** und im Ausbreitungsgebiet des VII. und VIII. Hirnnervs zu dem typischen **Bläschenausschlag.** Eventuell treten eine **Fazialislähmung** und **Schwerhörigkeit** bis hin zur Taubheit auf.

■ Besteht für Heilpraktiker ein gesetzliches Behandlungsverbot bei Herpes zoster?

Ja, und zwar aufgrund von §§ 24, 7 IfSG.

Hand-Fuß-Mund-Krankheit

■ Wie sind die Hauterscheinungen bei der Hand-Fuß-Mund-Krankheit beschaffen?

Es handelt sich um 1–33 mm große, flache, juckende **Bläschen**, die von einem schmalen, roten Rand umgeben sind. Die Hauterscheinungen treten vor allem an Händen und Füßen auf. Im Mund kommt es oft zu aphthenähnlichen Veränderungen, die mit starken Schmerzen einhergehen.

■ Welches Lebensalter ist von der Hand-Fuß-Mund-Krankheit in erster Linie betroffen?

Kinder unter 10 Jahren.

■ Darf ein Heilpraktiker die Hand-Fuß-Mund-Krankheit behandeln.

Ja. Es besteht weder Behandlungsverbot für Heilpraktiker noch Meldepflicht.

Herpes genitalis

■ Geben Sie das Leitsymptom von Herpes genitalis an!

Das Leitsymptom ist der typische **Herpes-Bläschenausschlag** an den **Geschlechtsorganen.**

■ Beschreiben Sie den Bläschenausschlag bei Herpes genitalis!

Es kommt zunächst in dem betroffenen Bereich zu einem **Spannungsgefühl** mit Juckreiz und Brennen, dann zur Rötung. Innerhalb von 1–2 Tagen entwickeln sich **stecknadelkopfgroße, gruppiert stehende Bläschen auf gerötetem Grund**. Diese Bläschen brechen auf und entleeren einen wässrigen, infektiösen Inhalt. Dann bilden sie sich zu **Krusten** um, die abfallen **ohne Narben** zu hinterlassen.

■ Wie heißt der Erreger des Herpes genitalis?

Herpes-simplex-Virus (HSV). Es handelt sich um den HSV-Typ 2, den sog. genitalen Typ, der meist Erkrankungen unterhalb der Gürtellinie hervorruft.

■ Welche Komplikationen kommen bei Herpes genitalis vor?

Fieber, Anschwellen der **regionalen Lymphknoten, rezidivierende Verläufe.**

Herpes simplex

■ Wie heißt der Erreger, der Herpes-simplex-Infektionen verursachen kann? Welche Untergruppen werden unterschieden und an welchen Körperstellen rufen diese typischerweise Krankheitserscheinungen hervor?

- **Herpes-simplex-Virus-Typ 1 (HSV-1):** Krankheitserscheinungen vor allem **oberhalb der Gürtellinien** (v. a. Lippe und Auge)
- **Herpes-simplex-Virus-Typ 2 (HSV-2):** Krankheitserscheinungen vor allem **unterhalb der Gürtellinie** (v. a. Herpes genitalis)

■ Geben Sie die Inkubationszeit bei Herpes simplex an!

Meist **2–7** (9) **Tage.**

■ Wie kündigt sich ein Herpesbläschenausschlag typischerweise an?

Schon 1–2 Tage, bevor es zu **Hauterscheinungen** kommt, tritt in dem betroffenen Bereich ein **Spannungsgefühl** oder ein **Jucken** und **Brennen** auf.

■ Schildern Sie das Erscheinungsbild eines Herpes labialis!

Auf **gerötetem Grund** bilden sich **stecknadelkopfgroße, gruppiert stehende Bläschen.** Diese **brechen** dann **auf** und entleeren ein wässriges hochinfektiöses Sekret. Danach entwickeln sich **Krusten,** die innerhalb von 8–12 Tagen ohne Narbenbildung abfallen.

■ Jemand entwickelt einen schweren generalisierten Krankheitsverlauf infolge einer Infektion mit dem Herpes-simplex-Virus. Welche typischen Ursachen kommen hierfür in Betracht?

Ursache ist eine **Abwehrschwäche.** Diese kann einhergehen mit AIDS, Leukämie, Krebs, Diabetes mellitus, Einnahme von Immunsuppressiva (z. B. Kortison).

■ Wie behandeln Sie bei einer Herpes-simplex-Infektion Typ 1?

Die Therapie muss sich nach der **Schwere der Symptome** richten. **Schwere** Verläufe müssen vom **Arzt** mit verschreibungspflichtigen Medikamenten behandelt werden. Leichtere Verläufe kann der Heilpraktiker behandeln. Es müssen allgemein abwehrsteigernde Maßnahmen (z. B. Ernährungsumstellung, Darmsanierung) durchgeführt werden. An pflanzlichen Mitteln hat sich bei Lippenherpes vor allem die Melissensalbe bewährt. Sollte Typ 1 Symptome an den Geschlechtsorganen verursachen, so besteht für den Heilpraktiker allerdings Behandlungsverbot.

■ Muss der Heilpraktiker eine Herpes-simplex-Infektion melden?

Nein.

■ Darf der Heilpraktiker eine Herpes-simplex-Infektion behandeln?

Grundsätzlich ja, allerdings darf der Heilpraktiker eine Herpesinfektion an den Geschlechtsorganen **nicht** behandeln, da es sich um eine **sexuell übertragbare Krankheit** handelt. Außerdem darf er Herpesinfektionen der Mundhöhle nicht therapieren, da dies dem Zahnarzt vorbehalten ist.

■ In welchem Lebensalter erfolgt meist die Ansteckung mit dem Herpes-simplex-Virus?

Die Ansteckung mit dem Herpes-simplex-Virus erfolgt meist schon im **Säuglings-** und **Kleinkindalter.**

■ **Eine Patientin präsentiert Ihnen einen ausgeprägten Herpes labialis. Sie möchte nun von Ihnen wissen, ob sie mit Narbenbildung rechnen muss!**

Bei Herpes labialis kommt es **nicht** zur Narbenbildung. In seltenen Fällen kommt es aber in Folge von Sekundärinfektionen zur Narbenbildung.

■ **Zählen Sie Faktoren auf, die bei der Reaktivierung des Herpes-simplex-Virus eine Rolle spielen können!**

Fieber, Erkältungskrankheiten, intensive Sonnenbestrahlung, Monatsblutung, Verletzungen, Magen-Darm-Störungen, Stress und Ekelgefühl.

HUS

■ **Wofür steht die Abkürzung „HUS"?**

Die Abkürzung HUS steht für (enteropathisches) **hämolytisch-urämisches Syndrom.**

■ **Wer ist von HUS in erster Linie betroffen?**

Säuglinge und **Kleinkinder**, auch ältere Menschen und Abwehrgeschwächte.

■ **Geben Sie die Ursache von HUS an!**

Die eigentliche Ursache ist **unbekannt.** Es geht eine Infektion meist mit Escherichia coli (EHEC) voraus. Die Toxine der Erreger schädigen die Darmschleimhaut, die roten Blutkörperchen, die Blutplättchen und die Nieren.

Influenza

■ **Geben Sie die wichtigsten Symptome für die humane Influenza an!**

Uncharakteristische Allgemeinsymptome und Erscheinungen des Atmungstrakts. **Kopf-, Glieder- und Rachenschmerzen, Fieber,** trockener Husten.

Verlaufsformen reichen vom inapparenten Verlauf zu leichter Grippe bis zu schwersten Erkrankungen, die innerhalb von Stunden zum Tode führen.

■ **Nennen Sie die Erreger der humanen Influenza!**

Viren; Influenza-Virus; Typ A, B und C.

■ **Geben Sie an, wie der Nachweis von Influenza geführt wird!**

Im **Blut.**

■ **Erklären Sie kurz, wieso die einzelnen Influenzaepidemien von einem zum anderen Jahr so unterschiedlich schwere Krankheitsverläufe auslösen können!**

Das Influenza-Virus kann seine Oberfläche verändern (**Antigen-Drift** oder sogar Antigen-Shift). Dadurch entwickelt der Erreger von Jahr zu Jahr eine ganz unterschiedliche Gefährlichkeit (Virulenz).

■ **Geben Sie die Inkubationszeit der humanen Influenza an!**

Die Inkubationszeit beträgt **meist 1–2 (4) Tage.**

■ **Was meint man mit: „Bei Influenza kommt es zu einer deutlich verlängerten Rekonvaleszenzzeit?"**

Damit meint man, dass die **Zeitspanne,** bis die **völlige Gesundheit wiederhergestellt** ist, **verlängert** ist. Während der Rekonvaleszenzzeit bestehen Müdigkeit, Abgeschlagenheit, Neigung zu Schweißausbrüchen, niedriger Blutdruck und eine erhöhte Anfälligkeit für Infekte aller Art.

■ **Welche Personen haben eine erhöhte Gefahr, einen besonders schweren Influenzaverlauf zu erleiden?**

Ältere Menschen, Säuglinge, Kleinkinder, Herz-Lungen-Kranke, Abwehrgeschwächte.

■ **Was meint man mit der Bezeichnung „zoonotische Influenza"?**

Bei einer „zoonotischen Influenza" wird das ein Subtyp des Influenza-Virus **aus dem Tierreich** auf den Menschen übertragen, wie das bei der Vogel- oder Schweinegrippe der Fall ist.

■ Wie ist die Meldepflicht bei der humanen Influenza für Heilpraktiker und Labore geregelt?

- Für Heilpraktiker: **keine Meldepflicht**
- Für Labore: **Meldepflicht bei Erregernachweis**

■ Wie ist die Meldepflicht bei der zoonotischen Influenza für Heilpraktiker und Labore geregelt?

Für Heilpraktiker besteht bei der zoonotischen Influenza eine **Meldepflicht** bei Verdacht, Erkrankung und Tod gemäß der §§ 24 und 6 IfSG. Für Labore besteht darüber hinaus noch eine Meldepflicht bei Erregernachweis gemäß § 7 IfSG.

■ Wie sieht es mit dem Behandlungsverbot bei der humanen und zoonotischen Influenza für Heilpraktiker aus?

- **Humane Influenza: Behandlungsverbot** gemäß der §§ 24 und 7 IfSG
- **Zoonotische Influenza: Behandlungsverbot** gemäß der §§ 24, 6 und 7 IfSG

Keratoconjunctivitis epidemica

■ Geben Sie die Leitsymptome der Keratoconjunctivitis epidemica an!

- **Fremdkörpergefühl**
- **Vermehrter Tränenfluss**
- **Augenbindehautrötung** mit -**schwellung** und **Lidödem**

■ Angenommen, ein Patient gibt am Auge Fremdkörpergefühl, vermehrten Tränenfluss und heftige Rötung und Schwellung an, können Sie anhand dieser Symptome erkennen, um welchen Erreger es sich genau handelt?

Nein, aber die geschilderten Symptome sprechen für einen **viralen** Infekt. Wären Bakterien die Ursache, ist Eiterbildung zu erwarten. Man kann jedoch nicht wissen, um welches Virus es sich handelt, z. B. Adenoviren, Herpes-simplex-Virus, Influenzavirus. Die genaue Erregerbestimmung erfolgt durch den Arzt durch einen Konjunktivalabstrich.

■ Was meint man damit, wenn es heißt, die Krankheit wurde iatrogen verursacht?

Damit meint man, dass die Krankheit **infolge** eines **diagnostischen** oder **therapeutischen Behandlungsfehlers** entstanden ist.

■ Zu welchen Symptomen kommt es bei einem Pharyngokonjunktivalfieber, das durch Adenoviren verursacht wurde?

- **Pharyngitis** = Rachenentzündung mit Halsschmerzen
- **Konjunktivitis** = Augenbindehautentzündung
- **Fieber**

■ Geben Sie mögliche Komplikationen bei Keratoconjunctivitis epidemica an!

Übergreifen der Entzündung auf andere Augenabschnitte, wie Iris, Ziliarkörper und Hornhaut. Gerade letzteres ist gefürchtet, da es dadurch zu bleibenden Sehstörungen bis hin zum Erblinden kommen kann.

■ Müssen Sie bei Verdacht auf Keratoconjunctivitis epidemica an das Gesundheitsamt eine Meldung vornehmen?

Nein. Es besteht lediglich Meldepflicht für den Arzt bei Erregernachweis.

Keuchhusten

■ Geben Sie die wichtigsten Symptome für Keuchhusten an!

Drei Krankheitsstadien:

- **Stadium catarrhale:** verläuft weitgehend wie eine Erkältungskrankheit.
- **Konvulsives Stadium:** Es treten charakteristische Hustenanfälle auf mit stakkatoartigem Husten, ziehender Einatmung und zyanotischer Verfärbung durch Krampf der Bronchialmuskulatur. Entleerung eines zähen, glasigen Schleims, oft mit gleichzeitigem Erbrechen.
- **Stadium decrementi:** Erkrankung klingt ab.

■ Nennen Sie die Erreger von Keuchhusten!

Bakterien; Bordetella pertussis; gramnegative, unbewegliche Kurzstäbchen.

■ **Geben Sie an, wie der Nachweis von Keuchhusten geführt wird!**

Im **Sputum** oder durch bakteriologische Untersuchung des Rachen- oder Kehlkopfabstrichs.

■ **Beschreiben Sie den typischen Hustenanfall bei Keuchhusten!**

Vor allem **nachts** kommt es zu einem **stakkatoartigen Husten**. Dabei erfolgen meist 5–6 schnelle Hustenstöße aufeinander. Danach kommt es zu einer ziehenden Einatmung **(inspiratorischer Stridor).** Der Hustenanfall wird oft durch das Abhusten eines zähen, glasigen Schleims beendet, evtl. mit gleichzeitigem **Erbrechen**.

■ **In welchen Schweregraden kann Keuchhusten verlaufen?**

Es kommen **sehr unterschiedlich schwere** Krankheitsverläufe vor. Grundsätzlich ist ein symptomloser, leichter, schwerer bis tödlicher Verlauf möglich. Letzteres vor allem bei Säuglingen, bei denen es zu einer Pneumonie gekommen ist.

Krätze

■ **Geben Sie die wichtigsten Symptome für Krätze an!**

Hautausschlag mit starkem **Juckreiz.**

■ **Nennen Sie die Erreger von Krätze!**

Hautparasit; **Krätzmilbe**; gehört zu den Spinnentieren.

■ **Geben Sie an, wie der Nachweis von Krätze geführt wird!**

Lupennachweis der Milben und Eier im Milbengang.

■ **Wie erfolgt die Ansteckung bei Krätze?**

Die Ansteckung erfolgt durch **direkten Hautkontakt,** z. B. durch sexuellen Kontakt oder durch Schlafen in gemeinsamen Betten. Grundsätzlich ist auch eine Übertragung durch gemeinsam benutzte Bettwäsche oder Kleidungsstücke möglich.

■ **Welche Prädilektionsstellen hat Krätze?**

Zwischenfingerfalten, auch: Beugeseiten der Handgelenke, Geschlechtsorgane, vordere Achselfalte, Nabel und innerer Fußrand.

■ **Geben Sie das typische Erscheinungsbild der Krätze an!**

Es kommt zu einem **ekzemartigen Bild** mit Knötchen, Pusteln und Kratzspuren. Die Milbengänge sind mit der Lupe als dünne Linien in der Haut zu erkennen. Am Ende des Ganges sieht man den Milbenhügel, in dem die Milbe als kleines, dunkles Pünktchen zu sehen ist.

■ **Wie ist die Meldepflicht bei Krätze nach dem IfSG für Arzt und Heilpraktiker geregelt?**

Es besteht **keine Meldepflicht,** weder für den Arzt noch für den Heilpraktiker.

Läusebefall (Pedikulose)

■ **Angenommen eine Mutter kommt mit ihrem Kind mit Kopflausbefall in Ihre Praxis und fragt Sie, ob es sein könnte, dass es durch den Lausbefall zu einer Krankheitsübertragung auf das Kind gekommen sein. Was antworten Sie?**

Es ist zwar **grundsätzlich möglich,** dass Läuse Krankheiten übertragen. **Bei uns** sind aber die Läuse zurzeit **nicht** mit Erregern infiziert, sodass diesbezüglich keine Gefahr besteht.

■ **Geben Sie die typischen Stellen am Kopf an, an denen sich die von Läusen befallenen Kinder vornehmlich kratzen!**

Die Kinder kratzen sich vor allem **hinter den Ohren** und am **Haaransatz.**

■ Geben Sie die Prädilektionsstelle (Ort des bevorzugten Auftretens) bei Filzlausbefall an!

Schamhaare.

■ Angenommen, ein Kind mit Lausbefall kommt in Ihre Praxis. Dürfen Sie behandeln?

Grundsätzlich ja, denn eine Verlausung gilt im Sinne des Infektionsschutzgesetzes **nicht** als Krankheit, deshalb besteht hier kein Behandlungsverbot. Allerdings benötigt das Kind ein Attest des Arztes, dass der Lausbefall beendet ist, um wieder in den Kindergarten bzw. die Schule gehen zu dürfen.

Legionärskrankheit (Legionellose)

■ Welche beiden Verlaufsformen unterscheidet man bei der Legionellose?

- **Grippaler Verlauf** mit Fieber, Glieder-, Kopf- und Brustschmerz, Husten, Schnupfen, Halsschmerzen
- **Pulmonaler Verlauf** mit hohem Fieber und Zeichen einer Lungenentzündung, wie heftige, stechende Brustschmerzen, Dyspnoe, Tachypnoe und (evtl. blutigem) Husten

■ Wie heißt der Erreger der Legionärskrankheit?

Legionellen mit verschiedenen Serotypen.

■ Wo kommt der Erreger der Legionärskrankheit vor allem vor?

Er kommt **ubiquitär** (überall verbreitet) vor. Vor allem findet man ihn in feuchten Böden, im Oberflächenwasser von Seen und **Feuchtstellen,** aber auch in Klimaanlagen, Duschköpfen, Warmwasseranlagen, Whirlpools und Inhalationsgeräten.

■ Ein abwehrgeschwächter Patient befürchtet eine Legionellose und fragt Sie deshalb, auf welche Temperatur er seinen Heißwasserkessel einstellen müsse, damit eine Infektion sicher vermieden werden könne?

Auf **mindestens 60 °C.**

■ Angenommen, ein Patient bekommt eine Pneumonie. Können Sie anhand der Symptome erkennen, dass es sich um eine Legionellose handelt?

Nein. Man könnte höchstens die Vermutung haben, weil sich z. B. der Patient vorher in einer Ferienwohnung aufgehalten hat, die vor ihm längere Zeit nicht bewohnt wurde.

■ Wie wird schulmedizinisch behandelt?

Da es sich um eine bakterielle Infektion handelt, wird mit **Antibiotika** behandelt.

Lepra

■ Geben Sie die wichtigsten Symptome für Lepra an!

Tuberkuloide Form
- Asymmetrische, begrenzte Hauterscheinungen mit sichtbarer Verdickung der Nervenstränge
- Sensibilitätsstörungen, dadurch kann es zu Verstümmelungen kommen.

Lepromatöse Form
- Symmetrische Hautschädigungen, aus denen sich die Lepraknoten (Löwengesicht!) entwickeln
- Sensibilitätsstörungen und Lähmungen, schwere Verstümmelungen, Ausbreitung auf den gesamten Organismus, allgemeiner Verfall

■ Nennen Sie die Erreger von Lepra!

Bakterien; Mycobacterium leprae; grampositives, unbewegliches Stäbchen.

■ Geben Sie an, wie der Nachweis von Lepra geführt wird!

Im **Gewebesaft** der leprösen Hautveränderung. Der Lepromintest kann anzeigen, ob es sich um die tuberkuloide oder die lepromatöse Form handelt.

An welchen Organen zeigt sich Lepra in erster Linie?

An der **Haut** (Schleimhaut) und den peripheren **Nerven.**

Geben Sie die Inkubationszeit von Lepra an!

Meist **2–5 Jahre** (9 Monate bis 40 Jahre).

Welche Hauterscheinungen können bei Lepra auftreten?

- **Rötlich-entzündliche Flecken**
- **Hypopigmentierte Flecken** evtl. mit **Sensibilitätsstörungen**

Ordnen Sie zu!

1	Tuberkuloide Lepra	A	Grenzfälle, die Zeichen der tuberkuloiden und lepromatösen Lepra zeigen
2	Lepromatöse Lepra	B	Asymmetrische Hauterscheinungen
3	Borderliner Lepra	C	Symmetrische Hauterscheinungen

1: B
2: C
3: A

Wie wird in der Schulmedizin bei Lepra behandelt?

Durch die Gabe von **Antibiotika.**

Leptospirose

Geben Sie die wichtigsten Symptome für Leptospirosen an!

Weil-Krankheit (Ratten), Canicola-Fieber (Hunde), Feldfieber (Mäuse).

Zweiphasiger Fieberverlauf mit primärem Generalisationsstadium und sekundärer Organmanifestation mit **Meningitis, Ikterus** und **Nephritis.** Oft hämorrhagische Diathese.

Nennen Sie die Erreger von Leptospirosen!

Bakterien; **Leptospiren;** gehören zu den Spirochäten. Gramnegativ, beweglich, schraubenförmig.

Geben Sie an, wie der Nachweis von Leptospirosen geführt wird!

Im **Blut,** Urin und Liquor.

Was meint man damit, dass es sich bei der Leptospirose um eine Zooanthroponose handelt?

Es handelt sich um eine Erkrankung, die **von Wirbeltieren auf den Menschen** übertragen werden kann.

Schildern Sie den typischen Fieberverlauf bei Morbus Weil!

- **Schlagartiger Fieberbeginn** mit Temperaturen bis 40 °C für 3–8 Tage
- **Fieberfreies Intervall** von meist 1–3 Tagen
- Organmanifestation mit **Fieber** (weniger hoch)

Listeriose und angeborene Listeriose (Granulomatosis infantiseptica)

Geben Sie die wichtigsten Symptome für angeborene Listeriose an!

Kann ab dem 5. Schwangerschaftsmonat auf den Feten übertragen werden.

Früh- und / oder **Totgeburten** möglich. **Granulome**, **Meningitis**, Hepatosplenomegalie.

Nennen Sie die Erreger von angeborener Listeriose!

Bakterien; Listeria monocytogenes; ein grampositives, bewegliches Stäbchen. Gehört zu den Corynebakterien.

Geben Sie an, wie der Nachweis von angeborener Listeriose geführt wird!

Serologische **Blutuntersuchung** und Erregernachweis im betroffenen Organ (z. B. Liquor).

Worum handelt es sich bei den Granulomen, die bei Listeriose auftreten können?

In den Granulomen wird der **Erreger „eingemauert“.** Solche Granulome heben sich vom gesunden Gewebe als **Knötchen** ab. In den Granulomen kommt es zunächst zu einer Bindegewebsvermehrung (Proliferation). Später kann jedoch in den Granulomen ein Gewebezerfall (Nekrosen) einsetzen. Dieser Gewebezerfall ist vermutlich auf einen Tumornekrosefaktor zurückzuführen. Dabei handelt es sich um einen Wirkstoff, den die Makrophagen produzieren, um die Erreger zu schädigen.

Lyme-Borreliose

Geben Sie die Organe an, an denen sich die Lyme-Borreliose bevorzugt abspielt!

Haut, Gelenke, Herz, Nervensystem.

Welche Krankheitsverläufe bzw. Krankheitsstadien werden bei Lyme-Borreliose unterschieden?

- **Frühstadium** (Stadium I): nach Ablauf der Inkubationszeit von wenigen Tagen bis Wochen
- **Spätstadium** (Stadium II): beginnt Wochen bis Monate nach der Infektion.
- **Chronisches Stadium** (Stadium III): beginnt Jahre bis Jahrzehnte nach der Infektion.

Welche Symptome treten im Stadium I der Lyme-Borreliose auf?

Wanderröte (Erythema chronicum migrans) und **grippale Erscheinungen.**

Welche Symptome treten im Stadium II der Lyme-Borreliose auf?

Neurologische Symptome, wie Fazialislähmung, Trigeminus-Neuralgie, Entzündung der Rückenmarksnerven, Meningoenzephalitis und **Herzrhythmusstörungen** durch Herzmuskel- oder Herzbeutelentzündung.

Welche Symptome treten im Stadium III der Lyme-Borreliose auf?

Chronische **Arthritis, Hirnstörungen** (Psychosen, Verhaltensstörungen, Wesensveränderungen, Demenz) und **Hautatrophie.**

Was versteht man unter der „Wanderröte“?

Die Wanderröte (Erythema chronicum migrans) entsteht aus der **Bissstelle** der Zecke, an der zunächst ein kleiner, kreisrunder, rötlicher **Fleck,** der eventuell erhaben ist, entsteht. Die Rötung breitet sich **kreisförmig** aus und beginnt **zentral abzublassen,** sodass im Verlauf von Wochen eine immer größer werdende, von der Bissstelle wegwandernde, ringförmige Rötung **(Wanderröte)** auftritt.

Ist es für die Lyme-Arthritis typisch, dass von den paarig vorkommenden Gelenken beide betroffen sind?

Nein. Typischerweise ist von den paarig vorkommenden Gelenken nur **eines** betroffen.

Existiert gegen die Lyme-Krankheit ein wirksamer Impfstoff?

Nein. Ein Impfstoff für eine aktive Impfung ist in Erprobung; eine passive Immunisierung konnte sich bisher nicht als wirksam erweisen.

Mit welcher anderen Erkrankung, die ebenfalls durch Spirochäten ausgelöst wird, hat die Lyme-Krankheit gewisse Ähnlichkeiten?

Mit **Syphilis** (Lues).

Lymphogranuloma inguinale

Geben Sie die wichtigsten Symptome für Lymphogranuloma inguinale an!

Beim Mann
Meist einseitige Schwellung der **Leistenlymphknoten,** die nach außen aufbrechen können. Allgemeinsymptome.

Bei der Frau
- Oft sind statt der Leistenlymphknoten wie beim Mann die tiefen Lymphknoten des **Beckeninneren** betroffen, was große Schmerzen auslösen kann.
- Elefantiasis

Nennen Sie die Erreger von Lymphogranuloma inguinale!

Bakterien; **Chlamydien;** Chlamydia trachomatis.

Geben Sie an, wie der Nachweis von Lymphogranuloma inguinale geführt wird!

Im **Bläschensekret** der Primärläsion, im Lymphknotenpunktat.

Welche Komplikationen der Lymphogranuloma inguinale können beim Mann auftreten?

Aufsteigende Infektion mit Entzündungen der Harnröhre, der Prostata, des Samenleiters und der Nebenhoden.

Welche Komplikationen der Lymphogranuloma inguinale können bei der Frau auftreten?

Übergreifen der Entzündung auf Gebärmutter, Eileiter oder Ovarien. Außerdem kann es durch einen Lymphstau zum Anschwellen der Vulva (äußere Fortpflanzungsorgane der Frau, wie große und kleine Vulvalippen und Schamspalte) kommen. Durch die Entzündungen und Vernarbungen können im anal-genitalen Bereich ständig eitrige und geschwürige Prozesse ablaufen, die ihrerseits zu Strikturen und Fistelbildungen führen. Dies kann eine Verdickung des Gewebes zur Folge haben **(Elefantiasis).**

Malaria

Geben Sie das Leitsymptom für Malaria an!

Typische **Fieberanfälle** mit **Schüttelfrost** und mehrere Stunden andauerndem Fieberanfall, der dann unter **Schweißausbruch** wieder abfällt.

Nennen Sie die Erreger von Malaria!

Protozoen; Plasmodien; einzellige Lebewesen. Plasmodium vivax und ovale, Plasmodium malariae, Plasmodium falciparum.

Geben Sie an, wie der Nachweis von Malaria geführt wird!

Im **Blut.**

Was wird bei einer Chemoprophylaxe gemacht?

Bei einer Chemoprophylaxe werden **Chemotherapeutika** (gegen Malaria wirksame Mittel) eingenommen, **bevor** eine **Infektion stattgefunden** hat. Kommt es zu einer Ansteckung, steht das Medikament im Blut bereits in einer ausreichenden Konzentration zur Verfügung, um den Erreger wirkungsvoll zu bekämpfen.

Worauf stützt sich das Behandlungsverbot des Heilpraktikers bei Malaria?

Das Behandlungsverbot stützt sich auf **§§ 24, 7 IfSG.**

Masern

Geben Sie die wichtigsten Symptome für Masern an!

Kinderkrankheit. Drei Stadien:

Prodromalstadium (ca. 3–5 Tage)
- Katarrhalische Erscheinungen mit Augenbindehautentzündung
- Koplik-Flecken am 2. – 3. Tag

Exanthemstadium (ca. 3 Tage)
- Fieberanstieg auf 39–40 °C
- Masern-Exanthem

Rekonvaleszenz
- Kleieförmige Hautabschilferung
- Lang dauernde Resistenzverminderung

■ Nennen Sie die Erreger von Masern!

Viren; Masern-Virus.

■ Geben Sie an, wie der Nachweis von Masern geführt wird!

Im **Blut.**

■ Wie sieht das typische Maserngesicht aus?

Verheult, verrotzt, verschwollen.

■ Wie ist der Fieberverlauf bei Masern?

Im **Prodromalstadium** steigt das Fieber auf **38–38,5 °C**, dann erfolgt ein **fieberfreies Intervall** von 1–3 Tagen. Danach kommt es im **Exanthemstadium** zum erneuten Fieberanstieg, nun allerdings auf **39–40 °C**.

■ Worum handelt es sich bei den Koplik-Flecken?

Bei den Koplik-Flecken handelt es sich um die Stelle des Erregereintritts in der Schleimhaut des Mundes in **Höhe** der **Backenzähne.** Es handelt sich um kleine Epithelnekrosen (abgestorbene Schleimhautzellen), die als **kleine, weiße Stippchen** mit **gerötetem Hof** zu sehen sind.

■ Angenommen, jemand hat die Erlaubnis zur Ausübung der Heilkunde und möchte eine Praxis eröffnen. Muss er sich gegen Masern impfen lassen?

Wurde jemand **vor** dem 31. Dezember 1970 geboren, braucht er sich **nicht** impfen zu lassen.
Personen, die nach dem 31. Dezember 1970 geboren wurden, müssen eine **ausreichende Immunität** gegen Masern durch **ein ärztliches Attest** nachweisen. Liegt keine ausreichende Immunität vor, muss er sich **impfen** lassen, es sei denn, aufgrund einer medizinischen Kontraindikation kann nicht geimpft werden. Diese Ausnahme muss durch ein ärztliches Attest nachgewiesen werden.

Meningitis

■ Geben Sie die wichtigsten Symptome für Meningokokken-Meningitis an!

Plötzlicher Krankheitsbeginn mit Schüttelfrost und **hohem Fieber. Nackensteifigkeit, heftige Kopfschmerzen.**

■ Nennen Sie die Erreger von Meningokokken-Meningitis!

Bakterien; Meningokokken.

■ Welche Erreger sind grundsätzlich in der Lage eine Meningoenzephalitis zu verursachen?

Es kommen grundsätzlich **fast alle Erreger** in Betracht: Bakterien, Viren, Pilze, Protozoen und sogar Würmer.

■ Wie unterscheiden sich die Symptome einer Meningitis Haemophilus influenza von Meningitiden, die durch andere Erreger verursacht wurden?

Grundsätzlich **gar nicht.**

■ Geben Sie die Fachbezeichnungen an!
- **Hirnhaut:**
- **Hirnhautentzündung:**
- **Gehirn:**
- **Gehirnentzündung:**
- **Gehirn- und Hirnhautentzündung**

- Hirnhaut: **Meningen**
- Hirnhautentzündung: **Meningitis**
- Gehirn: **Enzephalon**
- Gehirnentzündung: **Enzephalitis**
- Gehirn- und Hirnhautentzündung: **Meningoenzephalitis**

■ Geben Sie an, wie der Nachweis von Meningokokken-Meningitis geführt wird!

In **Blut** und **Liquor.**

■ Was ist ein Opisthotonus?

Der Opisthotonus ist ein sogenannter **Krampfrücken,** bei dem es zu einem Krampf der Rückenmuskulatur gekommen ist. Es handelt sich um eine Abwehrspannung des Körpers, um jede Dehnung oder Störung der Rückenmarkshäute zu vermeiden.

■ Bei welchen Krankheiten kann es zum Opisthotonus kommen?

Ein Opisthotonus kann bei **Meningitis** und **Tetanus** auftreten.

■ Was ist ein Kahnbauch und bei welcher Infektionskrankheit kann er auftreten?

Beim Kahnbauch handelt es sich um eine **kahnförmige Einziehung** der **Bauchwand** durch Muskelverkrampfung.
Er tritt typischerweise bei **Meningitis** auf.

■ Erklären Sie die folgenden Begriffe:

- **Primäre Virus-Enzephalitis**
- **Parainfektiöse Enzephalitis**
- **Postinfektiöse Enzephalitis**

Primäre Virus-Enzephalitis
Das Gehirn wird **direkt** von Erregern befallen (z. B. FSME).

Parainfektiöse Enzephalitis
Noch **während** des Ablaufs einer Infektionskrankheit kommt es zu Zeichen einer Enzephalitis.

Postinfektiöse Enzephalitis
Nach einer durchgestandenen Infektionskrankheit kommt es zu Zeichen einer Enzephalitis.

■ Darf ein Heilpraktiker eine Meningokokken-Meningitis behandeln? Begründen Sie Ihre Meinung!

Nein. Für Meningokokken-Meningitis besteht **Behandlungsverbot** gemäß §§ 24, 6 und 7 IfSG.

■ Besteht für den Heilpraktiker bei Meningitis durch Haemophilus influenzae Typ B Meldepflicht?

Nein. Es besteht lediglich für den Arzt Meldepflicht bei Erregernachweis.

Milzbrand

■ Geben Sie die wichtigsten Symptome für Milzbrand an!

- **Hautmilzbrand** (häufigste Form): **Milzbrandkarbunkel,** oft nur geringes Fieber und wenig Beeinträchtigung des Allgemeinbefindens, eventuell Sepsis
- **Lungenmilzbrand:** Bronchopneumonie, die unbehandelt innerhalb eines Tages zum Tode führen kann
- **Darmmilzbrand:** Übelkeit, Erbrechen, Meteorismus, blutiger Stuhl, blutiges Erbrechen, brandige Verfärbung der Milz, eventuell akutes Abdomen

■ Nennen Sie die Erreger von Milzbrand!

Bakterien; Bacillus anthracis; großes, unbewegliches Stäbchen.

■ Geben Sie an, wie der Nachweis von Milzbrand geführt wird!

- Bei Hautmilzbrand im Karbunkelsekret
- Bei Lungenmilzbrand im Sputum
- Bei Darmmilzbrand im Stuhl
- Bei Milzbrandsepsis im Blut

■ Geben Sie die Inkubationszeiten an!

- **Hautmilzbrand: 1–3 Tage**
- **Lungenmilzbrand: wenige Stunden bis wenige Tage**

■ Kommen bei uns in Deutschland Milzbranderkrankungen vor? Falls ja, bei wem?

Ja, gelegentlich treten als **Berufskrankheit** Erkrankungsfälle bei Fleischer, Landwirten, Tierärzten u. a. auf.

■ Beschreiben Sie das Aussehen eines Milzbrandkarbunkels!

Schwarzes, nekrotisches Zentrum mit rotem ödematösen Hof, schmerzlos.

An welchen Symptomen würden Sie in erster Linie erkennen, dass es als Komplikation eines Hautmilzbrandes zur Milzbrandsepsis gekommen ist?

Am Schüttelfrost und dem auffolgend hohem Fieber.

Mononucleose infectiosa (Pfeiffer-Drüsenfieber)

Wie heißt der Erreger der Mononucleosis infectiosa?

Epstein-Barr-Virus (gehört zur Gruppe der Herpesviren).

Geben Sie die drei Leitsymptome der Mononucleosis infectiosa an!

- **Fieber** (38,0–40,0 °C)
- **Tonsillitis**
- **Lymphknotenschwellung** (evtl. nur regional oder generalisiert)

Verläuft jede Epstein-Barr-Infektion als Pfeiffer-Drüsenfieber, wenn es zu Krankheitserscheinungen kommt?

Nein. Das Pfeiffer-Drüsenfieber ist nur eine mögliche Variante einer Epstein-Barr-Infektion. So könnte eine Epstein-Barr-Infektion auch nur zu Fieber und Lymphknotenschwellung führen oder z. B. zu einer Nieren-, Herzmuskel-, Nerven-, Leber- Hirnhaut und / oder Gehirnentzündung.

Beschreiben Sie die Rachenveränderungen beim Pfeiffer-Drüsenfieber!

Die Tonsillen schwellen an, sind **gerötet** und mit einem schmutzig-grauen, gelblichen oder diphtherieähnlichen **Belag** versehen, eventuell kommt es auch zu geschwürigen Veränderungen. Die Beläge konfluieren und sind – im Gegensatz zu diphtherischen Belägen – **leicht abwischbar,** hinterlassen **keine Blutungen** und greifen **nicht** auf die Umgebung der Tonsillen über.

Besteht bei Mononucleosis infectiosa eine Meldepflicht?

Nein. Es besteht keine Meldepflicht, weder für den Arzt noch für den Heilpraktiker.

Mpox

Was bedeutet Mpox?

Mpox ist eine Kurzbezeichnung für Monkeypox, die früher als **Affenpockenkrankheit** bezeichnet wurde. Es handelt sich um eine virale Zoonose, die ähnliche Symptome wie die Pocken aufweist, jedoch meist einen milderen Verlauf zeigt.

Durch welchen Erreger wird Mpox verursacht?

Erreger ist ein **Virus** und zwar Mpoxvirus (engl. Monkeypoxvirus, Orthopockenvirus). Das Virus ist strukturell mit den klassischen humanen Pockenviren und Kuhpockenviren verwandt.

Wie kann das Mpoxvirus übertragen werden?

Es ist eine Übertragung **vom Tier auf den Menschen** und **von Mensch zu Mensch** möglich.

Eine Übertragung von Mensch zu Mensch kann über Kontakt-, Schmier- und Tröpfcheninfektion erfolgen. Man vermutet, dass auch eine sexuelle Übertragung möglich ist. Eine Übertragung vom Tier auf den Menschen findet vor allem in Endemiegebieten in West- und Zentralafrika statt.

Wie sehen die Hauterscheinungen bei Mpox aus?

Es kommt zu einem meist **schmerzhaften pockenähnlichen Hautausschlag,** der 2–4 Wochen bestehen bleibt. Dieser beginnt mit Flecken, die dann zu Papeln, zu serösen Bläschen, eitrigen Pusteln und schließlich zu Krusten werden, die abfallen. Eine Narbenbildung ist möglich. Die Anzahl der Hauteffloreszenzen kann von einer einzigen Pustel bis hin zu engstehenden Pusteln die ganze Region oder praktisch den ganzen Körper bedecken.

MRSA

■ Wofür steht die Abkürzung MRSA?

Sie steht für **Methicillin-resistenter Staphylococcus aureus**, im klinischen Sprachgebrauch auch: multiresistenter Staphylococcus (S.) aureus.

■ Worum handelt es sich bei MRSA?

Es handelt sich um eine schwer behandelbare **Infektion** durch **resistente Staphylococcus-aureus-Stämme.** Diese können unterschiedliche Erkrankungen hervorrufen, wie z. B. Pneumonie, Endokarditis, toxisches Schocksyndrom (TSS) und tiefgehende Hautinfektionen.
Es handelt sich um Erregerstämme, die (fast) gegen alle marktverfügbaren Antibiotika resistent sind.

■ Wer ist erhöht gefährdet, an MRSA zu erkranken?

Besonders gefährdet sind **Abwehrgeschwächte** (Diabetiker, Atopiker, AIDS), Dialysepatienten, Patienten mit großflächigen **Wunden,** mit liegenden Kathetern oder sonstigem Fremdmaterial (z. B. Gelenkersatz), außerdem **medizinisches Personal.**

Mumps (Parotitis epidemica)

■ Geben Sie die wichtigsten Symptome für Mumps an!

Kinderkrankheit, bei der es zur **Schwellung** der **Ohrspeicheldrüsen** kommt, meist ist zuerst die **linke** Seite betroffen. **Ohrläppchen** wird in typischer Weise **abgehoben.** Es können auch andere drüsige Organe befallen werden **(Hodenentzündung!).**

■ Nennen Sie die Erreger von Mumps!

Viren; Mumps-Virus (Paramyxovirus).

■ Geben Sie an, wie der Nachweis von Mumps geführt wird!

Im **Blut** und im **Speichel.**

■ Geben Sie die beiden Stadien an, in die der Verlauf der Mumpserkrankung unterteilt wird und zählen Sie dabei die wichtigsten Symptome auf, die dabei vorkommen!

- **Vorläuferstadium** (Prodromalstadium): **grippale Erscheinungen** mit subfebrilen Temperaturen
- **Organstadium:** Je nach Krankheitsschwere subfebrile bis hohe Temperaturen. Meist **schwillt** zuerst die linke **Ohrspeicheldrüse** an, nach ca. 2 Tagen oft noch zusätzlich die rechte. Die Einmündungsstelle des Ausführungsgangs der Ohrtrompete in den Vorhof des Mundes ist oft gerötet und geschwollen.

■ Welches ist die häufigste und gefürchtetste Komplikation bei Mumps, der nach der Pubertät auftritt?

Die **Hodenentzündung.**

Ornithose

■ Geben Sie die verschiedenen Verlaufsformen für Ornithose an!

Neben einem inapparenten Verlauf sind verschiedene Krankheitsverläufe möglich:
- **Grippales Bild:** grippeähnliche Verlaufsform
- **Pulmonales Bild:** Pneumonie mit quälendem Husten, Kontinua-Fieber
- **Typhusartiges Bild:** Benommenheit, Fieber, Kopf- und Gliederschmerzen
- **Enzephalitisches Bild:** Fieber, Kopfschmerzen, Krämpfe, neurologische Ausfallserscheinungen, Schlaflosigkeit.

■ Nennen Sie die Erreger von Ornithose!

Bakterien; **Chlamydien;** Chlamydia psittaci. Es handelt sich um intrazellulär lebende kleine Bakterien.

■ Geben Sie an, wie der Nachweis von Ornithose geführt wird!

Im **Blut** und im **Sputum.**

■ **Welche Beschwerden treten bei einem grippalen Verlauf der Ornithose auf?**

Fieber, Kopf- und **Muskelschmerzen.**

■ **Welche Beschwerden treten bei einem pulmonalen Verlauf der Ornithose auf?**

Schüttelfrost und hohes Fieber, Kopfschmerzen, Übelkeit, Erbrechen, relative Bradykardie.
Pneumonie mit trockenem Husten und wenig Auswurf.

■ **Welche Beschwerden treten bei einem typhösen Verlauf der Ornithose auf?**

Benommenheit, Delirien, Apathie, Schlaflosigkeit.

Parathypus

■ **Geben Sie die wichtigsten Symptome für Paratyphus an!**

Typhusartiger Verlauf mit Fieber, Leibschmerzen, Erbrechen, Durchfällen, Roseolen. Der Krankheitsverlauf ist im Allgemeinen milder als bei Typhus abdominalis.

■ **Nennen Sie die Erreger von Paratyphus!**

Bakterien; Salmonella paratyphi; A, B, und C; gehören zu den Salmonellen.

■ **Geben Sie an, wie der Nachweis von Paratyphus geführt wird!**

Im **Blut,** während der 1. und 2. Krankheitswoche.
Im **Stuhl** (evtl. Urin) ab der 2. Krankheitswoche.

■ **Nennen Sie einige Punkte, in denen sich Typhus abdominalis und Paratyphus ähneln und einige Punkte, in denen sie sich unterscheiden!**

Ähnlichkeiten von Typhus abdominalis und Paratyphus
Bei beiden erfolgt die **Ansteckung** meist über verseuchte Nahrungsmittel und Wasser, aber es ist auch eine Übertragung durch Schmierinfektion möglich.

Wichtige Symptome sind bei beiden Erkrankungen die **Durchfälle** und die **Roseolen.**

Beide haben Meldepflicht bei Verdacht, Erkrankung, Tod (§ 6 IfSG) und bei Erregernachweis (§ 7 IfSG).

Unterschiede zwischen Typhus abdominalis und Paratyphus
Paratyphus zeigt meist einen stürmischeren **Beginn** und während des **Krankheitsverlaufs** nicht so starke Beschwerden. **Komplikationen** sind bei Paratyphus seltener, die Roseolen treten dafür stärker in Erscheinung.

■ **Wie heißt der Erreger von Paratyphus?**

Salmonella paratyphi A, B und C.

■ **Wie lange ist die Inkubationszeit bei Paratyphus?**

1–2 (max. 3) **Wochen.**

■ **Wo erfolgt der Nachweis bei Paratyphus?**

Im **Blut.**

Pest

■ **Geben Sie die wichtigsten Symptome für Pest an!**

- **Beulen- oder Bubonenpest:** plötzlicher Krankheitsbeginn, Fieber, Kopfschmerzen, Erbrechen, Durchfälle, schmerzhaftes Anschwellen der regionalen Lymphknoten
- **Lungenpest:** Pneumonie, Atemnot, Husten, oft Lungenödem und Herz-Kreislauf-Versagen
- **Pestsepsis:** führt meist innerhalb von Tagen zum Tod.

■ **Nennen Sie die Erreger von Pest!**

Bakterien; Yersinia pestis; gramnegatives Stäbchen.

■ **Geben Sie an, wie der Nachweis von Pest geführt wird!**

- Bei Beulenpest im Punktat der Lymphknoten
- Bei Lungenpest im Sputum
- Bei Pestsepsis im Blut

■ Geben Sie die Inkubationszeit der Lungenpest an!

Wenige Stunden bis 2 (7) Tage.

■ Welche Schweregrade der Erkrankung gibt es bei Pest?

Die Erkrankung kommt in **allen Schweregraden** vor. Es gibt symptomlose, leichte, schwere, schwerste und tödliche Verläufe.

Poliomyelitis

■ Geben Sie die wichtigsten Symptome für Poliomyelitis an!

- **Vorläuferstadium:** mit grippeähnlichen Symptomen
- **Meningitisches Stadium:** mit Zeichen von Hirnhautreizung
- **Paralytisches Stadium:** mit schlaffen Lähmungen
- **Reparationsphase:** mit Besserung oder eventuell Rückbildung der Lähmungen

Die Krankheit kann in jedem Stadium zum Stillstand kommen!

■ Nennen Sie die Erreger von Poliomyelitis!

Viren; Polio-Virus; Typ I, II und III.

■ Geben Sie an, wie der Nachweis von Poliomyelitis geführt wird!

Im **Mund- und Rachensekret,** später in Stuhl, Urin und Liquor.

■ Nennen Sie die Inkubationszeit von Poliomyelitis!

Inkubationszeit ist **meist 7–9 Tage**, evtl. 3–14 Tage.

■ Jemand hat sich mit dem Polio-Virus infiziert. Kommt es in jedem Fall zu Krankheitserscheinungen?

Nein. Bei Infektion mit dem Poliomyelitis-Virus kommt es **nur** in ungefähr **1 %** der Fälle zu Krankheitserscheinungen.

■ Wenn jemand an Poliomyelitis verstirbt, was ist dann meist die eigentliche Todesursache?

Die häufigste Todesursache bei Poliomyelitis ist die **Atemlähmung,** und zwar durch eine Lähmung der Zwischenrippenmuskulatur oder durch eine Lähmung des Zwerchfells.

■ Was meint man mit „Morgenlähmung" bei Polio?

Bei Polio können das Vorläuferstadium und das meningitische Stadium **übersprungen** werden. In diesem Fall kann es sein, dass die Eltern am Morgen bei ihrem Kind **Lähmungserscheinungen** feststellen, ohne dass weitere Krankheitserscheinungen vorhanden sind.

■ Angenommen, jemand hat eine vollständige Immunisierung durch eine Impfung gegen Polio erhalten. Wie lange ist er nun gegen die Erkrankung geschützt?

Zirka 10 Jahre.

■ In welchem Fall besteht bei Poliomyelitis Meldepflicht?

Meldepflicht besteht bei Poliomyelitis bei **Verdacht, Erkrankung** und **Tod** (§ 6 Abs. 1) und bei Erregernachweis (§ 7 IfSG).

Q-Fieber

■ Geben Sie die wichtigsten Symptome für Q-Fieber an!

Pneumonie mit Kontinua-Fieber, Husten, Auswurf und Schmerzen hinter dem Brustbein.

Welche beiden Verlaufsformen werden bei Q-Fieber unterschieden?

- **Grippaler Verlauf**
- **Pulmonaler Verlauf**

Nennen Sie die Erreger von Q-Fieber!

Bakterien; Gammaproteobacterium; Coxiella burnetti.

Geben Sie an, wie der Nachweis von Q-Fieber geführt wird!

Im **Blut.**

Jemand hat pasteurisierte Milch getrunken. Kann es dabei zu einer Infektion mit dem Erreger des Q-Fiebers kommen?

Nein. Pasteurisieren zerstört den Erreger.

Ringelröteln

Was sind die Ringelröteln?

Die Ringelröteln (Erythema infectiosum acutum) sind ein Krankheitsbild, das **ähnlich** wie die **Röteln** verläuft, allerding durch ein anderes Virus verursacht wird.

Wieso werden die Ringelröteln umgangssprachlich als „Ohrfeigenkrankheit" bezeichnet?

Es kommt zu einer **auffallenden Wangenrötung.**

Wer ist in erster Linie von den Ringelröteln betroffen?

Kinder zwischen dem 6. und 15. Lebensjahr.

Wie erfolgt die Ansteckung bei Ringelröteln?

Durch **Tröpfcheninfektion.** Die Ansteckungsfähigkeit besteht kurz nachdem das Virus aufgenommen wurde bis zum Auftreten des Exanthems, d.h. nach Auftreten des Hautausschlags gilt der Erkrankte als praktisch nicht mehr infektiös.

Wie sieht es bei Ringelröteln mit Meldepflicht und Behandlungsverbot für Heilpraktiker aus?

Es besteht für Heilpraktiker **keine Meldepflicht** und **kein Behandlungsverbot.** Allerdings muss eine Schwangere aufgrund der Gefahr für das ungeborene Kind zum Arzt geschickt werden.

Röteln und Rötelnembryopathie

Schildern Sie das typische Erscheinungsbild eines Rötelnexanthems!

Es kommt zu **kleinen blassroten Flecken** mit **hellem Hof.** Die Flecken **konfluieren** in der Regel **nicht.**

Wie lange besteht bei einer Rötelnerkrankung die Ansteckungsfähigkeit?

1 Woche vor bis 1 Woche nach Exanthemausbruch.

Wo beginnt das Rötelnexanthem und wie breitet sich der Rötelnausschlag über den Körper aus?

Der Rötelnausschlag beginnt **hinter den Ohren,** breitet sich über das **Gesicht** aus und überzieht dann **Stamm** und **Extremitäten.**

Treten bei Röteln häufig Komplikationen auf?

Nein, Komplikationen sind selten. Bei Kindern kommt es gelegentlich zur Enzephalitis bei Erwachsenen zur Polyarthritis.

Eine Schwangere hatte als Kind bereits eine Rötelnerkrankung durchlaufen. Im Blut wurde vor der Schwangerschaft festgestellt, dass sie einen ausreichend hohen Titer im Blut hat. Kann es zu einer Schädigung des Kindes kommen, wenn sich die Schwangere erneut infiziert?

Nein.

Nennen Sie mindestens fünf mögliche Schäden, die beim Kind im Zuge einer Rötelnembryopathie auftreten können!

Von den folgenden zehn Punkten sollten Sie mindestens fünf genannt haben:

- **Frühgeburt, Abort, Totgeburt**
- **Vermindertes Geburtsgewicht**
- **Wachstumsstörungen**
- **Augenschäden**: grauer Star, Netzhautschädigungen, evtl. Glaukom (Augeninnendruckerhöhung)
- **Herzfehlbildungen** wie offener Ductus Botalli, Pulmonalklappenstenose, Septumdefekt
- **Schäden am Ohr** mit der Gefahr der ein- oder beidseitigen Taubheit
- **Hirnschäden** mit Mikrozephalie und geistiger Retardierung
- **Gaumenspalte**
- **Hernien** (Weichteilbrüche)
- **Schäden an inneren Organen** (Leber, Lunge, Knochen)

■ Eine junge Frau kommt zu Ihnen in die Praxis und berichtet Ihnen, dass sie gerne schwanger werden möchte. Als Kind habe sie keine Rötelnerkrankung durchlaufen. Sie möchte nun wissen, ob sie sich impfen lassen soll. Was empfehlen Sie?

In diesem Fall ist eine **Impfung auf jeden Fall empfehlenswert.**

Man könnte der jungen Frau aber auch empfehlen, vor der Impfung (auf eigene Kosten) eine Titer-Untersuchung vorzunehmen. Es wäre denkbar, dass sie einen ausreichend hohen Schutz besitzt, da sie als Kind die Rötelninfektion symptomlos durchlaufen hat.

Hat jemand die Rötelninfektion symptomlos durchlaufen und lässt sich trotzdem impfen, so ist dies nicht schlimm, sondern das „Immungedächtnis" wird dadurch aufgefrischt.

■ Nennen Sie die Erreger von Rötelnembryopathie!

Viren; Röteln-Virus.

■ Geben Sie an, wie der Nachweis von Rötelnembryopathie geführt wird!

Im **Blut.**

Rückfallfieber

■ Geben Sie das Leitsymptom für Rückfallfieber an!

Wiederkehrende, zunehmend schwächer verlaufende Fieberschübe (Bild einer „verebbenden Welle")

■ Nennen Sie die Erreger von Rückfallfieber!

Bakterien; Borrelien, gehören zu den Spirochäten. Sie sind groß, beweglich und schraubenförmig.

■ Geben Sie an, wie der Nachweis von Rückfallfieber geführt wird!

Im **Blut.**

■ Wer überträgt die Erreger, die das Rückfallfieber verursachen?

Läuse (Läuserückfallfieber) und **Zecken** (Zeckenrückfallfieber).

■ Welche Schweregrade der Erkrankung gibt es beim Rückfallfieber?

Es kommen **unterschiedliche Schweregrade** vor. Es kann sein, dass die Erkrankung nach dem ersten Fieberschub ausgestanden ist, es können aber auch weitere Fieberschübe (bis ca. 12) folgen.

■ Ein Patient sucht Ihre Praxis auf und berichtet, dass er in den letzten Wochen für einige Tage immer wieder mal mehr oder weniger hohes Fieber hatte. Er möchte von Ihnen naturheilkundlich behandelt werden, um seine Abwehrkräfte zu stärken. Wie gehen Sie vor?

Da in diesem Fall unterschiedlichste Erreger (z. B. Malaria tropica, Brucellose, Rückfallfieber) in Betracht kommen, die nur über einen Erregernachweis festgestellt werden können, muss der Patient zur **Abklärung** an den **Arzt** verwiesen werden. Sollte es sich nicht um eine Erkrankung mit Behandlungsverbot für den Heilpraktiker handeln, darf begleitend behandelt werden.

In dem vorliegenden Fall ist es besonders wichtig, den Patienten nach Auslandsaufenthalten bis 1 Jahr zurück zu befragen.

Salmonellose

Was sind Salmonellosen?

Salmonellosen sind Erkrankungen, die durch **Salmonellen** hervorgerufen werden. Bei den Salmonellen handelt es sich um gramnegative, unbewegliche Stäbchenbakterien.

Geben Sie mögliche Ansteckungsquellen für Salmonellosen an!

Die wichtigste Infektionsquelle sind **verseuchte Nahrungsmittel,** z. B. Hähnchen, Eier, Speiseeis. Eine Ansteckung von Ausscheidern und Erkrankten gilt heute als unwahrscheinlich.

Wo wird der Nachweis bei Salmonellosen geführt?

Im **Stuhl,** in Nahrungsmittelresten, im Erbrochenen.

Geben sie die Leitsymptome einer infektiös bedingten Darmentzündung an!

- **Durchfall** (Diarrhö)
- **Darmtenesmen** (Bauchkrämpfe)
- **Fieber**

Zu welcher Jahreszeit treten Salmonellosen gehäuft auf?

Im **Sommer.**

Geben Sie die Inkubationszeit der Salmonellose an!

Wenige Stunden bis **2** (evtl. 3) **Tage.**

Scharlach

Geben Sie die wichtigsten Symptome für Scharlach an!

Plötzlicher Krankheitsbeginn mit hohem **Fieber,** Kopf-, Hals- und Gliederschmerzen, eventuell mit Erbrechen, Übelkeit und Durchfall. **Angina, Lymphknotenschwellungen** am Kieferwinkel.

Zuerst weißlicher Zungenbelag, dann **Himbeerzunge. Scharlachexanthem,** periorale Blässe.

Abheilung mit großlamelliger Schuppung der Handflächen und Fußsohlen.

Geben Sie an, wie der Nachweis von Scharlach geführt wird!

Im Blut und Nasen-Rachen-**Abstrich.**

Nennen Sie die Erreger von Scharlach!

Bakterien; hämolysierende **Streptokokken** der Gruppe A; grampositive, unbewegliche Kugelbakterien.

Was haben Scharlach und Streptokokken-Angina für eine Gemeinsamkeit hinsichtlich des Erregers?

Es handelt sich um den **gleichen Erreger:** Beta-hämolysierenden Streptokokken der Gruppe A, kleine, kugelförmige Bakterien, die zu „Ketten“ aneinandergereiht liegen.

Kann in jedem Fall eine scharfe Trennungslinie zwischen Scharlach und Streptokokken-Angina gezogen werden?

Nein, die Trennlinie zwischen Scharlach und Streptokokken-Angina kann manchmal nicht eindeutig gezogen werden.

Durchläuft ein Kind zum ersten Mal eine Streptokokken-Infektion, so tritt im Allgemeinen ein deutlicher Hautausschlag auf. Bei einer wiederholten Infektion mit dem gleichen Erreger tritt dieser Hautausschlag nur sehr schwach auf und oft nur in der Leiste bzw. Achselregion, manchmal nur für ein paar Stunden.

Wie sieht es mit Immunität nach durchgestandener Streptokokken-Angina aus?

Nach durchgestandener Streptokokken-Angina stellt sich eine Immunität **gegen** das erythrogene **Toxin** ein, sodass es bei erneuter Infektion mit dem Erreger nur zu Angina ohne Hautausschlag kommt. Da es allerdings verschiedene erythrogene Toxine gibt, kann es doch gelegentlich zu einer Zweiterkrankung an Scharlach kommen.

Geben Sie die Leitsymptome bei Scharlach an!

- **Plötzlicher Krankheitsbeginn** mit hohem Fieber, Hals-, Kopf- und Gliederschmerzen
- **Angina**
- **Lymphknotenschwellung** am Kieferwinkel
- **Himbeer- bzw. Erdbeerzunge**
- **Scharlachexanthem**
- **Milchbart** (periorale Blässe)
- **Hautschuppung,** vor allem großlamellige Schuppung der Handflächen und Fußsohlen

Wie ist das Scharlachexanthem beschaffen?

Es handelt sich um **feine Flecken,** die sich nur schwach von der geröteten Haut abheben. Es zeigt sich vor allem am Unterbauch, der Achsel- und Leistenregion.

Zeigt sich die Himbeerzunge bei Scharlach gleich zu Krankheitsbeginn?

Nein, die Himbeerzunge zeigt sich erst ca. **ab dem 4. Krankheitstag**. Davor ist die Zunge weißlich belegt.

Zählen Sie mögliche Komplikationen bei Scharlach auf!

- **Rheumatisches Fieber**
- **Herzentzündung,** vor allem Endokarditis (Herzinnenhautentzündung)
- **Glomerulonephritis** (Nierenentzündung durch Autoimmungeschehen)
- **Otitis media** (Mittelohrentzündung)
- **Sinusitis** (Nasennebenhöhlenentzündung)
- **Tonsillarabszess**
- **Sepsis** (Blutvergiftung)

Shigellenruhr

Geben Sie die Leitsymptome für Shigellenruhr an!

- **Blutig-schleimige Durchfälle**
- **Darmtenesmen**
- **Fieber**

Nennen Sie die Erreger von Shigellenruhr!

Bakterien; Shigellen; gramnegative, unbewegliche Stäbchen.

Geben Sie an, wie der Nachweis von Shigellenruhr geführt wird!

Im **Stuhl.**

Wie heißen die Erreger der Shigellenruhr?

Shigellen, gramnegative unbewegliche Stäbchenbakterien.

Schildern Sie die Beschwerden einer leicht verlaufenden Erkrankung bei Shigellenruhr!

Es kommt zu plötzlichem **Fieber,** Übelkeit und Erbrechen, heftigen Bauchschmerzen mit Stuhldrang und **blutig-schleimigen Durchfällen.**

Schildern Sie die Beschwerden einer schwer verlaufenden Erkrankung von Shigellenruhr!

Hohes **Fieber** mit **Übelkeit** und **Erbrechen, Darmtenesmen** bis hin zu **Koliken** und **zahlreiche** (bis hin zu 20–40 Entleerungen täglich) **blutig-schleimige Durchfälle.** Es besteht die Gefahr der Exsikkose.

In welchem Fall besteht bei Shigellenruhr Meldepflicht?

Bei **Erregernachweis** (§ 7 IfSG).

Syphilis

Geben Sie die wichtigsten Symptome für Syphilis an!

Lues, harter Schanker. Verlauf in vier Stadien:

- **Lues I** (Dauer 2–4 Wochen): Primäraffekt, schmerzloses Anschwellen der regionalen Lymphknoten
- **Lues II** (Dauer 2–3 Jahre): Allgemeinerscheinungen, generalisierte Lymphknotenschwellung, Hautausschläge (vor allem Papeln an Handtellern und Fußsohlen)

27

- **Lues III** (Dauer 3–5 Jahre): Gummen (Granulationsgeschwülste) in den verschiedensten Organen, Sattelnase
- **Lues IV:** Neurosyphilis mit Tabes dorsalis (Rückenmarkschwindsucht) und progressiver Paralyse (Hirnerweichung)

Nennen Sie die Erreger von Syphilis!

Bakterien; Treponema pallidum; schraubenförmig. Gehört zu den Spirochäten.

Geben Sie an, wie der Nachweis von Syphilis geführt wird!

- **Primärstadium:** im Sekret des Primäraffektes
- **Sekundärstadium:** im Blut durch Antikörpernachweis

Wie ist die Inkubationszeit bei Syphilis?

1–3 Wochen.

Geben Sie zu den folgenden Stadien der Syphilis nur die wichtigsten Symptome an!
- **1. Stadium:**
- **2. Stadium**
- **3. Stadium**
- **4. Stadium**

- **1. Stadium: Primäraffekt** und **regionale Lymphknotenschwellung**
- **2. Stadium: generalisierte Lymphknotenschwellung** und **Haut**- und **Schleimhauterscheinungen** („Affe unter den Hautkrankheiten“)
- **3. Stadium: Gummen**
- **4. Stadium: Tabes dorsalis** (Rückenmarkschwindsucht) und **progressive Paralyse** (Untergang von grauer Hirnsubstanz)

Worum handelt es sich bei den Gummen, die in Stadium III der Syphilis auftreten können?

Gummen sind **Granulationsgeschwülste.** Sie bestehen aus neu gebildetem Bindegewebe, das zentral verkäst und perforieren kann.

Syphilis, angeborene (Syphilis connata)

Geben Sie die wichtigsten Symptome für angeborene Lues an!

Kann erst nach dem 4. Schwangerschaftsmonat auf den Fetus übertragen werden.

Fehlgeburt oder **Lues-Erkrankung** des Neugeborenen möglich, die meist 2–10 Wochen nach der Geburt auftritt, manchmal auch erst nach **Jahren.**

Bei Erkrankung des Neugeborenen kommt es zu **Hauterscheinungen** (Handflächen!), Hepatosplenomegalie, blutig-eitrigem Schnupfen, Anämie.

Im späteren Kindesalter kann es zur **Hutchinson-Trias** (Innenohrschwerhörigkeit, Hornhautentzündung des Auges und Tonnenzähne) kommen.

Nennen Sie die Erreger von angeborener Lues!

Bakterien; Treponema pallidum; schraubenförmig; gehört zu den Spirochäten.

Geben Sie an, wie der Nachweis von angeborener Lues geführt wird!

Im **Blut.**

Tetanus

Geben Sie die Leitsymptome des Tetanus an!

- **Muskelsteifheit** bis **Muskelstarre**
- **Krampfanfälle**

Erklären Sie die folgenden Begriffe:
- **Opisthotonus**
- **Risus sardonicus**
- **Trismus**

- **Opisthotonus:** bogenförmige Rückwärtsbeugung des Rumpfes durch Krampf der Rückenmuskulatur
- **Risus sardonicus:** schmerzverzerrter, weinerlich-grinsender Gesichtsausdruck durch Krampf der Gesichtsmuskulatur

- **Trismus:** Kieferklemme, d. h. erschwerte Mundöffnung durch Krampf der Gesichtsmuskulatur. Es kommt zur Behinderung beim Sprechen und Essen.

Ordnen Sie zu!

1	Leichter Tetanus	A	Risus sardonicus
2	Mittelschwerer Tetanus	B	Ausgeprägte Muskelsteifheit mit Ateminsuffizienz, Krämpfen und Kreislauflabilität
3	Schwerer Tetanus	C	Ausgeprägte allgemeine Muskelsteifheit ohne Ateminsuffizienz

1: A
2: C
3: B

Wie stark können die Muskelkrämpfe bei Tetanus sein? Geben Sie die Komplikationen an, die dabei auftreten können!

Die Muskelkrämpfe können so stark sein, dass es zu **Knochenbrüchen, Verrenkungen** und **Muskelrissen** kommen kann.

Gibt es gegen Tetanus eine aktive und / oder passive Impfung?

Gegen Tetanus kann **aktiv und passiv** geimpft werden.

Wie ist die Meldepflicht nach dem IfSG bei Tetanus für den Heilpraktiker und den Arzt bzw. das Labor geregelt?

Es besteht **keine Meldepflicht** weder für den Arzt / Labor noch den Heilpraktiker.

Worauf stützt sich das Behandlungsverbot für den Heilpraktiker bei Tetanus?

Es besteht **kein Behandlungsverbot!** Allerdings muss der Heilpraktiker den Patienten sofort in die Klinik einweisen. Er darf aber begleitend zum Arzt behandeln.

Tollwut

Geben Sie die wichtigsten Symptome für Tollwut an!

Übertragung durch Speichel eines tollwütigen Tiers, der in Hautverletzungen eindringt.

- **Vorläuferstadium** (melancholisches Stadium): Fieber, Kopfschmerzen, Übelkeit, Erbrechen, Jucken / Brennen der Bissstelle, psychische Veränderungen, Angstträume
- **Erregungsstadium (rasende Wut):** Hydrophobie, Krämpfe, Wutanfälle, klares Bewusstsein, Fieber bis 42 °C, meist Erstickungstod durch Atemmuskellähmung
- **Lähmungsstadium:** wird nur selten erreicht; Benommenheit, Koma, Atemlähmung oder Herzstillstand.

Nennen Sie die Erreger von Tollwut!

Viren; Tollwut-Virus; Rabies-Virus, gehört zu den Rhabdoviren.

Geben Sie an, wie der Nachweis von Tollwut geführt wird!

Kornealtest. Im Gehirn des tollwutverdächtigen Tiers durch Negri-Körperchen.

Durch Tierversuch oder durch Zellkulturen, indem tollwutverdächtiges Material verimpft wird (z. B. Hirngewebe, Speichel, Liquor oder Tränenflüssigkeit).

Geben Sie die Inkubationszeit von Tollwut an!

Meist **3 Wochen bis 3 Monate** (10 Tage bis 1 Jahr).

Was versteht man unter Hydrophobie?

Hydrophobie bedeutet **„Angst vor Wasser“.** Damit meint man, dass beim Versuch zu trinken, manchmal schon beim bloßen Ansehen von Trinkbarem starke Schlingmuskelkrämpfe ausgelöst werden. Selbst der Speichel kann nicht mehr geschluckt werden.

Wie ist die Meldepflicht bei Tollwut geregelt?

Meldepflicht besteht auch für Heilpraktiker bei **Verdacht, Erkrankung** und **Tod** gemäß §§ 8 und 6 IfSG, Abs. I., Nr. 1 m und Nr. 4.

Aufgrund § 6 Abs. I Nr. 4 ist schon jede Verletzung eines Menschen durch ein tollwutkrankes, -verdächtiges oder ansteckungsverdächtiges Tier sowie die Berührung eines solchen Tieres oder Tierkörper meldepflichtig.

Toxoplasmose und angeborenen Toxoplasmose

■ **Geben Sie die wichtigsten Schlagworte zur Toxoplasmose an!**

Infektionsquellen können **Katzenkot** oder ungenügend gekochtes **Fleisch** sein.

Toxoplasmose verläuft fast immer **symptomlos.** Zu Krankheitserscheinungen kommt es nur bei abwehrgeschwächten Patienten (v. a. AIDS-Patienten).

Gefährlich ist die Toxoplasmose für nicht-immune Schwangere, da es in diesem Fall zur schweren Schädigung des Kindes kommen kann.

■ **Nennen Sie die Erreger von angeborener Toxoplasmose!**

Protozoen; Toxoplasma gondii; einzellige Lebewesen.

■ **Geben Sie an, wie der Nachweis von angeborener Toxoplasmose geführt wird!**

Je nach Krankheitsverlauf im **Blut** oder Liquor durch Antikörpernachweis, bei Lymphknotentoxoplasmose durch Lymphknotenbiopsie.

■ **Welche Verläufe werden bei Toxoplasmose unterschieden?**

- **Lymphknotentoxoplasmose**
- **Generalisierte Toxoplasmose**
- **Organtoxoplasmose**

■ **Geben Sie drei Beispiele an, welche Organe von Toxoplasmose betroffen sein können!**

Von den folgenden sieben Beispielen sollten Sie mindestens drei genannt haben:

- **Lymphknoten**
- **Haut**
- **Gehirn,** evtl. Hirnhäute
- **Auge**
- **Herz**
- **Lunge**
- **Magen-Darm**

■ **Eine Schwangere sucht Ihre Praxis auf und berichtet, dass bei ihr festgestellt worden sei, dass sie nicht gegen Toxoplasmose immun sei. Sie fragt Sie, ob sie sich nun impfen lassen könnte. Welche Information geben Sie ihr?**

Es existiert gegen Toxoplasmose **keine Impfung.**

■ **Nun bittet Sie sie um Rat, worauf sie achten muss, damit sie sich möglichst nicht während der Schwangerschaft infiziert. Welchen Rat geben Sie?**

- Sie soll den Kontakt mit Katzen, vor allem **Katzenkot meiden.**
- Sie soll nur **ausreichend durchgebratenes** Fleisch verzehren.
- Sie soll **Gemüse** und **Früchte gründlich waschen.**
- Sie soll **keine Rohmilchprodukte verzehren.**

■ **Angenommen, eine Schwangere wurde mit dem Toxoplasmose-Erreger infiziert. Mit welcher Schädigung ist zu rechnen in den folgenden Fällen:**

- Übertragung im 1. Schwangerschaftsdrittel: **Abort** oder **schwere Schädigung** des Kindes
- Übertragung im 2. Schwangerschaftsdrittel: **mittlere bis schwere Schädigung** des Kindes, z. B. durch Enzephalitis oder Augenentzündungen
- Übertragung im 3. Schwangerschaftsdrittel: Die meisten Kinder zeigen in diesen Fällen **keine** Schädigung. Es könnte aber zu Fieber und Lymphknotenschwellung kommen.

■ **Angenommen, das Kind kam nur mit einer leichten Schädigung und zwar mit Fieber und Lymphknotenschwellung auf die Welt. Wie würden Sie in diesem Fall behandeln?**

Gar nicht, da im diesem Fall Behandlungsverbot für den Heilpraktiker besteht.

Trichinose

■ Geben Sie die wichtigsten Schlagworte für Trichinose an!

Wurmerkrankung, die meist von verseuchtem Schweinefleisch ausgeht. In Deutschland durch gesetzliche Fleischbeschauung selten.

- **Darmtrichinose** (nach 5–7 Tagen): Bauchschmerzen, Durchfälle, Übelkeit
- **Muskeltrichinose** (nach 30 Tagen): hohes Fieber, Muskelschmerzen, Gesichtsödem, allergische Reaktionen, Eosinophilie

■ Nennen Sie die Erreger von Trichinose!

Trichinella spiralis (Fadenwurm). Es handelt sich um kleine **Würmer** von 1,5–4 mm Länge, die sich prinzipiell in allen fleischfressenden Tieren befinden können.

■ Geben Sie an, wie der Nachweis von Trichinose geführt wird!

Im **Blut** durch Eosinophilie und Antikörpernachweis. Klinisch durch Muskelbiopsie. Vom 9.–28. Tag können im Blut Larven nachgewiesen werden.

■ Ist der Mensch bei der Trichinose Wirt oder Zwischenwirt?

Zwischenwirt. Die Trichinen sind kleine Würmer, die im Darm von allen fleischfressenden Tieren siedeln können.

■ Wodurch kann es bei uns zur Trichinose kommen?

Bei **uns** kommt die Krankheit durch die gesetzliche Fleischbeschauung **praktisch nicht mehr vor.** Aber durch illegale Fleischtransporte aus Ländern, in denen keine Fleischbeschauung vorgenommen wird, ist eine Ansteckung durch rohes **(Tartar!)** oder **ungenügend erhitztes Schweinefleisch** möglich.

■ Welche beiden Krankheitsstadien werden unterschieden?

- **Darmtrichinose**
- **Muskeltrichinose**

■ Welche Symptome können bei Darmtrichinose auftreten?

Es kommt zu **gastrointestinalen Beschwerden** wie Bauchschmerzen, Durchfälle, Übelkeit, Erbrechen, evtl. auch zu leichtem Fieber und Schlaflosigkeit.

■ Welche Beschwerden können bei Muskeltrichinose auftreten?

Hohes Fieber, allergische Reaktionen, heftige Muskelschmerzen, evtl. auch Muskelschwäche, Muskelsteifheit, und Muskellähmungen.

■ Zählen Sie einige typische allergische Beschwerden auf, die bei Trichinose auftreten können!

Angioödem (Quincke-Ödem) (v.a. als Gesichtsödem), Hautausschlag (Exanthem), Nesselsucht (Quaddelsucht, Urtikaria) und Juckreiz.

TSE (Transmissible spongiforme Enzephalopathie)

■ Welches gemeinsame Merkmal weisen die spongiformen Enzephalopathien auf?

Es kommt zu einer **schwammartigen Veränderung** des **Gehirns.**

■ Geben Sie die Ursache von TSE an!

Prionen. Dabei handelt es sich um subvirale Eiweißteilchen („entartete Eiweißpartikel“).

■ Wie wird TSE meistens übertragen?

Durch **Fleischverzehr** von Rindern, die an BSE erkrankt waren.

Tuberkulose (Tb, Tbc)

■ Geben Sie die wichtigsten Symptome für Tuberkulose an!

Chronische, subakute oder akute Infektionskrankheit, die sich meist in der **Lunge** abspielt.

Sie kann auch andere Organe befallen: Haut, Lymphknoten, Knochen, ZNS u. a. Eventuell Miliartuberkulose.

In der Lunge bildet sich ein **Primärkomplex** aus Primärherd und erkranktem Lymphknoten.

Chronische Lungentuberkulose mit **Fieber, Husten** mit spärlichem Auswurf, **Nachtschweiß,** Krankheitsgefühl.

■ Nennen Sie die Erreger von Tuberkulose!

Bakterien; Mycobacterium tuberculosis. Typ humanus, Typ bovinus, Mycobacterium africanus. In Mitteleuropa verursacht Mycobakterium tuberculosis (Typ humanus) 99 % aller Tuberkulosefälle.

■ Geben Sie an, wie der Nachweis von Tuberkulose geführt wird!

Im **Sputum,** durch **Röntgen,** Tuberkulin-Probe.

■ Wieso bilden sich bei Tuberkulose Tuberkel?

Die Tuberkel stellen eine **Abwehrreaktion** des Körpers auf den **Erreger** dar. **Tuberkulose-Erreger** schädigen das **Gewebe,** sodass es zum Einschmelzen kommt. Der Körper **mauert** nun gewissermaßen dieses Gewebe ein, da sich hier noch **funktionstüchtige Erreger** befinden können. Die „Mauer" besteht vor allem aus Epitheloidzellen, Riesenzellen und Lymphozyten.

■ Woraus besteht eine Kaverne?

Eine Kaverne ist eine **Verschmelzung aus mehreren Tuberkeln.** Hat eine Kaverne Zugang zu einem Bronchus, so kann deren abgestorbener Inhalt abgehustet werden. Auf diese Weise bildet sich eine **leere** Kaverne. Im anderen Fall bleibt dieses Gewebe in der Kaverne liegen und bildet einen guten Nährboden für Erreger. Man bezeichnet dies als **gefüllte** Kaverne.

■ Geben Sie die Inkubationszeit der Lungentuberkulose an!

Meist **4–12 Wochen** (1–6 Monate).

■ Jemand hat sich mit dem Tuberkulose-Erreger infiziert. Wovon hängt es nun ab, ob die Erkrankung zum Ausbruch kommt?

Ob die Erkrankung zum Ausbruch kommt, hängt in erster Linie von der **Abwehrlage** des Menschen ab. Es spielen aber auch die **Infektionsdosis,** die **Dauer** der **Exposition** und die **Erregerart** (Mycobacterium tuberculosis bovis oder africanus) eine Rolle. Besonders gefährdet sind Säuglinge, alte Menschen und Pubertierende.

■ Geben Sie die häufigste Verlaufsform der Tuberkulose an!

Die häufigste Verlaufsform ist die **chronische Lungentuberkulose.**

■ Geben Sie kurz an, was man mit Primär- und postprimärer Tuberkulose meint!

Primärtuberkulose
Es ist zu einem **ersten Kontakt** mit dem Erreger gekommen. Dabei bildet sich meist lediglich ein Primärkomplex (= Primärherd und Lymphknotenbefall im Hilus) aus, ohne dass es zu Symptomen kommt. Es handelt sich in diesem Fällen um eine geschlossene, nicht ansteckungsfähige Tuberkulose.

Allerdings kann eine Primärtuberkulose auch zum Krankheitsausbruch führen.

Postprimäre Tb
Bei mehr als 80 % der Tuberkulosekranken trat die Tb postprimär auf.

Dabei ist es zu einem **früheren Zeitpunkt** zur Bildung eines **Primärkomplexes** gekommen. Dann kam es zu einer **Reinfektion,** damit meint man eine erneute Ansteckung mit dem gleichen Erreger. Diese erneute Ansteckung kann entweder vom Primärkomplex aus erfolgt sein = endogene Reinfektion. Oder das Mykobakterium wurde von außen, meist über Tröpfcheninfektion, erneut aufgenommen. In diesem Fall nutzen die im Primärkomplex noch enthaltenen Erreger die Gelegenheit und durchbrechen den Abwehrring. Es kommt zum **Krankheitsausbruch.**

Anmerkung
- Kennzeichen der postprimären Tuberkulose ist also, dass die Erkrankung bereits überwunden war. Zu einem späteren Zeitpunkt, bedingt durch eine Abwehrschwäche oder durch eine erneute Infektion, bricht dann die Krankheit (erneut) aus.

■ Geben Sie die Leitsymptome der folgenden Krankheiten an!
- **Darmtuberkulose**
- **Knochentuberkulose**
- **Lymphknotentuberkulose**
- **Hauttuberkulose**

- **Darmtuberkulose: Fieber, Verstopfung und / oder Durchfälle, Bauchschmerzen** bis Bauchkrämpfe, Meteorismus, Blut im Stuhl.
- **Knochentuberkulose: Knochenschmerzen,** betroffen ist vor allem die Wirbelsäule. Eventuell bilden sich Fisteln und Abszesse.
- **Lymphknotentuberkulose: Anschwellen der Lymphknoten**, evtl. brechen sie nach außen auf.
- **Hauttuberkulose:** vielgestaltiges Bild! Meist **blaurote Knoten** an Hals oder Extremitäten. Die Knoten brechen auf und können Fisteln bilden. Die Abheilung erfolgt unter Narbenbildung.

■ Geben Sie die vier Leitsymptome der chronischen Lungentuberkulose an!

- **Subfebrile Temperaturen und Nachtschweiß**
- **Zunächst trockener Reizhusten,** später evtl. mit gelblichen oder blutigem Auswurf
- **Appetitlosigkeit, Gewichtsabnahme**
- **Müdigkeit,** Abgeschlagenheit, Leistungsmangel

■ Worum handelt es sich bei der Miliartuberkulose?

Bei der Miliartuberkulose ist der **gesamte Körper** von den **Mykobakterien überschwemmt** worden. In fast allen Organen haben sich hirsekorngroße **Miliartuberkel** gebildet.

Zur Miliartuberkulose kommt es typischerweise bei einer schwachen Abwehrlage.

■ Wie würden Sie einen Patienten mit Lungentuberkulose naturheilkundlich behandeln?

Gar nicht, da für den Heilpraktiker gemäß §§ 24, 6, 7 und 34 IfSG Behandlungsverbot besteht.

■ Besteht bei Tuberkulose für den Heilpraktiker Meldepflicht?

Ja, Meldepflicht besteht für den Heilpraktiker gemäß §§ 8 und 6 Abs. 1 IfSG.

Tularämie

■ Geben Sie die wichtigsten Schlagworte für Tularämie an!

Durch blutsaugende Insekten von **Nagern** auf den Menschen übertragen.

Primäraffekt an der Eintrittsstelle. **Plötzlicher Krankheitsbeginn** mit **hohem Fieber.** Mitbeteiligung der regionalen Lymphknoten.

■ Nennen Sie die Erreger von Tularämie!

Bakterien; Francisella tularensis; nichtbewegliche Stäbchen.

■ Geben Sie an, wie der Nachweis von Tularämie geführt wird!

Antikörpernachweis im Blut und Erregeranzüchtung je nach befallenem Organ aus Eiter, Blut oder Geschwür; bei Lungenbefall Erregernachweis im Sputum.

■ Wie ist die Meldepflicht bei Tularämie geregelt?

Für Heilpraktiker besteht **keine Meldepflicht.** Allerdings besteht Meldepflicht für Labore bei Erregernachweis gemäß § 7 IfSG.

Typhus abdominalis

■ Geben Sie die wichtigsten Symptome für Typhus abdominalis an!

Vier Krankheitsstadien:
1. **Anwachsen:** treppenförmiger Fieberanstieg auf ca. 40 °C, Kopfschmerzen, Obstipation, Bronchitis
2. **Höhepunkt:** Kontinua-Fieber, Benommenheit, Bradykardie, W-förmiger Zungenbelag, Roseolen, erbsbreiartige Durchfälle
3. **Schwanken:** morgendliche Fieberremissionen, eventuell Komplikationen wie Darmblutungen und Perforationen
4. **Abnahme:** langsame Entfieberung, lang dauernde Rekonvaleszenz

Nennen Sie die Erreger von Typhus abdominalis!

Bakterien; Salmonella typhi; gehört zu den Salmonellen.

Geben Sie an, wie der Nachweis von Typhus abdominalis geführt wird!

Im Blut, während der 1. und 2. Krankheitswoche. **Im Stuhl** und eventuell im Urin ab der 2. Krankheitswoche.

Welcher Darmabschnitt ist bei Typhus abdominalis betroffen (Dünn- oder Dickdarm)?

Dünndarm.

Wie erfolgt die Übertragung bei Typhus abdominalis?

Bei der Übertragung spielen **Dauerausscheider** eine Rolle. Die Ansteckung erfolgt allerdings meist indirekt über **verseuchte Lebensmittel** und **Wasser.**

Geben Sie wichtige Beschwerden bei Typhus abdominalis im Stadium I an!

Treppenförmiger Fieberanstieg auf 40–41 °C, Kopfschmerzen, **Bronchitis, Obstipation.**

Geben Sie wichtige Beschwerden bei Typhus abdominalis im Stadium II an!

Fieberkontinua von ungefähr 40 °C, **Benommenheit, erbsbreiartige Durchfälle, Roseolen, W-förmiger Zungenbelag,** Bradykardie, Milz- und Leberschwellung, Leukopenie mit Linksverschiebung, BSG stark beschleunigt.

Geben Sie wichtige Beschwerden bei Typhus abdominalis im Stadium III an!

Fieber, und zwar ist die Temperatur morgens niedrig, gegen Abend steigt sie an. Die übrigen Beschwerden bessern sich. Allerdings können gerade in diesem Stadium **Komplikationen** auftreten.

Geben Sie wichtige Beschwerden bei Typhus abdominalis im Stadium IV an!

Lytische Entfieberung, lang andauernde Rekonvaleszenz.

Welche Komplikationen können bei Typhus abdominalis auftreten?

Darmblutungen, Darmperforation, Peritonitis, Myokarditis, Pneumonie, Meningitis, Gallenwegs- und Gallenblasenentzündung.

Ulcus molle

Geben Sie die wichtigsten Symptome für Ulcus molle (weicher Schanker) an!

An den Genitalorganen kommt es zu mehreren schmerzhaften Geschwüren **(Primäraffekten).**

Einseitige, schmerzhafte Schwellung der **Leistenlymphknoten,** die nach außen aufbrechen können.

Nennen Sie die Erreger von Ulcus molle!

Bakterien; Haemophilus ducreyi; Kurzstäbchen der Brucella-Gattung.

Geben Sie an, wie der Nachweis von Ulcus molle geführt wird!

Im **Geschwürsabstrich.**

Geben Sie die Prädilektionsstellen des Primäraffektes getrennt für Mann und Frau an!

- **Beim Mann:** vor allem am **Penis** und zwar an der Eichel und der Vorhaut
- **Bei der Frau**: an den **Schamlippen,** der **Scheide** und der **Portio**

Mit welchen Lymphknotenveränderungen geht Ulcus molle einher?

Es kommt zur meist ein**seitigen, schmerzhaften Schwellung** der **Leistenlymphknoten,** diese können geschwürig aufbrechen oder Fisteln bilden.

Virusbedingtes hämorrhagisches Fieber

■ Geben Sie die wichtigsten Symptome für virusbedingtes hämorrhagisches Fieber an!

Hierunter fasst man verschiedene tropische und subtropische Erkrankungen zusammen, die folgende Kennzeichen haben:

- **Viren sind die Ursache.**
- **Hohes Fieber**
- **Hämorrhagische Diathese** (vermehrte Blutungsneigung)

■ Zählen Sie einige Krankheiten auf, die man zu den virusbedingten hämorrhagischen Fiebern rechnet!

Zu den virusbedingten hämorrhagischen Fiebern gehören: **Gelbfieber, Marburg-Fieber, Ebola-Fieber, Lassa-Fieber, Hanta-Fieber, Dengue-Fieber,** Rifttal-Fieber, Krim-Kongo-Fieber, Kysanurwald-Krankheit, Omsk-Fieber, Chikungunya-Fieber, argentinisches hämorrhagisches Fieber, Machupo-Virus-Infektion. Es gibt noch zahlreiche weitere Viren, die ein hämorrhagisches Fieber auslösen können. Die meisten dieser Viren kommen bei uns in der Regel nicht vor. Eine Ausnahme können einzelne eingeschleppte Fälle sein.

■ Nennen Sie die Erreger, die ein virusbedingtes hämorrhagisches Fieber verursachen können!

Viren; z.B. Gelbfieber-Virus, Marburg-Virus, Ebola-Virus, Lassa-Virus, Hanta-Virus, Dengue-Virus u. a.

■ Geben Sie an, wie der Nachweis von virusbedingtem hämorrhagischem Fieber geführt wird!

Im **Blut.**

■ Welche Komplikation birgt die hämorrhagische Diathese für das Kreislaufsystem in sich?

Es besteht **Schockgefahr,** durch Volumenmangel des Blutes.

■ Geben Sie die wichtigsten Symptome für Gelbfieber an!

„Schwarzes Erbrechen“ mit **Ikterus,** hohem **Fieber, hämorrhagischer Diathese** und zweigipfliger Fieberkurve.

■ Nennen Sie den Erreger des Gelbfiebers!

Viren; Gelbfieber-Virus (gehört zu den ARBO-Viren).

■ Geben Sie an, wie der Nachweis von Gelbfieber geführt wird!

Im **Blut.**

■ Welche Krankheitsstadien unterscheidet man bei Gelbfieber?

- **Generalisationsstadium:** ca. 3 Tage mit Schüttelfrost, hohem Fieber, starken Kopf- und Muskelschmerzen, Konjunktivitis, Übelkeit, Erbrechen, evtl. relativer Bradykardie.
- **Latenzphase:** ca. 1–2 Tage
- **Organstadium:**
  - Hepatitis mit Ikterus
  - Nephritis mit Protein- und Hämaturie
  - Hämorrhagische Diathese mit gastrointestinalen Blutungen (schwarzes Erbrechen), Schleimhauteinblutungen und Nasenbluten

■ Welche Komplikationen birgt die hämorrhagische Diathese für das Kreislaufsystem in sich?

Es besteht **Schockgefahr** durch Volumenmangel des Blutes und (Multi)Organversagen durch Einblutungen in innere Organe.

Virushepatitis (akute Virushepatitis)

■ Geben Sie die wichtigsten Symptome für Virushepatitis A, B, C an!

Akute Infektionskrankheit der Leber. Hepatitis A, B, C, D, E.

- **Präikterisches Prodromalstadium:** mit unklaren Beschwerden

- **Ikterisches Stadium** (50 % der Fälle verlaufen anikterisch!): Dunkelfärbung des Harns (bierbraun), Entfärbung des Stuhls (lehmfarben). Gelbfärbung der Skleren und evtl. der Haut.
- **Postikterisches Stadium:** Gelbsucht klingt ab, Laborwerte normalisieren sich.

■ Nennen Sie die Erreger von Virushepatitis!

Viren; Hepatitis-**A-**, **-B-**, **-C-**, **-D- und -E-Virus**.

■ Nennen Sie typische Beschwerden des präikterischen Prodromalstadiums bei Virushepatitis!

Im präikterischen Stadium kommt es zu **uncharakteristischen Beschwerden** wie Abgeschlagenheit, unklaren Bauchbeschwerden, Appetitlosigkeit, Übelkeit, Erbrechen, Abneigung gegen bestimmte Speisen und Zigarettenrauch, Juckreiz, Exanthem, Enanthem, eventuell auch grippeähnliche Symptome.

■ Wodurch kann der Übergang vom präikterischen ins ikterische Stadium äußerlich meist zuerst erkannt werden?

Es kommt zur **Gelbfärbung** der **Skleren.**

■ Wodurch kann der Übergang vom ikterischen ins postikterische Stadium äußerlich erkannt werden?

Die **Gelbsucht** bildet sich **zurück.** Oft kommt es zur Polyurie.

■ Geben Sie für die folgenden Krankheiten die Prognosen an!
- Virushepatitis A
- Virushepatitis B
- Virushepatitis C

Virushepatitis A
Sehr gute Prognose, da die Erkrankung meist mild und ohne Komplikationen verläuft.

Virushepatitis B
Die Prognose ist noch gut, da weitaus die **meisten** Fälle **ausheilen.** Die Krankheitsdauer beträgt jedoch manchmal Monate. Bei ungefähr 10 % der Betroffenen kommt es zur chronischen Hepatitis. Bei 1 % schreitet die Krankheit bis zur Leberzirrhose fort.

Virushepatitis C
Die Erkrankung verläuft oft **inapparent.** Eine akute Virushepatitis geht oft in eine **chronische** Verlaufsform über.

■ Wie erfolgt jeweils der Nachweis bei Virushepatitis A und B?

Der Nachweis erfolgt bei Virushepatitis A und B im **Blut.** Hepatitis-A-Viren können auch im Stuhl nachgewiesen werden.

■ Geben Sie an, wie die Virushepatitis A, B, C, D, E jeweils übertragen werden:

- **A: fäkal-oral,** vor allem durch Trinkwasser und Nahrungsmittel (Muscheln, Austern)
- **B: Blut** und **Sperma** und andere Sexualsekrete
- **C: wie B**
- **D: wie B** (allerdings nur bei bereits bestehender Virushepatitis B)
- **E: wie A**

■ Geben Sie die Inkubationszeiten der Virushepatitis A, B, C, D, E an:

- **A: 15–50 Tage** (10–50 Tage)
- **B: 40–80 Tage** (40–180 Tage)
- **C: 30–90 Tage** (ca. wie B)
- **D: 30–180 Tage** (ca. wie B)
- **E: 30–50 Tage** (ca. wie A)

West-Nil-Fieber

■ Was ist das West-Nil-Fieber?

Es handelt sich um eine durch das West-Nil-Virus hervorgerufene **Infektionskrankheit,** die vor allem durch Steckmücken wird, eine Übertragung von Mensch zu Mensch durch Tröpfchen- oder Schmierinfektion ist möglich, aber selten.

■ Wie sieht es beim West-Nil-Fieber mit Meldepflicht und Behandlungsverbot für Heilpraktiker aus?

Für Heilpraktiker besteht **Meldepflicht** bei Verdacht, Erkrankung, Tod gemäß §§ 8 und 6 Abs. 1 Nr. 5 IfSG, da das West-Nil-Fieber als **bedrohliche Erkrankung** für die Allgemeinheit eingestuft wurde.

Behandlungsverbot besteht für Heilpraktiker gemäß §§ 24, 6 und 7 IfSG.

Windpocken

■ Geben Sie die wichtigsten Symptome für Windpocken an!

Akute, hochansteckende Kinderkrankheit.

Beginnt meist ohne Vorstadium mit **Fieber,** dem am nächsten Tag das **Exanthemstadium** folgt („polymorphes Bild").

■ Nennen Sie die Erreger von Windpocken!

Viren; **Varicella-zoster-Virus;** gehört zu den Herpes-Viren. Identisch mit dem Herpes-zoster-Virus.

■ Geben Sie an, wie der Nachweis von Windpocken geführt wird!

Im **Blut** und im **Bläscheninhalt.** Allerdings wird die Diagnose meist klinisch, anhand der auftretenden Symptome, gestellt.

■ Nennen Sie nur die wichtigste Übertragungsart der Windpocken!

Tröpfcheninfektion.

■ Bringen Sie die bei Windpocken auftretenden Effloreszenzen in ihre zeitliche Reihenfolge: Pusteln, Bläschen, Krusten, Flecken, Papeln

Flecken → Papeln → Bläschen → Pusteln → Krusten.

■ Worum handelt es sich bei dem „Pockennabel" bei Windpocken?

Mit „Pockennabel" bezeichnet man die Tatsache, dass die Kruste unter **zentraler Dellenbildung eintrocknet.**

Zika-Fieber

■ Wie wird das Zika-Fieber übertragen?

Durch **Steckmücken.** Es ist auch eine sexuelle Übertragung möglich.

■ Für welche Personengruppe ist das Zika-Fieber besonders gefährlich und warum?

Für **Schwangere.** Infiziert sich eine Schwangere, kann das Virus diaplazentar auf den Fetus übertragen werden. Es kann zu **Fehlbildungen,** wie z.B. Mikrozephalie und Fehl- und Totgeburten, kommen.

■ Wie sieht es für den Heilpraktiker mit Meldepflicht und Behandlungsverbot bei Zika-Fieber aus?

Für Heilpraktiker besteht **Meldepflicht** bei Verdacht, Erkrankung, Tod gemäß §§ 8 und 6 Abs. 1 Nr. 5 IfSG. **Behandlungsverbot** besteht gemäß §§ 24, 6 und 7 IfSG.

Zytomegalie, Toxoplasmose und Listeriose

■ Geben Sie mögliche Verlaufsformen der Zytomegalie an!

Die Zytomegalie verläuft in den meisten Fällen **inapparent,** eventuell aber auch lokalisiert mit **leichten Symptomen** oder – bei Abwehrschwäche – generalisiert als **schweres Krankheitsbild.**

■ An welchen Organen kann sich die Zytomegalie abspielen?

Von der Infektion kann nahezu **jedes Organ** befallen sein. Besonders häufig sind die Speicheldrüsen, die Nieren, die Lunge, das Gehirn, das Herz, die Nebennieren und die Augen betroffen.

■ Geben Sie mindestens drei Ähnlichkeiten im Krankheitsverlauf von Zytomegalie, Toxoplasmose und Listeriose an!

Von den folgenden sechs Punkten sollten Sie mindestens 3 aufgezählt haben:

- **Meist inapparenter Verlauf**
- Es kann zu einem leichten Verlauf mit lediglich grippalen Beschwerden kommen.
- Es kann sich eine Angina entwickeln.
- Es kann praktisch jedes Organ befallen werden und sich somit das befallene Organ entzünden, z. B. Niere, Lunge, Auge.
- Bei Abwehrschwäche kann es zu Meningoenzephalitis und / oder einem schweren generalisierten Verlauf kommen.
- Infiziert sich eine Schwangere, so kann es beim Kind zu schweren angeborenen Schäden kommen.

■ Geben Sie jeweils den Erreger an!

- Zytomegalie: **Zytomegalievirus**, gehört zur Gruppe der Herpes-Viren.
- Toxoplasmose: **Protozoen** (Toxoplasma gondii)
- Listeriose: **Bakterien** (Listeria monocytogenes)

■ Geben Sie jeweils an, wie die Erkrankung übertragen wird!

- Zytomegalie: **Schmier**- und **Tröpfcheninfektion**
- Toxoplasmose: **Katzenkot**, **Tartar**
- Listeriose: **Tiere** und **Tierprodukte,** Milch, Käse, vor allem Camembert (Rohmilchprodukte)

■ Geben Sie jeweils an, wie die Meldepflicht geregelt ist!

- Zytomegalie: **keine Meldepflicht**
- Toxoplasmose: Nach **§ 7 Abs. 3** besteht **lediglich für Labore** bei Erregernachweis für die angeborene Toxoplasmose eine nicht-namentliche Meldepflicht.
- Listeriose: Es besteht aufgrund **§ 7 Abs. 1 für Labore** bei Erregernachweis eine namentliche Meldepflicht.

■ Geben Sie jeweils an, ob für den Heilpraktiker bei den folgenden Erkrankungen ein Behandlungsverbot besteht!

- Zytomegalie: Es besteht für den Heilpraktiker **kein Behandlungsverbot.**
- Toxoplasmose: Es besteht für den Heilpraktiker nur ein **Behandlungsverbot für die angeborene Toxoplasmose.**
- Listeriose: Für den Heilpraktiker besteht **Behandlungsverbot für Listeriose** und **angeborene Listeriose.**

Allgemeine Fragen

■ Geben Sie die Infektionskrankheiten an, für die schon im Verdachtsfall Meldepflicht besteht!

Botulismus, Cholera, COVID-19, Diphtherie, TSE (transmissible spongiforme Enzephalopathie), HUS (hämolytisch-urämisches Syndrom), Keuchhusten, Masern, Meningokokken-Meningitis oder -Sepsis, Milzbrand, Mpox, Mumps, Pest, Poliomyelitis, Röteln einschließlich Rötelnembryopathie, Tollwut, Typhus abdominalis und Paratyphus, Salmonellose (bestimmte Voraussetzungen), virusbedingtes hämorrhagisches Fieber, Virushepatitis (akute), Windpocken, aviäre Influenza (Vogelgrippe); CDAD (Clostridium difficile assoziierte Diarrhö) nur, wenn schwer verlaufend.

■ Geben Sie die Infektionskrankheit an, für die aufgrund § 6 Abs. 1 Nr. 1 IfSG (Infektionsschutzgesetz) lediglich im Erkrankungs- und Todesfall Meldepflicht besteht!

Behandlungsbedürftige Tuberkulose.

■ Für welche Infektionskrankheiten besteht zwar keine Meldepflicht aufgrund der §§ 6, 7 IfSG, aber trotzdem Behandlungsverbot, aufgrund der §§ 24 und 34 IfSG?

Borkenflechte, Krätze, Scharlach und sonstige Streptococcus-pyogenes-Infektionen.

■ Zählen Sie einige sexuell übertragbare Krankheiten auf, die gemäß dem Infektionsschutzgesetz nur von Ärzten behandelt werden dürfen!

Gonorrhö, Syphilis, Ulcus molle, Lymphogranuloma inguinale, Herpes genitalis u. a.

■ **Wer ist nach dem IfSG § 2 Ausscheider?**

Ausscheider ist eine Person, die Krankheitserreger ausscheidet und dadurch eine Ansteckungsquelle für die Allgemeinheit sein kann, **ohne krank** oder **krankheitsverdächtig** zu sein.

■ **Wenn ein Patient mit Hauterscheinungen sich von Ihnen behandeln lassen will, könnte es sich um eine Krankheit mit Behandlungsverbot für den Heilpraktiker handeln. Welche Krankheiten mit Behandlungsverbot haben Hauterscheinungen? Geben Sie dazu stichwortartig an, wie diese beschaffen sind!**

Akute Virushepatitis
Im präikterischen Prodromalstadium kann es gelegentlich zu Exanthemen oder Enanthemen kommen.

Borkenflechte
Es kommt zu kleinen Bläschen und Pusteln oder zu wenige Zentimeter großen Blasen, die aufplatzen. Es bilden sich dann die typischen, meist honiggelben Krusten. Prädilektionsstellen sind Kopf, Hals und Hände.

Brucellose
Es kann sich ein flüchtiges Exanthem mit unterschiedlichen Erscheinungen einstellen, z. B. Roseolen.

Fleckfieber
Rotfleckiges Exanthem am Rumpf; Gesicht und Hals bleiben frei. Handflächen und Fußsohlen sind nur bei schwerem Befall betroffen.

Gonorrhö
Wenn es zu einer Gonokokken-Sepsis kommt, können sich ungefähr 10–15 Bläschen oder Pusteln bilden, die bevorzugt an Beinen und Armen sitzen.

Krätze
Es kommt zu einem juckenden Hautausschlag. Zu sehen sind die Milbengänge: zarte, winkelig geknickte Striche, an deren Ende sich der Milbenhügel befindet.

Lepra
Beginnt mit hypopigmentierten oder geröteten Hautflecken, z. T. mit Hypoästhesie. Später auch makulöse oder knotige Hautveränderungen (Löwengesicht).

Lues, angeborene
Es können großblasige und geschwürige Hauterscheinungen auftreten, vor allem an Handtellern und Fußsohlen.

Lymphogranuloma inguinale
Es kommt zu geringfügigen Primärläsionen an den Genitalorganen. Die Leistenlymphknoten können anschwellen, nach außen aufbrechen und es können sich schlecht heilende Fisteln bilden.

Masern
Das Masern-Exanthem beginnt hinter den Ohren, breitet sich über Hals, Gesicht, Schultern, Rumpf und Extremitäten aus. Es ist zunächst kleinfleckig, wird dann großfleckig und konfluiert. Abweichungen von dieser typischen Exanthemform sind möglich!

Meningokokken-Meningitis
Es können unterschiedliche Exantheme und bei Menigokokken-Sepsis auch Hautblutungen auftreten.

Milzbrand
Aus einer kleinen Hautwunde entwickelt sich der Milzbrandkarbunkel. Er ist schmerzlos und von einem lokalen Ödem und Lymphknotenschwellungen begleitet.

Mpox
Meist kommt es ca. 1–3 Tage nach Fieberbeginn zu einem meist schmerzhaften pockenähnlichen Hautausschlag, der 2–4 Wochen bestehen bleibt. Dieser beginnt mit Flecken, die dann zu Papeln, zu serösen Bläschen, eitrigen Pusteln und schließlich zu Krusten werden, die abfallen. Eine Narbenbildung ist möglich. Die Narben sind typischerweise zunächst hell und werden später durch Pigmenteinlagerungen dunkel.

Die Anzahl der Hauteffloreszenzen kann von einer einzigen Pustel bis hin zu engstehenden Pusteln die ganze Region oder praktisch den ganzen Körper bedecken. Meist beginnen die Erscheinungen im

Gesicht und breiten sich dann vom Rumpf auf die Extremitäten aus. In drei Viertel der Fälle findet man die Hauterscheinungen an Händen und Füßen. Weitere Regionen, die häufig betroffen sind, sind die Mundhöhle und die Genitalien.

Scharlach
Das Exanthem tritt schon ab dem 2. Krankheitstag auf. Es besteht aus feinen, nicht-juckenden Flecken, die sich von der geröteten Haut kaum abheben. Es besteht eine periorale Blässe (Milchbart). Die Abheilung erfolgt zuerst durch feinlamellige Schuppung, der eine großflächige Schuppung der Handflächen und Fußsohlen folgt.

Paratyphus
Es treten Roseolen auf, kleine rosarote Flecken, und zwar bevorzugt am Bauch und seitlichem Rumpf.

Syphilis (Lues)
- Im Stadium I der Erkrankung kommt es zum Primäraffekt, einem kleinen, derben Knötchen, das sich geschwürig verändert.
- Im Stadium II treten typischerweise Hautausschläge auf. Diese sind meist zunächst makulös, dann papulös. An Handflächen und Fußsohlen bilden sich bevorzugt Papeln. Die Hauterscheinungen jucken und schmerzen im Allgemeinen nicht. Allerdings können die Hauterscheinungen der Syphilis im Stadium II zahlreiche andere Hauterkrankungen nachahmen.

Trichinose
Es kann zu allergischen Reaktionen mit Hauterscheinungen und Gesichtsödem kommen.

Tuberkulose (Hauttuberkulose)
Es können unterschiedliche Hauterscheinungen auftreten.
- **Primärinfektion:** In sehr seltenen Fällen dringt der Erreger nicht über die Atemwege, sondern über die Haut ein. Es kommt an diesem Ort zu einem Ulkus mit darauf folgender Lymphknotenschwellung. Meist erfolgt eine langsame Spontanheilung.
- **Postprimäre Hauttuberkulose: Lupus vulgaris:** (Lupus = Wolf). Sie ist die häufigste tuberkulöse Erkrankung der Haut. Im Gesicht oder den Extremitäten kommt es zu rötlich-bräunlichen Knötchen, die in Geschwüre übergehen und mit Narbenbildung abheilen. Bei Hauttuberkulose können aber auch Hauterscheinungen von eingeschmolzenen subkutanen Lymphknoten ausgehen (häufig im Halsbereich). Bei sehr schlechter Abwehrlage kann es, ausgehend von der jeweiligen Organtuberkulose, zu ulzerierenden Haut- und Schleimhautherden kommen.

Typhus abdominalis
Ab der 2. Krankheitswoche kommt es vor allem am Bauch und am seitlichen Rumpf zu Roseolen. Es handelt sich um kleine, rosarote Flecken. Ihre Anzahl übersteigt selten 15.

Ulcus molle
An den Genitalorganen kommt es zu meist mehreren geschwürigen Primäraffekten. Die geschwollenen Lymphknoten können nach außen aufbrechen.

Virusbedingtes hämorrhagisches Fieber
Es kommt zu Hauteinblutungen.
- **Lassa-Fieber:** Ein makulopapulöses Exanthem breitet sich von Gesicht, Hals und Armen über den ganzen Körper aus.
- **Marburg- und Ebola-Fieber:** In der 1. Krankheitswoche kommt es zu einem makulopapulösen Exanthem, das sich zentrifugal ausbreitet. Ab der 2. Woche kommt es zu einem bläulichen Exanthem.

Windpocken
Das Exanthem beginnt am Kopf und am Rumpf. An den Extremitäten ist es nicht so ausgeprägt. Es beginnt mit Flecken, die sich in Papeln, Bläschen und Pusteln umwandeln. Nach 1–2 Tagen bilden sie sich unter zentraler Dellenbildung in Krusten um und fallen ab. Es besteht das typische polymorphe Bild.

■ Geben Sie die Infektionskrankheiten mit Behandlungsverbot für den Heilpraktiker an, bei denen es zu Durchfällen kommen kann. Schildern Sie kurz die Beschaffenheit der Durchfälle!

Cholera
Es kommt zuerst zu breiigen, dann wässrigen Stuhlentleerungen, schließlich zu den typischen reiswasserartigen Durchfällen.

COVID-19
Eventuell kommt es zu breiigen Durchfällen.

Darmtuberkulose
Darmtuberkulose kann im Dünn- und im Dickdarm auftreten. Es kommt zu breiigen Durchfällen, die mit Blut vermischt sein können.

Gastroenteritis
Es kommt zu wässrigen, dünnflüssigen Stühlen, die mit Schleim vermischt sein können.

Milzbrand
Beim Darmmilzbrand kann es zu blutigen Stühlen kommen.

Paratyphus
Breiige Durchfälle.

Shigellenruhr
Blutig-schleimige, eventuell eitrige Durchfälle.

Trichinose
Im ersten Stadium der Darmtrichinose kann es zu breiigen Durchfällen kommen.

Typhus abdominalis
Im ersten Stadium der Erkrankung besteht Obstipation! Erst im zweiten Stadium kommt es zu den erbsbreiartigen Durchfällen.

■ Bei welchen Infektionskrankheiten mit Behandlungsverbot für den Heilpraktiker kann es zum Ikterus kommen?

- **Gelbfieber**
- **Leptospirose** (v. a. bei der Weil-Krankheit, manchmal auch beim Canicola-Fieber, beim Feldfieber fehlt er meist).
- **Listeriose, angeborene**
- **Malaria** (durch hämolytische Anämie und als Komplikation bei der Malaria tropica)
- **Rötelnembryopathie**
- **Rückfallfieber**
- **Syphilis** (im Stadium II Hepatitis, im Stadium III Gummen in der Leber möglich)
- **Toxoplasmose, angeborene**
- **Virushepatitis** (nur 50 % aller Erkrankungsfälle verlaufen ikterisch!)

■ Bei welchen Infektionskrankheiten mit Behandlungsverbot für den Heilpraktiker kann es zu Lymphknotenschwellungen kommen?

- **AIDS**
- **Brucellose**
- **Diphtherie** (Zäsarenhals bei toxischer Diphtherie. Hier sind durch die hochgradige Schwellung des Hals- und Nackenbereichs die vergrößerten Halslymphknoten kaum tastbar).
- **Lepra**
- **Lymphogranuloma inguinale**
- **Masern**
- **Milzbrand**
- **Pest**
- **Röteln**
- **Scharlach**
- **Syphilis**
- **Toxoplasmose, angeborene**
- **Tuberkulose**
- **Tularämie**
- **Ulcus molle**
- **Windpocken**

■ Bei welchen Infektionskrankheiten mit Behandlungsverbot für den Heilpraktiker kann es zu Benommenheit kommen?

- **Fleckfieber**
- **FSME**
- **Leptospirose**
- **Malaria tropica**
- **Meningitis / Enzephalitis**
- **Ornithose** (typhusartiges Bild)
- **Paratyphus**
- **Poliomyelitis**
- **Rückfallfieber**
- **Tollwut** (nur wenn das Erregungsstadium überlebt wird und das Lähmungsstadium erreicht wird – selten!)
- **Typhus abdominalis**

27.2 Multiple-Choice-Fragen

AIDS

■ Welche Aussagen über AIDS (Acquired Immune Deficiency Syndrome) sind zutreffend?

1 Es besteht nur bei Erregernachweis Meldepflicht.
2 Die Übertragung erfolgt vor allem über Austausch von Körpersäften.
3 Nach der Infektion kommt es zu einer Monate bis Jahre dauernden Latenzphase.
4 In der Prä-AIDS-Phase kommt es typischerweise zu Lymphknotenschwellungen und zur zunehmenden Zerstörung der T-Helferzellen.
5 AIDS-Kranke erkranken im vierten Stadium der Erkrankung oft an Tuberkulose, Toxoplasmose und Gürtelrose.
6 Häufige Todesursachen bei AIDS sind Lungenentzündungen, Krebs und maligne Lymphome.

Alle Antworten sind richtig.

■ Kreuzen Sie die bei AIDS zwar virushaltigen Körpersäfte an, die aber in der Regel nicht infektiös sind!

1 Blut
2 Scheidensekret
3 Tränenflüssigkeit
4 Sperma
5 Urin
6 Speichel
7 Liquor

Die Antworten 3, 5, 6 und 7 sind richtig.

■ Kreuzen Sie Risikogruppen hinsichtlich einer HIV-Übertragung an!

1 Homosexuelle Männer, die in einer festen und treuen Paarbeziehung leben
2 Promiskuitiv (Geschlechtsverkehr mit häufig wechselnden Geschlechtspartnern) lebende homosexuelle Männer
3 Promiskuitiv lebende Frauen
4 Männliche Prostituierte
5 Weibliche Prostituierte
6 Drogenabhängige

Die Antworten 2, 3, 4, 5 und 6 sind richtig.

■ Kreuzen Sie die Aussage an, die hinsichtlich der HIV-Übertragung zutrifft!

1 Wenn jemand HIV-negativ getestet wurde, kann man sich absolut sicher sein, dass er kein HIV-Träger ist.
2 In der Zeit kurz nach der Ansteckung kann das Virus bereits übertragen werden. In dieser Phase kann es sein, dass die betreffende Person aber HIV-negativ getestet wurde.

Antwort 2 ist richtig.

Amöbenruhr (Amöbiasis)

Welche Aussagen zur Amöbenruhr sind richtig?

1 Sie verläuft immer als schwere Erkrankung.
2 Erreger sind Bakterien.
3 Sie tritt vor allem bei schlechten hygienischen Verhältnissen auf, und zwar insbesondere in tropischen und subtropischen Regionen.
4 In Risikogebieten können sich Erreger unter anderem in Eiwürfeln befinden.

Die Antworten 3 und 4 sind richtig.

Anmerkung
- Punkt 1: Es kommen ganz unterschiedliche Schweregrade vor, von asymptomatischen über leichte bis schwerste bis hin zu tödlichen Erkrankungen.
- Punkt 2: Erreger sind Protozoen bzw. Amöben (Entamoeba histolytica).

Borkenflechte (Impetigo contagiosa)

■ Wer ist in erster Linie von der Borkenflechte betroffen?

1 Ältere Menschen
2 Kindergartenkinder
3 Junge Erwachsene

4 Abwehrgeschwächte (z. B. AIDS)

Antwort 2 ist richtig.

■ Welche Inkubationszeit stimmt für Borkenflechte?

1 Einige Stunden
2 Einige Tage
3 Einige Wochen
4 Einige Jahre

Antwort 2 ist richtig.

■ Welche Aussage über den Juckreiz bei Borkenflechte trifft zu?

1 Es besteht ein quälender Juckreiz mit Juckkrisen.
2 Es besteht meist nur leichter Juckreiz.
3 Es besteht überhaupt kein Juckreiz.

Antwort 2 ist richtig.

■ Welche Behauptung hinsichtlich der Meldepflicht bei Borkenflechte ist richtig?

1 Es besteht weder für Arzt noch für den Heilpraktiker Meldepflicht.
2 Es besteht sowohl für Arzt als auch für den Heilpraktiker Meldepflicht.
3 Es besteht nur für den Arzt Meldepflicht bei Erregernachweis.

Antwort 1 ist richtig.

■ Welche Körperregion(en) ist/sind Prädilektionsstelle(n) der Borkenflechte?

1 Rumpf
2 Behaarter Kopf
3 Ellenbeuge
4 Gesicht und Hände

Antwort 4 ist richtig.

■ Weitere Krankheitsbezeichnungen für die Borkenflechte sind:

1 Urtikaria
2 Impetigo contagiosa
3 Impetigo vulgaris
4 Juckflechte
5 Schuppenflechte
6 Grindflechte
7 Grindblasen
8 Allergische Flechte

Die Antworten 2, 3, 6 und 7 sind richtig.

Anmerkung
- Punkt 1: Urtikaria = Nesselsucht

■ Wodurch wird die Borkenflechte verursacht?

1 Bakterien
2 Viren
3 Allergische Reaktion auf bestimmte Reize

Antwort 1 ist richtig.

Borna-Krankheit

■ Durch welchen Erreger wird die Borna-Krankheit verursacht?

1 Prionen
2 Viren
3 Bakterien
4 Pilze

Antwort 2 ist richtig.

Anmerkung
- Punkt 2: Erreger ist das Borna Disease Virus 1 (BoDV-1).

■ Kreuzen Sie nur die wichtigste Übertragungsart der Borna-Krankheit an!

1 Kuhmilch
2 Tröpfcheninfektion von Mensch zu Mensch
3 Aerogen durch kontaminierten Staub
4 Fäkal-oral

Die Antwort 3 ist richtig.

■ Was stimmt für die Borna-Krankheit hinsichtlich der Meldepflicht und des Behandlungsverbots für Heilpraktiker?

1 Es besteht Meldepflicht bei Verdacht, Erkrankung, Tod und Behandlungsverbot.

2 Es bestehen keine Meldepflicht und kein Behandlungsverbot.
3 Es besteht Meldepflicht bei Verdacht, Erkrankung, Tod, aber kein Behandlungsverbot.
4 Es besteht keine Meldepflicht, aber Behandlungsverbot.

Antwort 1 ist richtig.

Anmerkung
- Punkt 1: Für Heilpraktiker besteht gemäß § 6 Abs. 1 Satz 1 Nr. 5 IfSG eine Meldepflicht bei Verdacht, Erkrankung und Tod, da es sich nach dem RKI um eine bedrohliche übertragbare Krankheit handelt.
- Für Heilpraktiker besteht Behandlungsverbot gemäß der §§ 24, 6 und 7 IfSG.

Botulismus

■ Welche Aussagen über Botulismus sind zutreffend?

1 Ansteckung erfolgt von Mensch zu Mensch durch Tröpfcheninfektion.
2 Inkubationszeit 2–4 Wochen
3 Es handelt sich um eine Lebensmittelvergiftung.
4 Typische Beschwerden sind Durchfälle, Erbrechen und Benommenheit.
5 Sehstörungen (Doppeltsehen) sind ein typisches Symptom.

Die Antworten 3 und 5 sind richtig.

Anmerkung
- Punkt 1: Es handelt sich um eine Lebensmittelvergiftung.
- Punkt 2: Inkubationszeit ist Stunden bis Tage (sehr selten bis 14 Tage).
- Punkt 4: Eine typische Beschwerde ist Verstopfung. Das Bewusstsein bleibt erhalten.
- Punkt 5: Sehstörungen (Doppeltsehen) werden durch Augenmuskellähmungen hervorgerufen.

■ Kreuzen Sie die zutreffenden Aussagen über den Botulismuserreger an!

1 Es handelt sich um ein Virus.
2 Es handelt sich um ein Bakterium.
3 Der Erreger heißt Clostridium botulinum.
4 Es handelt sich um einen Erreger, der ubiquitär vorkommt.
5 Botulismus kann von Mensch zu Mensch durch Schmierinfektion übertragen werden.
6 Der Erreger kann sehr hitzebeständige Sporen bilden.

Die Antworten 2, 3, 4 und 6 sind richtig.

■ Kreuzen Sie an, welche Symptome bei Botulismus auftreten können!

1 Sprechstörungen durch Lähmung der Zungen- und Kehlkopfmuskulatur
2 Exsikkose durch massive Durchfälle
3 Koma
4 Sensibilitätsstörungen, die sich von oben nach unten ausbreiten
5 Doppelbildersehen
6 Hohes Fieber

Die Antworten 1 und 5 sind richtig.

■ Kreuzen Sie die häufigste Todesursache bei Botulismus an!

1 Herz-Kreislauf-Versagen durch hohes Fieber
2 Atemlähmung
3 Schock durch Exsikkose

Antwort 2 ist richtig.

■ Kreuzen Sie an, welche Erste-Hilfe-Maßnahmen bei Botulismus sinnvoll sein können!

1 Einlauf durchführen.
2 Erbrechen herbeiführen.
3 Patienten sagen, dass er zum Arzt gehen soll, da für die Krankheit Behandlungsverbot für Heilpraktiker besteht.
4 Bei Herz-Kreislauf-Versagen Herz-Lungen-Wiederbelebungsmaßnahmen durchführen.

Die Antworten 1, 2 und 4 sind richtig.

Brucellose

Welche Aussagen über Brucellose sind richtig?

1 Sie gilt als Berufskrankheit von Personen, die mit Tieren zu tun haben.
2 Man unterscheidet die Weil-Krankheit, das Canicola-Fieber und das Feldfieber.
3 Erreger sind Chlamydien.
4 Es kann zu undulierendem Fieber kommen.

Die Antworten 1 und 4 sind richtig.

Anmerkung
- Punkt 2: betrifft die Leptospirose.
- Punkt 3: Die Erreger sind Bakterien (Brucellen).

Welche Aussagen über die Ansteckung bei Brucellose treffen zu?

1 Eine Übertragung von Mensch zu Mensch ist nicht möglich.
2 Die Ansteckung erfolgt aus dem Tierreich auf den Menschen.
3 Die Übertragung kann durch Rohmilch und Rohmilchprodukte erfolgen.
4 Auch durch pasteurisierte Milch können Brucellen übertragen werden.
5 Die Keime können durch Schaf- und Ziegenkäse übertragen werden.

Die Antworten 1, 2, 3 und 5 sind richtig.

Welche Aussagen über die Brucellose treffen zu?

1 Brucellose kann durch infizierte Milch übertragen werden.
2 Heute gelten bei uns die Rinderbestände als bangfrei.
3 Bei uns tritt die Erkrankung nur noch gelegentlich bei bestimmten Berufsgruppen wie Landwirten und Metzgern auf.
4 Bei Promiskuität besteht ein erhöhtes Risiko, an Brucellose zu erkranken.

Die Antworten 1, 2 und 3 sind richtig.

Kreuzen Sie die zutreffende Aussage über die Meldepflicht bei Brucellose an!

1 Für den Heilpraktiker besteht Meldepflicht bei Verdacht, Erkrankung und Tod.
2 Es besteht nur für den Arzt Meldepflicht bei Verdacht, Erkrankung und Tod.
3 Für den Arzt besteht Meldepflicht bei Erregernachweis gemäß §§ 24, 7 IfSG.
4 Für den Arzt besteht Meldepflicht bei Erregernachweis gemäß § 7 IfSG.

Antwort 4 ist richtig.

CDAD (Clostridium-difficile-assoziierte Diarrhö)

Kreuzen Sie die zutreffenden Aussagen über CDAD an!

1 CDAD steht für chronische Darm-Anus-Disease.
2 Es handelt sich um eine Durchfallerkrankung, die durch Salmonellen verursacht wird.
3 Es handelt sich um eine Durchfallerkrankung, die typischerweise nosokomial erworben wird.
4 Ein wichtiger Risikofaktor für die Erkrankung ist die Einnahme von Antibiotika.

Die Antworten 3 und 4 sind richtig.

Kreuzen Sie mögliche Komplikationen von CDAD an!

1 Hypertonie
2 Schock
3 Pseudomembranöse Enterokolitis
4. Toxisches Megakolon
5 Sepsis

Die Antworten 2, 3, 4 und 5 sind richtig.

Cholera

Kreuzen Sie an, wenn die Aussage über Cholera richtig ist!

1 Spielt sich vorwiegend im Dickdarm ab.
2 Typisch sind blutige Durchfälle.
3 Erreger ist das Virus Vibrio cholerae.
4 Die meisten Infektionen verlaufen als schwere Erkrankung.

5 Der Nachweis erfolgt im Blut.
6 Schwere Erkrankungen gehen mit hohem Fieber einher.

Keine Antwort ist richtig.

Anmerkung
- Punkt 1: Sie spielt sich im Dünndarm ab.
- Punkt 2: Typisch sind die reiswasserartigen Durchfälle.
- Punkt 3: Erreger ist das Bakterium Vibrio cholerae.
- Punkt 4: meist inapparenter Verlauf
- Punkt 5: Nachweis im Stuhl
- Punkt 6: Bei schweren Erkrankungen kommt es zu Untertemperatur.

■ An welchem Darmabschnitt manifestiert sich die Cholera?

1 Im Dünndarm
2 Im Dickdarm
3 Gleichermaßen im Dünn- und Dickdarm

Antwort 1 ist richtig.

■ Welche Symptome können bei Cholera auftreten?

1 Möglicherweise überhaupt keine
2 Blutig-schleimige Durchfälle
3 Anfangs breiig, dann wässrige Durchfälle
4 Reiswasserartige Stühle
5 Hohes Fieber
6 Wadenkrämpfe
7 Hypotonie
8 W-förmiger Zungenbelag
9 Auftreten von Roseolen

Die Antworten 1, 3, 4, 6 und 7 sind richtig.

Anmerkung
- Punkt 2: Blutig-schleimige Durchfälle sind typisch für Shigellenruhr.
- Punkt 5: Bei Cholera kommt es eher zu Untertemperatur.
- Punkt 6: Wadenkrämpfe treten durch den Elektrolytverlust auf.
- Punkt 7: Hypotonie tritt durch die Exsikkose auf.
- Punkt 8 und 9: typisch für Typhus abdominalis

■ Mögliche Übertragungswege bei Cholera sind:

1 Bluttransfusionen
2 Ansteckung kann durch Ausscheider erfolgen.
3 Tröpfcheninfektion
4 Schmierinfektion
5 Nahrungsmittel
6 Trinkwasser

Die Antworten 2, 4, 5 und 6 sind richtig.

Coronaviren-Erkrankungen

■ Kreuzen Sie die zutreffende Aussage über SARS an!

1 Es handelt sich um eine bakterielle Infektion.
2 Es handelt sich um eine virale Infektion.
3 Es handelt sich um eine Infektion mit Protozoen.

Antwort 2 ist richtig.

■ Kreuzen Sie nur die wichtigste Übertragungsart bei SARS an! Nur einen Punkt ankreuzen!

1 Über sexuelle Kontakte
2 Über Austausch von Körpersäften
3 Über Tröpfcheninfektion
4 Über Bluttransfusionen
5 Fäkal-orale Übertragung

Antwort 3 ist richtig.

■ Kreuzen Sie nur die typischen Symptome bei SARS an!

1 Atemnot
2 Hämorrhagische Diathese
3 Fieber
4 Krankheitsgefühl
5 Roseolen am Rumpf
6 Undulierendes Fieber

Die Antworten 1, 3 und 4 sind richtig.

■ Kreuzen Sie an, was hinsichtlich der Meldepflicht bei SARS stimmt!

1 Meldepflicht besteht nur für den Arzt/Labor bei Erregernachweis.
2 Meldepflicht besteht für den Arzt und den Heilpraktiker bei Erregernachweis.
3 Meldepflicht besteht für den Arzt und den Heilpraktiker bei Verdacht, Erkrankung und Tod.
4 Meldepflicht besteht nur für den Arzt (für den Heilpraktiker nicht) bei Verdacht, Erkrankung und Tod.
5 Es besteht in keinem Fall Meldepflicht.

Antwort 3 ist richtig.

■ Die offizielle und genaueste Bezeichnung des COVID-19-Erregers lautet ...

1 COVID-Virus
2 SARS-CoV-2
3 SARS-Cov-1
4 MERS-CoV-Virus

Antwort 2 ist richtig.

Anmerkung
- Punkt 1: Der Erreger gehört zu der Familie der Coronaviren (CoV). Die Bezeichnung des Erregers, der COVID-19 auslöst, lautet SARS-CoV-2.
- Punkt 3: SARS-Cov-1 verursacht die Erkrankung SARS (severe acute respiratory syndrome, übersetzt: schweres akutes respiratorisches Syndrom).
- Punkt 4: MERS-CoV-Virus ist der Erreger des Middle East Respiratory Syndrome (Mittlerer-Osten-Atemwegssyndrom).

■ Welche Aussage über die Ansteckungsfähigkeit des Erregers von COVID-19 stimmt? Eine Ansteckungsfähigkeit besteht ...

1 bereits 10–15 Tage vor Krankheitsausbruch.
2 bereits 1–2 Tage vor Krankheitsausbruch.
3 erst nach Krankheitsausbruch.
erst 4–5 Tage nach Krankheitsausbruch.

Antwort 2 ist richtig.

Anmerkung
- Punkt 1, 2, 3, 4: Man geht davon aus, dass das Virus bereits 1–2 Tage vor Krankheitsausbruch in den oberen Atemwegen vorhanden ist und deshalb schon übertragbar ist, bevor erste Beschwerden auftreten.

■ Die Inkubationszeit für COVID-19 beträgt meist ...

1 2–4 Tage
2 5–6 Tage
3 2–4 Wochen
4 5–6 Wochen

Antwort 2 ist richtig.

■ Was stimmt hinsichtlich der Meldepflicht und dem Behandlungsverbot für COVID-19 für den Heilpraktiker?

1 Es besteht Meldepflicht bei Verdacht, Erkrankung, Tod und Behandlungsverbot.
2 Es besteht keine Meldepflicht und kein Behandlungsverbot.
3 Es besteht Meldepflicht bei Verdacht, Erkrankung, Tod, aber kein Behandlungsverbot.
4 Es besteht keine Meldepflicht, aber Behandlungsverbot.

Antwort 1 ist richtig.

Anmerkung
- Punkt 1: Meldepflicht besteht bei Verdacht, Erkrankung und Tod gemäß §§ 8 und 6 Absatz 1 des IfSG. Für Labore besteht eine Meldepflicht bei Erregernachweis gemäß § 7 IfSG. Behandlungsverbot besteht für Heilpraktiker gemäß §§ 24, 6 und 7 IfSG.

■ Welche Aussage zum Post-COVID-Syndrom ist richtig? Man spricht von Post-COVID-Syndrom, wenn entsprechende Beschwerden ...

1 2–4 Wochen nach Krankheitsbeginn auftreten.
2 4–6 Wochen nach Krankheitsbeginn auftreten.
3 länger als 12 Wochen nach Krankheitsbeginn auftreten.

4 länger als 16 Wochen nach Krankheitsbeginn auftreten.

Antwort 3 ist richtig.

Anmerkung
- Punkt 1: Der Zeitraum vom Auftreten erster Symptome bis 4 Wochen danach bezeichnet man als „akutes Erkrankungsstadium".
- Punkt 2: Kommt es 4–6 Wochen nach Krankheitsbeginn noch zu Symptomen, spricht man von einem „anhaltenden symptomatischen Krankheitsbild".

■ Was stimmt hinsichtlich der Meldepflicht und dem Behandlungsverbot für MERS für den Heilpraktiker?

1 Es besteht Meldepflicht bei Verdacht, Erkrankung, Tod und Behandlungsverbot.
2 Es besteht keine Meldepflicht und kein Behandlungsverbot.
3 Es besteht Meldepflicht bei Verdacht, Erkrankung, Tod, aber kein Behandlungsverbot.
4 Es besteht keine Meldepflicht, aber Behandlungsverbot.

Antwort 4 ist richtig.

Anmerkung
- Punkt 1, 2, 3, 4: Für Heilpraktiker besteht keine Meldepflicht. Jedoch ist der Erregernachweis für Labore gemäß § 7 IfSG meldepflichtig. Behandlungsverbot besteht für Heilpraktiker gemäß §§ 24 und 7 IfSG.

Diphtherie

■ Richtige Aussagen über Diphtherie sind:

1 Der Erreger ist ein Virus.
2 Inkubationszeit 1–3 Wochen
3 Die häufigste Verlaufsform ist die Nasendiphtherie.
4 Die Pseudomembranen lassen sich leicht ablösen.
5 Eine gefürchtete Komplikation ist die toxische Herzschädigung.
6 Die Diphtherietoxine können die Nieren schädigen.

Die Antworten 5 und 6 sind richtig.

Anmerkung
- Punkt 1: Der Erreger ist ein Bakterium (Corynebacterium diphtheriae).
- Punkt 2: Die Inkubationszeit beträgt meist 2–5 Tage.
- Punkt 3: Die häufigste Verlaufsform ist die Rachendiphtherie.
- Punkt 4: Die Pseudomembranen lassen sich nur schwer ablösen.

■ Kreuzen Sie nur die wichtigste Ansteckungsquelle bei Diphtherie an!

1 Fäkal-oral
2 Durch verseuchte Nahrungsmittel
3 Kontaktinfektion
4 Schmierinfektion
5 Aerogene Ansteckung
6 Tröpfcheninfektion

Antwort 6 ist richtig.

■ Kreuzen Sie die zutreffende Aussage über Diphtherie an!

1 Wenn sich das erkrankte Kind gut fühlt, braucht es keine Bettruhe einhalten.
2 Gegen Diphtherie kann aktiv und passiv geimpft werden.
3 Gegen Diphtherie kann nur aktiv geimpft werden.
4 Gegen Diphtherie kann nur passiv geimpft werden.
5 Wegen möglicher Nebenwirkung wird eine passive Impfung durch Gabe von Immunglobulinen erst durchgeführt, wenn der Erreger nachgewiesen wurde.

Antwort 2 ist richtig.

Dreitagefieber (Exanthema subitum, Roseola infantum)

■ Welcher Erreger kann das Dreitagefieber verursachen?

1 Bakterien
2 Viren
3 Protozoen
4 Pilze

Antwort 2 ist richtig.

■ Welcher Blutbefund ist typisch für Dreitagefieber?

1 Leukozytose
2 Leukozytose mit Linksverschiebung
3 Leukopenie mit relativer Lymphozytose
4 Thrombopenie

Antwort 3 ist richtig.

Echinokokkose (Hunde- und Fuchsbandwurm)

■ Welche Aussagen über die Echinokokkose sind richtig?

1 Leberegel
2 Hunde- und Fuchsbandwurm
3 Kann durch den Verzehr von kontaminierten Waldbeeren verursacht werden.
4 Heilt stets von allein aus.

Die Antworten 2 und 3 sind richtig.

■ Kreuzen Sie die über Echinokokkose zutreffenden Aussagen an!

1 Bei der Echinokokkose ist der Mensch Wirt.
2 Bei der Echinokokkose ist der Mensch (Fehl)-Zwischenwirt.
3 Bei der Echinokokkose kann der Mensch entweder Wirt oder Zwischenwirt sein.
4 Die alveoläre Echinokokkose (sog. Fuchsbandwurm) ist eine schwerere Erkrankung als die zystische Echinokokkose (sog. Hundebandwurm).

Die Antworten 2 und 4 sind richtig.

■ Kreuzen Sie die zutreffenden Aussagen über die Echinokokkose an!

1 Nur wenn der Hund selbst von Echinokokken besiedelt ist, kann er diese Erkrankung auf den Menschen übertragen.
2 Mit der Echinokokkose kann man sich eventuell infizieren, wenn man Gemüse verzehrt, das nahe am Wald gewachsen ist.
3 Mit der Echinokokkose kann man über Tröpfcheninfektion von einem an Echinokokkose Erkranktem infiziert werden.
4 Ein Mensch, der mit Echinokokken infiziert ist, kann andere über Schmierinfektion anstecken.
5 Es kann zur Ansteckung durch das Einatmen von Bandwurmeiern über Staubpartikel kommen.

Die Antworten 2 und 5 sind richtig.

■ Kreuzen Sie an, welche Tiere grundsätzlich als Überträger der Echinokokkose in Betracht kommen!

1 Regenwurm
2 Hund
3 Katze
4 Fuchs
5 Wellensittich

Die Antworten 2, 3 und 4 sind richtig.

■ Welche der Aussagen über die Echinokokkose ist richtig?

1 Bei der Echinokokkose existiert für den Arzt eine namentliche Meldepflicht.
2 Bei der Echinokokkose existiert für den Arzt eine nicht-namentliche Meldepflicht.
3 Bei der Echinokokkose existiert für den Arzt und den Heilpraktiker eine namentliche Meldepflicht.
4 Bei der Echinokokkose existiert für den Arzt und den Heilpraktiker eine nicht-namentliche Meldepflicht.

Antwort 2 ist richtig.

27

Enterohämorrhagische Escherichia coli (EHEC) und enteropathisches hämolytisch-urämisches Syndrom (HUS)

■ Welche Aussagen über den Erreger von EHEC treffen zu?

1 Es handelt sich um ein Virus, das nur sehr selten vorkommt.
2 Es handelt sich um ein Bakterium, das ubiquitär vorkommt.
3 Ob der Erreger Krankheitserscheinungen hervorruft, hängt von der Abwehrlage und dem Serotyp des Erregers ab.
4 Die Erreger können sowohl Durchfallerkrankungen als auch Harnweginfekte verursachen.

Die Antworten 2, 3 und 4 sind richtig.

Anmerkung
- Punkt 1 und 2: Erreger ist Escherichia coli, ein gramnegatives, begeißeltes Stäbchenbakterium.

■ Welche Krankheitsverläufe können bei EHEC vorkommen?

1 Asymptomatischer Verlauf
2 Leichte Durchfallerkrankung
3 Schwere Durchfallerkrankung mit blutigen Durchfällen
4 Tödlicher Verlauf

Alle Antworten sind richtig.

Anmerkung
- Punkt 4: Es könnte sich ein HUS (hämolytisch-urämisches Syndrom) entwickeln.

■ Wie kann EHEC übertragen werden?

1 Rohe Milch
2 Rinderhack
3 Tröpfcheninfektion
4 Schmierinfektion
5 Austausch von Körpersäften

Die Antworten 1, 2 und 4 sind richtig.

Fleckfieber

■ Welche Aussagen über Fleckfieber sind richtig?

1 Erreger sind Rickettsien, die durch Läuse, Flöhe, Zecken und Milben übertragen werden.
2 Es kommt zu hohem Fieber mit grippeähnlichen Symptomen und ab dem 5. Krankheitstag zu Roseolen.
3 Häufig enzephalitische Erscheinungen. Es besteht eine Neigung zu akutem Kreislaufversagen.
4 Bei uns hauptsächlich als Kriegsseuche bekannt

Alle Antworten sind richtig.

■ Welche Aussagen über Fleckfieber sind richtig?

1 Es handelt sich um eine typische Kriegsseuche.
2 Die Ausbreitung der Krankheit wird durch schlechte hygienische Verhältnisse begünstigt.
3 In der Schulmedizin steht für die Behandlung der Erkrankung keine ursächliche Therapie zur Verfügung.
4 Die Inkubationszeit beträgt vermutlich 5–20 Jahre.

Die Antworten 1 und 2 sind richtig.

Anmerkung
- Punkt 3: Die Krankheit kann durch Antibiotika behandelt werden.
- Punkt 4: Die Inkubationszeit liegt bei Fleckfieber meist zwischen 10 und 14 Tagen.

■ Was trifft hinsichtlich Meldepflicht und Behandlungsverbot bei Fleckfieber zu?

1 Meldepflicht besteht schon im Verdachtsfall sowohl für den Arzt als auch für den Heilpraktiker.
2 Meldepflicht besteht nur im Erkrankungsfalle sowohl für den Arzt als auch für den Heilpraktiker.
3 Meldepflicht besteht für den Heilpraktiker bei Erregernachweis.

4 Der Heilpraktiker darf begleitend zum Arzt behandeln.
5 Der Heilpraktiker darf überhaupt nicht behandeln, sondern die Therapie erfolgt ausschließlich durch den Arzt.

Antwort 5 ist richtig.

Anmerkung
- Punkt 3: Ein Erregernachweis darf vom Heilpraktiker nicht durchgeführt werden. Dies ist im aufgrund §§ 24, 44 IfSG verboten.
- Punkt 4: Da Behandlungsverbot besteht, darf der HP nicht behandeln.

Früh(jahr)-Sommer-Meningoenzephalitis (FSME)

■ Für die FSME (Frühsommer-Meningoenzephalitis) treffen zu:

1 Erreger sind meist Meningokokken.
2 Inkubationszeit 2–3 Tage.
3 Es kann zu Krampfanfällen, bis hin zum Status epilepticus kommen.
4 Verlangsamung, Benommenheit bis Koma
5 Kann durch Zecken übertragen werden.

Die Antworten 3, 4 und 5 sind richtig.

Anmerkung
- Punkt 1: Erreger sind Viren.
- Punkt 2: Die Inkubationszeit beträgt 7–10 (evtl. 14) Tage.

■ Welche Behauptung hinsichtlich der Übertragung bei FSME trifft zu?

1 Damit der FSME-Erreger übertragen werden kann, muss sich die Zecke ungefähr 36 Stunden in den Wirt verbeißen.
2 Das FSME-Virus kann schon innerhalb der ersten Minuten nach einem Zeckenbiss übertragen werden.

Antwort 2 ist richtig.

■ Welche Behauptung hinsichtlich von auftretenden Komplikationen bei FSME ist richtig?

1 Gefährliche Komplikationen treten vor allem bei Säuglingen und Kleinkindern auf.
2 Gefährliche Komplikationen treten vor allem bei Schulkindern auf.
3 Gefährliche Komplikationen treten vor allem bei über 50-Jährigen auf.
4 Gefährliche Komplikationen treten vor allem bei Waldarbeitern und Joggern auf.

Antwort 3 ist richtig.

■ Welche Aussagen über die Therapie bei FSME treffen zu?

1 In der Schulmedizin steht durch Antibiotikagabe eine ursächliche Therapie zur Verfügung.
2 Ist FSME ausgebrochen, so gibt es keine ursächliche Therapie.
3 Eine aktive Impfung wird für Waldarbeiter empfohlen.
4 Wegen unerwünschter Nebenwirkungen wird auch die aktive Impfung nicht für Waldarbeiter empfohlen.

Die Antworten 2 und 3 sind richtig.

Gasbrand/Gasödem

■ Welche Aussagen über Gasbrand/Gasödem sind richtig?

1 Typischerweise wird der Betroffene bewusstseinstrüb und fällt dann bald ins Koma.
2 Schon zu Beginn der Erkrankung kommt es zu hohem Fieber.
3 Typisch ist das „Knistern“ in der Wunde.
4 Typisch sind Wundveränderungen und Wundschmerzen.
5 Es kann zur Gangränbildung kommen.
6 Es kann zu Schüttelfrost und hohem Fieber kommen. Dies ist ein Hinweis darauf, dass Erreger ins Blut gelangt sind und dass es zur Sepsis (Blutvergiftung) gekommen ist.

Die Antworten 3, 4, 5 und 6 sind richtig.

■ Welche der folgenden Aussagen über die Therapie durch den Heilpraktiker bei Gasbrand / Gasödem ist richtig?

1 Für den Heilpraktiker besteht Behandlungsverbot gemäß § 24 IfSG.
2 Es besteht kein Behandlungsverbot, deshalb darf der Heilpraktiker allein behandeln.
3 Es besteht für den Heilpraktiker zwar kein Behandlungsverbot, aber wegen der Schwere der Erkrankung müssen verschreibungspflichtige Medikamente eingesetzt werden und die Behandlung muss durch den Arzt (bzw. durch das Krankenhaus) erfolgen. Der Heilpraktiker darf jedoch begleitend behandeln.

Antwort 3 ist richtig.

■ Welche Aussagen treffen für Gasbrand / Gasödem zu?

1 Erreger ist ein ubiquitär (überall) verbreitetes Bakterium.
2 Der Erreger entfaltet seine Giftigkeit, wenn er unter Luftabschluss auskeimt.
3 Es kommt zu Wundveränderungen wie Anschwellung, Blasenbildung, unangenehmer Geruch. Es folgen dann Schüttelfrost, hohes Fieber, ausgeprägte Tachykardie, Lähmungen, heftigste Durchfälle und schließlich Exsikkose.
4 An Sonderformen des Gasbrands kennt man noch den Hospitalbrand, den Darmbrand (Lebensmittelvergiftung) und den traumatischen Uterus-Gasbrand (nach unsachgemäßen Aborten).
5 Inkubationszeit 1–3 Wochen

Die Antworten 1, 2 und 4 sind richtig.

Anmerkung
- Punkt 1: Erreger ist das Bakterium Clostridium perfringens.
- Punkt 3: Typischerweise kommt es nur zu leichtem Fieber und leichten Tachykardien.
- Punkt 5: Die Inkubationszeit beträgt Stunden bis 5 Tage.

Gastroenteritis (akute Gastroenteritis) bzw. mikrobiell bedingte Lebensmittelvergiftung

■ Welche Aussagen über die Gastroenteritis sind zutreffend?

1 Wird ausschließlich durch Salmonellen hervorgerufen.
2 Kann durch Bakterien oder Viren (z. B. Enteroviren) hervorgerufen werden.
3 Inkubationszeit Stunden bis Tage
4 Die typischen Durchfälle sind dünnflüssig bis wässrig. Sie können teilweise mit Schleim vermischt sein.
5 Es können auftreten: Darmtenesmen, Übelkeit, Erbrechen, eventuell Fieber.

Die Antworten 2, 3, 4 und 5 sind richtig.

Anmerkung
- Punkt 1: Andere mögliche Erreger sind z. B. Staphylokokken, pathogene Escherichia-coli-Stämme oder Viren.

■ Mögliche Infektionsquellen für Salmonellosen sind:

1 Eier
2 Fleisch
3 Tröpfcheninfektion durch Ausscheider
4 Tiramisu
5 Erbrochenes von Erkrankten
6 Bluttransfusionen

Die Antworten 1, 2, 4 und 5 sind richtig.

■ Welche typischen Symptome können bei Gastroenteritis auftreten?

1 Bauchtenesmen
2 Roseolen
3 Bradykardie
4 Verstopfung
5 Fieber
6 Symptomloser Verlauf möglich
7 Darmnekrose
8 Blutbeimengung im Stuhl

Die Antworten 1, 5 und 6 sind richtig.

Anmerkung
- Punkt 2, 3, 4 und 7: typisch für Typhus abdominalis

Welche der beiden Aussagen ist für den Krankheitsverlauf einer Gastroenteritis richtig?

1 Je länger die Inkubationszeit, desto heftiger der Krankheitsverlauf
2 Je kürzer die Inkubationszeit, desto heftiger der Krankheitsverlauf

Antwort 2 ist richtig.

Welche Behauptungen über das Fieber bei infektiös bedingter Gastritis treffen zu?

1 Es kann zu einem fieberfreien Verlauf kommen.
2 Es kann zu mäßigem Fieber um 38,5 °C kommen.
3 Es kann zu hohem Fieber von über 39,0 °C kommen.

Alle Antworten sind richtig.

Kreuzen Sie an, wo bei infektiös bedingter Gastroenteritis der Erregernachweis geführt werden kann!

1 Sputum
2 Stuhl
3 Erbrochenen
4 Blut durch Antikörpernachweis
5 Urin
6 Nahrungsmittelrest

Die Antworten 2, 3 und 6 sind richtig.

Welche Aussage über die schulmedizinische Therapie bei infektiöser Gastroenteritis trifft zu?

1 Wegen der Gefährlichkeit der Erkrankung wird in jedem Fall mittels Antibiotika behandelt.
2 Meist wird nur mittels Flüssigkeits- und Elektrolytersatz therapiert.
3 Der Heilpraktiker darf dem Patienten empfehlen, dass er die Erkrankung nur durch Flüssigkeits- und Elektrolytgabe behandeln soll, da eine Antibiotikagabe in unkomplizierten Fällen nicht notwendig ist.

Antwort 2 ist richtig.

Anmerkung
- Punkt 3: Für den Heilpraktiker besteht Behandlungsverbot.

Gonorrhö

Welche Aussagen über Gonorrhö sind zutreffend?

1 Eine andere Krankheitsbezeichnung ist Tripper.
2 Die Krankheit kann als Lokalinfektionskrankheit verlaufen, allerdings kann es auch zu einer Bakteriämie oder sogar zur Sepsis kommen.
3 Erreger sind Chlamydien.
4 Mögliche Komplikationen sind Augenentzündungen, Arthritis und Hauterscheinungen in Form von Bläschen oder Pusteln, die vor allem an den Extremitäten auftreten.
5 Nach durchstandener Krankheit besteht Immunität.

Die Antworten 1, 2 und 4 sind richtig.

Anmerkung
- Punkt 3: Erreger sind Gonokokken.

Kreuzen Sie an, welche Übertragungswege bei Gonorrhö in Betracht kommen!

1 Tröpfcheninfektion
2 Sexuelle Kontakte
3 Perinatale Ansteckung
4 Anhusten, Anniesen

Die Antworten 2 und 3 sind richtig.

■ Welche Aussagen über Gonorrhö sind richtig?

1 Nach einer Aufnahme von Gonokokken kommt es immer zu Krankheitserscheinungen.
2 Ein typischer Hinweis auf Gonorrhö ist das „Bonjour-Tröpfchen".
3 Bei Mann und Frau kann es durch Gonorrhö zu gefährlichen Komplikationen kommen.
4 Gonorrhö verläuft bei Mann und Frau immer als harmlose Erkrankung.

Die Antworten 2 und 3 sind richtig.

■ Welche der folgenden Aussagen über die Gonorrhö bei der Frau ist richtig?

1 Kommt es bei der Frau zur Harnröhrenentzündung, so kann man anhand der Symptome erkennen, dass es sich um Gonokokken handelt, die die Entzündung verursachen und nicht um andere Erreger (z. B. Escherichia choli).
2 Kommt es bei der Frau zur Harnröhrenentzündung, so kann man anhand der Symptome **nicht** erkennen, dass es sich um Gonokokken handelt, die die Entzündung verursachen und nicht um andere Erreger (z. B. Escherichia choli).

Antwort 2 ist richtig.

■ Kreuzen Sie mögliche Komplikationen bei Gonorrhö an!

1 Sterilität bei Mann und Frau
2 Spätere Eileiterschwangerschaften
3 Monarthritis gonorrhoica
4 Jahrelange Migräneattacken
5 Heftige Augenentzündung
6 Herzrhythmusstörungen durch Myokarditis (Herzmuskelentzündung)

Die Antworten 1, 2, 3, 5 und 6 sind richtig.

■ Welche der folgenden Aussagen über Gonorrhö ist richtig?

1 Wenn die Mutter nur harmlose Ausflussbeschwerden hat, kann auch das Kind keine schweren Symptome entwickeln.
2 Auch wenn die Mutter nur harmlose Ausflussbeschwerden hat, kann es sein, dass das Kind im Geburtskanal die Erreger aufnimmt und eine schwere Augenentzündung erleidet. Diese kann allerdings nicht so schlimm sein, dass es beim Kind zum Erblinden kommt.
3 Auch wenn die Mutter nur harmlose Ausflussbeschwerden hat, kann es sein, dass das Kind im Geburtskanal die Erreger aufnimmt und eine schwere Augenentzündung erleidet. Diese kann beim Kind zum Erblinden führen.

Antwort 3 ist richtig.

■ Welche der folgenden Behauptungen über Gonorrhö ist richtig?

1 Wenn jemand eine Gonorrhö durchgestanden hat, ist er für Jahre dagegen immun.
2 Wenn jemand eine Gonorrhö durchgestanden hat, ist er lebenslang dagegen immun.
3 Wenn jemand eine Gonorrhö durchgestanden hat, ist er nicht dagegen immun und kann jederzeit wieder daran erkranken.

Antwort 3 ist richtig.

Gürtelrose (Herpes zoster, Zoster)

■ Kreuzen Sie die Beispiele an, in denen eine Übertragung des Varicella-zoster-Virus bzw. eine Erkrankung an Gürtelrose in der geschilderten Art möglich ist!

1 Das Varicella-zoster-Virus wurde erstmalig aerogen aufgenommen und es kommt zur Windpockenerkrankung.
2 Das Varicella-zoster-Virus wurde erstmalig aerogen aufgenommen und es kommt zur Gürtelrose.
3 Jemand war als Kind an Windpocken erkrankt. Obwohl es nun zu keiner erneuten Ansteckung mit dem Virus kommt, erkrankt der Betroffene im Alter von 54 Jahren an Herpes zoster.
4 Ein Kind nimmt das Varicella-zoster-Virus erstmalig von dem an Gürtelrose erkrankten Opa durch Schmierinfektion auf und erkrankt an Windpocken.

5 Ein stark abwehrgeschwächtes Kind nimmt das Varicella-zoster-Virus erstmalig von dem an Gürtelrose erkrankten Opa durch Schmierinfektion auf und erkrankt schwer an Herpes zoster – ohne vorher Windpocken gehabt zu haben.

Alle Antworten sind richtig.

Welche Aussage über Herpes zoster ist richtig?

1 Die Hauterscheinungen treten immer im Gürtelbereich auf.
2 Erkrankung verläuft schmerzlos.
3 Der Bläscheninhalt kann keinesfalls andere infizieren.
4 Erreger ist das Varicella-zoster-Virus.

Antwort 4 ist richtig.

Hand-Fuß-Mund-Krankheit

Wer ist in erster Linie von der Hand-Fuß-Mund-Krankheit betroffen? Bitte nur einen Punkt ankreuzen.

1 Alte Menschen
2 Abwehrgeschwächte, wie Diabetiker oder Leukämiekranke
3 Neugeborene und Säuglinge
4 Kinder unter 10 Jahren
5 Pubertierende und junge Erwachsene

Antwort 4 ist richtig.

Welche Aussage über die Erreger der Hand-Fuß-Mund-Krankheit ist richtig?

1 Erreger sind Bakterien.
2 Erreger sind Viren.
3 Erreger sind Pilze.
4 Erreger sind Protozoen.

Antwort 2 ist richtig.

Anmerkung
- Erreger sind das Coxsackie-Virus, Enteroviren und Echoviren.

Kreuzen Sie die richtigen Aussagen zur Hand-Fuß-Mund-Krankheit an!

1 Der Heilpraktiker darf bei komplikationslosem Verlauf behandeln.
2 Der Bläschenausschlag zeigt eine gewisse Ähnlichkeit mit Windpocken.
3 Betroffen sind in erster Linie Jugendliche.
4 Es kann zu leichtem bis hohem Fieber kommen.

Die Antworten 1, 2 und 4 sind richtig.

Herpes genitalis

Für Herpes genitalis sind zutreffend:

1 Der Erreger ist ein Bakterium.
2 Gelegentlich treten rezidivierende Fälle auf.
3 Ansteckung über Tröpfcheninfektion möglich.
4 Ansteckung erfolgt hauptsächlich durch Schmierinfektion.
5 Es kommt zu einem typischen Bläschenausschlag.
6 Typisch sind die honiggelben Krusten.

Die Antworten 2 und 5 sind richtig.

Anmerkung
- Punkt 1: Der Erreger ist das Herpes-simplex-Virus.
- Punkt 3 und 4: Die Übertragung erfolgt durch sexuelle Kontakte
- Punkt 6: Honiggelbe Krusten treten typischerweise bei Borkenflechte auf.

Herpes simplex

Kreuzen Sie an, auf welchen Wegen das Herpes-simplex-Virus übertragen werden kann!

1 Tröpfcheninfektion
2 Schmierinfektion
3 Geschlechtsverkehr
4 Kontaktinfektion
5 Küssen
6 Händeschütteln

Alle Antworten sind richtig.

■ Was stimmt für Herpes simplex?

1 Der Erreger gehört zur Gruppe der Herpesviren.
2 Erreger ist das Epstein-Barr-Virus.
3 Übertragung durch Tröpfcheninfektion oder durch Geschlechtsverkehr
4 Typische Hauterscheinungen sind Quaddeln.

Die Antworten 1 und 3 sind richtig.

Influenza (echte Grippe)

■ Welche Aussagen über die Influenza-Impfung treffen zu?

1 Es existiert lediglich eine passive Impfung.
2 Hat man sich einmal aktiv impfen lassen, so hat man für die nächsten 10 Jahre einen Schutz gegen die Erkrankung.
3 Die aktive Impfung wird für alle Teile der Bevölkerung empfohlen.
4 Hat sich jemand impfen lassen und infiziert sich, so muss davon ausgegangen werden, dass er besonders schwer erkranken wird, da durch die Impfung die Abwehrkraft dieses Menschen geschwächt ist.
5 Erkranken geimpfte Menschen, so verläuft die Erkrankung meist milder.
6 Für ältere Menschen wird empfohlen, sich jährlich gegen Influenza impfen zu lassen.

Die Antworten 5 und 6 sind richtig.

■ Welche Aussage(n) hinsichtlich der Behandlung der Influenza und des grippalen Infektes ist / sind richtig?

1 Der Heilpraktiker darf weder einen grippalen Infekt noch Influenza behandeln.
2 Der Heilpraktiker darf Influenza nicht behandelt, einen grippalen Infekt darf er behandeln.
3 Der Heilpraktiker darf Influenza und einen grippalen Infekt behandeln.
4 Der Heilpraktiker darf Influenza behandeln, einen grippalen Infekt darf er nicht behandeln.
5 Wenn sich ein Patient vom Arzt wegen seiner Influenza behandeln lässt, so darf der Heilpraktiker unterstützend ein homöopathisches Mittel verordnen.

Antwort 2 ist richtig.

■ Welche Aussagen über die Influenza sind zutreffend?

1 Es handelt sich um die Grippe, die durch unterschiedliche Erreger übertragen werden kann, und zwar sowohl durch Viren als auch durch Bakterien.
2 Die Übertragung erfolgt vor allem durch sexuelle Kontakte.
3 Wegen der unterschiedlichen Erreger ist keine Impfung möglich.
4 Es handelt sich immer um eine harmlose Erkrankung.
5 Es kommen auch tödliche Verläufe vor.
6 Die Erkrankung kann inapparent verlaufen.

Die Antworten 5 und 6 sind richtig.

Anmerkung
- Punkt 1: Influenza wird durch das Influenza-Virus übertragen. Bei einem grippalen Infekt kommen sowohl Viren als auch Bakterien in Betracht.
- Punkt 2: Die Übertragung erfolgt durch Tröpfcheninfektion.
- Punkt 3: Eine Impfung ist möglich, sie muss allerdings jährlich durchgeführt werden.

Keratoconjunctivitis epidemica

■ Kreuzen Sie an, welche Übertragungsarten bei Keratoconjunctivitis epidemica in Betracht kommen!

1 Tröpfcheninfektion
2 Verunreinigte Handtücher
3 Fäkal-orale Übertragung
4 Verunreinigte Augentropfen
5 Schmierinfektion

6 Austausch von Körpersäften
7 Zeckenbiss

Die Antworten 1, 2, 4 und 5 sind richtig.

Keuchhusten

■ Kreuzen Sie mögliche Komplikationen bei Keuchhusten an!

1 Chronische Obstipation
2 Chronische Diarrhö
3 Bronchiektasen (Aussackungen der Bronchialwand)
4 Pneumonie
5 Hernien (z. B. Leisten- oder Nabelbruch)
6 Kopfschmerzen

Die Antworten 3, 4 und 5 sind richtig.

■ Welche der beiden Aussagen ist richtig?

1 Wenn man einmal an Keuchhusten erkrankt war, besteht dagegen eine lebenslange Immunität.
2 Nach durchgestandener Krankheit entwickelt sich eine Immunität für Jahrzehnte. Wird das Immungedächtnis nicht aufgefrischt, kann es zur erneuten Erkrankung kommen.

Antwort 2 ist richtig.

■ Welche der folgenden Behauptungen über die schulmedizinische Therapie bei Keuchhusten trifft zu?

1 Da der Erreger ein Bakterium ist, wird fast immer mit Antibiotika behandelt, da dadurch sehr gute Behandlungserfolge erzielt werden.
2 Antibiotika werden vor allem bei Säuglingen und bei Sekundärinfektionen eingesetzt. Ansonsten erfolgt die Therapie symptomatisch.

Antwort 2 ist richtig.

■ Welche Aussage über Keuchhusten ist richtig?

1 Von der Erkrankung können ausschließlich Kinder betroffen werden.
2 Säuglinge können von der Krankheit nicht betroffen werden, da sie durch mütterliche Antikörper geschützt sind.
3 Inkubationszeit 2–3 Tage
4 Ansteckung erfolgt durch Tröpfcheninfektion.
5 Erreger ist ein Virus.
6 Keuchhusten spricht im Allgemeinen gut auf die üblichen Hustenmittel an.

Antwort 4 ist richtig.

Anmerkung
- Punkt 2: Säuglinge können auch betroffen werden, was besonders gefährlich ist.
- Punkt 3: Die Inkubationszeit beträgt 1–2 Wochen.
- Punkt 5: Erreger ist ein Bakterium (Bordetella pertussis).

Krätze

■ Wodurch wird Krätze verursacht?

1 Bakterium
2 Virus
3 Protozoon
4 Prionen
5 Läuse
6 Flöhe
7 Milben
8 Zecken

Antwort 7 ist richtig.

■ Welche Aussagen über die Krätze sind zutreffend?

1 Nach durchgestandener Erkrankung besteht lebenslange Immunität.
2 Ansteckung erfolgt durch Schmierinfektion.
3 Typischerweise kommt es zu heftigem Juckreiz.
4 Es kann zu ekzemähnlichen Hauterscheinungen kommen.
5 Prädilektionsstellen sind die Zwischenfingerfalten, die Beugeseite der Handgelenke, Geschlechtsorgane und die Achselfalten.

27

Die Antworten 3, 4 und 5 sind richtig.

Anmerkung
- Punkt 1: Erreger sind Milben.
- Punkt 2: Die Ansteckung erfolgt durch Kontaktinfektion.

Läusebefall (Pedikulose)

Welche Aussagen über Verlausung sind richtig?

1 Verlausung stellt eine Krankheit im Sinne des IfSG dar.
2 Grundsätzlich befallen alle Läusearten den Menschen.
3 Ein erstes Symptom für einen Befall bei Kopfläusen ist, dass sich die Betroffenen häufig am Kopf kratzen.
4 Als Folge von Kopflausbefall kann es zu eitrigen Hautausschlägen kommen.
5 Bei Verlausung besteht für den Heilpraktiker grundsätzlich Behandlungsverbot.

Die Antworten 3 und 4 sind richtig.

Anmerkung
- Punkt 2: Nur drei von 300 Läusearten befallen den Menschen.
- Punkt 5: Da eine Verlausung nach dem IfSG keine Krankheit ist, besteht für den Heilpraktiker kein Behandlungsverbot.

Legionärskrankheit (Legionellose)

Wie können Legionellen übertragen werden?

1 Tröpfcheninfektion von Mensch zu Mensch
2 Aerogene Infektion
3 Fäkal-orale Ansteckung
4 Austausch von Körpersäften
5 Verschmutzte Handtücher

Antwort 2 ist richtig.

Lepra

Welche Aussagen über Lepra sind richtig?

1 Eine andere Krankheitsbezeichnung ist Blattern.
2 Erreger sind Chlamydien.
3 Inkubationszeit 1–3 Wochen
4 Das Ansteckungsrisiko ist sehr hoch.
5 Man unterscheidet eine lepromatöse und eine tuberkuloide Form.
6 Typisch sind Sensibilitätsstörungen und Lähmungen.
7 Ist die Krankheit ausgebrochen, so gibt es keine wirkungsvolle Therapie mehr.

Die Antworten 5 und 6 sind richtig.

Anmerkung
- Punkt 1: Blattern = Pocken
- Punkt 2: Erreger ist das Mycobacterium leprae (Bakterien).
- Punkt 3: Die Inkubationszeit beträgt meist 2–5 Jahre, evtl. 9 Monate bis 40 Jahre.
- Punkt 4: Das Ansteckungsrisiko ist nur gering.

Welche Aussagen über den Krankheitsverlauf bei Lepra treffen zu?

1 Bei der lepromatösen Lepra handelt es sich um ein schwereres Krankheitsbild als bei der tuberkuloiden Form.
2 Bei der indeterminierten Lepra handelt es sich um das schwerste Krankheitsbild.
3 Bei der indeterminierten Lepra handelt es sich um ein nicht voll entwickeltes Krankheitsbild.
4 Bei der Borderliner-Lepra findet man Zeichen der tuberkuloiden und der lepromatösen Form.

Die Antworten 1, 3 und 4 sind richtig.

Leptospirosen

Welche Aussagen über die Leptospirosen sind richtig?

1 Es handelt sich um Infektionskrankheiten, die durch verschiedene Virenarten hervorgerufen werden.

2 Die Ansteckung erfolgt durch Tröpfcheninfektion von Mensch zu Mensch.
3 Die Ansteckung erfolgt aus dem Tierreich auf den Menschen.
4 Man unterscheidet ein primäres Generalisationsstadium und ein sekundäres Stadium der Organschädigung.
5 Häufig sind die Hirnhäute, die Leber und die Nieren von der Erkrankung betroffen.

Die Antworten 3, 4 und 5 sind richtig.

Anmerkung
- Punkt 1: Leptospiren sind Bakterien.

Welche Verläufe bzw. Symptome sind bei Leptospirose möglich?

1 Symptomloser Verlauf
2 Grippaler Infekt
3 Hepatitis
4 Nephritis
5 Meningitis
6 Gastrointestinale Beschwerden
7 Konjunktivitis
8 Hauteinblutungen

Alle Antworten sind richtig.

Kreuzen Sie mögliche Symptome bei Morbus Weil an!

1 Ikterus
2 Nephritis
3 Starke Kopfschmerzen mit Nackensteifigkeit
4 Unstillbares Nasenbluten
5 Übelkeit, Erbrechen
6 Hypotonie und relative Bradykardie

Alle Antworten sind richtig.

Listeriose und angeborene Listeriose (Granulomatosis infantiseptica)

Welche Verlaufsformen gibt es bei Listeriose?

1 Grippaler Verlauf
2 Angina
3 Meningoenzephalitis
4 Konjunktivitis
5 Hepatitis
6 Pneumonie
7 Hornhautentzündung des Auges

Alle Antworten sind richtig.

Kreuzen Sie mögliche Ansteckungswege der Listeriose an!

1 Diaplazentar
2 Verseuchter Camembert
3 Rohmilch
4 Käse aus Rohmilch
5 Ungenügend erhitztes Fleisch
6 Unsachgemäß gedüngter Kohl

Alle Antworten sind richtig.

Welche der beiden Aussagen über Listerien ist richtig?

1 Listerien sind sehr selten.
2 Listerien kommen ubiquitär vor.

Antwort 2 ist richtig.

Kreuzen Sie sinnvolle prophylaktische Maßnahmen gegen Listeriose an!

1 Da der Erreger ubiquitär vorkommt, sollte auch der Abwehrgesunde möglichst alle Türklinken und andere Gegenstände, die von fremden Personen angefasst wurden, gründlich desinfizieren.
2 Ein Abwehrgesunder braucht überhaupt keine prophylaktischen Maßnahmen durchzuführen.
3 Abwehrgeschwächte sollten Rohmilchprodukte meiden.
4 Nichtimmune Schwangere sollten bei Tierkontakt die allgemeinen Hygieneregeln befolgen.
5 Nichtimmune Schwangere sollten keine Rohmilchprodukte verzehren.

Die Antworten 2, 3, 4 und 5 sind richtig.

Lyme-Borreliose

Was trifft für den Erreger der Lyme-Borreliose zu?

1 Gehört zur Gruppe der Herpes-Viren.
2 Spirochäten
3 Treponema pallidum
4 Hauptüberträger sind Zecken.
5 Virus
6 Bakterien
7 Protozoen

Die Antworten 2, 4 und 6 sind richtig.

Welche Aussagen über die Erregerübertragung bei Zeckenbiss treffen zu?

1 Damit die Lyme-Borreliose durch die Zecke übertragen werden kann, muss sich diese ungefähr 12 Stunden verbeißen.
2 Damit FSME durch die Zecke übertragen werden kann, muss sich diese ungefähr 12 Stunden verbeißen.
3 Lyme-Borreliose kann sofort innerhalb der ersten Minuten nach Zeckenbiss übertragen werden.
4 FSME kann sofort innerhalb der ersten Minuten nach Zeckenbiss übertragen werden.
5 Die Lyme-Borreliose kann ausschließlich durch Zecken übertragen werden.
6 Die Lyme-Borreliose kann durch Zecken und andere Blutsauger übertragen werden.

Die Antworten 1, 4 und 6 sind richtig.

Welche Aussagen über den Krankheitsnachweis bei Lyme-Borreliose sind richtig?

1 Der Krankheitsnachweis gelingt grundsätzlich einfach durch Antikörpernachweis.
2 Der Krankheitsnachweis durch Antikörper im Blut gelingt nur bei etwas mehr als der Hälfte der Infizierten.
3 Ein Krankheitsnachweis durch Antikörper im Blut ist grundsätzlich nicht möglich.
4 Bei Waldarbeitern findet man den Antikörper gegen den Erreger der Lyme-Borreliose bei bis zu 30 %, ohne dass sie Krankheitszeichen zeigen.

Die Antworten 2 und 4 sind richtig.

Lymphogranuloma inguinale

Welche Aussagen über Lymphogranulomatosis inguinale sind zutreffend?

1 Eine andere Krankheitsbezeichnung ist Morbus Hodgkin.
2 Der Erreger ist ein Virus.
3 Die Erkrankung kommt bei uns häufig vor.
4 Typischerweise ist die Primärläsion sehr schmerzhaft, wird eitrig und bricht nach außen auf.
5 Vor allem bei Männern kann es zur Schwellung der Leistenlymphknoten kommen, die auch nach außen aufbrechen können.
6 Bei Frauen sind meist die tiefen Beckenlymphknoten befallen.

Die Antworten 5 und 6 sind richtig.

Anmerkung
- Punkt 1: Morbus Hodgkin heißt auch Lymphogranulomatose.
- Punkt 2: Die Erreger sind Chlamydien.
- Punkt 3: kommt bei uns nur äußerst selten vor.
- Punkt 4: Die Primärläsion ist häufig nur ein unauffälliges Knötchen.

Kreuzen Sie die Inkubationszeit der Lymphogranuloma inguinale an!

1 Stunden bis Tage
2 1–3 Tage
3 1–3 Wochen
4 1–3 Monate
5 1–3 Jahre

Antwort 3 ist richtig.

Malaria

Welche Aussagen über Malaria sind richtig?

1 Sie kann weltweit auftreten. Es ist allerdings eine äußerst seltene Erkrankung.
2 Der Erreger ist ein Bakterium.

3 Nach dem Erreger unterscheidet man drei Unterarten der Erkrankung: Malaria tertiana, Malaria quartana und Malaria tropica.
4 Malaria tertiana ist die gefährlichste Erkrankung.
5 Typische Beschwerden sind Schüttelfrost, mehrere Stunden dauerndes hohes Fieber, das dann unter Schweißausbruch wieder abfällt und Anämie.

Die Antworten 3 und 5 sind richtig.

Anmerkung
- Punkt 1: Malaria ist eine sehr häufige Erkrankung.
- Punkt 2: Der Erreger ist ein Einzeller (Protozoon). Es handelt sich hier um Plasmodien.
- Punkt 4: Die gefährlichste Erkrankung ist Malaria tropica.

■ Malaria kann übertragen werden durch:

1 Tröpfcheninfektion
2 Fäkal-oral
3 Aerogene Ansteckung
4 Stich der Anophelesmücke
5 Stich der Mücke Stegomyia aegypti (früher: Aedes aegypti)
6 Schmierinfektion

Antwort 4 ist richtig.

■ Welche Symptome gehören zu Malaria tertiana?

1 Blasenentzündung
2 Vorläuferstadium mit grippalen Erscheinungen
3 Heftige Durchfälle
4 Milzschwellung
5 Hämolytische Anämie
6 Erkältungserscheinungen
7 Schüttelfrost und hohes Fieber

Die Antworten 2, 4, 5 und 7 sind richtig.

Masern

■ Welche Beschwerden können bei Masern auftreten?

1 Himbeerzunge
2 Zweiphasiger Fieberverlauf
3 Katarrhalische Erscheinungen
4 Konjunktivitis
5 Koplik-Flecken
6 Petechien
7 Kleieförmige Hautabschilferung in der Rekonvaleszenzphase
8 Großflächige Schuppung der Handflächen und Fußsohlen in der Rekonvaleszenzphase

Die Antworten 2, 3, 4, 5 und 7 sind richtig.

Anmerkung
- Punkte 1 und 8: betreffen Scharlach.

■ Welche Übertragungsarten kommen bei Masern in Betracht?

1 Tröpfcheninfektion
2 Als „fliegende" Infektion (aerogen)
3 Schmierinfektion (fäkal-oral)
4 Austausch von Körperflüssigkeiten

Die Antworten 1 und 2 sind richtig.

■ Kreuzen Sie die über das Masernexanthem zutreffenden Aussagen an!

1 Das Exanthem beginnt hinter den Ohren.
2 Die Hauterscheinungen konfluieren.
3 Die Hauterscheinungen verschwinden nach ca. 1–2 Wochen.
4 Die Hauterscheinungen sind nur blass-rosa und heben sich kaum von der Haut ab.

Die Antworten 1 und 2 sind richtig.

■ Kreuzen Sie die über Masern zutreffenden Aussagen an!

1 Wenn ein Kind eine Masernerkrankung durchlaufen hat, ist sein Gesundheitszustand danach gleich sehr gut, da es durch den eingedrungenen Erreger sein Abwehrsystem gestärkt hat.

27

2 Masern beginnt zunächst mit grippalen Erscheinungen, erst später kommt es zu dem typischen Hautausschlag.
3 Erreger ist ein Bakterium.
4 Die Inkubationszeit beträgt 2–3 Wochen.
5 Ansteckungsfähigkeit besteht bereits 1–2 Tage, bevor irgendwelche Krankheitserscheinungen auftreten und endet, wenn das Exanthem abklingt.

Die Antworten 2 und 5 sind richtig.

Meningitis

■ Welche Beschwerden können bei Meningokokken-Meningitis auftreten?

1 Opisthotonus
2 Kahnbauch
3 Nackensteifigkeit
4 Heftigste Kopfschmerzen
5 Hypästhesie
6 Hautausschläge
7 Hautblutungen

Die Antworten 1, 2, 3, 4, 6 und 7 sind richtig.

Anmerkung
- Punkt 5: Es kann zu Hyp**er**ästhesie kommen. **Hyp**ästhesie (Hyp**o**-ästhesie) bedeutet verminderte Berührungsempfindlichkeit.

■ Welche Symptome/Zeichen können sich bei Meningokokken-Meningitis entwickeln?

1 Positives Babinski-Zeichen
2 Positives Brudzinski-Zeichen
3 Positives Lasègue-Zeichen
4 Schwerhörigkeit
5 Gesichtslähmung
6 Bewusstseinstrübung

Die Antworten 2, 3, 4, 5 und 6 sind richtig.

Anmerkung
- Punkt 1: Positives Babinski-Zeichen ist typisch für Pyramidenbahnschaden.
- Punkte 2 und 3: weisen auf eine Reizung des N. ischiadicus hin.
- Punkte 4 und 5: treten auf, wenn Hirnnerven mitbetroffen sind.

■ Kreuzen Sie die für die Meningokokken-Meningitis zutreffenden Aussagen hinsichtlich der möglichen Übertragung an!

1 Durch Tröpfcheninfektion durch Erkrankte
2 Durch Tröpfcheninfektion durch Keimträger
3 Selbstansteckung von einem Herd, der sich in der Schleimhaut des eigenen Rachens befindet
4 Durch Zecken

Die Antworten 1, 2 und 3 sind richtig.

Milzbrand

■ Welche Aussagen über Milzbrand sind zutreffend?

1 Die häufigste Übertragung geschieht von Mensch zu Mensch.
2 Tritt bei uns als Berufskrankheit von Personen auf, die mit Tieren oder Tierprodukten Kontakt haben.
3 Man unterscheidet Haut-, Lungen- und Darmmilzbrand.
4 Der Lungenmilzbrand kann an dem typischen Karbunkel erkannt werden.
5 Der Lungenmilzbrand verläuft als Pneumonie.

Die Antworten 2, 3 und 5 sind richtig.

Anmerkung
- Punkt 1: Eine Ansteckung von Mensch zu Mensch ist nicht möglich.
- Punkt 4: Nur beim Hautmilzbrand kommt es zu dem typischen Karbunkel.

■ Kreuzen Sie mögliche Krankheitsverläufe bei Milzbrand an!

1 Lungenmilzbrand
2 Lebermilzbrand
3 Milzbrandsepsis
4 Darmmilzbrand
5 Hautmilzbrand
6 Knochenmilzbrand

Die Antworten 1, 3, 4 und 5 sind richtig.

Mononucleosis infectiosa (Pfeiffer-Drüsenfieber)

■ Angenommen, das Epstein-Barr-Virus wird von einem Säugling aufgenommen. Welche Krankheitsverläufe sind möglich?

1. Inapparenter (symptomloser) Verlauf
2. Leichter Verlauf mit Fieber und Lymphknotenschwellung
3. Schwerer Verlauf mit Pneumonie (Lungenentzündung)
4. Tödlicher Verlauf durch Myokarditis

Alle Antworten sind richtig.

■ Angenommen, das Epstein-Barr-Virus wird von einem Säugling aufgenommen. Welcher Krankheitsverlauf ist der wahrscheinlichste?

1. Inapparenter (symptomloser) Verlauf
2. Leichter Verlauf mit Fieber und Lymphknotenschwellung
3. Schwerer Verlauf mit Pneumonie (Lungenentzündung)
4. Tödlicher Verlauf durch Myokarditis

Antwort 1 ist richtig.

■ Kreuzen Sie die zutreffende Aussage über Mononucleosis infectiosa an!

1. Es liegt nur eine aktive Impfung vor.
2. Es liegt nur eine passive Impfung vor.
3. Es liegen eine aktive und eine passive Impfung vor.
4. Es gibt überhaupt keinen Impfstoff gegen die Erkrankung.

Antwort 4 ist richtig.

■ Wählen Sie die richtigen Aussagen über die Mononucleosis infectiosa aus!

1. Leitsymptome sind Angina und Lymphknotenschwellung.
2. Hochansteckend (sog. fliegende Infektion)
3. Erkrankung lässt sich nicht im Blutbild nachweisen.
4. In der Schulmedizin wird grundsätzlich mit Breitbandantibiotika behandelt.

Antwort 1 ist richtig.

Mpox

■ Kreuzen Sie die zutreffenden Aussagen über Mpox an!

1. Mpox und echte Pocken (Blattern) haben in etwa die gleiche Gefährlichkeit.
2. Erreger sind Bakterien.
3. Die Ansteckung kann auch vom Menschen auf das Tier erfolgen.
4. Eine Ansteckung kann auch durch Tröpfcheninfektion stattfinden.

Die Antworten 3 und 4 sind richtig.

■ Welche Aussage(n) zu Mpox und Schwangerschaft ist/sind richtig?

1. Eine diaplazentare Übertragung von der Mutter auf das Kind ist möglich.
2. Eine pränatale Übertragung ist möglich.
3. Eine perinatale Übertragung ist möglich.
4. Eine postnatale Übertragung ist möglich.

Alle Antworten sind richtig.

■ Welche Inkubationszeit stimmt für Mpox?

1. Stunden bis 3 (4) Tage
2. Stunden bis 3 Wochen
3. 3 Tage bis 3 Wochen
4. 3 Wochen bis 3 Monate

Die Antwort 3 ist richtig.

■ Welche Aussage(n) über den Verlauf von Mpox ist/sind richtig?

1. Die Erkrankung beginnt immer mit einem Prodromalstadium.

2 Die Hauterscheinungen beginnen als Flecken, die dann zu serös gefüllten Bläschen, dann zu eitrigen Pusteln werden, die daraufhin eintrocknen und als Krusten abfallen.
3 Hauterscheinungen können in ganz unterschiedlicher Anzahl auftreten: von einer einzigen Effloreszenz bis zu vielen Hunderten, die sich über den ganzen Körper erstrecken.
4 Die Hauterscheinungen jucken, schmerzen aber nicht.

Die Antworten 2 und 3 sind richtig.

■ Welche Aussage(n) zu Mpox ist/sind richtig?

1 Gegen Mpox ist eine Impfung möglich
2 Die STIKO empfiehlt eine Impfung für alle Menschen in Deutschland.
3 Die STIKO empfiehlt, dass sich alle Kinder impfen lassen sollen.

Antwort 1 ist richtig.

■ Welche Aussage(n) zu Mpox hinsichtlich Behandlungsverbot und Meldepflicht ist/sind richtig?

1 Meldepflicht für den Heilpraktiker besteht bei Erkrankung und Tod.
2 Meldepflicht für den Heilpraktiker besteht bei Verdacht, Erkrankung und Tod.
3 Für den Heilpraktiker besteht Behandlungsverbot.
4 Der Heilpraktiker darf nur leichte Krankheitsverläufe behandeln.

Die Antworten 2 und 3 sind richtig.

MRSA (Methicillin-resistenter Staphylococcus aureus)

■ Wer ist besonders gefährdet an MRSA zu erkranken?

1 Kinder bis 10 Jahren
2 Säuglinge
3 Abwehrgeschwächte (AIDS, Diabetiker)
4 Menschen mit Gelenkersatz

Die Antworten 3 und 4 sind richtig.

■ Welche Aussagen zur Lebensmittelintoxikation mit Staphylococcus aureus stimmen?

1 Befindet sich Staphylococcus aureus und das von ihm produzierte Enterotoxin in Lebensmittel, so schützt kurzes Erhitzen des Lebensmittels vor einer Erkrankung.
2 Die von Staphylococcus aureus produzierten Enterotoxine sind hitzestabil. Deshalb schützt ein kurzzeitiges Erhitzen nicht vor einer Erkrankung.
3 Krankheitsbilder, die durch Toxine von Staphylococcus aureus verursacht werden, verlaufen in der Regel besonders leicht.
4 Krankheitsbilder, die durch Toxine von Staphylococcus aureus verursacht werden, verlaufen in der Regel besonders schwer.

Die Antworten 2 und 4 sind richtig.

Anmerkung
- Punkt 4: Es können sich ein Lyell Syndrom (großflächiges, blasiges Ablösen von Haut und Schleimhaut) oder ein toxisches Schocksyndrom (Gefahr Multiorganversagen) entwickeln.

Mumps (Parotitis epidemica)

■ Welche Aussagen über Mumps sind zutreffend?

1 Bei Mädchen besteht ein höheres Komplikationsrisiko als bei Jungen.
2 Erreger ist ein Bakterium.
3 Die Übertragung erfolgt durch Tröpfcheninfektion.
4 Typischerweise fehlt Fieber.
5 Es können auch die Speicheldrüsen, das Pankreas, bei Jungen die Hoden und bei Mädchen die Eierstöcke betroffen werden.
6 An Komplikationen ist besonders die Endokarditis gefürchtet.

Die Antworten 3 und 5 sind richtig.

Anmerkung
- Punkt 2: Erreger ist das Mumps-Virus.

Welche Komplikationen sind bei Mumps möglich?

1 Diabetes mellitus
2 Eierstockentzündung
3 Augenentzündung
4 Entzündung der Unterkiefer- und Unterzungenspeicheldrüsen
5 Gastroenteritis
6 Meningitis

Die Antworten 1, 2, 4 und 6 sind richtig.

Kreuzen Sie an, welche Aussagen über die Impfung bei Mumps richtig sind!

1 Es existiert eine aktive Impfung, die Schutz für ca. 10 Jahre bietet.
2 Es existiert eine aktive Impfung, die lebenslangen Schutz bietet.
3 Es existiert nur eine passive Impfung.
4 Es existieren eine aktive und eine passive Impfung.
5 Es existiert überhaupt keine Impfung.

Die Antworten 2 und 4 sind richtig.

Ornithose

Welche Aussage über Ornithose ist richtig?

1 Eine weitere Krankheitsbezeichnung ist Lyssa.
2 Erreger sind Protozoen.
3 Beim Krankheitsverlauf unterscheidet man ein Vorläuferstadium, ein Lähmungsstadium und eine Reparationsphase.
4 Der Nachweis erfolgt im Blut und Sputum.

Antwort 4 ist richtig.

Anmerkung
- Punkt 1: Lyssa = Tollwut
- Punkt 2: Erreger ist Chlamydia psittaci (Chlamydien werden zu den Bakterien gerechnet).
- Punkt 3: Beim Krankheitsverlauf unterscheidet man ein grippales, pulmonales, typhöses und enzephalitisches Bild.

Wodurch kann die Ornithose übertragen werden?

1 Hunde und Katzen
2 Papageien
3 Wellensittiche
4 Hühner
5 Tauben
6 Wildvögel

Die Antworten 2, 3, 4, 5 und 6 sind richtig.

Kreuzen Sie an, wer das höchste Risiko besitzt, an Ornithose zu erkranken!

1 Ältere Menschen
2 Säuglinge
3 Geflügelzüchter
4 Schwangere

Antwort 3 ist richtig.

Paratyphus

Für Paratyphus stimmt:

1 Ansteckung erfolgt in erster Linie durch infizierte Nahrungsmittel, aber auch Dauerausscheider können anstecken.
2 Der Krankheitsverlauf ist milder als bei Typhus.
3 Typisch sind Darmtenesmen, Übelkeit, Erbrechen und Durchfälle.
4 Die Roseolen treten im Allgemeinen schwächer auf als bei Typhus.
5 Die Krankheitsdauer beträgt im Allgemeinen 6–8 Wochen.

Die Antworten 1, 2 und 3 sind richtig.

Anmerkung
- Punkt 4: Roseolen treten eher stärker auf als beim Typhus.

- Punkt 5: Die Krankheitsdauer beträgt im Allgemeinen 1–3 Wochen.

Kreuzen Sie an, was als Ansteckungsquelle bei Paratyphus in Betracht kommt!

1 Kranke
2 Dauerausscheider
3 Schmutzinfektion
4 Tröpfcheninfektion
5 Fliegen
6 Verseuchte Lebensmittel
7 Verseuchtes Trinkwasser
8 Aerogen durch Staubpartikel

Die Antworten 1, 2, 3, 5, 6 und 7 sind richtig.

Pest

Welche Aussagen über Pest sind richtig?

1 Gilt heute laut WHO als ausgerottet.
2 Man unterscheidet Beulen-, Haut-, Darm- und Pestsepsis.
3 Die Pestsepsis kann innerhalb von Tagen zum Tod führen.
4 Bei der Ausbreitung der Krankheit können Ratten, die an Pest erkrankt sind, eine Rolle spielen.
5 Es kann eine Ansteckung von Mensch zu Mensch erfolgen.
6 Die Ansteckung erfolgt **immer** aus dem Tierreich (Ratten oder andere Nager) auf den Menschen.

Die Antworten 3, 4 und 5 sind richtig.

Anmerkung
- Punkt 1: Die Pocken, aber nicht die Pest, gelten laut WHO als ausgerottet.
- Punkt 2: Man unterscheidet Beulen-, Lungen- und Pestsepsis.
- Punkt 6: Die Ansteckung erfolgt nicht ausschließlich aus dem Tierreich, sondern es ist auch eine Ansteckung von Mensch zu Mensch möglich.

Poliomyelitis

Welche Aussagen über Poliomyelitis sind richtig?

1 Eine andere Krankheitsbezeichnung ist spinale Kinderlähmung.
2 Von der Krankheit können nur Kinder betroffen werden.
3 Erreger sind Viren.
4 Übertragung meist durch Schmutz- und Schmierinfektion
5 Die Erkrankung kann auch symptomlos verlaufen.

Die Antworten 1, 3, 4 und 5 sind richtig.

Anmerkung
- Punkt 2: Es können auch Erwachsene betroffen sein.

Welche Aussagen über Poliomyelitis sind zutreffend?

1 Die Inkubationszeit beträgt 3–4 Wochen.
2 Meldepflicht besteht bei Verdacht, Erkrankung und Tod.
3 Ist die Krankheit einmal ausgebrochen, so erreicht sie auch immer das Lähmungsstadium.
4 In der Reparationsphase kann es zum völligen Ausheilen der aufgetretenen Lähmungen kommen.
5 Die spinale Kinderlähmung tritt, wie der Name sagt, nur bei Kindern auf. Erwachsene können davon nicht betroffen werden.

Die Antworten 2 und 4 sind richtig.

Anmerkung
- Punkt 1: Die Inkubationszeit beträgt meist 7–9 (evtl. 3–14) Tage.
- Punkt 3: Die Krankheit kann in jedem Stadium zum Stillstand kommen bzw. kann sie auch von vorneherein inapparent verlaufen.
- Punkt 5: Die spinale Kinderlähmung kann auch bei Erwachsenen auftreten; hier verläuft sie oft besonders heftig.

Kreuzen Sie an, welche Krankheitsverläufe bei Poliomyelitis möglich sind!

1 Symptomloser Verlauf
2 Grippaler Verlauf

3 Pulmonaler Verlauf
4 Meningitischer Verlauf
5 Auftreten von Lähmungen ohne weitere Krankheitszeichen
6 Tödlicher Verlauf

Die Antworten 1, 2, 4, 5 und 6 sind richtig.

Q-Fieber

■ Kreuzen Sie an, wie Q-Fieber übertragen werden kann!

1 Aerogen
2 Fäkal-oral von Mensch zu Mensch
3 Austausch von Körperflüssigkeiten
4 Trinken von Rohmilch
5 Zeckenbiss

Die Antworten 1, 4 und 5 sind richtig.

■ Mit welchen Temperaturen kann eine Infektion mit Q-Fieber einhergehen?

1 Ohne Fieber
2 Mäßiges Fieber um 38,5 °C
3 Hohes Fieber von 39–40 °C

Alle Antworten sind richtig.

■ Welche Aussagen über Q-Fieber sind richtig?

1 Erreger sind Chlamydien.
2 Die Ansteckung kann durch Staubinhalation erfolgen.
3 Die Erkrankung verläuft meist als atypische Pneumonie.
4 Typischerweise kommt es zu Erbrechen, Durchfällen und zeitweise auftretenden Lähmungserscheinungen.

Die Antworten 2 und 3 sind richtig.

Anmerkung
- Punkt 1: Erreger sind Rickettsien.

Ringelröteln (Erythema infectiosum acutum)

■ Kreuzen Sie die über Ringelröteln zutreffenden Behauptungen an!

1 Ringelröteln und Röteln haben den gleichen Erreger.
2 Ringelröteln sind für Schwangere ungefährlich.
3 Ringelröteln verlaufen oft symptomlos.
4 Gerade bei Erwachsenen können Ringelröteln mit Gelenkschmerzen einhergehen.

Die Antworten 3 und 4 sind richtig.

Röteln

■ Welche Aussage über Röteln ist zutreffend?

1 Erreger sind Bakterien.
2 Der Rötelnausschlag hebt sich typischerweise nur undeutlich von der Haut ab, ist blass-rosa und konfluiert.
3 Nachweis erfolgt im Stuhl.
4 Es kommt zu druckschmerzhaften Lymphknotenschwellungen.

Antwort 4 ist richtig.

Anmerkung
- Punkt 1: Erreger ist das Rubella-Virus.
- Punkt 2: betrifft Scharlach.
- Punkt 3: Nachweis erfolgt im Blut.

Rötelnembryopathie

■ Eine nicht-immune Schwangere infiziert sich mit dem Röteln-Virus. In welchem der folgenden Schwangerschaftsmonate ist eine Gefährdung des Kindes am größten?

1 1. Schwangerschaftsmonat
2 2. Schwangerschaftsmonat
3 3. Schwangerschaftsmonat
4 4. Schwangerschaftsmonat
5 5. Schwangerschaftsmonat

Antwort 1 ist richtig.

■ Welche der folgenden Aussagen hinsichtlich der Impfung gegen Röteln stimmen?

1 Eine Impfung wird nicht empfohlen, da gegen eine Rötelnerkrankung eine wirkungsvolle Therapie zur Verfügung steht.
2 Auch Mädchen, die eine Rötelnerkrankung durchlaufen haben, sollen sich vor der Pubertät impfen lassen.
3 Es existiert nur eine passive Impfung.
4 Auch während der Schwangerschaft darf noch aktiv geimpft werden.
5 Wurde geimpft, so muss mindestens 3 Monate danach verhütet werden, um nicht über die Impfung eine Schädigung des Kindes zu verursachen.

Die Antworten 2 und 5 sind richtig.

Anmerkung
- Punkt 1: Gegen Röteln steht keine wirkungsvolle Therapie zur Verfügung.
- Punkt 2: Das ist richtig, denn es könnte sein, dass trotzdem mittlerweile keine ausreichende Immunität mehr vorliegt.
- Punkt 4: In diesem Falle könnte es durch die Impfung zur Schädigung des Kindes kommen.

■ Welche der folgenden Behauptungen über ein Behandlungsverbot bei Rötelnerkrankung und Rötelnembryopathie stimmen?

1 Röteln dürfen vom Heilpraktiker behandelt werden.
2 Röteln dürfen vom Heilpraktiker nicht behandelt werden.
3 Rötelnembryopathien dürfen vom Heilpraktiker behandelt werden.
4 Rötelnembryopathien dürfen vom Heilpraktiker nicht behandelt werden.

Die Antworten 2 und 4 sind richtig.

Rückfallfieber

■ Welche Aussagen über Rückfallfieber sind zutreffend?

1 Die Erkrankung kommt bei uns häufig vor.
2 Die Erkrankung spielt in Mitteleuropa zurzeit keine Rolle.
3 Es kommt zu hohem Fieber, das einige Tage hoch bleibt. Es können dann später erneute Fieberschübe folgen.
4 Die Erkrankung verläuft fast immer tödlich.
5 Erreger sind Borrelien, die durch Läuse und Zecken auf den Menschen übertragen werden können.

Die Antworten 2, 3 und 5 sind richtig.

Salmonellose

■ Kreuzen Sie die für Salmonellose zutreffenden Aussagen an!

1 Je kürzer die Inkubationszeit, desto massiver ist die Infektion.
2 Je länger die Inkubationszeit, desto massiver ist die Infektion.
3 Je kürzer die Inkubationszeit, desto heftigere Durchfälle werden auftreten.
4 Je länger die Inkubationszeit, desto weniger heftig werden die Durchfälle sein.

Die Antworten 1 und 3 sind richtig.

■ Kreuzen Sie die typische Beschaffenheit der Durchfälle bei Salmonellose an!

1 Blutig-schleimig
2 Blutig-schleimig-eitrig
3 Blutig
4 Schleimig-eitrig
5 Breiig-wässrig, später auch mit Schleim vermischt

Antwort 5 ist richtig.

SARS

■ Kreuzen Sie die zutreffende Aussage über SARS an!

1 Es handelt sich um eine bakterielle Infektion.
2 Es handelt sich um eine virale Infektion.
3 Es handelt sich um eine Infektion mit Protozoen.

Antwort 2 ist richtig.

Kreuzen Sie nur die typischen Symptome bei SARS an!

1 Atemnot
2 Hämorrhagische Diathese
3 Fieber
4 Krankheitsgefühl
5 Roseolen am Rumpf
6 Undulierendes Fieber

Die Antworten 1, 3 und 4 sind richtig.

Kreuzen Sie an, was hinsichtlich der Meldepflicht bei SARS stimmt!

1 Meldepflicht besteht nur für den Arzt / Labor bei Erregernachweis.
2 Meldepflicht besteht für den Arzt und den Heilpraktiker bei Erregernachweis.
3 Meldepflicht besteht für den Arzt und den Heilpraktiker bei Verdacht, Erkrankung und Tod.
4 Meldepflicht besteht nur für den Arzt (für den Heilpraktiker nicht) bei Verdacht, Erkrankung und Tod.
5 Es besteht in keinem Fall Meldepflicht.

Antwort 3 ist richtig.

Scharlach

Welche Aussagen über Scharlach sind richtig?

1 Erreger sind Bakterien.
2 Die Krankheitsschwere hat in den letzten Jahren deutlich zugenommen.
3 Es kommt typischerweise zu einem katarrhalischen Vorstadium.
4 Der Hautausschlag ist zunächst kleinfleckig, wird dann großfleckig und konfluiert. Er hebt sich deutlich von der Haut ab.
5 Es kann zur perioralen Blässe kommen.
6 Komplikationen der Krankheit sind äußerst selten.

Die Antworten 1 und 5 sind richtig.

Anmerkung
- Punkt 2: Die Krankheitsschwere hat abgenommen.
- Punkt 3: Typisch ist der plötzliche Beginn.
- Punkt 4: betrifft Masern.
- Punkt 6: Häufige Komplikationen sind rheumatisches Fieber, Glomerulonephritis, Myokarditis, Endokarditis, Otitis media.

Kreuzen Sie an, wer in erster Linie von Scharlach betroffen ist!

1 Säuglinge
2 Kinder zwischen 3 und 10 Jahren
3 Junge Erwachsene
4 Ältere Menschen
5 Abwehrgeschwächte

Antwort 2 ist richtig.

Wann erlischt im Allgemeinen durch Antibiotikaeinnahme die Ansteckungsfähigkeit bei Scharlach?

1 Nach 3 Wochen
2 Nach 48 Stunden
3 Nach 24 Stunden
4 Nach 12 Stunden

Antwort 3 ist richtig.

Shigellenruhr

Welche Symptome können bei Shigellenruhr auftreten?

1 Fieber
2 Blutig-schleimige Durchfälle
3 Lähmungen
4 Darmtenesmen
5 Schock
6 Hämorrhagische Diathese

Die Antworten 1, 2, 4 und 5 sind richtig.

Erreger der Shigellenruhr ist:

1 Virus
2 Bakterium

3 Parasiten
4 Chlamydien
5 Rickettsien
6 Amöben
7 Vibrionen
8 Salmonellen

Antwort 2 ist richtig.

Die Inkubationszeit bei Shigellenruhr beträgt:

1 Stunden bis einige Tage
2 2–6 Wochen
3 1–6 Monate

Antwort 1 ist richtig.

Syphilis

Welche Aussagen über Syphilis sind richtig?

1 Eine andere Krankheitsbezeichnung ist weicher Schanker.
2 Erreger sind Treponema pallidum (Spirochäten).
3 Übertragung ausschließlich durch Geschlechtsverkehr.
4 Im Primärstadium kommt es zur regionalen, nicht-schmerzhaften Lymphknotenschwellung.
5 Im Sekundärstadium kommt es zur nichtschmerzhaften, generalisierten Lymphknotenschwellung.
6 Die Inkubationszeit beträgt 1–3 Tage.
7 Im Sekundärstadium kann es zu einem makulopapulösen Ausschlag an Handflächen und Fußsohlen kommen.
8 Im Tertiärstadium können Gummen auftreten.
9 Im Stadium der Neurosyphilis kann es zur Demenz kommen.

Die Antworten 2, 4, 5, 7, 8 und 9 sind richtig.

Anmerkung
- Punkt 1: Eine andere Krankheitsbezeichnung ist harter Schanker.
- Punkt 3: Eine Übertragung ist gelegentlich auch durch Kontakt möglich. Syphilide enthalten ansteckungsfähige Erreger.
- Punkt 6: Die Inkubationszeit beträgt 1–3 Wochen.

Kreuzen Sie mögliche Übertragungswege der Syphilis an!

1 Fäkal-oral
2 Tröpfcheninfektion
3 Schmierinfektion
4 Durch sexuellen Kontakt
5 Diaplazentar

Die Antworten 3, 4 und 5 sind richtig.

Kreuzen Sie die zutreffende Inkubationszeit der Syphilis an!

1 1–3 Tage
2 1–3 Wochen
3 1–3 Monate

Antwort 2 ist richtig.

Welche Aussagen über die Meldepflicht bei Syphilis treffen zu?

1 Es besteht Meldepflicht für den Heilpraktiker und den Arzt.
2 Es besteht nur für den Heilpraktiker Meldepflicht.
3 Es besteht nur für den Arzt Meldepflicht.
4 Der Arzt muss eine namentliche Meldung vornehmen.
5 Der Arzt muss eine nicht-namentliche Meldung vornehmen.

Die Antworten 3 und 5 sind richtig.

Worauf gründet sich das Behandlungsverbot des Heilpraktikers bei Syphilis?

1 Es handelt sich um eine sexuell übertragbare Krankheit.
2 Die Krankheit ist in § 6 IfSG aufgelistet.
3 Der Krankheitserreger ist in § 7 IfSG aufgelistet.
4 Die Krankheit ist in § 34 IfSG aufgelistet.

Die Antworten 1 und 3 sind richtig.

Syphilis, angeborene (Syphilis connata)

In welchem Alter kann eine angeborene Syphilis in Erscheinung treten?

1 Säuglingsalter
2 Kleinkindalter
3 Schulkindalter
4 Erwachsenenalter
5 Alter

Die Antworten 1, 2 und 3 sind richtig.

Tetanus

Welche Beschwerden können bei Tetanus auftreten?

1 Benommenheit
2 Kieferklemme
3 Trismus
4 Risus sardonicus
5 Schluckbeschwerden
6 Opisthotonus
7 Generalisierte Krämpfe
8 Übelkeit, Erbrechen und Durchfälle

Die Antworten 2, 3, 4, 5, 6 und 7 sind richtig.

Anmerkung
- Punkt 1: Typisch bei Tetanus ist die Bewusstseinsklarheit.

Kreuzen Sie den Erreger von Tetanus an!

1 Anaerobier
2 Spirochäte
3 Clostridium
4 Gehört zu den Kokken (kugelförmigen Bakterien)
5 Stäbchenbakterium

Die Antworten 1, 3 und 5 sind richtig.

Welche der folgenden Verletzungen hat die höchste Gefahr eine Tetanusinfizierung?

1 Sturz mit oberflächlicher Verletzung mit dem Rad auf Fahrbahnbelag
2 Sturz von der Leiter mit oberflächlicher Verletzung auf Erdboden
3 Sturz von der Leiter mit oberflächlicher Verletzung auf dem Fußboden
4 Sturz auf eine Mistgabel und oberflächliche Verletzung durch die Zinken

Antwort 4 ist richtig.

Welche der folgenden Behauptungen über Tetanus ist richtig?

1 Je länger die Inkubationszeit desto schwerer der Krankheitsverlauf
2 Je kürzer die Inkubationszeit desto schwerer der Krankheitsverlauf

Antwort 2 ist richtig.

Tollwut

Welche Aussage über Tollwut ist zutreffend?

1 Erreger sind Chlamydien.
2 Die Krankheit kann nur durch den Biss eines tollwütigen Tiers übertragen werden. Die bloße Berührung eines an Tollwut verstorbenen Tiers kann nicht zu einer Infektion führen.
3 Typische Symptome sind Hydrophobie, Krämpfe und Lähmungen.
4 Jeder, der von einem tollwütigen Tier gebissen wird, erkrankt auch.

Antwort 3 ist richtig.

Anmerkung
- Punkt 1: Erreger sind die Rabies-Viren.
- Punkt 2: Immer, wenn der Erreger in Hautverletzungen eingebracht wird, kann eine Übertragung erfolgen.
- Punkt 4: Nur 15 % derjenigen, die von einem tollwütigen Tier gebissen werden, erkranken auch.

Kreuzen Sie die zutreffende Aussage an!

1 Bei Tollwut besteht meist bis zum Ende Bewusstseinsklarheit.
2 Bei Tollwut werden die Betroffenen schon in einem frühen Stadium der Erkrankung komatös.

Antwort 1 ist richtig.

Kreuzen Sie die zutreffende Aussage über Fieber bei Tollwut an!

1 Im Prodromalstadium hohes Fieber, im Erregungsstadium hohes Fieber
2 Im Prodromalstadium hohes Fieber, im Erregungsstadium niedriges Fieber
3 Im Prodromalstadium niedriges Fieber, im Erregungsstadium hohes Fieber
4 Im Prodromalstadium niedriges Fieber, im Erregungsstadium niedrig Fieber

Antwort 3 ist richtig.

Toxoplasmose und angeborene Toxoplasmose

Welche Behauptungen über Toxoplasmose sind richtig?

1 Infiziert man sich mit dem Toxoplasmose-Erreger, kommt es fast immer zu Krankheitserscheinungen, da es sich um einen sehr virulenten Keim handelt.
2 Bei einer Infektion mit dem Toxoplasmose-Erreger kommt es nur bei Abwehrgeschwächten zu Krankheitserscheinungen.
3 Infiziert sich eine nicht-immune Schwangere, so kommt es nur zur Schädigung des Kindes, wenn die Mutter Krankheitserscheinungen hat. Zeigt die Mutter keine Symptome, so ist ihre Abwehr mit dem Erreger fertig geworden und kann das Kind nicht schädigen.
4 Infiziert sich eine nicht-immune Schwangere, so kann es auch zur Schädigung des Kindes kommen, wenn die Mutter keine Krankheitserscheinungen zeigt.
5 Infiziert sich eine immune Schwangere und hat Symptome, kann das Kind geschädigt werden.

Die Antworten 2 und 4 sind richtig.

Anmerkung

- Punkt 5: Der Satz ist unlogisch. Eine immune Schwangere kann keine Symptome bekommen, denn dies können nur **nicht**-immune Personen!

Welche Übertragungswege sind bei Toxoplasmose möglich?

1 Tröpfcheninfektion
2 Tartar
3 Katzenkot
4 Aerogen
5 Austausch von Körperflüssigkeiten

Die Antworten 2 und 3 sind richtig.

Welche Aussagen über angeborene Erkrankungen sind richtig?

1 Jede angeborene Erkrankung ist bei Erregernachweis meldepflichtig.
2 Die angeborene Listeriose ist schon im Verdachtsfall meldepflichtig.
3 Die angeborene Syphilis kann beim Neugeborenen zu Hauterscheinungen und zu blutig-eitrigem Schnupfen führen.
4 Unter der Hutchinson-Trias versteht man das Auftreten von Hornhautentzündung des Auges, Innenohrschwerhörigkeit und Säbelscheidentibia.
5 Infiziert sich eine Frau während der Schwangerschaft mit dem Röteln-Virus, so kann das zu einem Abort oder zu einer Totgeburt führen.
6 Infiziert sich eine Frau während der Schwangerschaft mit dem Röteln-Virus, so kann das Neugeborene blind oder taub auf die Welt kommen.

Die Antworten 3, 5 und 6 sind richtig.

Anmerkung

- Punkt 1: Nicht **jede** angeborene Erkrankung ist bei Erregernachweis meldepflichtig, sondern nur

angeborene Listeriose, Lues, Toxoplasmose und Rötelnembryopathie.
- Punkt 2: Meldepflicht besteht aufgrund § 7 IfSG nur bei Erregernachweis.
- Punkt 4: Zur Hutchinson-Trias gehören Hornhautentzündung, Innenohrschwerhörigkeit und Tonnenzähne.

Trichinose

■ Welche Beschwerden können bei Trichinose auftreten?

1 Übelkeit, Erbrechen und Durchfälle
2 Darmtenesmen
3 Hohes Fieber
4 Aufgedunsenes Gesicht
5 Hämorrhagische Diathese
6 Allergische Reaktionen

Die Antworten 1, 2, 3, 4 und 6 sind richtig.

Anmerkung
- Punkte 1 und 2: betreffen die Darmtrichinose.
- Punkte 3, 4 und 6: betreffen die Muskeltrichinose.

TSE (Transmissible spongiforme Enzephalopathie)

■ Kreuzen Sie an, welche Erkrankungen zur TSE gehören!

1 HUS
2 HSE
3 CJK
4 COPD

Die Antworten 2 und 3 sind richtig.

Anmerkung
- Punkt 1: HUS ist das hämolytisch-urämische Syndrom, das vor allem infolge der EHEC auftritt.
- Punkt 2: HSE ist die humane spongiforme Enzephalopathie.
- Punkt 3: CJK ist die Creuztfeldt-Jakob-Krankheit.
- Punkt 4: COPD ist die chronisch-obstruktive Lungenerkrankung.

Tuberkulose (Tb, Tbc)

■ Welche Aussagen sind für Tuberkulose zutreffend?

1 Erreger ist ein Bakterium.
2 Die Übertragung kann durch Tröpfcheninfektion und durch Staubinhalation erfolgen.
3 Der Primärkomplex in der Lunge besteht aus einem Primärherd und aus einem oder mehreren befallenen Lymphknoten.
4 Bei chronischer Lungentuberkulose kommt es zu heftigen Kopf- und Gliederschmerzen mit Benommenheit.
5 Von Tuberkulose können nicht nur die Lungen betroffen sein, sondern auch andere Organe wie Nieren, Leber und Milz.

Die Antworten 1, 2, 3 und 5 sind richtig.

■ Der Erreger der Tuberkulose ist:

1 Chlamydien
2 Virus tuberculosis
3 Bakterium
4 Protozoen
5 Wird überhaupt nicht durch Mikroorganismen hervorgerufen, sondern durch Inhalation von quarzhaltigem Staub.

Antwort 3 ist richtig.

■ Mögliche Übertragungswege der Tuberkulose sind:

1 Einatmen von erregerhaltigem Staub
2 Verseuchte Kuhmilch
3 Stich der Anophelesmücke
4 Anhusten, Anniesen, Ansprechen
5 Biss von Läusen, Zecken oder Milben
6 Der Übertragungsweg ist noch nicht bekannt.

Die Antworten 1, 2 und 4 sind richtig.

■ Was sind die typischen Symptome einer chronischen Lungentuberkulose im Anfangsstadium?

1 Beginnt heftig mit schwerer Atemnot
2 Viel Auswurf mit hellroter Blutbeimengung
3 Kontinua-Fieber
4 Nachtschweiß

5 Husten mit spärlichem Auswurf
6 Leukozytose
7 Erniedrigte BKS
8 Hämaturie
9 Bauchtenesmen

Die Antworten 4, 5 und 6 sind richtig.

Tularämie

■ Welche Aussagen über Tularämie sind richtig?

1 Es handelt sich um die Hasenpest.
2 Die Erreger sind Bakterien.
3 Die Erkrankung kommt bei uns häufig vor.
4 Die Ansteckung erfolgt von erkrankten Nagetieren auf den Menschen.

Die Antworten 1, 2 und 4 sind richtig.

■ Welche Ansteckungswege sind bei Tularämie möglich?

1 Tröpfcheninfektion
2 Durch Blutsauger
3 Aerogen

Die Antworten 2 und 3 sind richtig.

■ Kreuzen Sie die richtigen Aussagen über Tularämie an!

1 Je nach Eintrittsstelle des Erregers sind unterschiedliche Krankheitsverläufe möglich.
2 Tularämie kommt bei uns häufig vor.
3 Der Heilpraktiker darf unterstützend zum Arzt behandeln.
4 Als Primäraffekt bildet sich meist ein Geschwür oder ein blau-roter Knoten.

Die Antworten 1 und 4 sind richtig.

Typhus abdominalis

■ Welche Symptome können bei Typhus auftreten?

1 Waschfrauenhände
2 Treppenförmiger Fieberanstieg
3 Undulierendes Fieber
4 Untertemperatur
5 Reiswasserartige Durchfälle
6 Erbsbreiartige Durchfälle
7 Roseolen
8 Benommenheit

Die Antworten 2, 6, 7 und 8 sind richtig.

Anmerkung
- Punkte 1, 4 und 5: betreffen Cholera.
- Punkt 3: Undulierendes Fieber gehört zur Brucellose.

■ Die Inkubationszeit bei Typhus abdominalis beträgt:

1 Stunden bis einige Tage
2 1–2 Wochen
3 1–3 Monate

Antwort 2 ist richtig.

■ Typische Beschwerden bei Typhus abdominalis sind:

1 Obstipation
2 Diarrhö
3 Benommenheit
4 Bronchitis
5 Untertemperatur
6 Blutige Durchfälle
7 Pusteln
8 Kontinua-Fieber

Die Antworten 1, 2, 3, 4 und 8 sind richtig.

Anmerkung
- Punkt 5: typisch für Cholera
- Punkt 6: Bei Typhus sind die Durchfälle typischerweise erbsbreiartig.
- Punkt 7: keine Pusteln, sondern Roseolen

Ulcus molle

■ Welche Beschwerden können bei Ulcus molle auftreten?

1 Typischerweise treten mehrere, schmerzhafte Primäraffekte auf.
2 Einseitige, schmerzhafte Leistenlymphknotenschwellung
3 Die betroffenen Leistenlymphknoten können aufbrechen.
4 Übelkeit, Erbrechen und Durchfälle
5 Benommenheit

Die Antworten 1, 2 und 3.

Virusbedingtes hämorrhagisches Fieber

■ Welche Aussagen über virusbedingtes hämorrhagisches Fieber sind zutreffend?

1 Man unterscheidet u. a. Marburg-, Ebola- und Lassa-Fieber.
2 Erreger sind Viren.
3 Typische Symptome sind hohes Fieber und hämorrhagische Diathese.
4 Die Erkrankung verläuft immer gutartig.

Die Antworten 1, 2 und 3 sind richtig.

Anmerkung
- Punkt 4: Die Erkrankung hat eine Letalität von 30–50 %.

■ Welche Behauptungen über die Übertragung des Gelbfiebers sind richtig?

1 Es ist eine Ansteckung von Mensch zu Mensch durch Tröpfcheninfektion möglich.
2 Die Ansteckung erfolgt über die Anophelesmücke.
3 Die Ansteckung erfolgt über die Tsetsefliege.
4 Die Ansteckung erfolgt über die Mücke Stegomyia aegypti (früher Aedes aegypti).
5 Gelbfieber und Malaria zählen zu den Krankheiten der Verkehrswege.

Die Antworten 4 und 5 sind richtig.

■ Welche Aussagen über Gelbfieber sind zutreffend?

1 Eine andere Krankheitsbezeichnung ist schwarzes Erbrechen.
2 Eine andere Krankheitsbezeichnung ist Balkangrippe.
3 Typische Beschwerden sind hohes Fieber, Gelbsucht und hämorrhagische Diathese.
4 Es kann zu Nasenbluten, Bluterbrechen oder Hämaturie kommen.

Die Antworten 1, 3 und 4 sind richtig.

Anmerkung
- Punkt 2: Mit Balkangrippe wird noch das Q-Fieber bezeichnet.

■ Welche Aussagen über eine aktive Impfung gegen Gelbfieber sind richtig?

1 Es existiert weder eine aktive noch eine passive Impfung.
2 Es existiert eine aktive Impfung. Ein einmaliges Impfen bietet lebenslangen Schutz.
3 Es existiert eine aktive Impfung. Ein einmaliges Impfen bietet einen Schutz für 5 Jahre.
4 Es existiert zwar eine aktive Impfung. Diese wird aber wegen eventueller schwerer Nebenwirkungen nicht empfohlen.
5 Eine aktive Impfung gegen Gelbfieber gehört zu den öffentlich empfohlenen Impfungen, wenn man in ein Risikogebiet reist.

Die Antworten 2 und 5 sind richtig.

Virushepatitis (akute Virushepatitis)

■ Zutreffende Aussagen über Virushepatitis sind:

1 Bei Hepatitis A, B und C ist jeweils die wichtigste Ansteckungsgefahr durch infiziertes Blut gegeben.
2 Hepatitis B kann durch Schmierinfektion übertragen werden.

27

3 Von der Hepatitis B sind meist Kinder und Jugendliche betroffen.
4 Die Hepatitis B kann in eine chronische Verlaufsform übergehen und sich zu einer Leberzirrhose weiterentwickeln.
5 Kommt es zu einer Hepatitis, so kommt es auch immer zu einem Ikterus.
6 Sowohl gegen Hepatitis A als auch gegen Hepatitis B kann man sich impfen lassen.

Die Antworten 4 und 6 sind richtig.

Anmerkung
- Punkt 1: Bei Hepatitis A ist die wichtigste Ansteckungsgefahr der Stuhl.
- Punkt 2: Nur Hepatitis A kann durch Schmierinfektion übertragen werden.
- Punkt 3: Von der Hepatitis A sind meist Kinder und Jugendliche betroffen.
- Punkt 5: Nur in ca. 50 % der Fälle kommt es zum Ikterus.

■ Welche Symptome können bei Virushepatitis auftreten?

1 Uncharakteristische Beschwerden wie Abgeschlagenheit, Übelkeit und Widerwille gegen bestimmte Speisen
2 Hautausschlag
3 Widerwille gegen Nikotin
4 Lehmfarbener Urin
5 Gelbfärbung der Haut
6 Subfebrile Temperaturen
7 Hepatomegalie
8 Hepatosplenomegalie

Die Antworten 1, 2, 3, 5, 6, 7 und 8 sind richtig.

Anmerkung
- Punkt 4: Es muss heißen bierbrauner Harn und lehmfarbener Stuhl.

■ Wie werden Hepatitis-Viren unterteilt?

1 Hepatitis-A-Virus
2 Hepatitis-B-Virus
3 Hepatitis-C-Virus
4 Hepatitis-X-Virus

Die Antworten 1, 2 und 3 sind richtig.

■ Die Inkubationszeit von Hepatitis B beträgt:

1 10–40 Tage
2 40–180 Tage
3 1–2 Wochen
4 1–30 Jahre

Antwort 2 ist richtig.

■ Welches ist der wichtigste Ansteckungsweg bei Hepatitis A? Geben Sie nur einen Punkt an!

1 Bluttransfusion
2 Schmierinfektion
3 Geschlechtsverkehr
4 Unsterile Spritzen

Antwort 2 ist richtig.

■ Welches ist die wichtigste Ansteckungsquelle bei Hepatitis B. Geben Sie nur einen Punkt an!

1 Eiter
2 Blut
3 Stuhl
4 Sputum
5 Tränenflüssigkeit

Antwort 2 ist richtig.

■ Welche Beschwerden können im Prodromalstadium bei Virushepatitis auftreten?

1 Widerwillen gegen Nikotin
2 Hautausschläge
3 Druck im rechten Oberbauch
4 Juckreiz
5 Orientierungsstörungen
6 Wadenkrämpfe
7 Feinschlägiger Fingertremor

Die Antworten 1, 2, 3 und 4 sind richtig.

■ Zutreffende Aussagen über Virushepatitis sind:

1 Die Erkrankung geht immer mit einer Gelbfärbung einher.
2 Die Erkrankung kann auch ohne Ikterus verlaufen.
3 Ein wichtiges Symptom ist die Erhöhung der Transaminasen ALT (SGPT) und AST (SGOT) im Blut.

Die Antworten 2 und 3 sind richtig.

■ Welche Prognosen bei Virushepatitis sind zutreffend?

1 Hepatitis A wird in der Mehrzahl der Fälle chronisch.
2 Hepatitis A heilt komplikationslos aus.
3 Hepatitis B verläuft in einigen wenigen Fällen schwer. Es kann hierbei zu Leberzirrhose oder sogar zum tödlichen Verlauf kommen.

Die Antworten 2 und 3 sind richtig.

West-Nil-Fieber

■ Welche Aussage zum West-Nil-Fieber ist falsch?

1 Es gehört zur Gruppe der virusbedingten hämorrhagischen Fieber.
2 Die Krankheit kann von Vögeln und seltener von Säugetieren auf den Menschen übertragen werden.
3 In den letzten Jahren sind auch bei uns vermehrt Fälle aufgetreten.
4 Die Krankheit kann durch Steckmücken übertragen werden.

Die Antwort 1 ist falsch und muss deshalb angekreuzt werden.

Anmerkung

- Punkt 1: Die Erkrankung wird zwar auch durch ein Virus (West-Nil-Virus aus der Familie der Flaviviridae) verursacht. Aber es gehört keine hämorrhagische Diathese zum Krankheitsbild.

■ Wie lange ist die Inkubationszeit beim West-Nil-Fieber?

1 Ungefähr 3–14 Stunden
2 Ungefähr 3–14 Tage
3 Ungefähr 3–14 Wochen
4 Ungefähr 3–14 Monate

Antwort 2 ist richtig.

■ Welche Krankheitsverläufe sind beim West-Nil-Fieber möglich?

1 Inapparenter Verlauf
2 Grippaler Verlauf
3 Meningealer Verlauf
4 Tödlicher Verlauf
5 Nierenversagen

Alle Antworten sind richtig.

■ Was stimmt hinsichtlich der Meldepflicht und dem Behandlungsverbot für das West-Nil-Fieber für den Heilpraktiker?

1 Es besteht Meldepflicht bei Verdacht, Erkrankung, Tod und Behandlungsverbot.
2 Es bestehen keine Meldepflicht und kein Behandlungsverbot.
3 Es besteht Meldepflicht bei Verdacht, Erkrankung, Tod, aber kein Behandlungsverbot.
4 Es besteht keine Meldepflicht, aber Behandlungsverbot.

Antwort 1 ist richtig.

Anmerkung

- Punkt 1: Für Heilpraktiker besteht Meldepflicht bei Verdacht, Erkrankung, Tod gemäß §§ 8 und 6 Abs. 1 Nr. 5 IfSG, da das West-Nil-Fieber als bedrohliche Erkrankung für die Allgemeinheit eingestuft wurde. Behandlungsverbot besteht für Heilpraktiker gemäß §§ 24, 6 und 7 IfSG.

Windpocken

■ Welche Aussagen über Windpocken sind richtig?

1 Der Erreger gehört zu den Herpes-Viren.
2 Erreger ist ein Bakterium.
3 Es kommt zu Fieber und einem Hautausschlag.
4 Beim Abheilen des Exanthems bleiben typischerweise Narben zurück.
5 Der behaarte Kopf und die Mundschleimhäute können von dem Hautausschlag nicht betroffen werden.

Die Antworten 1 und 3 sind richtig.

Anmerkung

- Punkt 1: Erreger ist das Varicella-zoster-Virus.
- Punkt 4: Narben bleiben nur bei Sekundärinfektionen zurück.
- Punkt 6: An Komplikationen ist besonders die Hodenentzündung gefürchtet.

■ Kreuzen Sie mögliche Übertragungsarten der Windpocken an!

1 Aerogen
2 Durch Ansprechen, Anhusten, Anniesen
3 Schmierinfektion
4 Durch Kontaktinfektion
5 Fäkal-oral

Die Antworten 1, 2, 3 und 4 sind richtig.

■ Welche Aussage über die Ansteckungsfähigkeit eines Windpocken-Kranken ist richtig?

1 Sobald jemand das Windpockenvirus aufgenommen hat, ist er auch ansteckend.
2 Eine Ansteckungsfähigkeit besteht schon einige Tage vor Exanthemausbruch bis zum Abfall der letzten Kruste.
3 Eine Ansteckungsfähigkeit besteht erst ab dem Zeitpunkt, zu dem sich die Hauterscheinungen zeigen.
4 Ein Windpockenkranker ist überhaupt nicht ansteckungsfähig.

Antwort 2 ist richtig.

Zika-Fieber

■ Wie wird das Zika-Fieber typischerweise übertragen?

1 Durch Tröpfcheninfektion
2 Durch Schmierinfektion
3 Durch Stechmücken
4 Aerogen durch Einatmen von infizierten Staubpartikeln

Antwort 3 ist richtig.

■ Was ist der Erreger des Zika-Fiebers?

1 Prionen
2 Protozoen
3 Viren
4 Bakterien
5 Pilze

Antwort 3 ist richtig.

■ Für welche Personengruppen ist das Zika-Fieber besonders gefährlich? Bitte nur einen Punkt ankreuzen!

1 Säuglinge
2 Kleinkinder
3 Jugendliche
4 Frauen
5 Schwangere

Antwort 5 ist richtig.

Anmerkung

- Punkt 5: Infiziert sich eine Schwangere, kann das Virus diaplazentar auf den Fetus übertragen werden. Es kann zu Fehlbildungen, wie z.B. Mikrozephalie, und Fehl- und Totgeburten kommen.

KAPITEL

28 Pädiatrie

28.1 Fragen ohne Antwortauswahl

■ Was versteht man unter dem Begriff „Pädiatrie"?

Pädiatrie ist die Lehre von der **Entwicklung** des kindlichen und jugendlichen Organismus, den Fehlbildungen des Kindes, den Entwicklungsstörungen, **Erkrankungen** und ihren Behandlungen sowie der Vorbeugung von Erkrankungen.

■ Geben Sie an, bis zu welchem Alter man die folgenden Begriffe benutzt:
- Neugeborenes:
- Säugling:
- Kleinkind:
- Kindergartenkind:
- Vorschulkind:

- **Neugeborenes:** bis zum Ende der 4. Lebenswoche
- **Säugling:** bis zum Ende des 1. Lebensjahres
- **Kleinkind:** bis zum Ende des 3. Lebensjahres
- **Kindergartenkind:** bis zum Ende des 5. Lebensjahres
- **Vorschulkind:** bis zum Ende des 6. Lebensjahres

■ Ordnen Sie die Altersangaben der passenden motorischen Entwicklung des Kindes zu!

1	5 Monate	A	Läuft mit Unterstützung
2	9 Monate	B	Sitzt mit Unterstützung
3	12 Monate	C	Steht mit Unterstützung

1: B
2: C
3: A

■ Wie nennt man den ersten Stuhl des Neugeborenen?

Der erste Stuhl des Neugeborenen heißt **Mekonium** (Kindspech).

■ Beschreiben Sie kurz, was man in immunologischer Hinsicht als „Nestschutz" bezeichnet!

Mit „Nestschutz" bezeichnet man die Immunität von Neugeborenen gegen die Infektionskrankheiten, gegen die sie von der **Mutter Antikörper** erhalten haben.

■ Was meint man mit „Nuckelflaschenkaries" (Nursing-Bottle-Syndrom)?

Mit „Nuckelflaschenkaries" meint man, dass es zu **schweren Schäden an Milchzähnen** gekommen ist. Verursachend war ein häufiges Nuckeln an Fläschchen mit **zucker- oder honighaltigen Getränken** und/oder das **nächtliche** Nuckeln am **Milchfläschchen**. Letzteres führt zu Karies, weil die nächtliche zahnschützende Speichelproduktion eingeschränkt ist, wenn Kinder mit Milch im Mund einschlafen.

■ Was würden Sie einer Mutter zur Vorbeugung von Nuckelflaschenkaries bei ihrem Kind empfehlen?

Von den folgenden fünf Punkten sollten Sie mindestens drei aufgezählt haben:
- Trinkfläschchen nicht als Dauernuckel einsetzen.
- Kinder nicht mit der Flasche im Mund einschlafen lassen.
- Durst mit Wasser und ungesüßtem Tee stillen.
- Trinkfläschchen nach dem ersten Lebensjahr absetzen.
- Zähne morgens und abends reinigen, sobald der erste Zahn durchgebrochen ist.

■ Worum handelt es sich bei einem physiologischen Neugeborenenikterus?

Das Neugeborene baut nach der Geburt vermehrt Erythrozyten ab. Dadurch steigt im Blut das unkonjugierte Bilirubin an. Die Leber ist noch nicht vollständig ausgereift und kann deshalb das unkonjugierte Bilirubin nicht vollständig in konjugiertes überführen.

Ein physiologischer Neugeborenenikterus erreicht am 4.–5. Lebenstag seinen Höhepunkt und verschwindet nach 1–2 Wochen.

■ Ordnen Sie zu, ab welchem Lebensmonat die Fähigkeiten „Krabbeln“, „Gehen“ und „Greifen“ des Säuglings altersgemäß erworben werden.

1 Krabbeln
2 Gehen
3 Greifen
A 6 Monate
B 9 Monate
C 12 Monate

1: B
2: C
3: A

■ Was versteht man unter dem frühkindlichen Suchreflex?

Bei **Berührung** seiner Wange wendet der Säugling den Kopf **zum Reiz** hin und **öffnet** den **Mund.** Dieser Reflex besteht bis zum 3.–4. Lebensmonat.

■ Was versteht man unter dem frühkindlichen Saugreflex?

Wird die Brustwarze, ein Finger oder etwas Ähnliches **zwischen** die **kindlichen Lippen** geschoben, so löst dies eine **Saugreaktion** aus. Dieser Reflex verschwindet im 3.–4., spätestens im 6. Lebensmonat.

■ Was versteht man unter dem frühkindlichen Schreitreflex?

Wird das Kind aufrecht gehalten, sodass seine **Füßchen** die **Unterlage berühren**, so führt es **Schreitbewegungen** aus, indem es ein Bein anzieht und das andere streckt. Dieser Reflex besteht bis zum 3. Lebensmonat.

■ Wie wird der Moro-Reflex geprüft?

Zur Prüfung des Moro-Reflexes wird das Kind aus einer sitzenden Position in **Rückenlage gekippt.** Daraufhin zeigt das Kind eine **Schreckreaktion** mit dem folgenden typischen Ablauf: Die Arme werden hochgerissen, der Mund geöffnet und die Finger abgespreizt. Danach wird der Mund geschlossen, die Finger zu Fäusten geballt und die Arme vor dem Oberkörper zusammengeführt. Dieser Reflex besteht bis zum 2.–4. Lebensmonat.

■ Was ist der Babinski-Reflex?

Zur Prüfung des Babinski-Reflexes bestreicht man mit einer Prüfnadel die **Fußsohle,** indem man von der Ferse ausgehend an der Seite der Fußsohle in Richtung Kleinzehe zieht und weiter bis zum Großzehengrundgelenk. Beim Säugling kommt es ca. bis zum Ende des ersten Lebensjahres zu einer **Dorsalflexion** der **Großzehe.** Danach ist dieses Zeichen nicht mehr auslösbar. Tritt im Laufe des späteren Lebens ein positives Babinski-Zeichen auf, so ist das ein Hinweis auf eine **Pyramidenbahnschädigung.**

■ Wer ist die STIKO?

STIKO ist eine Abkürzung für „**Ständige Impfkommission**“. Dabei handelt es sich um eine Kommission von Experten, die dem Robert Koch-Institut in Berlin zugeordnet ist. Ihre Aufgabe ist es, **Empfehlungen zu Schutzimpfungen** herauszugeben, die von den Krankenkassen übernommen werden müssen. Dieser sog. Impfkalender wird ungefähr jedes Jahr aktualisiert.

■ Warum werden bei Kindern Kombinationsimpfungen durchgeführt?

Kombinationsimpfungen werden durchgeführt, um die **Anzahl** der Injektionen der notwendigen Impfungen zu **minimieren**.

■ Was ist die MMR-Impfung?

Bei der MMR-Impfung wird gegen **Masern, Mumps** und **Röteln** geimpft.

Was ist das Kolostrum?

Das Kolostrum ist die **Vormilch,** die die **ersten Tage nach der Entbindung** von der Mutter produziert wird und die besonders viele Eiweiße und Mineralstoffe enthält.

Zählen Sie mindestens vier Vorteile des Stillens gegenüber der Flaschenernährung des Säuglings auf!

Von den folgenden acht Punkten sollten Sie mindestens vier aufgeführt haben:
- Optimale Zusammensetzung für die aktuellen Bedürfnisse des Säuglings
- Sie ist jederzeit verfügbar und optimal temperiert.
- Sie ist vom Kind gut zu resorbieren und sie enthält Verdauungsenzyme.
- Sie fördert den Aufbau des Darmmikrobioms beim Kind.
- Durch die enthaltenen Immunglobuline A (IgA) schütz sie den Säugling vor Infektionen.
- Sie besitzt Eiweiße, die keine allergieauslösende Wirkung haben können.
- Der Saugakt fördert beim Kind die Bildung des Unterkiefers und bei der Mutter die Rückbildung der Gebärmutter.
- Sie intensiviert die Mutter-Kind-Bindung.

Welchen bekannten Heilpflanzentee kann der Heilpraktiker verordnen, um das Abstillen zu unterstützen?

Salbeitee.

Zählen Sie auf, welche Vitamin- und Mineralstoffprophylaxen im Säuglingsalter durchgeführt werden sollen!

Es werden im Säuglingsalter folgende Prophylaxen durchgeführt:

Vitamin-K-Prophylaxe
Grund ist, dass es beim Kind zu einem Mangel kommen kann, weil Vitamin K nur in geringem Ausmaß die Plazentaschranke überwinden kann. Auch kommt es nur in geringen Mengen in der Muttermilch vor. So besteht die Gefahr einer vermehrten Blutungsneigung, einem sog. Morbus haemorrhagicus neonatorum.

Vitamin-D-Prophylaxe
Auch Vitamin D kommt nicht ausreichend in der Muttermilch vor. Wird die kindliche Haut nicht ausreichender Sonnenbestrahlung ausgesetzt, kann es zum Mangel kommen.

Fluor-Prophylaxe
Hier muss der Gehalt des Trinkwassers und eine eventuelle sonstige Zufuhr über die Nahrung mit in Betracht gezogen werden. Kommt es zum Fluormangel, nimmt die Kariesgefahr zu.

Iod-Prophylaxe
Sie ist in Regionen mit iodarmem Wasser (v.a. in Gebirgsgegenden) wichtig. Bei Mangelerscheinungen kann es zu Struma und zur Neugeborenenhypothyreose kommen.

Ab welchen Körpertemperaturwerten spricht man beim Kind von subfebrilen Temperaturen?

Bei rektal gemessenen Werten zwischen **37,5 und 38,0 °C**.

Zählen Sie mindestens drei Faktoren auf, auf die symptomatisch bei Fieber beim Kind geachtet werden soll.

Von den folgenden sieben Punkten sollten Sie mindestens drei aufgezählt haben:
- Es ist unbedingt auf **ausreichende Flüssigkeitszufuhr** zu achten. Pro 0,5 °C Temperaturanstieg sind pro Kilogramm Körpergewicht 5 ml Wasser zu rechnen.
- **Kein Hitzestau!** Darauf achten, dass das Kind nicht zu warm eingehüllt ist.
- **Wadenwickel** anlegen; aber nur, wenn Arme und Beine warm sind.
- Kind **nicht allein lassen.** Am besten immer in Sichtweite bleiben oder für kurze Zeit zumindest in Rufnähe.
- **Raum gut lüften** – aber kein Durchzug.
- Für **Ruhe** im Raum sorgen.
- **Schulmedizinische Fiebersenkung** mit Ibuprofen oder Paracetamol

Ordnen Sie das Erbrochene seiner passenden Ursache zu!

1	Schwallartiges Erbrechen ohne vorausgegangene Übelkeit	A	Blutung im gastrointestinalen Bereich
2	Galliges Erbrechen (Cholemesis)	B	Reizung des Brechzentrums in der Medulla oblongata
3	Kaffeesatzerbrechen (Hämatemesis)	C	Ursache liegt distal der Vater-Papille.
4	Fäkales Erbrechen (Miserere)	D	Ileus

1: B
2: C
3: A
4: D

Zählen Sie mindestens zehn Ursachen für Durchfälle bei Kindern auf!

Von den folgenden 20 Punkten sollten Sie mindestens 10 aufgeführt haben:

- Infektionen
- Bakterien, z. B. Clostridium difficile, Salmonellen, Shigellen, EHEC, Campylobacter
- Viren, vor allem bei Kleinkindern Rotaviren, auch Noro-, Adeno-, Arbo-, Reo- und Enteroviren
- Pilze, bei Kindern selten
- Protozoen, z. B. Amöbenruhr
- Parasiten, z. B. Maden-, Spul- und Bandwürmer
- Lebensmittelvergiftung, z. B. durch Blei, Zink, Kupfer, Cadmium
- Extraintestinale Infektionen (Otitis media, Atemwegsinfektionen, Sepsis, HUS)
- Intestinale Erkrankungen wie Morbus Crohn, Colitis ulcerosa, Divertikulitis
- Zöliakie
- Reizdarmsyndrom, vor allem im Kleinkind- und Vorschulalter
- Medikamente, vor allem Antibiotika
- Nahrungsmittelallergien und -unverträglichkeiten, z. B. gegen Milch- und Fischeiweiß
- Laktoseintoleranz
- Schilddrüsenüberfunktion
- AIDS oder andere Immundefekte
- Pankreatitis
- Diabetes mellitus (durch Neuropathien)
- Psychische Faktoren, z. B. durch Angstsymptomatik im Schulkindalter
- Übermäßiger Genuss von Fruchtsäften oder anderen stark gezuckerten Nahrungsmitteln (der Zucker kann vermehrt Wasser in den Darm ziehen)

Ein Kind leidet unter Diarrhö. Zählen Sie Hinweise auf Exsikkose auf!

Abgehobene **Hautfalten** verstreichen bei der Prüfung **nicht** mehr. Die Schleimhäute sind sehr trocken und die Lippen brüchig. Die Augäpfel und die Fontanelle sind stark **zurückgesunken.** Es stellen sich die **Schockzeichen** ein: Blässe, Hypotonie, Tachykardie, kaum tastbare Pulse, Apathie bis Bewusstseinstrübung bis Koma.

Ein Kind leidet unter Diarrhö, zeigt aber noch keine Exsikkosezeichen. Mit welchen symptomatischen Maßnahmen können Sie einer Austrocknung vorbeugen?

Die Kinder erhalten weiterhin ihre gewohnte Nahrung. Zusätzlich wird eine **Rehydrierungslösung** verabreicht, die hinsichtlich des Elektrolyt- und Glukosegehalts optimal auf Kinder abgestimmt ist (z. B. Oralpädon® oder Elotrans®). Will das Kind diese nicht trinken, werden Wasser, Tee oder verdünnte Säfte angeboten. Es soll so viel Flüssigkeit gegeben werden, wie das Kind möchte. Besteht gleichzeitig Erbrechen, wird die Flüssigkeit mit dem Teelöffel verabreicht. Manchmal muss vorher begonnen werden, mit einem in Flüssigkeit eingetauchten Finger die Flüssigkeit zu geben, damit das Durstgefühl angeregt wird. Bei Kleinkindern kann es helfen, wieder das Fläschchen anzubieten, auch wenn sie bereits entwöhnt sind.

Zählen Sie mindestens fünf Fragen auf, die Sie einer Mutter stellen würden, die Ihnen ihr Kind in der Praxis wegen Obstipation vorstellen würde?

Von den folgenden elf Punkten sollten Sie mindestens fünf aufgeführt haben:

- Seit wann besteht die Obstipation?
- Liegen Schmerzen bei der Defäkation vor?
- Bestehen Bauchschmerzen? Wenn ja, wie stark?

- Sind noch weitere Symptome vorhanden?
- Wie ist die Stuhlbeschaffenheit?
- Bestanden vorher auch schon Probleme mit der Defäkation?
- Wie ist die Ernährung?
- Wie viel wird pro Tag getrunken?
- Liegen familiäre oder schulische Konflikte vor?
- Wie lief/läuft es mit der Sauberkeitserziehung?
- Gibt es Grunderkrankungen? Wurden Darmoperationen durchgeführt?

Wie würden Sie bei einer symptomatischen Behandlung einer Obstipation bei einem Kind vorgehen?

Es muss auf ausreichende **Bewegung** geachtet werden. Bei der Ernährung wird **Vollkornernährung** mit viel frischem Obst, Datteln, Feigen und Gemüse empfohlen. Gemieden werden sollen Weißmehlprodukte, Teigprodukte, Süßigkeiten. Es ist auf **ausreichende Flüssigkeitszufuhr** zu achten, dabei werden Wasser und ungesüßte Tees empfohlen.

Mit den Eltern muss die **Sauberkeitserziehung abgeklärt** und besprochen werden, z. B., ob sich bei dem Kind eine WC-Phobie entwickelt hat oder ein zu starker Fokus auf die Sauberkeit gelegt wird. Ist es zu Verletzungen durch zu harten Stuhl im Analbereich gekommen, so muss mit Salben und/oder Zäpfchen behandelt werden und für weichen Stuhl gesorgt werden.

Eine Mutter wird mit ihrem 4-jährigen Mädchen in Ihrer Praxis vorstellig, weil das Kind so ein schlechter Esser sei und überhaupt nichts esse. Was tun Sie?

Es ist sinnvoll, diese Aussage genau zu hinterfragen und deshalb bei der Mutter zunächst genauer **nachzufragen:**

- Seit welchem Zeitpunkt ist ihr aufgefallen, dass das Kind ein schlechter Esser sei?
- Wie viele Mahlzeiten und zu welchen Uhrzeiten sind die Hauptmahlzeiten festgesetzt?
- Was trinkt das Kind zwischen und zu den Mahlzeiten? Wie sieht es dabei vor allem mit dem Trinken von Milch aus?
- Nimmt das Kind zwischen den Mahlzeiten Obst zu sich? Nascht es? Wenn ja, wie viel?
- Wie reagieren die Eltern, wenn sie feststellen, dass das Kind bei den Mahlzeiten nichts/kaum etwas isst?

Zur Beurteilung des Gewichts wird das **Gewichtssomatogramm** für die Altersgruppe herangezogen. Es wird abgeklärt, ob **Anzeichen für eine Erkrankung** vorliegen, wie z. B. chronische Infekte, Leukämie, Diabetes mellitus.

Was sagt die Dreierregel („Rule of Threes") im Hinblick auf exzessives Schreien im Säuglingsalter aus?

Die Dreierregel besagt, exzessives Schreien liegt vor, wenn über einen Zeitraum von mindestens **3 Wochen** an mindestens **3 Tagen pro Woche** mehr als **3 Stunden pro Tag** geschrien wird.

Eine Mutter berichtet Ihnen, dass ihr 2 Monate alter Säugling vor allem abends stundenlang schreie und durch nichts zu beruhigen sei. Sie möchte Ihren Rat, was sie tun solle. Sie sei nämlich mit ihren Nerven am Ende.

Zuerst wird **abgeklärt,** ob eine **akute schwere Erkrankung** vorliegt. Dazu wird das **Gewicht festgestellt** und die Mutter befragt, ob das Kind normal gedeihe oder ob ihr etwas aufgefallen sei, z. B. Interesselosigkeit.

Es weist nichts auf eine schwere Erkrankung hin. Dagegen spricht auch, dass es sich nicht um eine erstmalige Schreiattacke handelt.

Es wird **ausgetestet**, ob eine Kuhmilchproteinintoleranz vorliegt, wenn das Kind mit Kuhmilch ernährt wird.

Stillt die Mutter, so wird ihre **Ernährung besprochen** und möglichst auf Verzicht von Kaffee, Schwarztee und blähenden Speisen wie Zwiebeln, Hülsenfrüchten und Kohl hingewiesen. Dem Kind sollte abends **Kümmel-, Anis- und Fencheltee** angeboten werden. Die Mutter wird darauf hingewiesen, dass das Kind viel **Körperkontakt** haben sollte und im „Fliegergriff" getragen werden sollte. Letzterer wird ihr gezeigt. Weiterhin wird ihr demonstriert, wie sie eine **Babymassage**, vor allem eine Bauchmassage, durchführen kann. Es wird eine homöopathische Anamnese erhoben und dem Kind und der Mutter (damit sie die seelische Anspannung durch das Schreien besser ertrage kann) je ein homöopathisches Mittel verordnet. (Hier können Sie selbstverständlich die Therapiemaßnahmen aufzählen, die Sie tatsächlich durchführen würden, z. B. Bach-Blüten, Phytotherapie, TCM u. v. m.)

■ Bei einem Säugling wurde eine rezidivierende manifeste Schlafapnoe festgestellt. Deshalb soll es nun mit einem Monitor überwacht werden. Woran muss gedacht werden, damit eine solche Überwachung auch Sinn macht?

- Es ist eine **gründliche technische Einarbeitung** der Eltern notwendig, um Fehlalarme zu minimieren.
- Die Eltern müssen die **Reanimationstechniken beherrschen,** da sie nur dann in der Lage sind, im entscheidenden Moment das Richtige zu tun.

■ Zählen Sie mindestens fünf wichtige Karzinomerkrankungen des Kindesalters auf!

Von den folgenden sieben Punkten sollten Sie mindestens fünf aufgezählt haben:
- Leukämien
- Wilm-Tumor (Nephroblastom)
- Maligne Lymphome (Morbus Hodgkin)
- Hirntumoren
- Neuroblastom
- Knochentumoren (Osteosarkom und Ewing-Sarkom)
- Retinoblastom

■ Geben Sie wichtige Verdachtshinweise auf eine Leukämieerkrankung bei einem Kind an!

Wichtige Verdachtshinweise auf eine Leukämieerkrankung sind:
- **Müdigkeit**
- **Hautblässe**
- **Ständige Infekte**
- **Hämorrhagische Diathese** (Auftreten von Petechien, Erscheinen von Hämatomen ohne Verletzung)

■ Geben Sie wichtige Verdachtshinweise auf einen Hirntumor bei einem Kind an!

Wichtige Verdachtshinweise auf einen Hirntumor bei einem Kind sind:
- **Kopfschmerzen**
- **Krampfanfälle**
- **Wesensveränderungen** (Gefühlslabilität, Verlangsamung, Verstimmungen, Depression)
- **Vegetative Veränderungen** (Blutdruck, Atemstörungen, Essstörungen, Appetitverlust, Gewichtsabnahme)
- **Meningismuszeichen**
- **Hirndruckzeichen** (morgendliches Nüchternerbrechen, Berührungsempfindlichkeit, Gefühlslabilität, Bewusstseinstrübung, Sehstörungen)
- **Neurologische Herdsymptome** (je nach Tumorlokalisierung: Sehstörungen, Gesichtsfeldausfälle, Sprachstörungen, Fazialislähmung, Schielen, Lähmungen von Extremitäten, Stauungspapillen)

■ Wohin können Fremdkörper beim Kind verschwinden?

Fremdkörper können nicht nur **verschluckt** werden und so in die Verdauungs- oder Atemwege gelangen, sondern Sie können auch in **Nase** oder **Gehörgang** gesteckt werden.

■ Welches sind die beiden am weitesten verbreiteten Lernstörungen bei Schulkindern?

Die beiden am weitesten verbreiteten Lernstörungen sind:
- **Legasthenie** (Lese-Rechtschreib-Schwäche)
- **Dyskalkulie** (Rechenschwäche)

■ Worum handelt es sich bei der Legasthenie?

Die Betroffenen können in der **Schule** beim **Erlernen** des **Lesens und Schreibens** nicht mithalten. Bei einem Drittel der Betroffenen findet man außerdem eine Verzögerung der Sprachentwicklung. Von Legasthenie sind ca. 5% der Bevölkerung betroffen.

■ Worum handelt es sich bei der Dyskalkulie?

Bei der Dyskalkulie besteht eine **Rechenschwäche** mit einer Beeinträchtigung des mathematischen Denkens und der Rechenfertigkeiten, wobei die Regeln des Zahlensystems nicht verstanden und genutzt werden können.

■ Was ist der Zahlenanalphabetismus?

Beim Zahlenanalphabetismus handelt es sich um ein rechnerisches **Unvermögen, Sachverhalte** in **Zahlen** dazustellen bzw. **zahlenmäßig dargestellte Sachverhalte** zu verstehen.

■ Was meint man in der Kinderheilkunde mit dem Begriff „Vernachlässigung" bzw. „Verwahrlosung"?

Mit dem Begriff „Vernachlässigung" meint man, dass das Kind körperlich oder psychisch **nicht ausreichend versorgt** wird, so wie die Gesellschaft das als Mindestanforderung sieht.

- **Körperliche Vernachlässigung:** Das Kind wird körperlich nicht ausreichend versorgt, sodass es zu Gedeih- und Entwicklungsstörungen wie Mangelernährung und unzureichender Bekleidung kommt.
- **Psychische (emotionale) Vernachlässigung:** Das Kind wird nur lieblos und unpersönlich betreut, erfährt eine dauerhafte feindliche Zurückweisung, Entwertung, Verspottung, Drohung, Liebesentzug und/oder Isolierung.

■ Zählen Sie mindestens vier Hinweise auf Kindesmisshandlungen auf!

Von den folgenden sieben Punkten sollten Sie mindestens vier aufgeführt haben:

- **Ungewöhnliche Verletzungen,** wie Hämatome, Wunden, Verbrennungen, die nicht nach gewöhnlichen Unfällen aussehen und an untypischen Stellen auftreten, wie Gesicht, Ohrläppchen, Rücken, Gesäß
- Die abgegebene **Erklärung** über einen Unfall stimmt nicht mit der **Art der Verletzung** überein.
- Hinweise auf **Schütteltrauma,** wie Schlappheit, Schläfrigkeit, Erbrechen, Krampfanfällen oder Atemaussetzern. Allerdings besteht hier eine hohe Dunkelziffer.
- **Plötzliche Verhaltensveränderungen,** wenn z. B. ein aktives und extrovertiertes Kind sich zurückzieht oder aggressiv wird
- **Regression,** wenn ein Kind in frühere Verhaltensmuster zurückfällt
- **Besondere Fügsamkeit oder besonderes Anspruchsverhalten.** Bei Misshandlung kann sich das eine oder andere Phänomen einstellen: Sie tun gleich und ständig, was ein Erwachsener sagt oder sie widersetzen sich ständig und bekommen schnell Wutanfälle.
- **Gedeihstörungen und schnelle Gewichtsveränderungen.** Ohne deutlichen Grund wie Krankheit oder Wachstumsschub nimmt das Kind schnell ab oder zu und/oder es verliert das Interesse am Essen.

■ Bis zu welchem Alter zählen willentliche sexuelle Handlungen an Kindern zu sexuellem Missbrauch?

Bis zum 14. Lebensjahr zählen alle willentlichen sexuellen Handlungen an Kindern zu sexuellem Missbrauch.

■ Wäre es denkbar, dass jemand einen sexuellen Missbrauch an einem Kind begeht und frei von Schuldgefühlen ist?

Ja, das ist sogar in der Mehrzahl der Fälle so. Die Täter übernehmen in der Regel keine Verantwortung für ihre Taten und sind frei von Schuldgefühlen, da sie z. B. dem Irrglauben unterliegen, dass das Kind, das auch wolle und dass ihm das gefalle. Auch wird von ihnen argumentiert, das habe es schon immer gegeben und gebe es in allen Ländern.

■ Angenommen, ein Kind wird sexuell missbraucht. Ist anzunehmen, dass das Kind jemand anderem davon erzählt?

Nein, denn die Kinder berichten oft erst nach jahrelangem Missbrauch, vor allem, wenn der Täter aus dem engeren Familienkreis kommt, da sie vom Täter unter Druck gesetzt werden.

28.2 Multiple-Choice-Fragen

■ Welche Aussagen über die Entwicklung des Gewichts beim Neugeborenen treffen am genauesten zu?
Bitte zwei Punkte ankreuzen!

1 Ein Geburtsgewicht von 2,0–5,0 kg gilt als normal.

2 Ein Geburtsgewicht von 3,0–4,0 kg gilt als normal.
3 Ein Geburtsgewicht von 2,5–4,2 kg gilt als normal.
4 Das durchschnittliche Geburtsgewicht liegt bei 3,4 kg.
5 Das durchschnittliche Geburtsgewicht liegt bei 2,8 kg.
6 Das durchschnittliche Geburtsgewicht liegt bei 4,2 kg.

Die Antworten 3 und 4 sind richtig.

■ Wie schnell schlägt das Herz eines Neugeborenen im Mittelwert?

1 Mit ca. 180 Schlägen pro Minute
2 Mit ca. 160 Schlägen pro Minute
3 Mit ca. 120 Schlägen pro Minute
4 Mit ca. 90 Schlägen pro Minute
5 Mit ca. 60–80 Schlägen pro Minute

Antwort 3 ist richtig.

■ Welche Farbe hat der normale Muttermilchstuhl eines gestillten Neugeborenen?

1 Dunkelgrün bis schwarz
2 Dunkelbraun
3 Hellbraun
4 Goldgelb

Antwort 4 ist richtig.

Anmerkung
- Punkt 1: Dunkelgrün bis schwarz ist das Mekonium (Kindspech, die erste Darmentleerung des Neugeborenen).
- Punkt 2 und 3: Hell- und dunkelbraun ist die normale Farbe des Erwachsenenstuhls.

■ Welche Antikörper können von der Mutter über die Muttermilch an das Kind abgegeben werden?

1 IgA
2 IgG
3 IgE
4 IgD
5 IgM

Die Antworten 1 und 2 sind richtig.

Anmerkung
- Punkt 1: IgA sind die sekretorischen Antikörper, die vor allem auf den Schleimhäuten vorkommen.
- Punkt 2: IgG sind für die sekundäre Immunantwort zuständig. Sie stellen die Hauptmasse der Antikörper dar.
- Punkt 3: IgE spielen bei Allergien eine wichtige Rolle.
- Punkt 4: IgD wirken bei der Umwandlung der B-Lymphozyten in Plasmazellen eine Rolle.
- Punkt 5: IgM sind die sog. Frühantikörper für die primäre Immunantwort.

■ Welche Aussage über die Atemfrequenz des Neugeborenen ist richtig?

1 Die durchschnittliche Atemfrequenz liegt beim Neugeborenen bei ca. 15 Atemzügen pro Minute.
2 Die durchschnittliche Atemfrequenz liegt beim Neugeborenen bei ca. 45 Atemzügen pro Minute.
3 Die durchschnittliche Atemfrequenz liegt beim Neugeborenen bei ca. 60 Atemzügen pro Minute.

Die Antwort 2 ist richtig.

Anmerkung
- Punkt 1: Die Atemfrequenz beim Erwachsenen liegt bei ca. 15 (12–18) Atemzügen pro Minute.

■ Welcher Zahn des Milchgebisses bricht meist als erster durch?

1 Der obere Backenzahn
2 Der untere Backenzahn
3 Der obere Milchschneidezahn
4 Der untere Milchschneidezahn

Die Antwort 4 ist richtig.

Anmerkung
- Der erste Milchzahn bricht meist im Alter von 6–12 Monaten durch.

■ Wie lange empfehlen WHO und UNICEF das Kind ausschließlich zu stillen und weiter keine zusätzliche Nahrung zu verabreichen?

1 1 Monat
2 3 Monate
3 6 Monate
4 12 Monate

Die Antwort 3 ist richtig.

■ Kreuzen Sie Kontraindikationen für das Stillen an!

1 Grippaler Infekt
2 Offene Tuberkulose
3 HIV-Infektion
4 Waschzwang
5 Psychose
6 Alkoholismus
7 Depression

Die Antworten 2, 3, 5 und 6 sind richtig.

Anmerkung
- Punkt 7: Denken Sie z. B. an die Wochenbettdepression. Diese ist kein Stillhindernis.

■ Welche der folgenden Fälle von Erkrankungen eines Kindes würden Sie sofort an den Kinderarzt überweisen?

1 Dreijähriges mit 39,5 °C Fieber
2 Einjähriges mit 38,0 °C Fieber und vorgewölbter Fontanelle und Nackensteifigkeit
3 Zweijähriges mit 38,5 °C und Petechien in der Ellenbeuge
4 Säugling von 2 Monaten mit 38,5 °C Fieber und weiter keinen Krankheitszeichen
5 Dreijähriges mit 38,0 °C Fieber nach Impfung

Die Antworten 2, 3 und 4 sind richtig.

Anmerkung
- Punkt 1: Hier weist noch nichts auf eine gefährliche Erkrankung hin.
- Punkt 2: Eine vorgewölbte Fontanelle ist immer ein bedrohliches Symptom.
- Punkt 3: Petechien verweisen auf eine vermehrte Blutungsneigung, die abgeklärt werden muss.
- Punkt 4: Fieber bei Säuglingen unter 3 Monaten muss immer vom Kinderarzt abgeklärt werden.
- Punkt 5: Hier weist das Symptom erst einmal auf eine normale Impfreaktion hin.

■ Welche Aussagen zu der Angabe „Bauchschmerzen" sind bei einem dreijährigen Kind richtig?

1 Gibt das Kind Bauchschmerzen an, so kommt als Ursache eine Mittelohrentzündung in Betracht.
2 Bei Kleinkindern sind Bauchschmerzen meist funktionell bedingt.
3 Eine mögliche Ursache für Bauchschmerzen beim Kind ist eine Enterokolitis.
4 Auch beim Kleinkind kann die Ursache für Bauchschmerzen in einer schweren akuten Obstipation liegen.

Die Antworten 1, 3 und 4 sind richtig.

Anmerkung
- Punkt 1: Kleine Kinder haben oft Probleme, Schmerzen zu lokalisieren und projizieren deshalb Schmerzen jeder Art in den Bauchraum, so auch eine Mittelohrentzündung (Otitis media).
- Punkt 2: Bei Kleinkindern sind Bauchschmerzen meist organisch bedingt, bei Schulkindern dagegen sind sie meist funktionell bedingt.

■ Eine Mutter stellt ihren dreijährigen Jungen wegen Diarrhö in Ihrer Praxis vor. In welchen Fällen muss an den Kinderarzt verwiesen werden?

1 Das Kind erscheint in einem guten Allgemeinzustand und trinkt ausreichend.
2 Das Kind erscheint in einem guten Allgemeinzustand, trinkt ausreichend. Die Untersuchung ergibt Blut im Stuhl.
3 Das Kind erscheint in einem guten Allgemeinzustand und trinkt ausreichend. Ursache der Diarrhö ist das Norovirus.
4 Das Kind erscheint in einem guten Allgemeinzustand, trinkt ausreichend. Die Untersuchung ergibt gelbe Skleren.

Die Antworten 2, 3 und 4 sind richtig.

Anmerkung
- Punkt 2: Blut im Stuhl muss in jedem Fall sorgfältig abgeklärt werden.

- Punkt 3: Es handelt sich um einen infektiös bedingten Durchfall, für den für den Heilpraktiker Behandlungsverbot besteht.
- Punkt 4: Auch eine Gelbfärbung muss sorgfältig abgeklärt werden. Es könnte z. B. eine Virushepatitis (Behandlungsverbot für Heilpraktiker) oder eine Fehlbildung des Gallengangs vorliegen.

Kreuzen Sie mögliche Ursachen für Ödeme bei Kindern an!

1 Seelische Probleme, z. B. wenn sich das Kind viele Sorgen macht
2 Allergien
3 Schwere Mangelzustände
4 Hyperthyreose
5 Nierenerkrankungen

Die Antworten 2, 3 und 5 sind richtig.

Anmerkung
- Punkt 2: Bekannt ist das Angioödem (Quincke-Ödem), das vor allem im Gesicht auftritt.
- Punkt 3: Hier ist vor allem der „Hungerbauch" bekannt.
- Punkt 4: Nicht bei der Hyper-, sondern bei der Hypothyreose kann es zum aufgeschwemmten Aussehen (Myxödem) kommen.
- Punkt 5: Nierenerkrankungen führen oft zuerst zu Lidödemen und morgendlichen Ödemen von Händen und Füßen. Mit Fortschreiten der Erkrankung kann es zu generalisierten Ödemen kommen.

Welche Aussagen zu Nabelkoliken bei Kindern sind richtig?

1 Es handelt sich um eine organische Erkrankung.
2 Betroffen sind oft überaktive Kinder.
3 Bei der Diagnose „Nabelkolik" handelt es sich um eine Ausschlussdiagnose.
4 Bei der Palpation findet man ein weiches Abdomen. Eine Abwehrspannung schließt eine Nabelkolik aus.

Die Antworten 3 und 4 sind richtig.

Anmerkung
- Punkt 1: Es handelt sich um eine funktionelle Störung.
- Punkt 2: Es handelt sich oft um brave, ehrgeizige und empfindsame Kinder.
- Punkt 3: Das ist richtig, denn damit meint man, dass sie nicht direkt durch zielgerichtete Untersuchungen gestellt wird, sondern indirekt, indem andere Krankheitsursachen konsequent ausgeschlossen werden. Dazu ist es notwendig, dass erst die gesamte zur Verfügung stehende Palette an diagnostischen Möglichkeiten ausgeschöpft wurde.

Welche Aussage zum kindlichen Einnässen ist richtig?

1 War das einnässende Kind vom Zeitpunkt der Geburt an noch nicht trocken, so bezeichnet man dies als „primäre Enuresis".
2 Die Ursache für nächtliches Einnässen liegt immer ausschließlich im seelischen Bereich.

Die Antwort 1 ist richtig.

Eine Mutter fragt Sie, welche Empfehlungen Sie geben können, um einem plötzlichen Kindstod (SIDS) möglichst zu verhindern. Bitte kreuzen Sie an, welche Empfehlungen richtig sind!

1 Das Kind immer schön warm zudecken, Schlafjäckchen anziehen und Kopf mit einem Wollmützchen schützen.
2 Das Kind konsequent in die Bauchlage legen.
3 Das Kind soll allein in einem Zimmer liegen, damit es nicht im Schlaf gestört wird.
4 Das Kind soll im Elternschlafzimmer in einem eigenen Babybett liegen.
5 Das Kinderzimmer rauchfrei halten!
6 Die Mutter soll das Kind stillen.

Die Antworten 4, 5 und 6 sind richtig.

Anmerkung
- Punkt 1: Überwärmung erhöht das SIDS-Risiko.
- Punkt 2: Bauchlage erhöht das SIDS-Risiko. Das Kind soll auf dem Rücken liegen.

Welche Aussagen über das Neuroblastom sind richtig?

1 Es handelt sich um einen Tumor des Kindesalters, der vom sympathischen Gewebe ausgeht.

2 Sie können an sehr unterschiedlichen Stellen auftreten, z. B. im Abdomen, den Nebennieren, im Brustkorb und der Halsregion.
3 Der Neuroblastom wird auch als Nephroblastom bezeichnet.
4 Neuroblastome sind semimaligne und setzen keine Metastasen.

Die Antworten 1 und 2 sind richtig.

Anmerkung
- Punkt 3: Das Nephroblastom (Wilms-Tumor) ist ein bösartiger Nierentumor bei Kindern, der vor allem zwischen dem 3. und 4. Lebensjahr auftritt.
- Punkt 4: Neuroblastome metastasieren frühzeitig in die Knochen.

■ Kreuzen Sie an, wer von der Legasthenie in erster Linie betroffen ist!

1 Jungen
2 Mädchen
3 Jungen und Mädchen gleichermaßen

Die Antwort 1 ist richtig.

KAPITEL

29 Geriatrie

29.1 Fragen ohne Antwortauswahl

■ **Ordnen Sie den Theorien bzw. Begriffen die entsprechende Erklärung für die Ursachen des Alterns zu!**

1	Programmtheorie	A	Zellen und Organe nutzen sich im Laufe der Zeit ab, ähnlich wie Maschinen.
2	Verschleißtheorie	B	Sehr reaktionsfreudige Stoffe, die sich aggressiv mit körpereigenem Gewebe verbinden
3	Telomere	C	Die Zelle teilt sich zunächst, damit der Organismus wachsen kann. Nach einer bestimmten Anzahl von Teilungen stellt sie diese ein und stirbt ab.
4	Freie Radikale	D	Es handelt sich um eine Art Schutzkappe an den Endstücken der Chromosomen, die mit jeder Zellteilung kürzer werden

1: C
2: A
3: D
4: B

■ **Ordnen Sie zu, was bei den chronologischen, biologischen, psychologischen und sozialen Aspekten des Alters jeweils beurteilt wird!**

1	Chronologisches (biografisches) Alter	A	Es werden die kognitiven Veränderungen beurteilt.
2	Biologisches Alter	B	Es werden Veränderungen in der sozialen Position beurteilt.
3	Psychologisches Alter	C	Es werden die Jahre und Tage seit der Geburt gezählt.
4	Soziales Alter	D	Es werden der gesundheitliche Zustand und die Vitalität beurteilt.

1: C
2: D
3: A
4: B

■ **Geben Sie Beispiele für häufige Alterungsvorgänge an der Muskulatur und dem Skelett an!**

Durch einen Rückgang der Hormone Testosteron, Östrogen und STH kommt es zur **Muskelatrophie.** Am Skelett können sich eine **Osteoporose** und eine Osteomalazie einstellen, an den Gelenken kommt es zur **Arthrose.**

■ **Was versteht man unter Inkontinenz?**

Unter Inkontinenz versteht man das **Unvermögen,** Urin und / oder Stuhl **willentlich** zurückzuhalten.

Nennen Sie mindestens drei Gründe für die erhöhte Obstipationsneigung im Alter!

Von den folgenden fünf Ursachen sollten Sie mindestens drei genannt haben:

- Verändertes Darmmikrobiom
- Herabgesetzte Darmmotiliät
- Schleimhauttrockenheit behindert den Weitertransport des Chymus.
- Bewegungsmangel
- Zu starke Eindickung durch Wassermangel

Nennen Sie mindestens fünf „geriatrische Is"!

Von den folgenden Punkten sollten Sie mindestens fünf aufgezählt haben:

- **Immobilität:** eingeschränkte oder aufgehobene Beweglichkeit, z. B. durch Arthrose, Lähmungen, Bewegungsmangel
- **Inkontinenz:** Unvermögen, Stuhl und / oder Urin willentlich zurück zu halten
- **Instabilität:** Schlaganfall, Sturz
- **Isolation:** Vereinsamung, z. B. durch Tod des Partners und / oder Freunden
- **Insomnie:** Schlafstörungen
- **Impotenz:** Eine Erektion benötigt stärkere Stimulation, evtl. Nervenschädigung, vor allem bei Diabetes.
- **Irritables Kolon:** Reizkolon, Nahrungsmittelunverträglichkeiten, herabgesetzte Darmmotilität, verändertes Darmmikrobiom
- **Immundefizit:** gesteigerte Infektanfälligkeit
- **Intellektueller Abbau:** Konzentrationsstörungen, Verwirrtheit, Demenz
- **Impaired eyes and ears:** Beeinträchtigung der Augen und Ohren
- **Impecunity:** Altersarmut
- **Iatrogen verursachte Probleme:** durch die Behandlung des Arztes bzw. die verordneten Medikamente verursachte Probleme, z. B. Magenprobleme

Was versteht man unter einem geriatrischen Assessment?

Unter einem geriatrischen Assessment versteht man die **Erfassung** der **gesundheitlichen Gesamtsituation** des Patienten, um eine genau darauf **abgestimmte** medizinische **Behandlung** einleiten zu können. Es gibt verschiedene Assessment-Tests, die für unterschiedliche Bereiche ausgerichtet sind, z. B. in einer Klinik oder im Pflegeheim.

Schildern Sie kurz, was man mit Compliance meint!

Mit Compliance bezeichnet man die **Bereitschaft** der Patienten, bei einer verordneten Therapie **mitzuarbeiten**. Man könnte es mit „Therapietreue" übersetzen. Liegt eine gute Compliance vor, so befolgt der Patient genau die therapeutischen Ratschläge. Liegt keine Compliance vor, so wirft er vielleicht das verordnete Arzneimittel weg, nachdem er den Beipackzettel und damit die möglichen unerwünschten Nebenwirkungen gelesen hat, oder er führt die empfohlenen Ernährungsempfehlungen nicht durch, weil er nicht auf seine gewohnten Speisen verzichten möchte.

29.2 Multiple-Choice-Fragen

Welche Aussagen über das Alter sind richtig?

1 Es gibt eine allgemein akzeptierte Definition, dass das Alter mit 65 Jahren beginnt.
2 Die Geriatrie ist die Altersforschung, die Gerontologie ist die Lehre von den Krankheiten des alternden Menschen
3 Primäre Alterungsvorgänge werden durch zelluläre Abbauprozesse hervorgerufen, sekundäre Alterungsprozesse durch äußere Faktoren, wie Alkohol, Rauchen und Ernährungsfehler.
4 Mit Seneszenz bezeichnet man die negativen Alterungsvorgänge, die mit Degeneration, Abbau und Verschlechterung einhergehen.

Die Antworten 3 und 4 sind richtig.

Anmerkung

- Punkt 1: Es gibt keine allgemein akzeptierte Definition, wann das Alter beginnt. Manche Autoren setzen z. B. das Altern mit Reifungsvorgängen gleich. Danach würde das Alter mit dem Zeitpunkt der Geburt bzw. sogar der Zeugung beginnen.

- Punkt 2: Die Geriatrie ist die Lehre von den Krankheiten des alternden Menschen. Die Gerontologie ist die Altersforschung.

Kreuzen Sie an, welche Veränderungen besser zu normalen Alterungsvorgängen passen!

1 Anstieg der Schilddrüsenhormone
2 Absinken der Schilddrüsenhormone
3 Anstieg der Blutzuckerwerte
4 Absinken der Blutzuckerwerte

Die Antworten 2 und 3 sind richtig.

Welche Aussagen über Alterungsvorgänge des Gehirns treffen zu?

1 Die Produktion von Neurotransmittern (v. a. Dopamin, Serotonin) nimmt zu.
2 Die Gewichtsabnahme des Gehirns im Alter ist in erster Linie durch ein Absterben von Nervenzellen bedingt, die Myelinhüllen sind davon weniger betroffen.
3 Die Synapsen arbeiten weniger effizient, dadurch verlangsamen sich die Reizweiterleitung und Bewegungen, Reaktionen und Denkprozesse.
4 Kommt zu den physiologischen Alterungsvorgängen im Gehirn noch eine Arteriosklerose der Hirngefäße dazu, verschlechtert sich die Situation.

Die Antworten 3 und 4 sind richtig.

Anmerkung
- Punkt 1: Es werden weniger Neurotransmitter produziert.
- Punkt 2: Die Gewichtsabnahme geht in erster Linie auf einen Substanzverlust der Myelinhüllen zurück. Die Anzahl der Nervenzellen ist nur gering betroffen.

Kreuzen Sie typische Alterungsvorgänge im Verdauungstrakt an!

1 Verminderung der Speichelproduktion
2 Verbesserung der Geschmacksempfindungen
3 Dysphagie
4 Neigung zu Diarrhö

Die Antworten 1 und 3 sind richtig.

Anmerkung
- Punkt 2: Die Anzahl der Geschmacksknospen nimmt ab.
- Punkt 4: Im Alter nimmt die Neigung zu Obstipation zu.

Welche Aussagen über Alterungsvorgänge des Immunsystems treffen zu?

1 Es kommt zu einer Abnahme der Abwehrzellen.
2 Es kommt zu einer Zunahme der Abwehrzellen.
3 Es kommt zu einer Abnahme von Autoantikörpern.
4 Es kommt zu einer Zunahme von Autoantikörpern.

Die Antworten 1 und 4 sind richtig.

Kreuzen Sie typische Altersbeschwerden an!

1 Posturale Instabilität (mangelnde Stabilität der aufrechten Körperhaltung)
2 Primärer Morbus Raynaud
3 Coxarthrose
4 Ichthyosis vulgaris
5 Presbyakusis (Altersschwerhörigkeit)

Die Antworten 1, 3 und 5 sind richtig.

Anmerkung
- Punkt 2: Davon sind vor allem jüngere Frauen betroffen.
- Punkt 4: Es handelt sich um die sog. Fischhaut, eine angeborene Verhornungsstörung der Haut, die sich meist schon im ersten Lebensjahr zeigt.
- Punkt 5: Es handelt sich um eine eingeschränkte Hörfähigkeit.

Bei welchen Veränderungen am Auge handelt es sich um typische Altersbeschwerden?

1 Makuladegeneration
2 Astigmatismus
3 Katarakt
4 Atrophie des Ziliarmuskels
5 Exophthalmus

Die Antworten 1, 3 und 4 sind richtig.

Anmerkung
- Punkt 1: Es handelt sich um eine degenerative Veränderung am gelben Fleck, der Stelle des schärfsten Sehens.
- Punkt 2: Es handelt sich um die Stabsichtigkeit aufgrund einer angeborenen ungleichmäßigen Krümmung der Hornhaut.
- Punkt 3: Es handelt sich um den grauen Star, auch Altersstar genannt.
- Punkt 4: Dadurch reagieren die Pupillen langsamer auf wechselnde Lichtverhältnisse.
- Punkt 5: Das Hervortreten der Augäpfel hat seine Ursache meist in einer autoimmunbedingten Schilddrüsenüberfunktion.

■ Welche Aussagen über die Alterungsvorgänge der Haare sind richtig?

1 Die ersten weißen Haare zeigen sich bei Frauen oft am Mittelscheitel.
2 Die ersten weißen Haare zeigen sich bei Männern oft an den Barthaaren.
3 Der Grund für weiße Haare liegt in einer verminderten Melatoninproduktion.
4 Beim Weißwerden der Haare spielen genetische Faktoren mit eine Rolle.

Die Antworten 2 und 4 sind richtig.

Anmerkung
- Punkt 1: Die ersten weißen Haare zeigen sich an den Schläfen.
- Punkt 2: Grund ist, dass die Barthaare eine kürzere Lebensdauer haben.
- Punkt 3: Hoffentlich haben Sie genau gelesen: Melatonin ist das „Schlafhormon" der Zirbeldrüse. Für die Pigmentierung von Haut und Haaren ist das Melanin der Melanozyten zuständig.

■ Kreuzen Sie mögliche Ursachen für Harninkontinenz an!

1 Sphinkterschwäche
2 Demenz
3 Nervenstörungen (z. B. bei Diabetikern)
4 Böser Wille (möchte das Pflegepersonal / Angehörige ärgern)
5 Herzklappenersatz

Die Antworten 1, 2 und 3 sind richtig.

Anmerkung
- Punkt 4: In diesem Fall würde man nicht von Inkontinenz sprechen, da Inkontinenz so definiert ist, dass ein Unvermögen besteht, den Urin **willentlich** zurückzuhalten.
- Punkt 5: Probleme am Herzen können zur Nykturie führen, aber nicht zur Inkontinenz.

■ Kreuzen Sie Ursachen für Nykturie im Alter an!

1 Rechtsherzinsuffizienz
2 Tonusabnahme der Blasenmuskulatur
3 Prostatahyperplasie
4 Nervenschädigung

Die Antworten 1, 3 und 4 sind richtig.

Anmerkung
- Punkt 2: Im Alter kommt es eher zu einer Tonuszunahme der Blasenmuskulatur.
- Punkt 4: Das spielt vor allem beim Diabetiker eine Rolle, bedingt durch die Mikroangiopathien der Nerven.

■ Welche psychosozialen und kognitiven Aussagen über das Alter sind richtig?

1 Ein alter Mensch hat in der Regel keine großen Probleme mehr zu bewältigen, da er in Rente ist und sich nicht mehr um seinen Lebensunterhalt sorgen muss.
2 Hat ein Mensch seine kognitiven Fähigkeiten Jahre oder sogar jahrzehntelang nicht trainiert, wird er im Alter einen Verlust an kognitiven Fähigkeiten erleiden.
3 Hat sich ein Mensch im Laufe seines Lebens eine umfassende Wissensgrundlage erworben und zudem noch effektive Lernstrategien entwickelt, kann er im Alter sogar noch bessere Lernleistungen als junge Menschen zeigen.
4 Typisch ist im Alter eine Zunahme der Geschwindigkeit der Informationsverarbeitung.

Die Antworten 2 und 3 sind richtig.

Anmerkung
- Punkt 1: Oft droht Altersarmut und der alte Mensch muss sich einerseits mit dem hinter ihm liegenden Leben aussöhnen und zum anderen dem Tod möglichst angstfrei ins Gesicht blicken.

- Punkt 4: Typisch ist im Alter eine Abnahme der Geschwindigkeit der Informationsverarbeitung.

Welche Aussagen zu Medikamenteneinnahme im Alter sind richtig?

1 Polypharmazie gehört für viele alte Menschen zum Alltag.
2 Werden verschiedene Medikamente eingenommen, kann es zu gefährlichen Wechselwirkungen kommen.
3 Alte Menschen besitzen eine andere Pharmakokinetik als junge Menschen.
4 Bei alten Menschen gelingt das Schlucken von Kapseln und Tabletten leichter als bei jungen Menschen, da sie durch die Einnahme von zahlreichen Medikamenten daran besser gewöhnt sind.

Die Antworten 1, 2 und 3 sind richtig.

Anmerkung
- Punkt 1: Polypharmazie = Einnahme zahlreicher Medikamente
- Punkt 3: Pharmakokinetik = Gesamtheit aller Prozesse, denen ein Arzneistoff im Körper unterliegt. Dazu gehören die Resorption, die Verteilung im Körper, der Um- und Abbau und die Ausscheidung.
- Punkt 4: Bei alten Menschen bereitet das Schlucken oft große Probleme durch Schleimhauttrockenheit und herabgesetzte Motilität der Speiseröhre.

Welche Aussagen zur altersgerechten Ernährung sind richtig?

1 Da sich der alte Mensch weniger bewegt, ist eine ausreichende Zufuhr von Vitalstoffen und Vitaminen nicht mehr so wichtig.
2 Der Energiebedarf nimmt im Alter zu.
3 Es ist auf eine ausreichende Versorgung mit Vitamin D und Kalzium zu achten.
4 Es ist auf eine ausreichende Zufuhr von Ballaststoffen zu achten, um einer Obstipation vorzubeugen.
5 Sind Defizite von Nährstoffen vorhanden, so muss eine orthomolekulare Therapie durchgeführt werden.

Die Antworten 3, 4 und 5 sind richtig.

Anmerkung
- Punkt 1: Weil Nahrungsmittel schlechter verstoffwechselt werden, ist im Alter eine ausreichende Versorgung mit Vitalstoffen und Vitaminen wichtig.
- Punkt 2: Der Nährstoffbedarf ist zwar bei alten Menschen in etwa so hoch wie bei jungen Menschen. Der Energiebedarf nimmt allerdings ab, weil sich ältere Menschen in der Regel weniger bewegen.

KAPITEL

30 Pharmakologie

30.1 Fragen ohne Antwortauswahl

■ Worum handelt es sich bei einem Fertigarzneimittel?

Fertigarzneimittel werden **industriell hergestellt** und in einer für den Verbraucher bestimmten **Verpackungsgröße** abgegeben.

■ Darf „Jedermann" ein Fertigarzneimittel in Verkehr bringen?

Nein. Damit ein Fertigarzneimittel in Verkehr gebracht werden darf, benötigt es eine **Zulassung** oder **Registrierung** durch die zuständige Aufsichtsbehörde.

■ Was ist bei einem Arzneimittel der Unterschied zwischen Zulassung und Registrierung?

Zulassung
Für eine Zulassung muss das Arzneimittel einen **Nachweis seiner Wirksamkeit** erbringen und seine Unbedenklichkeit und die pharmazeutische Qualität nachweisen.

Registrierung
Bei einer Registrierung müssen nur die **Qualität und die Unbedenklichkeit nachgewiesen** werden; es muss kein Wirksamkeitsnachweis erbracht werden.

■ Ordnen Sie die passenden Aussagen den Namenszusätzen bei Arzneimitteln zu!

1	Retard	A	Enthält mehrere Wirkstoffe.
2	Mono	B	Wirkstoff liegt in höherer Konzentration vor als das Basismedikament.
3	Compositum	C	Wirkstoff wird über längeren Zeitraum gleichmäßig freigesetzt.
4	Forte	D	Enthält nur einen einzigen Wirkstoff.
5	Minor	E	Wirkstoff liegt in einer niedrigeren Konzentration vor als das Basismedikament.

1: C
2: D
3: A
4: B
5: E

■ Ordnen Sie die Begriffe Verum, Placebo und Nocebo den passenden Aussagen zu!

1	Verum	A	Scheinpräparat, das keinen Wirkstoff enthält
2	Placebo	B	Präparat, das einen Wirkstoff enthält
3	Nocebo	C	Unerwünschte Wirkungen, die nach Einnahme eines Präparates auftreten, das keinen Wirkstoff enthält, weil der Betroffene, z. B. aufgrund des Beipackzettels diese Wirkung bei sich erwartet.

1: B
2: A
3: C

■ Ordnen Sie die Begriffe Pharmakogenetik, Pharmakokinetik und Pharmakodynamik den passenden Fragen zu!

1	Pharmakogenetik	A	Was macht der Wirkstoff mit dem Organismus?
2	Pharmakokinetik	B	Was macht der Organismus mit dem Wirkstoff?
3	Pharmakodynamik	C	Wie wirkt ein Wirkstoff auf einen bestimmten Menschen?

1: C
2: B
3: A

■ Was meint man mit dem Begriff „therapeutische Breite" bei einem Medikament?

Mit therapeutischer Breite bezeichnet man den **Bereich,** in dem das Medikament seine **therapeutische Wirkung** entfalten kann. Dazu muss im Blut ein bestimmter Wirkspiegel erreicht sein. Liegt die Konzentration unter dem Wirkspiegel, so tritt kein Effekt auf. Liegt sie über dem Wirkspiegel, so tritt ein toxischer Effekt auf.

■ Geben Sie ein Beispiel für ein Medikament mit einer geringen therapeutischen Breite!

Ein gutes Beispiel für ein Arzneimittel mit einer geringen therapeutischen Breite ist Digitalis (Fingerhut). Werden Digitalispräparate **nicht** in **ausreichender** Konzentration zugeführt, so wird der **Wirkspiegel** im Blut **nicht erreicht** und die Beschwerden des Patienten bestehen weiter. Wird der Wirkspiegel erreicht, so schlägt nun das Herz ruhig und gleichmäßig. Wird der Wirkspiegel **überschritten** (Überdosierung), so stellen sich unerwünschte **Nebenwirkungen** wie z. B. Herzrhythmusstörungen ein.

■ Ordnen Sie die Begriffe aus der Pharmakologie den Bedeutungen zu!

1	Indikation	A	Gibt an, wann das Medikament nicht angewendet werden darf.
2	Kontraindikation	B	Gibt Wechselwirkungen zwischen Medikamenten an.
3	Interaktion	C	Gibt an, wozu ein Medikament eingesetzt werden kann.

1: C
2: A
3: B

■ Was gibt die Bioverfügbarkeit eines Medikaments an?

Die Bioverfügbarkeit eines Medikaments gibt an, in welchem **Ausmaß** und in welcher **Geschwindigkeit** der Wirkstoff in das **Blutkreislaufsystem** gelangt. Dazu gibt sie den Prozentsatz des Wirkstoffes an, der dem Blutkreislauf zur Verfügung steht.

■ Auf einer Arzneimittelpackung steht hinter dem Namen N3. Was bedeutet das?

Bei der Angabe N3 handelt es sich um die Angabe der Packungsgröße. Dabei bedeutet N3 **große Packung.** Es gibt noch N1, das ist eine kleine und N2 das ist eine mittlere Packung.

■ Ordnen Sie die Applikationsart dem passenden Applikationsort zu!

1	Parenteral	A	Um ein Gelenk
2	Periartikulär	B	Durch die Haut
3	Perkutan	C	Unter Umgehung des Verdauungstraktes

1: C
2: A
3: B

■ Ordnen Sie den Arzneiformen ihre richtige Beschreibung zu!

1	Spray	A	Ein Konzentrat, das durch Kochen in zuckerhaltigen Flüssigkeiten gewonnen wird
2	Sirup	B	Eine Flüssigkeit wird durch einen Zerstäuber in feinste Tröpfchen in einem Gas (Luft) als Aerosol zerteilt
3	Absud	C	Zerkleinerte Pflanzenteile werden mit kaltem Wasser angesetzt, zum Sieden gebracht, einige Minuten gekocht und abgeseiht.

1: B
2: A
3: C

■ Was ist ein Antibiogramm?

Ein Antibiogramm (Empfindlichkeitstest, Resistenztest) ist ein **Labortest,** der dazu dient, herauszufinden, ob ein bestimmtes **Bakterium** gegenüber **einem bestimmten Antibiotikum empfindlich** ist.

■ Was versteht man unter Antibiotikaresistenz?

Unter Antibiotikaresistenz versteht man die Fähigkeit von Bakterien, die **Wirkung** von **antibiotischen Substanzen abzuschwächen** oder sogar zu **neutralisieren.** Dies stellt heute in der Antibiotikatherapie ein großes Problem dar.

■ Ordnen Sie die Begriffe den passenden Definitionen zu!

1	Antidementiva	A	Werden gegen Depressionen und auch in anderen Bereichen (z. B. Schmerztherapie) eingesetzt.
2	Antidepressiva	B	Werden zur Behandlung von Hyperglykämien und Diabetes mellitus eingesetzt.
3	Antidiabetika	C	Werden gegen geistigen Abbau eingesetzt.

1: C
2: A
3: B

■ Was gehört zu den Antidiarrhoika?

1 Quellstoffe
2 Sennesblätter
3 Motilitätshemmer
4 Probiotika
5 Medizinalkohle

Die Antworten 1, 3, 4 und 5 sind richtig.

Anmerkung
- Antidiarrhoika sind Mittel gegen Durchfall.
- Punkt 2: Sennesblätter werden gegen Obstipation eingesetzt.
- Punkt 4: Probiotika sind Mikroorganismen, die in Lebensmitteln (z. B. Joghurt) enthalten sind und das natürliche Darmmikrobiom unterstützen.

■ Was ist ein Antidot?

Ein Antidot ist ein **Gegengift** (Antitoxin), das ein Gift inaktivieren oder dessen Wirkung herabsetzen bis aufheben kann. Es wird im Rahmen von Vergiftungen, z. B. durch Medikamente (bei uns häufigste Vergiftung) oder durch Schlangengifte eingesetzt.

■ Zählen Sie mindestens drei Antiinfektiva auf!

Hier sind nicht nur die folgenden Antiinfektiva richtig, sondern auch andere abwehrsteigernde Mittel, wie z. B. Echinacea.
- Antibiotika (gegen Bakterien)
- Virostatika (gegen Viren)
- Antimykotika (gegen Pilze)
- Antiprotozoika (gegen Protozoen)
- Anthelminthika (gegen Würmer)

■ Wie nennt man die Arzneimittelgruppe, die die Wirkung von Histamin an den Histaminrezeptoren herabsetzt?

Antihistaminika.

■ Ordnen Sie die Arzneigruppen den passenden Definitionen zu!

1	Antiseptika	A	Werden gegen Angststörungen eingesetzt.
2	Antivertiginosa	B	Bekämpfen mikrobielle Erreger.
3	Anxiolytika (Tranquilizer)	C	Wirken gegen Schwindelgefühl.

1: B
2: C
3: A

■ Nennen Sie ein bekanntes pflanzliches Mittel, das als Emetikum eingesetzt wird!

Emetika dienen dem Herbeiführen von Erbrechen. Ein bekanntes pflanzliches Mittel, das Erbrechen verursacht, ist die **Brechwurzel** (Uragoga ipecacuanha).

■ Ordnen Sie die Arzneimittelgruppen ihren passenden Definitionen zu!

1	Expektoranzien	A	Regen den Eintritt der Monatsblutung an.
2	Emmenagoga	B	Erleichtern das Abhusten von Schleim.
3	Enzyminhibitoren	C	Hemmen mittels eines Inhibitors (Hemmstoff) eine enzymatische Reaktion.

1: B
2: A
3: C

■ Welche pflanzlichen Mittel finden in der Geriatrie Einsatz? Nennen Sie mindestens zwei Pflanzen!

Von den folgenden vier Pflanzen sollten Sie mindestens zwei genannt haben:
- Ginseng (Panax ginseng)
- Knoblauch (Allium sativum)
- Weißdorn (Crataegus)
- Mistel (Viscum album)

■ Wie heißt das bekannteste pflanzliche Mittel, das man bei Lebererkrankungen in der Naturheilkunde einsetzt?

Mariendistel (Silybum marianum, Carduus marianus).

■ Ordnen Sie die folgenden Begriffe den passenden Definitionen zu!

1	Immunmodulatoren	A	Unterdrücken das körpereigene Immunsystem.
2	Immunstimulanzien	B	Beeinflussen das Immunsystem, und zwar entweder stimulierend oder unterdrückend.
3	Immunsuppressiva	C	Regen das körpereigene Immunsystem an.

1: B
2: C
3: A

■ Wie heißt das bekannteste abwehrsteigernde pflanzliche Mittel?

Echinacea (Echinacea purpurea).

■ Auf welche Weise können Omega-3-Fettsäuren Blutfettwerte senken?

Omega-3-Fettsäuren sind **mehrfach ungesättigte Fettsäuren.** Sie haben also noch freie Bindungsstellen und können so überschüssige Fette an sich binden.

■ Sind die Begriffe „Lipidsenker" und „Cholesterinsenker" Synonyme?

Genau genommen nicht. Cholesterinsenker senken, wie der Name schon sagt, das **Cholesterin. Lipidsenker** senken die Blutfette im Allgemeinen, wobei nicht näher definiert wird, welche Blutfette gesenkt werden. Es kann sich z. B. um die Triglyzeride und / oder das Cholesterin handeln.

Ordnen Sie hinsichtlich der Muskelrelaxanzien (Myotonolytikum) zu!

1	Peripher wirkende Muskelrelaxanzien	A	Entfalten ihre Wirkung im ZNS.
2	Myotrop wirkende Muskelrelaxanzien	B	Hemmen den Einstrom von Kalzium in die Zellen.
3	Zentral wirkende Muskelrelaxanzien	C	Blockieren die Reizübertragung an den motorischen Endplatten.

1: C
2: B
3: A

Worum handelt es sich bei den NSAR?

Bei den NSAR handelt es sich um **nicht-steroidale Antirheumatika**. Sie gehören zu den **Antirheumatika** und leiten sich **nicht von den Steroiden** ab. Sie wirken antiphlogistisch (gegen Entzündungen), antipyretisch (gegen Fieber) und analgetisch (gegen Schmerzen).

Ordnen Sie die Arzneimittelgruppen den passenden Definitionen zu!

1	Ophthalmika	A	Werden gegen Ohrenerkrankungen eingesetzt.
2	Otologika	B	Werden gegen Augenerkrankungen eingesetzt.
3	Kardiotonika	C	Verbessern die Arbeit des Herzmuskels.
4	Karminativa	D	Werden gegen Meteorismus eingesetzt.
5	Hepatika	E	Werden gegen Lebererkrankungen eingesetzt.

1: B
2: A
3: C
4: D
5: E

Nennen Sie ein bekanntes pflanzliches Mittel, das gegen Konjunktivitis eingesetzt wird!

Augentrost (Euphrasia officinalis), evtl. Fenchel (Foeniculum vulgare).

Ordnen Sie das pflanzliche Mittel der Krankheit zu, gegen die es eingesetzt wird!

1	Augentrost (Euphrasia officinalis)	A	Erbrechen
2	Knoblauch (Allium sativum) und rohe Mohrrübe	B	Hypotonie
3	Kapuzinerkresse (Tropaeolum majus)	C	Konjunktivitis
4	Pfefferminze (Mentha piperita)	D	Madenwürmer
5	Kampfer (Cinnamomum camphora)	E	„Antibiotikaersatz“

1: C
2: D
3: E
4: A
5: B

■ **Ordnen Sie das pflanzliche Mittel seiner entsprechenden Wirkung zu!**

1	Ginkgo (Ginkgo biloba)	A	Anregung der Diurese
2	Spargel (Asparagus officinalis)	B	Regelblutung anregend
3	Brechwurzel (Uragoga ipecacuanha)	C	Anregung der körperlichen und geistigen Leistungsfähigkeit in der Geriatrie
4	Mönchspfeffer (Vitex agnus-castus)	D	Bessert Schwindel.
5	Ginseng (Panax ginseng)	E	Erbrechen verursachend

1: D
2: A
3: E
4: B
5: C

■ **Ordnen Sie zu, gegen welche Beschwerden das pflanzliche Mittel eingesetzt wird!**

1	Mariendistel (Silybum marianum, Carduus marianus)	A	Schlafstörungen
2	Kava-Kava (Piper methysticum)	B	Abwehrschwäche
3	Echinacea (Echinacea purpurea)	C	Meteorismus
4	Kümmel (Carum carvi)	D	Herzinsuffizienz
5	Maiglöckchen (Convallaria majalis)	E	Lebererkrankungen

1: E
2: A
3: B
4: C
5: D

■ **Ordnen Sie zu, wann das pflanzliche Mittel eingesetzt werden kann bzw. wie es wirkt!**

1	Aloe (Aloe vera)	A	Otitis media
2	Weizenkleie	B	Obstipation
3	Knoblauch (Allium sativum)	C	Psychisch stimulierend
4	Kaffee	D	Aufbauend, kräftigend
5	Ginseng (Panax ginseng)	E	Hyperlipidämie

1: B
2: E
3: A
4: C
5: D

■ **Was sind Parasympathomimetika (Parasympathikomimetika)?**

Parasympathomimetika sind Medikamente, die die **Wirkung des Parasympathikus nachahmen.** So verursachen sie z. B. eine Miosis und eine Anregung der Darm- und Blasenmuskulatur.

■ **Was sind Parasympatholytika?**

Parasympatholytika **heben** die **Wirkung des Parasympathikus auf.**

■ **Was ist der Unterschied zwischen rationalen und traditionellen Phytopharmaka?**

Rationale Phytopharmaka
Sind klinisch geprüft und besitzen einen **Wirksamkeitsnachweis.**

Traditionelle Phytopharmaka
Sie haben **kein** klinisches Zulassungsverfahren durchlaufen, weil ihre Wirksamkeit als nachgewie-

sen gilt, da sie **seit mindestens 30 Jahren** medizinisch **verwendet** werden.

■ Nennen Sie mindestens ein pflanzliches Mittel, das in der Rekonvaleszenz eingesetzt werden kann!

Von den folgenden drei Mitteln sollten Sie mindestens eins genannt haben: Ginseng (Panax ginseng), Taigawurzel (Panax ginseng) und Ginkgo (Ginkgo biloba).

■ Welche Behauptungen über Spasmolytika sind richtig?

1 Sie wirken krampflösend auf die Skelettmuskulatur.
2 Sie können gegen Magen-Darm-Krämpfe eingesetzt werden.
3 Es gibt Substanzgruppen, die die Rezeptoren des vegetativen Nervensystems beeinflussen und andere, die direkt auf die glatte Muskulatur einwirken.

Die Antworten 2 und 3 sind richtig.

Anmerkung

- Punkt 1: Sie wirken krampflösend auf die **glatte** Muskulatur. Arzneistoffe, die den Tonus der Skelettmuskulatur reduzieren heißen Muskelrelaxanzien.

■ Was sind Sulfonamide?

Sulfonamide sind chemische Verbindungen, die aufgrund ihrer antimikrobiellen Wirkung als **Antibiotika** eingesetzt werden können. Da es heute allerdings bessere Alternativen gibt, werden sie meist nur zur Therapie von **Harnwegsinfektionen** verwendet und gegen Pneumocystis-Pneumonien. Ein weiteres Einsatzgebiet sind Erkrankungen, die durch Protozoen verursacht werden, wie Toxoplasmose.

■ Ordnen Sie die Arzneimittelgruppen den passenden Definitionen zu!

1	Sulfonamide	A	Wirken krampflösend auf die glatte Muskulatur.
2	Thrombozytenaggregationshemmer	B	Wirken krampflösend auf die Skelettmuskulatur.
3	Tranquilizer	C	Verhindern die Aggregation von Thrombozyten.
4	Spasmolytika	D	Bewirken eine Beruhigung des vegetativen Nervensystems.
5	Muskelrelaxanzien	E	Werden als Antibiotika eingesetzt.

1: E
2: C
3: D
4: A
5: B

■ Was sind Tuberkulostatika?

Tuberkulostatika sind Arzneimittel zur **Behandlung der Tuberkulose.** Es handelt sich um eine **Kombinationstherapie** aus mehreren speziell gegen den Tuberkuloseerreger wirksamen **Antibiotika.** Die langsame Teilung des Erregers macht es auch notwendig, dass die Therapie lange genug, das heißt in der Regel über einige Monate, durchgeführt wird.

■ Was sind Umstimmungsmittel?

Umstimmungsmittel sollen den Körper veranlassen, in Zukunft anders zu reagieren als bisher und so eine Linderung oder Heilung bewirken. Sie werden vor allem gegen Allergien und bei chronischen Erkrankungen eingesetzt. Als Umstimmungsmittel werden häufig homöopathische Mittel eingesetzt.

Was sind Virostatika?

Virostatika sind Wirkstoffe, die die **Vermehrung von Viren hemmen,** abtöten können sie sie jedoch nicht. Es gibt derzeit keine viruziden Arzneimittel. Es gibt unterschiedliche Wirkstoffe, aber alle können erhebliche Nebenwirkungen entfalten. Ein weiteres großes Problem ist die Bildung von Resistenzen, weshalb auch unter diesem Gesichtspunkt kein Breiteneinsatz von Virostatika erfolgen kann.

Was sind Zytostatika?

Zytostatika sind Substanzen, die das Zellwachstum bzw. die Zellteilung hemmen. Da die schnelle Zellteilung ein Kennzeichen von Tumorzellen ist, werden sie zur Behandlung von **Tumor-** und **Autoimmunerkrankungen** eingesetzt. Oft spricht man in der Krebsbehandlung jedoch nicht von einer „Zytostatikatherapie", sondern von einer „Chemotherapie".

Was bedeutet der Hinweis „Cave" im Beipackzettel?

Der Hinweis „Cave" weist mit großem **Nachdruck** auf einen **bestimmten Sachverhalt** hin. So könnte dieser Hinweis z. B. bei einem Medikament darauf aufmerksam machen, dass es tief i. m. verabreicht werden muss und keinesfalls in Fettgewebe injiziert werden darf, weil es sonst zu einer Fettgewebsnekrose kommen könnte.

Geben Sie in der folgenden Tabelle jeweils mindestens ein bekanntes pflanzliches Mittel an, das in der Naturheilkunde häufig eingesetzt wird!

Krankheit	Phytotherapeutika
Abstillen	
Abwehrsteigernd	
„Antibiotikum", pflanzliches	
Arteriosklerose	
Augenbindehautentzündung	
„Ausschwitzen"	
Blähungen	
Blasenentzündung	
Blutfettwerte erhöht	
Durchblutungsfördernd	
Durchfall	
Entwässernd	
Entzündungen	
Gallensaft fördernd	
Gastritis	
Hämorrhoiden	
Herz	
Husten	
Hypotonie	
Kopfschmerzen	
Leber	
Magen-Duodenal-Ulkus	
Menstruationsbeschwerden	
Menstruationsschwäche	
Mundschleimhautentzündung	
Nieren	
Ohrenschmerzen	
Prostatahyperplasie	
Reizmagen	
Schlafstörungen	
Schwitzen, vermehrtes	
Übelkeit, Erbrechen	
Venen	
Warzen	
Wunden	
Wurmbefall	

Krankheit	**Phytotherapeutika**
Abstillen	Salbei (= stoppt alle Flüssigkeitsausscheidungen)
Abwehrsteigernd	Echinacea, Wuchaseng (Eleutherococcus)
„Antibiotikum", pflanzliches	Kapuzinerkresse
Arteriosklerose	Knoblauch
Augenbindehautentzündung	Augentrost, Fenchel
„Ausschwitzen"	Lindenblütentee, Schwarzer Holunder
Blähungen	Kümmel, Anis, Fenchel
Blasenentzündung	Bärentraubenblätter, Preiselbeeren
Blutfettwerte erhöht	Haferkleie
Durchblutungsfördernd	Knoblauch, Ginkgo biloba
Durchfall	Geriebener Apfel (Glasreibe – oxidiert sonst), getrocknete Heidelbeeren
Entwässernd	Spargel, Brennnessel, Birkenblätter, Petersilienwurzel, Schachtelhalm (Zinnkraut)
Entzündungen	Kamille (nicht am Auge verwenden)
Gallensaft fördernd	Enzian, Wermut, Tausendgüldenkraut
Gastritis	Pfefferminz (gärungswidrig und gegen Übelkeit)
Hämorrhoiden	Hamamelis, Mäusedorn, Eichenrinde (kalte Sitzbäder)
Herz	Digitalis (Rp), Weißdorn, Meerzwiebel, Adonisröschen, Maiglöckchen
Husten	Thymian, Efeu, Fenchel, Anis, Königskerze, Spitzwegerich, Isländisch-Moos, Schlüsselblume, Meerrettich mit Honig

Krankheit	**Phytotherapeutika**
Hypotonie	Rosmarin, Kampfer
Kopfschmerzen	Pfefferminzöl an die Schläfen, ASS (Weidenrinde)
Leber	Mariendistel, Artischocke
Magen-Duodenal-Ulkus	Melisse (beruhigend, krampflösend) Kalmus (appetitanregend) Johanniskrautöl (schützt Magenschleimhaut) Fenchel, Süßholzwurzel
Menstruationsbeschwerden	Frauenmantel, Schafgarbe
Menstruationsschwäche	Mönchspfeffer
Mundschleimhautentzündung	Behandlungsverbot beachten! Ratanhiawurzel, Salbei, Myrrhe, Nelkenöl
Nieren	Goldrute (Solidago)
Ohrenschmerzen	Zwiebelsäckchen, warmes Olivenöl, angeschnittener Knoblauch
Prostatahyperplasie	Kürbiskerne, Sabal, Brennnesselwurzel
Reizmagen	Kamille (entzündungshemmend)
Schlafstörungen	Baldrian, Hopfen, Melisse, Passionsblume
Schwitzen, vermehrtes	Salbei
Übelkeit, Erbrechen	Pfefferminz, dünn gebrüht
Venen	Rosskastanie, Hamamelis, Steinklee, rotes Weinlaub
Warzen	Frischer Schöllkrautsaft
Wunden	Ringelblume, Kamille, Arnika (nicht direkt auf die Wunde)
Wurmbefall	Wurmfarn (Rp), Knoblauch, Karotte, strahlenlose Kamille

30.2 Multiple-Choice-Fragen

Wie viele zugelassene pharmakologische Wirkstoffe gibt es bei uns derzeit in Deutschland?

1 Ca. 1.000
2 Ca. 10.000
3 Ca. 100.000
4 Ca. 1.000.000
5 Ca. 10.000.000

Antwort 3 ist richtig.

Welche Arzneimittel darf ein Heilpraktiker verordnen?

1 Freiverkäufliche Arzneimittel
2 Apothekenpflichtige Arzneimittel
3 Verschreibungspflichtige Arzneimittel
4 Betäubungsmittel

Die Antworten 1 und 2 sind richtig.

Kreuzen Sie an, welche Aussage über Generika zutrifft!

1 Es handelt sich um Medikamente, die in der Geriatrie (Altenheilkunde) eingesetzt werden.
2 Es handelt sich um „Nachahmerpräparate".
3 Bekannte Pharmafirmen, die sich auf die Herstellung von Generika spezialisiert haben sind die Fa. Wala, Heel und Phönix.
4 Generika zeichnen sich durch besonders hohe Preise aus.

Antwort 2 ist richtig.

Anmerkung

- Punkt 1: Diese Medikamente heißen Geriatrika.
- Punkt 3: Bekannte „Nachahmer-Firmen" sind Ratiopharm, Stada, Hexal.
- Punkt 4: Generika zeichnen sich in der Regel durch wesentlich günstigere Preise als das ursprüngliche Präparat aus, weil bei ihnen die immensen Kosten für die Entwicklung neuer Präparate entfallen.

Welches Arzneimittel hat eine größere orale Bioverfügbarkeit?

1 Insulin
2 ASS

Antwort 2 ist richtig.

Anmerkung

Die orale Bioverfügbarkeit eines Medikaments gibt an, in welchem Ausmaß und in welcher Geschwindigkeit der Wirkstoff des oral aufgenommenen Mittels in das Blutkreislaufsystem gelangt. Insulin hat eine so niedrige Bioverfügbarkeit bei oraler Gabe, dass es parenteral verabreicht werden muss.

Welche Applikationsarten sind den richtigen Applikationsorten zugewiesen?

1 Intraossär → in das Ohr
2 Buccal → über die Gesäßbacke (M. gluteus maximus)
3 Intrathekal → in den Wirbelraum im Bereich der Lendenwirbelsäule
4 Aurikulär → in das Auge
5 Intravasal → in ein Gefäß
6 Intravesikal → in die Harnblase

Die Antworten 5 und 6 sind richtig.

Anmerkung

- Punkt 1: intraossär → in den Kochen
- Punkt 2: buccal → über die Mundschleimhaut
- Punkt 3: intrathekal → über den Liquorraum, in den Wirbelraum → intralumbal
- Punkt 4: aurikulär → in das Ohr, z. B. Ohrentropfen

Welche Aussagen über bestimmte Arzneiformen sind richtig?

1 Suppositorien dienen der Einführung in den Mastdarm.
2 Öle sind Flüssigkeiten, die sich nicht mit Wasser mischen lassen.
3 Sirupe sind wegen ihres hohen Zuckergehalts auch ohne Kühlung lange haltbar.
4 Eine Tinktur ist nicht mehr fließfähig, sondern nur streichfest.

Die Antworten 1, 2 und 3 sind richtig.

Anmerkung

- Punkt 1: Suppositorien sind Zäpfchen. Sie können in den Mastdarm oder in die Vagina eingeführt werden.

- Punkt 4: Eine Tinktur ist ein flüssiger, alkoholischer Extrakt. Nicht mehr fließfähig, sondern nur noch streichfest ist die Paste.

■ Welche Aussagen über Adstringenzien sind richtig?

1 Sie wirken blutbildend.
2 Sie wirken blutstillend.
3 Sie wirken blutdrucksenkend.
4 Sie wirken zusammenziehend.

Die Antworten 2 und 4 sind richtig.

■ Welche Aussagen über ACE-Hemmer sind richtig?

1 ACE-Hemmer blockieren das Adiuretin-Converting-Enzym.
2 Sie wirken blutdrucksenkend.
3 Sie können zu einer Einschränkung der Nierenfunktion führen.
4 Sie verbessern die Nierenfunktion.

Die Antworten 2 und 3 sind richtig.

Anmerkung
- Punkt 1: Sie blockieren das Renin-Angiotensin-Aldosteron-System.

■ Kreuzen Sie die richtigen Aussagen zu den jeweiligen Arzneimittelgruppen an!

1 Anästhetika steigern die Empfindungsfähigkeit.
2 Analgetika unterdrücken die Schmerzempfindung.
3 Da Appetitzügler (Anorektika) fast keine unerwünschten Nebenwirkungen besitzen, ist ihr Einsatz zur Vorbeugung gegen Adipositas zu empfehlen.
4 Antazida werden gegen Sodbrennen eingesetzt, da sie im Magen die Magensäure neutralisieren.
5 Mebendazol ist ein bekannter Wirkstoff, der in Wurmmitteln verwendet werden kann.

Die Antworten 2, 4 und 5 sind richtig.

Anmerkung
- Punkt 1: Anästhetika setzen die Empfindungsfähigkeit herab. Sie werden vor allem bei Operationen eingesetzt.
- Punkt 3: Appetitzügler haben nicht nur viele Nebenwirkungen, sondern auch ein hohes Suchtpotenzial.

■ Welche Aussagen über die Arzneimittelgruppen sind richtig?

1 Antihistaminika gehören zu den Antiallergika.
2 Analeptika (Aufputschmittel) stimulieren das Nervensystem
3 Laxanzien werden gegen Diarrhö eingesetzt.
4 Anthelminthika werden gegen Wurminfektionen eingesetzt.

Die Antworten 1, 2 und 4 sind richtig.

Anmerkung
- Punkt 3: Laxanzien werden gegen Obstipation eingesetzt.

■ Kreuzen Sie an, was zu den Antianämika gehört!

1 Calciumpräparate
2 Eisenpräparate
3 Erythropoetinpräparate
4 Leukozytenpräparate
5 Erythrozytenkonzentrate

Die Antworten 2, 3 und 5 sind richtig.

■ Was gehört zu den Antiasthmatika?

1 Aldosteron
2 Kortison
3 Parasympathomimetika
4 Sympathikomimetika
5 Progesteron
6 Bronchodilatoren

Die Antworten 2, 4 und 6 sind richtig.

Anmerkung
- Punkt 1: Aldosteron stammt aus der NNR und bewirkt eine Wasserretention.
- Punkt 3: Parasympathomimetika ahmen die Wirkung des Parasympathikus nach und bewirken eine Verengung der Bronchien.
- Punkt 5: Progesteron ist ein weibliches Sexualhormon, das vom Gelbkörper (Corpus luteum) vor allem in der zweiten Hälfte des Menstruationszyklus produziert wird.

Welche Aussage über Antibiotika trifft zu? Antibiotika sind wirksam gegen …

1 Bakterien
2 Viren
3 Pilze
4 Bakterien und Viren
5 Bakterien und Pilze
6 Bakterien, Viren und Pilze
7 Viren und Pilze

Antwort 1 ist richtig.

Kreuzen Sie an, was zu den Antihypertonika gehört!

1 Betablocker
2 Sympathikomimetika
3 ACE-Hemmer
4 Betablocker
5 Vasokonstriktoren

Die Antworten 1, 3 und 4 sind richtig.

Anmerkung
- Punkt 2: Sympathikomimetika ahmen die Wirkung des Sympathikus nach.
- Punkt 3: Vasokonstriktoren ziehen die Gefäße zusammen, wodurch es zum Blutdruckanstieg kommt. Vasodilatoren dagegen erweitern die Gefäße und wirken so blutdrucksenkend.

Kreuzen Sie an, was zu den Antihypoglykämika gehört!

1 Insulin
2 Glukose
3 Glukagon
4 Glykogenese

Die Antworten 2 und 3 sind richtig.

Anmerkung
- Antihypoglykämika wirken einer Unterzuckerung entgegen.
- Punkt 1: Insulin wirkt blutzuckersenkend.
- Punkt 4: Bei der Glykogenese wird Glukose zu Glykogen aufgebaut und in der Zelle gespeichert. Es handelt sich hier um die Beschreibung eines Vorgangs und nicht um die Bezeichnung einer Arzneimittels bzw. einer Arzneimittelgruppe.

Was gehört zu den Antikoagulanzien?

1 Heparin
2 Digitalis
3 Cumarin
4 Anorektika
5 Hirudin

Die Antworten 1, 3 und 5 sind richtig.

Anmerkung
- Antikoagulanzien hemmen die Blutgerinnung und werden zur Thromboseprophylaxe eingesetzt.
- Punkt 2: Digitalis, der Fingerhut, wirkt herzkraftstärkend.
- Punkt 4: Anorektika sind Appetitzügler.
- Punkt 5: Hirudin ist ein Wirkstoff, den der Blutegel beim Saugakt einsetzt, damit das Blut nicht gerinnt.

Kreuzen Sie bekannte Antimykotika an!

1 Virostatika
2 Bakteriostatika
3 Nystatin
4 Clotrimazol

Die Antworten 3 und 4 sind richtig.

Anmerkung
- Punkt 1: Virostatika hemmen die Vermehrung von Viren.
- Punkt 2: Bakteriostatika hemmen die Vermehrung von Bakterien.

Welche Aussagen zu Codein sind richtig?

1 Es handelt sich um ein Opiumderivat.
2 Der Heilpraktiker darf es nicht verordnen, weil es unter die Verschreibungspflicht fällt.
3 Es wird vor allem gegen produktiven Husten eingesetzt.
4 Es wirkt hustendämpfend.

Anzukreuzen sind 1, 2 und 4.

Anmerkung
- Punkt 3: Codein darf nicht bei produktiven Husten eingesetzt werden, da es das Abhusten des gelösten Sekrets verhindert.

Kreuzen Sie an, wann vom Arzt Betablocker zur Behandlung eingesetzt werden können!

1 Koronare Herzerkrankungen
2 Hypotonie
3 Bradykardie
4 Angina pectoris

Die Antworten 1 und 4 sind richtig.

Anmerkung
- Punkt 2 und 3: Betablocker werden zur Behandlung der Hypertonie und Tachykardie eingesetzt.

Welche Aussagen über Chemotherapeutika sind richtig?

1 Sie haben eine toxische Wirkung auf Mikroorganismen (z. B. Bakterien).
2 Sie haben eine toxische Wirkung auf Tumorzellen.
3 Sie fallen unter die Verschreibungspflicht.
4 Sie gehören zu den Betablockern.

Die Antworten 1, 2 und 3 sind richtig.

Wogegen werden Kalziumantagonisten (Kalziumkanalblocker, Kalziumblocker) eingesetzt?

1 Hypotonie
2 Hypertonie
3 Koronare Herzerkrankungen
4 Immunstimulation

Die Antworten 2 und 3 sind richtig.

Kreuzen Sie an, in welchen Fällen Karminativa eingesetzt werden!

1 Zur Beruhigung
2 Zur Schlafförderung
3 Gegen Flatulenz
4 Gegen Meteorismus
5 Globus hystericus

Die Antworten 3 und 4 sind richtig.

Anmerkung
- Punkt 1 und 2: Hoffentlich haben Sie nicht an das englische „calm" (Ruhe, Stille) gedacht und die beiden Punkte angekreuzt.
- Punkt 3: Flatulenz: abgehende Winde
- Punkt 4: Meteorismus: Aufgetriebensein durch Gase
- Punkt 5: Globus hystericus: Fremdkörpergefühl im Rachen bzw. Hals, das unabhängig von der Nahrungsaufnahme ist.

Kreuzen Sie Kardiotonika an!

1 Goldrute (Solidago virgaurea)
2 Fingerhut (Digitalis purpurea)
3 Bärentraubenblätter (Arctostaphylos uva-ursi)
4 Maiglöckchen (Convallaria majalis)
5 Meerzwiebel (Urginea maritima)
6 Baldrian (Valeriana officinalis L.)
7 Andonisröschen (Adonis ramosa)

Die Antworten 2, 4, 5 und 7 sind richtig.

Anmerkung
- Kardiotonika sind herzstärkende Mittel.
- Punkt 1: Goldrute ist ein bekanntes Nierenmittel.
- Punkt 3: Bärentraubenblätter werden z. B. bei Zystitis eingesetzt.
- Punkt 6: Baldrian ist ein Beruhigungs- und Schlafmittel.

Kreuzen Sie Laxanzien an!

1 Glaubersalz
2 Laktose
3 Rizinusöl (Ricini oleum)
4 Birkenkohle
5 Heidelbeere (Vaccinium myrtillus L.)
6 Senna (Cassia senna und C. angustifolia)
7 Aloe (Aloe vera)

Die Antworten 1, 2, 3, 6 und 7 sind richtig.

Anmerkung
- Punkt 4: Birkenkohle ist ein bekanntes Hausmittel gegen Diarrhö.
- Punkt 5: Heidelbeeren werden gegen Diarrhö eingesetzt.

In welcher Applikationsform darf ein Heilpraktiker, der Neuraltherapie durchführt, Procain am Patienten anwenden?

1 Intrakutan
2 Subkutan
3 Intravenös
4 Intramuskulär

Die Antwort 1 ist richtig.

Welche Aussagen zu NSAR stimmen?

1 Die Abkürzung NSAR steht für Nur-steroidale Androgenrezeptoren
2 Es handelt sich um entzündungshemmende Schmerzmittel.
3 Eine häufige Nebenwirkung sind Magenbeschwerden, bis hin zu blutenden Magengeschwüren.
4 Sie gehören zu den Steroiden.

Die Antworten 2 und 3 sind richtig.

Anmerkung
- Punkt 1: NSAR steht für nicht-steroidale Antirheumatika.
- Punkt 4: Sie gehören nicht zu den Steroiden, was namensgebend war.

Welche Aussagen über Probiotika sind richtig?

1 Es handelt sich um lebende Mikroorganismen.
2 Werden sie als Nahrungsergänzungsmittel eingesetzt, so sind sie verschreibungspflichtig.
3 Sie sind z. B. in Joghurt enthalten.
4 Die Bakterienstämme sind Bestandteil des natürlichen Darmmikrobioms.
5 Sie verbessern Reizdarmsyndrome.

Die Antworten 1, 3, 4 und 5 sind richtig.

Welche Behauptungen über Rhinologika stimmen?

1 Sie werden gegen Pharyngitis eingesetzt.
2 Sie haben eine schleimhautabschwellende Wirkung.
3 Sie gehören meist zur Gruppe der Sympathikomimetika.

Die Antworten 2 und 3 sind richtig.

Anmerkung
- Punkt 1: Sie werden zur Behandlung der Nase bzw. der Nasenschleimhaut eingesetzt.

Welche Aussagen über Virostatika sind richtig?

1 Sie töten Viren ab.
2 Sie hemmen die Vermehrung von Viren.
3 Sie hemmen die Vermehrung von Viren und Bakterien.
4 Sie hemmen die Zellteilung von sich schnell teilenden Zellen.
5 Sie sind besonders nebenwirkungsarm.
6 Sie haben erhebliche Nebenwirkungen.
7 Die Bildung von Resistenzen – wie bei Antibiotika – spielt hier keine Rolle.

Die Antworten 2 und 6 sind richtig.

Anmerkung
- Punkt 1: Virostatika können die Viren nicht abtöten, sondern nur deren Vermehrung hemmen.
- Punkt 4: Das ist Aufgabe der Zytostatika.
- Punkt 7: Auch bei Virostatika spielen Resistenzbildungen eine Rolle.

KAPITEL

31 Blutentnahme und Injektionstechniken

31.1 Fragen ohne Antwortauswahl

■ **Geben Sie an, was man mit den folgenden Abkürzungen meint: i. v., i. m., i. c., s. c.!**

i. v. **intravenöse** Verabreichung, d. h. in eine **Vene**
i. m. **intramuskuläre** Verabreichung, d. h. in einen **Muskel**
i. c. **intrakutane** Verabreichung, d. h. in die **Haut**
s. c. **subkutane** Verabreichung, d. h. unter die **Haut**

■ **Sie wollen bei einem Patienten Blut entnehmen. Worauf achten Sie beim Anlegen der Staubinde?**

Man achtet darauf, dass die Schnalle vom Körper des Patienten weg zeigt, damit sie später leichter geöffnet werden kann.

■ **Wie kann der optimale Staudruck ermittelt werden?**

Es wird der **Blutdruck gemessen.** Die **Differenz** zwischen dem systolischen und diastolischen Wert wird **halbiert.** Das Ergebnis wird zum diastolischen Wert dazugezählt und somit ist der optimale Staudruck festgelegt.

■ **Sie wollen bei einem Patienten Blut für Laboruntersuchungen entnehmen. Wählen Sie nun einen größeren oder kleineren Kanülenquerschnitt?**

Es wird ein **großer** Kanülenquerschnitt gewählt, um eine bessere Qualität des gewonnenen Blutes zu gewährleisten.

■ **Geben Sie wichtige Punkte an, die vor einer intravenösen Injektion zu beachten sind.**

Es ist auf **vorschriftsmäßige Desinfektion** zu achten. Es muss unbedingt **aspiriert** werden und vor der Injektion ist die **Staubinde** zu **lösen.**

■ **Was versteht man unter „Aspirieren" und warum wird es durchgeführt?**

Unter Aspirieren versteht man das **Zurückziehen** des **Spritzenstempels,** um die Lage der Nadel zu überprüfen. Vor einer i. v. Injektion wird aspiriert, um zu überprüfen, ob die Nadel auch wirklich in der Vene liegt; bei einer s. c. und i. m. Injektion wird aspiriert, um zu prüfen, ob sich die Nadel nicht in einem Gefäß befindet.

■ **Geben Sie an, nach welcher Methode bei einem erwachsenen, normalgewichtigen Patienten der Injektionsort für die intramuskuläre Injektion in den Gesäßmuskel gewählt wird!**

Nach der Methode nach von Hochstetter.

■ **Geben Sie stichpunktartig an, wie der Injektionsort nach von Hochstetter bestimmt wird.**

Bei Injektion in die rechte Gesäßseite legt der Behandler die **linke Handfläche** auf den **großen Rollhügel.** Die Spitze seines **Zeigefingers** der linken Hand berührt den **rechten vorderen oberen Darmbeinstachel** des Patienten. Der linke **Mittelfinger** tastet nun auf dem **Darmbeinkamm** entlang, bis er weit **abgespreizt** ist. Der richtige Injektionsort liegt nun im **unteren Drittel** zwischen dem **gespreizten Mittel-** und **Zeigefinger.**

■ **Welche Stichrichtung wird bei der Methode nach von Hochstetter gewählt?**

Der Einstich erfolgt **senkrecht** zur Hautoberfläche.

■ Worauf müssen Sie hinsichtlich der Stichtiefe bei einer i. m.-Injektion besonders sorgfältig achten?

Das Mittel muss tief genug injiziert werden, damit es wirklich in den Muskel gelangt und nicht irrtümlich im Fettgewebe abgesetzt wird.

■ Geben Sie Kontraindikationen der intramuskulären Injektion an!

Kontraindikationen für eine i. m.-Injektion sind:
- Erhöhte **Blutungsneigung** (Einnahme von Antikoagulanzien oder Hämophilie)
- **Hautveränderungen** im beabsichtigten Injektionsgebiet (z. B. Entzündungen und Narben)
- **Daniederliegender Kreislauf** (Schock), da hier keine ausreichende Aufnahme der verabreichten Substanz in den Kreislauf möglich ist

■ Während einer i. m.-Injektion gibt der Patient starke, ins Bein schießende Schmerzen an. Was ist vermutlich passiert?

Es handelt sich vermutlich um eine Reizung, eventuell sogar um ein **Anstechen** des **Nervus ischiadicus,** vermutlich aufgrund eines falsch gewählten Injektionsorts.

■ Ein Behandler hat vor der i. m.-Injektion auf die vorschriftsmäßige Desinfektion verzichtet. Zu welcher Komplikation könnte es kommen?

Es könnte sich ein **Spritzenabszess** oder auch eine nicht-eitrige Infektion entwickeln.

■ Sie wollen eine subkutane Injektion verabreichen. Muss desinfiziert werden?

Ja.

■ Geben Sie an, zu welcher Hauterscheinung es nach einer gelungenen intrakutanen Injektion kommt!

Es kommt zum **„Apfelsinenhautphänomen“.**

■ Wie werden die gebrauchten Kanülen vorschriftsmäßig entsorgt?

Die Kanülen werden in einen **Kanülensammler** gegeben, dabei kein Recapping.

31.2 Multiple-Choice-Fragen

■ Wählen Sie aus, was für die i. v.-Injektion stimmt!

1 Gleich nach der Injektion Staubinde lösen.
2 Erst Nadel herausziehen, dann Staubinde lösen.
3 Vor der Injektion muss aspiriert werden.
4 Bei einer i. v.-Injektion muss nicht desinfiziert werden, da das Blut aus der Vene herausläuft und es deshalb nicht zu einer Infektion kommen kann.
5 Eine vorschriftsmäßige Desinfektion ist nötig.

Die Antworten 3 und 5 sind richtig.

■ In welchen Fällen darf nicht i. m. injiziert werden?

1 Dem Heilpraktiker ist die i. m.-Injektion gesetzlich verboten.
2 Ein Patient lehnt eine i. m.-Injektion aus Angst ab. Sie betrachten die Injektion jedoch als unbedingt notwendig für seine Gesundung.
3 Kreislaufversagen
4 Einnahme von Koagulanzien
5 Unsicherheit des Therapeuten über den richtigen Injektionsort
6 Furunkel am beabsichtigten Injektionsort

Die Antworten 2, 3, 4, 5 und 6 sind richtig.

■ Kreuzen Sie Gründe an, die für eine Injektion und gegen eine orale Verabreichung sprechen!

1 Volumenmangelschock
2 Orthostatische Kreislaufregulationsstörung
3 Anaphylaktischer Schock
4 Sehr schneller Wirkungseintritt erwünscht
5 Wirkungsverstärkung durch Wahl eines bestimmten Akupunkturorts als Injektionsort
6 Abrechnungsgründe, da der Heilpraktiker durch die Injektion mehr abrechnen kann als bei einer oralen Verabreichung

7 Der Patient soll dadurch beeindruckt werden, wie gut der Heilpraktiker injizieren kann. Der Patient bewundert ihn dann und dies fördert den Heilungsprozess.

Die Antworten 1, 3, 4 und 5 sind richtig.

■ Welche der folgenden Applikationsformen zeigt den schnellsten Wirkungseintritt?

1 Rektale Verabreichung
2 Orale Verabreichung
3 i. c.-Injektion
4 s. c.-Injektion
5 i. m.-Injektion
6 i. v.-Injektion

Antwort 6 ist richtig.

■ Welche der beiden Nadeln ist kürzer und dünner?

1 1er mit gelben Kanülenansatz
2 20er mit grauem Kanülenansatz

Antwort 2 ist richtig.

■ Vor welchen Applikationsformen muss desinfiziert werden?

1 Rektale Verabreichung
2 Orale Verabreichung
3 i. c.-Injektion
4 s. c.-Injektion
5 i. m.-Injektion
6 i. v.-Injektion
7 Stechen mit einer Akupunkturnadel
8 Durchführung einer Massage

Die Antworten 3, 4, 5, 6 und 7 sind richtig.

■ Kreuzen Sie die zutreffenden Aussagen hinsichtlich der Desinfektion der Punktionsstelle bei Blutentnahme an!

1 Die Punktionsstelle muss desinfiziert werden und das Desinfektionsmittel muss zweimal 2,5 Minuten einwirken können.
2 Das Desinfektionsmittel muss mindestens 1 Minute einwirken.
3 Die Einwirkzeit des Desinfektionsmittels richtet sich nach der Produktinformation.
4 Bei einer Blutentnahme sind immer sterile Handschuhe zu tragen.
5 Bei einer Blutentnahme müssen die Hände desinfiziert werden, dann müssen sterile oder nicht-sterile Handschuhe übergezogen werden.

Die Antworten 3 und 5 sind richtig.

■ Welche der beiden Nadeln ist zur Blutentnahme besser geeignet, um eine möglichst gute Blutqualität für das Labor zu haben?

1 Nadel Nr. 1
2 Nadel Nr. 20

Die Antwort 1 ist richtig

■ Welches Vorgehen ist nach einer Blutentnahme beim Herausziehen der Nadel richtig?

1 Zuerst Nadel herausziehen, dann Staubinde öffnen.
2 Zuerst Staubinde öffnen, dann Nadel herausziehen.

Antwort 2 ist richtig.

■ Kreuzen Sie mögliche Komplikationen bei einer Blutentnahme an!

1 Anaphylaktischer Schock
2 Synkope (Ohnmacht)
3 Großes Hämatom

Die Antworten 2 und 3 sind richtig.

■ Welche der folgenden Aussagen zur Stichrichtung der Nadel nach der Methode nach von Hochstetter ist richtig?

1 Die Stichrichtung erfolgt nach vorne in Richtung der Spina iliaca anterior superior.
2 Die Stichrichtung erfolgt nach hinten unten in Richtung des Sitzbeinhöckers.
3 Die Stichrichtung erfolgt nach oben in Richtung des Darmbeinkamms.
4 Die Stichrichtung erfolgt senkrecht zur Hautoberfläche.

Antwort 4 ist richtig.

Kreuzen Sie den richtigen Injektionsort für eine i. m.-Injektion in den Oberschenkel an!

1 Mittleres Oberschenkeldrittel auf der Mitte der seitlichen Bügelfalte und seitlichen Hosennaht
2 Mittleres Oberschenkeldrittel auf der Mitte der vorderen Bügelfalte und vorderen Hosennaht
3 Mittleres Oberschenkeldrittel auf der Mitte der vorderen Bügelfalte und seitlichen Hosennaht
4 Mittleres Oberschenkeldrittel auf der Mitte der seitlichen Bügelfalte und vorderen Hosennaht

Die Antwort 3 ist richtig.

Kreuzen Sie an, welche Aussagen über eine Injektion in den Deltamuskel richtig sind!

1 Zur Injektion muss der Arm seitlich abgespreizt werden.
2 Zur Injektion muss der Arm entspannt herabhängen.
3 Zur Injektion muss der Arm maximal innenrotiert sein.
4 Zur Injektion darf der Arm nur leicht innenrotiert sein.
5 Zur Injektion darf der Arm nicht rotiert sein.
6 Es kann von Vorteil sein, die Punktionsstelle etwas unterhalb der dicksten Vorwölbung des Muskels zu wählen und die Nadel dann in das Zentrum des Muskels vorzuschieben, um einen längeren Einstichkanal zu haben.
7 Sticht man unterhalb der dicksten Vorwölbung des Muskels ein, so muss man darauf achten, dass die Stichrichtung streng zur Hautoberfläche gewählt wird.

Die Antworten 2, 5 und 6 sind richtig.

Bei welcher der folgenden Applikationsverfahren besteht die größte Abszessgefahr?

1 i. c.-Injektion
2 s. c.-Injektion
3 i. v.-Injektion
4 i. m.-Injektion

Antwort 4 ist richtig.

Kreuzen Sie die Applikation mit dem flachsten Einstichwinkel an!

1 i. c.-Injektion
2 s. c.-Injektion
3 i. m.-Injektion
4 i. v.-Injektion

Antwort 1 ist richtig.

Kreuzen Sie Kontraindikationen für eine i. m.-Injektion an!

1 Patient kann vermutlich nicht bezahlen.
2 Patient leidet unter Hypotonie und hat meist Werte von 100 / 80 mmHg.
3 Hoch dosierte Einnahme von ASS
4 Patient nimmt seit 3 Tagen ein Präparat aus Weidenrindenextrakt (enthält ASS) zur Behandlung eines grippalen Infekts.
5 Paralyse des M. gluteus
6 Verdacht auf Herzinfarkt
7 Kreislaufversagen

Die Antworten 3, 5, 6 und 7 sind richtig.

Anmerkung

- **Punkt 4:** Die Weidenrinde mit ihrer natürlichen Salicylsäure hat keine blutverdünnende Wirkung, im Gegensatz zu synthetisch hergestellten Acetylsalicylsäure (ASS).

KAPITEL

32 Untersuchungsmethoden

32.1 Fragen ohne Antwortauswahl

■ Ordnen Sie die folgenden Begriffe ihren passenden Definitionen zu!

1	Diagnose	A	Verdachtsdiagnose, die als Arbeitsgrundlage für weitere Untersuchungen dient
2	Diagnostik	B	Aufgrund der geschilderten Symptome wird vorschnell (oft intuitiv) eine Diagnose gestellt, ohne die notwendigen Untersuchungen einzusetzen.
3	Anhiebs-diagnose	C	Bestimmte Symptome und Befunde werden einem Krankheitsbild zugeordnet.
4	Arbeits-diagnose	D	Methoden der Diagnosefindung, wie Anamnese, Palpation, Perkussion etc.

1: C
2: D
3: B
4: A

■ Was ist eine Differenzialdiagnose?

Bei einer Differenzialdiagnose grenzt man ein **Symptom,** das zu **mehreren Krankheitsbildern passt, gegeneinander ab.** So kann man z. B. das Symptom Kopfschmerz gegen die Krankheiten Hirntumor, Nackenverspannung, Nierenerkrankung und vieles mehr abgrenzen.

■ Was bedeutet die Abkürzung IPPAF?

Mit IPPAF bezeichnet man **die Reihenfolge der körperlichen Untersuchungen** **I**nspektion, **P**alpation, **P**erkussion, **A**uskultation und **F**unktionsprüfung.

■ Was versteht man unter „Fremdanamnese"?

Eine Fremdanamnese wird bei Patienten durchgeführt, die **nicht selbst befragt** werden können, wie **kleine Kinder** und bewusstlose oder demente Personen. Hier werden die Auskünfte über die Eltern, den Lebenspartner oder Augenzeugen (bei Verunglückten) erfragt.

■ Wie lauten die 5 „W-Fragen" der Anamnese?

- **Was?** Freie Schilderung der Beschwerden
- **Wo?** Genaue Lokalisation der Beschwerden. Sind sie diffus oder lokal begrenzt?
- **Wie?** Wie ist der Schmerzcharakter (z. B. hell stechend, brennend oder dumpf bohrend), wie stark ist der Schmerz?
- **Wann?** Wann haben die Beschwerden begonnen? Wie ist der Ablauf? Was verbessert, was verschlimmert? Sind die Beschwerden von bestimmten Tageszeiten abhängig?
- **Warum?** Was war der auslösende Faktor?

■ Ordnen Sie die Begriffe Symptom, Symptomatik und Syndrom den passenden Definitionen zu!

1	Symptom	A	Gesamtheit aller Symptome, die aus einem Krankheitsprozess resultieren. Synonyme sind klinisches Bild oder Klinik.
2	Symptomatik	B	Zeichen (Beschwerde) für eine Krankheit
3	Syndrom	C	Typische Kombinationen von Symptomen, so wie sie zu bestimmten Krankheitsbildern gehören, z. B. zum Horner-Symptomenkomplex gehört Enophthalmus, Ptosis und Miosis.

1: B
2: A
3: C

Was meint man in der Anamnesetechnik mit offenen und geschlossenen Fragen?

Offene Fragen
Offene Fragen haben keine festgelegten Antworten und werden meist anfangs gestellt. Der Patient darf frei erzählen, warum er gekommen ist. So hat er das Gefühl, alles für ihn Wichtige sagen zu können.

Geschlossene Fragen
Bei geschlossenen (freien) Fragen wird gezielt nachgefragt, um eine Diagnose stellen zu können. Dazu gehören auch für den Patienten unangenehme Fragen, wie z. B. nach Alkoholkonsum, Stuhlgangbesonderheiten und Ähnliches.

Zählen Sie mindestens vier Anamnesearten auf!

Von den folgenden sieben Anamnesearten sollten Sie mindestens vier aufgezählt haben:
- Vegetative Anamnese
- Gynäkologische Anamnese
- Medikamentenanamnese
- Familienanamnese
- Psychosoziale und soziale Anamnese, einschl. Berufsanamnese
- Schmerzanamnese
- Sexualanamnese

Zählen Sie mindestens fünf Fragen auf, die Sie bei einer vegetativen Anamnese stellen könnten!

Von den folgenden neun Fragen sollten Sie mindestens fünf aufgezählt haben.
- **Schlaf:** Wie ist der Schlaf? Erholsam? Bestehen Ein- und / oder Durchschlafprobleme?
- **Alkohol:** Wie viel Alkohol wird konsumiert?
- **Schweiß:** Liegt eine vermehrte Schweißbildung vor? Nachtschweiß?
- **Appetit:** Appetitmangel? Heißhungerattacken?
- **Durst:** Vermehrtes oder vermindertes Durstgefühl?
- **Nikotin:** Wird geraucht? Wenn ja, wie viele Zigaretten pro Tag?
- **Stuhlgang:** Stuhlfrequenz? Konsistenz, Menge, Geruch, Beschaffenheit des Stuhls? Liegen Beschwerden beim Stuhlgang vor?
- **Miktion:** Schmerzen beim Wasserlassen? Erschwerte Miktion? Inkontinenz? Nykturie?
- **Allergien** oder Nahrungsmittelunverträglichkeiten?

Zählen Sie mindestens drei Fragen auf, die Sie bei einer gynäkologischen Anamnese stellen könnten!

Von den folgenden fünf Fragen sollten Sie mindestens drei aufgezählt haben:
- Zyklusdauer?
- Menstruationsdauer?
- Erste und ggf. letzte Regelblutung (Menopause)?
- Geburten?
- Aborte?

Warum ist es wichtig, eine Medikamentenanamnese zu erheben, wenn der Heilpraktiker doch nichts an einer ärztlich verordneten Medikation verändern darf?

Es könnte sein, dass die Beschwerden, wegen denen der Patient den Heilpraktiker aufsucht, **Nebenwirkungen** von einer Medikamenteneinnahme sind. Es könnte sein, dass es zu unerwünschten **Wechselwirkungen** von Medikamenten gekommen ist, z. B. weil der Patient Medikamente von unterschiedlichen Therapeuten verordnet bekommen hat. Es könnte zu **Über**- oder zu **Unterdosierungserscheinungen** gekommen sein.

Sie stellen fest, dass der Patient an Überdosierungserscheinungen an einem von einem Arzt verordneten verschreibungspflichtigen Medikament leidet. Was machen Sie?

Der Patient muss zum **Arzt** gehen, die Beschwerden schildern, sodass dieser die Medikamentendosierung überprüft.

Nennen Sie mindestens drei Fragen, die Sie stellen können, um eine psychosoziale und soziale Anamnese zu erheben!

Von den folgenden fünf Punkten sollten Sie mindestens drei aufgezählt haben:

- Leben sie allein? Mit Familie? Woraus besteht diese?
- Beziehung zu Angehörigen, Freunden, Arbeitskollegen?
- Beruf? (z. B. Bäckerlunge, Krampfaderbildung bei stehenden Berufen u. v. m.)
- Hobbys (z. B. Tendovaginitis bei Computerspielen, Bursitis durch Dartspielen)
- Wie sind die Wohnverhältnisse? (z. B. Schimmel an Wänden oder auf Blumentöpfen)

■ Nennen Sie mindestens sieben Fragen, die Sie stellen können, um eine Schmerzanamnese zu erheben!

Von den folgenden elf Punkten sollten Sie mindestens fünf aufgezählt haben:

- Wann ist der Schmerz das erste Mal aufgetreten?
- Ist er an bestimmte Tageszeiten gebunden? Kommt er eher am Wochenende? Morgens? Abends? Zyklusabhängig? Nach dem Essen? Bei nüchternem Magen? Nach Anstrengungen? Witterungsabhängig?
- Wo zeigt sich der Schmerz?
- Ist er lokal begrenzt oder diffus, z. B. Gliederschmerzen bei einem grippalen Infekt?
- Strahlt er aus, z. B. von der Magengegend in den Rücken?
- Wie stark ist der Schmerz? Wie ist die geringste und wie die stärkste Schmerzintensität? Dies soll er auf einer Skala von 1–10 angeben.
- Wodurch wird der Schmerz verbessert / verschlechtert, z. B. durch Kälte, Bewegung, tiefe Einatmung? Entspannung? Ablenkung?
- Wie ist die affektive Schmerzqualität? Materndt? Quälend? Nervend? Lähmend?
- Wie ist die sensorische Schmerzqualität? Stechend? Bohrend? Hell? Dumpf? Helle, stechende Schmerzen weisen eher auf funktionelle Störungen hin, dumpfe, bohrende dagegen auf organische Erkrankungen.
- Werden Schmerzmittel eingenommen? Wenn ja, welches? Wie viele? Wie lange? Wie oft?
- Wie wirkt sich der Schmerz auf seine Alltagsbewältigung aus? Welche Einschränkungen ergeben sich familiär und beruflich?

■ Ordnen Sie die Fachbezeichnungen der Untersuchungstechniken den deutschen Übersetzungen zu!

1	Inspektion	A	Abhören
2	Palpation	B	Anschauen, Betrachten
3	Perkussion	C	Abtasten
4	Auskultation	D	Abklopfen

1: B
2: C
3: D
4: A

■ Nennen Sie einige Beispiele, was Ihnen bereits am Patienten auffallen kann, bevor Sie mit der Untersuchung begonnen haben!

Hier kann vieles genannt werden, z. B.

- Er tritt dynamisch, schüchtern, selbstbewusst ins Zimmer (oder drückt das mit seiner Sitzhaltung aus, wenn er schon im Zimmer sitzt).
- Bei der Begrüßung zeigt er einen feuchten / festen / schlaffen Händedruck.
- Seine Kleidung ist gepflegt / schmuddelig.
- Er ist auffallend schlank / übergewichtig.
- Er ist kurzatmig.
- Seine Gesichtsfarbe ist blass / rosig / zyanotisch / rot.
- Seine Augen strahlen / glanzlos.
- u. v. m.

■ Bei der Palpation finden Sie eine Resistenz. Worauf würden Sie bei deren Palpation achten?

Man achtet auf die Oberflächenbeschaffenheit, ob sie von höckeriger, weicher oder elastischer Beschaffenheit ist, ob sie verschieblich und / oder ob sie schmerzhaft ist.

■ Ordnen Sie zu, welche Techniken am besten zu welchen Untersuchungen passen!

1	Mit den Fingerspitzen palpieren.	A	Prüfung des Stimmfremitus
2	Mit den Fingergrundgelenken erfühlen.	B	Hauttemperatur prüfen
3	Mit dem Handrücken prüfen.	C	Untersuchung der Leber

1: C
2: A
3: B

■ Was meint man mit direkter und indirekter Perkussion?

Direkte Perkussion
Man klopft mit den eigenen vier Fingern **direkt** auf die Körperoberfläche.

Indirekte Perkussion
Man klopft auf eine **Perkussionsunterlage** (meist den eigenen Finger, sog. Finger-zu-Finger-Perkussion).

■ Sie möchten bei Ihrem Patienten mit einem Stethoskop die Lungen abhören. Wie gehen Sie vor?

Die Auskultation der Lunge wird am entkleideten Oberkörper vorgenommen. Frauen können allerdings den BH anlassen. Beginnen Sie an der **Vorderseite** des **Brustkorbes** und gehen Sie **seitenvergleichend** vor. Anschließend untersuchen Sie **seitlich** am Brustkorb. Bitten Sie dazu Ihren Patienten, die Arme über den Kopf zu halten. Als letztes erfolgt die Auskultation auf der **Thoraxrückseite.**

Man bittet den Patienten, mit geöffnetem Mund und **etwas tiefer als normal** ein- und auszuatmen. Man achtet darauf, dass er **nicht öfter als 8–10 Atemzüge** lang verstärkt atmet, damit es nicht zu einer Hyperventilation kommt. Nach Abschluss fordert man den Patienten ausdrücklich auf, nun wieder **normal zu atmen.**

■ Mit welcher Untersuchungstechnik würden Sie bei einem Patienten den unteren Leberrand bestimmen?

Der untere Leberrand kann mithilfe der Palpation und der Perkussion bestimmt werden. Die Palpation gestaltet sich nicht so einfach, weil gesundes Lebergewebe weich ist. Bei der Perkussion schlagen oft die gasgefüllten Darmschlingen durch. Am einfachsten gelingt die Untersuchung deshalb mit der **Kratzauskultation.**

■ Geben Sie an, wie Sie bei einer Ganzkörperuntersuchung zur Untersuchung des Kopfbereichs vorgehen!

Zunächst beginnt man mit einer **Inspektion** und achtet auf den Gesichtsausdruck (angespannt, apathisch), die Schädelform (z. B. Akromegalie), die Gesichtsfarbe (blass, rot, zyanotisch), Gesichtsödeme (z. B. Lidödeme), die Augenregion (z. B. Nystagmus, Schielen, gelbe Skleren), die Ohrenregion (z. B. Fehlbildungen der Ohrmuschel, austretendes Sekret aus dem Gehörgang), die Nasenregion (z. B. Rhinophym, Nasenflügelatmung), den Mund (z. B. abgeblasste Schleimhäute) und die Haare (z. B. kräftige, gesunde Haare oder Haarausfall oder strohige und brüchige Haare).

Man **palpiert** die Kalotte auf schmerzhafte Punkte, achtet auf Hautveränderungen (z. B. Basaliome), untersucht die drei Austrittsstellen des Trigeminus auf Druckschmerzhaftigkeit, palpiert den Tragus und den Warzenfortsatz.

Man **perkutiert** die Kalotte, die Stirn- und Kieferhöhlen und den Processus mastoideus.

Danach kann man die Temporalregion auf Gefäßgeräusche untersuchen (z. B. bei Verdacht auf Arteriitis temporalis).

Als letztes können **Funktionsprüfungen** durchgeführt werden, wie Visusprüfungen, Lichtreaktionen, Perimetrie, Augentonometrie, Ophthalmoskopie und Prüfungen der Funktion der äußeren Augenmuskeln.

■ Worauf achten Sie bei einer Halsinspektion im Zuge einer Kopf-zu-Fuß-Ganzkörperuntersuchung?

Man achtet z. B. auf
- **Halsvenenstauungen**
- **Struma**
- **Halszysten**
- **Sichtbare Lymphknotenschwellungen**
- **Nicken oder Wackeln des Kopfes** (z. B. bei Morbus Parkinson)
- **Musset-Zeichen** (pulssynchrones Kopfnicken)

Wenn man die entsprechenden Spezialkenntnisse hat, untersucht man auch den Rachen- und Kehlkopfraum mit einem Kehlkopfspiegel.

■ Was können Sie im Halsbereich bei der Kopf-zu-Fuß-Ganzkörperuntersuchung palpieren?

Man kann palpieren:
- **Schilddrüse** auf Beschaffenheit, Vergrößerungen, Verhärtungen, Knoten
- **Halslymphknoten** auf Verschieblichkeit, Beschaffenheit, Vergrößerungen, Verhärtungen
- **Halsmuskulatur** auf Verspannungen und Myogelosen

■ Sie betrachten im Rahmen einer Kopf-zu-Fuß-Untersuchung die Thoraxform des Patienten. Zählen Sie einige mögliche Veränderung auf, die vorliegen können.

Genannt haben sollten Sie (unter anderem): **Fassthorax, Trichter- und / oder Hühnerbrust**, Herzbuckel (Voussure cardiaque), verstärkte Kyphose, Skoliose.

■ Sie betrachten im Rahmen einer Kopf-zu-Fuß-Untersuchung die Hände des Patienten. Zählen Sie einige mögliche Veränderung auf, die vorliegen können.

Hautveränderungen wie z. B. Muttermale, Basaliome, Palmarerythem, gelbliche Hautveränderungen (Diabetikerhände) und **Nagelveränderungen,** wie z. B. blasses Nagelbett, Trommelschlägelfinger, Uhrglasnägel, Löffelnägel, Längs- oder Querrillen, Mees-Streifen, Nagelverfärbungen, abgekaute Nägel.

■ Welche Untersuchungen können Sie im Thoraxbereich mit einem Zentimetermaß durchführen?

Mit einem Zentimetermaß kann man den **Brustumfang** messen, die maximale **Differenz** zwischen maximaler **Ein- und Ausatmung.** Außerdem kann man bei Verdacht auf Emphysem den Patienten auffordern, mehrmals hintereinander schnell ein- und auszuatmen und währenddessen messen, ob der Brustkorbumfang zunimmt, ob also die eingeatmete Luft nicht mehr vollständig ausgeatmet werden kann.

■ Welche Befunde können bei einer Kopf-zu-Fuß-Ganzkörperuntersuchung schon bei der Inspektion auf eine vorliegende Herzerkrankung hinweisen?

Ein Hinweis könnte die Gesichtsfarbe sein. Diese könnte auffallend blass oder zyanotisch sein oder es könnte ein Mitralgesicht vorliegen. Es könnte Atemnot vorliegen, Knöchelödeme, gestaute Halsvenen oder ein Herzbuckel. An den Händen könnte es zu Trommelschlägelfingern und Uhrglasnägeln kommen. Auch die Körperhaltung könnte einen Hinweis geben, z. B. nehmen Kinder mit angeborenen Herzfehlern eine Hockstellung zur Kreislaufentlastung ein oder ein Patient mit Herzschmerzen könnte die Hände auf das Herz auflegen.

■ Kann man bei der körperlichen Untersuchung auch etwas am Herzen palpieren, obwohl es hinter den Rippen und dem Brustbein liegt?

Ja, man kann den **Herzspitzenstoß** palpieren. Dieser ist in einem Gebiet von ungefähr 2 cm^2 tastbar. Der Punkt befindet sich im 5. Zwischenrippenraum (Interkostalraum, ICR), etwas innerhalb der linken mittleren Schlüsselbeinlinie (Medioklavikularlinie, MCL).

■ Welche Fragen könnten Sie bei der Anamnese stellen, wenn Sie wissen möchten, ob mit der Kopfdurchblutung etwas nicht in Ordnung ist?

Man könnte z. B. fragen, ob Schwindelgefühle, Schmerzen (z. B. Arteriitis temporalis), Leistungsminderung, schnelle Ermüdbarkeit, schlechte Konzentrationsfähigkeit, Kopfschmerzen, Ohrensausen, Ohnmachtsneigung oder Schlafstörungen bestehen.

■ Welche Hinweise können Sie bei der Inspektion auf Durchblutungsstörungen der Beine bekommen?

Man prüft die Hautfarbe auf auffallende Blässe, Rötung oder Zyanose. Bestehen Krampfadern? Hautveränderungen? Ulcus cruris? Ist der Umfang eines oder beider Beine verstärkt? Sind oberflächlich liegende Gefäße entzündet?

■ Nennen Sie mindestens drei einfache Funktionstest von Kreislauffunktionen.

Von den folgenden sechs Tests sollten Sie mindestens drei genannt haben:

- **Kreislauffunktionstest nach Schellong** zu Aufdeckung von orthostatischen Kreislaufregulationsstörungen
- **Kreislauffunktionstest nach Ratschow** zur Aufdeckung arterieller Durchblutungsstörungen der Beine
- **Faustschlussprobe** zur Aufdeckung arterieller Durchblutungsstörungen der Arme
- **Gehtest** zur Untersuchung von arteriellen Durchblutungsstörungen der Beine

- **Perthes-Test** (Perthes-Versuch) zur Untersuchung der Funktionsfähigkeit der V. saphena magna (große Hautvene)
- **Trendelenburg-Test** zur Untersuchung der Funktionsfähigkeit der V. saphena magna (große Hautvene). Achtung: Nicht mit dem Trendelenburg-Zeichen verwechseln!

■ Wie wird der Trendelenburg-Test zur Untersuchung der Funktionsfähigkeit der V. saphena magna geprüft?

Der Patient legt sich auf die **Liege**, hebt sein **Bein im 90-Grad-Winkel** an. Nun werden die **Krampfadern ausgestrichen.** Danach wird eine **Staubinde** am Oberschenkel in der Leistenregion an der Mündungsstelle der V. saphena magna in die V. femoralis angelegt. Nun steht der Patient auf. Sind die Venenklappen intakt, so füllt sich die V. saphena magna nicht oder nur langsam und von unten. In diesem Fall ist der Trendelenburg-Test negativ.

■ Wie wird der Perthes-Test zur Untersuchung der Durchgängigkeit der tiefen Beinvenen und der Perforansvenen geprüft?

Man legt dem stehenden Patienten eine Staubinde oberhalb des Krampfaderbefalls an. Nun läuft der Patient umher, um die Muskelpumpe zu aktivieren. Entleeren sich daraufhin seine Varizen, so sind die tiefen Beinvenen und die Perforansvenen durchgängig und funktionsfähig.

■ Ordnen Sie die Stuhlbefunde den passenden Ursachen zu!

1	Helles Blut	A	Blutung im oberen Verdauungstrakt
2	Dunkles Blut (Teerstuhl)	B	Pankreasinsuffizienz
3	Graue voluminöse Stühle	C	Stammt aus dem Kolon von den Becherzellen
4	Schleimige Auflagerung auf dem Stuhl	D	Dickdarmpolypen

1: D
2: A
3: B
4: C

■ Kennen Sie die 5-F-Regel zur Diagnose bei aufgetriebenen Abdomen?

Die 5-F-Regel lautet:
- **Fetus** (Schwangerschaft)?
- **Fett** (Adipositas)?
- **Flatus** (aufgetrieben durch Gase)?
- **Fäzes** (Stuhl, hier im Sinne von Obstipation)?
- **Flüssigkeit** (Aszites)?

■ Mit welchen Methoden kann eine Perkussion des Abdomens bei Verdacht auf Aszites erfolgen?

- Undulationsphänomen-Untersuchung
- Untersuchung auf verschiebliche Dämpfung in Rücken- und Seitenlage
- Untersuchung auf verschiebliche Dämpfung in der Knie-Ellenbogen-Lage

■ Was ist das Undulationsphänomen?

Mit Undulationsphänomen meint man das **Flüssigkeitswellenphänomen**, das bei **Aszites** auftritt. Dazu befindet sich der Patient in Rückenlage auf der Liege. Der Untersucher legt seine **Hände** auf die rechte und linke **Flanke** des Patienten. Er gibt nun mit der rechten Hand einen kleinen Stoß auf die laterale Bauchwand und fühlt mit der linken Hand die **ankommende Fluktuationswelle.** Diese Untersuchung ist zwar leicht durchzuführen. Die ankommende Flüssigkeitswelle ist aber meist nur in den Fällen deutlich zu fühlen, in denen der Aszites so ausgeprägt ist, dass die Diagnose schon vorher feststeht.

■ Sie führen eine rektale Austastung der Prostata durch. Ordnen Sie die Befunde den passenden Ursachen zu!

1	Prostata druckschmerzhaft und prall gespannt	A	Prostatitis
2	Prostatahypertrophie	B	Mehrere harte Knoten, die sich unverschieblich und höckerig anfühlen
3	Prostatakarzinom	C	Symmetrische Vergrößerung, verschieblich weich

1: A
2: C
3: B

■ Kennen Sie ein einfaches Testverfahren zum Nachweis von okkultem Blut im Stuhl, das auch der Heilpraktiker in seiner Praxis durchführen kann?

Den **Haemoccult®-Test** (Guajak-Test). Es handelt sich um eine einfache Untersuchung mittels Testbriefchen. Auf jedem Testbrief befinden sich zwei Testfelder. Auf diese trägt der Patient jeweils eine erbsengroße Stuhlprobe auf, welche von unterschiedlichen Stellen des Stuhls entnommen wurde. So verfährt er 3 Tage hintereinander. Danach bringt er diese Proben dem Heilpraktiker zur Untersuchung, der mithilfe einer Entwicklerlösung auf Blut im Stuhl untersuchen kann.

■ Sie möchten im Rahmen einer Kopf-zu-Fuß-Ganzkörperuntersuchung die Wirbelsäule untersuchen. Welche einfachen Möglichkeiten im Rahmen einer IPPAF stehen Ihnen hierzu zur Verfügung?

Man kann eine **Inspektion** durchführen und nach Verformungen der Wirbelsäule Ausschau halten, wie verstärkte Kyphose, Lordose und Skoliose. Mit einer **Palpation** der Wirbelsäule von oben nach unten kann man Verschiebungen der Wirbel festzustellen. Im Rahmen der **Perkussion** kann man die Wirbelsäule mit der lockeren Faust oder einem Reflexhammer ohne Kraft von oben nach und unten perkutieren und auf Klopfschmerzhaftigkeit und Erschütterungsschmerz (z. B. bei Nierenerkrankungen) prüfen. Die **Auskultation** könnte man durchführen, um z. B. Gelenkgeräusche festzustellen. An **Funktionsprüfungen** stehen z. B. zur Verfügung: Beweglichkeitsprüfungen der Halswirbelsäule und des Oberkörpers, Messung des Finger-Boden-Abstands, Schober-Zeichen, Trendelenburg-Zeichen (Einbeinstand) und Funktionsprüfungen der Hand.

■ Wie können Sie mit einer ganz einfachen Technik die Funktionsfähigkeit des N. medianus (Mittelarmnerv) und des N. radialis (Speichennerv) prüfen?

Man fordert den Patienten auf, den **Daumen abzuspreizen** und kann so die Funktionstüchtigkeit der beiden Nerven sehen.

■ Bitte ordnen Sie die passende Ursache der Fall- und der Krallhand zu!

1	Fallhand	A	N. radialis
2	Krallhand	B	N. ulnaris

1: A
2: B

■ Sie untersuchen mit einer Prüfnadel die Hautsensibilität. Welche Befunde sind möglich?

Es kann vorliegen:
- **Normaler Befund**
- **Parästhesie**
- **Hypästhesie**
- **Hyperästhesie**
- **Anästhesie**

■ Wie können in der Praxis mit ganz einfachen Mitteln, die grobe und die feine Muskelkraft geprüft werden?

Grobe Kraft
Sie wird durch Bewegen der Extremitäten gegen Widerstand geprüft. Man fordert den Patienten auf die Unterarme, Hände, Unterschenkel und Füße gegen den Widerstand, den man mit den eigenen Armen dagegensetzt zu bewegen.

Feine Kraft
Man kann den Patienten eine Schreibprobe durchführen lassen oder man kann ihn bitten, die Fingerbewegungen eines Flöten- oder Klavierspielers nachzuahmen, oder man lässt ihn etwas zu- oder aufknöpfen. Man achtet dabei auf auffallende Ungeschicklichkeiten.

■ Mit welchen ganz einfachen Tests kann man die Koordinationsfähigkeit überprüfen?

Man kann z. B. den Finger-zu-Finger-Test, den Finger-zu-Nasen-Test oder den Knie-Hacken-Test durchführen.

■ Wie wird ein Knie-Hacken-Test zur Prüfung der Koordinationsfähigkeit durchgeführt?

Der Patient gibt sich in **Rückenlage**. Dann wird er aufgefordert zunächst mit **geöffneten** Augen mit einer **Ferse** das **Knie** des **gegenüberliegenden Beines** zu berühren. Dann wiederholt er diesen Versuch mit **geschlossenen** Augen. Zeigt der Patient bei diesem Versuch eine Störung der Ziel- und Richtungssicherheit, so weist dies auf eine Störung der Koordination von Bewegungsabläufen (Ataxie) hin.

■ Geben Sie für die folgenden Hirnnerven jeweils kurze Beispiele an, wie Sie sich einen ersten orientierenden Überblick über deren Funktionstüchtigkeit verschaffen können!
- **N. olfactorius**
- **N. opticus**
- **N. oculomotorius**

N. olfactorius
Bei geschlossenen Augen wird ein Nasenloch zugehalten und eine **Riechsubstanz** (z. B. Seife, Kaffee) vor das offene Nasenloch gehalten.

N. opticus
Der Test erfolgt z. B. durch **Leseprobe, Perimetriemessung** und Untersuchung des **Augenhintergrunds.**

N. oculomotorius
Man untersucht beide Lidspalten auf Seitendifferenzen und auf Weite, dann betrachtet man die Pupille und achtet auf Größe, Entrundungen, Seitendifferenzen und Reaktion durch Lichteinfall.

■ Mit welchen einfachen Untersuchungen können Sie sich einen ersten orientierenden Überblick über die Funktionsfähigkeit des N. trigeminus verschaffen?

Man prüft die drei **Austrittsstellen** des N. trigeminus auf **Druckschmerzhaftigkeit.** Dann untersucht man die **Sensibilität** der **Haut** von Stirn, Ober- und Unterkiefer. Man fordert den Patienten auf, den Mund zu öffnen und auffolgend die Zähne zusammenzubeißen. Dabei untersucht man seitenvergleichend die Kontraktionsfähigkeit des M. masseter (Kaumuskel). Anschließend kann noch eine Mahlbewegung durchführen lassen.

■ Mit welchen einfachen Untersuchungstechniken können Sie die Funktionsfähigkeit des N. trochlearis, N. abducens und N. oculomotorius prüfen?

Man fordert den Patienten auf, **nach oben, unten, rechts, links, oben außen, unten außen, oben innen und unten innen zu blicken.** Um den Patienten diese Blickrichtungen zu erleichtern, kann man einen Gegenstand (Finger, Stift) in die jeweilige Richtung halten. Man achtet darauf, ob beide Augäpfel diese Bewegungen im normalen Ausmaß durchführen. Besteht Schielen? Doppelbilder? Gibt es Störungen der räumlichen Wahrnehmung?

■ Mit welchen einfachen Untersuchungstechniken können Sie die Funktionsfähigkeit des N. facialis prüfen?

Man bittet den Patienten, die **Stirn zu runzeln.** Anschließend lässt man die Augen schließen, wobei man die eigenen Finger leicht auf die Oberlider legt und Widerstand gibt. Nun soll er „die Zähne zeigen" (zur Aufdeckung einer zentralen Fazialisparese). Dann kann eine Schmeckprüfung (Gustrometrie) mit sauren, süßen, salzigen und bitteren Stoffen erfolgen.

■ Mit welchen einfachen Untersuchungstechniken können Sie die Funktionsfähigkeit des N. glossopharyngeus prüfen?

Man kann eine **Schmeckprüfung** mit den Stoffen sauer, süß, salzig und bitter durchführen. Weiterhin kann man eine **Prüfung der Sensibilität** von **Zungengrund** und **Gaumen** durch Berührung mit einem Spatel vornehmen. Die motorische Funktion kann durch Auslösen des **Würgereflexes** untersucht werden.

■ Mit welchen einfachen Untersuchungstechniken können Sie die Funktionsfähigkeit des N. hypoglossus prüfen?

Man fordert den Patienten auf, die **Zunge heraus zu strecken** und achtet auf Seitenabweichungen. Bei beidseitiger Schädigung des Nervs kann die Zunge überhaupt nicht herausgestreckt werden.

32.2 Multiple-Choice-Fragen

Welche Behauptungen zur Eigen- und Fremdanamnese sind richtig?

1 Mit Fremdanamnese meint man, dass der Patient dem Behandler fremd ist, weil er die Praxis zum ersten Mal aufsucht.
2 Mit Fremdanamnese meint man, dass z. B. ein kleines Kind oder eine demente Person, die Fragen nicht selbst beantworten kann und die Auskünfte z. B. über die Eltern oder den Ehepartner eingeholt werden müssen.
3 Mit Eigenanamnese meint man, dass der Therapeut direkt mit dem Patienten spricht.

Die Antworten 2 und 3 sind richtig.

Welche „W-Fragen" gehören zur klassischen Anamnese?

1 Wozu?
2 Was?
3 Warum?
4 Wo?
5 Wie?
6 Wann?

Die Antworten 2, 3, 4, 5 und 6 sind richtig.

Anmerkung
Die klassischen fünf „W-Fragen" der Anamnese lauten:
- **Was?** Freie Schilderung der Beschwerden.
- **Wo?** Genaue Lokalisation der Beschwerden. Sind sie diffus oder lokal begrenzt?
- **Wie?** Wie ist der Schmerzcharakter (z. B. hell stechend, brennend oder dumpf bohrend), wie stark ist der Schmerz?
- **Wann?** Wann haben die Beschwerden begonnen? Wie ist der Ablauf? Was verbessert, was verschlimmert die Symptome? Sind die Beschwerden von bestimmten Tageszeiten abhängig?
- **Warum?** Was war der auslösende Faktor?

Welche Anamnesearten gibt es?

1 Schmerzanamnese
2 Medikamentenanamnese
3 Sexualanamnese
4 Palpationsanamnese
5 Perkussionsanamnese
6 Vegetative Anamnese
7 Familienanamnese

Die Antworten 1, 2, 3, 6 und 7 sind richtig.

Anmerkung
- Punkt 4 und 5: Palpation und Perkussion sind eigenständige Untersuchungstechniken. Sie zählen nicht zur Anamnese.

In welchen Fällen ist eine gründliche Statuserhebung (Kopf-zu-Fuß-Schema) sinnvoll?

1 Patient schildert Schmerzen im Oberbauch.
2 Patient hat akute Atemnot.
3 Patient klagt über Müdigkeit.
4 Patient klagt über Schmerzen am Ellenbogen, die aufgetreten sind, seit er mit Tennisspielen angefangen hat.

Die Antworten 1 und 3 sind richtig.

Anmerkung
- Punkt 2: Es handelt sich um einen Notfall. Es wird umgehend der Notarzt verständigt.
- Punkt 4: Hier genügt eine organbezogene Untersuchung.

Ein Patient gibt Schmerzen im Bauchraum an. Wie gehen Sie bei der Palpation vor?

1 Man palpiert zuerst direkt an der vom Patienten angegebenen Stelle.
2 Man palpiert zuerst behutsam an einer weiter entfernten Stelle und arbeitet sich dann an die schmerzende Stelle heran, um den Schmerz eingrenzen zu können.
3 Es wird das Abdomen sowohl auf lokalen Druck- als auch auf Loslassschmerz untersucht.
4 Das Abdomen wird grundsätzlich nur auf Druckschmerz untersucht.
5 Das Abdomen wird grundsätzlich nur auf Loslassschmerz untersucht.

Die Antworten 2 und 3 sind richtig.

Welche Perkussionsklänge gibt es?

1 Tympanitischer Klang
2 Metallischer Klang
3 Nonnensausen
4 Hyposonorer Klang
5 Hypersonorer Klang
6 Systolische Herzgeräusche

Die Antworten 1, 2, 4 und 5 sind richtig.

Anmerkung

- Punkt 3: Es handelt sich um ein kontinuierlich auftretendes Geräusch über der V. jugularis, das durch eine erhöhte Strömungsgeschwindigkeit des Blutes, vor allem durch Anämie, auftritt. Man findet es allerdings häufig im Kindesalter ohne weitere pathologische Bedeutung.
- Punkt 6: Systolische Herzgeräusche können evtl. bei einer Herzauskultation wahrgenommen werden – nicht bei einer Perkussion.

Welche Aussagen über die Leberdämpfung sind richtig?

1 Absolute Leberdämpfung: Hier liegt das Lebergewebe direkt der Bauchwand an.
2 Relative Leberdämpfung: Das Lebergewebe wird von Lungengewebe überlagert.
3 Absolute Leberdämpfung: Das Lebergewebe wird von Lungengewebe überlagert.
4 Relative Leberdämpfung: Hier liegt das Lebergewebe direkt der Bauchwand an.

Die Antworten 1 und 2 sind richtig.

Bei einem Patienten wurde eine Zyste im Hals festgestellt. Sie möchten nun durch eine Palpation feststellen, ob sich die Zyste in der Schilddrüse oder in anderen Halsstrukturen befindet. Welche Aussagen sind richtig?

1 Beim Schluckakt bewegt sich die Schilddrüsenzyste mit.
2 Beim Schluckakt bewegt sich die Schilddrüsenzyste nicht mit.
3 Beim Schluckakt bewegt sich die Halszyste mit.
4 Beim Schluckakt bewegt sich die Halszyste nicht mit.

Die Antworten 1 und 4 sind richtig.

Sie führen im Rahmen einer Kopf-zu-Fuß-Ganzkörperuntersuchung eine Untersuchung des Thorax durch. Welche Untersuchungstechniken können hier zum Einsatz kommen? Wenn Sie den Punkt ankreuzen, so geben Sie jeweils ein Beispiel an, welche Untersuchung hier genau zum Einsatz kommen könnte!

1 Inspektion
2 Perkussion
3 Palpation
4 Auskultation
5 Funktionsprüfung

Alle Antworten sind richtig.

Anmerkung

- Punkt 1: Inspektion: z. B. Trichter- und / oder Hühnerbrust, Fassthorax, Sahli-Venenkranz, Spider naevi
- Punkt 2: Perkussion: Lage und Größe von Lunge, Herz und Leber, Luftgehalt der Lunge
- Punkt 3: Palpation: Achsellymphknoten, Stimmfremitus, seitenvergleichende Atmung
- Punkt 4: Auskultation: Herztöne, Herzgeräusche, normale Atemgeräusche, krankhafte Nebengeräusche, Kratzauskultation der Leber
- Punkt 5: Funktionsprüfung: Lungenfunktionsprüfung (z. B. Peak-flow-Meter), Herzfunktionsprüfung (z. B. Pulstastung, Schellong-Test)

Welche Aussagen zur Perkussion des Herzens sind richtig?

1 Mithilfe der Perkussion können die ungefähre Herzgröße und -form festgestellt werden.
2 In dem Bereich, in dem das Herz direkt der Brustwand anliegt, findet man eine relative Dämpfung.
3 Bei einer absoluten Herzdämpfung ist der Perkussionsklang leiser als bei einer relativen.

4 Es gibt keine Unterteilung in relative und absolute Dämpfung bei der Perkussion des Herzens.

Die Antworten 1 und 3 sind richtig.

Anmerkung

- Punkt 2: Dort findet man eine absolute Dämpfung.
- Punkt 3: Bei einer relativen Dämpfung liegt lufthaltiges Lungengewebe über dem Herzen, deshalb ist der Perkussionsklang lauter als über dem Bereich, der nicht von lufthaltigem Gewebe überlagert wird.

■ Welche Aussagen zu den Pulsbefunden sind richtig?

1 Einen Pulsus parvus findet man bei Aortenklappeninsuffizienz.
2 Einen Pulsus durus findet man bei Hypertonie.
3 Einen Pulsus parvus findet man bei Hyperthyreose.
4 Einen Pulsus altus findet man bei Aortenklappenstenose.
5 Einen Pulsus mollis findet man bei Hypotonie.

Die Antworten 2 und 5 sind richtig.

Anmerkung

- Punkt 1: Bei Aortenklappeninsuffizienz findet man einen Pulsus altus.
- Punkt 3: Bei Hyperthyreose findet man einen Pulsus altus.
- Punkt 4: Bei Aortenklappenstenose findet man einen Pulsus parvus.

■ Welche Behauptungen über die Milzpalpation sind richtig?

1 Eine Milzpalpation ist einfach und gelingt auch dem Neuling auf Anhieb.
2 Eine Milzpalpation wird am besten in Bauchlage durchgeführt, weil man so am besten die linke Flanke des Patienten palpieren kann.
3 Eine gesunde Milz kann nicht getastet werden.
4 Bei manchen Erkrankungen kann der Unterrand der Milz im Unterbauch getastet werden.
5 Findet man die Milz vergrößert und fest, so spricht das für eine chronische Erkrankung, wie z. B. Leukämie.

Die Antworten 3, 4 und 5 sind richtig.

Anmerkung

- Punkt 1: Eine Milzpalpation ist nicht ganz einfach zu erlernen.
- Punkt 2: Die Milzpalpation wird in Rücken- oder in der rechten Seitenlage durchgeführt.
- Punkt 3: Das Milzgewebe ist weicher als die Haut und kann deshalb nicht palpiert werden.
- Punkt 4: Das kann z. B. bei einer hämolytischen Anämie oder bei Morbus Hodgkin der Fall sein.

■ Welche Untersuchungen kann man sinnvoll vornehmen, wenn man den Patienten auf Aszites untersuchen möchte?

1 Untersuchung auf das Undulationsphänomen
2 Inspektion des Abdomens auf verstrichenen Bauchnabel
3 Untersuchung auf verschiebliche Dämpfung in Rücken- und Seitenlage
4 Untersuchung auf verschiebliche Dämpfung in der Knie-Ellenbogen-Lage
5 Untersuchung auf Loslassschmerz

Die Antworten 1, 2, 3 und 4 sind richtig.

Anmerkung

- Punkt 5: Loslassschmerz ist ein Hinweis auf Bauchfellentzündung, und zwar des parietalen Blattes. Das ist typisch für Peritonitis.

■ Mit welcher Untersuchungstechnik bekommt man auch schon bei kleineren Flüssigkeitsmengen einen Hinweis auf Aszites?

1 Untersuchung auf das Undulationsphänomen
2 Untersuchung in Knie-Ellenbogen-Lage
3 Untersuchung auf verschiebliche Dämpfung in Rücken- und Seitenlage

Antwort 2 ist richtig.

Anmerkung

- Punkt 2: Mit dieser Technik kann man schon kleinere Flüssigkeitsmengen ab 200 ml nachweisen.

■ Welcher dieser beiden Untersuchungsbefunde bei der Auskultation des Abdomens weist auf eine bedrohliche Erkrankung hin?

1 Es sind sehr deutliche Darmgeräusche wahrnehmbar.
2 Es sind überhaupt keine Darmgeräusche wahrnehmbar.

Antwort 2 ist richtig.

Anmerkung

- Punkt 2: Diese sog. „Grabesstille" im Stethoskop weist auf eine Darmlähmung und somit auf einen Ileus.

■ Wie tief kann man bei einer rektalen Austastung das Rektum palpieren?

1 ca. 3–4 cm
2 ca. 5–8 cm
3 ca. 10–12 cm
4 ca. 14–17 cm

Antwort 3 ist richtig.

KAPITEL

33 Labordiagnostik

33.1 Fragen ohne Antwortauswahl

■ **Ein Patient sucht wegen Durchfällen Ihre Praxis auf. Er vermutet, dass er sich bei einem Kollegen angesteckt haben könnte, da dieser über die gleichen Beschwerden klagt. Er möchte nun, dass sein Stuhl untersucht wird, damit er weiß, welcher Erreger das sein könnte. Wie gehen Sie nun sinnvollerweise vor?**

Ich verweise den Patienten an den **Arzt,** da ein Heilpraktiker nicht mit infektionsverdächtigem Material hantieren und somit keinen Erregernachweis führen darf.

■ **Was versteht man in der Laborkunde unter dem Begriff „Referenzwert"?**

Referenzwert bedeutet, dass diesem Wert **95 %** der gesunden **Normalbevölkerung entsprechen.** Jeweils 2,5 % liegen oberhalb und unterhalb des gemessenen Wertes. Es handelt sich also um einen bestimmten Schwankungsbereich, innerhalb dessen alle Werte als normal gelten.

■ **Ist zu erwarten, dass alle Parameter für die Laborbestimmung gleiche Ergebnisse liefern, wenn man sie in arteriellem, venösem und kapillärem Blut bestimmt?**

Nein. In Arterien befinden sich noch Stoffe, die zu den Zellen hin transportiert werden, im venösen Blut sind Stoffe, die die Zellen zum Abtransport abgegeben haben.

■ **Welche zwei Blutabnahmesysteme unterscheidet man?**

Man unterscheidet das **Unterdrucksystem**, z. B. Vacutainer® und das **Aspirationssystem**, z. B. Monovette®.

■ **Wozu kann man in der Praxis eine Zentrifuge einsetzen?**

Eine Zentrifuge wird benutzt, um die festen Bestandteile des Blutes von den flüssigen Anteilen zu trennen. So gewinnt man **aus Vollblut Serum.**

■ **Zu welcher Uhrzeit bestimmen Sie für den Patienten eine Blutentnahme, wenn Sie einen Parameter bestimmen möchten, der nennenswerten Tagesschwankungen unterliegt?**

Die Blutentnahme muss morgens **zwischen 7.00 und 9.00 Uhr** nüchtern erfolgen.

■ **Ein Patient, der gerne einmal einen „Mitternachtssnack" zu sich nimmt, fragt Sie, wann er das letzte Mal essen darf, wenn er am nächsten Morgen zwischen 7.00 und 9.00 Uhr zur Blutabnahme kommen soll.**

Der Patient muss eine **Nahrungskarenz** von **mindestens 12 Stunden** einhalten. Wenn er also um 8.00 Uhr morgens kommt, dann darf er am Abend vorher nach 20.00 Uhr nichts mehr essen.

■ **Sie bestellen einen Patienten zur morgendlichen Blutabnahme ein. Worauf müssen Sie ihn hinweisen?**

Nachdem man sein Einverständnis zur Blutentnahme zu Untersuchungszwecken erhalten hat, weist man ihn darauf hin, dass die **Entnahme** morgens **zwischen 7.00 und 9.00 Uhr** erfolgen muss. Er muss vor der Abnahme eine **Nahrungskarenz von 12 Stunden** einhalten, möglichst **keine Medikamente** eingenommen haben, 3 Stunden vorher darf er **keine großen körperlichen Anstrengungen** (z. B. darf er nicht in die Praxis joggen) vornehmen und in den Tagen vor der Abnahme dürfen **keine Alkoholexzesse** erfolgen. Außerdem erklärt man ihm, dass er vor der Abnahme 5–20 Minuten auf der Liege in der Praxis ruht.

■ **Zählen Sie auf, an welche Punkte Sie bei der Nachbereitung der Blutentnahme denken müssen!**

Das Probenröhrchen (nicht die Kappe oder Schutzhülle) wird sofort mit den **Patientendaten** und dem **Entnahmedatum beschriftet**. Die Entnahme wird in der **Patientenakte** und dem **Laborbuch** dokumentiert. Der Probeneinsendung an das Labor wird ein Anforderungsschein beigelegt, aus dem ersichtlich ist, welche Parameter bestimmt werden sollen. Aus Datenschutzgründen ist es gut, wenn dabei nicht der Patientennamen weitergegeben wird, sondern mit verschlüsselten Nummern gearbeitet wird. Werden auf dem Anforderungsschein persönliche Daten des Patienten weitergegeben, so benötigt man dafür eine Einverständniserklärung des Patienten. Bei manchen Parametern (z. B. Vitamin A oder E) muss der Transport lichtgeschützt erfolgen.

■ **Ordnen Sie den Urin-Probenmaterialien die passenden Definitionen zu!**

1	Morgenurin	A	Urin wurde über eine bestimmte Zeitspanne gesammelt (meist 24 Stunden).
2	Spontanurin	B	Der erste und letzte Urinstrahl gehen in die Toilette, der mittlere Urinstrahl wird aufgefangen.
3	Mittelstrahlurin	C	Wird mit der ersten Miktion nach dem Aufstehen morgens gewonnen.
4	Sammelurin	D	Urinentnahme erfolgt irgendwann im Tagesverlauf.

1: C
2: D
3: B
4: A

■ **Warum wird für Urinuntersuchungen Mittelstrahlurin verwendet?**

Mittelstrahlurin ist **am wenigsten kontaminiert.** Vor allem bei Frauen mit Ausfluss kann der Erststrahlurin mit Keimen verunreinigt sein.

■ **Zählen Sie einige Entnahmeregeln auf, die zu beachten sind, wenn eine Urinuntersuchung erfolgen soll!**

- Es sollte möglichst **Mittelstrahlurin** verwendet werden.
- Es sollte möglichst **Morgenurin** verwendet werden.
- Es sollte evtl. 24-Stunden-**Sammelurin** verwendet werden.
- Das Sammelgefäß muss **sauber** und frei von Reinigungs- oder Desinfektionsmittelrückständen sein.
- Der Urin muss **zeitnah** untersucht werden.
- Der Urin darf bis zur Diagnostik **nicht** in die **Sonne** gestellt werden.
- Der Urin soll im **Kühlschrank** aufbewahrt werden.
- Die Hände müssen gewaschen und sauber sein.

■ **Ordnen Sie der perniziösen Anämie und der Eisenmangelanämie die passende Anfärbbarkeit der Erythrozyten zu!**

1	Perniziöse Anämie	A	Hypochrom
2	Eisenmangelanämie	B	Hyperchrom

1: B
2: A

■ **Zählen Sie mindestens vier für den Körper wichtige Elektrolyte auf!**

Von den folgenden sechs Elektrolyten sollten Sie mindestens vier genannt haben:

Kalium (K^+), **Natrium** (Na^+), **Kalzium** (CA^{2+}), **Chlorid** (Cl^-), **Magnesium** (MG^{2+}), **Phosphat** (PO_4^{3-})

■ **Was ist ein Enzym?**

Ein Enzym ist ein **Körpereiweiß,** das als biologischer **Katalysator** wirkt. Damit meint man, dass ein Enzym bestimmte chemische Reaktionen ermöglicht bzw. beschleunigt, ohne sich dabei zu verändern.

■ **Ordnen Sie hinsichtlich der Substrat- und Wirkungsspezifität von Enzymen die passende Beschreibung zu!**

1	Substratspezifität	A	Ein Enzym kann nur eine ganz bestimmte Reaktion herbeiführen (katalysieren).
2	Wirkungsspezifität (Reaktionsspezifität)	B	Enzyme reagieren nur mit einer bestimmten Substanz (Substrat). Andere, selbst ähnliche Stoffe passen nicht in das aktive Zentrum des Enzyms.

1: B
2: A

■ **Ordnen Sie hinsichtlich der Begriffe Iso- und Leitenzyme die passenden Erklärungen zu!**

1	Isoenzyme	A	Verschiedene Formen eines Enzyms, die sich vom Aufbau her leicht unterscheiden, aber die gleiche biochemische Reaktion herbeiführen und zum gleichen Endprodukt führen. Sie passen die Enzymreaktionen an die jeweiligen Bedürfnisse im Gewebe an.
2	Leitenzyme	B	Kommen nur in einem bestimmten Gewebe in hoher Aktivität vor. Ihr vermehrtes Auftreten weist somit auf das geschädigte Herkunftsgewebe hin.

1: A
2: B

■ **Ergänzen Sie in folgender Tabelle, aus welchem Herkunftsgewebe (Organ) das Enzym stammen kann.**

Leitenzym		**Herkunftsgewebe (Organ)**
Abkürzung	**Bezeichnung**	
Alpha-Amylase	Alpha-Amylase	
AP	Alkalische Phosphatase	
CK	Creatin-Kinase	
GPT (ALAT)	Glutamat-Pyruvat-Transaminase	
Gamma-GT	Gamma-GT	
GLDH	Glutamatdehydrogenase	
Lipase	Lipase	

Leitenzym		**Herkunftsgewebe (Organ)**
Abkürzung	**Bezeichnung**	
Alpha-Amylase	Alpha-Amylase	Speicheldrüsen, Pankreas
AP	Alkalische Phosphatase	Leber, Knochen
CK	Creatin-Kinase	Quergestreifte Muskulatur
GPT (ALAT)	Glutamat-Pyruvat-Transaminase	Leber
Gamma-GT	Gamma-GT	Leber
GLDH	Glutamatdehydrogenase	Leber
Lipase	Lipase	Pankreas

■ **Ordnen Sie die folgenden Enzyme so zu, dass jedes Enzym einem möglichen Organ zugewiesen wird!**

1	Lipase	A	Knochen
2	GOT	B	Myokard
3	AP	C	Pankreas

1: C
2: B
3: A

Ordnen Sie den Begriffen Einflussgrößen und Störfaktoren aus der Labordiagnostik die passenden Erklärungen zu!

1	Einflussgrößen	A	Sie verändern schon vor der Blutabnahme die Enzymaktivität, z. B. Alkohol, Ernährung.
2	Störfaktoren	B	Sie verändern das Ergebnis nach der Blutabnahme bei der Untersuchung, z. B. Hämolyse durch zu starkes Schütteln des Röhrchens.

1: A
2: B

Welches Organ stellt den größten Anteil der Bluteiweiße her?

Die **Leber.**

Wie heißen die beiden wichtigsten Trägereiweiße für Cholesterin?

LDL (low density lipoprotein) und **HDL** (high density lipoprotein).

Geben Sie den Referenzbereich des Gesamtcholesterins für über 40-Jährige an!

Unter **240** mg / dl.

Ordnen Sie hinsichtlich der Gefahren von Gerinnungsstörungen zu!

1	Blutgerinnung heraufgesetzt.	A	Gefahr der hämorrhagischen Diathese
2	Blutgerinnung herabgesetzt.	B	Erhöhte Thromboseneigung

1: B
2: A

Ordnen Sie den Gerinnungstest zu, was sie jeweils untersuchen.

1	INR-Bestimmung	A	Untersucht das Intrinsic-System der Blutgerinnung.
2	Partielle Thromboplastinzeit (PTT)	B	Untersucht das Extrinsic-System der Blutgerinnung.

1: B
2: A

Weshalb ist TSH zum Aufdecken einer Hyper- oder Hypothyreose so wichtig?

Das TSH, das aus dem HVL stammt, hat die Aufgabe, die Schilddrüse **anzuregen** T_3 und T_4 zu produzieren. Kommt es zu Störungen in der Schilddrüse, so versucht der HVL sofort gegenzusteuern. Dabei handelt es sich um eine **negative Rückkopplung:** Je höher T_3 / T_4 im Serum vorliegen, desto niedriger ist TSH. Je niedriger T_3 / T_4, desto höher ist TSH.

Welche Untersuchungen können bei Verdacht auf Laktoseintoleranz durchgeführt werden?

H2-Atemtest, Bestimmung von IgE- und IgG, Prick-Test, Laktosetoleranztest, Eliminationsdiät. Heilpraktiker führen auch Tests mittels Kinesiologie, Testgeräten oder Pendeln durch.

Was ist der RAST-Test?

Es handelt sich um eine Abkürzung für Radio-Allergo-Sorbens-Test. Dies ist ein Labortest zur **Aufdeckung** von **Allergien,** indem **IgE**-Immunglobuline gegen bestimmte Allergene im Blut nachgewiesen werden.

Liefert ein RAST-Test zuverlässige Ergebnisse?

Nein. Die Ergebnisse stimmen nicht zu 100 % mit anderen Tests, wie z. B. Provokationstest, Pricktest, Epikutantest überein. Außerdem bedeutet ein hoher IgE-Spiegel nicht zwingend, dass der Körper bei Kontakt mit diesem Antigen auch tatsächlich allergisch reagiert. Wegen dieser Unzulänglichkeiten und wegen des hohen technischen und finanziellen Aufwandes wird der RAST-Test meist nur als **ergänzende Untersuchungsmethode** eingesetzt.

■ **Macht es Sinn, Hormone im Speichel zu bestimmen oder ist es besser, diese nur im Blut bestimmen zu lassen?**

Hormonbestimmungen im Speichel sind **besonders aussagekräftig,** weil in den Speichel nur biologisch aktive Hormone übertreten können. Im Blut dagegen sind die Hormone zu über 95 % an Eiweiße gebunden und somit biologisch inaktiv.

■ **Wie erfolgt die Probengewinnung für eine Speicheldiagnostik?**

Die Probenentnahme ist hier besonders einfach, weil sie nicht-invasiv ist. Meist erfolgt die Probengewinnung einfach nach der **Spuckmethode.** Eine weitere Möglichkeit ist, dass der Patient auf einer **Watterolle kaut.** Die vollgesaugte Watterolle wird in eine Salivette® gesteckt und an ein Labor eingeschickt.

33.2 Multiple-Choice-Fragen

■ **Welche Behauptung zu Referenzwerten ist richtig?**

1 Liegt ein Patient mit seinen Ergebnissen außerhalb des Referenzwertes, so hat dies immer Krankheitswert.
2. Liegt ein Patient mit seinen Ergebnissen außerhalb des Referenzwertes, so kann – muss das aber nicht – unbedingt Krankheitswert haben.

Antwort 2 ist richtig.

Anmerkung
- Der Referenzwert (95 % der Normalbevölkerung entsprechen diesem Wert) ist eine willkürliche Festlegung. Die restlichen 5 %, die diesem Wert nicht entsprechen, müssen deshalb nicht zwangsläufig krank sein.

■ **Kreuzen Sie an, welche Blutentnahmeröhrchen es gibt!**

1 Serum-Röhrchen
2 Citrat-Plasma-Röhrchen
3 Kreatinin-Röhrchen
4 Heparin-Plasma-Röhrchen
5 EDTA-Plasma-Röhrchen
6 Harnstoff-Röhrchen
7 Angiotensin-Röhrchen

Die Antworten 1, 2, 4 und 5 sind richtig.

Anmerkung
- Punkt 3, 6 und 7: Das sind Phantasienamen.

■ **Kreuzen Sie an, welche Parameter nur nüchtern im Blut bestimmt werden dürfen!**

1 Nüchternblutzucker
2 Blutzuckertagesprofil
3 Cholesterin
4 Eosinophile
5 Triglyzeride

Die Antworten 1, 3 und 5 sind richtig.

■ **Ein Patient kommt wegen des Symptoms „Müdigkeit" zum Heilpraktiker, weitere auffallende Befunde sind bei der Anamnese und der körperlichen Untersuchung nicht zu erheben. Der Heilpraktiker möchte nun eine Screening-Untersuchung vornehmen, um die Ursache aufdecken zu können. Dazu möchte er (auch) eine Stuhlprobe ans Labor schicken, um bestimmte Sachverhalte abzuklären. Welche Parameter darf er anfordern?**

1 Blut im Stuhl
2 Pankreasenzyme
3 Unverdaute Nahrungsbestandteile
4 Bestimmung des Darmmikrobioms

Alle Antworten sind richtig.

■ **Kreuzen Sie an, bei welchen der folgenden Merkmale es zu einer erhöhten Thromboseneigung kommt!**

1 Eosinopenie
2 Thrombozytose
3 Thrombozytopenie
4 Thrombozythämie

Die Antworten 2 und 4 sind richtig.

Anmerkung
- Punkt 1: Abnahme der Eosinophilen
- Punkt 2: zeitweise Zunahme der Thrombozyten
- Punkt 3: Abnahme der Thrombozyten durch eine Bildungsstörung
- Punkt 4: dauerhafte Zunahme der Thrombozyten

Welche Behauptungen über Enzyme sind richtig?

1 Enzymnamen enden meist auf -ose.
2 Enzymnamen beschreiben oft die Reaktion, die das Enzym herbeiführt (katalysiert).
3 Enzyme haben ein „aktives Zentrum“ mit dem sie sich an den umzuwandelnden Stoff verbinden und ihn so reaktionsbereit machen.
4 Enzyme kommen nur innerhalb von Körperzellen vor.
5 Enzyme kommen nur außerhalb von Körperzellen vor.
6 Enzyme kommen innerhalb und außerhalb von Körperzellen vor.

Die Antworten 2, 3 und 6 sind richtig.

Anmerkung
- Punkt zu 1: Enzymnamen enden meist auf -ase.
- Punkt 2: Die Bezeichnung Lipase weist beispielsweise darauf hin, dass es sich um ein fettabbauendes Enzym handelt.

Kreuzen Sie mögliche Einsatzgebiete der Enzymdiagnostik an!

1 Lokalisation von Organerkrankungen durch Leitenzyme
2 Unterscheidung von Erkrankungen in akuten oder chronischen Verlauf
3 Bei der Perimetrie
4 Schwere der Zellschädigung bei Lebererkrankungen

Die Antworten 1, 2 und 4 sind richtig.

Anmerkung
- Punkt 2: Bei akuten Erkrankungen ist die Freisetzung von Enzymen ins Blut in der Regel höher als bei chronischen Prozessen.
- Punkt 3: Es handelt sich in der Augenheilkunde um eine Prüfung des Gesichtsfelds. Dazu wird lediglich ein Gegenstand (z. B. Kugelschreiber) benötigt.
- Punkt 4: Bei leichteren Leberschäden werden Enzyme des Zytoplasmas freigesetzt (z. B. GPT, bei schweren Schädigung mit Zellnekrosen, treten auch mitochondriale Enzyme (z. B. GOT) aus dem Zellkern ins Blut über.

Kreuzen Sie die fünf Hauptfraktionen an, in die die Elektrophorese die Bluteiweiße trennt!

1 Aldosteron
2 Albumin
3 Alpha-1-Globuline
4 Alpha-2-Globuline
5 Beta-Globuline
6 Triiodthyronin
7 Gamma-Globuline

Die Antworten 2, 3, 4, 5 und 7 sind richtig.

Anmerkung
- Punkt 1: Aldosteron ist ein Hormon der Nebennierenrinde (Mineralokortikoid).
- Punkt 6: Triiodthyronin (T_3) ist ein Schilddrüsenhormon.

Welche Ursachen kann ein Absinken der Albumine im Blut haben?

1 Leberzirrhose
2 Hyperthyreose
3 Nephrotisches Syndrom
4 Hungerzustände
5 Bluteindickung durch Exsikkose
6 Schwangerschaft

Die Antworten 1, 3, 4 und 6 sind richtig.

Anmerkung
- Punkt 1: Die Leber kann die Albumine nicht mehr herstellen.
- Punkt 2: Hyperthyreose ist die Schilddrüsenüberfunktion.
- Punkt 3: Die Albumine gehen über den Urin verloren.
- Punkt 4: Die Albumine können in der Leber nicht aufgebaut werden, weil nicht genug Eiweiße vorhanden sind.
- Punkt 5: Eine Bluteindickung führt zu einem Anstieg der Albumine.

- Punkt 6: Es kommt zu einer Vermehrung des Gesamtwassers.

Welche Aussagen zu den Akute-Phase-Proteinen sind richtig?

1 Sie gehören zu den Blutzellen.
2 Sie werden in Abwehrzellen hergestellt.
3 Infolge von Infekten kommen sie innerhalb von 6–8 Stunden vermehrt im Blut vor.
4 Infolge von Infekten kann sich ihre Konzentration auf das 1.000- bis 2.000-Fache ihrer normalen Konzentration erhöhen.
5 Die wichtigste Rolle bei den Akute-Phase-Proteinen spielt Kreatinin.

Die Antworten 3 und 4 sind richtig.

Anmerkung
- Punkt 1: Akute-Phase-Proteine gehören zu den Bluteiweißen.
- Punkt 2: Sie werden in der Leber hergestellt.
- Punkt 5: Die wichtigste Rolle bei den Akute-Phase-Proteinen spielt CRP. Kreatinin ist ein Abbauprodukt des Muskelstoffwechsels und muss über die Niere ausgeschieden werden.

Kreuzen Sie den Referenzbereich des Gesamtcholesterins für einen 20-Jährigen an!

1 Unter 150 mg / dl
2 Unter 200 mg / dl
3 Unter 240 mg / dl

Antwort 2 ist richtig.

Kreuzen Sie an, wenn es sich um eine Blutgerinnungsuntersuchung handelt!

1 Quick-Wert
2 CRP-Bestimmung
3 INR-Bestimmung
4 Partielle Thromboplastinzeit (PTT)
5 oGTT
6 Thrombinzeit (TZ)

Die Antworten 1, 3, 4 und 6 sind richtig.

Anmerkung
- Punkt 2: dient v. a. der Feststellung von Entzündungen.
- Punkt 5: Es handelt sich um den oralen Glukosetoleranztest.

Jemand hat eine Hypothyreose. Welche Hormonveränderungen wird man im Blut finden?

1 T_3 / T_4 erniedrigt, TSH erhöht.
2 T_3 / T_4 erhöht, TSH erhöht.
3 T_3 / T_4 erhöht, TSH erniedrigt.

Antwort 1 ist richtig.

Anmerkung
- Punkt 2 und 3: Wenn T_3 / T_4 erhöht sind, liegt eine Hyperthyreose vor.

Für welche Störung spricht der folgende Blutbefund: T_3 / T_4 normal, TSH erhöht?

1 Hypothyreose
2 Hyperthyreose
3 Eigentlich liegt eine Schilddrüsenunterfunktion vor. Durch eine vermehrte Ausschüttung von TSH konnte diese jedoch kompensiert werden und somit normale T_3- und T_4-Werte im Blut erreicht werden.

Antwort 3 ist richtig.

Für welche Störung spricht der folgende Blutbefund: T_3 / T_4 erhöht, TSH erhöht?

1 Euthyreote Stoffwechsellage
2 Hyperthyreose
3 Hypothyreose

Antwort 2 ist richtig.

Anmerkung
- Es liegt eine Schilddrüsenüberfunktion vor, die ihre Ursache in einer vermehrten TSH-Ausschüttung des Hypophysenvorderlappens hat. Hier liegt also eine Störung nicht in der Schilddrüse, sondern im HVL.

Für welche Störung spricht der folgende Blutbefund: T_3 / T_4 erhöht, TSH erniedrigt?

1 Euthyreote Stoffwechsellage
2 Hyperthyreose
3 Hypothyreose

Antwort 2 ist richtig.

Anmerkung
- Es liegt eine Schilddrüsenüberfunktion vor, die sich autonom entwickelt hat, TSH wird herabgesetzt, um den Überschuss auszugleichen.

Kreuzen Sie an, welcher Befund auf eine Hypothyreose durch Iodmangel hinweist!

1 T_3 und T_4 erhöht, TSH erniedrigt, keine AK nachweisbar.
2 T_3 und T_4 erhöht, TSH erhöht, keine AK nachweisbar.
3 T_3 und T_4 erniedrigt, TSH erhöht, AK nachweisbar.
4 T_3 und T_4 erniedrigt, TSH, erhöht, keine AK nachweisbar.

Antwort 4 ist richtig.

Anmerkung
- Punkt 1: Das spricht für ein autonomes Adenom.
- Punkt 2: Das spricht für eine Hypothyreose, die ihre Ursache in einer vermehrten TSH-Ausschüttung des HVL hat (selten).
- Punkt 3: Es liegt eine Hypothyreose vor, da AK nachweisbar sind, spricht das für ein Autoimmungeschehen wie bei der Hashimoto-Thyreoiditis.
- Punkt 4: Es liegt eine Hypothyreose vor, da keine AK nachweisbar sind, spricht das für Iodmangel als Ursache der Hypothyreose.

Bei einem 65-jährigen Patienten finden Sie im Blut den Rheumafaktor erhöht. Er hat aber keine rheumatischen Beschwerden. Welcher Schluss aus dem Laborbefund ist richtig?

1 Der Patient hat im Moment zwar noch keine Beschwerden. Er wird sie aber mit Sicherheit noch bekommen.
2 Gerade bei älteren Menschen findet man oft eine Erhöhung des Rheumafaktors ohne entsprechende Beschwerden und diese stellen sich auch nicht später ein.
3 Der Patient hat rheumatische Beschwerden, gibt es aber aus psychischen Gründen nicht zu.
4 Der Laborbefund muss fehlerhaft sein.

Antwort 2 ist richtig.

Welcher Befund spricht für einen Eisenmangel?

1 Transferritinkonzentration ↑, Transferritinsättigung ↓
2 Transferritinkonzentration ↑, Transferritinsättigung ↑
3 Transferritinkonzentration ↓, Transferritinsättigung ↓
4 Transferritinkonzentration ↓, Transferritinsättigung ↑

Antwort 1 ist richtig.

Sie vermuten bei Ihrem Patienten eine Maldigestion. Welche Untersuchungen sind sinnvoll, um diesen Verdacht erhärten zu können?

1 Chymotrypsinbestimmung im Stuhl
2 Teststreifenuntersuchung des Urins auf Nitrit
3 Stuhluntersuchung auf unverdaute Nahrungsbestandteile
4 Troponin-Test

Die Antworten 1 und 3 sind richtig.

Anmerkung
- Punkt 2: dient der Aufdeckung von Bakterien im Harnwegsystem.
- Punkt 4: dient dem Nachweis eines Herzinfarkts.

Kreuzen Sie an, welche Untersuchungen sinnvoll sind, um eine Nahrungsmittelallergie aufzudecken!

1 RAST-Test
2 Bestimmung der Amylase im Blut
3 IgE-Bestimmung im Serum
4 Bestimmung der Eosinophilen im Blut
5 Kreatininbestimmung im Blut

Die Antworten 1, 3 und 4 sind richtig.

Anmerkung
- Punkt 2: dient v. a. der Aufdeckung einer Pankreatitis.
- Punkt 5: dient v. a. der Aufdeckung einer Niereninsuffizienz.

Kreuzen Sie an, was man im Speichel bestimmen kann!

1 Trypsinogen
2 Alpha-Amylase
3 Östrogen
4 Nitrit
5 Serotonin
6 Metalle aus Zahnersatz
7 Kariesauslösende Mikroorganismen (z. B. Streptococcus mutans)

Die Antworten 2, 3, 5, 6 und 7 sind richtig.

Anmerkung

- Punkt 1: Der Trypsinogentest misst die Konzentration von Trypsinogen im Blut. Bei bestimmten Erkrankungen (z. B. Pankreatitis) kommt es im Organ zu einer Stauung, weshalb das Trypsinogen nicht ausreichend in den Darm abgegeben werden kann und so vermehrt ins Blut gelangt.
- Punkt 4: Nitrit wird im Harn bestimmt. Es ist bei bakteriellen Harnweginfekten erhöht.

KAPITEL

34 Differenzialdiagnostische Fragen

Beachten Sie bitte zu den nachfolgenden differenzialdiagnostischen Schlagworten auch die in den vorausgegangenen Kapiteln des Buches gestellten Fragen.

Generalisierte Lymphknotenschwellung (➤ Kap. 8)
Achsellymphknotenschwellung, (➤ Kap. 8)
Milzschwellung, (➤ Kap. 8)
Schmerzen beim Schlucken der Nahrung, (➤ Kap. 9)
Durchfälle, (➤ Kap. 9)
Struma, (➤ Kap. 14)
Lymphknotenschwellungen bei Infektionskrankheiten(➤ Kap. 27)
Durchfälle bei Infektionskrankheiten (meldepflichtig), (➤ Kap. 27)

■ Geben Sie Ursachen für Herzschmerzen an!

Angina pectoris, Herzinfarkt, Herzneurose

- **Herzinfarkt** und **Angina pectoris:** Die Schmerzen sind eher stark und dumpf, je nach Schwere der Erkrankung gehen sie auch mit Atemnot und Todesangst einher.
- **Herzneurose:** Die Schmerzen sind eher hell und stechend.
- **Roemheld-Syndrom** (gastrokardialer Symptomenkomplex): Zwerchfellhochstand führt zur Herzirritation.
- **Myokarditis, Perikarditis**
- **Lungenembolie**
- **Herpes zoster (in Herzregion)**

■ Wodurch kann es zum Ikterus (Gelbsucht) kommen?

Bilirubin fällt beim Abbau der roten Blutkörperchen an. Es wird als unkonjugiertes Bilirubin zu den Leberzellen transportiert, hier an Glukuronsäure gekoppelt und mit der Gallenflüssigkeit als konjugiertes Bilirubin über den Darm ausgeschieden. Ist die Abgabe über die Gallenflüssigkeit gestört oder fällt durch einen gesteigerten Erythrozytenabbau vermehrt Bilirubin an (z. B. hämolytische Anämie), so steigt der Blutbilirubinspiegel an. Erreicht er 2 mg/dl, so erfolgt eine Bilirubineinlagerung ins Gewebe und damit eine Gelbfärbung von Haut, Schleimhaut und Skleren.

Leberkrankheiten, Gallenkrankheiten, Blutkrankheiten, Pankreaskopfkarzinom!
Übermäßiger Karottengenuss kann einen Ikterus vortäuschen! Dabei sind allerdings die Skleren nicht gelb gefärbt und der Urin bleibt hell.

- **Leberkrankheiten:** Virushepatitis, chronische Hepatitis, Leberzirrhose, Lebertumoren, alkoholbedingter Leberschaden, Hepatitis bei Infektionskrankheiten (z. B. Mononucleosis infectiosa, Gelbfieber), autoimmunbedingte Leberschädigung, Stauungsleber, toxische Leberschädigung durch Umweltgifte oder Medikament
- **Erkrankungen der Gallenwege:** Cholangitis, Gallengangsteine, Gallentumoren (Krebs, Zysten), Schwangerschaftscholestasen, Striktur des Ductus choledochus, Gallengangatresie (Atresie = angeborener Verschluss eines Hohlorgans)
- **Blutkrankheiten:** perniziöse Anämie, hämolytische Anämie (z. B. Malaria), Kugel-, Sichelzellanämie, Autoimmunhämolyse, Blutgifte (z. B. Schlangengifte, Chinin)
- **Pankreaserkrankungen:** Pankreaskopfkarzinom, Pankreasgangstein vor der Vater-Papille
- **Stoffwechselerkrankungen:** Morbus Wilson (Kupferspeicherkrankheit), Hämochromatose (Eisenspeicherkrankheit)
- **Gilbert-Syndrom** (Meulengracht-Krankheit): Erbkrankheit mit Erhöhung des unkonjugierten Bilirubins. Durch die gestörte Aufnahme des

Bilirubins in die Leberzellen (vermutete Ursache) werden ein Ikterus sowie uncharakteristische Oberbauchbeschwerden hervorgerufen.
- **Physiologischer und pathologischer Neugeborenenikterus**

Ein Patient klagt über anhaltende Müdigkeit. Woran denken Sie?

Hypotonie, Anämie, Leukämie, Tumorerkrankungen

- **Erkrankungen des Blutes und lymphatischen Systems:**
  - **Anämie:** Eisenmangelanämie, perniziöse Anämie, hämolytische Anämie, aplastische Anämie
  - **Leukämie:** akute und chronisch-myeloische sowie akute und chronisch-lymphatische Leukämie
- **Tumorerkrankungen**
- **Hypotonie:** primäre und sekundäre Formen
- **Erkrankungen des Hormonsystems**
  - **Hypothyreose** (Schilddrüsenunterfunktion)
  - **Morbus Addison:** durch einen Mangel an Kortison und Aldosteron kommt es zur Hypotonie und zur Hypoglykämie
  - **HVL-Insuffizienz**
  - **Diabetes mellitus:** Hypoglykämie
- **Psychische und körperliche Erschöpfung, Depressionen**
- **Medikamente:** Sedativa, (Kortison)
- **Schlafapnoe-Syndrom**
- **Chronische Infekte:** z. B. Tuberkulose, chronische Pyelonephritis
- **Vitaminmangel-Zustände** („Frühjahrsmüdigkeit"): vor allem Vitamin-B- und -C-Mangelzustände
- **Nierenerkrankungen:** Glomerulonephritis, Pyelonephritis, nephrotisches Syndrom
- **Lebererkrankungen:** Virushepatitis, chronische Hepatitis, Leberzirrhose, Lebertumoren, alkoholbedingter Leberschaden, Hepatitis bei Infektionskrankheiten (z. B. Mononucleosis infectiosa, Gelbfieber), autoimmunbedingte Leberschädigung, Stauungsleber, toxische Leberschädigung durch Umweltgifte oder Medikamente
- **Hypokaliämie:** z. B. durch Laxanzienabusus
- **Herzinsuffizienz**
- **Rheumatoide Arthritis** (RA)
- **Darmpilz**
- **Wurmbefall:** z. B. Spulwürmer, Madenwürmer, Bandwürmer
- **Sclerodermia diffusa** (Darrsucht)
- Multiple Sklerose
- Rekonvaleszenz

Ein Patient leidet am ganzen Körper an Juckreiz (Pruritus generalisatus). Welche Erkrankungen kommen als Ursache in Betracht?

Allergien, Leberkrankheiten, Gallenkrankheiten, Diabetes mellitus, Nierenerkrankungen, Morbus Hodgkin, diverse Hautkrankheiten

- **Allergien:** Urtikaria, allergisches Kontaktekzem, Arzneimittel- und Nahrungsmittelallergien
- **Lebererkrankungen:** Virushepatitis, chronische Hepatitis, Leberzirrhose, Lebertumoren, alkoholbedingter Leberschaden, Hepatitis bei Infektionskrankheiten (z. B. Mononucleosis infectiosa, Gelbfieber), autoimmunbedingte Leberschädigung, Stauungsleber, toxische Leberschädigung durch Umweltgifte oder Medikamente
- **Erkrankungen der Gallenwege:** Cholangitis, Gallengangsteine, Gallentumoren (Krebs, Zysten), Schwangerschaftscholestasen, Striktur des Ductus choledochus, Gallengangatresie (Atresie = angeborener Verschluss eines Hohlorgans)
- **Pankreaserkrankungen:** Pankreaskopfkarzinom
- **Diabetes mellitus**
- **Nierenerkrankungen:** Glomerulonephritis, Pyelonephritis, nephrotisches Syndrom
- **Erkrankungen des Blutes und lymphatischen Systems:**
  - Polyzythämie
  - Lymphatische Leukämie
  - Morbus Hodgkin (Lymphogranulomatosis maligna)
- **Vitamin-B-Mangel**
- **Pruritus senilis:** Vitaminmangelerscheinung, Stoffwechselstörung, trockene Haut
- **Wurmerkrankungen:** Juckreiz vor allem am Anus bei Madenwurmbefall
- **Hautkrankheiten:** Prurigo (Hauterkrankung, die mit juckenden Knötchen bzw. Papeln einher-

geht), Windpocken, Pityriasis versicolor, Ekzem, Krätze (Skabies), Läuse, Insektenstiche, Frostbeulen, Pilzerkrankungen
- **Psychisch bedingt:** „aus der Haut fahren“, Angst vor Parasiten, zu häufiges Waschen

■ Sie stellen fest, dass Ihr Patient auffallend blass ist. An welche Ursachen denken Sie?

Anämie, Hypotonie, schlechte Hautdurchblutung, Nierenerkrankungen, Herzerkrankungen, Pigmentmangel

- **Anämie:** Eisemangelanämie, perniziöse Anämie, hämolytische Anämie, aplastische Anämie, renale Anämie
- **Hypotonie:** primäre und sekundäre Formen
- **Beginnender Schock**
- **Schlechte Hautdurchblutung:** Vasokonstriktion, tiefliegende Hautgefäße
- **Ödeme:** vor allem nierenbedingte Ödeme
- **Nierenerkrankungen:** Glomerulonephritis, Pyelonephritis, nephrotisches Syndrom, renale Anämie
- **Herzerkrankungen:** z. B. Aortenklappenstenose, Aortenklappeninsuffizienz (Herzerkrankungen führen allerdings häufiger zur Zyanose)
- **Pigmentmangel:** Albinismus, Vitiligo (Scheckhaut)
- **Erkrankungen des Hormonsystems:** Hypothyreose (Schilddrüsenunterfunktion), HVL-Insuffizienz, Morbus Addison
- **Leukämie:** akute und chronische, lymphatische und myeloische Leukämie
- **Tumorerkrankungen**
- **Infektionskrankheiten:** z. B. Tuberkulose, chronische Pyelonephritis
- **Wurmbefall:** z. B. Spulwürmer, Madenwürmer, Bandwürmer (oft mit halonierten Augen)

■ Sie stellen bei Ihrem Patienten helles Blut im Stuhl fest. Geben Sie Gründe an!

Hämorrhoiden, Darmkrebs, Dickdarmpolypen

- **Erkrankungen des Dickdarms und Rektums:**
  - **Hämorrhoiden:** Die Blutungen treten bei oder nach der Defäkation (Absetzen des Stuhles) auf.
  - **Dickdarmpolypen**
  - **Dickdarmkrebs:** Häufig tritt nicht helles Blut, sondern Teerstuhl bzw. okkultes Blut auf.
  - **Entzündliche Darmerkrankungen:** Kolondivertikulitis, Morbus Crohn, Colitis ulcerosa
  - **Rektumgeschwüre, Analfissuren**
- **Magenblutungen bzw. Blutungen am oberen Verdauungstrakt:** dabei tritt helles Blut nur auf, wenn sie den Magen-Darm-Kanal so schnell passieren, dass sie nicht mit Salzsäure in Verbindung kommen oder wenn der Magen keine Salzsäure enthält.

■ Ein Patient berichtet, dass sein Stuhl auffallend dunkel ist (sog. Teerstuhl). Er vermutet, dass er Blut im Stuhl hat. Welche möglichen Gründe für Teerstuhl können Sie Ihrem Patienten nennen?

Blutungsquellen können der Nasen-Mund-Rachen-Raum, Speiseröhre, Magen und das Duodenum sein. Blutungsquelle kann auch der untere Darmtrakt sein, sofern das Blut hier länger als 8 Stunden liegt.

- **Nasenbluten**
- **Krebserkrankungen:** der Speisenröhre, des Magens und Darms
- **Geschwüre** der Speiseröhre, des Magens, des Darms
- **Ösophagus-Varizen-Blutungen**
- **Bluthusten**
- **Verschlucktes blutiges Sputum**
- **Medikamenteneinnahme:** Eisen-, Kohlepräparate
- **Nahrungsmittel:** z. B. rote Bete, Blaubeeren

■ Ihr Patient zeigt ein auffallend aufgedunsenes bzw. geschwollenes Gesicht. Woran denken Sie?

Nierenerkrankungen, Schilddrüsenunterfunktion, Quincke-Ödem, Morbus Cushing

- **Nierenerkrankungen:** vor allem akute Glomerulonephritis, nephrotisches Syndrom
- **Erkrankungen des Hormonsystems:** Schilddrüsenunterfunktion, HVL-Insuffizienz (Sheehan-Syndrom), Morbus Cushing
- **Allergien:** Angioödem (Quincke-Ödem), Arzneimittelexanthem (Hautcreme!)

- **Erysipel:** des Gesichts
- **Medikamente:** Kortison, „Pille", Morbus Cushing
- **Morbus Hodgkin:** Lymphogranulomatosis maligna
- **Infektionskrankheiten:**
  - **Masern:** Denken Sie an das typische Maserngesicht: verheult, verrotzt, verschwollen!
  - **Mumps**
  - **Infektiöse Mononukleose** (Pfeiffer-Drüsenfieber)
- **Kiefererkrankungen**
- **Entzündungen der Speicheldrüsen:** z. B. durch Allergien oder Speicheldrüsensteine

Ein Patient klagt über Gewichtsverlust. Welche Gründe können vorliegen?

Tumorerkrankungen, Schilddrüsenüberfunktion, Infektionskrankheiten, psychische Ursachen, Würmer, Durchfallerkrankungen aller Art

- **Tumorerkrankungen:** z. B. Magen-, Darmkrebs und andere Karzinomerkrankungen
- **Erkrankungen des Hormonsystems:** Schilddrüsenüberfunktion, Diabetes mellitus
- **Chronische Infektionskrankheiten:** z. B. Tuberkulose, AIDS
- **Psychische Ursachen:** Magersucht (Anorexie), Depressionen, Psychosen
- **Wurmerkrankungen:** Bandwürmer, Spulwürmer, Madenwürmer
- **Darmpilzerkrankungen**
- **Durchfallerkrankungen:** z. B. Morbus Crohn, Colitis ulcerosa, Zöliakie, Divertikulitis
- **Medikamente:** z. B. Einnahme von Diuretika oder Schilddrüsenhormone
- **Konsumierende (kräftezehrende) Erkrankungen:** z. B. Leukämie, Tbc, Krebs
- **Achalasie**

Ein Patient leidet an Kopfschmerzen. Welche Ursachen können vorliegen?

Hypertonie, Hypotonie, Gehirntumor, Augenerkrankungen, Migräne

- **Hypertonie**
- **Hypotonie**
- **Gehirntumor**
- **Augenerkrankungen:** z. B. Glaukom, Kurz- und Weitsichtigkeit
- **Migräne**
- **Spannungskopfschmerz**
- **Halswirbelsäulen-Veränderung**
- **Sinusitis**
- **Nierenkopfschmerz:** alle Nierenerkrankungen, die mit einer eingeschränkten Nierenfunktion einhergehen
- **Leberkopfschmerz:** Virushepatitis, chronische Hepatitis, Leberzirrhose, Lebertumoren, alkoholbedingter Leberschaden, Hepatitis bei Infektionskrankheiten (z. B. Mononucleosis infectiosa, Gelbfieber), autoimmunbedingte Leberschädigung, Stauungsleber, toxische Leberschädigung durch Umweltgifte oder Medikamente
- **Gallenkopfschmerz:** Cholangitis, Gallengangsteine, Gallentumoren (Krebs, Zysten), Schwangerschaftscholestasen, Striktur des Ductus choledochus
- **Übermäßige Sonneneinstrahlung**
- **Zahn- und Kiefererkrankungen:** vor allem Kiefergelenkveränderungen!
- **Analgetikakopfschmerz:** vor allem ASS (Acetylsalicylsäure), Ergotamin gegen Migräne, Paracetamol
- **Darmpilzerkrankung**
- **Beginnender grippaler Infekt**
- **Wetterfühligkeit**
- **Trigeminusneuralgie**
- **Vergiftungen: Kohlenmonoxidverbindungen**
- **Clusterkopfschmerz:** (engl. cluster = Anhäufung), vor allem bei Männern auftretende Schmerzattacken von 15 Minuten bis 3 Stunden Dauer, bis zu 8-mal am Tag (häufig nachts, über Wochen bis Monate, mit monatelangen bis jahrelangen beschwerdefreien Intervallen)
- **Infektionskrankheiten:** z. B. Meningoenzephalitis
- **Arteriitis temporalis**
- **Schlaganfall**
- **Subarachnoidalblutungen**
- **Hirntrauma**
- Hirndrucksteigerung
- **Akromegalie**
- **Allergien:** durch Unverträglichkeit bestimmter Lebensmittel (Rotwein, Käse, Schokolade)

■ Bei der Untersuchung des Patienten stellen Sie eine Anisokorie fest. Worum handelt es sich? Welche Ursache könnte zugrunde liegen?

Unter Anisokorie versteht man eine ungleiche Weite der Pupillen beider Augen. Als Ursachen kommen in Betracht:

> Medikamente, Horner-Symptomenkomplex, Okulomotoriuslähmung, Hirnprozesse

- **Medikamente:** z. B. Miotika (pupillenverengende Mittel), Haupteinsatzgebiet ist das Glaukom. Mydriatika (pupillenerweiternde Mittel), Haupteinsatzgebiet sind ophthalmologische Untersuchungen.
- **Horner-Symptomenkomplex:** Miosis, Ptosis, Enophthalmus
- **Lähmung des N. oculomotorius** (III. Hirnnerv)
- **Intrakranielle raumfordernde Prozesse:** z. B. Subarachnoidalblutungen und sub- oder epidurales Hämatom
- **Augenerkrankungen:** z. B. Iritis oder Glaukom
- **Adie-Syndrom** (konstitutionelle Areflexie): Es liegt eine Pupillotonie vor, d. h. einseitig eine entrundete, sehr weite Pupille. Typischerweise kommt es auch zur Hypo- oder Areflexie in den unteren Extremitäten (vor allem Patellar- und Achillessehnenreflex)

■ Ein Patient zeigt die typischen Anzeichen eines akuten Abdomens mit heftigen Bauchschmerzen, Übelkeit, Erbrechen und beginnender Abwehrspannung des Bauchs. An welche Ursachen denken Sie?

> Appendizitis, Ulkusperforation, Ileus, Eileiter- bzw. Bauchhöhlenschwangerschaft

- **Appendizitis**
- **Perforierendes Magen-Darm-Geschwür**
- **Eileiterschwangerschaft und -entzündung**
- **Bauchhöhlenschwangerschaft**
- **Gallenwegserkrankungen:** z. B. Gallensteinkolik, Gallenblasenempyem, Gallenblasenperforation
- **Pankreaserkrankungen:** Pankreatitis, Pankreasgangsteine, Gallengangsteine vor der Vater-Papille
- **Peritonitis**
- **Ileus:** mechanischer und paralytischer Ileus, Mesenterialembolie, Invagination
- **Intraabdominale Blutungen:** z. B. Ruptur
  - von Milz (auch zweizeitige Milzruptur) oder Leber, Aortenaneurysma
- **Stielgedrehte Ovarialzyste**
- **Herzinfarkt**
- **Akutes Glaukom**
- **Nierensteinkolik**
- **Divertikulitis**
- **Coma diabeticum** (keine Abwehrspannung)

■ Ein Patient berichtet Ihnen, dass er in letzter Zeit an Gewicht zugenommen hat. Welche Ursachen kommen in Betracht?

> Überernährung, Schilddrüsenunterfunktion, Morbus Cushing, Rechtsherzinsuffizienz, Niereninsuffizienz

- **Überernährung:** erhöhte Kalorienaufnahme, Bewegungsarmut
- **Erkrankungen des Hormonsystems:** Hypothyreose, Morbus Cushing, Diabetes mellitus
- **Rechtsherzinsuffizienz**
- **Psychische Faktoren:** z. B. klimakterisch bedingte Fettsucht, Stress, Depressionen
- **Nierenerkrankungen:** durch Ödeme
- **Medikamente:** z. B. Appetitanreger, Östrogene, Litium

■ Welche Erkrankungen gehen mit Stimmungsschwankungen einher?

> Pubertät, Klimakterium, (beginnende) Demenz, Alkohol, Drogen

- **Hormonelle Ursachen:** Pubertät, Klimakterium, Prämenstruelles Syndrom, Wochenbett
- **Psychische Störungen:** histrionische Persönlichkeitsstörungen, bipolare Störungen, Borderline, schizoaffektive Störungen, ADHS
- **Hirnorganische Ursachen:** (beginnende) Demenz, Schädel-Hirn-Traumen, Hirntumor, Multiple Sklerose, Epilepsie, Morbus Parkinson
- **Toxische Schädigung:** Alkohol, Drogen, z. B. LSD und Drogenentzug, Medikamente

Sie bemerken an Ihrem Patienten einen akneähnlichen Hautausschlag. Welche Erkrankung kann vorliegen?

Acne vulgaris, Kortisonakne, Allergien, Rosazea, Follikulitis

- **Acne vulgaris**
- **Kortisonakne:** Eine Kortisonakne kann sich als eigenständiges Symptom oder in Folge eines Morbus Cushing entwickeln.
- **Morbus Cushing**
- **Medikamentös bedingte Akne:** vor allem bei Einnahme von Iod, Brom, Fluor, Testosteron, Progesteron, Tuberkulostatika, Barbiturate, Vitamin A
- **Beruflich-allergische Akne:** z. B. durch Chlorphenol (Elektroindustrie)
- **Rosazea** (Kupferfinnen, Rotfinnen): oft zusammen mit Teleangiektasien, Rhinophym und Leberschädigungen
- **Chronische Lebererkrankungen:** z. B. chronische Hepatitis, alkoholbedingter Leberschaden
- **Follikulitis:** vor allem bei Männern im Bartbereich
- **Pubertas praecox:** bei vorzeitiger Geschlechtsentwicklung (Mädchen vor dem 8., bei Jungen vor dem 10. Lebensjahr)

Sie bemerken an Ihrem Patienten leicht bläuliche Finger- und Zehenspitzen (Akrozyanose). Was kommt als Ursache in Betracht?

Angeborene und erworbene Herzfehler, Lungenerkrankungen

- **Herzerkrankungen:**
  - Angeborene Herzfehler: z. B. offener Ductus Botalli, Fallot-Tetralogie und -Trilogie, Vorhof- bzw. Kammerseptumdefekt
  - Erworbene Herzfehler: z. B. Mitralinsuffizienz, bzw. Mitralstenose
- **Lungenerkrankungen:**
  - z. B. Lungenemphysem, Bronchiektasen, Lungenfibrosen wie Silikose und Sarkoidose
  - Cor pulmonale: Es handelt sich um eine Rechtsherzbelastung aufgrund einer Lungenerkrankung.
- **Lyme-Borreliose (Acrodermatitis chronica atrophicans):** Nach Monaten bis Jahren kann es zur Hautatrophie kommen. Dabei verfärbt sich die Haut der Streckseiten der Gliedmaßen zunächst bläulich-rötlich und wird dann dünn wie Zigarettenpapier.
- **Kälteagglutininkrankheit:** eine seltene, durch Antikörper verursachte Agglutinierung (= Verklumpung) der roten Blutkörperchen
- **Frostbeulen (Pernio):** chronische Kälteschädigung der Haut der Akren, die häufig bei Jugendlichen kombiniert mit Akrozyanose auftritt. Sie verursacht bläuliche bzw. bläulich-rötlich, teigige Schwellungen; bei Erwärmung treten Jucken und Brennen auf.
- **Halsrippen:** In diesem Fall würde sich die Zyanose nur an den Fingern entwickeln (nicht an den Zehen). Betroffen ist meist der 7. Halswirbel. Weitere Beschwerden sind sensible Störungen, Armschmerzen und Parästhesien.
- **Skalenus-Syndrom (Thoracic-outlet-Syndrom, Skalenus-anterior-Syndrom):** Beim Durchtritt durch die Skalenuslücke werden die Schlüsselbeinarterie (A. subclavia) und der Plexus brachialis komprimiert. Es bestehen Schmerzen in der Schulter, in Arm, Hand und Halswirbelsäule sowie Parästhesien und Hyperästhesien vor allem an der Ulnarseite des Unterarms.

Eine Patientin berichtet, dass ihre Regel ausgeblieben ist (Amenorrhö). Welche Gründe können vorliegen?

Von Amenorrhö spricht man, wenn die Periodenblutung für mehr als 3 Monate ausfällt. Eine physiologische Amenorrhö liegt bei Schwangerschaft und während des Stillens vor; außerdem bis zur Menarche (= erstes Auftreten der Regelblutung, in den westlichen Industriestaaten zwischen dem 10. – 12. Lebensjahr) und in der Menopause (= Zeitpunkt der letzten spontanen Regelblutung, zwischen dem 45. und 55. Lebensjahr).

Schwangerschaft, HVL-Insuffizienz

- **Schwangerschaft** (Gravidität)
- **Hormonelle Erkrankungen und Störungen:**

34

- HVL-Insuffizienz (Sheehan-Syndrom): oft zusammen mit Schilddrüsenunterfunktion
  - **Menopause**
  - **Vorgezogenes Klimakterium** (Klimakterium praecox = Beginn des Klimakteriums vor dem 40. Lebensjahr)
  - **Morbus Cushing**
  - **Morbus Addison**
  - **Hypothyreose**
  - **Adrenogenitales Syndrom** (AGS): Es kommt zur vermehrten Bildung von Androgenen. Bei Frauen ist eine Vermännlichung (Virilismus) die Folge.
- **Magersucht** (Anorexia nervosa)
- **Medikamente:** z. B. Psychopharmaka; Post-Pill-Amenorrhö (durch Absetzen von Ovulationshemmern)
- **Psychogene Amenorrhö:** z. B. durch sexuelle oder andere schwerwiegende seelische Probleme

■ Eine 18-jährige Frau berichtet, dass Sie bisher noch keine Regelblutung hatte. Was kann der Grund hierfür sein?

Hier liegt eine pathologische, primäre Amenorrhö vor, da über das vollendete 16. Lebensjahr hinaus keine Regelblutung auftrat. Allerdings ist zu beachten, dass es große regionale Unterschiede gibt. So liegt der Zeitpunkt der Menarche in südlichen Ländern zwischen dem 10. und 12. Lebensjahr, bei den Inuits dagegen bei 23 Jahren.

Organische Fehlbildungen, Hormonstörungen

- **Hormonelle Erkrankungen und Störungen:**
  - **HVL-Insuffizienz:** oft zusammen mit Schilddrüsenunterfunktion
  - **Morbus Cushing**
  - **Morbus Addison**
  - **Hypothyreose**
  - **Adrenogenitales Syndrom** (AGS): Es kommt zur vermehrten Bildung von Androgenen. Bei Frauen ist eine Vermännlichung (Virilismus) die Folge.
  - **Hypoplasie der Ovarien:** z. B. beim Turner-Syndrom, Ovarialtumoren, Bestrahlungsfolge
- **Magersucht** (Anorexia nervosa)
- **Medikamente** und **Drogen:** z. B. Psychopharmaka, Morphium
- **Psychogen:** z. B. durch sexuelle oder andere schwerwiegende seelische Probleme
- **Aplasia uteri:** nicht angelegter Uterus oder ausgebliebene Lumenbildung
- **Jungfernhäutchen-Verschluss** (Atresie hymenale): Durch die verschlossene Vagina kommt es in monatlichen Abständen zu wehenartigen Schmerzanfällen im Unterbauch.
- **Zentrale Schädigung:** z. B. nach Meningitis, Enzephalitis, Schädel-Hirn-Trauma, Tumor

■ Woran denken Sie bei hochgradiger Heiserkeit bzw. Stimmlosigkeit (Aphonie)?

Akute Laryngitis, psychischer Schock, Bronchialkrebs

- **Akute Laryngitis:** zusammen mit Reizhusten, Kitzeln und Brennen im Kehlkopf
- **Psychogen bedingt:** durch große Schreckerlebnisse oder aus Angst (z. B. vor öffentlichen Auftritten)
- **Kehlkopfdiphtherie:** zusammen mit Krupp-Husten, Cäsarenhals
- **Stimmbandpolypen** („Sängerknötchen“): vor allem bei Kindern, Sängern und Rednern. Auf den Stimmbändern befindet sich ein stecknadelkopfgroßes Knötchen.
- **Stimmbandpapillom** (Präkanzerose)
- **Kehlkopfkrebs**
- **Rekurrenslähmung:** vor allem nach Strumaoperationen, aber auch durch Neoplasmen oder Neuritis
- **Bronchialkrebs:** durch neoplastisches Syndrom
- **Hormonerkrankungen:** z. B. Myxödem (Heiserkeit mit tiefer Stimme), Morbus Addison, Akromegalie
- **Medikamente:** z. B. Anabolikaeinnahme bei Frauen

■ Nennen Sie Erkrankungen, die mit Appetitmangel einhergehen können!

Magenerkrankungen, Magenkrebs!, Darmerkrankungen, Appendizitis, psychische Störungen, Leber-, Galle-, Pankreas-, Nierenerkrankungen, Krebserkrankungen!

- **Magenerkrankungen:** akute und chronische Gastritis, Magenkrebs!, Pylorusstenose
- **Appendizitis!**
- **Darmerkrankungen:**
  - Akute und chronische Gastroenteritis, akutes Abdomen, Zöliakie, chronische Durchfallerkrankungen wie Colitis ulcerosa und Morbus Crohn
  - Darmparasiten: z. B. Maden-, Spul-, Bandwürmer
  - Chronische Obstipation
- **Lebererkrankungen:** vor allem im Vorstadium der akuten Virushepatitis, aber auch bei anderen Lebererkrankungen wie z. B. chronische Hepatitis und Leberzirrhose
- **Gallenwegserkrankungen:** Cholangitis, Cholezystitis
- **Pankreaserkrankungen:** akute und chronische Pankreatitis, Pankreasinsuffizienz, Pankreaskarzinom!
- **Nierenerkrankungen:** Glomerulonephritis, Pyelonephritis, chronische Niereninsuffizienz
- **Infektionskrankheiten:** akute Infekte (z. B. Grippe, Scharlach), chronische Infekte (z. B. Tuberkulose!)
- **Mangelzustände:** vor allem Vitamin-B-, -B_{12}!-Mangel, Nikotinsäureamidmangel, Vitamin-C-Mangel, Eisenmangel
- **Erkrankungen des Hormonsystems:** z. B. Morbus Addison, diabetisches Präkoma, Nebenschilddrüsenüberfunktion (Hyperparathyreoidismus), HVL-Insuffizienz
- **Anämie:** vor allem Eisenmangelanämie und perniziöse Anämie
- **Psychische Ursachen:** Magersucht (Anorexia nervosa), Bulimie, Depressionen
- **Medikamente:** Appetitzügler, Digitalis, Antibiotika, Zytostatika, Opiate
- **Intoxikation:** Nikotin-, Alkoholabusus
- **Entzündungen im Mund- bzw. Rachenbereich**
- **Krebserkrankungen:** Krebserkrankungen aller Art, vor allem bei Metastasenbildungen

Ein Patient sucht wegen Armschmerzen Ihre Praxis auf. Was kann zugrunde liegen?

Schultergürtel-Syndrom, Angina pectoris, Epikondylitis, Tendovaginitis, Karpaltunnel-Syndrom, Verschlusskrankheit

- **Erkrankungen des Bewegungsapparats:**
  - **Schultergürtel-Syndrom:** zusätzliche Halsrippen, Scalenus-anterior-Syndrom (Kompression der A. subclavia und des Plexus brachialis in der Skalenuslücke)
  - **Brachialgia paraesthetica noctura:** Es handelt sich um nächtlich auftretende Schmerzen in den Armen mit Parästhesien und Kältegefühl. Ursache sind Schädigungen der Halswirbelsäule.
  - **Epicondylitis** (Tennis- bzw. Golferellenbogen): Die Schmerzen nehmen ihren Ausgang von den Epikondylen.
  - **Periarthritis humeroscapularis** (PHS): schmerzhafte Entzündung der Umgebung des Schultergelenks, die mit einer Schulterversteifung einhergehen kann
  - **Tendovaginitis**
  - **Karpaltunnel-Syndrom**
  - **Medianusverletzungen:** Nach Verletzungen des Nervus medianus kann es zu brennenden Schmerzen und Störungen der sympathischen Nervenfasern im Arm kommen.
- **Herz- und Kreislauferkrankungen:**
  - **Angina pectoris!**
  - **Arterielle Verschlusskrankheit**: vor allem bei Männern, Diabetikern, Bluthochdruck
  - **Armvenenthrombose** (Effort-Thrombose): Eine Thrombose in der V. subclavia oder V. axillaris entwickelt sich vor allem nach körperlicher Anstrengung, wie z. B. Gewichtheben oder Tennisspielen, aber auch durch anhaltende Kompression der Vene, z. B. während des Schlafs oder beim Autofahren. Der Arm ist geschwollen, bläulich verfärbt mit Schwere- und Spannungsgefühl.
  - **Winiwater-Buerger-Krankheit** (Endangiitis obliterans): vor allem bei Rauchern; bei Frauen, die rauchen und die Pille nehmen
- **Neuritis**
- **Akute Lymphangiitis**

Geben Sie Ursachen für einen nicht-entzündlichen Aszites an!

Das Transsudat, das abgepresst wird, kann sich aufgrund eines Pfortaderhochdruckes, z. B. bei Leberzirrhose oder Herzinsuffizienz oder durch einen erniedrigten kolloidosmotischen Druck bei Mangel an Bluteiweißen entwickeln.

Leberzirrhose, Rechtsherzinsuffizienz

- **Leberzirrhose**
- **Herzerkrankungen:** Rechtsherzinsuffizienz, konstriktive Perikarditis, Perikarderguss
- **Pfortaderthrombose**
- **Tumorerkrankungen:** bei Tumoren im Bauchraum, die mit einer Kompression der Pfortader einhergehen
- **Hypoproteinämie** (Mangel an Bluteiweißen): z. B. beim nephrotischen Syndrom oder durch Hypalbuminämie durch Hungerzustände („Hungerbauch") oder durch Malabsorption

Geben Sie Ursachen für einen entzündlichen Aszites an!

Peritonitis

- **Peritonitis:** Perforationsperitonitis z. B. bei „geplatztem" Appendix
- **Peritonealkrebs:** vor allem durch Metastasenbildung bei Magen-, Ovarial-, Pankreas- und Darmkrebs

Bei der Auskultation Ihres Patienten stellen Sie ein abgeschwächtes Atemgeräusch fest. Welche Ursachen können vorliegen?

Bei abgeschwächtem Atemgeräusch wird weniger Atemluft bewegt.

Lungenemphysem

- **Lungenemphysem:** zusammen mit hypersonorem Klopfschall und Fassthorax
- **Pleuraschwarte**
- **Asthma-bronchiale-Anfall:** Zusammen mit hypersonorem Klopfschall; beim schweren Asthma-bronchiale-Anfall kann es auch zur „silent lung" kommen.
- **Pleuritis:** bei Pleuritis sicca zusammen mit Pleurareiben; bei Pleuritis exsudativa zusammen mit einer Dämpfung
- **Pneumothorax:** zusammen mit hypersonorem bis tympanitischem Klopfschall
- **Pleuraempyem** (Eiteransammlung in der Pleurahöhle): zusammen mit Dämpfung

Bei der körperlichen Untersuchung stellen Sie ein verstärktes Atemgeräusch über dem Lungengewebe fest. Welche Erkrankungen können vorliegen?

Der „Frequenzfilter Lunge" fehlt.

Pneumonie

- **Pneumonie:** Allerdings nur bei der Lobärpneumonie, bei Bronchialpneumonie fehlt dieser Befund meist.
- **Lungenfibrose**
- **Pleuraerguss:** ist nur am Rand des Ergusses zu hören.
- Begleitet alle Prozesse, die zur Verdichtung und damit zur Luftleere des Lungengewebes führen.

Geben Sie Gründe für eine plötzlich auftretende akute Atemnot an!

Asthma bronchiale, Lungenembolie, allergische Reaktionen, Lungenödem

- **Asthma-bronchiale-Anfall**
- **Lungenembolie:** ergibt ein Krankheitsbild ähnlich wie Herzinfarkt.
- **Asthma-cardiale-Anfälle:** Vor allem nachts kommt es zu akuter Atemnot.
- **Quincke-Glottis-Ödem:** allergische Reaktion, z. B. nach einem Wespenstich im Mundbereich
- **Akute Laryngitis**
- **Pseudokrupp**
- **Kehlkopfdiphtherie**
- **Verschluckter Fremdkörper**
- **Lungenödem:** z. B. nach einem Herzinfarkt, der sich im Bereich der linken Herzhälfte abgespielt hat
- **Pneumothorax:** vor allem beim Spontanpneumothorax
- **Allergische Reaktion:** z. B. durch Medikamenteneinnahme wie z. B. Lokalanästhetika (z. B. Procain), Barbiturate, Betablocker

- **Polyneuritis:** wenn die Atemmuskulatur betroffen ist
- **Poliomyelitis:** wenn die Atemmuskulatur betroffen ist

Welche Ursachen können bei chronischer Atemnot vorliegen?

Lungenerkrankungen, Herzerkrankungen

- **Bronchial- und Lungenerkrankungen:**
  - **Atemwegsinfektionen:** schwere chronische Bronchitis, chronische Pneumonie
  - **Chronisch obstruktive Lungenerkrankungen:** Bronchiektasen, chronisches Asthma bronchiale, Lungenemphysem
  - **Pleuraerkrankungen:** chronische Pleuraergüsse
  - **Lungenfibrosen:** wie z. B. Lungensarkoidose (Morbus Boeck), Silikose (Steinstaublunge), Asbestose
  - **Sonstige Lungenerkrankungen:** Bronchialkarzinom, Lungentuberkulose, Atelektasen, Lungenmykosen
- **Verschluckte Fremdkörper:** vor allem bei Kindern
- **Thoraxdeformationen**: z. B. Trichter-, Hühnerbrust
- **Herzkrankheiten:**
  - **Entzündliche Herzerkrankungen:** Pericarditis constrictiva, Perikarderguss
  - **Herzinsuffizienz:** Linksherzinsuffizienz, Cor pulmonale, chronisches Lungenödem
  - **Asthma cardiale** (Stauungslunge)
  - **Mitralklappenerkrankungen:** Mitralklappenstenosen und -insuffizienzen
  - **Angeborene Herzerkrankungen:** wie z. B. offener Ductus Botalli, Vorhof-, Kammerseptumdefekt, Fallot-Tetralogie
  - **Kardiomyopathien:** z. B. durch Alkohol
- **Neurologische Erkrankungen:**
  - **Polyneuritis:** wenn sie die Atemmuskulatur betrifft
  - **Hirntumor**
- **Morbus Hodgkin:** bei Mediastinalprozessen
- **Sonstige Erkrankungen und Ursachen:** retrosternale Struma, Adipositas, schwere Anämie, Aszites, Mukoviszidose, psychogen bedingt

34

Ein Patient klagt über Rückenschmerzen. Welche Ursachen kommen in Betracht?

Bandscheibenprotrusion bzw. -vorfall, Lumbago, Ischias-Syndrom, Morbus Bechterew, Wirbelgleiten, Morbus Scheuermann

- **Bandscheibenprotrusion bzw. -vorfall**
- **Lumbago** (Hexenschuss)
- **Ischias-Syndrom**
- **Morbus Bechterew** (Spondylitis ankylopoetica)
- **Wirbelgleiten** (Spondylolisthesis)
- **Morbus Scheuermann** (Osteochondrosis deformans juvenilis)
- **Spondylosis deformans:** eine degenerative Erkrankung der Wirbelkörper und der Zwischenwirbelscheibe
- **Osteochondrosis intervertebralis:** Degeneration der Zwischenwirbelscheibe
- **Spondylitis:** akute Wirbelentzündung
- **Wirbelsäulenmetastasen, Wirbelsäulentuberkulose**
- **Osteoporose, Osteomalazie**
- **Fibromyalgie:** Hier sind an der Wirbelsäule der Halswirbelbereich und der Kreuzbeinbereich betroffen, aber auch andere druckschmerzhafte Punkte. Es handelt sich um ein nicht-entzündlich bedingtes Schmerzsymptom mit chronischen Weichteilbeschwerden, von denen in erster Linie Frauen zwischen dem 20. – 50. Lebensjahr betroffen sind.
- **Plasmozytom:** Vermehrung der Plasmazellen im Knochenmark mit Produktion pathologischer Antikörper. Betroffen sind vor allem Männer über 50. Die Erkrankung spielt sich bevorzugt im Bereich der Wirbelsäule und des Schädelknochens ab. Die Ursache ist unbekannt.
- **Psychisch bedingt:** durch Verspannungen der Muskulatur

Sie stellen an Ihrem Patienten Petechien (punktförmige Einblutungen in die Haut) fest. Welche Ursachen können vorliegen?

Ursache einer vermehrten Blutungsneigung (hämorrhagische Diathese) sind Gefäßwandschäden, Thrombozytenmangel und Störungen der Blutgerinnung.

Leukämie, Hämophilie, Antikoagulanzien-Einnahme, Thrombozytopenie, Vitamin-C- und -K-Mangel

- **Erkrankungen des Blutes:**
  - **Leukämie**
  - **Hämophilie** (Bluterkrankheit)
  - **Thrombozytopenie:** z. B. in Folge von Infektionskrankheiten, Metastasen, Lymphomen, Plasmozytom oder durch Autoantikörper z. B. durch Medikamente, Infekte, idiopathisch
- **Medikamenteneinnahme:** Antikoagulanzien-Einnahme (ASS, Cumarine, Heparin)
- **Hypovitaminosen:** Vitamin-C-Mangel (Skorbut), Vitamin-K-Mangel
- **Leberfunktionsstörungen**
- **Erkrankungen der Gefäße:**
  - **Morbus Osler** (hereditäre Teleangiektasien)
  - **Purpura-Schönlein-Henoch:** betroffen sind vor allem Jungen im Vorschulalter.
  - **Panarteriitis nodosa:** seltene Gefäßwandentzündung, von der vor allem die Nieren, das Herz, die Leber, der Magen-Darm-Trakt und die Gelenke betroffen sind – nur selten die Haut.
- **Infektionskrankheiten:**
  - **Intoxikationen durch Bakterientgifte:** z. B. Scharlach, Diphtherie, Meningitis
  - **Virusbedingte hämorrhagische Fieber:** wie z. B. Gelbfieber, Lassafieber, Marburgfieber u. a.
  - **HUS** (hämolytisch urämisches Syndrom): oft in Folge von EHEC (enterohämorrhagische Escherichia coli)
- **Harnvergiftung (Urämie)**

■ Ein Patient leidet an erhöhtem Blutdruck (Hypertonie). Welche Ursachen können vorliegen?

Essenzielle Hypertonie, Arteriosklerose, Nierenerkrankungen

- **Essenzielle Hypertonie:** Hier spielen Stress, genetische und psychische Faktoren, Konstitution, Bewegungsarmut u. a. eine wichtige Rolle.
- **Vaskuläre Hypertonie:**
  - **Arteriosklerose**
  - **Aortenisthmusstenose:** durch Verengung nach dem Aortenbogen
  - **Aortenklappeninsuffizienz**
- **Renale Hypertonie:**
  - **Entzündliche Nierenerkrankungen:** akute und chronische Glomerulonephritis
  - **Erkrankungen der Nierengefäße:** Nierenarterienstenose, diabetische Glomerulosklerose: (obsolet: Kimmelstiel-Wilson-Syndrom)
  - **Nierenfehlbildungen:** z. B. Zystenniere
  - **Nierentuberkulose**
  - **Nierentumor**
- **Hormonelle Hypertonie:**
  - **Morbus Cushing,**
  - **Hyperthyreose** (Schilddrüsenüberfunktion),
  - **Akromegalie** (Riesenwuchs)
  - **Phäochomozytom:** Überfunktion des Nebennierenmarks mit vermehrter Adrenalinausschüttung, meist durch gutartigen Tumor bedingt
  - **Conn-Syndrom** (primärer Hyperaldosteronismus): Die vermehrte Aldosteronbildung wird meist durch ein Nebennierenrindenadenom verursacht.
  - **Adrenogenitales Syndrom** (AGS): Durch die vermehrte Bildung von Androgenen wird bei Jungen eine vorzeitige Geschlechtsentwicklung, bei Mädchen Zwitterbildung und bei Frauen Vermännlichung (Virilismus) hervorgerufen.
- **Schwangerschaftshypertonie** (Präeklampsie, Eklampsie): Vor allem bei Erstgebärenden treten plötzlich tonisch-klonische Krämpfe mit und ohne Bewusstseinsverlust auf, sowie ein rascher Blutdruckanstieg mit starken Kopfschmerzen und Sehstörungen wie Flimmern, Doppelt- und Nebligsehen.
- **Intrakranielle Drucksteigerung:** z. B. durch Hirntumor oder Hirnblutung
- **Medikamentös bedingte Hypertonie:** Ovulationshemmer („Pille"), Kortison, Adrenalin
- **Lupus erythematodes** (LE)

■ Eine Frau leidet an Schmerzen in den Brüsten. An welche Ursachen denken Sie?

Schwangerschaft, prämenstruelles Syndrom, Mastodynie, Mastopathie, Brustkrebs, Mastitis

- **Gravidität** (Schwangerschaft)
- **Prämenstruelles Syndrom** (PMS): Typischerweise treten einige Tage nach dem Eisprung seelische Verstimmung, Nervosität, schmerzhafte Spannung und Schwellung der Brüste sowie Kopf- und Rückschmerzen auf. Mit Beginn der Menstruation lassen die Beschwerden nach.
- **Mastodynie:** prämenstruelles Spannungs- und Schwellungsgefühl der Brüste, oft von Schmerzen begleitet.
- **Mastopathie:** Betroffen sind Frauen vor allem zwischen dem 35. und 55. Lebensjahr. Die degenerativen und proliferativen Veränderungen des Brustdrüsengewebes gehen mit Zystenbildung, Fibrosklerosen und Ödembildungen einher. In den Brüsten sind knotige Verhärtungen zu tasten, außerdem treten Schmerzen auf, die sich prämenstruell verstärken; im Klimakterium erfolgt oft Rückbildung.
- **Brustkrebs** (Mammakarzinom): Knoten! Allerdings ist der Knoten meist nicht schmerzhaft.
- **Knoten:** z. B. Krebs (s. o.), Lipome und Fibroadenome, beide vor allem dann schmerzhaft, wenn sie manuell gereizt werden.
- **Mastitis** (Entzündung der weiblichen Brustdrüsen): vor allem im Wochenbett und in der Stillphase
- **Medikamente:** z. B. Östrogene, Aldosteron, Ovulationshemmer

■ Woran denken Sie bei Schmerzen, die beim Absetzen des Stuhls auftreten (Defäkationsschmerz)?

Hämorrhoiden, Rektum-Karzinom, Proktitis, Analveränderungen, Prostataerkrankungen

- **Erkrankungen des Dickdarms:** Hämorrhoiden, Rektum-Karzinom, Proktitis (Enddarmentzündung)
- **Analveränderungen:**
  - z. B. Schrunden, Rhagaden, Fisteln: vor allem bei Morbus Crohn und Colitis ulcerosa
  - Bedingt durch analen Geschlechtsverkehr
- **Erkrankungen der Geschlechtsorgane:** Prostatitis, evtl. Prostatakrebs, Bartholinitis (Entzündung der Bartholindrüse)

■ Zählen Sie Ursachen für Depressionen auf!

Endogene und reaktive Depressionen, depressive Neurosen und Psychosen, Hormonstörungen, Hirnverletzungen

- **Endogene Depression:** zusammen mit einer traurigen oder ängstlichen Verstimmtheit, die körperlich nicht begründbar ist
- **Reaktive Depression:** nach traurigen Nachrichten wie z. B. schwerer Krankheit, Arbeitsplatzverlust u. Ä.
- **Somatogene Depression:** Sie ist organisch-körperlich bedingt, z. B. Altersdepression, Wochenbettdepression oder bei Hirntumor.
- **Affektive Psychose:** als unipolare Psychose mit depressiven Phasen oder als bipolarer Verlauf mit Wechsel zwischen depressiven und manischen Episoden
- **Hirnverletzungen:** geht oft mit Denkverlangsamung und Aufmerksamkeitsstörungen einher.
- **Klimakterium** und **Klimakterium praecox** (= Beginn des Klimakteriums vor dem 40. Lebensjahr)
- **Wochenbettdepression**
- **Prämenstruelles Syndrom** (PMS): Typischerweise treten einige Tage nach dem Eisprung seelische Verstimmung, Nervosität, schmerzhafte Spannung und Schwellung der Brüste sowie Kopf- und Rückschmerzen auf. Mit Beginn der Menstruation lassen die Beschwerden nach. Geht oft mit Nervosität und Affektlabilität einher.
- **Medikamente:** z. B. Ovulationshemmer („Pille"), Kortison

■ Geben Sie Ursachen für ein Druckgefühl im Epigastrium an!

Magen-, Speiseröhre-, Bauchspeicheldrüsenerkrankungen

- **Erkrankungen des Magens:** chronische Gastritis, Magenkrebs, Reizmagen, Ulcus ventriculi
- **Ulcus duodeni**
- **Erkrankungen der Speiseröhre:** Hiatushernie, Ösophagusdivertikel, Refluxösophagitis
- **Erkrankungen der Bauchspeicheldrüse:** chronische Pankreatitis, Pankreaskrebs
- **Neubildung im Colon transversum**

Welche Erkrankungen können bei Druckgefühl im Unterleib vorliegen?

Gutartige und bösartige Tumoren im Unterleib

- **Erkrankungen der weiblichen Geschlechtsorgane:**
  - **Uterusmyom oder andere Uterustumoren**
  - **Ovarialkystom** (Kystadenom)
  - **Chronische Eileiterentzündung**
  - **Eierstockzyste**
  - **Endometriose**
- **Schwangerschaft**
- **Gefüllte Harnblase** bei Blasenentleerungsstörung
- **Tumoren** des **Rektums** bzw. **Sigmoids**

Geben Sie Ursachen für ein Druckgefühl im rechten Oberbauch an!

Leber-, Gallenwegs-, Dickdarm- und Nierenkrankheiten

- **Lebererkrankungen:** Fettleber, chronische Hepatitis, Alkoholhepatitis, Lebermetastasen, arzneimittelbedingte Leberschäden
- **Ulcus duodeni**
- **Erkrankungen der Gallenwege:** Cholangitis, Cholezystitis, Cholelithiasis, Postcholezystektomiesyndrom, Tumoren der Gallenblase und -wege
- **Erkrankungen des Pankreas und Dickdarms:** Pankreatitis, Pankreaskarzinom, Kolonstenose (organisch oder funktionell bedingt)
- **Pleuritis**
- **Nierenerkrankungen:** Nierenbeckensteine, Pyelo- und Glomerulonephritis

Geben Sie Ursachen für ein Druckgefühl im Oberbauch links an!

Dickdarm-, Magen-, Pankreas-, Nierenerkrankungen, Herzinfarkt

- **Syndrom der linken Kolonflexur** bzw. **Kolonstenose:** Vor allem im Sitzen und bei zu enger Kleidung nehmen die Beschwerden zu. Die linke Flexur ist hochgezogen und weist eine starke Knickbildung auf.
- **Magenerkrankungen:** Magenulkus, akute Gastritis, Magenatonie
- **Pankreatitis**
- **Zwerchfellhernie**
- **Milzvergrößerung** (Splenomegalie): aber auch andere Milzprozesse, wie z. B. Milzinfarkt und Milzruptur
- **Nierenerkrankungen:** Pyelo- und Glomerulonephritis, Steine im Nierenbecken
- **Lungen- und Herzerkrankungen:** Pleuritis, Herzinfarkt

Ein Patient schildert, dass ihm der Bissen in der Speiseröhre stecken bleibt (Dysphagie). An welche Erkrankungen und Störungen denken Sie?

Globus hystericus, Speiseröhrenerkrankungen, Struma

- **Globus hystericus:** Es kommt zu einem Globusgefühl im Hals evtl. verbunden mit Schluckzwang. Die Ursache liegt im seelischen Bereich.
- **Struma**
- **Erkrankungen der Speiseröhre:**
  - **Ösophagusstenose:** z. B. nach Verätzungen der Speiseröhre
  - **Achalasie** (früher: Kardiospasmus)
  - **Ösophagusdivertikel, Ösophaguskrebs, Ösophagitis**
  - **Hiatushernie**
- **Erkrankungen des Mediastinums** (z. B. Tumoren, Lymphome, Abszesse)
- **Progressive Sklerodermie, Strikturen**
- **Aortenaneurysma**
- Lymphknotenschwellung im Mediastinum (z. B. bei Lymphom, Leukämie)

Der Patient leidet an Fettstuhl (Steathorrhö). An welche Erkrankungen müssen Sie denken?

Gallensaftmangel, Pankreasinsuffizienz, Maldigestion, Malabsorption, Zöliakie, Mukoviszidose

- **Gallenerkrankungen:** Verschlussikterus, Cholestase
- **Pankreaserkrankungen:** Pankreatitis (v. a. chronische Pankreatitis), Pankreasinsuffizienz, Pankreaskarzinom

- **Dünndarmerkrankungen (Resorptionsstörungen):** chronisch-entzündliche Darmerkrankungen, Zöliakie, Mukoviszidose, Malabsorptionssyndrom, Dysbiose, Dünndarmresektion
- **Lebererkrankungen** (Leberparenchymschädigungen): Hepatitis, Leberzirrhose
- **Schäden an den Mesenteriallymphknoten:** Karzinom bzw. Metastasenbildung, Morbus Hodgkin, Lymphknotentuberkulose
- **Hormonelle Störungen:** Hyperthyreose, Diabetes mellitus

■ Eine Patientin schildert, dass ihre Finger anfallsweise blass werden. Welche Ursachen kommen in Betracht?

Morbus Raynaud, Endangiitis obliterans, Sklerodermie, LE

- **Erkrankungen der Gefäße:** Morbus Raynaud, Endangiitis obliterans (Winiwarter-Buerger-Krankheit), Digitus mortuus, Thrombangiitis obliterans
- **Rheumatische Erkrankungen:** Sklerodermie, Lupus erythematodes (LE), Sjögren-Syndrom
- **Erkrankungen des Bewegungsapparats:** Digitus mortuus, Halsrippen-Syndrom, Scalenus-anterior-Syndrom
- **Arteriosklerose**
- **Kälteagglutininkrankheit:** seltene, durch Kälteantikörper hervorgerufene Autohämolyse der roten Blutkörperchen. Unter Kälteeinwirkung kommt es an den Akren zu Blässe bzw. Zyanose evtl. auch zur Nekrose. Deshalb ist eine Kälteexposition unbedingt zu vermeiden.
- **Medikamente:** Zytostatika, Betablocker, Ergotaminpräparate

34

■ Ein Patient leidet an vermehrtem Windabgang (Flatulenz). Welche Ursachen können vorliegen?

Darmerkrankungen, Dysbiose, blähende Kost, Magen-, Leber, Pankreas-, Gallenerkrankungen, Maldigestion, Malabsorption

- **Darmerkrankungen:** z. B. Morbus Crohn, Dysbiose, Reizdarm (Colon irritabile), Enteritiden, Nahrungsmittelunverträglichkeiten und -allergien, Zöliakie, Ileus, Peritonitis, Morbus Hirschsprung, Malabsorptions- und Maldigestionssyndrom
- **Verzehr blähender Speise:** z. B. frisches Brot, Bohnen, Kohl, Trinken kohlensäurehaltiger Getränke
- **Magenerkrankungen:** z. B. Sub- oder Anazidität, chronische Gastritis
- **Lebererkrankungen:** Leberzirrhose, Hepatitis, Fettleber
- **Pankreasinsuffizienz**
- **Gallenerkrankungen:** chronische Cholezystitis und Cholelithiasis
- **Rechtsherzinsuffizienz, Pericarditis constrictiva**
- **Luftschlucken** (Aerophagie)
- **Sklerodermie**
- **Medikamente:** Antibiotika, Zytostatika

■ Ein Patient klagt über Mundgeruch (Foetor ex ore). Zählen Sie mögliche Ursachen auf!

Mangelnde Mundhygiene, Erkrankungen des Mund- und Rachenraums, Atemwegs-, Speiseröhren- und Magenerkrankungen

- **Erkrankungen des Mund- und Rachenraums:**
  - Mangelnde Mundhygiene, Karies, Parodontopatien, Stomatitis, Gingivitis, Soor
  - Chronische Tonsillitis, Tonsillarabszess
  - Nasennebenhöhlenentzündung (Sinusitis)
  - Angina Plaut-Vincent
  - Mononucleosis infectiosa (Pfeiffer-Drüsenfieber)
  - Rachendiphtherie
  - Essensrückstände im Pharynx (v. a. bei Divertikel)
- **Atemwegserkrankungen:** Bronchitis, Bronchiektasen, chronischer Lungenabszess, Pneumonie
- **Speiseröhren- und Magenerkrankungen:** Ösophagusdivertikel, chronische Gastritis, Magen- und Ösophaguskarzinom
- **Lebererkrankungen:** z. B. Leberzirrhose, Coma hepaticum
- **Niereninsuffizienz**
- **Chronische Obstipation**
- **Leberzirrhose, Coma hepaticum**

- Diabetisches Koma
- Nahrungs- oder Genussmittel (Alkohol, Knoblauch)
- Schwefelhaltige Medikamente (z. B. Dimethylsulfoxid)

Eine Patientin klagt über kalte Füße. Welche Ursachen kommen in Betracht?

Vegetative Dystonie, Arteriosklerose, Endangiitis obliterans, Hypotonie

- **Herz- und Kreislauferkrankungen:** Arteriosklerose, Endangiitis obliterans (Winiwarter-Buerger Krankheit), Hypotonie, Aortenisthmusstenose
- **Vegetative Dystonie**
- **Polyneuritis**

Zählen Sie Ursachen für auffallende Gesichtsröte (Rubeosis) auf!

Diabetes mellitus, Morbus Cushing, Herz- und Lungenkrankheiten, Rosazea

- **Physiologische Rötung:** Rubeosis faciei, vasomotorisch bedingt, v. a. bei Frauen
- **Hormonerkrankungen:** Diabetes mellitus, Morbus Cushing
- **Bluterkrankungen:** Polyglobulie, Polyzythämie
- **Herz-Lungen-Erkrankungen:** Herzinsuffizienz, Herzvitien, Cor pulmonale, Mitralstenose (Mitralgesicht), Hypertonie, allerdings fast immer normale Hautfarbe
- **Rheumatische Erkrankungen:** Lupus erythematodes, Dermatomyositis (Lila-Krankheit)
- **Infektionskrankheiten:** Scharlach, Masern, Röteln, Ringelröteln (Ohrfeigenkrankheit), Fleckfieber
- **Sonstiges:** Rosazea, Pellagra, Fieber, Sonnenbrand

Geben Sie Ursachen für diffusen Haarausfall an!

Genetische Ursachen, Hormonstörungen, Vitaminmangel, Toxine

- **Genetische Ursachen** (Androgenetische Alopezie)
- **Erkrankungen und Störungen des Hormonsystems:**
  - **Hyperthyreose, Hypothyreose**
  - **Morbus Cushing**
  - **Hypoparathyreoidismus, HVL-Insuffizienz**
  - **Erhöhter Androgenspiegel im Blut**
  - **Stress:** Vermutlich kommt es hier zur zeitweisen Schilddrüsenüberfunktion oder zu nervös bedingten Regulationsstörungen durch die Hypophyse.
  - **Hormonelle Umstellungszeiten:** Schwangerschaft, Wochenbett
- **Mangelzustände:**
  - **Hypo-** und **Hpervitaminosen:** Vitamin-A-Mangel, Vitamin-B-Mangel, Vitamin-A-Überdosierung
  - **Eiweiß-Mangel**
  - **Tryptophan-Mangel:** Tryptophan ist eine essenzielle Aminosäure.
  - **Zöliakie, Malabsorptionssyndrom**
  - **Eisenmangel** mit und ohne Anämie
  - **Zinkmangel**
- **Infektionskrankheiten:**
  - Syphilis Stadium II, Typhus abdominalis, Leptospirose
  - Rekonvaleszenz
- **Maldigestion, Malabsorption, Zöliakie**
- **Toxine und Medikamente:**
  - **Toxine:** z. B. Thallium, Arsen, Blei, Quecksilber
  - **Medikamente:** Antikoagulanzien (Marcumar®, Heparin), Zytostatika, Colchicin (Herbstzeitlose), Kontrazeptiva („Pille"), Kortison, Androgene
- **Druck oder Zug:** z. B. durch straffe Frisuren oder das Tragen von Kopfbedeckungen

Geben Sie Ursachen für umschriebenen Haarausfall an!

Beachten Sie hierbei bitte auch die Anmerkungen der vorherigen Frage.

Alopecia areata, Hautpilze, Autoimmunerkrankungen, Stress, Infektionen

- **Autoimmunerkrankungen:** rheumatische Erkrankungen, z. B. Sklerodermie, LE
- **Traumen:** herdförmiges Ausreißen der Haare (oft zusammen mit Nägelkauen), Druck oder Zug, z. B. durch Lockenwickler, Perücken, Toupets
- **Hautschäden:** Vernarbungen, Verletzungen, Röntgenbestrahlung
- **Sonstiges:** Hautpilz, Neurodermitis

Woran lassen Heißhungerattacken denken?

Hypoglykämie, Diabetes mellitus, Hyperthyreose, Schwangerschaft

- **Hypoglykämie**
- **Erkrankungen des Hormonsystems:**
  - **Diabetes mellitus**
  - **Insulinom:** von den B-Zellen der Langerhans-Inseln ausgehender Tumor mit vermehrter Produktion von Insulin. Es kommt zur Hypoglykämie mit vegetativen Symptomen wie Schweißausbruch, Schwindel, Tachykardie, außerdem zu Sprach- und Sehstörungen, Lähmungen und Krämpfen. Es kann zum Insulinschock kommen.
  - **Hyperthyreose**
  - **HVL-Tumor** (Esszentrum!)
- **Wurmerkrankungen**
- **Ulcus duodeni** (Nüchternschmerz!)
- **Essstörung**
- **Medikamente:** z. B. Antidiabetika, Insulin, Östrogen, Kortison

Welche Ursachen können bei Kaffeeunverträglichkeit vorliegen?

Erkrankungen des Magens und der Gallenwege

- **Magenerkrankungen:** Reizmagen, chronische Gastritis, Magenkrebs
- **Gallenwegserkrankungen:** Gallensteine, chronische Gallenwegs- bzw. Gallenblasenentzündung
- **Chronische Pankreatitis**
- **Herz- und Kreislauferkrankungen:** Hypertonie, Herzkrankheiten (v. a., wenn sie mit Tachykardie einhergehen)

Welche Erkrankungen gehen mit weißen Flecken der Mundschleimhaut einher?

Masern, Aphthen, Mundsoor, Leukoplakie

- **Masern** (Koplik-Flecken)
- **Stomatitis aphthosa**
- **Mundsoor** (Candida albicans)
- **Leukoplakie**

Welche Erkrankungen können generalisierte Gelenkschmerzen verursachen?

Polyarthritis, Lyme-Borreliose, Gicht

- **Entzündliche Gelenkerkrankungen:**
  - **Rheumatoide Arthritis bzw. PCP**
  - **Akute Polyarthritis**
  - **Infektarthritis:** v. a. durch Bakterien, Viren, Pilze
  - **Para- oder postinfektiöse Arthritis:** z. B. bei Hepatitis, Gonorrhö, Masern, Scharlach, Mumps, Tuberkulose, Brucellose
  - **Arthritis psoriatica:** Meist sind die distalen Fingergelenke oder einseitig das Kniegelenk betroffen.
  - **Gicht,** meist kleine Gelenke und Knie betroffen
  - **Arthrosis deformans**
  - **Dermatomyositis**
- **Infektionskrankheiten:**
  - **Grippaler Infekt und Infektionskrankheiten**
  - **Lyme-Krankheit** (Lyme-Borreliose)
  - **Morbus Reiter:** Es kommt zur Trias Urethritis, Konjunktivitis und Arthritis.

Welche Ursachen können einer Obstipation (Verstopfung) zugrunde liegen?

Ernährungsbedingte Ursachen, Bewegungsmangel, geringe Trinkmengen, Unterdrückung des Defäkationsreizes, Schilddrüsenunterfunktion, Darmkrebs, Reizdarmsyndrom

- **Ernährungsbedingte Ursachen:** Ernährungsfehler, Ernährungsumstellung: z. B. auf Reisen, zu geringe Trinkmenge, ballaststoffarme Ernährung
- **Bewegungsmangel**
- **Unterdrückung des Defäkationsreizes:** keine Zeit für den Stuhlgang!

- **Erkrankungen des Hormonsystems:**
  - **Schilddrüsenunterfunktion** (Hypothyreose)
  - **Diabetes mellitus:** durch Neuropathien
- **Schwangerschaft**
- **Erkrankungen und Störungen des Dickdarms:**
  - **Stenosierende Prozesse** im Darm: z. B. Darmtumoren, Darmkrebs! und Hernien
  - **Reizdarm**
  - **Entzündliche Darmerkrankungen:** z. B. Divertikulitis
  - **Herabgesetzter Kolontonus:** vor allem im Alter
  - **Hämorrhoiden:** Angst vor Schmerzen!
- **Medikamente:**
  - **Eisenpräparate**, Antidepressiva, Antipsychotika, Diuretika, Opiate
  - **Abführmittelmissbrauch:** Hypokaliämie
- **Bettlägerigkeit**
- **Fieber**
- **Dehydratation:** z. B. durch zu geringe Trinkmenge, Erbrechen, Schwitzen
- **Psychische Ursachen:** „nicht loslassen können", Anorexia nervosa, Depression
- **Gynäkologische Ursachen:** Uterusmyom, Gebärmuttersenkung, Abknickung der Gebärmutter, Schwangerschaft
- **Neurogene Ursachen** (Morbus Parkinson, MS, Apoplexia cerebri)

An welche Ursachen denken Sie bei Blut im Urin?

Es kommen alle entzündlichen und tumorösen Erkrankungen des Harnapparats in Betracht.

Erkrankungen des Harnapparats, Tumoren

- **Karzinome der Niere und des ableitenden Harnapparats**
- **Entzündliche Erkrankungen des Harnapparats:**
  - **Nierenerkrankungen:** Nephritis, Pyelonephritis, Glomerulonephritis
  - **Erkrankungen der Harnblase und Harnröhre:** Urethritis, Ureteritis, Zystitis
- **Nichtentzündliche Erkrankungen des Harnapparats:**
  - Steinbildung im harnableitenden System
  - Stauungsniere: durch Rechtsherzinsuffizienz
  - Analgetikaniere
  - Nierenschädigung durch Diabetes mellitus
  - Nierentuberkulose
  - Gichtniere
  - Nierenzysten
  - Tumoren der ableitenden Harnwege
- **Prostatitis, Prostatakarzinom**
- **Hämorrhagische Diathese:** z. B. durch Antikoagulanzien-Einnahmen, Hämophilie, Thrombozytopenie, Vitamin-K-Mangel bzw. Vitamin-K-Resorptionsstörungen
- **Kontamination:** z. B. durch Regelblutung oder Blutungen aus dem After

Welche Ursachen können bei zeitweisem Schwankschwindel zugrunde liegen?

Sauerstoffmangel im Gehirn, z. B. durch Hirnarteriosklerose, Hypotonie, Anämie, Kleinhirnerkrankungen

- **Durchblutungsstörungen des Gehirns:**
  - Hirnarteriosklerose
  - Hypotonie: durch orthostatische Dysregulation
  - Anämie
- **Intoxikationen:** z. B. durch Alkohol und Nikotin
- **Neurologische Erkrankungen:** Kleinhirnschäden, Hirndrucksteigerung
- **Mangelsyndrome:** Hypoglykämie, Hypovitaminose

Woran lässt Sie ein anhaltender Drehschwindel denken?

Erkrankungen des Gleichgewichtsorgans, des Innenohrs, des Gleichgewichtsnervs oder des Gehirns (Kleinhirn, Hirnstamm)

- **Morbus Menière**
- **Labyrinthitis**
- **Herpes zoster oticus**
- **Akustikusneurinom**
- **Transitorische ischämische Attacken (TIA)**
- **Intoxikationen:** z. B. durch Alkohol, Koffein, Nikotin
- **Medikamente:** Streptomycin, Barbiturate, Chinin
- **Neuritis vestibularis:** z. B. bei Botulismus, Meningitis

- **Multiple Sklerose:** durch sklerotische Herde im Bereich des Hirnstamms
- **Labyrinthläsion:** durch vorausgegangenes Trauma
- **Labyrinthdurchblutungsstörungen:** durch Thrombosen, Blutungen, Embolien, Gefäßspasmen
- **Kinetose:** Bei Einnahme einer bestimmten Körperhaltung bzw. Kopfbewegung kommt es zur gestörten Labyrinthversorgung und damit zu einem kurz andauernden Schwindelanfall.
- **Hirntumoren**

■ Welche Erkrankungen gehen mit Auswurf einher?

Es kommen alle Atemwegserkrankungen in Betracht.

- **Sinusitis** (Nasennebenhöhlenentzündung): Häufig läuft das Sekret an der Rachenrückwand hinunter und wird verschluckt oder ausgespuckt.
- **Laryngitis** (Kehlkopfentzündung)
- **Akute Bronchitis:** mit eher spärlich-zähem Auswurf, später wenn Bakterien dazu kommen gelblich-grünlich, evtl. blutig
- **Chronische Bronchitis:** glasiger, evtl. eitriger Auswurf
- **Asthma bronchiale** (Bronchialasthma): Der Auswurf ist nur gering und von zäher, glasiger Konsistenz.
- **Lungenemphysem** (Lungenblähung): Da sich das Lungenemphysem meist aus einer chronischen Bronchitis heraus entwickelt, ist sowohl klares, zähes Sputum als auch eitriger Auswurf möglich.
- **Bronchiektasen:** Typisch sind die morgendlichen, maulvollen Expektorationen.
- **Bakterielle Lobärpneumonie:** Der Auswurf ist vom 2. Tag an meist rostbraun, manchmal auch blutig, später kann er gelblich werden.
- **Bronchopneumonie** (Herdpneumonie): meist wenig schleimig oder schleimig-eitriger Auswurf
- **Lungenabszess:** meist eitriger Auswurf
- **Lungenfibrose:** z. B. Silikose, Asbestose, Sarkoidose. Auswurf wie bei chronischer Bronchitis.
- **Lungenödem:** je nach Krankheitsschwere weißlicher bis rötlich-schaumiger Auswurf
- **Mukoviszidose** (zystische Fibrose): Es wird vermehrt und sehr zäher Schleim gebildet. Allerdings kommt es häufig zu Sekundärinfektionen!
- **Bronchial- bzw. Lungenkarzinom:** anfänglich nur spärliches Sputum, evtl. mit fasrigen Blutbeimengungen, später blutiges bzw. himbeergeleefarbenes Sputum

KAPITEL

35 Differenzialdiagnostische Aufgabenblätter und Lösungen

■ Füllen Sie die nachfolgende Tabelle zu Symptomen, Verlauf und Meldepflichten der Kinderkrankheiten aus! (Lösung siehe nächste Seite)

	Röteln	Masern	Scharlach	Windpocken
Hauterscheinungen				
Ausbreitung				
Fleckengröße				
Exanthemdauer				
Juckreiz				
Schuppung				
Lymphknotenschwellung				
Fieber				
Ansteckungsgefahr				
Vorstadium				
Immunität				
Meldepflicht und Behandlungsverbot nach IfSG				

Tab. 35.1 Symptome, Verlauf und Meldepflichten der Kinderkrankheiten

	Röteln	Masern	Scharlach	Windpocken
Hauterscheinungen	Kleine, rote Flecken mit hellem Hof, nicht konfluierend	Zunächst kleinfleckig, dann grobfleckig und konfluierend	Feine, dichte Flecken, die sich kaum von der Haut abheben	Linsengroße, rote Flecken Papeln → Bläschen Pusteln → Krusten (Pockennabel)
Ausbreitung	Gesicht → Rumpf → Extremitäten	hinter den Ohren → Gesicht → Rumpf → Extremitäten	Hals → Brust → Rumpf → evtl. Extremitäten	Gesicht → Rumpf → Extremitäten nur selten (auch Schleimhäute)
Fleckengröße	Mittel	Groß	Fein und klein	Flecken + Bläschen
Exanthemdauer	2–3 Tage	Ca. 3–4 Tage	Ca. 2–4 Tage	1–2 Wochen
Juckreiz	Nein	Nein	Nein	Ja
Schuppung	Nein	Kleieartig ohne Hände und Füße	Körper: kleieartig; Hände und Füße: lamellenartig	Krusten (Pockennabel)
Lymphknotenschwellung	Zunächst im Nacken, dann ausgebreitet	Generalisiert (im Exanthemstadium)	Am Kieferwinkel, evtl. Hals	Meist Nacken und Hals
Fieber	Evtl. um 38 °C	2-gipflig bis 39–40 °C	Bis 39,5 °C	Leichtes Fieber
Ansteckungsgefahr	1 Woche vor bis 1 Woche nach Exanthemausbruch	Vom Prodromalstadium bis 1 Woche nach Exanthemausbruch	Vor allem nach Exanthemausbruch	1 Tag vor bis 6 Tage nach Exanthemausbruch
Vorstadium	Fehlt meist	Ja, 3–5 Tage	Nein, plötzlicher Beginn	Meist ohne
Immunität	Lebenslang	Lebenslang	Zweiterkrankung als Streptokokkenangina	Ja, aber evtl. später Herpes zoster
Meldepflicht und Behandlungsverbot nach IfSG	Meldepflicht bei Verdacht, Erkrankung, Tod. Behandlungsverbot gem. § 6!	Meldepflicht bei Verdacht, Erkrankung, Tod. Behandlungsverbot gem. § 6!	Keine Meldepflicht, aber Behandlungsverbot gem. § 34	Meldepflicht bei Verdacht, Erkrankung, Tod. Behandlungsverbot gem. § 6!

■ Füllen Sie die nachfolgende Tabelle zu den Symptomen der häufigsten Hauterkrankungen aus! (*Lösung siehe nächste Seite*)

	Psoriasis	Pityriasis versicolor	Pityriasis rosea	Ekzem	Neurodermitis	Urtikaria
Erscheinungsbild						
Prädilektionsstellen						
Ursache						
Juckend						
Abgegrenzt						
Ansteckend						

Tab. 35.2 Symptome der häufigsten Hautkrankheiten

	Psoriasis	Pityriasis versicolor	Pityriasis rosea	Ekzem	Neurodermitis	Urtikaria
Erscheinungsbild	Scharf begrenzte, rötliche Flecken mit silberweißen Schüppchen	Scharf begrenzte hellbraune Herde mit kleieförmiger Schuppung	Rosafarbene Flecken mit stehenden Schüppchen	Flächenhaft entzündlich, unscharf, Licheni-fikation	Rötung, Schuppung, Nässen, Erosionen, Lichenifikation	Quaddel, weiß / rot klein / groß
Prädilektionsstellen	• Ellenbogen • Behaarter Kopf • Knie • Kreuzbein	Oberer Stamm:Schultern, Hals, Rücken, Brust	Rumpf und proximale Extremitäten	Hände bzw. Kontaktstelle	• Ellenbeuge • Gesicht, Hals, Brust, Schultern	• Keine! • Angioödem: Augen, Lippen, Genitalien
Ursache	• Vererbung • Auslöser • Stoffwechselkrankheit	• Hefepilz • Schwitzen • Übersäuerung	• Neue Kleidung? • Viren?	• Schädigender Reiz • Allergie	• Vererbung • Allergie	• Allergie • Physikalische Schädigung
Juckend	Zeitweise	Manchmal	Manchmal	Stark	Sehr stark	Stark
Abgegrenzt	Ja	Ja	Ziemlich	Nein	Nein	Ja
Ansteckend	Nein	Fast nicht	Nein	Nein	Nein	Nein

■ **Füllen Sie die nachfolgende Tabelle zur Arbeitsweise und anatomischen Struktur der verschiedenen Muskelzellen aus!** (*Lösung siehe nächste Seite*)

	Glatte Muskelzelle	Skelettmuskelzelle	Herzmuskelzelle
Arbeitsweise (unwillkürlich oder willkürlich)			
Impuls (von ZNS oder autonom)			
Rhythmisch (ja – nein)			
Querstreifung (ja – nein)			
Zellgröße (in mm)			
Zellform (länglich oder spindelförmig)			
Motorische Endplatte (ja – nein)			
Anzahl der Kerne (einer oder mehrere)			
Lage der Kerne (Mitte oder randständig)			
Myofibrillen (regelmäßig oder unregelmäßig)			

Tab. 35.3 Arbeitsweise und anatomische Strukturen der verschiedenen Muskelzellen

	Glatte Muskelzelle	Skelettmuskelzelle	Herzmuskelzelle
Arbeitsweise (unwillkürlich oder willkürlich)	Unwillkürlich	Willkürlich	Unwillkürlich
Impuls (von ZNS oder autonom)	Autonom	Vom ZNS	Autonom
Rhythmisch (ja – nein)	Ja	Nein	Ja
Querstreifung (ja – nein)	Nein	Ja	Ja
Zellgröße (in mm)	0,1 mm	mm bis 20 cm	0,1 mm
Zellform (länglich oder spindelförmig)	Spindelförmig	Länglich	Länglich
Motorische Endplatte (ja – nein)	Nein	Ja	Nein
Anzahl der Kerne (einer oder mehrere)	Einer	Mehrere	Einer
Lage der Kerne (Mitte oder randständig)	Mitte	Randständig	Mitte
Myofibrillen (regelmäßig oder unregelmäßig)	Unregelmäßig	Regelmäßig	Regelmäßig

■ **Füllen Sie die nachfolgende Tabelle zu den speziellen Symptomen der Ösophaguserkrankungen aus!** (*Lösung siehe nächste Seite*)

	Ösophagus-spasmus	**Akute Ösophagitis**	**Chronische Ösophagitis**	**Refluxöso-phagitis**	**Ösophagus-divertikel**	**Achalasie**	**Ösophagus-karzinom**
Ursache							
Schmerzqualitäten							
Dysphagie (Schluckstörung)							
Regurgitation (Zurückfließen von unverdauter Nahrung)							
Gewichtsverlust auch bei komplikationslosem Verlauf							

Tab. 35.4 Spezielle Symptome der Ösophaguserkrankung

	Ösophagus-spasmus	Akute Ösophagitis	Chronische Ösophagitis	Refluxösophagitis	Ösophagus-divertikel	Achalasie	Ösophagus-karzinom
Ursache	Funktionelle Störung durch psychische Faktoren	Notfall, meist durch Verschlucken von Säuren oder Laugen	Dauerschädigung, vor allem durch hochprozentigen Alkohol oder Rauchen	• Primäre Refluxösophagistis: unbekannt • Sekundäre R.efluxösophagitis: OP im Bereich von Magen, Ösophagus, Pylorusstenose, Sklerodermie, Schwangerschaft	Vor allem als Zenker-Divertikel durch Wandschwäche am Übergang vom Rachen zur Speiseröhre	Innervationsstörung mit fehlender Sphinktererschlaffung	Vor allem durch Refluxösophagitis, hochprozentigen Alkohol, zu heiße und zu scharfe Speisen, Nitrosamine, Achalasie
Schmerzqualitäten	Krampfartig, spontan oder bei Nahrungsaufnahme	Heftigst, brennend	Zunehmender Schlingschmerz	Retrosternal brennend und Schmerzen beim Schlingen	Kein Schmerz	Vor allem anfangs stark	Evtl. retrosternal dumpf bohrend
Dysphagie (Schluckstörung)	Ja	–	Ja	Ja	Ja	Ja	Ja
Regurgitation (Zurückfließen von unverdauter Nahrung)	Nein	–	Nein	Ja	Ja	Ja	Ja
Gewichtsverlust auch bei komplikationslosem Verlauf	Nein	–	Nein	Nein	Nein	Ja	Ja

■ **Füllen Sie die nachfolgende Tabelle zu den speziellen Charakteristika verschiedener Darmerkrankungen aus!** (*Lösung siehe nächste Seite*)

	Reizkolon	**Kolondivertikulitis**	**Colitis ulcerosa**	**Morbus Crohn**	**Kolonkarzinom**
Morphologische Veränderungen					
Blut im Stuhl					
Beschaffenheit der Durchfälle					
Abdominalschmerzen					
Begleitsymptome					
Stuhlcharakteristika					
Komplikationen					
Lebensalter bei Krankheitsausbruch					

Tab. 35.5 Spezielle Charakteristika verschiedener Darmerkrankungen

	Reizkolon	Kolondivertikulitis	Colitis ulcerosa	Morbus Crohn	Kolonkarzinom
Morphologische Veränderungen	Funktionelle Störung ohne organische Veränderung	Entzündung von sackartigen Ausstülpungen der Darmwand	Chronisch rezidivierende Entzündung mit Geschwürbildung	Entzündung und sulzige Verdickung der Darmwand. Nur Mukosa und Submukosa sind betroffen.	Geschwüriges, stenosierendes oder infiltrierendes Wachstum. Alle Gewebeschichten sind betroffen.
Blut im Stuhl	Nein	Ja	Ja	Evtl.	Ja
Beschaffenheit der Durchfälle	Wässrig (nie blutig)	Wässrig, evtl. blutig oder blutig-schleimig	Blutig-schleimig	Wässrig, nur selten blutig	„Blut im Stuhl"
Abdominalschmerzen	Heftig, krampfartig, wandernd, vor allem rechte und linke Flexur, Sigmoid	Vor allem kolikartige Schmerzen im linken Unterbauch; „Linksap-pendizitis"	Anfängliche Bauchschmerzen vor allem links – steigern sich zu heftigsten Tenesmen	Krampfartige Bauchschmerzen vor allem Mittelbauch und rechtsseitig; ähnlich wie Appendizitis	Keine oder dumpf bohrende Schmerzen
Begleitsymptome	Meteorismus	Im akuten Stadium Fieber	Evtl. Fieber und Gewichtsverlust	Malabsoption, Gewichtsverlust, Anämie	Gewichtsabnahme bis Kachexie, Anämie, Leistungsmangel
Stuhlcharakteristika	• Meist Diarrhö, aber auch Wechsel von Diarrhö und Obstipation (DD zu Ca notwendig!) oder nur Obstipation, oft Gefühl der unvollständigen Entleerung • Zeitweise Bleistiftstühle	Änderung der Stuhlgewohnheit! Somit kann es zu Diarrhö, Obstipation oder zum Wechsel von Diarrhö und Obstipation kommen. (DD zu Ca notwendig!)	Nur Durchfälle	Nur Durchfälle	• Änderung der Stuhlgewohnheit! Somit kann es zu Diarrhö, Obstipation oder zum Wechsel von Diarrhö und Obstipation kommen • Bei Lokalisation im Rektum und in der Analregion können Bleistiftstühle auftreten
Komplikationen		Subileus, Ileus, Abszess- und Fistelbildung	Entzündungen an anderen Organen (z. B. Erythema nodosum, Leber, Galle, Augen, Gelenke), Perforation, Analabszesse, -fisteln, toxische Kolondilatation, evtl. Darmkrebs	Entzündungen an anderen Organen (z. B. Erythema nodosum, Leber, Galle, Augen, Gelenke), Analabszesse, -fisteln, Perforation, Stenosierung, Ileus	
Lebensalter bei Krankheitsausbruch	Vor allem junge Frauen	Fortgeschrittenes Lebensalter	Junge Erwachsene	Junge Erwachsene	60.–70. Lebensjahr

Füllen Sie die nachfolgende Tabelle zu den speziellen Charakteristika von Prostataerkrankungen aus! (*Lösung siehe nächste Seite*)

	Prostatitis	Prostatahyperplasie	Prostatakrebs
Morphologische Veränderungen			
Miktionsbeschwerden und Symptome			
• Harndrang			
• Schmerzen bei Miktion			
• Abgeschwächter Strahl			
• Blut im Urin			
• Restharngefühl			
Schmerzen beim Absetzen des Stuhls			
Fieber			

Tab. 35.6 Spezielle Charakteristika verschiedener Prostataerkrankungen

	Prostatitis	Prostatahyperplasie	Prostatakrebs
Morphologische Veränderungen	Bakterielle Entzündung der Prostata	Zellvermehrung des Drüsen-, Binde- und Muskelgewebes (vermutlich hormonell bedingt)	Tumoröses, geschwüriges oder infiltrierendes Wachstum
Miktionsbeschwerden und Symptome			
• **Harndrang**	Ja: häufige Toilettengänge, wobei kaum Urin kommt (Pollakisurie)	Ja: verzögerter Beginn der Entleerung, oft auch nächtlicher Harndrang (Nykturie)	Frühstadium: symptomlos, später wie Prostatahyperplasie Spätstadium: übermäßiger Harndrang und unvollständige Blasenentleerung
• **Schmerzen bei Miktion**	Ja (Schmerzen und Brennen)	Nein	Evtl.
• **Abgeschwächter Strahl**	Ja	Ja	Evtl.
• **Blut im Urin**	Ja	Nein	Evtl.
• **Restharngefühl**	Nein	Ja	Evtl.
Schmerzen beim Absetzen des Stuhls	Ja	Nein	Evtl.
Fieber	Ja (bei akuter Form) evtl. mit Schüttelfrost	Nein	Evtl. Resorptionsfieber

■ **Füllen Sie die nachfolgende Tabelle zu den speziellen Charakteristika angeborener Infektionskrankheiten aus!** (***Lösung siehe nächste Seite***)

	Zytomegalie (Speicheldrüsenvirus-krankheit)	**Toxoplasmose**	**Listeriose**
Meldepflicht			
Behandlungsverbot			
Erreger			
Ansteckung			
Symptome			
Übertragung auf das Kind während der Schwangerschaft			

Tab. 35.7 Spezielle Charakteristika angeborener Infektionskrankheiten

	Zytomegalie (Speicheldrüsenviruskrankheit)	**Toxoplasmose**	**Listeriose**
Meldepflicht	Keine	§ 7 Abs. 3 nur angeborene Toxoplasmose	§ 7
Behandlungsverbot	Keines	§ 7 nur angeborene Toxoplasmose	Listeriose und angeborene Listeriose
Erreger	Zytomegalievirus (Herpes-Virus)	Protozoen (Toxoplasma gondii)	Bakterium (Listeria monocytogenes)
Ansteckung	Schmier-, Tröpfcheninfektion	Katzenkot Tartar!	Tiere + Tierprodukte Milch, Käse (Camembert)
Symptome	**Inapparenter Verlauf** **Leichter Verlauf:** oft wie Mononukleose **Schwerer Verlauf:** Jedes Organ kann befallen werden, z. B. Meningoenzephalitis, Pneumonie, Nephritis.	**Inapparenter Verlauf** **Leichter Verlauf:** Fieber + Lymphknotenschwellung, evtl. Angina **Schwerer Verlauf:** Meningoenzephalitis	**Inapparenter Verlauf** **Leichter Verlauf:** • Fieber, Lymphknotenschwellung, oft Angina • Oder lokal: z. B. Konjunktivitis, Keratitis **Schwerer Verlauf:** meist Meningoenzephalitis Bei Schwangeren: Blasen-, Gebärmutter-, Nierenbeckenentzündung
Übertragung auf Kind während Schwangerschaft	Während der ersten 6 SSM möglich	Während der gesamten Schwangerschaft	Meist nach dem 5. Schwangerschaftsmonat

■ **Füllen Sie die nachfolgende Tabelle zu den speziellen Charakteristika verschiedener sexuell übertragbarer Krankheiten aus!** (*Lösung siehe nächste Seite*)

	Gonorrhö (Tripper)	**Syphilis (Lues)**	**Ulcus molle**	**Lymphogranuloma inguinale**
Inkubation				
Erreger				
Nachweis				
Leitsymptome				
Komplikationen				
Meldepflicht				
Behandlungsverbot				

Tab. 35.8 Spezielle Charakteristika sexuell übertragbarer Krankheiten

	Gonorrhö (Tripper)	Syphilis (Lues)	Ulcus molle	Lymphogranuloma inguinale
Inkubation	2–5 Tage	1–3 Wochen	1–3 Tage	3 Tage bis 3 Wochen
Erreger	Bakterien, Gonokokken (Neiseria gonorrhoeae)	Bakterien, Spirochäten (Treponema pallidum)	Bakterien, Brucellen (Haemophilus ducreyi)	Chlamydien (Chl. lymphogranulomatosis)
Nachweis	Harnröhrensekret bzw. Zervixabstrich	Blut	Geschwürabstrich	Geschwürabstrich
Leitsymptome	Schleimig-eitrige Infektion der Schleimhäute des Urogenitaltrakts • **Mann:** schleimig-eitriger Ausfluss mit Prickeln und Brennen der Harnröhre, evtl. Übergreifen auf Prostata, Bläschendrüse, Nebenhoden • **Frau:** schleimig-eitriger Ausfluss aus Vagina, evtl. Übergreifen auf Harnröhre, Blase, Eierstock, Eileiter, Gebärmutter, Bartholin-Drüse, Peritonitis	**I. Stadium:** Primäraffekt, Lymphknotenschwellung (lokal, einseitig) **II. Stadium:** Allgemeinsymptome, Syphilide, allgemeine Lymphknotenschwellung, Kondylome, Haarausfall, Angina, Iritis, Hepatitis **III. Stadium:** Gummen **IV. Stadium:** Neurosyphilis	Lokalinfektionskrankheit, Primäraffekte (mehrere, schmerzhaft) Leistenlymphknotenschwellung (einseitig, schmerzhaft)	Primäraffekt(e) (geringfügig) • **Mann:** Leistenlymphknotenschwellung (hart, druckschmerzhaft), oft leichte Allgemeinsymptome (evtl. Sepsis). Heilt meist in 10 Monaten aus. • **Frauen:** ähnlich wie Mann; schmerzende, geschwürige Beckenlymphknoten
Komplikationen	Bäkteriämie, Hauterscheinungen, Augen-, Gelenk-, Herzentzündung, Sterilität		Geschwürbildung der Leistenlymphknoten	• Mann: Sepsis • Frau: Elefantiasis
Meldepflicht	Keine	Keine	Keine	Keine
Behandlungsverbot	**Ja, § 24, sexuell übertragbare Krankheit**	**Ja, § 24, sexuell übertragbare Krankheit**	**Ja, § 24, sexuell übertragbare Krankheit**	**Ja, § 24, sexuell übertragbare Krankheit**

KAPITEL

36 Fotoquiz: Krankheiten erkennen auf einen Blick

36.1 Fragen

Frage 1 (➤ Abb. 36.1)

Bei der Erstuntersuchung des Patienten finden Sie bei der Inspektion die nachstehende Veränderung. Welche der folgenden Erkrankung ist am wahrscheinlichsten?

- Varikosis
- Endangiitis obliterans (Winiwarter-Buerger-Krankheit)
- Diabetes mellitus
- Primäre Morbus-Raynaud-Anfälle am Fuß
- PCP

Tipp Der Patient berichtet, dass bei ihm in letzter Zeit die Füße im Bett nicht mehr richtig warm würden, außerdem sei er immer sehr durstig, oft träten nachts quälende Wadenkrämpfe auf und in der Analgegend bestünde häufig ein heftiger Juckreiz.

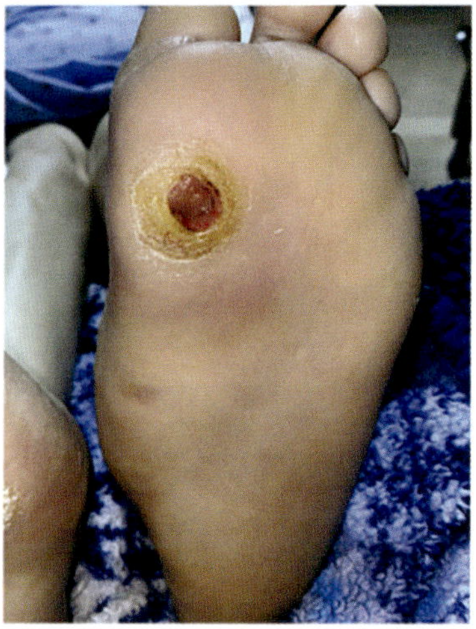

Abb. 36.1 [H069-002]

Frage 2 (➤ Abb. 36.2)

Füße und Beine sind zyanotisch verfärbt und ödematös geschwollen.
Welche Diagnose ist am wahrscheinlichsten?

- Arterielle Verschlusskrankheit (AVK)
- Schwere chronische Rechtsherzinsuffizienz
- Fortgeschrittene primäre Lymphödeme
- Nierenbedingte Ödeme
- Funktionelle Durchblutungsstörung

Tipp Beachten Sie die zyanotische Hautfarbe. Es liegt also eine Abflussstörung vor.

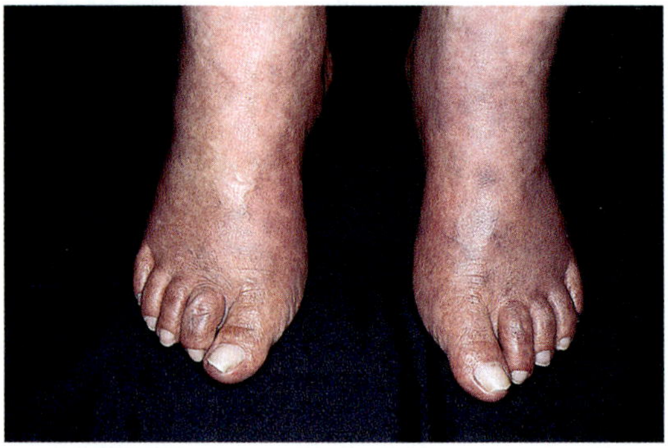

Abb. 36.2 [M537]

Frage 3 (➤ Abb. 36.3)

Ein 7-jähriger Junge klagt über heftige Gelenk- und Bauchschmerzen. Er hat 38,5 °C Fieber.
Welche Erkrankung liegt vermutlich vor?

- HUS (hämolytisch-urämisches Syndrom)
- Hämophilie
- Vitamin-K-Mangel
- Lebererkrankung mit Prothrombinmangel
- Purpura Schönlein-Henoch

Tipp Der Junge hatte vor einigen Wochen einen grippalen Infekt, war dann aber bis zum Auftreten dieser Symptome beschwerdefrei. Früher traten keine Hauteinblutungen auf.

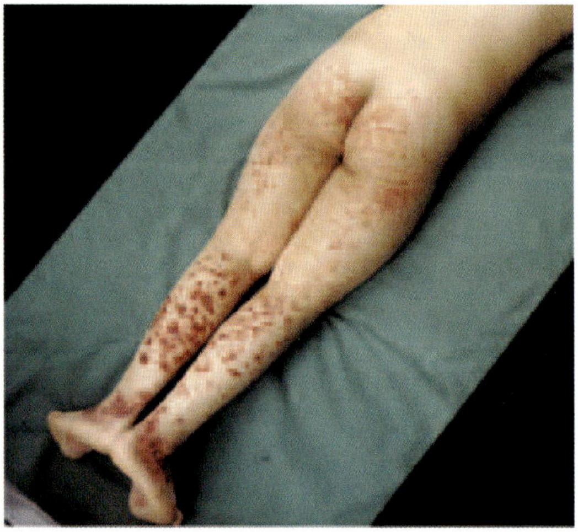

Abb. 36.3 [O530]

Frage 4 (➢ Abb. 36.4)

Der Mann klagt über heftige, anfallsweise auftretende rechtsseitige Kopfschmerzen. Außerdem berichtet er über Sehstörungen des rechten Auges.
Welche Diagnose ist am wahrscheinlichsten?

- Sinusitis
- Hirntumor
- Schlaganfall
- Akutes Glaukom
- Arteriitis temporalis (Arteritis temporalis)

Tipp Beachten Sie die sichtbare Verdickung der Schläfenarterie.

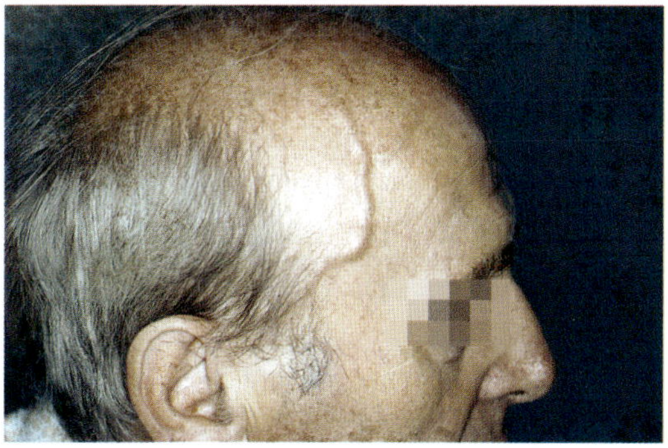

Abb. 36.4 [M537]

Frage 5 (➢ Abb. 36.5)

Der Patient klagt über Müdigkeit und über häufigeres Nasenbluten, das in neuerer Zeit aufgetreten ist.
Welche Erkrankung ist am wahrscheinlichsten?

- Leberzirrhose
- Morbus Osler
- Pupura Schönlein-Henoch
- Multiple Angiomata senilia
- Hämophilie

Tipp Beachten Sie die auffällige Blässe, die durch die Nasenblutungen und eine daraus resultierende Anämie verursacht wurde.

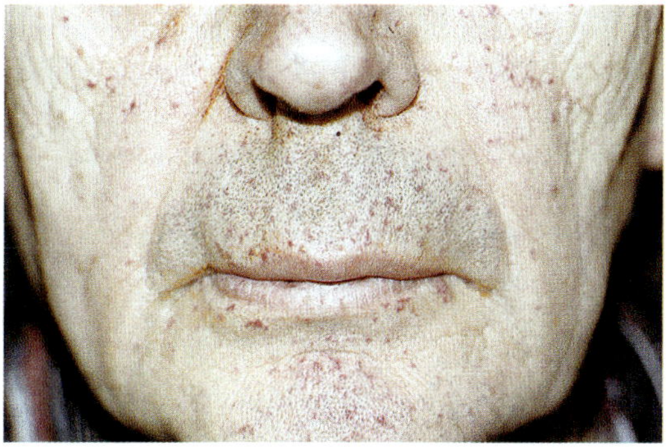

Abb. 36.5 [M537]

Frage 6 (> Abb. 36.6)

Die Patientin klagt, dass es unter Kälteeinwirkung zur abgebildeten Verfärbung der Hände und Finger komme, die mit Schmerzen einhergehe. Ein solcher Anfall dauert ca. 15 Minuten an.
Wie lautet Ihre Verdachtsdiagnose?

- Paget-Schroetter-Syndrom(Phlebothrombose der Arme)
- Arteriosklerose der Armgefäße
- Primäre Morbus-Raynaud-Anfälle
- Lymphabflussstörung
- Morbus Osler

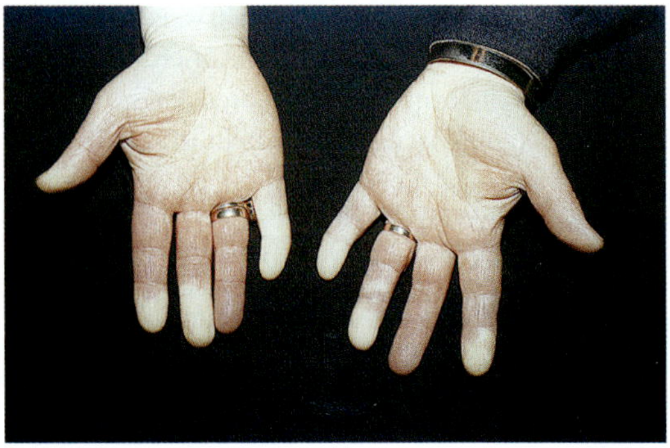

Abb. 36.6 [M537]

Tipp Von der Erkrankung sind in 80 % der Fälle jüngere Frauen betroffen.

Frage 7 (> Abb. 36.7)

Es handelt sich um eine 50-jährige Patientin, die über tägliche, zahlreiche Anfälle von Durchblutungsstörungen der Hände berichtet.
Welche Erkrankung ist am wahrscheinlichsten?

- pAVK (periphere arterielle Verschlusskrankheit)
- Venöse Abflussstörungen
- Arteriosklerose der Hände
- Diabetes mellitus
- Sekundäre Morbus-Raynaud-Anfälle (z. B. bei Sklerodermie)

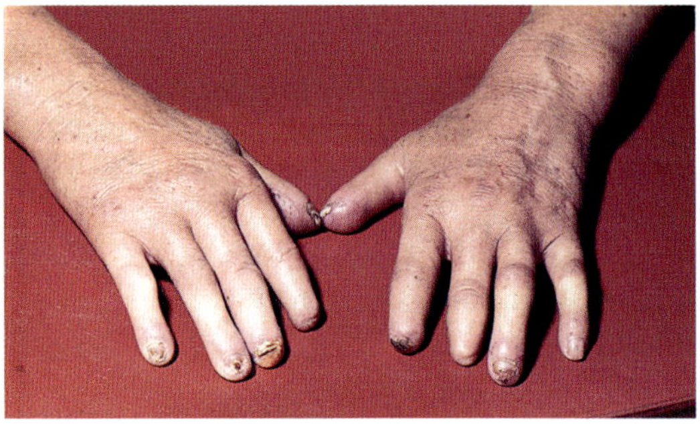

Abb. 36.7 [M537]

Tipp Beachten Sie die Glanzhaut, die auf eine Hautatrophie schließen lässt und die abgestorbenen Bereiche der distalen Fingerabschnitte.

Frage 8 (➤ Abb. 36.8)

Die Patientin berichtet, dass sie durch die Veränderungen beunruhigt sei, die sich unterhalb ihrer Augen gebildet haben und möchte von Ihnen wissen, worum es sich dabei handelt.
Worum handelt es sich bei den Veränderungen unterhalb der Augen?

- Xanthelasmen
- Angiome
- Xanthome
- Lipome
- Fibrome

Tipp Bei der Patientin liegt eine Hypercholesterinämie (Erhöhung der Blutcholesterinwerte) vor.

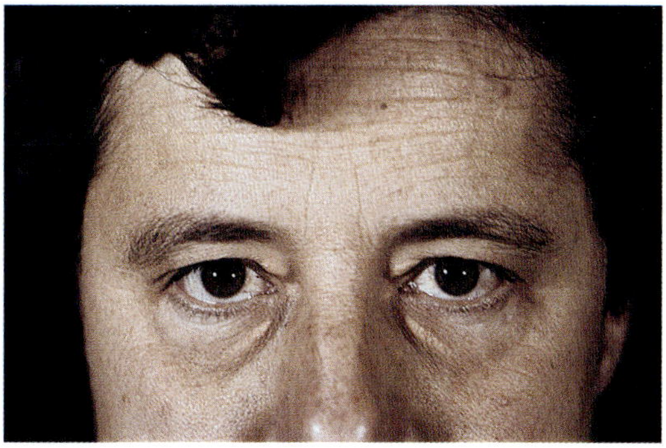

Abb. 36.8 [M537]

Frage 9 (➤ Abb. 36.9)

Die Patientin klagt über Gewichtszunahme in der letzten Zeit.
Welche Diagnose ist am wahrscheinlichsten?

- Adipositas simplex durch Überernährung
- Schilddrüsenunterfunktion (Hypothyreose)
- Cushing-Syndrom
- Schilddrüsenüberfunktion (Hyperthyreose)
- Binge-Eating-Erkrankung

Tipp Die abgebildete Patientin leidet an einem Nebennierenrindentumor.

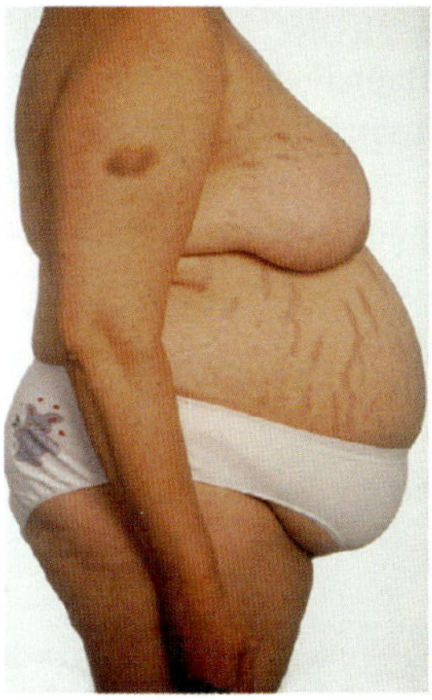

Abb. 36.9 [E936]

Frage 10 (> Abb. 36.10)

Wie nennt man die abgebildeten Hautveränderungen?

- Angiome
- Purpura
- Hämangiome
- Kaposi-Sarkom
- Spider naevi (Naevus araneus)

Tipp Drückt man mit einem Glasspatel mittig auf das Gefäßknötchen, so drückt man das Blut aus der Hautveränderung. Lässt der Druck nach, so füllt sich die Hauterscheinung wieder von der Mitte her mit Blut.

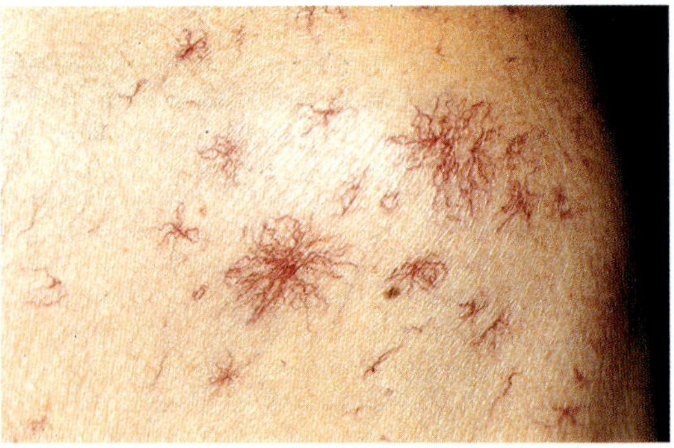

Abb. 36.10 [M537]

Frage 11 (> Abb. 36.11)

Die Patientin präsentiert an der Unterschenkelstreckseite schmerzhafte Hauterhebungen von einigen Zentimetern Größe. Zusätzlich klagt sie, dass sie sich wie zerschlagen fühle.
Welche der folgenden Diagnosen ist am wahrscheinlichsten?

- Erythema migrans (Wanderröte)
- Kaposi-Sarkom
- Erythema nodosum (Knotenrose)
- Hautmykose
- Psoriasis

Tipp Die Patientin leidet schon seit vielen Jahren unter Colitis ulcerosa. Zusätzlich zu den abgebildeten Hautveränderungen kam es zu 38,5 °C Fieber, Kopf- und Gliederschmerzen und Krankheitsgefühl.

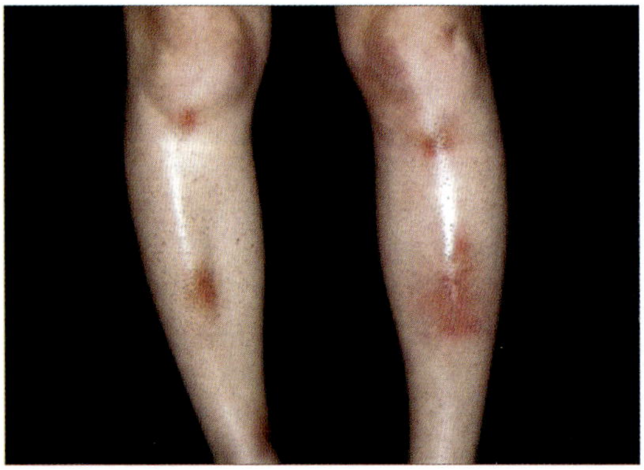

Abb. 36.11 [G160-005]

Frage 12 (➢ Abb. 36.12)

Die Patientin berichtet, dass die aufgetretenen Zungenveränderungen seit einigen Wochen bestehen. Bei der Inspektion sehen Sie rote Herde mit einem weißlichen Saum.
Welche der folgenden Munderkrankungen ist die wahrscheinlichste?

- Landkartenzunge (Lingua geographica)
- Mundsoor (Stomatitis mycotica, Candida-albicans-Befall)
- Haarzunge (Lingua villosa nigra)
- Weißschwielenkrankheit (Leukoplakie)
- Aphthen (Stomatitis aphthosa)

Tipp Die Patientin berichtet, dass diese Herde immer wieder an anderen Stellen der Zunge auftreten.

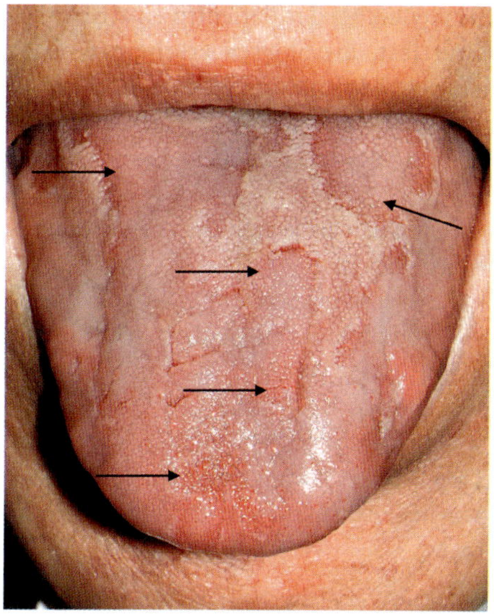

Abb. 36.12 [M1420]

Frage 13 (➢ Abb. 36.13)

Die Patientin klagt über zunehmende Atemnot. Früher sei diese nur bei stärkerer körperlicher Anstrengung aufgetreten, aber in neuerer Zeit bekäme sie auch schon bei geringeren Anstrengungen nicht mehr ausreichend Luft.
Welche Diagnose passt am besten zu den angegebenen Beschwerden und den abgebildeten Hautveränderungen?

- Diabetikerbäckchen (Rubeosis diabetica)
- Wettergesicht
- Mitralgesicht (Facies mitralis) bei Mitralklappenstenose
- Cor pulmonale
- Morbus Cushing bzw. Cushing-Syndrom

Tipp Beachten Sie, dass die Rötung nicht nur über den Wangen, sondern auch über dem Nasenrücken auftritt.

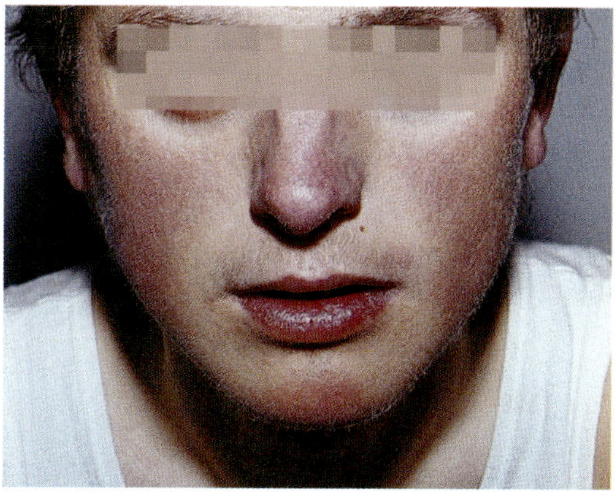

Abb. 36.13 [M537]

Frage 14 (➤ Abb. 36.14)

Sie stellen bei der Patientin eine Gelbfärbung der Haut fest, die Skleren erscheinen jedoch weiß. Sowohl das unkonjugierte als auch das konjugierte Bilirubin befinden sich im Normbereich. Welche Ursache hier liegt hier vermutlich vor?

- Gallensteine, die zum Gallenrückstau führen
- Leberzirrhose
- Pankreaskopfkarzinom
- Karotinikterus (durch überreichlichen Karottenkonsum)
- Hämolytische Anämie

Tipp Diese Störung findet man häufig bei Säuglingen, bei Erwachsenen ist sie außerordentlich selten.

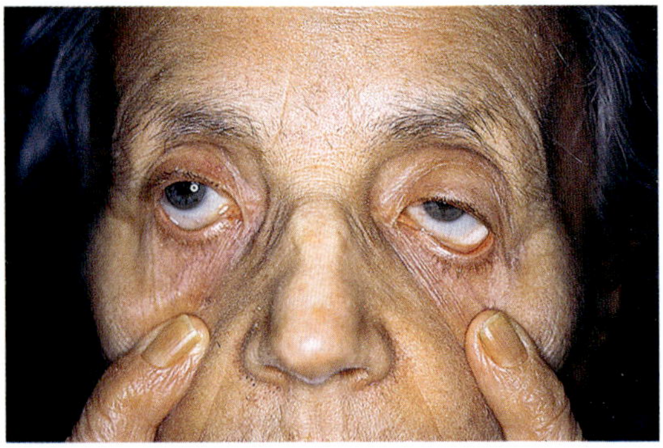

Abb. 36.14 [M537]

Frage 15 (➤ Abb. 36.15)

Schon als Kind hatte sie „kräftige Oberschenkel". Welche Diagnose ist am wahrscheinlichsten?

- Lipohypertrophie bzw. Lipödem (hier: Reithosentyp)
- Nierenbedingte Ödeme
- Rechtsherzinsuffizienz
- Venös bedingte Ödeme
- Primäres Lymphödem

Tipp Auf Druck bleibt keine Delle zurück.

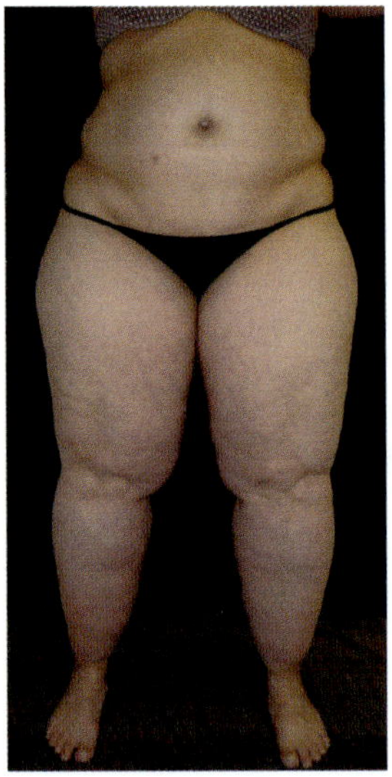

Abb. 36.15 [T1091]

Frage 16 (> Abb. 36.16)

Die Abbildung zeigt gräuliche, pseudomembranöse Beläge auf den Tonsillen. Für welche Erkrankung spricht das am ehesten?

- Angina catarrhalis
- Angina follicularis
- Streptokokkenangina
- Mononucleosis infectiosa
- Tonsillarabszess

Tipp Die Mundinspektion ergab Petechien am harten Gaumen und einen starken Mundgeruch. Außerdem liegt eine Konjunktivitis vor.

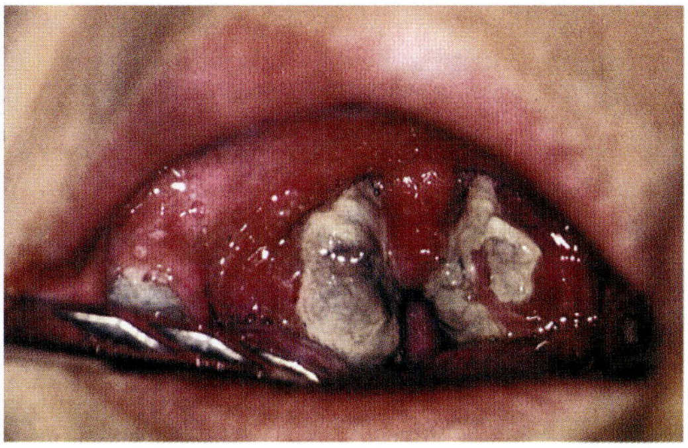

Abb. 36.16 [O530]

Frage 17 (> Abb. 36.17)

Zusätzlich zu den Hautveränderungen bestehen heftige rechtsseitige Kopfschmerzen.
Welche Diagnose ist am wahrscheinlichsten?

- Rosacea
- Psoriasis
- Milzbrand
- Zoster ophthalmicus
- Impetigo contagiosa (Borkenflechte)

Tipp Es begann mit Bläschen, die nun bereits weitgehend eingetrocknet sind.

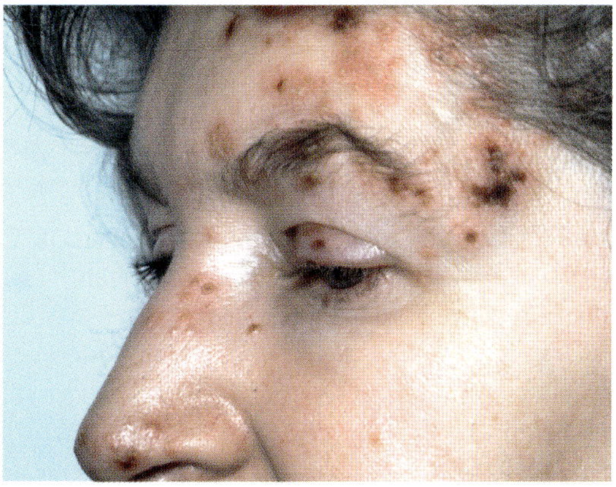

Abb. 36.17 [E1271]

Frage 18 (> Abb. 36.18)

Die Mutter berichtet, dass das Kind vor einigen Tagen eine Erkältung gehabt habe. Dann sei es für 2 Tage fieberfrei gewesen. Danach sei das Fieber auf 40 °C angestiegen und die Hauterscheinungen seien aufgetreten.
Welche der folgenden Erkrankungen ist am wahrscheinlichsten?

- Masern
- Scharlach
- Mononucleosis infectiosa (Pfeiffer-Drüsenfieber)
- Röteln
- Windpocken

Tipp Beachten Sie den zweiphasischen Fieberverlauf. Außerdem sind die Augenbindehäute gerötet und das Kind scheut das helle Licht.

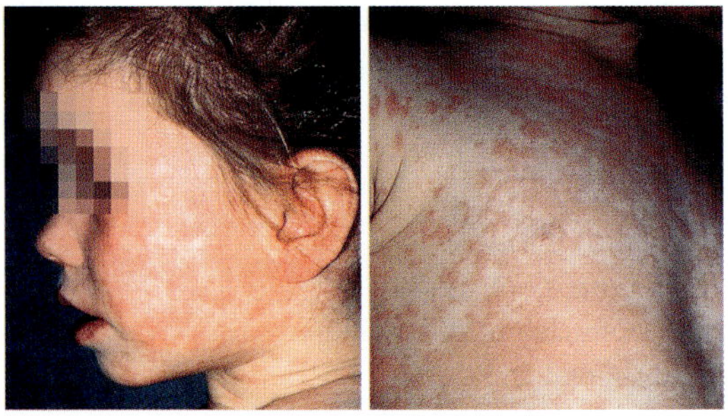

Abb. 36.18 [E273]

Frage 19 (> Abb. 36.19)

Zusätzlich zu der Hauterscheinung bestehen 38 °C Fieber, Kopf-, Muskel- und Gliederschmerzen.
Wie lautet Ihre Verdachtsdiagnose?

- Milzbrand
- Syphilis (Lues)
- Herpes zoster
- Erythema chronicum migrans (Lyme-Borreliose)
- Ringelröteln (Erythema infectiosum acutum)

Tipp Der Patient berichtet auf Befragen von einem Zeckenbiss, von dem aus zirkulär die Hautveränderung ihren Ausgang genommen hat.

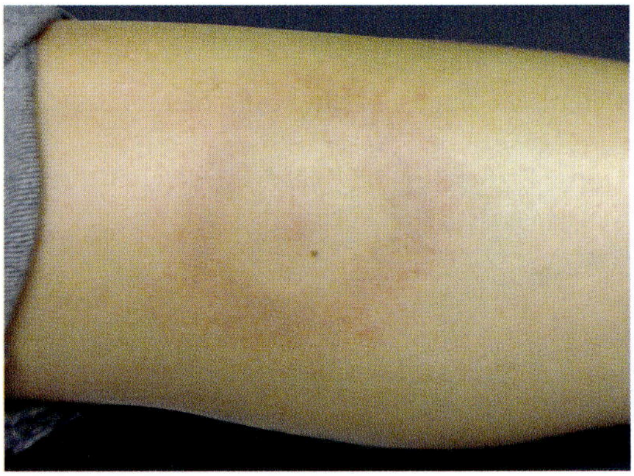

Abb. 36.19 [M668]

Frage 20 (➢ Abb. 36.20)

Die Patientin klagt in den betroffenen Gelenken über zeitweise Schmerzen.
Was liegt hier vor?

- PCP
- Bouchard-Knoten
- Heberden-Knoten
- Osteosarkom
- Gicht

Tipp Beachten Sie, dass ausschließlich die Fingerendglieder betroffen sind.

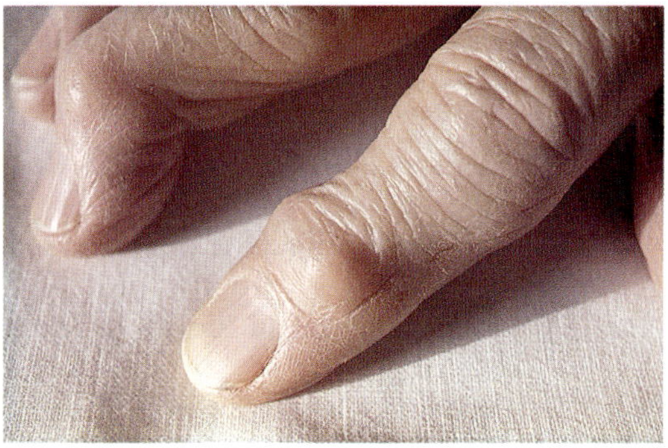

Abb. 36.20 [M537]

Frage 21 (➢ Abb. 36.21)

Die Patientin klagt über eine Hautveränderung am Unterschenkel. Diese habe als kleiner Herd begonnen und werde mittlerweile langsam immer größer.
Was liegt vor?

- Ulcus cruris
- Hautpilz
- Erythema nodosum
- Erythema chronicum migrans
- Akrozyanose

Tipp Auf Befragen gibt sie an, dass manchmal ein leichter Juckreiz bestehe.

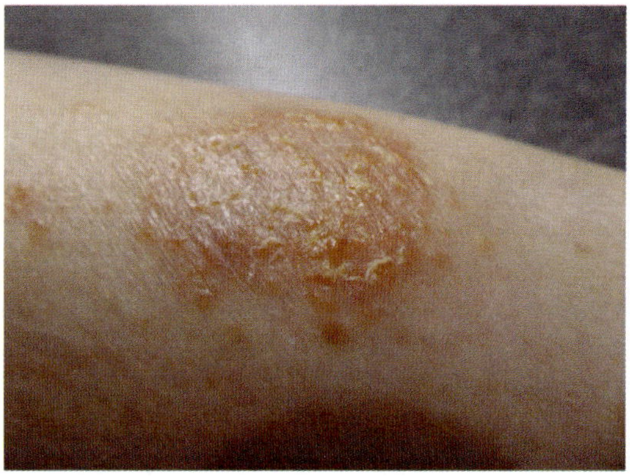

Abb. 36.21 [M553]

36.2 Lösungen

Der Verweis auf die Abhandlung der entsprechenden Inhalte in Isolde Richter: „Lehrbuch für Heilpraktiker", 10. Auflage 2020, befindet sich in eckigen Klammern.

Frage 1 **Diabetes mellitus** [➤ Lehrbuch, Kap. 14.8.3]

Frage 2 **Schwere chronische Rechtsherzinsuffizienz** [➤ Lehrbuch, Kap. 5.4.2]

Frage 3 **Purpura Schönlein-Henoch** [➤ Lehrbuch, Kap. 6.4.4]

Frage 4 **Arteriitis temporalis (Arteritis temporalis)** [➤ Lehrbuch, Kap. 6.4.4]

Frage 5 **Morbus Osler** [➤ Lehrbuch, Kap. 6.6.1]

Frage 6 **Primäre Morbus-Raynaud-Anfälle** [➤ Lehrbuch, Kap. 6.5.1]

Frage 7 **Sekundäre Morbus-Raynaud-Anfälle (z. B. bei Sklerodermie)** [➤ Lehrbuch, Kap. 6.5.1]

Frage 8 **Xanthelasmen** [➤ Lehrbuch, Kap. 10.10.1]

Frage 9 **Cushing-Syndrom** [➤ Lehrbuch, Kap. 14.7.2]

Frage 10 **Spider naevi (Naevus araneus)** [➤ Lehrbuch, Kap. 11.4.3, Abschn. Lederhautzeichen]

Frage 11 **Erythema nodosum (Knotenrose)** [➤ Lehrbuch, Kap. 9.6.2]

Frage 12 **Landkartenzunge (Lingua geographica)** [➤ Lehrbuch, Kap. 9.3.7]

Frage 13 **Mitralgesicht (Facies mitralis) bei Mitralklappenstenose** [➤ Lehrbuch, Kap. 5.6.1]

Frage 14 **Karotinikterus (durch überreichlichen Karottenkonsum)** [➤ Lehrbuch, Kap. 12.3.5]

Frage 15 **Lipohypertrophie bzw. Lipödem (hier: Reithosentyp)** [➤ Lehrbuch, Kap. 8.2.5]

Frage 16 **Mononucleosis infectiosa (Pfeiffer-Drüsenfieber)** (➤ Lehrbuch, Kap. 27.40)

Frage 17 **Zoster ophthalmicus** [➤ Lehrbuch, Kap. 27.19]

Frage 18 **Masern** [➤ Lehrbuch, Kap. 27.35]

Frage 19 **Erythema chronicum migrans (Lyme-Borreliose)** [➤ Lehrbuch, Kap. 27.32]

Frage 20 **Heberden-Knoten** [➤ Lehrbuch, Kap. 4.4.15, Abschn. Fingerpolyarthrosen]

Frage 21 **Hautpilz** [➤ Lehrbuch, Kap. 26.2.4, Abschn. Hautpilze]

Literatur

Arbeitsgemeinschaft für Methodik und Dokumentation (Hrsg.). AMDP-System: Manual zur Dokumentation des psychischen Befundes in Psychiatrie und Psychosomatik. Hogrefe, 11., vollständig berarbeitete Aufl. 2023.

Beck AT, Rusch AJ, Shaw BF, Emery G. Kognitive Therapie der Depression. Weinheim, Basel: Beltz, 1999.

Jellinek EM. The Disease. Conecpt of Alcoholism. Hillhouse 1960.

Pschyrembel W. Klinisches Wörterbuch. Berlin: de Gruyter, 268. Aufl. 2020.

Richter I. Atlas für Heilpraktikerinnen und Heilpraktiker. München: Elsevier/Urban & Fischer, 7. Aufl. 2025.

Richter I. Lehrbuch für Heilpraktikerinnen und Heilpraktiker. München: Elsevier/Urban & Fischer, 11. Aufl. 2025.

Ringel E. Der Selbstmord. Westarp 2017.

Pöldinger W. Die Abschätzung der Suizidalität. Bern 1968.

Register

B

C

F

G

H

M

N